11 TH EDITION

증보판

새 의학용어

The Language of Medicine

저　자 | DAVI-ELLEN CHABNER, BA, MAT

대표역자 | 박경한 강원대학교 의과대학 해부학교실 및 의학교육학교실
윤　호 차의과학대학교 의학전문대학원 해부학교실

역　자 | 김대중 강원대학교 의과대학 해부학교실
김홍태 대구가톨릭대학교 의과대학 해부학교실
박정현 강원대학교 의과대학 해부학교실
오훈규 대구가톨릭대학교 의과대학 병리학교실
박창교 건양대학교 의과대학 약리학교실
엄상화 인제대학교 의과대학 예방의학교실
기승희 인제대학교 부산백병원 마취통증의학과
박장호 울산대학교병원, 울산대학교 의과대학 정신건강의학과교실
조경제 경상국립대학교 의과대학 해부학교실
이미자 조선대학교 의과대학 병리학교실
김호정 가톨릭관동대학교 의과대학 해부학교실
장인엽 조선대학교 의과대학 해부학교실
정순호 인제대학교 부산백병원 마취통증의학과
송우철 경희대학교 치과대학 구강해부조직학교실
손현준 충북대학교 의과대학 해부학교실
홍명선 가천대학교 헬스케어경영학과
김미려 대구한의대학교 한의예과 약리학교실

ELSEVIER

범문에듀케이션

ELSEVIER

The Language of Medicine, 11th Edition

ISBN: 978-0-323-37081-3

This translation of *The Language of Medicine, 11th Edition* by Davi-Ellen Chabner was undertaken by Panmun Publishing Co. and is published by arrangement with Elsevier Inc. and Elsevier Korea L.L.C.

새의학용어 증보11판, 박경한, 윤호 등 공역
Korean ISBN : 979-11-5943-408-2

The Language of Medicine, 11th Edition by Davi-Ellen Chabner의 번역서는 Elsevier Inc.와 Elsevier Korea L.L.C.와의 계약을 통해 범문에듀케이션에서 출간되었습니다.

Notice

본 번역서는 Elsevier Korea LLC.의 책임 하에 출간되었습니다. 연구자들과 실무자는 본서에 기술된 정보, 방법, 화합물 또는 실험을 평가하고 사용하는 데 있어서 자신의 경험과 지식을 언제나 의지해야 합니다. 특히, 의학의 급속한 발전으로 인해 진단 및 약물 투약에 대한 독립적인 검증도 이루어져야 합니다. 본서에 포함된 방법, 제품, 지침 또는 아이디어의 사용 또는 작동과 관련하여 본서를 번역함에 있어, 법의 최대한의 범위 내에서 Elsevier, 저자, 편집자 또는 기고자는 제품 책임, 과실 또는 기타 이유로 인명 또는 재산상의 상해 또는 손상에 대해 책임을 지지 않습니다.

Printed in Korea

저자 서문

새 의학용어 11판 독자 여러분을 환영합니다

이번 11판도 실제 의료 현장에서 가장 중요하게 취급되는 첨단 의학에 초점을 두었습니다. 본서는 최신 과학기술은 물론 예술의 경지에 오른 의술 및 치료법에 근거해서 의학용어를 실감 나게 소개하고 있습니다. 금상첨화로 새로 도안한 다이내믹한 영상과 최신 사진 자료들에 흥미진진한 환자 증례까지 추가됨으로써 살아 숨쉬는 의학용어 공부가 가능해졌습니다.

영광스럽게도, 이 책은 의학용어 교수님들이 해마다 잊지 않고 꾸준히 다시 찾는 교과서로 자리 잡았습니다. 왜냐하면 학생들이 이 책을 보면 공부가 잘 된다고 교수님들께 말했기 때문이죠! 학생 여러분은 과거 어떤 전공을 얼마만큼 배웠든, 이 책으로 공부하다 보면 누구든지 그 내용을 이해하게 될 것입니다. 이 책은 단순하고 쉬운 언어로 기술했기 때문에 여러분은 대단히 수월하게 배움에 도달할 수 있습니다. 여러분은 거의 모든 페이지에 걸쳐 용어를 적고 복습하며, 그림에 빈칸을 채우고, 질문에 대답하면서 이 책과의 대화에 몰입하게 될 것입니다. 의학용어 설명은 여러분이 건강하거나 질병에 걸린 인체의 구조 및 기능이라는 적절한 상황 속에서 이해할 수 있도록 편집했습니다.

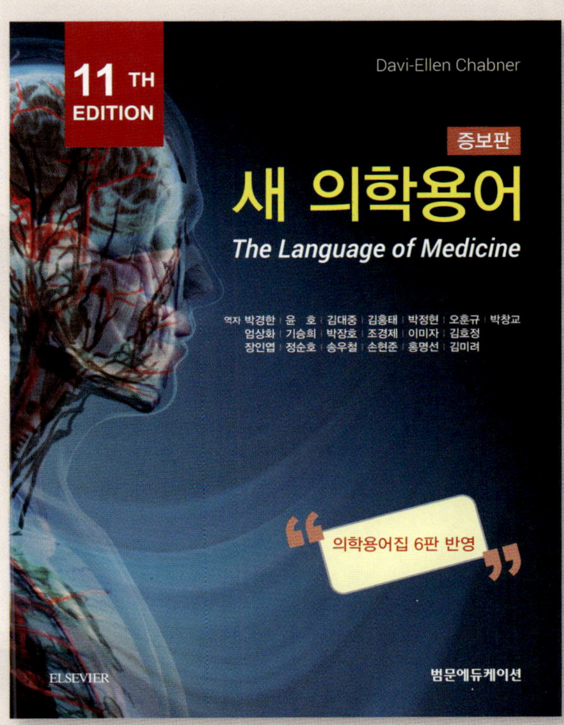

저는 지금까지 열한 판에 걸쳐 이 책을 집필하는 동안, 항상 수많은 학생 및 교수들의 말에 귀기울이고 그들의 통찰력 있는 제안들을 구체화해서 이 책에 포함시켰습니다. 그런 다음에 전문 의료인들의 도움을 받아 재검토함으로써 이 책에 기술한 의학용어들이 첨단 의료 현장을 반영하는 데 틀림이 없도록 했습니다. 이 책의 곳곳에 있는 새로운 지식과 도안은 너그러이 피드백을 보내주신 모든 고마운 분들의 충고 덕분입니다. 제가 이 책을 저술해온 목적은 언제나 독자가 의학용어를 공부하도록 돕는 것뿐 아니라 공부 자체를 즐기도록 돕는 데 있어왔습니다. 독자 여러분은 제가 고수하는 논리적이고 따라 하기 쉬운 쌍방향 학습법을 이용해서 공부하다 보면 어느덧 의학용어가 생생하게 다가와 익숙해져 있음을 실감하게 될 것입니다. 분명한 것은, 의학용어는 많은 시간과 노력을 투입해서 열심히 공부해야 한다는 사실입니다. 하지만 그 열매는 달디 답니다. 의학용어 지식은 여러분이 전문 직업인으로서의 경력을 당당하게 시작할 수 있도록 힘을 실어줄 것입니다.

11판에 새로 추가된 내용

새로이 개정된 11판은 본서의 기본적 구성 요소를 그대로 유지하면서도 전판에 비해 실제 의료 현장을 훨씬 더 생생하게 반영하고 있다.

11판은 중요한 사실만을 골라서 명확하게 이해하는 데 도움이 되는 '힌트'들을 곳곳에 포함하고 있다.

힌트: 후두의 염증을 뜻하는 용어인 *laryngitis*(후두염)를 떠올려보자. 후두염에 걸리면 목소리가 제대로 나오지 않는다!

다. **힌트**: 발음을 알면 도움이 된다! 첫 음절은 "*ŏf*"인데, 여기에서 "*f*" 소리는 "*ph*"로 적는다.

간 아래에 있는 작은 주머니; 쓸개즙을 저장한다. **힌트**: gallbladder는 하나의 단어이다.

11판에 새로 도입한 **힌트**는 독자의 이해를 돕고 중요한 사실을 깨닫게 해 준다.

새로 추가된 임상의학 사진과 그림을 보면 의학용어와 질병과 치료를 실감 나게 이해할 수 있다.

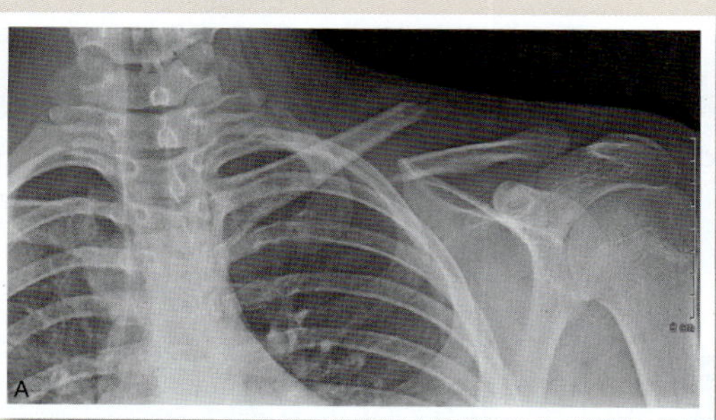

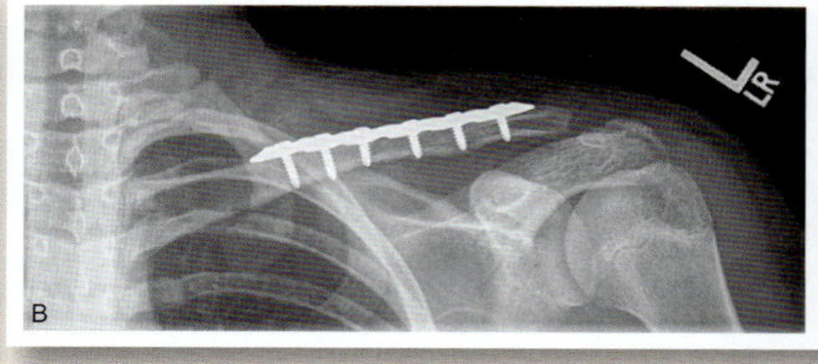

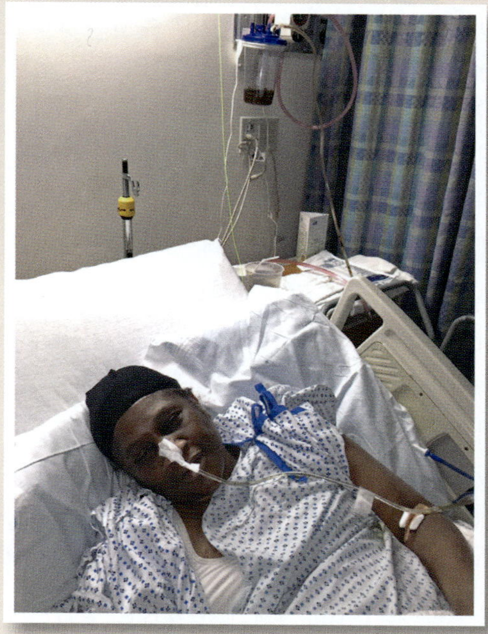

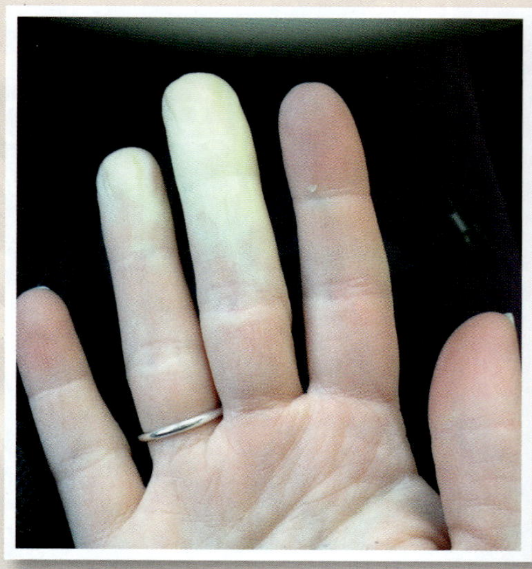

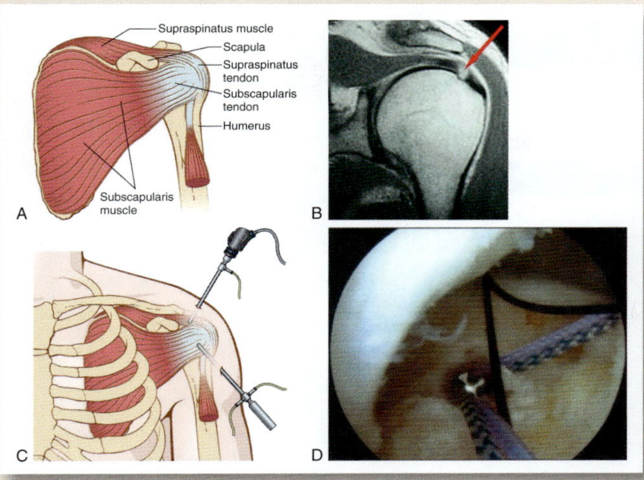

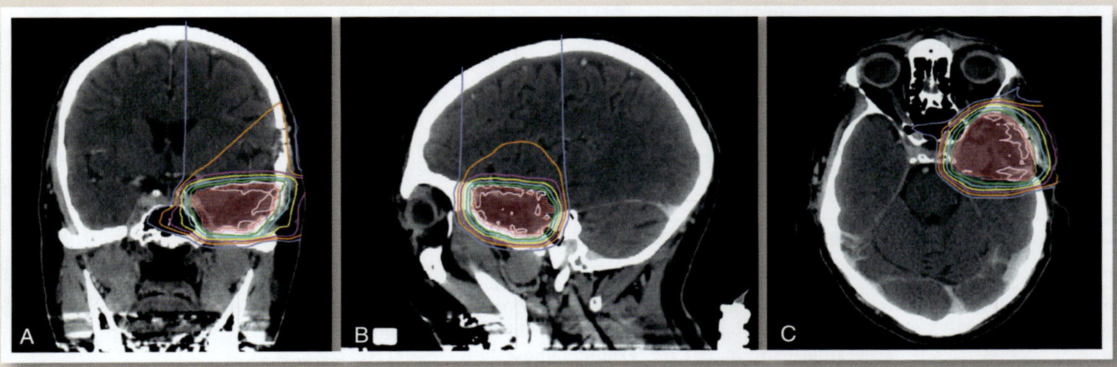

새 의학용어 사용법

새 의학용어로 공부하면 의학용어 학습이 쉬워진다. 이 책은 독자 여러분이 차근차근 배워나갈 수 있도록 이끌어주고 조언해준다. 그러니 지레 주눅들지 말고 한걸음씩 체계적으로 전진하기 바란다. 저자는 독자가 공부할 때 도움이 되도록 각 장마다 중요한 지식을 부담 없는 분량으로 정리했다. 다음 아이콘들은 여러분이 본문을 두루 섭렵하는 데 도움을 주는 이정표가 될 것이다.

어휘

아래의 표는 이 장에서 소개된 용어들을 정리한 것이다. 용어의 이해를 돕기 위해 간단한 정의와 추가 설명이 포함되어 있다. 각각의 용어 발음은 이 장의 후반부에 포함되어 있다.

absorption(흡수)	작은창자의 벽에서 혈류로의 물질 이동.
amino acids(아미노산)	단백질의 소화 후에 (사슬 내에 결합으로) 만들어지는 단백질의 작은 구성 단위.
amylase(아밀라아제, 녹말분해효소)	이자와 침샘에서 분비되고, 전분(amylo/o)을 소화하는 효소.
anus(항문)	몸 바깥으로 열려 있는 소화관의 마지막 구멍.
appendix(막창자꼬리, 충수)	배의 right lower quadrant(RLQ, 오른아래사분역)에서 cecum(막창자)에 매달려 있는 끝이 막힌 주머니. Pend/o는 매달려 있음을, ap-는 '-에'를 뜻한다.
bile(쓸개즙, 담즙)	간에서 만들어지고 쓸개에서 저장되는 소화액. 큰 지방방울을 쪼갠다(유화). 쓸개즙은 쓴맛이기 때문에 gall(라틴어 *bilis*는 쓴맛을 의미한다)이라고 불리었다. 쓸개즙은 쓸개즙색소, 콜레스테롤, 담즙염 등으로 이루어져 있다.
bilirubin(빌리루빈)	간에서 배출되는 쓸개즙 속에 있는 색소.
bowel(장, 창자)	창자.
canine teeth(송곳니, 견치)	앞니의 가쪽에 있고, 개의 이빨같이 끝이 날카로운 치아. Cuspid 혹은 eyeteeth라고 부르기도 한다.

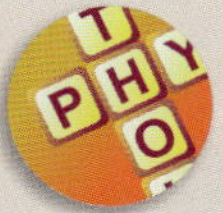

각 장마다 기본 자료를 익힌 다음에 공부할 핵심 용어들을 어휘 목록에 정리했다. 이 목록을 이용하면 핵심을 놓치지 않으면서 공부를 계속할 수 있다.

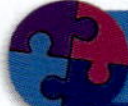

용어

각 의학용어를 그 구성 성분(어소)들로 분해하고 그 의미를 빈칸에 기입하라.

연결형

연결형	의미	용어	의미
abdomin/o	abdomen(배, 복부)	**abdomin**al(배-, 복부-) ________ *Abdomen*은 *chest*(가슴, 흉부) 아래의 부위이다. *Liver*(간), *intestine*(장, 창자), *stomach*(위), *gallbladder*(담낭, 쓸개) 등의 내장이 *abdomen* 속에 들어 있다.	
adip/o	fat(지방)	**adip**ose(지방-) ________ 접미사 *-ose*는 '-에 속한, -로 가득 찬' 등의 뜻이다. 지방을 뜻하는 또 다른 연결형은 *lip/o*이다. *Lipid*(지질)는 *fat*의 성분이다.	
anter/o	앞	**anter**ior(앞-, 전-, 전방-) ________ 접미사 *-ior*는 '-에 속한, -에 관한' 등의 뜻이다.	
cervic/o	인체나 uterus(자궁)의 neck(목, 경부)	**cervic**al(목-, 경부-; 자궁경부-, 자궁목-) ________ *Cervix*는 자궁경부(자궁목)를 뜻한다. 그림 *2-17*을 참조하라.	
chondr/o	cartilage(연골): 결합조직의 일종	**chondr**oma(연골종) ________ 일종의 *benign tumor*(양성종양)이다.	
		chondrosarcoma(연골육종) ________ 이 종양은 *malignant tumor*(악성종양)이다. '*Sarc*'라는 어근은 이 *malignant tumor*가 근육이나 결합조직에서 발생했음을 뜻한다.	

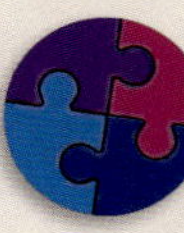

이 책으로 공부하면 의학용어의 늪에 빠져 허우적대지 않아도 된다. 공부하면 할수록 조금씩 실력이 향상될 것이다. 이 책은 가장 중요한 개념을 독자와 공유함으로써 독자로 하여금 핵심 지식에 집중하게 한다.

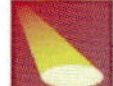

복수

-is로 끝나는 용어(**diagnosis**, **prognosis**)의 복수형은 **-is**를 빼고 **-es**를 붙인다. 그 밖에 복수형을 만드는 규칙은 715쪽 부록 I을 참조하라.

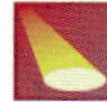

Hyperthyroidism(갑상샘항진, 갑상샘항진증)

Hyperthyroidism은 목에 있는 내분비샘인 **thyroid gland**(갑상샘)의 **활성이 높아져서** 갑상샘호르몬인 **thyroxine**(타이록신, **T4**)을 정상보다 많이 분비하는 병이다. Thyroxine은 세포로 하여금 연료를 소비해서 에너지를 방출하게 만들기 때문에 hyperthyroidism 환자는 **활력 상승**, **nervousness**(신경질), 심장박동이 빨라지는 **tachycardia**(빈맥, 빠른맥), **체중 감소**, **exophthalmos**(안구돌출, 안구돌출증) 등의 징후 및 증상을 나타낸다.

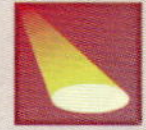

본문 구석구석에 배치된 **집중조명**을 공부하면 의학용어를 더 적절하게 사용할 수 있게 될 것이다.

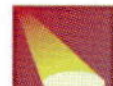

Ophthalmologist(안과의사), **Optometrist**(눈측정사), **Optician**(안경사)

Ophthalmologist는 눈 질환을 전문적으로 진단하고 (약물이나 수술 등으로) 치료하는 **physician**(의사)이다. **Optometrist**는 눈을 검사하고 (metr/o는 측정한다는 뜻임) 교정용 렌즈를 처방하는 미국의 **health care professional**(의료전문가)로 눈 질환을 치료하기도 한다. **Optician**은 안경 렌즈를 연마하고 안경을 맞추지만 눈을 검사하거나 교정용 렌즈를 처방하거나 눈 질환을 치료할 수는 *없다*.

용어 연구 5

각 용어의 철자법을 익히고 그 뜻을 이해하라.

용어	뜻
anterior(앞-, 전-, 전방-) [**ventral**(배쪽-, 복측-)]	인체의 앞면.
deep(깊은-, 심부-)	표면에서 멀리 떨어진.
distal(먼쪽-, 원위-, 말단-)	Trunk(몸통)에 부착된 곳에서 멀리 떨어져 있거나 어떤 구조의 시작 부분에서 멀리 떨어진.
frontal plane(전두면, 이마면) [**coronal plane**(관상면)]	인체나 어떤 구조를 앞부분과 뒷부분으로 나누는 수직면.
inferior(아래-, 하-) [**caudal**(꼬리-, 미측-)]	다른 구조보다 아래; 꼬리에 관한 또는 신체 중에 아랫부분에 속한.
lateral(가쪽-, 외측-)	측면에 속한.
medial(안쪽-, 내측-)	인체의 정중선이나 정중면에 가까운.

용어 연구는 의학 지식이 정리되어 있기 때문에 공부에 도움이 된다.

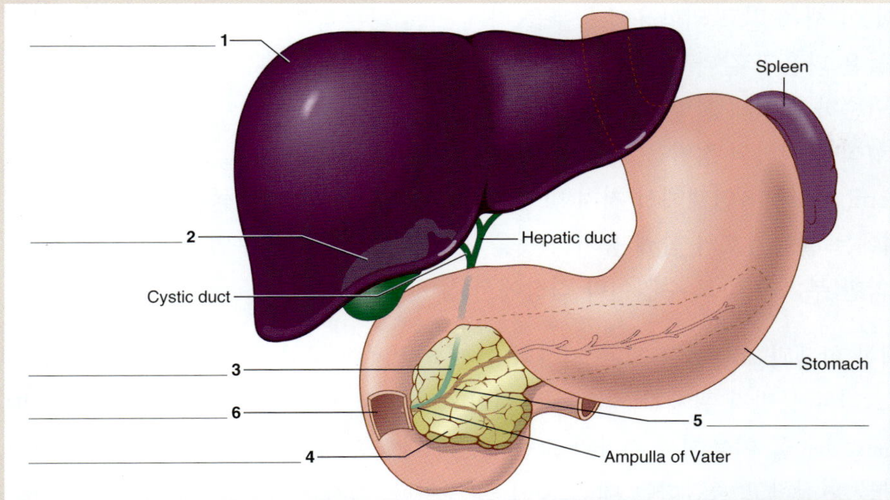

새 의학용어 책으로 의학용어를 공부하는 학생들은 단계별 학습 과정을 거치게 된다. 독자 여러분은 거의 모든 페이지마다 손수 그림의 빈칸에 용어를 기입하며, 용어를 구성 성분(어소)들로 분해하고, 용어의 의미를 기입하며, 배운 내용을 복습하고 평가하게 된다.

약어

ADH	antidiuretic hormone(항이뇨호르몬), vasopressin(바소프레신)
AKI	acute kidney injury(급성신장손상)
BUN	blood urea nitrogen(혈액요소질소)
CAPD	continuous ambulatory peritoneal dialysis(지속외래복막투석)
CKD	chronic kidney disease(만성신장병)—혈중 creatinine(크레아티닌)과 BUN이 높아져 전신적인 문제가 발생한 상태
Cl^-	chloride(염소)—신장을 통해 배설되는 전해질의 일종
CrCl	creatinine clearance(크레아티닌청소율)
CRF	chronic renal failure(만성신부전)—신장의 진행성 기능상실
C&S	culture and sensitivity testing(배양 및 민감성검사)—환자의 소변에서 배양한 세균에 대한 항생제의 효과를 검사하는 방법
HCO_3^-	bicarbonate(탄산수소염, 중탄산염)—신장에서 배설되지 않고 보존되는 전해질의 일종
HD	hemodialysis(혈액투석)
IC	interstitial cystitis(사이질방광염)—방광 벽의 만성염증, 세균 감염에 의한 것이 아니므로 항생제 치료에 듣지 않음
IVP	intravenous pyelogram(정맥신우조영사진)
K^+	potassium(포타슘, 칼륨)—전해질의 일종
KUB	kidney, ureter and bladder(신장요관방광 일반촬영)
Na^+	sodium(소듐, 나트륨)—전해질의 일종
PD	peritoneal dialysis(복막투석)
pH	potential hydrogen—산성 또는 알칼리성의 정도를 표시하는 단위
PKD	polycystic kidney disease(다낭신장병)
PUL	percutaneous ultrasound lithotripsy(피부경유초음파돌깸술, 경피초음파쇄석술)

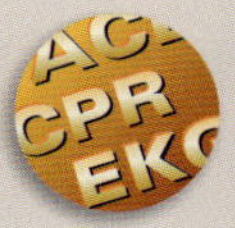

인체 system(계통)을 다루는 각 장마다 말미에 약어를 정리해서 설명했다.

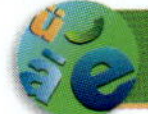

발음

모음(a, e, i, o, u) 위에 있는 ¯나 ˘는 그 모음의 정확한 발음을 나타낸다. 모음 위에 ¯가 있으면 그 알파벳 이름처럼 긴 모음으로 발음하고, 모음 위에 ˘가 있으면 짧게 발음한다. 대문자는 강세가 있는 음절을 가리킨다.

이 장에 나오는 용어들을 얼마나 이해하고 있는지를 독자 스스로 판단하기 위하여 아래 각 용어의 의미를 빈칸에 기입하라. 그 다음에 의미만을 보고 무슨 용어였는지를 적어보는 것도 공부에 도움이 될 것이다. 이때 철자법이 틀리지 않도록 주의하라. 각 용어 뒤에 표시된 숫자는 정의나 용례가 적혀 있는 페이지를 가리킨다. 이 페이지를 조사하여 자신이 제대로 알고 있는지를 확인하라.

발음기호 안내

ā: 에이 (예: āpe)	ă: 애 (예: ăpple)
ē: 이- (예: ēven)	ĕ: 에 (예: ĕvery)
ī: 아이 (예: īce)	ĭ: 이 (예: ĭnterest)
ō: 오우 (예: ōpen)	ŏ: 오 (예: pŏt)
ū: 유 (예: ūnit)	ŭ: 어 (예: ŭnder)

용어	발음	의미
adenitis (7)	ăd-ĕ-NĪ-tĭs	
adenoma (7)	ăd-ĕ-NŌ-mă	
adenopathy (14)	ăd-ĕ-NŎP-ă-thē	
anemia (14)	ă-NĒ-mē-ă	
arthralgia (13)	ăr-THRĂL-jă	

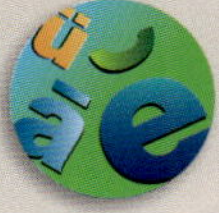

발음 절에서는 각 장마다 새로 소개한 용어의 정확한 발음을 공부하고 그 뜻을 적는 연습을 하게 된다.

그동안 독자들이 이 책을 믿고 의학용어 공부를 하게 만든 근본적 특징들은 이번 11판에서도 건재한다. 이 특징들은 다음과 같다.

- 의학용어를 단순하고 쉽게 설명했다.
- 연습문제집 형식을 취하되 정답을 적을 공간을 충분히 남겨두었다.
- 각 인체 system(계통)마다 연계해서 처치 방법과 검사실 검사법과 약어들을 설명했다.
- 용어 발음 절에는 발음기호와 함께 용어의 뜻을 기입할 공간을 남겨두었다.
- 종합해서 요약한 부록을 학교 수업이나 직장에서 참고할 수 있다.

새 의학용어를 채택한 학생과 교수들은 모두 저자와 함께 의학용어 공부라는 흥미진진한 모험의 동반자가 되었다. 그리고 동반자 관계가 지속되는 것이 중요하다. 여러분은 앞으로도 계속 이메일(daviellenchabner@gmail.com)을 이용해서 저자와 소통하면서 다양한 제언과 비평을 보내주기 바란다. 그러면 다음 판을 편집하고 출간하는 데 도움이 될 것이다. 저자는 지금도 새 학생들을 가르칠 때마다 설레고 즐겁다는 사실을 여러분이 알아주기 바란다. 저자는 강단에 서기를 즐기고 있으며 이 책을 계속 저술할 수 있음을 영광으로 여긴다. 이 서문을 통해 의학용어에 대한 저자의 경외심과 열정이 여러분께 전해지기를 저자는 희망한다.

새 의학용어와 함께 열심히 공부하세요,
그렇지만 즐기면서!

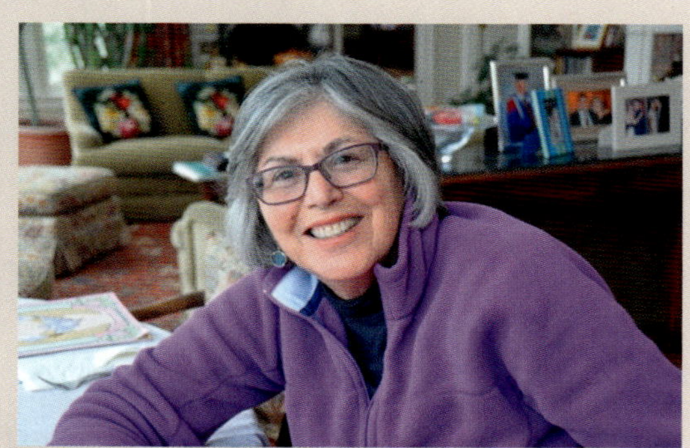

저자 **DAVI-ELLEN CHABNER**

역자 서문

모든 배움의 첫걸음은 말과 글을 배우는 것으로, 복잡하고 난해한 의학도 예외가 아닐 것이다. 역자들도 맨땅에 헤딩하던 의대 1학년생 시절에 낯설고 귀에 선 암호 같은 의학용어 때문에 치를 떤 추억이 있다. 더구나 의과대학이나 병원 현장에서 쓰는 의학용어는 대부분 우리말이 아닌 영어 용어가 아닌가. 영어 의학용어는 그리스어와 라틴어에 뿌리를 두고 있기 때문에 英美人도 어렵게 여겨 따로 공부하고 있는 실정이다. 그러니 우리 학생들에게는 의학용어가 큰 부담이 될 수밖에 없다. 따라서 우리가 영어 의학용어를 가르치고 배움에 있어 그리스어 및 라틴어 어원과 용어의 형성과정을 익히는 것이 중요하다고 할 수 있다.

이 책의 원서인 "*The Language of Medicine*"은 1976년 초판이 나온 이래 40년 넘게 전 세계적으로 가장 널리 읽히는 대표적인 의학용어 교과서로, 기본적인 의학 지식과 의학용어의 형성원리를 함께 공부함으로써 의학을 처음 배우는 학생들이 쉽고 재미있게 공부할 수 있다는 장점이 있다. 게다가 Harvard 대학 병원 Chabner 교수를 비롯한 30여 명의 전문의와 교수들이 감수했기 때문에 다른 의학용어 교과서에 비해 훨씬 더 정확한 최신 의학 지식을 담고 있다.

역자들은 "*The Language of Medicine*"의 번역서인 '새 의학용어'를 7판부터 출간해 오고 있다. '새 의학용어'는 현직 의과대학 교수들이 최신 한글 의학용어를 적용해서 손수 번역했으며, 자세하고 친절한 설명과 세련된 편집 덕분에 학계와 학생들로부터 큰 호평을 받고 있다. 그 후 원서 11판이 출간되었고, 역자들은 5집 개정판 한글 의학용어와 6판 한글 해부학용어를 적용한 '새 의학용어 11판'을 2018에 출간한 바 있다. 그리고 이제 2020년에 발표된 한글 의학용어 6집(http://term.kma.org)를 기준으로 '새 의학용어 개정 11판'을 출간하게 되었다.

역자들은 의대생 시절 의학용어 때문에 고생했던 기억과 교수가 되어 학생을 가르치면서 체득한 경험을 바탕으로 이 책이 의학용어 교과서뿐 아니라 의학개론이나 해부학총론 교재로도 적합하도록 편집했다. 단 우리 실정에 맞지 않다고 판단된 원서의 일부 내용은 적절히 수정하거나 생략했음을 밝혀둔다. 역자와 출판사 모두가 최선을 다해 본서를 준비했지만 미흡한 점이 없지는 않을 것이다. 오류나 개선점을 발견한 독자는 출판사 웹사이트(http://www.medicalplus.co.kr)를 통해 지적해주기 바란다. 역자들은 독자들의 질책을 언제나 겸허하게 받아들이고 책 개정에 적극 반영할 것을 약속한다.

2023년 1월

역자 일동

감사의 글

새 한글 의학용어 확립과 보급에 이바지해오신 역대 대한의사협회 의학용어위원회와 대한해부학회 용어위원회 위원님들의 노고에 깊이 감사드립니다. 그리고 양질의 의학서적 출간을 위해 항상 노력하시는 (주)범문에듀케이션 유성권 대표이사님, 이재선 이사님, 이경민 부장님 등과 우일미디어디지텍 임직원 여러분들께 감사의 뜻을 전합니다.

또한 바쁜 업무와 학업에도 불구하고 졸고를 감수해주시고 교정을 도와주신 분들이 계십니다. 지면을 빌어 다시 한 번 감사의 말씀을 전합니다.

강원대학교 의과대학 해부학교실 | **김순정 조교**
대구가톨릭대학교 의과대학 병리학교실 | **김영아 전임의**
순천향대학교 부천병원 향설의학연구소 안과 | **심경선 연구원**
강원대학교 의과대학 의학과 대학원 해부학전공 | **조재호 박사**
강원대학교 의과대학 의학과 대학원 해부학전공 | **박광락 박사**
강원대학교 의학전문대학원 | **홍예림 학생**
경상국립대학교 의학전문대학원 | **김보현, 김봉호 학생**
영남대학교 의과대학 | **윤두항 학생**

차례

CHAPTER
1

의학용어의 기본 구조

Basic Word Structure

번역: 박경한 · 손현준

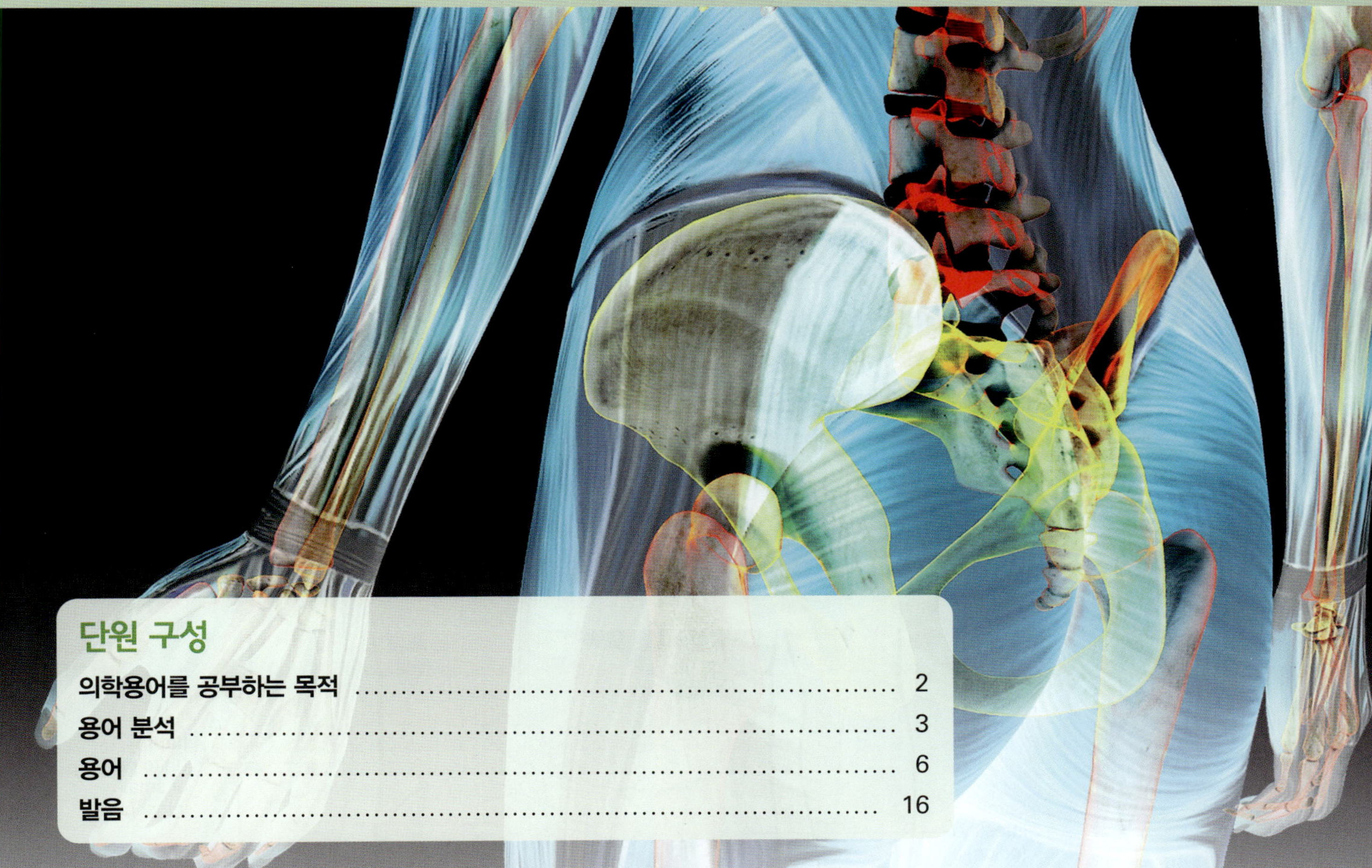

단원 구성

단원 학습목표

- 의학용어 공부에 길잡이가 될 기본적 학습목표를 파악한다.
- 의학용어를 구성 성분(어소)들로 분해한다.
- 의학용어를 구성하는 기본적인 연결형과 접두사와 접미사의 의미를 파악한다.
- 새로 배운 연결형과 접두사와 접미사를 조합해서 의학용어를 만들어본다.

의학용어를 공부하는 목적(지침)

의학용어를 공부하면서 항상 명심해야 할 세 가지 목적이 있다.

- **의학용어를 구성 성분(어소)들로 분해해서 분석한다.**

  복잡한 용어를 쉽게 이해할 수 있도록 분석하는 **요령**을 익히는 것이 의학용어 공부의 목적이다. 의학용어라는 레고 블럭을 단순히 암기하려고만 하지 말고 구성 성분이라는 낱개 블럭들로 분해해보자. 이 책을 공부하면 복잡한 용어든 단순한 용어든 이해 가능한 요소들로 분해하는 법을 알게 될 것이다. 의학용어는 조각 맞추기 퍼즐과 비슷해서 각각의 의학용어는 작은 조각들로 이루어져 있지만 둘 사이에는 큰 차이점이 하나 있다. 즉 용어를 이루는 조각들은 한 의학용어에 국한되지 않고 달리 조합되어 여러 가지 다양한 의학용어를 이루는 데 활용될 수 있다. 용어의 성분에 익숙해지고 그 뜻을 이해하게 되면 완전히 새로운 조합으로 이루어진 전혀 다른 의학용어를 접하더라도 그 용어가 어떤 성분들로 이루어져 있는지를 인지할 수 있게 될 것이다.

- **의학용어를 인체의 구조 및 기능과 연관시킨다.**

  의학용어를 이해하기 위해서는 그 용어를 기억해야 하지만 암기 자체가 의학용어를 공부하는 주목적은 아니다. 건강하거나 질병에 걸린 인체가 각각 어떻게 작용하는지를 기술하는 과정에서 맥락에 맞게 의학용어를 **설명**하는 것이 이 책의 주안점이다. 의학용어는 이렇게 상황을 적절히 설명하는 과정에서 이해해야 기억하기 쉽다. 예를 들어 liver(**hepat**, 간)의 inflammation(**-itis**, 염, 염증)인 **hepatitis**(간염)라는 용어는 간의 위치와 기능을 알고 있어야 쉽게 이해할 수 있다. 생물학과 해부학과 생리학 등을 이미 공부한 독자만 이 책을 공부할 수 있는 것은 아니다. 이 책의 설명 방식은 군더더기가 없고 기본에 충실하기 때문이다.

- **영어 용어의 철자법과 발음을 혼동하지 않도록 주의해야 한다.**

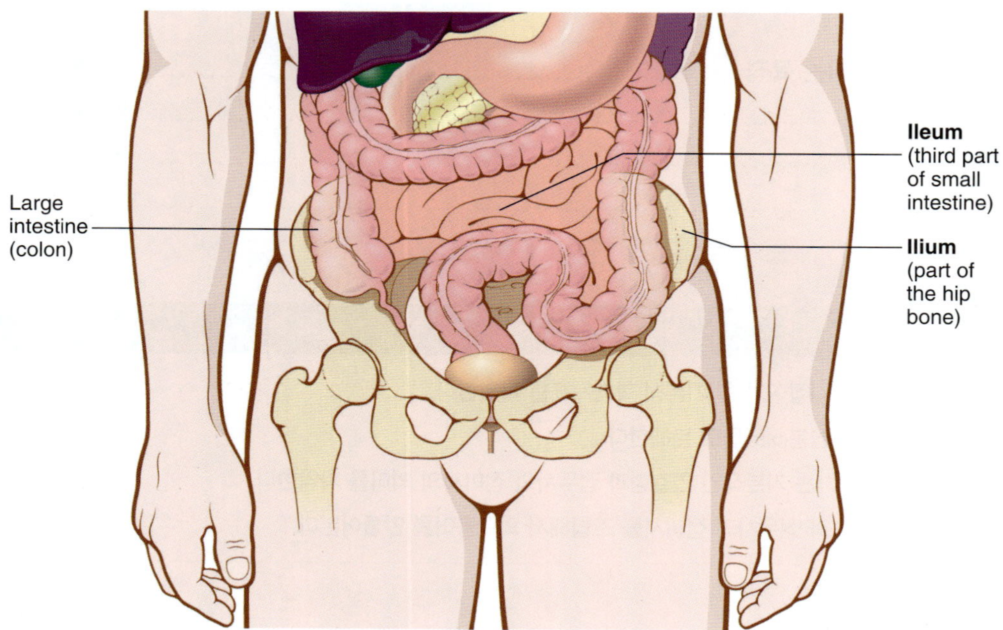

그림 1-1 **Ileum**(회장, 돌창자)과 **ilium**(엉덩뼈, 장골)이라는 두 용어는 발음이 같고 비슷한 신체 부위에 있기 때문에 혼동하기 쉽다. **힌트**: 중간에 모음 "**e**"가 있는 **ileum**은 digestive tract(소화관)의 일부분으로, **e**ating(식사)과 관련이 있다.

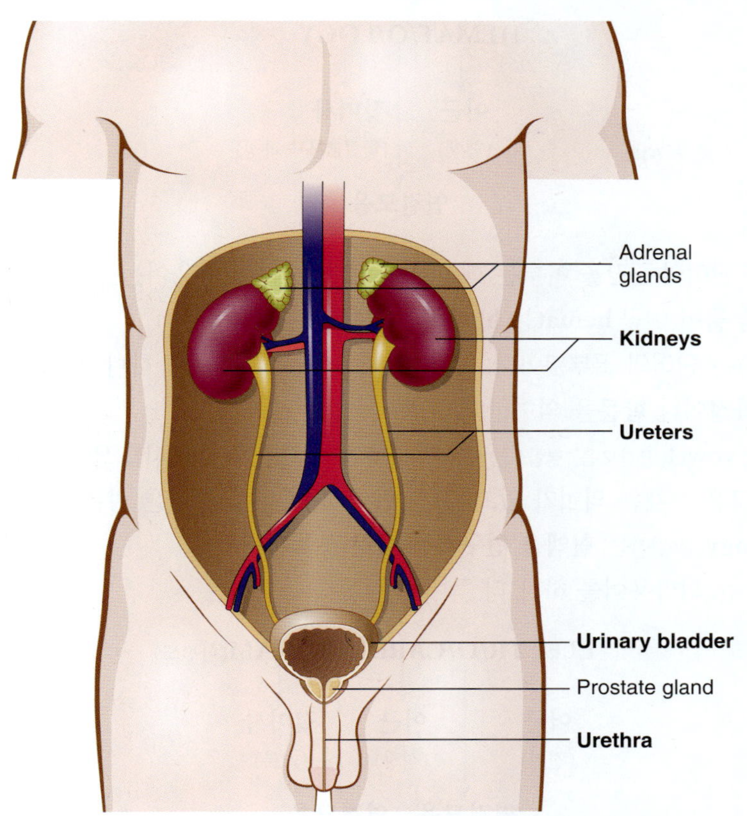

그림 1-2 **Male urinary tract**(남성요로). **Urethra**(요도)와 **ureter**(요관)는 둘 다 urinary system(비뇨계통)에 속한 대롱 형태의 구조이기 때문에 혼동할 수 있지만 철자와 발음이 모두 다르다. 두 구조는 위치도 달라서 좌우 **두 ureter**는 kidney(신장, 콩팥)와 urinary bladder(방광) 사이에 있고, **하나뿐인 urethra**는 urinary bladder와 몸 밖 사이를 연결한다. **힌트**: Ureter는 "e"가 둘이고, urethra는 "e"가 하나뿐이다.

1

발음은 비슷하지만 철자법은 다른, 따라서 뜻도 다른 영어 의학용어들이 몇 쌍이 있다. 예를 들어 **ilium**과 **ileum**은 발음이 같지만 전자인 **ilium**(엉덩뼈, 장골)은 hip bone(볼기뼈)의 일부를 의미하며 후자인 **ileum**(회장, 돌창자)은 small intestine(소장, 작은창자)의 일부를 뜻한다(그림 1-1). 철자를 정확히 쓰더라도 잘못 발음해서 혼동하기 쉬운 용어들도 있다. 예를 들어 **urethra**[ū-RĒ-thrăh] (요도)는 urinary bladder(방광)에서 시작해서 몸 밖으로 열리는 관이며, **ureter**[ŪR-ĕ-tĕr] (요관)는 좌우 kidney(신장, 콩팥)에서 각각 시작해서 방광 속으로 열리는 한 쌍의 관이다. 그림 1-2를 보면 urethra와 ureter가 다른 구조임을 알 수 있다.

용어 분석

의학용어 공부는 새로운 언어를 배우는 것이나 다름없다. 영어 의학용어는 널리 알려진 질병 이름이나 용어일지라도 미국인조차 처음 접하면 이상하고 복잡하게 느껴질 수 있다. "머리의 통증"을 의미하는 **cephalgia**(두통)나 "안과 전문의"를 의미하는 **ophthalmologist**(안과의사)가 그 예이다.

의학용어를 공부하면서 처음 해야 할 일은 용어를 구성 성분들로 분해하는 법을 익히는 것이다. 대부분의 의학용어는 복잡하든 단순하든 기본적인 성분들로 분해하면 쉽게 이해할 수 있다. 그 예로, 세 부분으로 분해되는 다음 용어를 살펴보자.

HEMAT/O/LOGY(혈액학)

어근 (혈액) — HEMAT
연결모음 — O
접미사 (학문, 연구 과정) — LOGY

Root(어근)은 단어의 근간을 이루는 핵심 성분이다. 모든 의학용어는 하나 이상의 어근이 포함되어 있다. 예를 들어 어근 **hemat**는 **blood**(혈액)를 의미한다.

Suffix(접미사)는 단어의 끝부분이다. 모든 의학용어는 접미사를 하나 포함하고 있다. 접미사 **-logy**는 **연구 과정**이나 **학문**을 의미한다.

Combining vowel(연결모음, 결합모음)은 대개 **o**이며, 어근과 접미사를 연결하거나 어근과 어근을 연결한다. 연결모음 자체는 의미가 없고, 단지 단어의 한 성분을 다른 성분에 연결할 뿐이다.

즉 **hematology**(혈액학)는 **혈액을 연구하는 학문**을 뜻한다.

이제 흔히 쓰는 의학용어를 하나 더 들어보겠다.

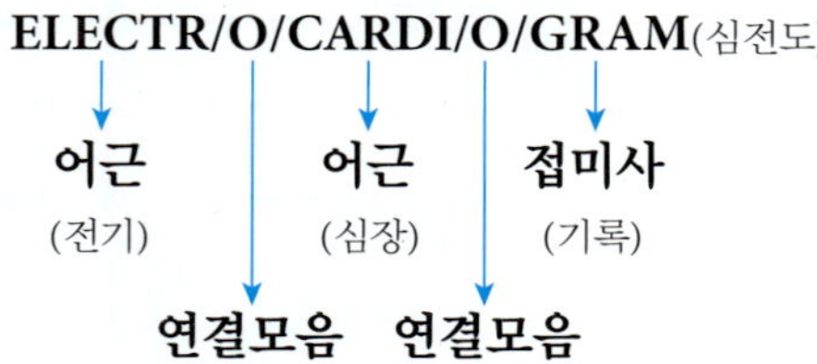

Electrocardiogram은 **heart**(심장)**에서 발생한 electricity**(전기)**를 기록한 결과**를 뜻한다.

이 용어에는 연결모음(**o**)이 둘 있음을 확인하라. 첫 o는 두 어근(**electr**와 **cardi**)을 연결하고, 둘째 o는 어근 **cardi**와 접미사 **-gram**을 연결한다.

또 다른 용어에 대해 알아보자.

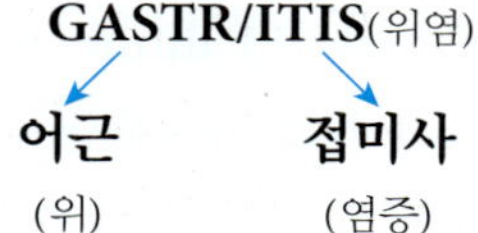

Gastritis는 **stomach**(위)**의 inflammation**(염, 염증)을 의미한다.

이 용어에는 연결모음 o가 빠져 있음에 주의하라. 그 이유는 접미사 **-itis**가 모음으로 시작하는 데 있다. 모음으로 시작하는 접미사 앞에서는 연결모음이 생략된다. 그러나 어근과 어근이 연결될 때는 둘째 어근이 모음으로 시작한다 해도 연결모음이 생략되지 않는다.

다음 용어를 공부해보자.

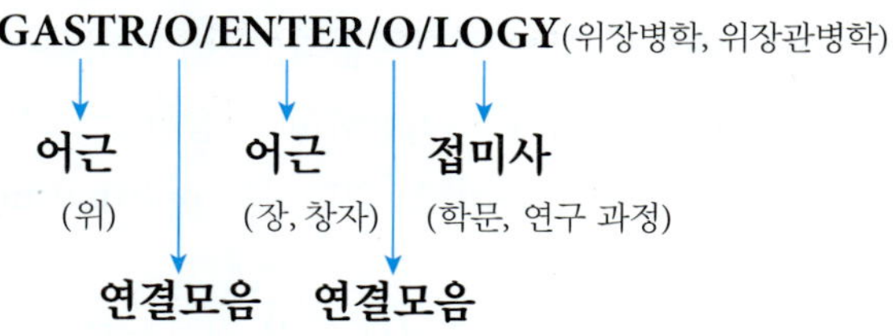

이 용어는 전체적으로 **stomach**(위)**와 intestine**(장, 창자)**을 연구하는 학문**을 의미한다.

둘째 어근인 **enter**가 모음으로 시작했음에도 불구하고 **gastr**와 **enter** 사이에 연결모음이 삽입되었음에 주목하라. 인체의 부분과 관련이 있는 어근이 2개 이상 포함된 용어에서는 anatomical position(해부학자세)을 기준으로 어근의 순서가 결정되는 경우가 많다. 예를 들어 음식이 small intestine에 앞서 stomach에 먼저 도달하기 때문에 "enterogastrology"가 아닌 **gastroenterology**(위장병학, 위장관병학)라고 해야 한다.

이상을 요약한 다음 **세 가지 일반 원칙**을 기억해야 한다.

1. 의학용어를 구성 성분들로 분해해서 **읽고** 그 의미를 파악하라.
2. 모음으로 시작하는 접미사 앞에서는 연결모음을 **생략**한다. 예를 들어 "gastroitis"가 아니라 **gastritis**(위염)이다.
3. 어근과 어근 사이에서는 연결모음을 **유지**한다. 즉 "gastrenterology"가 아니라 **gastroenterology**(위장병학, 위장관병학)이다.

의학용어는 어근과 접미사와 연결모음 외에도 자주 쓰는 성분이 두 가지가 더 있다. 이들은 연결형과 **prefix**(접두사)이다. 연결형은 어근에 연결모음을 붙인 단순한 형태이다. 그 예로 앞서 공부했던 용어에서 연결형과 그 뜻을 살펴보자.

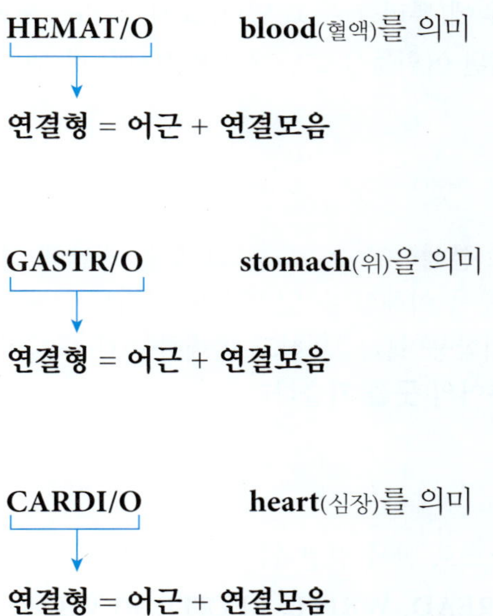

연결형은 여러 가지 접미사와 함께 다양하게 활용된다. 연결형의 의미를 알면 처음 보는 의학용어의 의미를 이해하는 데 도움이 된다.

Prefix(접두사)는 용어의 시작 부분에 붙는 작은 성분이다. 모든 의학용어에 접두사가 포함되지는 않지만 있으면 그 용어의 의미에 지대한 영향을 미칠 수 있다. 다음 예를 공부해보자.

HYPO/GASTR/IC(아랫배-, 하복-) **stomach**(위)**보다 아래에 위치한다**는 의미

접두사 (아래) / **어근** (위; stomach) / **접미사** (-에 위치하는)

EPI/GASTR/IC(명치-, 상복부-) **stomach**(위)**보다 위에 위치한다**는 의미

접두사 (위; 上) / **어근** (stomach) / **접미사** (-에 위치하는)

이상을 요약하면 **의학용어의 주요 성분**(어소)은 다음과 같다.

1. **어근**: 용어의 근간이 되는 핵심 성분
2. **접미사**: 용어의 끝부분
3. **접두사**: 용어의 시작부분
4. **연결모음**: 어근과 접미사, 또는 어근과 어근 사이를 연결하는 모음(대개 o를 사용)
5. **연결형**: 어근과 연결모음을 합친 형태

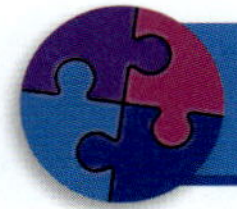

용어

앞서 용례에서 연결형인 **gastr/o**(stomach, 위), **hemat/o**(blood, 혈액), **cardi/o**(heart, 심장) 등을 처음으로 공부한 바 있다. 이 절의 목록에는 또 다른 연결형 및 접미사 및 접두사와 이를 조합한 대표적인 의학용어들이 포함되어 있다. 그리고 각 장마다 이와 유사한 목록이 포함되어 있다. 독자가 할 일은 각 의학용어의 뜻을 빈칸에 기입하는 것이다. 그러고 나서 각 용어의 정확한 발음을 16~19쪽에 있는 발음 목록에서 확인하라.

대부분의 의학용어는 그리스어와 라틴어 어원에 뿌리를 두고 있다. 고대 그리스와 로마와 아라비아의 의사들은 오랜 시간에 걸쳐 유용한 의학 개념과 이에 관련된 어휘들을 고안해서 발전시킨 바 있다.

1

단원 학습 지침

1. **사선**(/)**을 이용**해서 **각 의학용어**를 성분별로 **분해**하고(*aden/oma*), **그 뜻을** 빈칸에 **기입**하라(분비샘의 종양). 대부분의 의학용어는 쉽게 성분들로 분해해서 그 뜻을 이해할 수 있지만 몇 가지는 그렇지 않을 것이다. 각 의학용어 밑에 필기체로 표시한 설명을 참고하면 각 의학용어를 정의하고 이해하는 데 도움이 된다.
2. 16~19쪽에 있는 **발음 목록에 열거된 의학용어의 뜻을 기술**하라.

의학용어와 그 의미를 기술하고 그 결과를 스스로 반복 점검하는 것 자체가 의학용어를 적극적으로 학습하는 과정이다. 의학용어를 마스터하는 마법의 주문은 **READ**, **WRITE**, **RECITE**, **REVIEW**, 즉 **읽고 쓰고 외워서 낭송하고 복습하는** 것이다. 독자가 이 단순한 과정을 따라 하다 보면 반드시 의학용어 학습에 성공하게 될 것이다. 이 학습법은 이미 검증된 바 있다. 참말이다. 저자가 보증한다.

연결형

각 의학용어의 의미를 빈칸에 기입하라.

각 용어의 발음기호는 16쪽에서 시작되는 발음 절에서 모두 확인할 수 있다.

연결형	의미	용어	의미
aden/o	gland(샘, 선)	**aden**oma(샘종, 선종) 접미사 *-oma*는 *tumor*(종양)나 덩어리를 의미한다.	분비샘의 종양
		adenitis(샘염, 선염) 접미사 *-itis*는 염증을 의미한다.	
arthr/o	joint(관절)	**arthr**itis(관절염)	
bi/o	life(생명)	**bi**ology(생물학) 접미사 *-logy*는 어근인 *log*(학문)와 종결접미사인 *-y*(과정이나 상태)로 이루어져 있다.	
		biopsy(생검) 접미사 *-opsy*는 관찰하는 과정을 의미한다. *Biopsy*는 살아 있는 인체에서 조직을 떼어내서 현미경으로 관찰하는 과정이다.	
carcin/o	cancerous(암-, 암성-), cancer(암)	**carcin**oma(암종) *Carcinoma*는 암성 종양이다. *Carcinoma*는 몸의 겉면을 덮고 있거나 몸 속에서 내장, *body cavity*(체강, 몸통공간), 관의 속면을 덮고 있는 *epithelial cell*(상피세포)에서 발생한다(그림 1-3).	
cardi/o	heart(심장)	**cardi**ology(심장학)	
cephal/o	head(머리)	**cephal**ic(머리-, 두-, 두부-) *[sĕ-FĂL-ik]* 접미사 *-ic*은 -에 속한, -에 관한이라는 뜻이다. 아기가 태어날 때 "머리가 먼저" 나오는 것을 *cephalic presentation*(머리태위, 두위)이라 한다.	

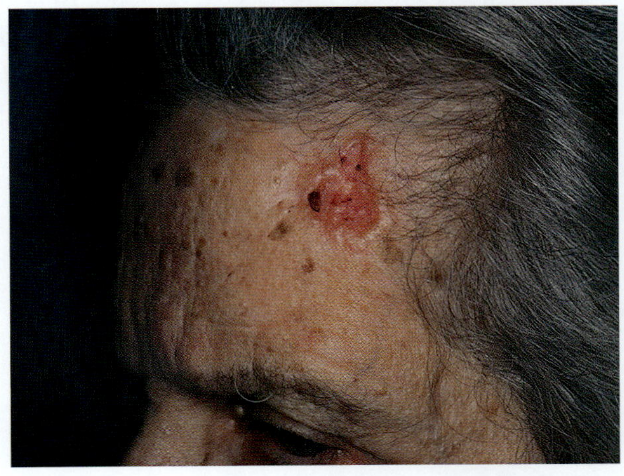

그림 1-3 피부의 **carcinoma**(암종). 이 암종은 **basal cell carcinoma**(바닥세포암종, 기저세포암종)로, 피부암 중에 가장 흔한 유형이다. 이 암종은 대개 햇볕에 손상된 피부에서 발생한다.

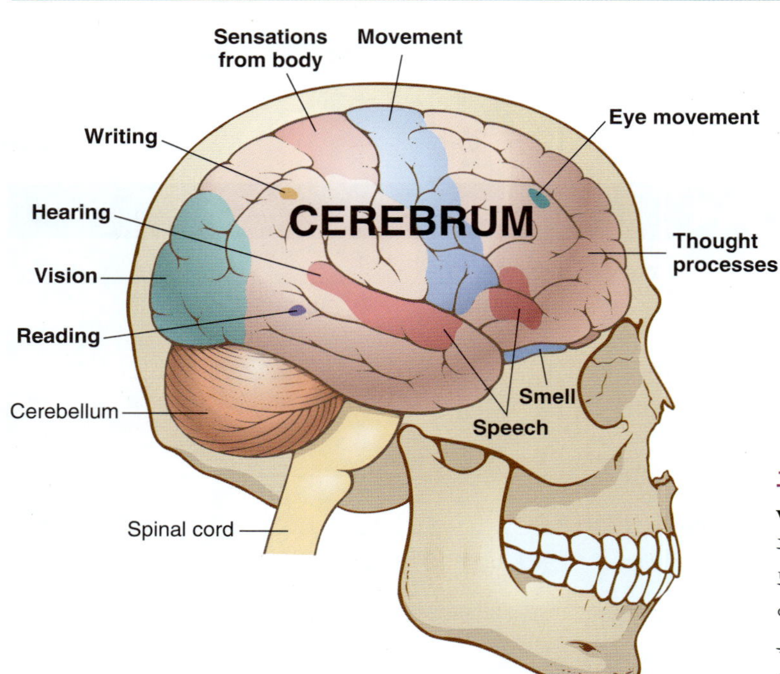

그림 1-4 **Cerebrum**(대뇌)과 그 부위별 기능. **Cerebrovascular accident**(CVA, 뇌졸중)는 **stroke**라고도 하며, 뇌혈관이(vascul/o는 혈관을 뜻한다) 손상되어 주요 기능을 담당하는 뇌영역에 혈액이 공급되지 못할 때 일어난다. 신경세포들이 산소와 영양소를 공급받지 못해서 손상을 입기 때문에 운동 마비나 말을 못하게 되는 것 같은 CVA의 다양한 징후와 증상이 초래된다.

1

연결형	의미	용어	의미
cerebr/o	cerebrum(대뇌; 뇌에서 가장 큰 부분)	**cerebral**(대뇌-, 뇌-, 뇌성-) ______ 접미사 *-al*은 '-에 속한, -에 관한'이라는 뜻이다. 그림 *1-4*에서 *cerebrum*과 그 영역별 기능을 확인하라.	
cis/o	자르다	in**cis**ion(절개) ______ 접두사 *in-*은 '-의 속으로'라는 뜻이며, 접미사 *-ion*은 과정을 의미한다. ex**cis**ion(절제) ______ 접두사 *ex-*는 바깥을 의미한다.	
crin/o	secrete(분비하다; 만든 뒤에 내보내다)	endo**crin**e gland(내분비샘) ______ 접두사 *endo-*는 '-의 속'이라는 뜻이다; *thyroid gland*(갑상샘), *pituitary gland*(뇌하수체), *adrenal gland*(부신) 등의 ***endocrine gland***는 혈류에 직접 *hormone*(호르몬)을 분비한다. ***Exocrine gland***(외분비샘)는 몸 밖으로 열리는 *duct*(관)를 통해 침, 땀, 눈물, 젖 등을 분비한다.	
cyst/o	urinary bladder(방광); 물주머니	**cyst**oscopy(방광내시경술) ______ *[sĭs-TŎS-kō-pē]* 접미사 *-scopy*는 눈으로 관찰하는 검사를 뜻하는 어근인 *scop*과 과정을 뜻하는 종결접미사인 *-y*로 이루어진 **복합접미사**이다.	

Complex Suffix(복합접미사)

-scopy 외에도 수많은 접미사에 어근이 내포되어 있다. 그 예로는 **-opsy**(ops가 어근이다)와 **-logy**(log가 어근이다)가 있다.

연결형	의미	용어	의미
cyt/o	cell(세포)	**cyt**ology(세포학; 세포검사) ______ 그림 *1-5*에서 대표적인 *blood cell*(혈액세포)들을 관찰하라.	
derm/o	skin(피부)	**dermat**itis(피부염) ______	
dermat/o		hypo**derm**ic(피부밑-, 피하-) ______ 접두사 *hypo-*는 아래나 밑을 의미한다.	
electr/o	electricity(전기)	**electr**ocardiogram(심전도) ______ 접미사 *-gram*은 기록을 뜻한다. 줄여서 *ECG*나 *EKG*라고도 한다.	
encephal/o	brain(뇌)	electro**encephal**ogram(뇌파도) ______ 약자는 *EEG*이다.	
enter/o	intestine(장, 창자) (대개 small intestine을 가리킴)	**enter**itis(장염, 소장염) ______ *Small intestine*(소장, 작은창자)은 *large intestine*(대장, 큰창자)인 *colon*(결장, 잘록창자)에 비해 가늘지만 훨씬 더 길다. *2*쪽 그림 *1-1*에서 *small intestine*과 *large intestine*을 관찰하라.	
erythr/o	붉은	**erythr**ocyte(적혈구) ______ 접미사 *-cyte*는 세포를 뜻한다. *Erythrocyte*는 혈액 속에서 산소를 운반한다.	
gastr/o	stomach(위)	**gastr**ectomy(위절제) ______ 접미사 *-ectomy*는 *excision*(절제), 즉 제거를 뜻한다. *Gastrectomy*는 위의 전부 또는 일부를 제거하는 수술인데, 일부만 제거하는 경우가 더 많다. **gastr**otomy(위절개) ______ 접미사 *-tomy*도 자른다는 뜻의 어근인 *tom*과 과정을 뜻하는 종결접미사인 *-y*로 이루어진 복합접미사이다.	

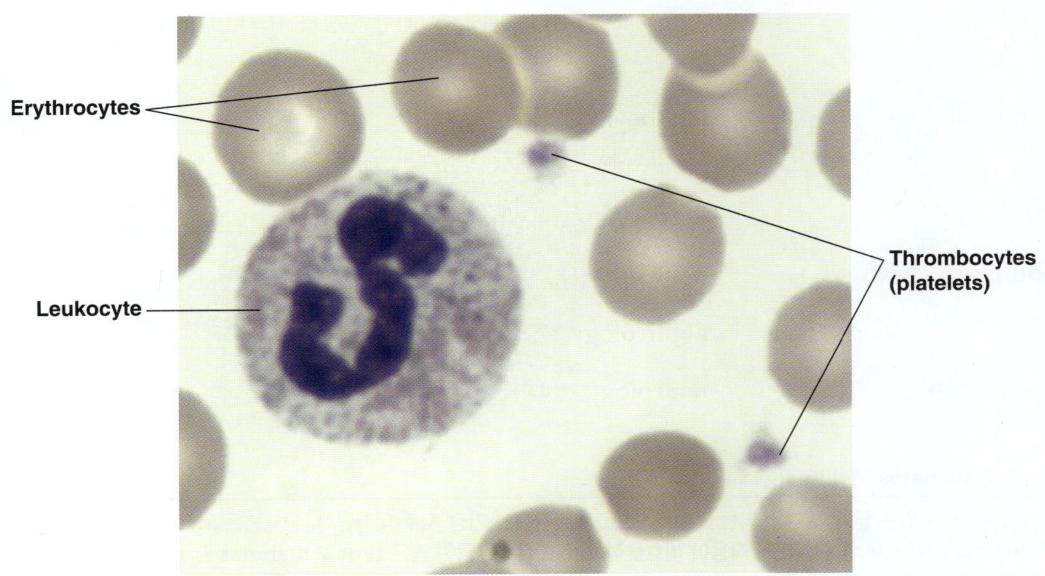

그림 1-5 **Blood cell**(혈액세포, 혈구)들. Red blood cell(erythrocyte, 적혈구), white blood cell(leukocyte, 백혈구), 혈액 응고를 일으키는 platelet(thrombocyte, 혈소판)을 확인하라.

연결형	의미	용어	의미
glyc/o	sugar(당, 당질)	hyper**glyc**emia(고혈당) ______ 접두사 *hyper-*는 지나치거나 위에 있거나 정상보다 많음을 뜻한다. 접미사 *-emia*는 혈액 상태를 뜻한다.	
gnos/o	앎, 지식	dia**gnos**is(진단) ______ 접두사 *dia-*는 완전함을 뜻한다. 접미사 *-sis*는 상태를 뜻한다. *Diagnosis*란 환자 상태에 관한 정보를 충분히 조사한 후에 내린다. 문자 그대로 해석하면 '완전히 아는 상태'라는 뜻이다.	
		pro**gnos**is(예후, 예측) ______ 접두사 *pro-*는 앞을 뜻한다. *Prognosis*는 문자 그대로 해석하면 '앞서 안다'는 뜻으로서 질병의 결과를 예측하는 것이지만 진단이 확정된 뒤에만 알 수 있다.	
gynec/o	성인 여성, 여성	**gynec**ology(부인과, 부인과학) ______	
hemat/o **hem/o**	blood(피)	**hemat**ology(혈액학) ______	
		hematoma(혈종) ______ 이 용어에서 *-oma*는 종양이 아니라 혈액 덩어리를 뜻한다. 혈관 밖으로 빠져나온 혈액이 *body cavity*(체강)나 장기 속 또는 피부 밑에 고일 때 *hematoma*가 형성된다. 그림 *1-6*을 참조하라.	
		hemoglobin(혈색소, 헤모글로빈) ______ 접미사 *-globin*은 단백질을 의미한다. *Hemoglobin*은 적혈구 내에서 산소와 결합하여 이를 운반한다.	
hepat/o	liver(간)	**hepat**itis(간염) ______	
iatr/o	treatment(치료, 처치), physician(의사)	**iatr**ogenic(의인-, 의원-) ______ 접미사 *-genic*은 생산하는, 생산되는, -에서 생산된 등을 뜻한다. *Iatrogenic disease*(의인병, 의원병)란 의사의 치료나 *intervention*(중재, 중재술) 때문에 생긴 유해한 부작용이다.	
leuk/o	white(흰)	**leuk**ocyte(백혈구) ______ 이 혈액세포는 인체가 질병과 싸우는 작용을 돕는 세포이다.	
log/o	학문, 연구	dermato**log**y(피부과, 피부과학) ______	
nephr/o	kidney(신장, 콩팥)	**nephr**itis(신염, 신장염) ______	
		nephrology(신장학) ______	
neur/o	nerve(신경)	**neur**ology(신경학) ______	

Hyperglycemia(고혈당)**와 Diabetes Mellitus**(당뇨병)

Hyperglycemia는 혈액에 녹아 있는 당 농도가 높다는 뜻으로, 당뇨병 환자에서 가장 자주 나타난다. 당뇨병은 **insulin**(인슐린)이 **부족**해서 혈당이 높은 **type 1 diabetes**(1형당뇨병)와 **인슐린의 작용이 비효율적**이기 때문에 혈당이 높은 **type 2 diabetes**(2형당뇨병)로 구분된다. 인슐린은 stomach(위) 근처에 있는 내분비기관이자 외분비기관인 pancreas(췌장, 이자)에서 분비되는 호르몬으로, 혈액에 포함된 당을 세포 속으로 "호송"한다. 세포 속으로 들어간 포도당은 분해되어 에너지를 생산한다. 인슐린이 부족하면 포도당이 세포 속으로 들어가지 못하고 혈액에 축적되어 hyperglycemia가 일어난다.

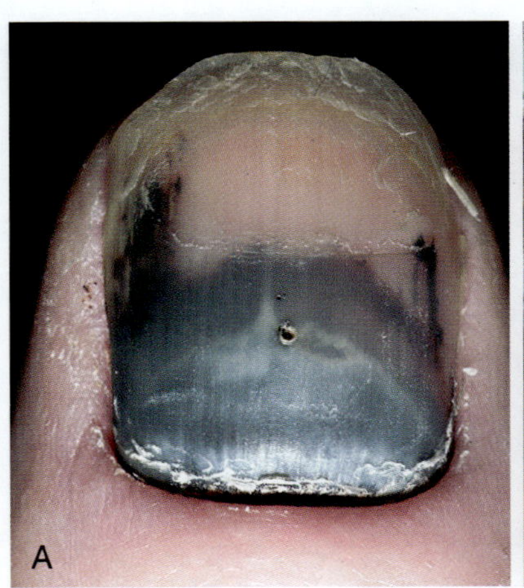

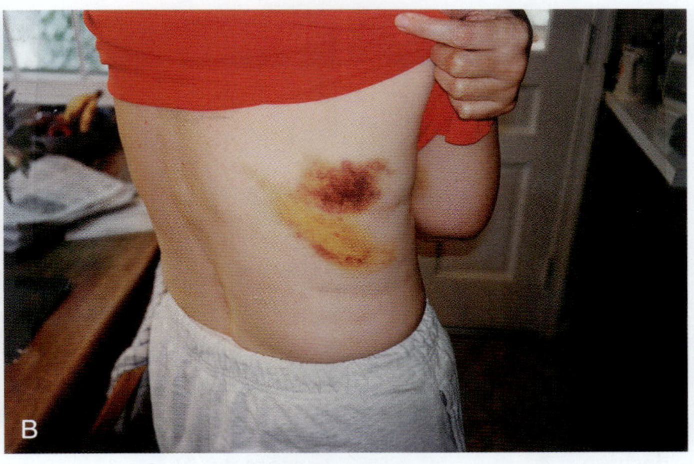

그림 1-6 **A**, 손톱 밑에 생긴 **hematoma**(혈종)를 확인하라. **B**, 갈비뼈 골절로 인한 **hematoma**(혈종).

연결형	의미	용어	의미
onc/o	tumor(종양)(암성)	**onc**ology(종양학)	______
		oncologist(종양전문의) 접미사 *-ist*는 특정 의학분야나 기타 전문분야를 전공한 전문가를 뜻한다.	______
ophthalm/o	eye(눈)	**ophthalm**oscope(검안경) *[ŏf-THĂL-mō-skōp]* 접미사 *-scope*는 관찰하여 검사하는 장비를 뜻한다. ✻**힌트**: 발음을 알면 도움이 된다! 첫 음절은 "*ŏf*"인데, 여기에서 "*f*" 소리는 "*ph*"로 적는다.	______
oste/o	bone(뼈)	**oste**itis(골염, 뼈염)	______
		osteoarthritis(골관절염) 이 병은 나이가 들면서 뼈와 관절이 *degeneration*(퇴행, 변성)되는 질환이다. 염증이 자주 동반된다.	______
path/o	disease(병, 질병, 질환)	**path**ology(병리학, 병리)	______
		pathologist(병리학자, 병리의사) *Pathologist*는 *biopsy*(생검) *sample*(검사물)을 현미경으로 검사하고 시신을 검사하여 사인을 조사한다.	______
ped/o	어린이	**ped**iatric(소아청소년과-, 소아청소년과학-; 소아청소년-) *Orthopedist*(정형외과의사)에도 *ped/o*가 포함되어 있다. *Orthopedist*는 본래 어린이의 뼈를 곧게 만들고 기형을 교정하는 의사였다(*orth/o*는 곧음을 의미한다). 그러나 오늘날의 *orthopedist*는 모든 연령의 환자를 대상으로 뼈와 근육의 질환을 전문적으로 치료한다.	
psych/o	mind(마음, 정신)	**psych**ology(심리학)	______
		psychiatrist(정신과의사, 정신건강의학과전문의)	______

1

연결형	의미	용어	의미
radi/o	x-ray(X선)	**radi**ology(영상의학) ____________ 저에너지 X선은 영상진단에 이용된다.	
ren/o	kidney(신장, 콩팥)	**ren**al(신-, 신장-, 콩팥-) ____________ 라틴어 *ren/o*와 그리스어 *nephr/o*는 모두 *kidney*를 의미한다. *Ren/o*는 대개 라틴어 *-al*과 합쳐져서 *kidney*를 묘사하는 데 활용되지만 *nephr/o*는 그리스어 접미사인 *-osis, -itis, -ectomy* 등과 합쳐져서 비정상 상태나 수술 절차 등을 기술하는 데 주로 활용된다.	
rhin/o	nose(코)	**rhin**itis(비염) ____________	
sarc/o	flesh(살)	**sarc**oma(육종) ____________ 이 종양은 ***malignant tumor***(악성종양), 즉 암의 일종이다. ***Sarcoma***(그림 1-7)는 근육이나 뼈, 지방 등의 결합조직세포에서 자라난 종양이고, 또 다른 악성종양인 ***carcinoma***(암종)는 인체의 바깥이나 내장의 속면을 덮고 있는 *epithelial cell*(상피세포)에서 자라난 것이다.	
sect/o	자르다	re**sect**ion(절제) ____________ 접두사 *re-*는 *back*(이전 상태로)을 의미한다. *Resection*은 '잘라서 축소하다'는 용어로, 잘라서 제거하는 *excision*을 뜻한다. *Stomach*(위)을 *resection* 하는 수술은 *gastrectomy*(위절제)이다.	
thromb/o	clot(덩이), clotting(응고)	**thromb**ocyte(혈소판) ____________ 이 세포는 혈액 응고를 도우며, *platelet*이라고도 한다. *Thrombus*(혈전)는 혈액이 응고된 *clot* 자체를 가리키며, ***thrombosis***(혈전증)는 *clot*이 형성된 상태를 뜻한다(*-osis*는 상태를 뜻함).	
ur/o	urinary tract(요로), urine(소변)	**ur**ologist(비뇨의학과의사) ____________	

1

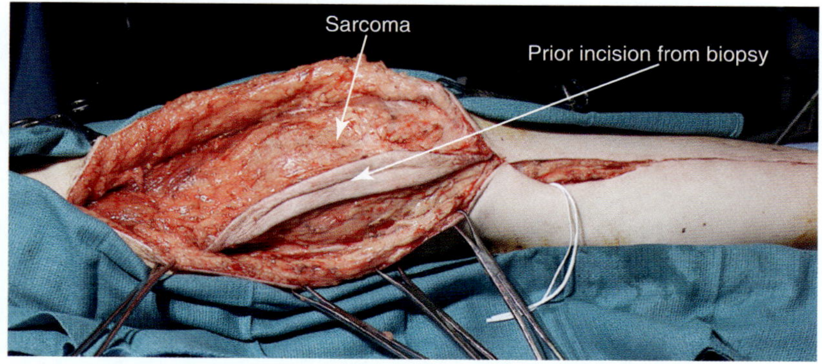

그림 1-7 Thigh(넓적다리, 대퇴)에 발생한 **sarcoma of muscle**(myosarcoma, 근육종).

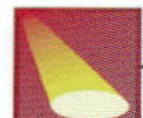

Urologist(비뇨의학과의사)와 **Nephrologist**(신장전문의)

Urologist는 **surgeon**(외과의사)에 해당되며, urinary tract(요로)와 male reproductive system(남성생식계통)에 속하는 기관들을 수술한다. **Nephrologist**는 **internal medicine specialist**(내과전문의) 중 하나로, kidney 질환을 진단하고 치료하되 수술은 하지 않는다. Urologist와 nephrologist는 모두 의사이다.

접미사

접미사	의미	용어	의미
-ac	-에 관한, -에 속한	cardi**ac**(심장-)	
-al	-에 관한, -에 속한	neur**al**(신경-)	
-algia	pain(통증)	arthr**algia**(관절통)	
		neur**algia**(신경통)	
-cyte	cell(세포)	erythro**cyte**(적혈구)	
-ectomy	excision(절제), 제거	nephr**ectomy**(신장절제)	
-emia	혈액의 상태	leuk**emia**(백혈병) *Leukemia*는 문자 그대로 해석하면 "*white blood cell*(백혈구)이 혈액에 있다"는 뜻이다. 실제 의미는 암세포로 변한 비정상 *white blood cell*이 증식하여 수가 매우 많아지는 병이다.	
-genic	생산에 관한, 생산하는, 생산되는, -에서 생산된	carcino**genic**(발암-, 암발생-, 발암물질-) 담배연기는 *carcinogenic* 하다.	
		patho**genic**(병원성-, 발병-) 다수의 바이러스와 세균은 *pathogenic organism*(병원성균)이다	
		iatro**genic**(의인-, 의원-) 이 용어에서 *-genic*은 비롯된다는 뜻이다.	
-globin	protein(단백질)	hemo**globin**(혈색소, 헤모글로빈)	
-gram	record(기록)	electroencephalo**gram**(뇌파도)	
-ic, -ical	-에 관한, -에 속한	gastr**ic**(위-, 胃-)	
		neurolog**ic**(신경학-; 신경계-) *Log/o*는 학문을 의미한다.	
-ion	process(과정)	excis**ion**(절제)	
-ist	전문가	ophthalmolog**ist**(안과의사, 안과전문의)	
-itis	inflammation(염, 염증)	cyst**itis**(방광염)	
-logy	학문, 연구 과정	endocrino**logy**(내분비학)	
-oma	tumor(종양), 덩어리, 혹	hepat**oma**(간암) *Hepatoma* 또는 ***hepatocellular carcinoma***(간세포암종)는 *liver*(간)의 악성종양이다.	

Ophthalmologist(안과의사), **Optometrist**(눈측정사), **Optician**(안경사)

Ophthalmologist는 눈 질환을 전문적으로 진단하고 (약물이나 수술 등으로) 치료하는 **physician**(의사)이다. **Optometrist**는 눈을 검사하고 (metr/o는 측정한다는 뜻임) 교정용 렌즈를 처방하는 미국의 **health care professional**(의료전문가)로 눈 질환을 치료하기도 한다. **Optician**은 안경 렌즈를 연마하고 안경을 맞추지만 눈을 검사하거나 교정용 렌즈를 처방하거나 눈 질환을 치료할 수는 *없다*.

접미사	의미	용어	의미
-opsy	관찰 과정	bi**opsy**(생검) *Biopsy*해서 얻은 *specimen*(검사물, 검체)은 현미경으로 검사한다.	
-osis	상태(대개 비정상적인) (혈액세포 명칭에 붙여 쓰면 수가 약간 증가함을 의미)	nephr**osis**(신증, 신장증) leukocyt**osis**(백혈구증가) 정상 *white blood cell*(백혈구) 숫자가 약간 상승한 상태를 의미하며, 감염과 싸우기 위해 백혈구가 증식하기 때문에 일어난다. ***Leukocytosis***를 ***leukemia***(백혈병)와 혼동하지 말아야 한다. ***Leukemia***는 미성숙 상태인 비정상 백혈구가 매우 많아지는 악성 질환(암질환)이다.	
-pathy	질병 상태	entero**pathy**(장병증, 소장병증) *[ĕn-tĕ-RŎP-ă-thē]* adeno**pathy**(샘병증) *[ă-dĕ-NŎP-ă-thē]*	
-scope	관찰해서 검사하는 장비	endo**scope**(내시경) *Endo-*는 속을 의미. *Cystoscope*(방광내시경)는 *endoscope*의 일종.	
-scopy	관찰해서 검사하는 과정	endo**scopy**(내시경술) *[ĕn-DŎS-kō-pē]* *Endoscopy*는 *endoscope*를 가지고 시행한다. 흔히 행하는 내시경 검사법은 ***colonoscopy***(대장내시경술)이다. *Colon/o*는 *colon*(결장, 잘록창자)이나 *large intestine*(큰창자, 대장)을 뜻한다.	
-sis	상태	progno**sis**(예후, 예측)	
-tomy	절단 과정, incision(절개)	osteo**tomy**(절골, 절골술, 뼈자름, 뼈자름술) *[ŏs-tē-ŎT-tō-mē]*	
-y	과정, 상태	gastroenterolog**y**(위장병학, 위장관병학)	

접두사

접두사	의미	용어	의미
a-, an-	없는, 아닌, 없이	**an**emia(빈혈) *Anemia*는 적혈구의 숫자가 감소하거나 적혈구 속의 *hemoglobin*(혈색소)에 이상이 있음을 의미한다. 그 결과 인체 세포에 배달되는 산소의 양이 감소한다. *Anemia* 환자는 얼굴이 창백하기 때문에 과거 의사들이 문자 그대로 "혈액이 없다"는 뜻으로 *anemia*라는 용어를 만들었다.	
aut-, auto-	자신, 자체	**aut**opsy(부검) 이 용어는 문자 그대로 해석하면 "혼자서 관찰하는 과정"이란 뜻이다. 즉 *autopsy*란 자신의 눈으로 직접 시신을 검사함으로써 사인이나 질병의 성상을 확인하는 검사이다.	

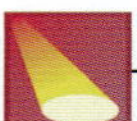

과정이나 상태를 뜻하는 그 밖의 접미사

그 예로 **-algia**(통증 상태)에 포함된 **-ia**와 hyperthyroid**ism**(갑상샘항진, 갑상샘항진증; 갑상샘 호르몬 농도가 상승한 상태)에 포함된 **-ism**이 있다.

접두사	의미	용어	의미
dia-	-을 통하여, 완전한	**dia**gnosis(진단) *Diagnosis*의 복수는 *diagnoses*이다.	______
endo-	속	**endo**crinologist(내분비학자, 내분비전문의)	______
epi-	위(上)에, 표면에	**epi**gastric(명치-, 상복부-)	______
		epidermis(표피) *Dermis*(진피) 위에 존재하는, 피부의 가장 바깥부분.	______
ex-, exo-	바깥, -의 바깥에, 바깥으로	**ex**cision(절제)	______
		exocrine gland(외분비샘)	______
hyper-	지나친, 위의, 평균보다 많은	**hyper**thyroidism(갑상샘항진, 갑상샘항진증) 접미사 *-ism*은 과정이나 상태를 뜻한다.	______
hypo-	모자란, 아래의, 밑의, 평균보다 적은	**hypo**gastric(아랫배-, 하복-) 신체의 일부분에 *hypo*-가 결합되면 그 아래를 의미한다.	______
		hypoglycemia(저혈당, 저혈당증) 이 용어에서 *hypo*-는 부족함을 의미한다.	______
in-	속으로, 속	**in**cision(절개)	______
peri-	둘러싸는, 주위의	**peri**cardium(심장막, 심낭) 접미사 *-um*은 구조를 뜻한다. *Pericardium*은 심장을 둘러싸는 막이다.	______
pro-	앞, 이전	**pro**state gland(전립샘, 전립선) 남성의 방광 앞에 위치한(*-state*는 *stand*라는 뜻임) 외분비샘이다(그림 1-2 참조). 전립샘은 *semen*(정액)의 성분을 생산하는데, 정액은 정자와 액체로 구성되어 있다.	______
re-	이전 상태로, 뒤로, 다시	**re**section(절제) 장기를 "*cut back*(잘라 축소시키는)", 즉 절제하는 수술. 라틴어 *resectio*는 깎아서 다듬다, 잔가지를 잘라내다는 뜻이다.	______
retro-	뒤	**retro**cardiac(심장뒤-)	______
sub-	밑, 아래	**sub**hepatic(간밑-)	______
trans-	가로질러, 통해서	**trans**hepatic(간경유-, 경간-)	______

복수

-is로 끝나는 용어(diagnosis, prognosis)의 복수형은 **-is**를 빼고 **-es**를 붙인다. 그 밖에 복수형을 만드는 규칙은 715쪽 부록 I을 참조하라.

Hyperthyroidism(갑상샘항진, 갑상샘항진증)

Hyperthyroidism은 목에 있는 내분비샘인 **thyroid gland**(갑상샘)의 **활성이 높아져서** 갑상샘호르몬인 **thyroxine**(타이록신, T4)을 정상보다 많이 분비하는 병이다. Thyroxine은 세포로 하여금 연료를 소비해서 에너지를 방출하게 만들기 때문에 hyperthyroidism 환자는 **활력 상승**, **nervousness**(신경질), 심장박동이 빨라지는 **tachycardia**(빈맥, 빠른맥), **체중 감소**, **exophthalmos**(안구돌출, 안구돌출증) 등의 징후 및 증상을 나타낸다.

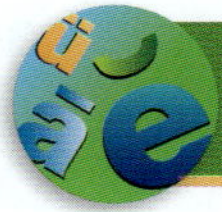

발음

모음(a, e, i, o, u) 위에 있는 ˉ나 ˘는 그 모음의 정확한 발음을 나타낸다. 모음 위에 ˉ가 있으면 그 알파벳 이름처럼 긴 모음으로 발음하고, 모음 위에 ˘가 있으면 짧게 발음한다. 대문자는 강세가 있는 음절을 가리킨다.

이 장에 나오는 용어들을 얼마나 이해하고 있는지를 독자 스스로 판단하기 위하여 아래 각 용어의 의미를 빈칸에 기입하라. 그 다음에 의미만을 보고 무슨 용어였는지를 적어보는 것도 공부에 도움이 될 것이다. 이때 철자법이 틀리지 않도록 주의하라. 각 용어 뒤에 표시된 숫자는 정의나 용례가 적혀 있는 페이지를 가리킨다. 이 페이지를 조사하여 자신이 제대로 알고 있는지를 확인하라.

발음기호 안내

ā: 에이 (예: āpe)	ă: 애 (예: ăpple)
ē: 이- (예: ēven)	ĕ: 에 (예: ĕvery)
ī: 아이 (예: īce)	ĭ: 이 (예: ĭnterest)
ō: 오우 (예: ōpen)	ŏ: 오 (예: pŏt)
ū: 유 (예: ūnit)	ŭ: 어 (예: ŭnder)

용어	발음	의미
adenitis (7)	ăd-ĕ-NĪ-tĭs	
adenoma (7)	ăd-ĕ-NŌ-mă	
adenopathy (14)	ăd-ĕ-NŎP-ă-thē	
anemia (14)	ă-NĒ-mē-ă	
arthralgia (13)	ăr-THRĂL-jă	
arthritis (7)	ăr-THRĪ-tĭs	
autopsy (14)	ĂW-tŏp-sē	
biology (7)	bī-ŎL-ō-jē	
biopsy (7)	BĪ-ŏp-sē	
carcinogenic (13)	kăr-sĭ-nō-JĔN-ĭk	
carcinoma (7)	kăr-sĭ-NŌ-mă	
cardiac (13)	KĂR-dē-ăk	
cardiology (7)	kăr-dē-ŎL-ō-jē	
cephalic (7)	sĕ-FĂL-ĭk	
cerebral (8)	sĕ-RĒ-brăl *or* SĔR-ĕ-brăl	
cystitis (13)	sĭs-TĪ-tĭs	
cystoscopy (8)	sĭs-TŎS-kō-pē	
cytology (9)	sī-TŎL-ō-jē	
dermatitis (9)	dĕr-mă-TĪ-tĭs	
dermatology (10)	dĕr-mă-TŎL-ō-jē	

용어	발음	의미
diagnosis (15)	dī-ăg-NŌ-sĭs	
electrocardiogram (9)	ē-lĕk-trō-KĂR-dē-ō-grăm	
electroencephalogram (9)	ē-lĕk-trō-ĕn-SĔF-ă-lō-grăm	
endocrine glands (8)	ĔN-dō-krĭn glăndz	
endocrinologist (15)	ĕn-dō-krĭ-NŎL-ō-jĭst	
endocrinology (13)	ĕn-dō-krĭ-NŎL-ō-jē	
endoscope (14)	ĔN-dō-skōp	
endoscopy (14)	ĕn-DŎS-kō-pē	
enteritis (9)	ĕn-tĕ-RĪ-tĭs	
enteropathy (14)	ĕn-tĕ-RŎP-ă-thē	
epidermis (15)	ĕp-ĭ-DĔR-mĭs	
epigastric (15)	ĕp-ĭ-GĂS-trĭk	
erythrocyte (9)	ĕ-RĬTH-rō-sīt	
excision (8)	ĕk-SĬ-zhŭn	
exocrine glands (15)	ĔK-sō-krĭn glăndz	
gastrectomy (9)	găs-TRĔK-tō-mē	
gastric (13)	GĂS-trĭk	
gastroenterology (14)	găs-trō-ĕn-tĕr-ŎL-ō-jē	
gastrotomy (9)	găs-TRŎT-ō-mē	
gynecologist	gī-nĕ-KŎL-ō-jĭst	
gynecology (10)	gī-nĕ-KŎL-ō-jē	
hematology (10)	hē-mă-TŎL-ō-jē	
hematoma (10)	hē-mă-TŌ-mă	
hemoglobin (10)	HĒ-mō-glō-bĭn	
hepatitis (10)	hĕp-ă-TĪ-tĭs	
hepatoma (13)	hĕp-ă-TŌ-mă	
hyperglycemia (10)	hī-pĕr-glī-SĒ-mē-ă	
hyperthyroidism (15)	hī-pĕr-THĪ-rŏyd-ĭsm	
hypodermic (9)	hī-pō-DĔR-mĭk	
hypogastric (15)	hī-pō-GĂS-trĭk	
hypoglycemia (15)	hī-pō-glī-SĒ-mē-ă	

용어	발음	의미
iatrogenic (10)	ī-ăt-rō-JĔN-ĭk	
incision (8)	ĭn-SĬ-zhŭn	
leukemia (13)	loo-KĒ-mē-ă	
leukocyte (10)	LOO-kō-sīt	
leukocytosis (14)	loo-kō-sī-TŌ-sĭs	
nephrectomy (13)	nĕ-FRĔK-tō-mē	
nephritis (10)	nĕ-FRĪ-tĭs	
nephrology (10)	nĕ-FRŎL-ō-jē	
nephrosis (14)	nĕ-FRŌ-sĭs	
neural (13)	NŪ-răl	
neuralgia (13)	nū-RĂL-jă	
neurologic (13)	nū-rō-LŎJ-ĭk	
neurology (10)	nū-RŎL-ō-jē	
oncologist (11)	ŏn-KŎL-ō-jĭst	
oncology (11)	ŏn-KŎL-ō-jē	
ophthalmologist (13)	ŏf-thăl-MŎL-ō-jĭst	
ophthalmoscope (11)	ŏf-THĂL-mō-skōp	
osteitis (11)	ŏs-tē-Ī-tĭs	
osteoarthritis (11)	ŏs-tē-ō-ăr-THRĪ-tĭs	
osteotomy (14)	ŏs-tē-ŎT-ō-mē	
pathogenic (13)	păth-ō-JĔN-ĭk	
pathologist (11)	pă-THŎL-ŏ-jĭst	
pathology (11)	pă-THŎL-ō-jē	
pediatric (11)	pē-dē-ĂT-rĭk	
pericardium (15)	pĕr-ĭ-KĂR-dē-ŭm	
prognosis (10)	prŏg-NŌ-sĭs	
prostate gland (15)	PRŎS-tāt glănd	
psychiatrist (11)	sī-KĪ-ă-trĭst	
psychology (11)	sī-KŎL-ō-jē	
radiology (12)	rā-dē-ŎL-ō-jē	
renal (12)	RĒ-năl	

용어	발음	의미
resection (12)	rē-SĔK-shŭn	
retrocardiac (15)	rĕ-trō-KĂR-dē-ăc	
rhinitis (12)	rī-NĪ-tĭs	
sarcoma (12)	săr-KŌ-mă	
subhepatic (15)	sŭb-hĕ-PĂT-ĭk	
thrombocyte (12)	THRŎM-bō-sīt	
transhepatic (15)	trănz-hĕ-PĂT-ĭk	
urologist (12)	ū-RŎL-ō-jĭst	

1

CHAPTER

2

일반 인체 용어

Terms Pertaining to the Body as a Whole

번역: 박경한 · 홍명선

단원 구성

단원 학습목표

- 인체의 구성 체계와 관련이 있는 용어들을 정의한다.
- Body cavity(체강, 몸통공간)를 확인하고 그 속에 어떤 organ(기관)들이 포함되어 있는지를 알아본다.
- Abdomen(배)의 부위들을 해부학 구조와 임상의학에 근거해서 구분하는 방식을 설명하고, 각 부위의 위치와 명칭을 설명한다.
- Back(등)을 해부학에 근거해서 구분하고, 그 위치와 명칭을 설명한다.
- 인체의 position(위치, 자세)과 direction(방향)과 plane(면)을 기술하는 데 사용되는 용어를 숙지한다.
- 새로 배우는 용어의 성분(어소)들이 뜻하는 바를 확인하고, 그 뜻을 이용해서 해당 의학용어를 이해한다.

인체의 구성 체계

이 장을 공부하면 인체를 전체적으로 파악할 수 있는 구성 단계인 cell(세포), tissue(조직), organ(기관, 장기), system(계통, 계)에 대한 기본 개념을 정립할 수 있고, 인체의 위치(자세) 및 방향을 기술하는 용어들을 알 수 있다. 우선 생명체의 가장 작은 단위인 **cell**에서 시작해서 훨씬 더 복잡한 system들까지 단계별로 공부할 것이다. 건강한 사람과 환자의 기관이 각각 어떻게 작용하는지를 알기 위해서는 먼저 각 기관을 구성하는 개별 세포의 작용을 이해하는 것이 중요하다.

CELL(세포)

세포는 동식물을 불문하고 모든 생명체의 기본 단위이다. 세포는 인체 어디에나 존재하며, 모든 tissue 및 organ들은 이 개별 단위들로 구성되어 있다.

세포의 공통 구조

모든 세포는 그 속에 물과, 단백질과, 탄수화물과, 산과, 지방과, 다양한 무기질 등으로 구성된 젤리 비슷한 상태의 물질을 함유하고 있다는 공통점이 있다. 다음에 기술할 세포의 여러 성분들은 그림 2-1에 표시되어 있는데, 이 그림은 전자현미경으로 세포를 관찰했을 때 나타나는 전반적 구조를 간단히 묘사한 것이다. 그림 2-1의 빈칸에 해당 구조들의 명칭을 기입하라. 앞으로 이 책의 본문에서 [각괄호] 안에 숫자나 문자가 있으면 그 앞에 있는 굵은 글씨체로 표시한 용어를 그림에 있는 알맞은 빈칸에 기입하면 된다.

Cell membrane(세포막) [1]은 세포를 둘러싸고 보호할 뿐 아니라 세포를 출입하는 물질을 통제한다.

Nucleus(핵) [2]는 세포의 작용을 조절한다. 핵은 세포분열 과정을 지휘하고 세포의 구조와

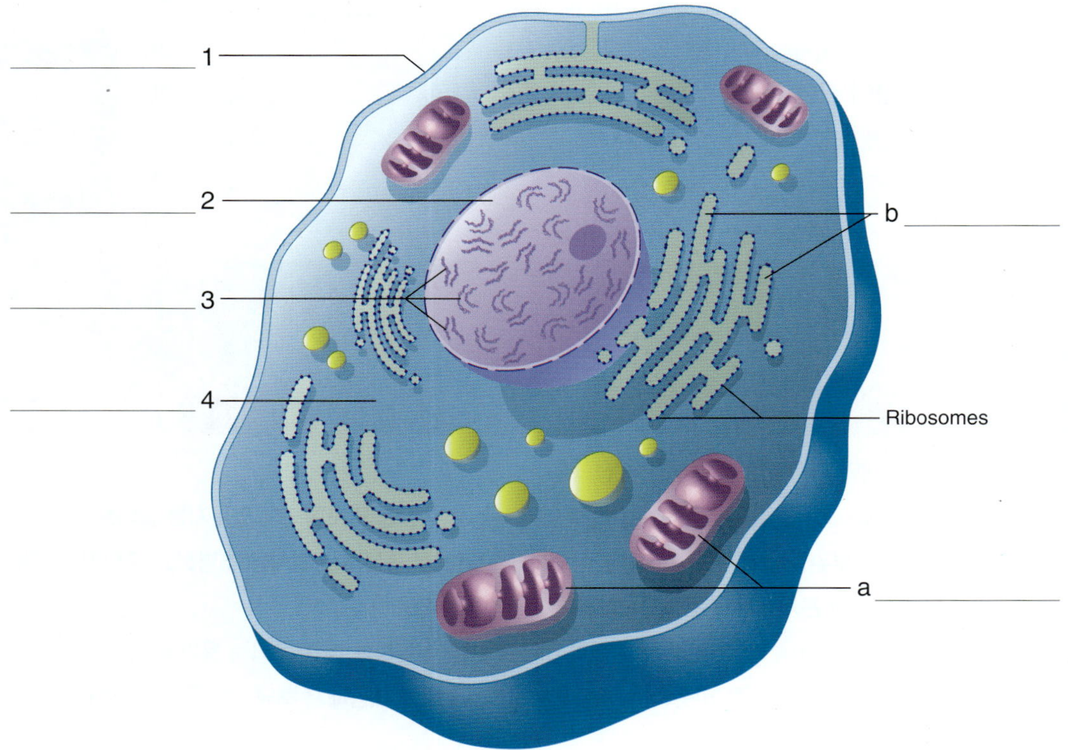

그림 2-1 세포의 주요 성분. Ribosome [RĪ-bō-sōm] (리보소체, 리보솜)은 작은 과립 구조로, 세포가 단백질을 만드는 장치이다.

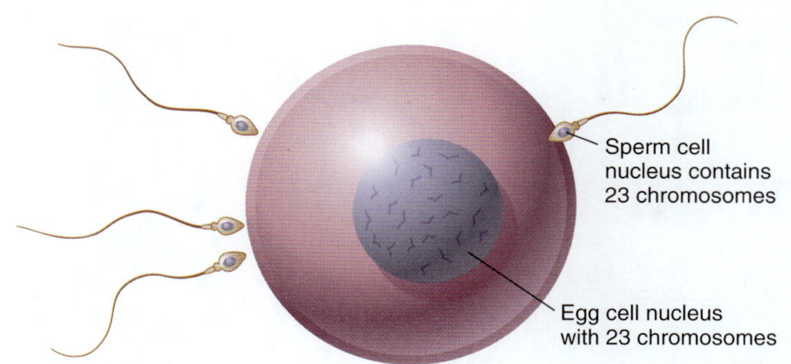

그림 2-2 **Egg**(난자)**와 sperm cell**(정자)은 chromosome(염색체)이 23개씩 포함되어 있다.

기능을 결정한다.

Chromosome(염색체) [3]은 핵 속에 들어 있는 막대처럼 생긴 구조이다. 인체의 모든 세포에는 염색체가 23쌍씩 있다(난자와 정자 같은 생식세포는 예외). 난자나 정자에는 염색체가 23쌍이 아니라 23개씩만 있다. 난자 하나와 정자 하나가 합쳐져서 embryo(배아)를 형성한 후에야 비로소 배아의 각 세포들이 46개(23쌍)의 염색체를 갖추게 된다(그림 2-2).

염색체에는 **gene**(유전자)이라 불리는 영역들이 포함되어 있다. 각 염색체마다 수천 개에 이르는 유전자가 질서정연하게 배열되어 있다. 각각의 유전자는 **DNA**(deoxyribonucleic acid, 데옥시리보핵산)라 불리는 화합물로 이루어져 있다. 각 염색체에 포함된 DNA는 유전자마다 독특한 배열 순서인 sequence(서열)를 이루고 있으며, 이 서열에 따라 세포 활동을 조절한다. DNA 서열은 암호(부호)로 표시한 요리법들과 비슷하다. 이 유전부호들은 RNA로 변환되어 핵 밖으로 나온 후 세포질에서 세포 복제와 단백질 합성 등과 같은 세포의 작용을 지휘한다.

2

Karyotype(핵형)은 개인의 염색체들을 촬영해서 크기, 형태, 숫자 등을 기준으로 배열한 사

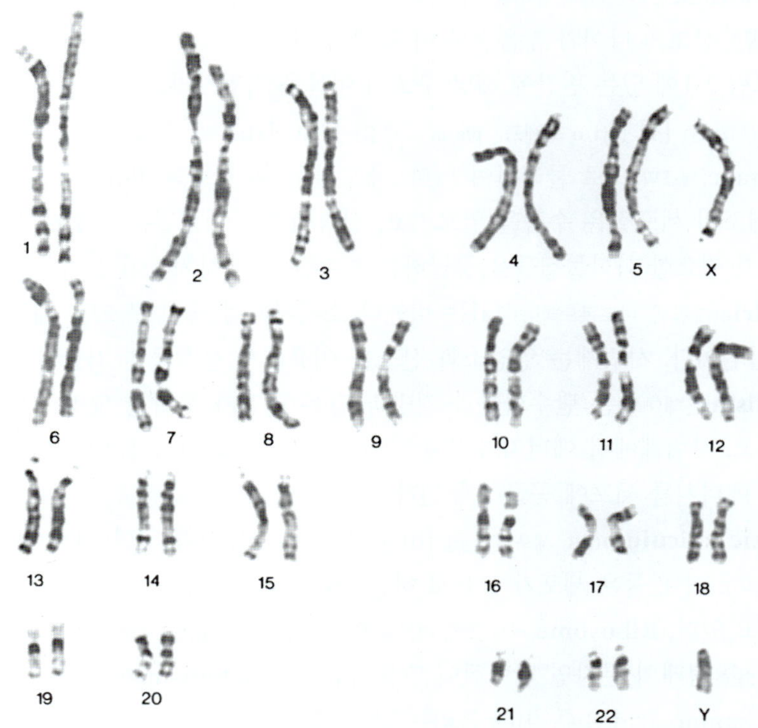

그림 2-3 **정상 남성의 karyotype**(핵형). Chromosome(염색체) 23쌍이 관찰된다. 이 사진에 있는 23번 쌍은 정상 남성에 존재하는 XY이다. 정상 여성은 23번 쌍이 XX이다. 이 핵형 사진처럼 염색체를 특수한 화학물질로 처리하면 band(띠)가 나타나서 검은 부위와 밝은 부위가 교대로 관찰된다.

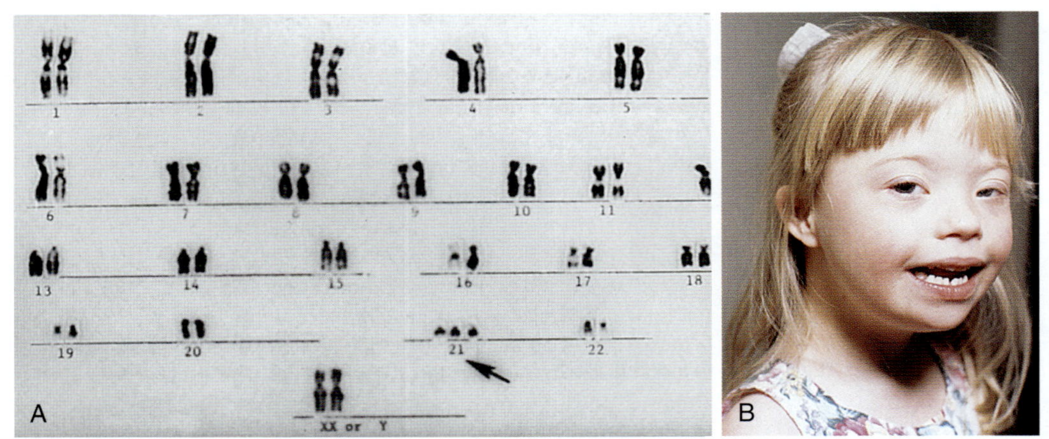

그림 2-4 **A,** Trisomy 21(21삼염색체증)인 **Down syndrome**(다운증후군) **여성 환자의 karyotype**(핵형). 이 환자의 21번 염색체는 정상적인 한 쌍 외에 하나가 더 있어서 모두 세 개가 있다. **B,** 다운증후군 환아의 사진으로, 전형적인 이목구비를 보인다. 평평한 콧날과 위로 올라간 눈꼬리가 특징이다. 다운증후군 환자의 또 다른 특징으로는 mental retardation(정신지체)과 heart defect(심장결함) 등이 있다.

진이다(그림 2-3). Karyotyping(핵형분석)을 하면 염색체의 수와 구조가 정상인지 아닌지를 판정할 수 있다. 예를 들어 obstetrician(산과의사)들이 태아의 karyotype를 조사하기 위해 임신부에게 amniocentesis(양막천자, 양수천자)를 권하기도 하는데, amniocentesis란 태아를 둘러싸고 있는 물주머니(양막)를 뚫어서 그 속에 차 있는 액체(양수)와 떠 있는 세포를 채취하는 검사법이다.

만일 아기가 선천적으로 염색체가 비정상이라면 심각한 문제들이 초래될 수 있다. Down syndrome(다운증후군) 환자의 karyotype를 조사하면 염색체 수가 정상인 46개가 아니라 47개임을 알 수 있다(그림 2-4). 21번 염색체가 하나 더 있음으로 인해 이 아기에서 다운증후군, 즉 trisomy 21 syndrome(21삼염색체 증후군)이 나타나게 된다. 이 증후군은 약 750명 생아 출생당 1명꼴로 발생하지만, 산모의 나이가 많을수록 이 염색체 이상의 빈도가 높아진다.

계속해서 그림 2-1에 있는 빈칸에 해당 구조의 이름을 기입하라.

Cytoplasm(세포질) [4] (cyt/o = 세포, -plasm = 형질)은 nucleus(핵) 밖에 있는 모든 물질을 포함하며 cell membrane(세포막)으로 둘러싸여 있다. 세포질은 그 세포의 고유한 기능을 수행한다. 예를 들어 근육세포의 세포질은 수축을 일으키고, 신경세포의 세포질은 신경자극을 전달한다. 세포질에는 세포가 필요한 화학물질들을 공급하는 특수한 전문 장치들이 들어 있다.

Mitochondria(사립체, 미토콘드리아) [a]는 비엔나 소시지처럼 생긴 구조로, 세포가 필요한 에너지의 주된 공급원이다. 사립체는 영양소와 산소를 이용해서 음식물에 저장된 에너지를 방출시킨다. **Catabolism**(분해대사)은 탄수화물과 지방과 같은 구조가 복잡한 영양소가 분해되어 작은 물질들로 바뀌고, 사립체에서 에너지가 방출되는 화학 처리 과정이다. 따라서 분해대사는 신체 활동에 필요한 에너지를 세포에 공급하게 된다.

Endoplasmic reticulum(ER, 세포질그물) [b]은 관들이 그물처럼 얽힌 세포 속 구조이다(reticulum은 그물을 뜻한다). 이 관들은 세포가 필요로 하는 protein(단백질) 등을 만드는 세포 속 땅굴 같은 장치를 형성하고 있다. **Ribosome**(리보소체, 리보솜)이 부착되어 있는 세포질그물도 있는데, 리보소체에서는 긴 사슬 형태의 분자인 단백질이 만들어진다. **Anabolism**(합성대사, 동화)은 세포질그물에서 일어나며, amino acid(아미노산)라 불리는 작은 조각들을 사슬처럼 연결해서 큰 단백질을 만드는 과정이다. 세포 성장에 중요한 단백질의 예에는 hormone(호르몬)과 enzyme(효소)이 있다.

이상의 두 과정(**anabolism**과 **catabolism**)이 함께 일어나는 것이 **metabolism**(대사)이다. 따라서 metabolism은 세포에서 일어나는 전체 화학반응 과정을 가리킨다. 소위 'metabolism이 빠른' 사람은 탄수화물과 지방 등의 영양소를 매우 빨리 소모해서 에너지를 생산한다. 'Metabolism이 느린' 사람은 영양소를 서서히 산화시키기 때문에 지방이 축적되는 사람이다.

용어 연구 1

각 용어의 철자법을 익히고 그 뜻을 이해하라.

anabolism(합성대사, 동화)	작은 아미노산 분자들을 이용해서 큰 단백질을 합성하는 과정. Ana-는 위로, bol은 던지다, -ism은 과정을 뜻한다.
catabolism(분해대사)	구조가 복잡한 영양소가 분해되어 더 단순한 물질로 바뀌면서 에너지를 방출하는 과정. Cata-는 아래로, bol은 던지다, -ism은 과정을 뜻한다.
cell membrane(세포막)	세포를 둘러싸고 보호하는 구조. 세포막은 어떤 물질이 세포를 출입할지를 결정한다.
chromosome(염색체)	Nucleus(핵) 속에 들어 있는 막대처럼 생긴 구조로서, DNA로 구성된 gene(유전자)이라 불리는 부위들이 포함되어 있다. 사람은 모든 세포마다 chromosome이 23쌍(46개)씩 들어 있지만 난자와 정자에는 짝을 이루지 않은 23개의 염색체만 들어 있다.
cytoplasm(세포질)	Nucleus의 밖에 있으면서 cell membrane의 내부에 포함되어 있는 모든 물질.
DNA(데옥시리보핵산)	각각의 chromosome을 구성하는 화학물질. DNA는 부호(암호)로 표시한 일련의 단백질 제조법들처럼 배열되어 있으며, 세포의 작용을 지휘한다.
endoplasmic reticulum(세포질그물)	Cytoplasm 속에 그물처럼 이어지는 땅굴 같은 구조. 이곳에서 작은 아미노산들이 연결되어 큰 단백질로 합성된다.
gene(유전자)	각 chromosome에 포함되어 있는 DNA로 이루어진 부위.
karyotype(핵형)	한 세포의 nucleus에 있는 chromosome의 사진들을 모아 놓은 사진 출석부. Chromosome을 번호 순서대로 배열해서 그 수와 구조를 검사한다.
metabolism(대사)	세포 안에서 일어나는 화학작용의 총합. Catabolism과 anabolism을 모두 아우른다. Meta-는 변화, bol은 던지다, -ism은 과정을 뜻한다.
mitochondria(사립체, 미토콘드리아)	Cytoplasm에 있는 소기관으로, 세포에 필요한 에너지의 주된 공급원이기 때문에 꼬마 '발전소'라 불린다. **Catabolism**은 mitochondria 속에서 일어나는 대사 과정이다. (실을 뜻하는 그리스어 *mitos*와 과립을 뜻하는 *chondrion*이 어원이다.) **힌트**: 'mighty(힘센)' mitochondria를 떠올리자!
nucleus(핵)	세포의 통제중추이다. 핵은 속에 chromosome들이 들어 있어서 세포의 작용을 지휘한다.

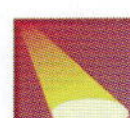

Anabolic Steroid(합성대사스테로이드)

이 약물은 인체에 미치는 작용이 **androgen**(안드로젠, 남성호르몬)과 비슷하다. 이 약물은 세포 내에 단백질이 많이 비축되게 만든다.

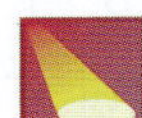

Metabolism(대사)과 **Thyroid Gland**(갑상샘)

갑상샘은 thyroid hormone(갑상샘호르몬)인 thyroxine(타이록신, T_4) 등을 분비하는데, 이 호르몬은 세포 내 대사를 촉진한다. 이 호르몬 농도가 높아지면 대사 속도가 빨라져서 에너지 손실이 늘어나고 체중이 감소하며, 농도가 낮아지면 대사 속도가 느려져서 움직임이 느려지고 체중이 증가한다.

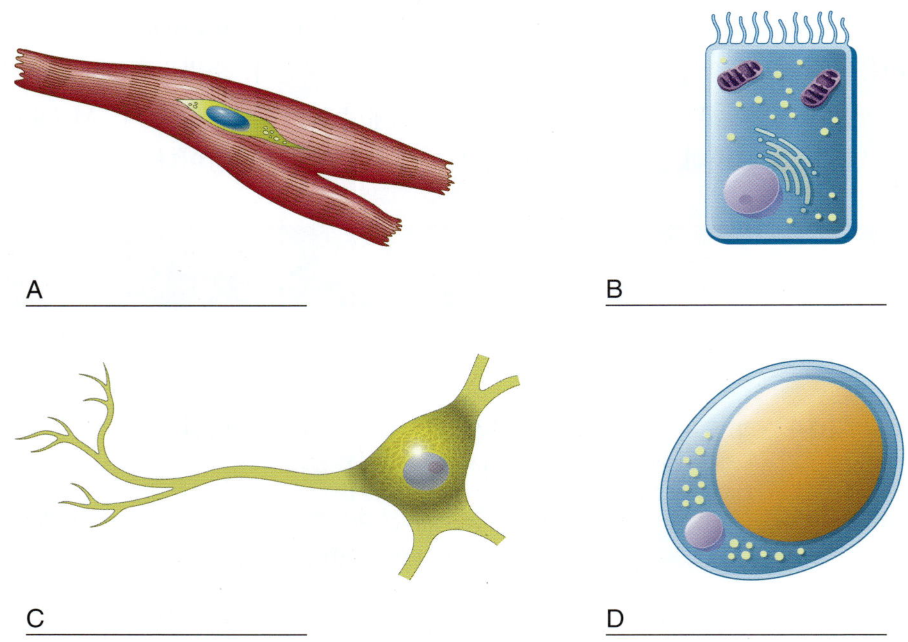

그림 2-5 **Cell**(세포)**의 유형**. **A, muscle cell**(근육세포)**; B, epithelial cell**(상피세포)**; C, nerve cell**(neuron, 신경세포)**; D, fat cell**(지방세포).

2

세포별 차이점

방금 여러분은 모든 세포에 어떤 구조들이 공통적으로 포함되어 있는지를 알게 되었는데, 공통 구조가 존재하는 이유는 모든 세포가 하나의 배아 세포에서 발생한 데 있다. 하지만 하나에서 출발한 배아 세포는 수가 늘어나면서 매우 다양한 유형의 세포들로 바뀌고 분화된다. 결국 온몸에 있는 세포들은 서로 판이하게 전문화되어 저마다 특유의 기능을 수행한다. 예를 들어 **muscle cell**(근육세포)은 길고 가는 세포로서 그 속에 수축과 이완을 일으키는 섬유들이 들어 있다. 내장의 속면이나 피부의 표면을 덮고 있는 **epithelial cell**(상피세포)은 형태가 주사위 같거나 납작한 세포이며, 보호 기능을 수행한다. **Nerve cell**(neuron, 신경세포)은 신경자극 전달을 돕는 길쭉한 돌기를 갖고 있다. **Fat cell**(지방세포)은 내부에 지방이 저장된 큰 공간들이 있다. 이상의 세포들은 인체를 구성하는 수많은 유형의 세포들 중에 극히 일부에 불과하다. 그림 2-5를 보면 근육세포, 신경세포, 지방세포, 상피세포의 크기와 모양이 서로 확연히 다름을 알 수 있다.

TISSUE(조직)

조직은 함께 작용해서 특정 기능을 수행하는 서로 비슷한 세포들의 집단이다. **Histologist**(조직학자; hist/o = tissue)는 조직을 전문적으로 연구하는 과학자이다. 인체에서는 다음에 열거한 몇 가지 서로 다른 조직을 식별할 수 있다. 같은 유형에 속하는 조직들이 다양한 인체 부위에 위치하기도 한다. 그림 2-6에는 네 가지 유형의 기본 조직들이 표시되어 있다.

Epithelial Tissue(상피조직)

상피조직은 인체 곳곳에 존재하며, 내장의 속면을 덮거나 인체를 감싸고 있는 피부의 표면을 덮고 있다. 상피조직은 또한 exocrine gland(외분비샘)나 endocrine gland(내분비샘)의 속면도 덮고 있으면서 이 샘들이 분비할 분비물을 만든다. **Epithelial**이란 용어의 본래 의미는 젖꼭지(thel/o)

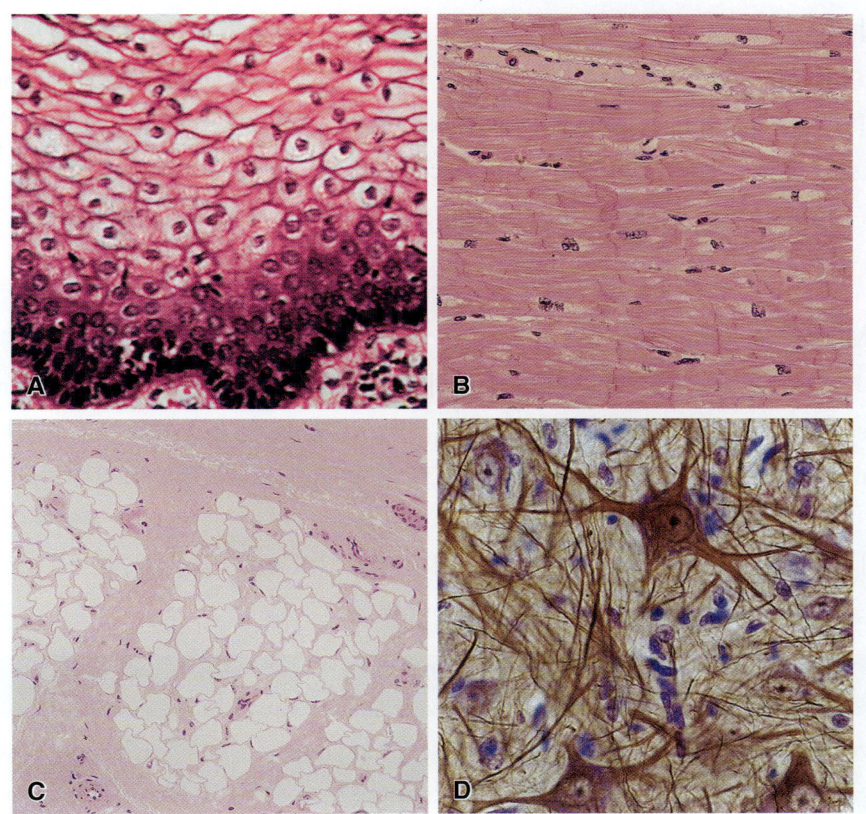

그림 2-6 Tissue(조직)**의 유형. A, Epithelial tissue**(상피조직). **B, Muscle tissue**(근육조직). **C, Connective tissue**(결합조직): **fat tissue**(지방조직). **D, Nerve tissue**(신경조직).

2

의 표면에 있는(epi-) 조직이다. 그러나 오늘날에는 이 용어가 인체의 바깥면이나 내장의 속면을 덮고 있는 모든 조직을 가리킨다.

Muscle Tissue(근육조직)

Voluntary muscle(맘대로근육, 수의근)은 우리 의도에 따라 조절이 가능한 운동이 일어나는 팔다리 등의 신체 부위에 존재한다. Involuntary muscle(제대로근육, 불수의근)은 심장이나 소화계통의 내장과 기타 기관들에 존재하며, 우리 의도대로 조절할 수 없는 운동을 일으킨다. Cardiac muscle(심장근육, 심근)은 심장에만 존재하는 특화된 근육이다. 심장근육의 박동은 6주 된 배아에서도 초음파검사를 통해 확인할 수 있다.

Connective Tissue(결합조직)

결합조직의 예에는 **adipose tissue**(fat tissue, 지방조직), **cartilage**(연골; 뼈에 부착된 탄력 있는 섬유조직), bone(뼈), blood(혈액) 등이 있다.

Nerve Tissue(신경조직)

신경조직은 신경자극을 인체 곳곳에 전달한다.

ORGAN(기관, 장기)

여러 유형의 tissue(조직)들이 모여서 organ을 형성한다. 예를 들어 stomach(위) 같은 organ은 근육조직, 신경조직, glandular epithelial tissue(샘상피조직), 결합조직으로 구성되어 있다. 인체 내부에 위치한 기관을 가리키는 의학용어는 **viscera**(내장; 단수는 **viscus**)이다. 배에 있는 대표적인 viscera에는 liver(간), stomach(위), intestine(장, 창자), pancreas(췌장, 이자), spleen(비장, 지라), gallbladder(담낭, 쓸개) 등이 있다.

SYSTEM(계통, 계)

System은 함께 작용해서 복잡한 기능을 수행하는 organ들의 집단이다. 예를 들어 mouth(입), esophagus(식도), stomach, small intestine(소장, 작은창자) 및 large intestine(대장, 큰창자)은 digestive system(소화계통)에 속해서 음식물을 분해하고 분해된 영양소를 혈류로 흡수하는 기능을 수행한다.

각 인체 계통과 그 구성 organ들이 다음 목록에 정리되어 있다. **굵은 문자**로 표시한 organ들은 철자법을 공부하고 어떤 organ인지를 확인하라.

SYSTEM(계통, 계)	ORGAN(기관)
Digestive system (소화계통)	Mouth(입, 입안, 구강), **pharynx**(throat, 인두), esophagus(식도), stomach(위), small intestine(소장, 작은창자) 및 large intestine(대장, 큰창자), liver(간), gallbladder(담낭, 쓸개), pancreas(췌장, 이자)
Urinary system (비뇨계통, **excretory system** 배설계통)	Kidney(신장, 콩팥), **ureter**(요관; kidney에서 시작해서 urinary bladder로 이어지는 관), urinary bladder(방광), **urethra**(요도; 방광에서 시작해서 몸 밖으로 열리는 관)
Respiratory system (호흡계통)	Nose(코), pharynx(인두), **larynx**(후두; 성대 포함), **trachea**(기관), bronchus(기관지), lung(폐, 허파; 가스 교환이 일어나는 곳)
Reproductive system (생식계통)	여성: Ovary(난소), fallopian tube(자궁관, 난관), **uterus**(자궁), vagina(질), mammary gland(유선, 젖샘) 남성: Testis(고환)와 testis에 연결된 생식관, urethra(요도), penis(음경), prostate gland(전립샘, 전립선)
Endocrine system (내분비계통)	**Thyroid gland**(갑상샘, 목에 있음), **pituitary gland**(뇌하수체; 뇌의 바닥에 있음), sex gland(생식샘, 성선; ovary와 testis), adrenal gland(부신), pancreas(췌장, 이자)의 islet of Langerhans(췌장소도, 이자섬), parathyroid gland(부갑상샘)
Nervous system (신경계통)	Brain(뇌), spinal cord(척수), nerve(신경), 신경얼기

SYSTEM(계통, 계)	ORGAN(기관)
Circulatory system (순환계통)	심장, 혈관[artery(동맥), vein(정맥), capillary(모세혈관)], lymphatic vessel(림프관)과 lymph node(림프절), spleen(비장, 지라), thymus(가슴샘, 흉선)
Musculoskeletal system (근육뼈대계통, 근골격계)	Muscle(근육), bone(뼈), joint(관절)
Skin(피부)과 **sense organ**(감각기관)	Skin(피부), hair(털), nail(손발톱), sweat gland(땀샘, 한선), sebaceous gland(기름샘, 피지샘); eye(눈), ear(귀), nose(코), tongue(혀)

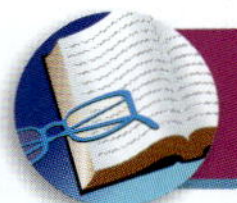

용어 연구 2

각 용어의 철자법을 익히고 그 뜻을 이해하라.

adipose tissue(지방조직)	Fat cell(지방세포)들이 모여 있는 조직.
cartilage(연골)	신축성이 있는 connective tissue(결합조직)로, 뼈와 관절을 이루면서 결합되어 있는 경우가 많다. 연골은 external ear(외이, 바깥귀)나 코의 일부분도 구성한다. C자형 연골 고리들이 비닐하우스처럼 trachea(기관)의 골조를 이루고 있다.
epithelial cell(상피세포)	몸의 바깥면을 덮고 있는 피부의 표피 세포나 장기의 속면을 덮고 있는 세포.
histologist(조직학자)	Tissue(조직)를 전문적으로 연구하는 학자.
larynx [LĂR-ĭnks] (후두)	성대가 포함되어 있다; trachea(기관)의 위에 위치한다. **힌트**: 후두의 염증을 뜻하는 용어인 *laryngitis*(후두염)를 떠올려보자. 후두염에 걸리면 목소리가 제대로 나오지 않는다!
pharynx [FĂR-ĭnks] (인두)	목구멍. Pharynx는 음식과 공기가 모두 지나는 길이다. 음식은 입에서 pharynx를 거쳐 esophagus(식도)로, 공기는 코에서 pharynx를 거쳐 trachea로 진행한다. **힌트**: Pharynx와 larynx 모두 'n' 앞에 'y'가 있음에 주의하라.
pituitary gland(뇌하수체)	뇌의 바닥에 있는 endocrine gland(내분비샘).
thyroid gland (갑상샘)	목에서 trachea를 감싸고 있는 endocrine gland.
trachea(기관)	목구멍에서부터 bronchus(기관지)까지 이어지는 숨통.
ureter(요관)	좌우 각 kidney에서부터 urinary bladder(방광)까지 이어지는 한 쌍의 관. **힌트**: 철자 기억법: 한 쌍인 ureter는 **e**가 둘 있다.
urethra(요도)	Urinary bladder에서 시작해서 몸 밖으로 이어지는 관. **힌트**: 철자 기억법: 하나만 있는 urethra는 **e**도 하나뿐이다.
uterus(자궁)	애기집; embryo(배아)와 fetus(태아)가 자라는 장기.
viscera(내장)	내부 기관.

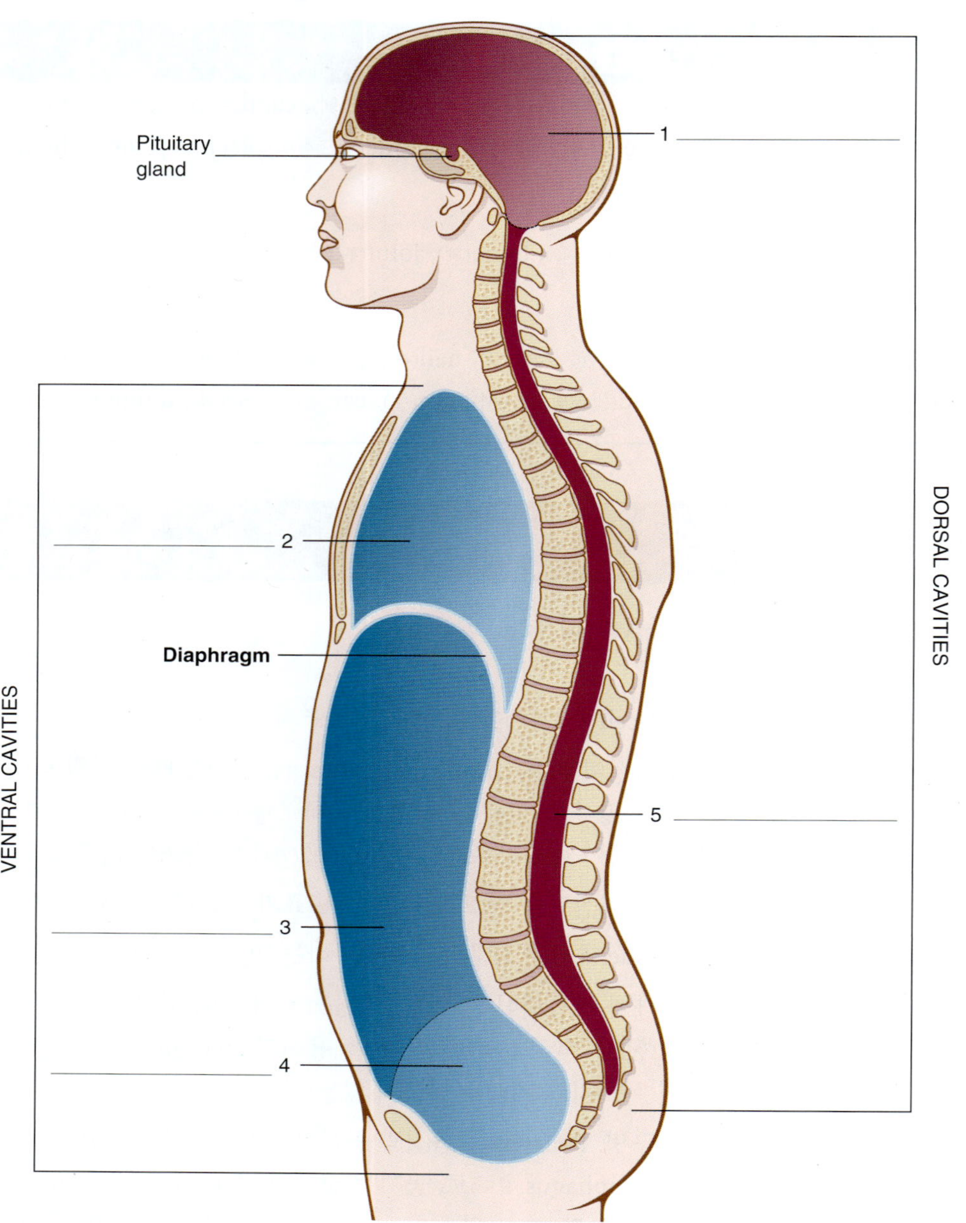

그림 2-7 **Body cavity**(체강, 몸통공간). **Ventral cavity**(anterior cavity, 배쪽체강)는 인체의 앞에 위치한다(청색 표시). **Dorsal cavity**(posterior cavity, 등쪽체강)는 뒤에 위치한다(적색 표시).

BODY CAVITY(체강, 몸통공간)

Body cavity는 몸통 속에 있는 공간으로, 그 내부에 viscera(내장)들이 들어 있다. 그림 2-7의 빈 칸에 주요 체강의 명칭을 기입하면서 공부하자. 다음 목록에는 각 체강에 들어 있는 주요 내장들 중 일부도 열거했다.

BODY CAVITY(체강)	ORGAN(기관)
Cranial cavity(머리뼈안, 두개강) [1]	Brain(뇌), pituitary gland(뇌하수체).

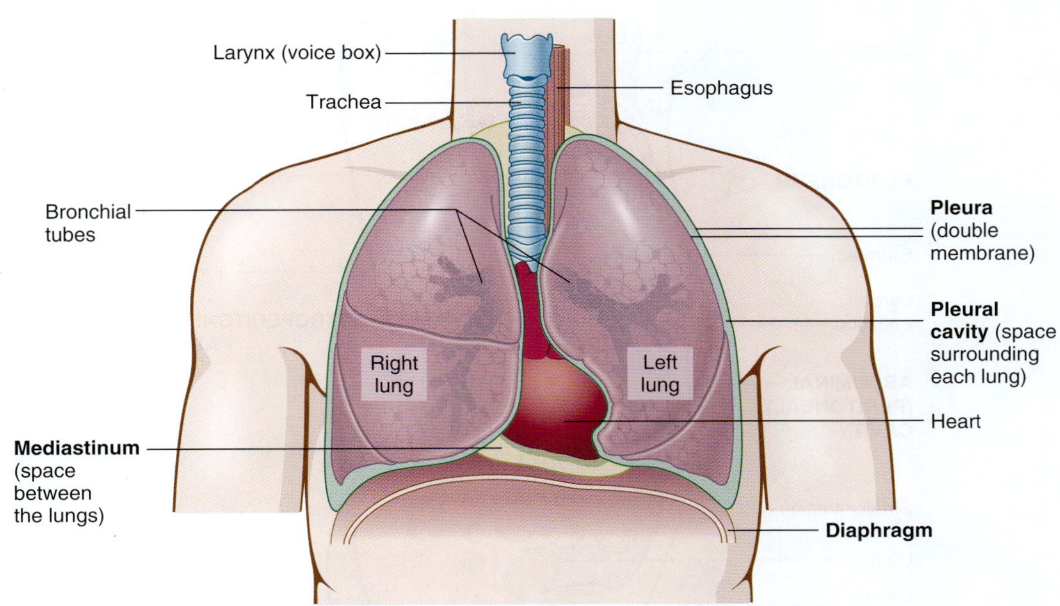

그림 2-8 Thoracic cavity(가슴안, 흉강).

BODY CAVITY(체강)	ORGAN(기관)
Thoracic cavity (가슴안, 흉강) [2]	Lung(폐, 허파), 심장, esophagus(식도), trachea(기관), bronchus(기관지), thymus(가슴샘, 흉선), aorta(대동맥).

Thoracic cavity는 다음 두 가지 공간으로 세분된다(그림 2-8).

a. **Pleural cavity**(가슴막안, 흉막강)—좌우 각 lung을 에워싸는 공간. **Pleura**(가슴막, 흉막)는 lung을 에워싸서 보호하는 두 겹으로 구성된 막이다. 만일 pleura에 염증이 생기는 pleurisy(pleuritis, 가슴막염, 흉막염)가 발병하면 pleural cavity에 액체가 들어차기도 한다.

b. **Mediastinum**(세로칸, 종격)—가슴의 중앙에서 좌우 lung 사이(lung의 바깥)에 위치한다. 여기에 심장, aorta, trachea, esophagus, thymus, bronchus 등과 다수의 lymph node(림프절)들이 자리잡고 있다.

계속해서 그림 2-7의 빈칸에 명칭을 기입하라.

Abdominal cavity (배안, 복강) [3]

Peritoneum(복막, 배막)은 abdominal cavity를 덮고 있는 막이다(그림 2-9). 복막은 배안(복강)에 있는 organ들을 배벽에 부착시키고 각 organ을 감싸서 제자리에 붙잡아둔다. Kidney(신장, 콩팥)는 abdominal cavity의 뒤인 retroperitoneal area(복막뒤부위)에서 척주의 양옆에 위치한 강낭콩처럼 생긴 한 쌍의 장기이다(그림 2-9, 2-11). Stomach(위), small intestine(소장, 작은창자)과 large intestine(대장, 큰창자), spleen(비장, 지라), pancreas(췌장, 이자), liver(간), gallbladder(담낭, 쓸개) 등도 abdominal cavity에 자리잡고 있다. 근육으로 이루어진 칸막이인 **diaphragm**(가로막, 횡격막)이 thoracic cavity와 abdominal cavity 사이를 가른다(그림 2-7).

2

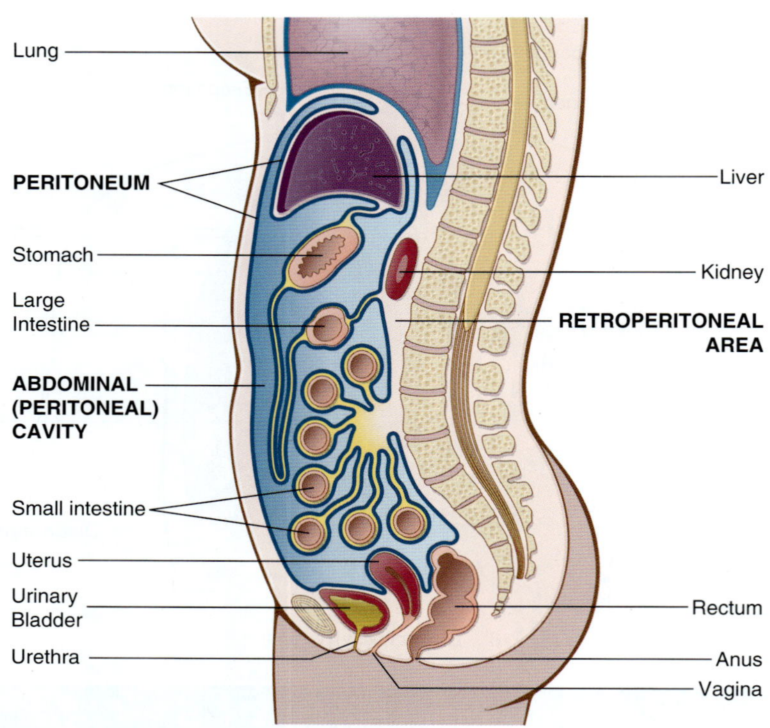

그림 2-9 **Abdominal cavity**(배안, 복강; 하늘색 표시)와 **peritoneal cavity**(복막강, 배막안)를 옆에서 본 그림. **Peritoneum**(복막, 배막)은 abdominal cavity에 들어 있는 기관들을 둘러싸는 막이다. Retroperitoneal area(복막뒤부위)는 peritoneum의 뒤에 위치한다.

2

BODY CAVITY(체강)	ORGAN(기관)
Pelvic cavity (골반안, 골반강) [4]	Small intestine 및 large intestine의 일부분, rectum(직장, 곧창자), urinary bladder(방광), urethra(요도), ureter(요관); 여성의 uterus(자궁)와 vagina(질).
Spinal cavity(척추공간) [5]	Spinal cord(척수)

Cranial cavity(머리뼈안, 두개강)와 spinal cavity(척추공간)는 인체의 뒷부분에 위치한 dorsal body cavity(등쪽체강; dors/o = 등)이다. Thoracic cavity(가슴안, 흉강)와 abdominal cavity(배안, 복강)와 pelvic cavity(골반안, 골반강)는 인체의 앞부분에 위치한 ventral body cavity(배쪽체강; ventr/o = 배)이다(그림 2-7 참조).

Thoracic cavity와 abdominal cavity 사이는 **diaphragm**(가로막, 횡격막)이라 불리는 근육벽이 차단하고 있지만, abdominal cavity와 pelvic cavity 사이에는 근육벽이 없기 때문에 이 두 cavity를 합쳐서 **abdominopelvic cavity**(배골반안, 복부골반강)라 부른다. 그림 2-10과 2-11은 배와 가슴의 내장을 각각 앞 또는 뒤에서 본 그림이다.

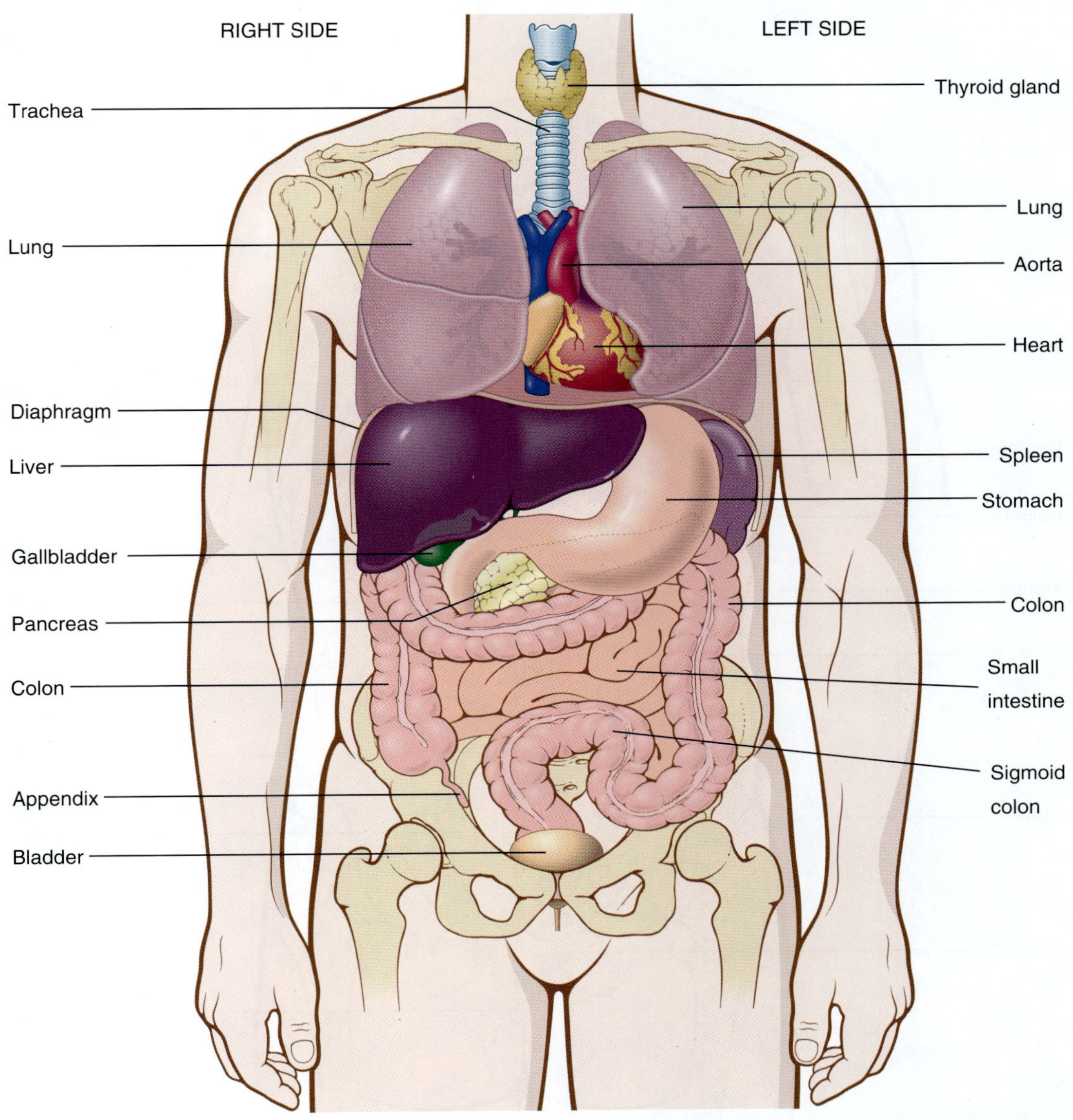

그림 2-10 **Abdominopelvic cavity**(배골반안, 복부골반강)**와 thoracic cavity**(가슴안, 흉강)**에 들어 있는 장기들을 앞에서 본 그림.**

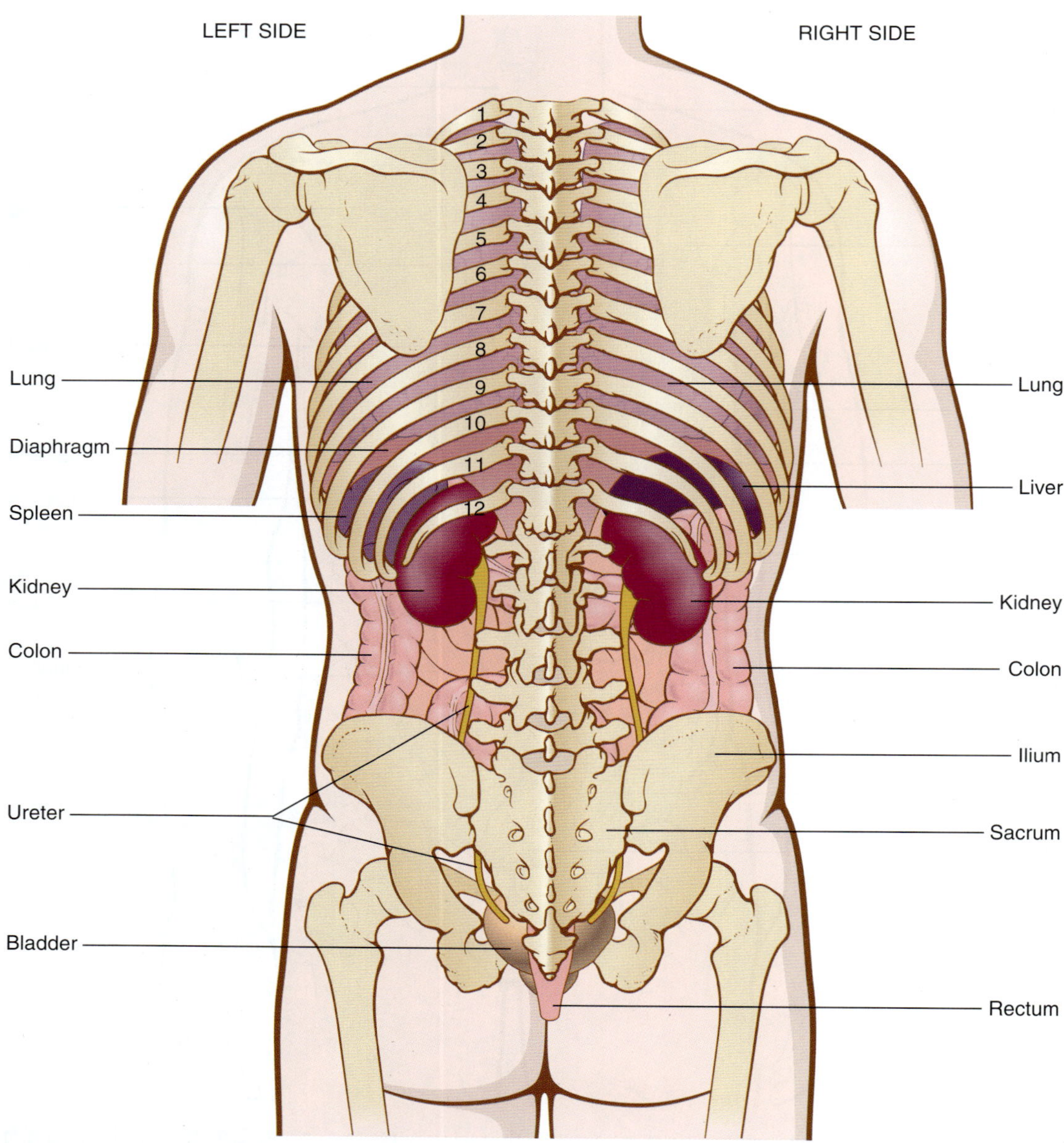

그림 2-11 **Abdominopelvic cavity**(배골반안)**와 thoracic cavity**(가슴안)**에 들어 있는 장기들을 뒤에서 본 그림.**

용어 연구 3

각 용어의 철자법을 익히고 그 뜻을 이해하라.

abdominal cavity (배안, 복강)	가슴 아래에 있는 공간. Liver(간), stomach(위), gallbladder(담낭, 쓸개), intestine(장, 창자) 등의 장기가 들어 있다; **abdomen**(배)이라고도 하며, **peritoneal cavity**(복막강, 배막안)와 관련이 있다.
cranial cavity (머리뼈안, 두개강)	뇌가 들어 있는 머릿속 공간. Skull(머리뼈)로 둘러싸여 있다. **Cranial**이란 **skull과 관련이 있음**을 의미한다.
diaphragm(가로막, 횡격막)	Abdominal cavity(배안)와 thoracic cavity(가슴안) 사이를 차단하는 근육. Diaphragm은 위아래로 움직여서 호흡을 일으킨다.
dorsal(등쪽-, **posterior** 뒤-)	등에 속한.
mediastinum (세로칸, 종격)	좌우 lung(폐, 허파) 사이에 위치한 중앙 공간.
pelvic cavity (골반안, 골반강)	배의 아래에 있는 공간. Intestine(장, 창자)의 일부분, rectum(직장, 곧창자), urinary bladder(방광), reproductive organ(생식기관) 등이 들어 있다. **Pelvic**이란 **pelvis**(골반)**와 관련이 있음**을 뜻하는데, pelvis는 pelvic cavity를 둘러싸고 있는 좌우 hip bone(볼기뼈)으로 구성되어 있다.
peritoneum(복막, 배막) 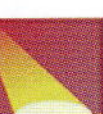	Abdominal cavity를 덮고 있는 두 겹으로 구성된 막. 복막은 뱃속에 있는 viscera(내장)를 배벽 근육들에 부착시키며, 이 내장들을 감싸면서 혈관과 신경을 포함하고 있는 보호막으로 작용한다.
pleura(가슴막, 흉막)	좌우 각 lung을 둘러싸는 두 겹으로 이루어진 막. Pleural은 pleura의 형용사로, pleura와 관련이 있음을 뜻한다. **힌트**: *Pleural*과 *plural*(복수)을 혼동하지 않도록 주의하라.
pleural cavity (가슴막안, 흉막강)	두 겹의 pleura 사이에 있는 공간.
spinal cavity(척추공간)	Vertebral column(척주) 속에 있는 공간. 이 공간에 spinal cord(척수)가 들어 있다. **Vertebral canal**(spinal canal, 척주관)이라고도 부른다.
thoracic cavity (가슴안, 흉강)	가슴 속에 있는 공간. 심장, 폐, bronchus(기관지), trachea(기관), esophagus(식도)와 기타 장기들이 들어 있다.
ventral(배쪽-, **anterior** 앞-)	앞에 속한.

Peritoneum(복막)**과 기타 Membrane**(막)**들**

생명 유지에 필요한 organ(기관)들은 대부분이 막에 둘러싸여 보호를 받는다. **Peritoneum**(복막, 배막)은 liver(간), small intestine(소장, 작은창자), large intestine(대장, 큰창자), stomach(위) 같은 배안 내장들을 감싸고, **pleura**(가슴막, 흉막)는 lung(폐)을 에워싸며, **periosteum**(골막, 뼈막)은 뼈를 보호하고, **meninges**(수막, 뇌척수막)는 brain(뇌)과 spinal cord(척수)를 둘러싸서 보호한다.

복막 같은 두 겹의 막이 어떤 방식으로 장기를 감싸고 있는지를 알고 싶으면 말랑말랑한 풍선 속으로 주먹을 깊숙이 밀어 넣는다고 상상하면 된다. 그러면 풍선은 두 겹으로 접혀서 주먹을 에워싸게 되는데, 이와 똑같은 방식으로 가슴막이 폐를 감싸고 복막이 뱃속에 있는 내장들을 에워싸고 있다. 이렇게 장기를 두 겹으로 감싸면 장기가 배벽이나 가슴벽에 부착될 장소가 생길 뿐 아니라 보호와 충격 완화 효과도 있다. 만일 장기나 막에 염증이나 질병이 발생하게 되면 장기를 에워싸는 두 겹의 막들 사이에 있는 공간에 액체가 고일 수 있다. Pleural cavity(가슴막안, 흉막강)에 액체가 고이는 현상을 **pleural effusion**(가슴막삼출)이라 한다. 그리고 peritoneal cavity(복막강, 배막안)에 액체가 고이는 현상을 **ascites**(복수)라 부른다.

2

ABDOMINOPELVIC REGION(배골반 부위)과 ABDOMINOPELVIC QUADRANT(배골반 사분역)

REGION(부위)

배와 골반의 영역을 9개의 region(부위)들로 분할한다. 그림 2-12의 빈칸에 각 region의 이름을 기입하라.

Right hypochondriac region(오른쪽 갈비밑부위, 우늑하부) [1]: 오른쪽 위에 있는 부위로, 배까지 이어지는 rib(갈비뼈)의 cartilage(연골; chondr/o) 아래(hypo-)에 위치한다.

Left hypochondriac region(왼쪽 갈비밑부위, 좌늑하부) [2]: 왼쪽 위에 있는 부위로, 갈비뼈 연골(갈비연골) 아래에 위치한다.

Epigastric region(명치부위, 상복부) [3]: stomach(위)보다 위에 있는 부위.

Right lumbar region(오른쪽 허리부위, 우요부) [4]: 오른쪽 중간 높이 부위로, 옆구리 근처에 위치한다.

Left lumbar region(왼쪽 허리부위, 좌요부) [5]: 왼쪽 중간 높이 부위로, 옆구리 근처에 해당된다.

Umbilical region(배꼽부위) [6]: umbilicus(배꼽) 부위.

Right inguinal region(오른쪽 고샅부위, 우서혜부) [7]: 오른쪽 아래 부위로, groin(사타구니; inguin/o) 근처에서 다리와 trunk(몸통)가 만나는 곳이다. 이 부위는 hip bone(볼기뼈) 중 윗부분을 이루

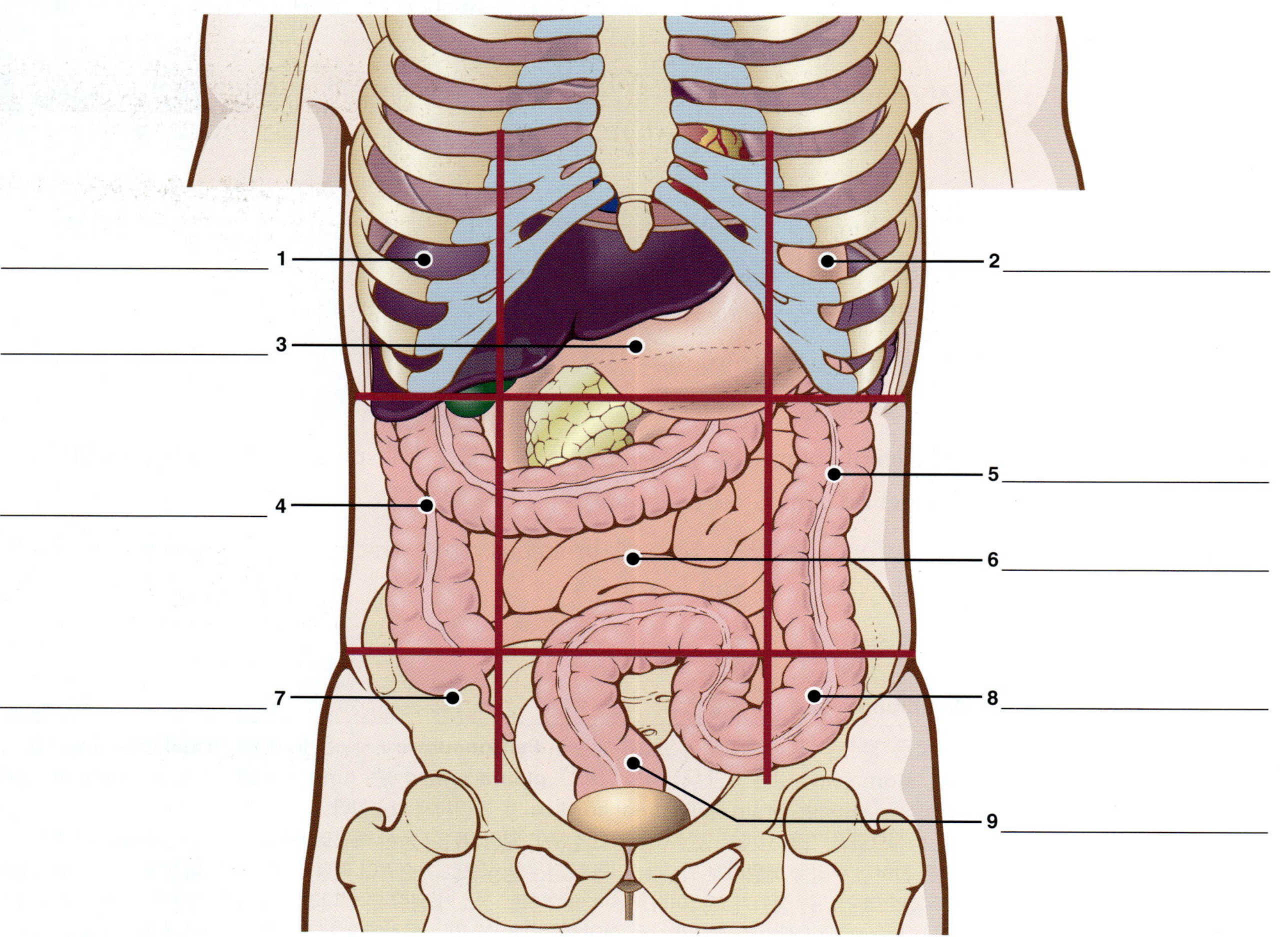

그림 2-12 **Abdominopelvic region**(배골반 부위). 이 부위 구분은 내장의 위치를 설명할 때 활용할 수 있다.

는 ilium(엉덩뼈, 장골) 근처에 있기 때문에 **right iliac region**(오른쪽 엉덩뼈부위)이라고도 한다.

Left inguinal region(왼쪽 고샅부위, 좌서혜부) [8]: 왼쪽 아래 부위로, 사타구니 근처에 위치한다. **Left iliac region**(왼쪽 엉덩뼈부위)이라고도 한다.

Hypogastric region(아랫배부위, 하복부) [9]: 가장 아래의 정중 부위로, umbilical region의 아래에 위치한다.

QUADRANT(사분역)

인체를 지나는 수직과 수평의 두 가상선을 기준으로 배와 골반의 영역을 4개의 quadrant로 분할할 수 있다. 그림 2-13을 보면 네 abdominopelvic quadrant를 관찰할 수 있다. 그림에 표시된 각 용어 밑에 있는 빈칸에 적절한 약어를 기입하라.

Right upper quadrant(RUQ, 오른위사분역, 우상복부)에는 liver(간)의 right lobe(오른엽), gallbladder(담낭, 쓸개), pancreas(췌장, 이자) 중 일부분, small intestine(소장, 작은창자) 및 large intestine(대장, 큰창자)의 일부분이 포함되어 있다.

Left upper quadrant(LUQ, 왼위사분역, 좌상복부)에는 간의 left lobe(왼엽), stomach(위), spleen(비장), pancreas 중 일부분, small intestine 및 large intestine의 일부분이 포함되어 있다.

Right lower quadrant(RLQ, 오른아래사분역, 우하복부)에는 small intestine 및 large intestine의 일

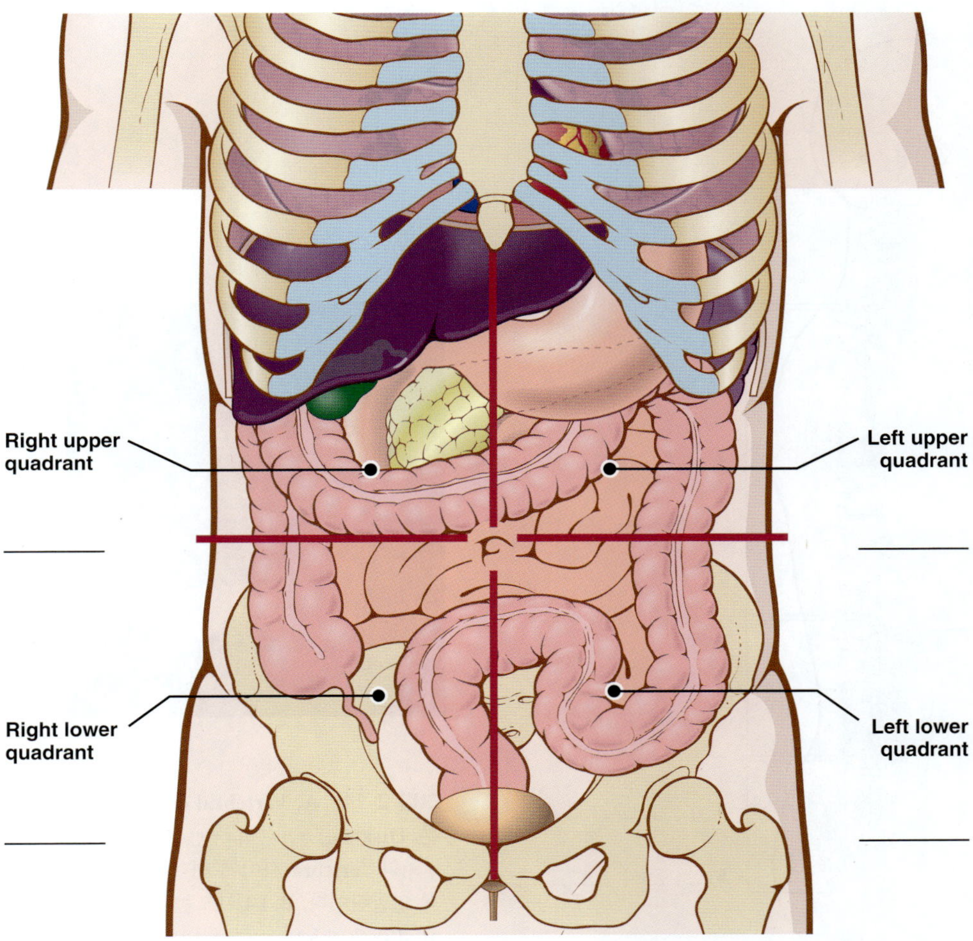

그림 2-13 **Abdominopelvic quadrant**(배골반 사분역). 빈칸에 각 quadrant의 약어를 기입하라.

부분, 오른쪽 ovary(난소), 오른쪽 fallopian tube(자궁관), appendix(충수, 막창자꼬리), 오른쪽 ureter(요관)가 포함되어 있다.

Left lower quadrant(**LLQ**, 왼아래사분역, 좌하복부)에는 small intestine 및 large intestine의 일부분, 왼쪽 ovary, 왼쪽 fallopian tube, 왼쪽 ureter가 포함되어 있다.

VERTEBRAL COLUMN(척주)의 구분

Back(등)을 이루는 vertebral column(spinal column, 척주)은 목에서부터 꼬리뼈까지 이어지는 일련의 뼈들로 구성된다. Vertebral column을 이루는 각각의 뼈를 **vertebra**(척추뼈; 복수형은 **vertebrae**) 라고 부른다.

다음 목록을 공부하면서 그림 2-14A에 있는 빈칸에 각 부위의 명칭을 기입하라.

척주의 구분	약어	위치
Cervical(목척주, 경추부) [1]	C	목 부위. 7개의 cervical vertebra(목뼈, 경추)가 있다(C1~C7).

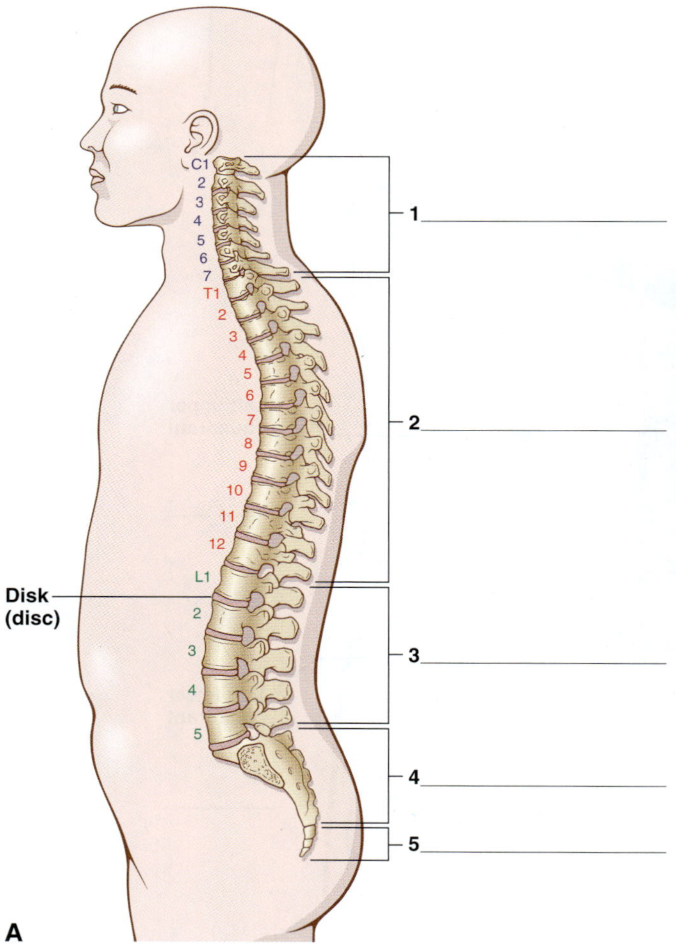

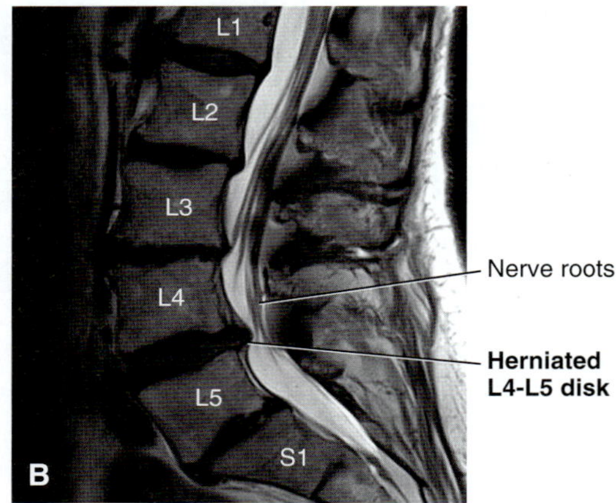

그림 2-14 **A, Vertebral column**(척주)**의 부위별 구분. Disk**(**disc**, 추간판, 척추원반, 척추사이원반)는 vertebra(척추뼈)와 vertebra 사이에 하나씩 끼어 있는 작은 원반형 연골판이다. **B,** L4~L5 높이 척주에 발생한 **herniated disk**(탈출추간판)를 촬영한 **MRI**(**magnetic resonance image**, 자기공명영상) 사진이다.

척주의 구분	약어	위치
Thoracic(등척주, 흉추부) [2]	T	가슴 부위. 12개의 thoracic vertebra(등뼈, 흉추)가 있다(T1~T12). 각 등뼈는 rib(갈비뼈)과 관절을 이룬다.
Lumbar(허리척주, 요추부) [3]	L	Rib과 hip bone(볼기뼈) 사이에 위치한 허리 또는 옆구리 부위. 5개의 lumbar vertebra(허리뼈, 요추)가 있다(L1~L5).
Sacral(엉치척주, 천추부) [4]	S	5개의 뼈(S1~S5)가 합쳐져서 **sacrum**(엉치뼈, 천골) 하나를 형성한다.
Coccygeal(꼬리척주, 미추부) [5]		**Coccyx**(꼬리뼈, 미골)는 4개의 뼈가 융합된 작은 뼈이다.

Vertebra(척추뼈)들로 구성된 **vertebral column**(**spinal column**, 척주)과 그 속에 들어 있는 신경조직인 **spinal cord**(척수)를 혼동하지 말아야 한다. **Vertebral column**은 **뼈조직**이지만 **spinal cord**는 **신경조직**이다.

위아래에 있는 두 척추뼈 사이의 공간인 intervertebral space(척추사이공간)는 두 척추뼈를 기준으로 위치를 명명한다. 예를 들어 L5~S1 공간은 다섯째 lumbar vertebra(허리뼈)와 첫째 sacral vertebra(엉치척추뼈) 사이에 위치한다. T2~T3 공간은 둘째와 셋째 thoracic vertebra(등뼈) 사이에 있다. 인접한 두 vertebra 사이에 있는 이 공간에는 작은 **disk**(**disc**, 추간판, 척추원반, 척추사이원반)가 하나씩 있다. 수분과 섬유연골이 주성분인 이 disk는 일종의 충격흡수장치이다. 때로는 disk가 제 위치를 벗어나서 herniation(탈출) 되고, 그 결과로 신경이 압박을 받을 수 있다(그림 2-14B 참조). 이 "**slipped disk**(탈출추간판)"가 신경을 압박하면 그 신경이 분포하는 신체 부위에 통증이 일어날 수 있다.

용어 연구 4

각 용어의 철자법을 익히고 그 뜻을 이해하라.

ABDOMINOPELVIC REGION(배골반 부위)

용어	설명
hypochondriac region(갈비밑부위, 늑하부)	오른쪽과 왼쪽 위에 있는 부위로, rib(갈비뼈) 아래에 위치한다.
epigastric region(명치부위, 상복부)	가장 위의 중앙에 있는 부위로, stomach(위)보다 위에 위치한다.
lumbar region(허리부위, 요부)	중간 높이의 좌우 부위로, 옆구리 근처에 위치한다.
umbilical region(배꼽부위)	한가운데 부위로, 배꼽 근처에 위치한다.
inguinal region(고샅부위, 서혜부)	가장 아래의 좌우 부위로, groin(사타구니) 근처에 위치한다. Iliac region(엉덩뼈부위)이라고도 한다.
hypogastric region(아랫배부위, 하복부)	가장 아래의 정중 부위로, umbilical region의 바로 아래에 위치한다.

ABDOMINOPELVIC QUADRANT(배골반 사분역)

RUQ	Right upper quadrant(오른위사분역, 우상복부)
LUQ	Left upper quadrant(왼위사분역, 좌상복부)
RLQ	Right lower quadrant(오른아래사분역, 우하복부)
LLQ	Left lower quadrant(왼아래사분역, 좌하복부)

척주의 구분

cervical(목척주, 경추부)	목부위(C1~C7)
thoracic(등척주, 흉추부)	가슴부위(T1~T12)
lumbar(허리척주, 요추부)	허리부위(L1~L5)
sacral(엉치척주, 천추부)	Sacrum(엉치뼈, 천골) 부위(S1~S5)
coccygeal(꼬리척주, 미추부)	Coccyx(꼬리뼈, 미골) 부위

관련 용어

vertebra(척추뼈)	척추뼈 하나.
vertebrae	Vertebra의 복수형.
vertebral column(spinal column, 척주)	Spinal cavity(척추공간)를 둘러싸는 뼈조직.
spinal cord(척수)	Spinal cavity에 들어 있는 신경조직.
disk(disc, 추간판, 척추원반, 척추사이원반)	두 vertebra 사이에 끼어 있는 원반형 연골판.

2

위치(자세)와 방향에 관한 용어

그림 2-15에서 다음 목록에 열거한 위치(자세)와 방향에 관한 용어들을 확인하고 빈칸에 적절한 용어를 기입하라.

위치(자세)	관계
Anterior(앞-, 전-, 전방-) [**ventral**(배쪽-, 복측-)] [1]	**인체의 앞면**. 예: 이마는 인체의 anterior에 있다.
Posterior(뒤-, 후-) [**dorsal**(등쪽-, 배측-; 등-)] [2]	**인체의 등쪽**. 예: 뒤통수는 얼굴보다 posterior(dorsal)에 있다.
Deep(깊은-, 심부-) [3]	**표면에서 멀리 떨어진**. 예: 뱃속 deep하게 칼에 찔렸다.
Superficial (얕은-, 표재-, 표면-) [4]	**표면에 있는**. 예: Superficial vein(얕은정맥)은 피부 밖으로 비쳐 보인다.

위치(자세)	관계
Proximal(몸쪽-, 근위-) [5]	**Trunk**(몸통)**에 부착된 곳에 가깝거나 어떤 구조의 시작부분에 가까운**. 예: Femur(넓적다리뼈, 넙다리뼈, 대퇴골)의 proximal end(몸쪽끝)는 hip bone(볼기뼈)의 오목한 절구 부분에 들어맞는다.
Distal(먼쪽-, 원위-, 말단-) [6]	**Trunk에 부착된 곳에서 멀리 떨어져 있거나 어떤 구조의 시작부분에서 멀리 떨어진**. 예: Femur의 distal end(먼쪽끝)는 무릎관절을 형성한다.
Inferior(아래-, 하-) [7]	**다른 구조보다 아래에 있는**. 예: 발은 신체의 inferior part(아랫부분)에 있다. 발은 무릎에 대해 inferior에 있다. 꼬리나 신체의 아랫부분을 가리키는 용어인 **caudal**(꼬리-, 미측-; 꼬리에 관한, 신체의 아랫부분에 속한)도 머리에서 멀리 떨어져 있거나 다른 구조의 아래에 있음을 의미한다.
Superior(위-, 상-) [8]	**다른 구조보다 위에 있는**. 예: 머리는 목보다 **superior**에 있다. **Cephalic**(머리-, 두-, 두부-; 머리에 관한)도 다른 구조의 위에 있음을 의미한다.
Medial(안쪽-, 내측-) [9]	**중앙에 위치한, 또는 median plane**(정중면)**에 더 가까운**. 예: Anatomical position(해부학자세; 손바닥이 앞을 향함)에서 새끼손가락은 medial에 위치한다.
Lateral(가쪽-, 외측-) [10]	**측면에 위치한**. 예: Anatomical position(해부학자세; 손바닥이 앞을 향함)에서 엄지손가락은 lateral에 위치한다.
Supine(바로누운-, 앙와위-) [11]	**등을 대고 누운**. 예: 배를 검사받는 환자나 부인과에서 골반검사를 받는 여성 환자는 **supine** 자세로 있어야 한다.
Prone(엎드린-, 복와위-) [12]	**배나 불룩한 부분이 아래를 향하게 누운**. 예: 척추뼈를 검사할 때 환자는 **prone position**(엎드린자세, 복와위)으로 있어야 한다. Pr**on**e position은 배를 깔고(**on**) 눕는 자세이다.

2

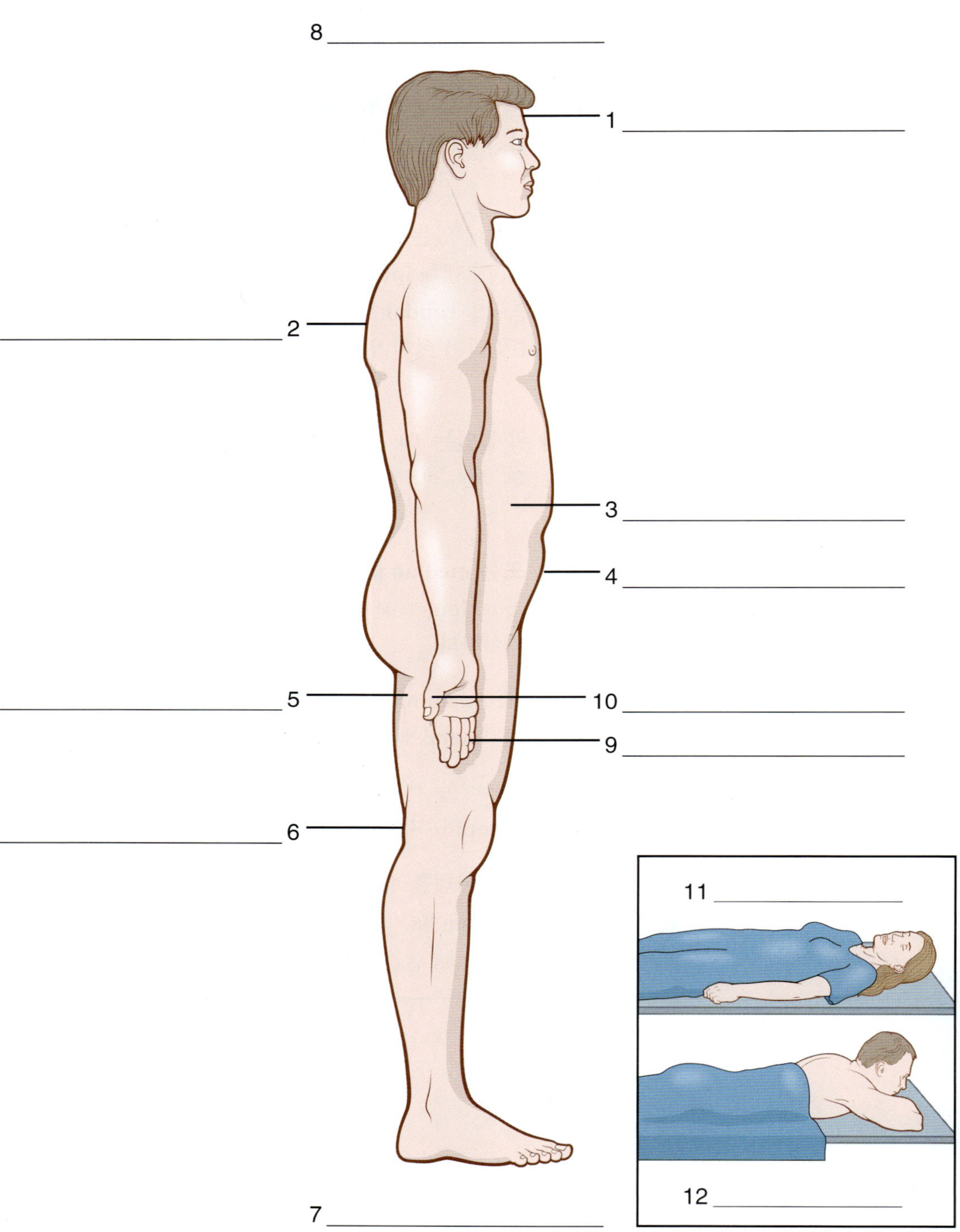

그림 2-15 위치(자세)와 방향에 관한 용어. 서 있는 사람은 손바닥이 앞을 향하고 새끼손가락이 나머지 손가락들에 대해 medial(안쪽; 신체 정중면에 가까운)에 위치하는 **anatomical position**(해부학자세)을 취하고 있음을 확인하라. Thumb(엄지손가락)은 lateral(가쪽)에 위치하고 있다.

2

인체의 PLANE(면, 평면)

Plane은 평평한 **가상**면이다. 그림 2-16에서 다음 목록에 열거한 plane들에 관한 용어를 확인하고 빈칸에 적절한 용어를 기입하라.

PLANE(면, 평면)	위치
Frontal plane(전두면, 이마면) [**coronal plane**(관상면)] [1]	**인체나 어떤 구조를 앞부분과 뒷부분으로 나누는 수직면**. 통상적인 가슴X선 영상은 PA view(posteroanterior view, 뒤앞방향영상)로서 frontal plane(coronal plane)에 해당된다. 그림 2-16을 참조하라.
Sagittal plane(시상면) [2]	**인체나 어떤 구조를 오른쪽과 왼쪽으로 나누는 수직면**. **Midsagittal plane**(정중시상면, 정중면)은 인체를 좌우 절반으로 이등분한다. 측면에서 찍은 가슴 X선 영상은 sagittal plane에 해당된다.
Transverse plane(가로면) [**axial plane**(가로면, 축면)] [3]	**지면에 평행하게 인체를 가로지르는 horizontal plane**(수평면)**인 cross-sectional plane**(가로단면, 횡단면). 이 가로단면은 인체나 어떤 구조를 윗부분과 아랫부분으로 분할한다. CT scan(computed tomography scan, 컴퓨터단층촬영 스캔)은 X선을 인체에 주사한 후 컴퓨터로 제작한 연속 transverse plane(axial plane, cross-sectional plane) 영상이다.

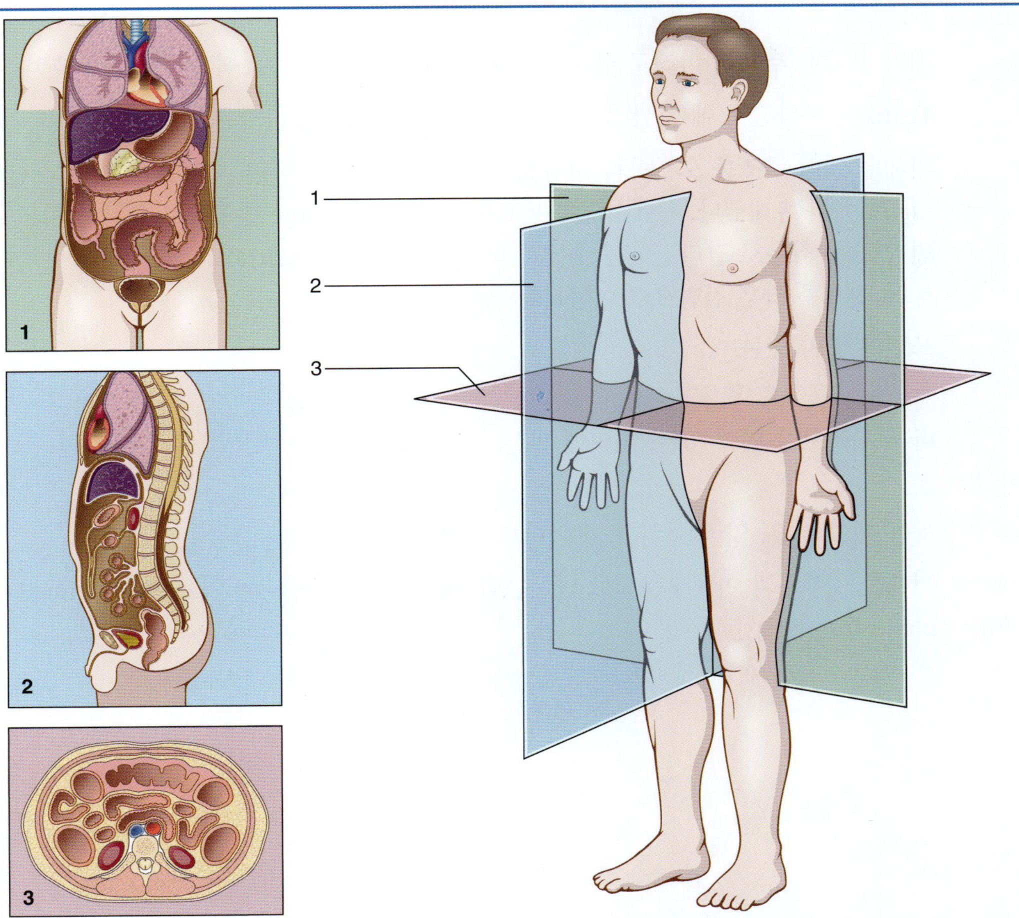

그림 2-16 인체의 plane(면, 평면). 이 사람은 **anatomical position**(해부학자세)을 취하고 있다. 각 plane별로 제시한 인체 단면 그림을 확인하라.

용어 연구 5

각 용어의 철자법을 익히고 그 뜻을 이해하라.

anterior(앞-, 전-, 전방-) [**ventral**(배쪽-, 복측-)]	인체의 앞면.
deep(깊은-, 심부-)	표면에서 멀리 떨어진.
distal(먼쪽-, 원위-, 말단-)	Trunk(몸통)에 부착된 곳에서 멀리 떨어져 있거나 어떤 구조의 시작 부분에서 멀리 떨어진.
frontal plane(전두면, 이마면) [**coronal plane**(관상면)]	인체나 어떤 구조를 앞부분과 뒷부분으로 나누는 수직면.
inferior(아래-, 하-) [**caudal**(꼬리-, 미측-)]	다른 구조보다 아래; 꼬리에 관한 또는 신체 중에 아랫부분에 속한.
lateral(가쪽-, 외측-)	측면에 속한.
medial(안쪽-, 내측-)	인체의 정중선이나 정중면에 가까운.
posterior(뒤-, 후-) [**dorsal**(등쪽-, 배측-; 등-)]	인체의 등쪽면.
prone(엎드린-, 복와위-)	배나 불룩한 부분이 아래로 향하게 누운. 얼굴은 아래를, 손바닥도 아래를 향한다.
proximal(몸쪽-, 근위-)	Trunk에 부착된 곳에 가깝거나 어떤 구조의 시작부분에 가까운.
sagittal plane(시상면)	인체나 어떤 구조를 오른쪽과 왼쪽으로 분할하는 세로수직면. 화살을 뜻하는 라틴어 *sagitta*에서 유래했다. 활에서 발사된 화살이 sagittal plane 방향으로 인체를 파고들면 인체가 좌우로 갈라진다는 뜻에서 비롯되었다. **Midsagittal** plane(정중시상면, 정중면)은 인체를 좌우 절반으로 이등분한다.
superficial (얕은-, 표재-, 표면-)	표면에 닿아 있는.
superior(위-, 상-) [**cephalic**(머리-, 두-, 두부-)]	다른 구조보다 위에 있는; 머리에 관한.
supine(바로누운-, 앙와위-)	등을 대고 누운. 얼굴은 위를, 손바닥도 위를 향한다.
transverse plane(가로면) [**axial plane**(가로면, 축면)]	인체를 윗부분과 아랫부분으로 나누는 horizontal plane(수평면)인 cross-sectional plane(가로단면, 횡단면).

2

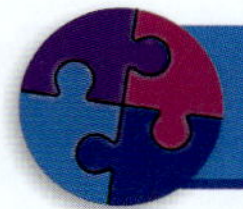

용어

각 의학용어를 그 구성 성분(어소)들로 분해하고 그 의미를 빈칸에 기입하라.

연결형

연결형	의미	용어	의미
abdomin/o	abdomen(배, 복부)	**abdomin**al(배-, 복부-) ______ *Abdomen*은 *chest*(가슴, 흉부) 아래의 부위이다. *Liver*(간), *intestine*(장, 창자), *stomach*(위), *gallbladder*(담낭, 쓸개) 등의 내장이 *abdomen* 속에 들어 있다.	
adip/o	fat(지방)	**adip**ose(지방-) ______ 접미사 *-ose*는 '-에 속한, -로 가득 찬' 등의 뜻이다. 지방을 뜻하는 또 다른 연결형은 *lip/o*이다. *Lipid*(지질)는 *fat*의 성분이다.	
anter/o	앞	**anter**ior(앞-, 전-, 전방-) ______ 접미사 *-ior*는 '-에 속한, -에 관한' 등의 뜻이다.	
cervic/o	인체나 uterus(자궁)의 neck(목, 경부)	**cervic**al(목-, 경부-; 자궁경부-, 자궁목-) ______ ***Cervix***는 자궁경부(자궁목)를 뜻한다. 그림 *2-17*을 참조하라.	
chondr/o	cartilage(연골): 결합조직의 일종	**chondr**oma(연골종) ______ 일종의 *benign tumor*(양성종양)이다. **chondr**osarcoma(연골육종) ______ 이 종양은 *malignant tumor*(악성종양)이다. '*Sarc*'라는 어근은 이 *malignant tumor*가 근육이나 결합조직에서 발생했음을 뜻한다.	

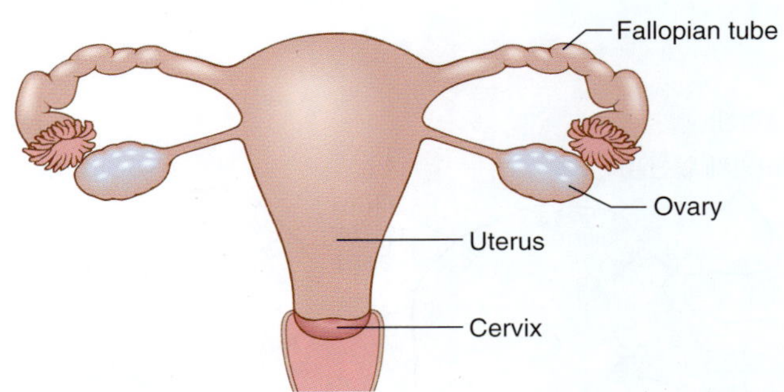

그림 2-17 Cervix(자궁경부, 자궁목)는 uterus(자궁)의 잘록한 아랫부분이다.

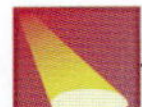

Cervical(목-, 경부-; 자궁경부-, 자궁목-)

의학용어 **cervical**은 어떤 맥락에서 쓰이는지에 따라 두 가지 다른 의미가 있을 수 있다. 부인과 영역에서 cervical은 uterus(자궁)의 잘록한 아랫부분인 **cervix**(자궁경부, 자궁목)를 가리킨다. Cervical vertebra(목뼈)의 X선 영상 진단서에서 cervical은 인체의 목 부분을 가리킨다.

부인과 영역에서 cervical은 자궁의 목부분인 cervix를 뜻한다.

척주 X선 영상 진단서에서 cervical은 인체의 목 부분을 가리킨다.

2

연결형	의미	용어	의미
chrom/o	색깔	**chromosome**(염색체) 세포를 염색할 때 사용하는 시약에 물드는 구조로, 핵 속에 있다. 접미사 *-some*은 *body*를 뜻한다. 이 용어는 문자 그대로 해석하면 '색깔이 있는 몸통'을 의미한다. 염색체를 현미경으로 처음 관찰했을 때 모습을 묘사한 용어이다.	______________
coccyg/o	coccyx(꼬리뼈)	**coccygeal**(꼬리-, 꼬리뼈-)	______________
crani/o	skull(머리뼈, 두개골)	**craniotomy**(머리뼈절개, 개두)	______________
cyt/o	cell(세포)	**cytoplasm**(세포질) 접미사 *-plasm*은 형질을 뜻한다.	______________
dist/o	먼, 멀리 있는	**distal**(먼쪽-, 원위-, 말단-)	______________
dors/o	인체의 등쪽부분	**dorsal**(등쪽-, 배측-; 등-)	______________
hist/o	tissue(조직)	**histology**(조직학)	______________
ili/o	ilium(엉덩뼈, 장골): 골반뼈의 일부분	**iliac**(엉덩-; 엉덩뼈-, 장골-) 그림 *2-18*에서 *ilium*을 확인하라.	______________
inguin/o	groin(사타구니)	**inguinal**(고샅-, 서혜-)	______________
kary/o	nucleus(핵)	**karyotype**(핵형) 접미사 *-type*는 분류 또는 형상을 의미한다.	______________
later/o	side(옆)	**lateral**(가쪽-, 외측-)	______________
lumb/o	아랫등: rib(갈비뼈)과 pelvis(골반) 사이에서 옆구리와 등 부위	**lumbosacral**(허리엉치-, 요천골-)	______________
medi/o	middle(가운데)	**medial**(안쪽-, 내측-)	______________

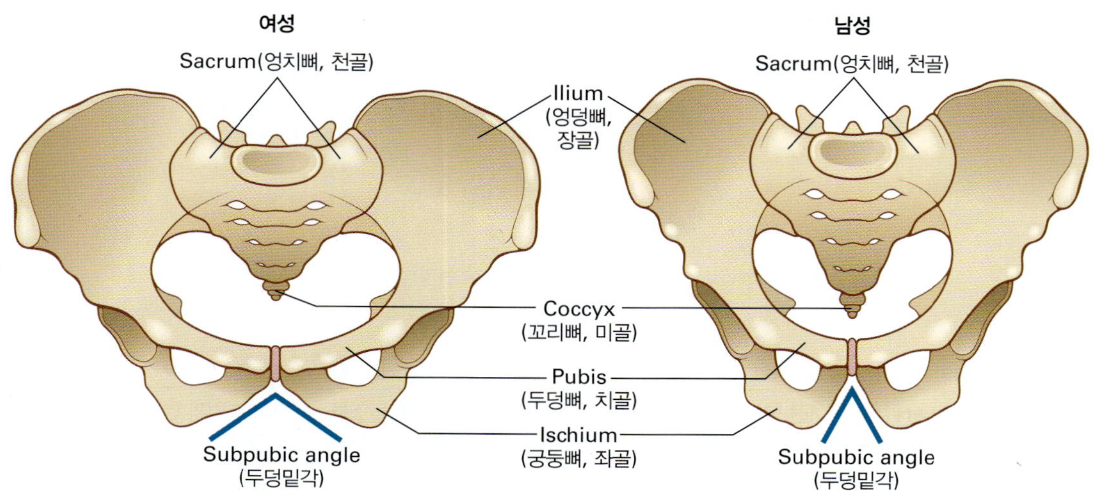

그림 2-18

연결형	의미	용어	의미
nucle/o	nucleus(핵)	**nucle**ic(핵-)	
pelv/i	pelvis(골반)	**pelv**ic(골반-)	
		*Pelvis*는 *pelvic cavity*(골반안, 골반강)를 둘러싸는 뼈들로 구성된다(그림 2-18).	
poster/o	뒤	**poster**ior(뒤-, 후-)	
proxim/o	가장 가까운	**proxim**al(몸쪽-, 근위-)	
sacr/o	sacrum(엉치뼈, 천골)	**sacr**al(엉치-, 엉치뼈-, 천골-)	
sarc/o	flesh(살)	**sarc**oma(육종)	
spin/o	척추, 척추뼈	**spin**al(척추-; 척주-; 척수-)	
thel/o, theli/o	nipple(유두,젖꼭지)	epi**theli**al cell(상피세포)	
		이 *cell*은 본래 젖꼭지를 덮고 있는 피부 세포라는 뜻으로 사용되었으나 현재는 인체의 바깥면이나 *body cavity*(체강) 또는 장기의 속면을 덮고 있는 세포를 뜻한다.	
thorac/o	가슴	**thorac**ic(가슴-, 흉-)	
		thoracotomy(가슴절개, 개흉)	
trache/o	trachea(기관), 숨통	**trache**al(기관-)	
umbilic/o	umbilicus(배꼽, 제)	**umbilic**al(탯줄-, 제대-; 배꼽-, 제-)	
ventr/o	인체의 배쪽	**ventr**al(배쪽-, 복측-)	
vertebr/o	vertebra(척추뼈)	**vertebr**al(척추-)	
viscer/o	내장, 내부기관	**viscer**al(내장-)	

접두사

접두사	의미	용어	의미
ana-	위로	**ana**bolism(합성대사, 동화)	
		이 세포 작용에서는 구조가 단순한 물질인 *amino acid*(아미노산)를 재료로 단백질을 만들어서 단백질이 *build* ***up***(쌓아 **올리다** → 비축) 된다.	
cata-	아래로	**cata**bolism(분해대사)	
		구조가 복잡한 영양소를 단순한 물질로 *break* ***down***(잘게 부수다 → 분해하다) 해서 에너지를 방출한다.	

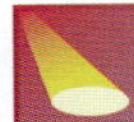

Pelvis(골반): 남녀 비교

여성 골반은 남성 골반에 비해 폭이 더 넓다. 여성 골반의 입구는 더 크고, 모난 곳이 없이 난원형인 데 비해 남성 골반은 깊고, 좁고, 깔때기 또는 하트 모양이다. 따라서 여성 골반은 임신 중에 태아를 품고 분만 때 태아가 pelvic cavity(골반안)를 통과하기에 적합하다(그림 2-18).

접두사	의미	용어	의미
epi-	위	**epi**nephrine(에피네프린)	접미사 *-ine*은 물질을 뜻한다. *Epinephrine*은 *kidney*(신장; *nephr/o*) 위에(*epi*) 위치한 *adrenal gland*(부신)에서 분비되는 호르몬이다. 이 호르몬은 중증 *allergic reaction*(알레르기반응) 치료에 쓰인다. *Epinephrine*은 응급 환자에서 기도를 확장하고 *heart rate*(심박수, 심장박동수)를 상승시킨다.
hypo-	아래	**hypo**chondriac region(갈비밑부위, 늑하부)	그리스인들은 배의 *hypochondriac region*에 있는 장기인 *liver*(간)나 *spleen*(비장, 지라)에서 상상 질환이 시작된다고 생각했다. 이런 이유로 *hypochondriac*이 명사로 쓰일 때에는 건강에 관해 유별나게 근심하고 질병과 관계 없는 증상을 호소하는 '건강염려증환자'를 가리킨다.
inter-	사이	**inter**vertebral(추간-, 척추사이-)	*Intervertebral disk*(추간판, 척추원반, 척추사이원반)는 서로 이웃한 두 척추뼈 사이에 있다.
intra-	안에, 내부에	**intra**venous(정맥내-)	*Intravenous*의 약어는 ***IV***이다.
meta-	변화	**meta**bolism(대사)	문자 그대로 해석하면 '변화(*meta-*)를 던지다(*bol/o*)'는 뜻으로, 세포 속에서 일어나는 화학변화 과정을 뜻한다

접미사

다음은 이 장에서 처음 소개된 접미사의 일부이다.

접미사	의미	접미사	의미
-eal	-에 관한, -에 속한	**-ose**	-에 관한, -에 속한, -로 가득 찬
-iac	-에 관한, -에 속한	**-plasm**	formation(형성, 생성; 형체, 체)
-ior	-에 관한, -에 속한	**-some**	body(몸통, 체; 소체)
-ism	과정, 상태	**-type**	형상, 분류

Epinephrine(에피네프린)**과 Adrenaline**(아드레날린)

이 둘은 **동일한** 호르몬이다! 즉 kidney 위에 위치한 adrenal gland(부신)가 분비하는 동일한 물질인데 이름만 다를 뿐이다.

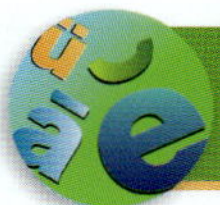

발음

이 장에 나오는 용어들을 얼마나 이해하고 있는지를 독자 스스로 판단하기 위하여 아래 각 용어의 의미를 빈칸에 기입하라. 그 다음에 의미만을 보고 무슨 용어였는지를 적어보는 것도 공부에 도움이 될 것이다. 이때 철자법이 틀리지 않도록 주의하라. 대문자는 강세가 있는 음절을 가리킨다. 각 용어 뒤에 표시된 숫자는 정의나 용례가 적혀 있는 페이지를 가리킨다. 이 페이지를 조사하여 자신이 제대로 알고 있는지를 확인하라.

발음기호 안내

ā: 에이 (예: āpe)	ă: 애 (예: ăpple)
ē: 이- (예: ēven)	ĕ: 에 (예: ĕvery)
ī: 아이 (예: īce)	ĭ: 이 (예: ĭnterest)
ō: 오우 (예: ōpen)	ŏ: 오 (예: pŏt)
ū: 유 (예: ūnit)	ŭ: 어 (예: ŭnder)

용어	발음	의미
abdomen (35)	ĂB-dō-mĕn	
abdominal cavity (35)	ăb-DŎM-ĭ-năl KĂ-vĭ-tē	
adipose (29)	ĂD-ĭ-pōs	
anabolism (25)	ă-NĂB-ō-lĭzm	
anterior (40)	an-TĒ-rē-ŏr	
cartilage (29)	KĂR-tĭ-lĭj	
catabolism (25)	kă-TĂB-ō-lĭzm	
caudal (41)	KĂW-dăl	
cell membrane (25)	sĕl MĔM-brān	
cephalic (41)	SĔF-ă-lĭk	
cervical (40)	SĔR-vĭ-kăl	
chondroma (45)	kŏn-DRŌ-mă	
chondrosarcoma (45)	kŏn-drō-săr-KŌ-mă	
chromosome (25)	KRŌ-mō-sōm	
coccygeal (39)	kŏk-sĭ-JĒ-ăl	
coccyx (39)	KŎK-sĭks	
cranial cavity (35)	KRĀ-nē-ăl KĂ-vĭ-tē	
craniotomy (46)	krā-nē-ŎT-ō-mē	
cytoplasm (25)	SĪ-tō-plăzm	
deep (40)	dēp	
diaphragm (35)	DĪ-ă-frăm	

용어	발음	의미
disk (disc) (40)	dĭsk	
distal (41)	DĬS-tăl	
dorsal (35)	DŎR-săl	
endoplasmic reticulum (25)	ĕn-dō-PLĂZ-mĭk rē-TĬK-ū-lŭm	
epigastric region (39)	ĕp-ĭ-GĂS-trĭk RĒ-jŭn	
epinephrine (48)	ĕp-ĭ-NĔ-frĭn	
epithelial cells (29)	ĕp-ĭ-THĒ-lē-ăl sĕlz	
frontal plane (43)	FRŬN-tăl plān	
genes (25)	jēnz	
histology (46)	hĭs-TŎL-ō-jē	
hypochondriac region (39)	hī-pō-KŎN-drē-ăk RĒ-jŭn	
hypogastric region (39)	hĭ-pō-GĂS-trĭk RĒ-jŭn	
iliac (46)	ĬL-ē-ăk	
inferior (41)	in-FĒR-ē-ŭr	
inguinal region (39)	ĬNG-gwĭ-năl RĒ-jŭn	
intervertebral (48)	ĭn-tĕr-VĔR-tĕ-brăl	
intravenous (48)	ĭn-tră-VĒ-nŭs	
karyotype (25)	KĂR-ē-ō-tīp	
larynx (29)	LĂR-ĭnks	
lateral (41)	LĂT-ĕr-al	
lumbar region (39)	LŬM-băr RĒ-jŭn	
lumbosacral (46)	lŭm-bō-SĀ-krăl	
medial (41)	MĒ-dē-ăl	
mediastinum (35)	mē-dē-ă-STĪ-nŭm	
metabolism (25)	mĕ-TĂB-ō-lĭzm	
mitochondria (25)	mī-tō-KŎN-drē-ă	
nucleic (47)	nū-KLĒ-ĭk	
nucleus (25)	NŪ-klē-ŭs	
pelvic cavity (35)	PĔL-vĭk KĂ-vĭ-tē	
peritoneum (35)	pĕ-rĭ-tō-NĒ-uŭm	
pharynx (29)	FĂR-ĭnks	

2

용어	발음	의미
pituitary gland (29)	pĭ-TOO-ĭ-tăr-ē glănd	
pleura (35)	PLOO-ră	
pleural cavity (35)	PLOOR-ăl KĂ-vĭ-tē	
posterior (40)	pŏs-TĒR-ē-ŏr	
prone (41)	prōn	
proximal (41)	PRŎKS-ĭ-măl	
sacral (40)	SĀ-krăl	
sacrum (39)	SĀ-krŭm	
sagittal plane (43)	SĂJ-ĭ-tăl plān	
sarcoma (47)	săr-KŌ-mă	
spinal cavity (35)	SPĪ-năl KĂ-vĭ-tē	
spinal column (40)	SPĪ-năl KŎL-ŭm	
spinal cord (40)	SPĪ-năl kŏrd	
superficial (40)	soo-pĕr-FĬSH-ăl	
superior (41)	soo-PĒR-ē-ŭr	
supine (41)	SOO-pīn	
thoracic cavity (35)	thō-RĂS-ĭk KĂ-vĭ-tē	
thoracotomy (47)	thō-ră-KŎT-ō-mē	
thyroid gland (29)	THĪ-royd glănd	
trachea (29)	TRĀ-kē-ă	
tracheal (47)	TRĀ-kē-ăl	
transverse plane (43)	trănz-VĔRS plān	
umbilical region (39)	ŭm-BĬL-ĭ-kăl RĒ-jŭn	
ureter (29)	Ū-rĕ-tĕr *or* ū-RĒ-tĕr	
urethra (29)	ū-RĒ-thră	
uterus (29)	Ū-tĕ-rŭs	
ventral (35)	VĔN-trăl	
vertebra (40)	VĔR-tĕ-bră	
vertebrae (40)	VĔR-tĕ-brā	
vertebral (47)	VĔR-tĕ-brăl *or* vĕr-TĒ-brăl	
viscera (29)	VĬS-ĕr-ă	
visceral (47)	VĬS-ĕr-ăl	

CHAPTER
3

접미사

Suffixes

번역: 이미자

단원 구성

단원 학습목표

- 새로운 접미사를 정확히 정의하고 이전 장에서 배웠던 접미사를 복습한다.
- 이 접미사와 연결형을 이용하여 용어를 만들고 이해함으로써 용어 분석 능력을 기른다.
- 혈액세포의 여러 아형들의 기능을 설명한다.

서론

이 장에서는 의학용어의 가장 흔한 접미사를 대부분 공부하게 된다. 책 전체를 공부하게 되면 이 장의 접미사들을 종종 접하게 될 것이다. 그 밖의 접미사는 6장에서 제시된다.

그리고 접미사로 용어를 만드는 데 사용하기 위하여 추가적인 연결형이 제시되었다. 이 장 중 접미사와 용어 절의 내용과 용어분석을 숙달하게 되면 의학용어 어휘가 크게 풍부해질 것이다.

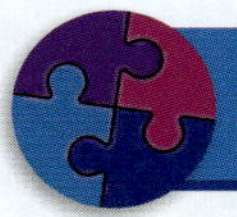

연결형

연결형의 다음 목록을 사용하여 56쪽부터 시작되는 용어의 의미를 적으시오.

연결형	의미	연결형	의미
abdomin/o	abdomen(배, 복부)	**bronch/o**	bronchial tubes(기관지): trachea(기관)에서부터 나누어져 lung(폐, 허파)으로 들어가는 좌우의 두 관
acr/o	extremities, top, extreme point(끝, 꼭대기, 정점)	**carcin/o**	cancer(암)
acu/o	sharp, severe, sudden(날카로운, 심한, 갑작스런)	**cardi/o**	heart(심장)
aden/o	gland(샘, 선)	**chem/o**	drug, chemical(약물, 화학물질)
adip/o	fat(지방)	**chondr/o**	cartilage(연골)
amni/o	amnion(양막): uterus(자궁)에서 embryo(배아; 배, 씨눈)를 둘러싸는 막	**chron/o**	time(시간)
angi/o	vessel(맥관; 혈관; 관)	**col/o**	colon(결장, 잘록창자): large intestine(대장, 큰창자)
arteri/o	artery(동맥)	**cyst/o**	urinary bladder(방광)
arthr/o	joint(관절)	**encephal/o**	brain(뇌)
axill/o	armpit(겨드랑, 액와)	**erythr/o**	red(붉은)
bi/o	life(생활)	**hem/o**	blood(혈액, 피)
blephar/o	eyelid(눈꺼풀, 안검)		

Encephal/o, Cerebr/o, Cephal/o, Crani/o, Psych/o

이들 연결형의 의미를 혼동하지 마세요!

- **Encephal/o** = brain(뇌)
- **Cerebr/o** = cerebrum(대뇌): 뇌의 가장 큰 부분
- **Cephal/o** = head(머리, 두; 갈래)
- **Crani/o** = skull(머리뼈, 두개골)
- **Psych/o** = mind(마음, 정신)

연결형	의미	연결형	의미
hepat/o	liver(간)	**neur/o**	nerve(신경)
hydr/o	water, fluid(물, 액체)	**neutr/o**	neutrophil(중성구): white blood cell(백혈구)의 일종
inguin/o	groin(고샅부위, 서혜부)	**nucle/o**	nucleus(핵)
isch/o	to hold back(억제하다)	**ophthalm/o**	eye(눈)
lapar/o	abdomen(배, 복부), abdominal wall(배벽, 복벽)	**oste/o**	bone(뼈, 골)
laryng/o	larynx(후두)	**ot/o**	ear(귀, 이)
leuk/o	white(백)	**path/o**	disease(질병, 질환)
lymph/o	lymph(림프) 조직공간 속에 들어 있던 맑은 액체인 *lymph*(림프)는 전신의 *lymph vessel*(림프관)과 *lymph nodes*(림프절)로 흐른다.	**peritone/o**	peritoneum(복막, 배막)
mamm/o	breast(유방)	**phag/o**	to eat, swallow(먹음, 삼킴)
mast/o	breast(유방)	**phleb/o**	vein(정맥)
morph/o	shape, form(모양, 형태)	**plas/o**	formation, development(형성, 발생)
muc/o	mucus(점액)	**pleur/o**	pleura(가슴막, 흉막): lung(폐, 허파)을 둘러싸고 가슴벽에 인접한 막
my/o	muscle(근, 근육)	**pneumon/o**	lung(폐, 허파)
myel/o	spinal cord(척수), bone marrow(골수, 뼈속질) 사용하는 상황에 따라 의미가 달라진다.	**pulmon/o**	lungs(폐, 허파)
necr/o	death of cells or whole body(세포 또는전신의 죽음)	**radi/o**	x-ray(X선)
nephr/o	kidney(신장, 콩팥)	**rect/o**	rectum(직장, 곧창자)
		ren/o	kidney(신장, 콩팥)
		rhin/o	nose(코, 비)
		sarc/o	flesh(살, 새살; 살갗, 피부)
		splen/o	spleen(비장, 지라)

x로 끝나는 larynx(후두)와 신체 다른 부위 용어

coccy**x** = tailbone(꼬리뼈, 미추)
laryn**x** = voice box(후두)
pharyn**x** = throat(목구멍; 인두)
phalan**x** = finger(손가락, 수지) or toe(발가락)

x로 끝나는 신체부위 용어는 **x 대신 g**를 넣어 연결형을 만든다.

coccy**g**/o
laryn**g**/o
pharyn**g**/o
phalan**g**/o

3

연결형	의미	연결형	의미
staphyl/o	clusters(꽃이나 과일의) 송이, 다발	**thromb/o**	clot(덩이, 응고된 혈액)
		tonsill/o	tonsils(편도)
strept/o	twisted chains(꼬인 사슬)	**trache/o**	trachea(기관): windpipe(기관, 숨통)
thorac/o	chest(가슴, 흉부)	**ven/o**	vein(정맥)

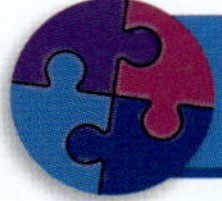

접미사와 용어

명사형 접미사

다음 목록은 흔한 명사형 접미사이다. 각 접미사의 의미 다음에 있는 용어 항목에서는 여러 용어에서 접미사가 활용되고 있는 것을 보여준다. 앞서 공부했던, 의학용어의 구성에 적용되는 다음 기본 규칙을 기억하라. 어근과 접미사를 연결할 때는 o 등의 연결모음을 사용한다. 그러나 접미사가 모음으로 시작될 때는 연결모음을 생략한다. 예를 들어 gastr/o/itis가 아니라 **gastr/itis**(위염)이다.

특별한 용어에 대해 더 자세한 설명이 65쪽부터 기술되어 있다. 이 절을 **자세히 살펴보기**라 부르며 용어를 더 완벽하게 이해하는 데 도움이 될 것이다.

3

접미사	의미	용어	의미
-algia	pain(통증)	arthr**algia**(관절통)	________
		ot**algia**(귀통증)	________
		neur**algia**(신경통)	________
		my**algia**(근육통)	________
-cele	hernia(탈장; 탈출) (**자세히 살펴보기: 탈장** 65쪽 참조)	recto**cele**(직장류)	________
		cysto**cele**(방광탈출, 방광류)	________
-centesis	바늘로 뚫어서 액체를 제거하는 방법	thora**centesis**(가슴막천자, 흉강천자) 이 용어는 *thoracocentesis*의 줄임말이다.	________
		amnio**centesis**(양막천자, 양수천자) *Amnion*(양막)은 *uterus*(자궁)에서 *embryo*(배아; 8주 이후는 태아)를 둘러싸는 낭(막)이다. 양막 내에 액체가 고이는데 *pregnancy*(임신) *12~18*주에 양수분석을 위해 빼내기도 한다. 그림 *3-1*을 참조하라.	________
		abdomino**centesis**(복부천자) 이 시술은 *abdominal* ***paracentesis***(*para*-는 '옆, 근처'를 의미) 용어가 더 흔하게 사용된다. 배를 *incision*(절개)한 후 관을 삽입하고 *peritoneal cavity*(복막강, 배막안), 즉 배의 내장 옆에 고인 액체를 빼내는 방법이다.	________

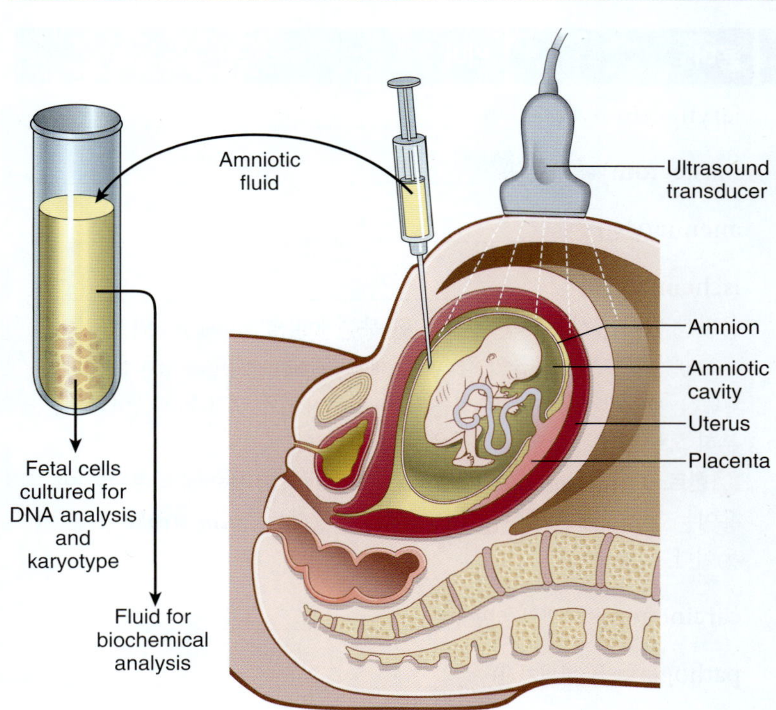

그림 3-1 Amniocentesis(양막천자). 초음파검사로 확인하면서 주사기 바늘로 uterine wall(자궁의 벽)과 amnion(양막)을 뚫고 amniotic cavity(양막공간)에 삽입한다. 태아의 세포가 함유된 amniotic fluid(양수)를 뽑아 현미경 분석을 위해 배양시킨다. Karyotype(핵형)은 chromosome(염색체) 연구로 이루어진다. 태아 defect(결함, 결손; 장애)를 나타내는 화학물질에 대해서도 검사한다.

접미사	의미	용어	의미
-coccus(단수) **-cocci**(복수)	딸기 모양의 bacterium (세균, 복수형: bacteria)	strepto**coccus**(사슬알균)	_______________ .
		자세히 살펴보기: *Streptococcus* 66쪽을 참조하라.	
		staphylo**cocci**(포도알균) *(stăf-ĭ-lō-KŎK-sī)* 미생물학자들은 포도송이 모양으로 모여 있는 세균을 종종 "*staph*"라 부른다.	_______________
-cyte	cell(세포)	erythro**cyte**(적혈구)	_______________
		자세히 살펴보기: *Blood Cells* 66쪽을 참조하라.	
		leuko**cyte**(백혈구)	_______________
		thrombo**cyte**(혈소판)	_______________
-dynia	pain(통증)	pleuro**dynia**(가슴막통증) 숨을 쉬면 악화되는 가슴벽근육의 통증.	_______________

복수형 만들기

-us로 끝나는 단어는 보통 **-us**를 빼고 **-i**를 첨가하여 복수형을 만든다. 그 예는 다음과 같다:

nucle**us**(핵) → nucle**i**
bronch**us**(기관지) → bronch**i**
thromb**us**(혈전) → thromb**i**

복수형 만들기에 대한 추가정보는 책 마지막에 있는 부록 I을 참조하라.

3

접미사	의미	용어	의미
-ectomy	excision(절제), removal(제거), resection(절제)	laryng**ectomy**(후두절제)	______
		mast**ectomy**(유방절제)	______
-emia	혈액의 상태	an**emia**(빈혈)	______
		isch**emia**(허혈) 문자상 의미는 신체 또는 조직의 한 부분에서 혈액*(-emia)*이 억제되는*(isch/o)*것이다. 혈액공급이 감소[혈관 내 *blood clot*(피덩이) 또는 혈관이 좁아지고 폐쇄되는 경우]하기 때문에 조직은 ***ischemic***(허혈) 상태가 되고 산소가 충분히 오랫동안 결핍되면 조직은 죽을 수 있다. **힌트**: ***TIA*** (***transient ischemic attack***; 일과성허혈발작) 용어에 익숙한데 이 용어는 뇌조직에 혈액공급이 억제되어 발생하는 "***mini-stroke***"(최소 뇌졸중)이다.	______
-genesis	생산, 형성하는 상태	carcino**genesis**(발암, 암발생)	______
		patho**genesis**(발병기전)	______
		angio**genesis**(혈관발생)	______
-gram	기록	electroencephalo**gram**(뇌파도)	______
		mammo**gram**(유방방사선영상)	______
-graph	기록 장치	electroencephalo**graph**(뇌파기)	______
-graphy	기록 과정	electroencephalo**graphy**(뇌파검사)	______
		angio**graphy**(혈관조영; 동맥조영)	______
-itis	inflammation(염증)	bronch**itis**(기관지염)	______
		myel**itis**(척수염; 골수염) 이 용어에서 *myel/o*는 *spinal cord*(척수)를 의미한다.	______
		tonsill**itis**(편도염) *Tonsil*(편도; 철자가 *l*이 하나임을 주목하라. 연결형인 경우 *l*이 두 글자이다)은 *throat*(목구멍; 인두) 안쪽에 있는 림프조직이다. 그림 *3-2* 참조.	______
		thrombophleb**itis**(혈전정맥염) 또한 *phlebitis*(정맥염)라고도 한다.	______

Anemia(빈혈)

Anemia의 문자상 의미는 "혈액이 없다"는 것이다. 그러나 실제로는 혈액 속의 erythrocyte(적혈구)의 수나 hemoglobin(혈색소)의 양이 심하게 **reduction**(감소)한 상태이다. Anemia의 종류는 다음과 같다:

- **iron deficiency anemia**(철결핍빈혈; 철은 hemoglobin을 만드는 데 필요하다)
- **sickle cell anemia**(낫적혈구빈혈; 적혈구가 비정상적인 낫모양을 띠며 혈관을 막는다)
- **aplastic anemia**(재생불량빈혈, 골수무형성빈혈; erythrocytes(적혈구)뿐 아니라 leukocytes(백혈구)와 thrombocytes(혈소판)가 골수에서 형성되지 않는다)

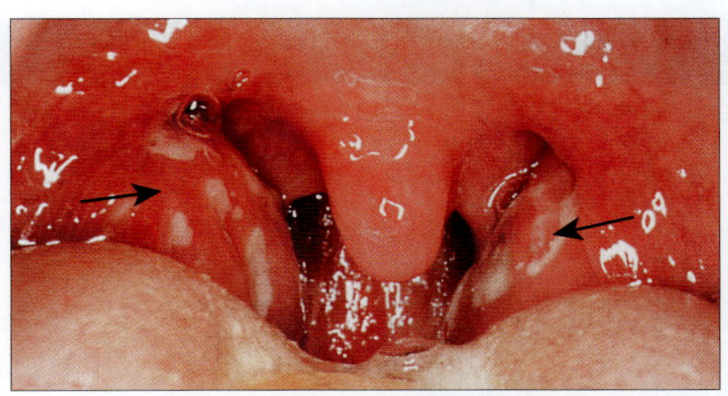

그림 3-2 **Tonsillitis**(편도염). Tonsil(화살표 참조)에 심한 erythema(홍반; redness, 발적)와 크림색의 황색의 exudate(삼출물; 백혈구와 세균을 포함한 고름)을 보이는 streptococcal tonsillitis(사슬알균 편도염) 소견이다. 정상적으로 tonsil(편도)은 세균과 싸우는 lymphocyte(림프구)를 가지고 있다. Tonsil이 감염되어 염증이 생기면 **tonsillectomy**(편도절제)가 필요할 수 있다.

접미사	의미	용어	의미
-logy	학문	ophthalmo**logy**(안과학)	____________
		morpho**logy**(형태학; 형태)	____________
-lysis	분해, 파괴, 분리	hemo**lysis**(용혈)	____________
		적혈구*(red blood cells)*가 파괴되어 *hemoglobin*(혈색소)이 방출되는 것.	
-malacia	연화, 부드러워짐	osteo**malacia**(골연화증)	____________
		chondro**malacia**(연골연화증)	____________
-megaly	확대	acro**megaly**(말단비대증)	____________
		자세히 살펴보기: *Acromegaly* 68쪽 참조.	
		spleno**megaly**(비장비대) 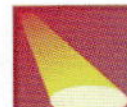	____________
-oma	tumor(종양; 부기, 종창), 덩이(종괴), 액체의 축적	my**oma**(근종)	____________
		양성종양.	
		myosarc**oma**(근육종)	____________
		악성종양. *Muscle*(근육)은 일종의 살*(sarc/o)*조직이다.	
		multiple myel**oma**(다발골수종)	____________
		이 용어에서 *myel/o*는 *bone marrow*(골수)를 의미한다. 이 악성종양은 전신의 골수에서 발생한다.	
		hemat**oma**(혈종)	____________

Splenomegaly(비장비대)

Spleen(비장, 지라)은 배의 left upper quadrant(LUQ, 왼위사분역), 즉 diaphragm(가로막, 횡격막)의 아래와 stomach(위)의 옆에 있는 장기이다. Spleen은 림프조직과 혈관으로 구성되어 있고, 죽어가는 적혈구를 처리하며, 질병과 싸울 백혈구를 함유하고 있다. Hepatic portal vein(간문맥)에 고혈압이 발생하거나 적혈구가 지나치게 많이 파괴되어 빈혈이 생기는 hemolytic blood disease(용혈혈액병)가 있을 때 **splenomegaly**가 나타난다. Splenectomy(비장절제)를 시행하여 spleen을 제거하면 다른 장기들이 그 기능을 대신한다.

접미사	의미	용어	의미
-opsy	(세심히 살피며) 보다	bi**opsy**(생검)	______
		necr**opsy**(부검) 이것은 *autopsy(부검)* 또는 죽은 뒤에 시행하는 검사이다.	______
-osis	상태, 보통 비정상	necr**osis**(괴사)	______
		hydronephr**osis**(수신증, 물콩팥증)	______
		leukocyt**osis**(백혈구증가)	______
-pathy	질병 상태	cardiomyo**pathy**(심근병증) 알려진 원인이 없는 심장근육의 원발성 질환.	______
-penia	결핍	erythro**penia**(적혈구감소)	______
		neutro**penia**(중성구감소) 이 용어에서 *neutr/o*는 백혈구의 일종인 *neutrophil(중성구, 호중구)*를 의미한다.	______
		thrombocyto**penia**(혈소판감소증)	______
-phobia	두려움, 공포	acro**phobia**(고소공포증) 높은 곳에 대한 공포. *Acr/o*는 극단 또는 먼 곳을 의미한다. **힌트**: 공중 줄타기를 하는 ***acrobats****(곡예사)*를 생각하라.	______
		agora**phobia**(광장공포증) *Agora*는 시장(광장)을 의미한다. 집 밖에 혼자 있게 되는 것, 즉 열린 공간 또는 밀폐된 공간에 있거나 대중교통을 이용하는 것 등을 두려워하는 *anxiety disorder(불안장애).*	______

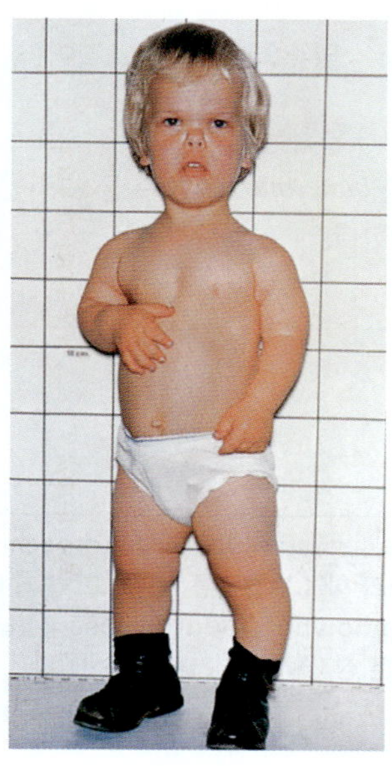

그림 3-3 Achondroplasia(연골무형성증) **소년.** 키가 작고, 팔다리와 손발가락이 짧지만 몸통 길이는 정상이고, 다리가 휘었고, forehead(이마)가 앞으로 튀어나왔고, nasal bridge(콧등)가 함몰되어 있다.

접미사	의미	용어	의미
-plasia	발생, 형성, 성장	achondro**plasia**(연골무형성증)	______________
		Inherited disorder(유전질환) 또는 특이 유전자의 돌연변이(변화)의 결과일 수 있다. 연골과 뼈의 형성에 결함이 있어 팔다리뼈가 정상 크기로 자라지 못한다. 그 결과 팔다리가 짧고 머리나 몸통은 정상 크기이고 지능도 정상인 *dwarfism*(왜소증)이 발생한다. 그림 *3-3* 참조.	
-plasty	복구수술	angio**plasty**(혈관성형)	______________
		중재 심장전문의가 좁아진 동맥에 풍선을 집어넣은 후 풍선을 부풀게 해서 동맥을 확장한다. 이어서 *stent*(스텐트, 내관)를 삽입하여 동맥이 확장된 상태를 유지하게 만든다.	
-ptosis	늘어짐, 처짐, prolapse(탈출)	blepharo**ptosis**(눈꺼풀처짐)	______________
		의사는 ***ptosis***(*TŌ-sĭs*)만을 사용하는데 이는 윗눈꺼풀이나 유방의 처짐을 의미한다. 그림 *3-4* 참조.	
-rrhea	흐름, 분비물	rhino**rrhea**(콧물, 비루)	______________
-sclerosis	딱딱해짐, 경화	arterio**sclerosis**(동맥경화증)	______________
		동맥경화의 일종인 ***atherosclerosis***(죽상경화증)는 동맥에 지방(*ather/o*는 지방물질을 의미)이 축적되는 병이다.	
-scope	눈으로 검사하는 기구	laparo**scope**(복강경)	______________
-scopy	(내시경을 통해) 눈으로 검사하는 과정	laparo**scopy**(복강경술)	______________
		자세히 살펴보기: *Laparoscopy* 69쪽 참조.	
-stasis	통제, 멈추게 함	meta**stasis**(전이)	______________
		*Meta-*는 '범위를 넘어서'를 의미한다. *Metastasis*는 악성종양이 원래 부위를 벗어나 이차 장기 또는 장소로 퍼져나가는 것이다.	

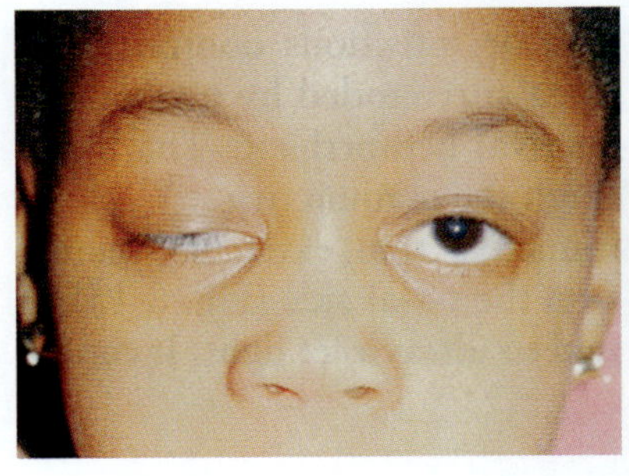

그림 3-4 **Upper eyelid**(위눈꺼풀, 상안검)**의 ptosis**(blepharoptosis, 눈꺼풀처짐)**.** 이 상태는 congenital(선천-), 즉 태어날 때부터 있거나 나이가 들어서 생기거나 stroke(cerebrovascular accident, 뇌졸중), cranial nerve(뇌신경) 손상, 기타 신경질환 때문에 나타날 수 있다. Eyelid는 근육 약화로 인해 아래로 처진다.

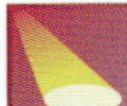

흔한 외과 복원 시술

대중적인 시술은 다음과 같다:

abdominoplasty(복부성형술, 배성형술) — abdomen(배, 복부)
blepharoplasty(눈꺼풀성형술, 안검성형술) — eyelid(눈꺼풀, 안검)
mammoplasty(유방성형술) — breast(유방)
rhinoplasty(코성형술) — nose(코)

접미사	의미	용어	의미
		hemo**stasis**(지혈) 혈액의 흐름이 응고에 의하여 자연적으로 멈추거나, 상처의 압박 또는 봉합에 의하여 인위적으로 중단되는 과정. ***Hemostat***(지혈물개, 지혈제제)는 혈액의 흐름을 멈추게 하기 위해 수술실에서 사용하는 외과용 *clamp*(클램프, 물개, 꽉집게)이다. 그림 3-5 참조.	
-stomy	입(stoma: 장루, 요루; 입, 구멍)을 만드는 수술	colo**stomy**(결장창냄술, 대장창냄술)	
		tracheo**stomy**(기관절개)	
-therapy	치료, 요법	hydro**therapy**(물치료)	
		chemo**therapy**(화학요법)	
		radio**therapy**(방사선요법) 고에너지 *radiation*(방사선)을 질병 진단이 아닌 치료에 사용한다.	
-tomy	절개, 자르다	laparo**tomy**(개복, 배벽절개) 또한 "*lap*"이라 하며 *peritoneal cavity*(복막강, 배막안) 안으로 크게 *incision*(절개)하는 시술로 보통 탐색 목적으로 시행한다.	
		phlebo**tomy**(정맥절개; 사혈)	
		tracheo**tomy**(기관절개) **자세히 살펴보기: *Tracheotomy* 69쪽 참조.**	
-trophy	발생, 영양	hyper**trophy**(비대) (*hī-PĔR-trō-fē*) 세포의 수가 아니라 크기가 커진다. 역도선수의 근육은 보통 *hypertrophy*된다.	
		a**trophy**(위축) 세포의 크기가 작아진다. *Cast*(석고붕대)를 한 경우 고정되어 사용하지 않으면 근육은 *atrophy*된다.	

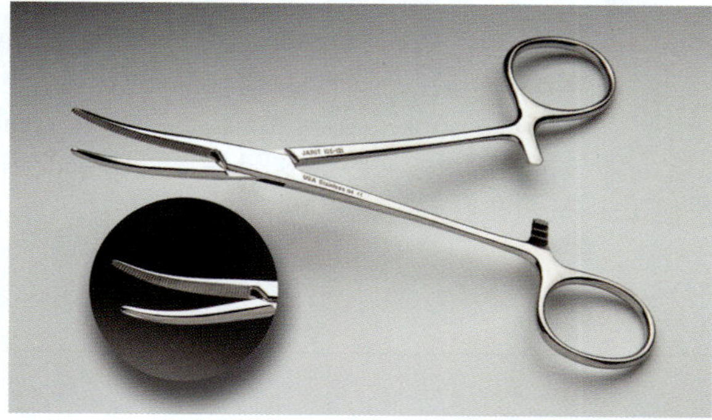

그림 3-5 **Hemostat**(지혈물개).

다음은 용어의 어근에 주로 첨부되는 짧은 명사형 접미사들이다.

접미사	의미	용어	의미
-er	사람	radiograph**er**(방사선촬영기사) 진단을 위해 *X*선 사진을 찍는 과정을 보조하는 기사.	______________
-ia	상태	leukem**ia**(백혈병)	______________
		pneumon**ia**(폐렴)	______________
-ist	전문가	nephrolog**ist**(신장전문의)	______________
-ole	적은, 작은	arteri**ole**(세동맥) 그림 3-6 참조.	______________
-ule	적은, 작은	ven**ule**(세정맥) 그림 3-6 참조.	______________
-um, -ium	구조, 조직	pericard**ium**(심장막, 심낭) 이 막은 심장을 둘러싼다.	______________
-us	구조, 물질	muc**us**(점액)	______________
		esophag**us**(식도) *Eso*-는 '속' 또는 '안쪽으로 향한'을 의미한다.	______________
-y	상태, 고정	nephropath**y**(신장병증)	______________

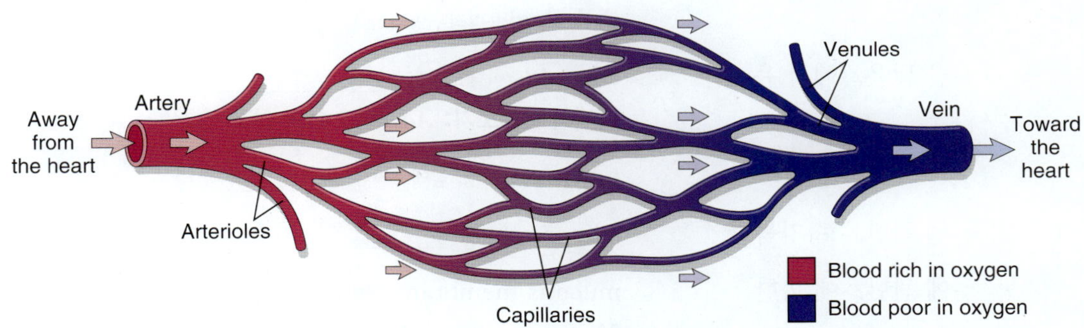

그림 3-6 Blood vessel(혈관)의 관계. Artery(동맥)는 산소가 풍부한 혈액을 심장에서부터 organ(기관, 장기)까지 운반한다. Organ에 이르면 artery가 좁아져 **arteriole**(세동맥, 작은 동맥)을 형성하고, arteriole은 다시 가지를 내서 capillary(모세혈관, 가장 작은 혈관)가 된다. 혈액에 있는 산소는 capillary의 얇은 벽을 통과한 뒤에 세포 속으로 들어간다. 따라서 산소가 낮은 혈액이 capillary에서 **venule**(세정맥, 작은 정맥)로 유입된다. Venule은 vein(정맥)으로 이어지고, vein은 산소가 희박한 혈액을 심장으로 돌려보낸다.

Leukemia(백혈병)**와 lymphoma**(림프종)

Leukemia는 bone marrow(**myeloid**, 골수) 조직에서 기원한 백혈구, 예를 들면 **granulocytes**(과립구, 과립백혈구)의 악성종양이다. Leukemia의 예로 acute myelogenous leukemia(AML, 급성골수세포백혈병)가 있다. **Lymphoma**는 lymph nodes(림프절)와 같은 **lymphoid** tissue(림프조직)에서 기원한 백혈구(**lymphocytes**, 림프구)의 악성종양이다. Lymphoma의 예로 Hodgkin disease(호지킨병)와 non-Hodgkin lymphoma(비호지킨림프종)가 있다.

형용사 접미사

다음은 형용사형 접미사이다. "-에 관한"이라는 뜻을 가진 여러 접미사들 중에서 어떤 특정 연결형과 합쳐 사용할지를 결정하는 간단한 규칙은 없다. 각 용어에 포함된 접미사를 확인하고 용어 전체의 의미를 파악하라.

접미사	의미	용어	의미
-ac, -iac	-에 관한, -에 속한	card**iac**(심장-)	____________
-al	-에 관한, -에 속한	periton**eal**(복막-, 배막-)	____________
		inguin**al**(고샅-, 서혜-)	____________
		pleur**al**(가슴막, 흉막-)	____________
-ar	-에 관한, -에 속한	tonsill**ar**(편도-)	____________
-ary	-에 관한, -에 속한	pulmon**ary**(폐-, 허파-)	____________
		axill**ary**(겨드랑-, 액와-)	____________
-eal	-에 관한, -에 속한	laryng**eal**(후두-)	____________
-genic	-에 관한, 생산하는, 생산되는, 생기는	carcino**genic**(발암-, 암발생-; 발암물질-)	____________
		osteo**genic**(골형성-, 뼈형성-; 골발생-, 뼈발생-) *Osteogenic sarcoma*(골육종)는 뼈에서 생기는 악성종양이다.	____________
-ic, -ical	-에 관한, -에 속한	chron**ic**(만성-) ***Acute***(급성-)는 *chronic*의 반대말이다. *Acute*는 빠르게 시작해서 단기간에 심한 증상을 나타내는 질병을 말한다.	____________
		patholog**ic**(병적-, 병리학-)	____________
-oid	-을 닮은, -에서 유래한	aden**oid**s(아데노이드) **자세히 살펴보기: *Adenoid* 69쪽 참조.**	____________
		muc**oid**(점액성; 점액모양-)	____________
-ose	-에 관한, -로 가득한	adip**ose**(지방-)	____________
-ous	-에 관한, -에 속한	muc**ous** membrane(점막) ***Mucous***(형용사) ***membranes***는 ***mucus***(점액)(명사)라는 끈적거리는 분비물을 생산한다.	____________
-tic	-에 관한, -에 속한	necro**tic**(괴사-)	____________

Axillary lymph nodes(겨드랑림프절)**와 breast cancer**(유방암)

Axillary lymph nodes는 특히 breast cancer에서 중요하다. Breast cancer cells(유방암세포)은 종종 arm(팔) 밑(armpit, 겨드랑이)의 lymph nodes로 퍼진다. Axillary lymph nodes에서 tumor(종양)가 발견되면 breast cancer metastasis(전이)이다.

자세히 살펴보기

HERNIA(탈장; 탈출)

Hernia란 장기나 장기의 근육벽이 정상적으로 들어 있던 공간에서부터 바깥이나 다른 곳으로 빠져나가는 것이다. **Hiatal hernia**(틈새탈장, 열공탈장)는 stomach(위)이 diaphragm(가로막, 횡격막; 격판, 격막; 조리개)의 esophageal opening(식도구멍)을 통해 mediastinum(세로칸, 종격)으로 올라가 빠져나가는 것이며 **inguinal hernia**(고샅탈장, 서혜탈장)는 intestine(장, 창자) 중 일부가 groin(고샅부위, 서혜부)으로 내려가서 빠져나가는 것인데 남성에서는 scrotal sac(음낭주머니) 속으로 들어가는 경우가 흔하다. **Cystocele**(방광탈출, 방광류)은 urinary bladder(방광)의 일부가 골반근육의 약화로 vaginal wall(질벽)을 통해 탈출하는 것이다(그림 3-7). **Rectocele**(직장류)은 rectum(직장, 곧창자) 중 일부분이 vagina(질; 집)를 향해 돌출되는 것이다(그림 3-7). **Omphalocele**(배꼽탈장, 선천복벽탈장; omphal/o = umbilicus, 배꼽)은 출생 시 infants(영아)에서 배꼽 주위의 abdominal wall(복벽)의 약한 부위를 통해 intestine이 탈출한 기형이다(그림 3-8 참조).

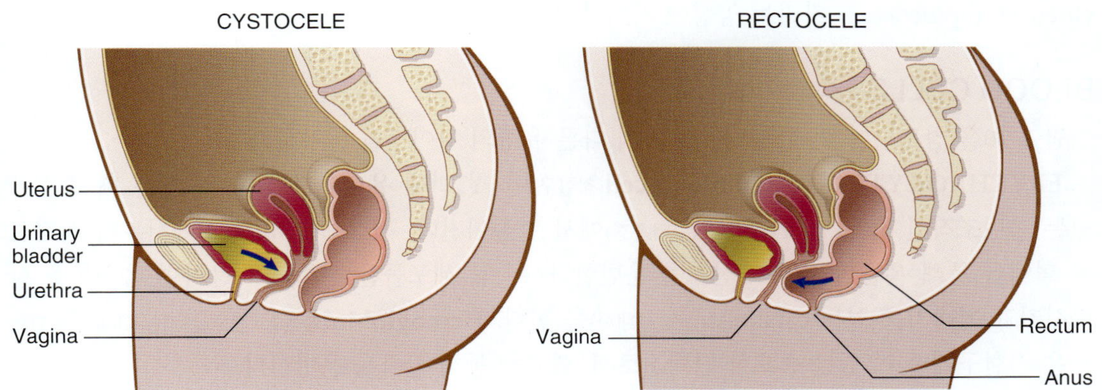

그림 3-7 **Hernia**(탈장): **cystocele**(방광탈출)**과 rectocele**(직장류). 화살표는 herniation(탈출, 탈장)이 일어나는 곳을 가리킨다. Cystocele은 urinary bladder(방광)의 일부분이 뒤쪽으로 vagina(질)를 향해 탈출하며, rectocele은 rectum(직장, 곧창자)의 일부분이 앞쪽으로 vagina(질)를 향해 탈출하는 것이다.

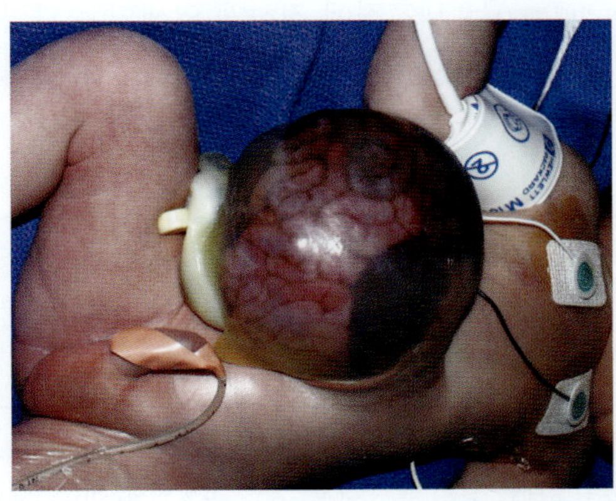

그림 3-8 **Omphalocele**(배꼽탈장, 선천복벽탈장). 이 아기는 복강내 viscera(내장)가 들어있는 큰 omphalocele을 가지고 태어났다. 부모는 의사의 조언에 따라 복근이 hernia(탈장)를 덮을 만큼 충분히 자랄 때까지 기다려서 수술을 받았다. 수술은 7.5개월 때 시행되었으며 hernia는 영구히 복구되었다.

STREPTOCOCCUS(사슬알균)

Streptococcus는 딸기 모양의 세균으로, 꼬인 사슬 모양으로 자란다. **Streptococci** 중 한 그룹은 속칭 "strep throat(패혈성 인두염)", tonsillitis(편도염), rheumatic fever(류마티열), 콩팥질병 등을 일으키며, 다른 그룹은 치아, nose의 sinuses(cavity, 굴, 동; 농루), 얼굴, 심장의 valve(판막)를 감염시킨다.

Staphylococci(포도알균)도 다른 딸기 모양의 세균으로, 포도송이처럼 작은 집단을 이루며 자란다. Staphylococcus에 의한 lesion(병터, 병변, 병소; 손상)은 피부의 abscess(고름집, 농양)나 boil(종기), stye(다래끼, 맥립종)처럼 외부에 생길 수도 있고, 뼈나 콩팥의 abscess처럼 내부에 생길 수도 있다. **Abscess**(고름집, 농양)란 감염이 일어난 곳에 pus(고름), white blood cells(백혈구), 단백질 등이 모여 있는 것이다. **MRSA**는 methicillin-resistant *Staphylococcus aureus*(메티실린 저항 황색포도알균)의 약자로, antibiotics(항생제)로 치료하기 어려운 심각한 staphylococcal condition이다.

짝을 이뤄 존재하는 딸기 모양의 세균인 **diplococcus**(쌍알균, 쌍구균)의 예로는 **pneumococcus**(폐렴알균; pneum/o = 폐, 허파)와 **gonococcus**(임균; gon/o = 씨앗)가 있다. Pneumococci는 bacterial pneumonia(세균폐렴)를 일으키고, gonococci는 reproductive organs(생식기관)을 침범하여 gonorrhea(임질; sexually transmitted infection, 성매개감염)를 일으킨다. 그림 3-9는 streptococci, staphylococci, diplococci가 자라는 양상에 차이가 있음을 나타낸다.

BLOOD CELLS(혈액세포, 혈구)

그림 3-10을 참조하여 혈액세포의 세 가지 다른 유형의 차이점을 공부하라.

ERYTHROCYTE 또는 **red blood cell**(적혈구)이 첫 번째 유형이다. 이 세포들은 뼈 중심에 있는 물렁조직인 bone marrow(골수, 뼈속질)에서 만들어진다. 적혈구는 lung(폐)에서부터 시작하여 혈액을 통해 온몸의 세포로 산소를 운반한다. 이 몸 세포들은 산소를 이용하여 음식물을 산화시키고 에너지를 얻는 catabolism(분해대사)를 한다. **Hemoglobin**(혈색소, 헤모글로빈; Globin = 단백질)은 적혈구에 들어 있는 중요한 단백질로서, 혈류를 통해 산소를 운반한다.

LEUKOCYTE 또는 **white blood cell**(백혈구)이 두 번째 유형이다. Leukocyte에는 다섯 종류, 즉 세 종류의 granulocyte(과립구, 과립백혈구) 또는 polymorphonuclear cell(다형핵백혈구)과 두 종류의 mononuclear cell(단핵세포, 단핵구)이 있다.

- **Granulocyte**(과립구, 과립백혈구)는 세포질에 진하게 염색되는 과립들을 가지고 있고, lobe(엽)가 여럿인 nucleus(핵)가 있다. Granulocyte는 bone marrow에서 생성되며, 다음과 같이

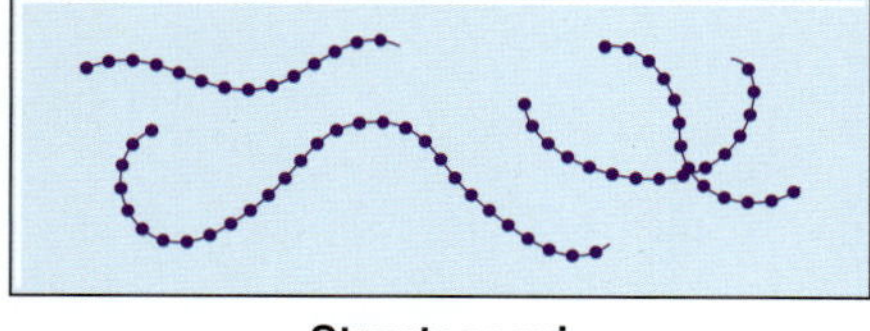
Streptococci

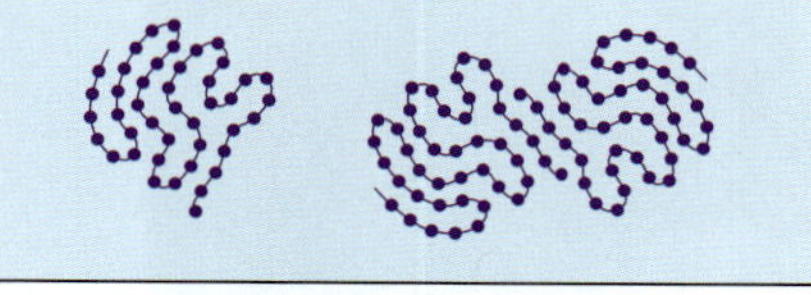
Staphylococci

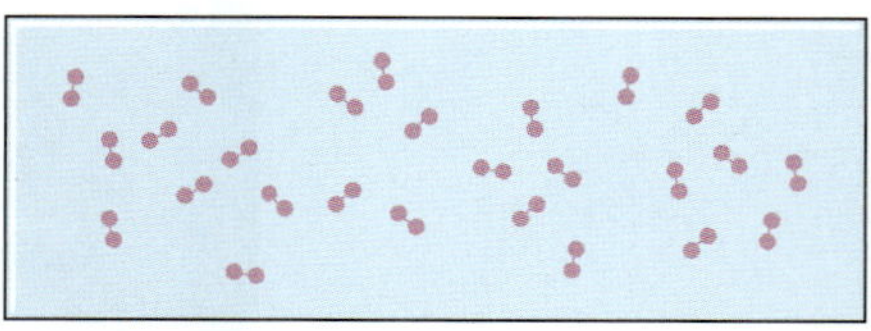
Diplococci

그림 3-9 Coccal bacteria(알균, 구균)**의 유형.** 세균 각각의 형태는 딸기 모양 또는 둥근 모양이다. Streptococci(사슬알균)와 staphylococci(포도알균)는 **gram-positive bacteria**(그람양성균)인데, 이는 이 세균이 Gram's method(그람염색법)로 염색하면 연보라색을 유지한다는 뜻이다. Gram's method라는 명칭은 덴마크 의사인 Hans C. J. Gram(1853~1938)에서 따왔다. **Gram-negative bacteria**(그람음성균)**, 예를 들면 diplococci**(쌍알균)**는 그람염색법에 사용되는 대조염료인 safranin**(사프라닌)**에 염색되어 분홍색을 띤다.**

세 종류로 구분된다.

1. **Eosinophil**(호산구)은 과립이 산성 염료에 붉게(eosin/o = 담홍색) 염색되며 asthma(천식)와 같은 알레르기 상태일 때 수가 증가한다. Leukocyte의 약 3%가 eosinophil이다.
2. **Basophil**(호염기구)은 과립이 염기성(bas/o = 염기) 염료에 파랗게 염색된다. Basophil의 기능은 불명확하지만 염증의 치유 단계에 수가 증가한다. Leukocyte의 1% 미만이 basophil이다.
3. **Neutrophil**(중성구)은 과립이 중성적으로 엷은 보라색으로 염색되며 질병과 싸우는 중요한 세포이다. Neutrophil은 숫자가 가장 많아 전체 leukocyte의 50~60%를 차지한다. Neutrophil은 세균을 삼키고 분해하기 때문에 **phagocyte**(포식세포; phag/o = 먹음, 삼킴)에 속한다. Neutrophil은 핵이 여러 lobe로 이루어져 있기 때문에 "polys", 즉 **polymorphonuclear leukocyte**(다형핵백혈구; poly = 많은, morph/o = 모양)로 부른다.

- **Mononuclear cell**(단핵세포, 단핵구)은 한 개의 큰 핵(mononuclear)을 갖고 있으며 세포질에 과립이 조금 들어 있다. Mononuclear cell은 bone marrow(골수), lymph node(림프절), spleen(비장, 지라)에서 생성된다. Mononuclear leukocyte에는 두 종류가 있다(그림 3-10 참조):

4. **Lymphocyte**(림프구; lymph cell, 림프세포)는 antibody(항체)를 생산하여 이물 세포를 파괴함으로써 질병과 싸운다. 또한 직접 이물 세포에 부착하여 파괴하기도 한다. Lymphocyte에는 T cell(T세포)과 B cell(B세포)의 두 가지가 있다. White blood cell 중 약 32%가 lymphocyte이다. AIDS(acquired immunodeficiency syndrome, 후천면역결핍증후군)에서 patient(환자)는 심각한 T lymphocyte(T cell)의 결핍을 보인다.
5. **Monocyte**(단핵구; mon/o = 하나)는 한 개의 매우 큰 핵을 가지고 있으며 neutrophil이 이물 세포를 공격한 후의 debris(조직파편, 부스러기)을 삼켜서 파괴한다. Monocyte는 혈류를 벗어나 lung이나 liver 등의 조직 속으로 들어가서 큰 phagocyte인 **macrophage**(대식세포, 큰포식세포)가 된다. Monocyte는 전체 leukocyte의 약 4%를 차지한다.

표 3-1은 leukocyte의 다섯 가지 유형이다. 각 유형은 특이한 방식으로 infection(감염)과 싸운다. 군대의 다섯 분과(해군, 육군, 공군, 해병대, 연안 경비대)가 각각 특수한 기술과 절차로 장비를 갖추고 있는 것과 유사하다.

THROMBOCYTE, 즉 **PLATELETS**(혈소판; **clotting cell**, 응고세포)는 세 번째 혈액세포이다. 혈소판은 실제로 bone marrow에서 형성되는 세포의 작은 조각들이며 blood clotting(혈액응고)에 필요하다.

표 3-1 LEUKOCYTES(WHITE BLOOD CELLS, 백혈구)의 다섯 가지 유형

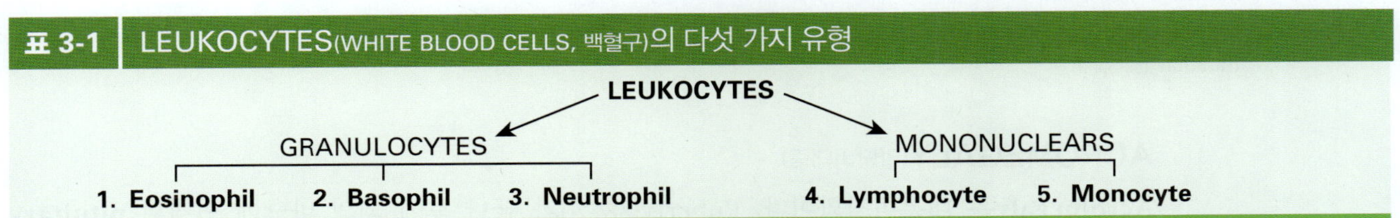

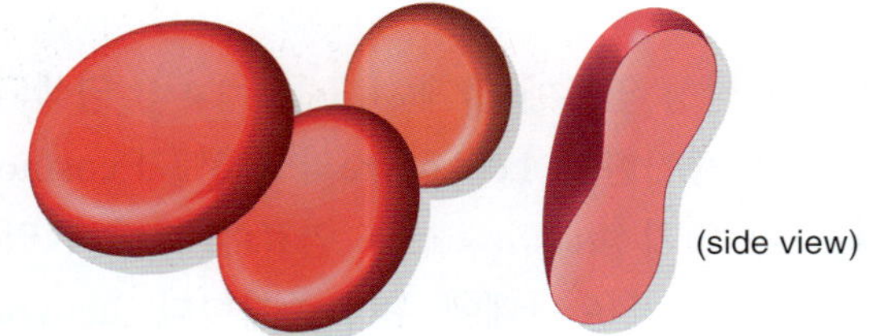

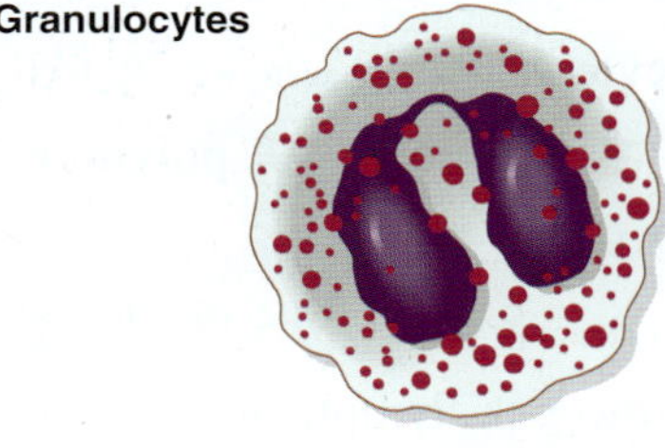

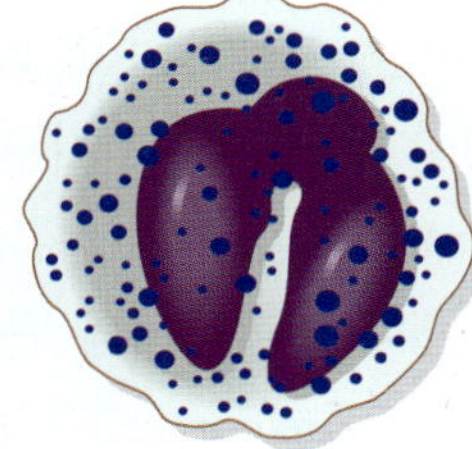

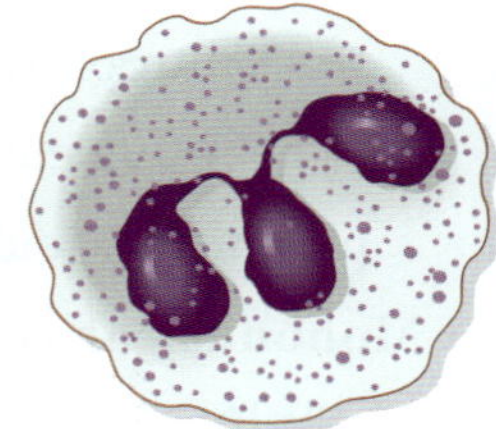

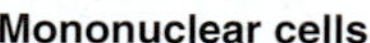

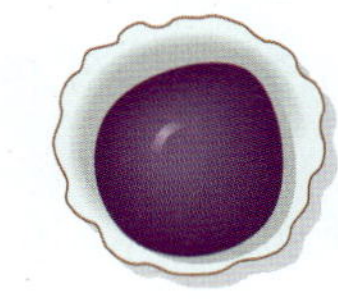

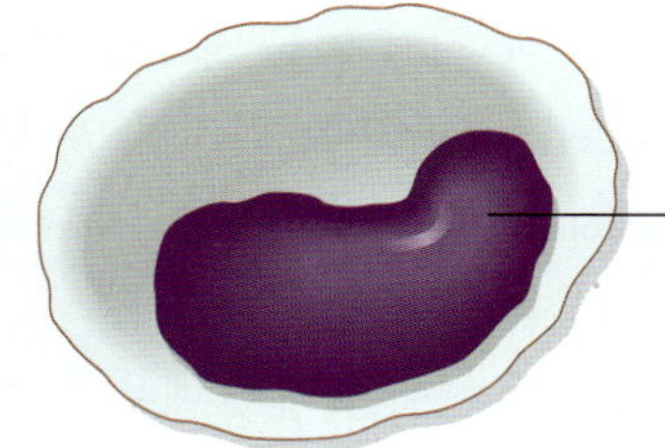

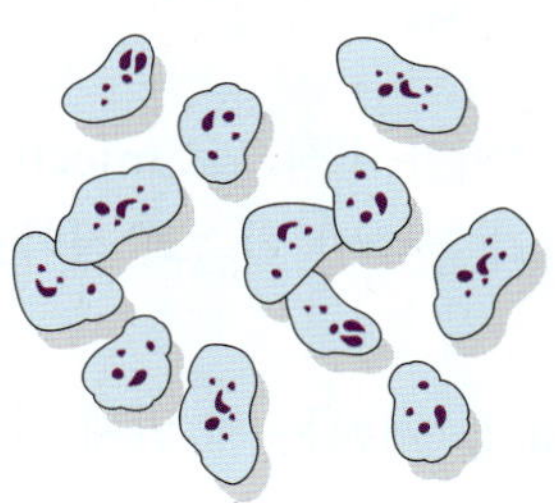

그림 3-10 혈액세포의 유형. **힌트:** 다섯 가지 leukocyte(백혈구)의 이름을 쉽게 암기하는 방법이다:

Never (neutrophil)
Let (lymphocyte)
Monkeys (monocyte)
Eat (eosinophil)
Bananas (basophil)

ACROMEGALY(말단비대증)

Acromegaly는 내분비질환이다. Puberty(사춘기)가 끝난 후에 뇌의 바닥에 연결된 **pituitary gland**(뇌하수체)에서 growth hormone(성장호르몬)이 지나치게 많이 분비될 때 acromegaly가 일어난다. Growth hormone이 지나치게 많이 분비되는 대표적인 원인은 pituitary gland에 생긴 benign tumor(양성종양)이다. Acromegaly 환자의 키는 대개 정상인데, 그 이유는 puberty(사춘기)가 지나면 long bone(긴뼈)의 growth(성장)가 멈추기 때문이다. 그러나 손, 발, 얼굴의 bone과 soft tissue(물렁조직, 연부조직)는 비정상적으로 성장한다(그림 3-11). Abraham Lincoln은 acromegaly의 특징을 가졌다. 18장 내분비계(Endocrine System), 555쪽 참조. **Gigantism**(거인증)은 사춘기가 끝나기 전에 pituitary growth hormone이 고농도로 분비된 결과이다.

LAPAROSCOPY(복강경술)

Laparoscopy는 일종의 **minimally invasive surgery**(최소침습수술)로, laparoscope(복강경)를 이용하여 abdominal cavity(배안, 복강)를 눈으로 검사하는 방법이다. Surgeon(외과의사)은 배꼽 근처 abdomen(배, 복부)을 절개하여 조명이 부착된 내시경 광학기구인 laparoscope를 삽입하고, 가스(이산화탄소)를 peritoneal cavity(복막안, 배막안, 복막강)에 불어넣어 수술 도중에 배안의 장기들이 손상되지 않도록 예방한다. Surgeon은 배안의 내장에 질병이 있다는 증거를 얻기 위해서 biopsy(생검)를 할 때나 또는 appendix(막창자꼬리, 충수), gallbladder(담낭, 쓸개), adrenal gland(부신, 콩팥위샘), spleen(지라, 비장), ovary(난소), colon(잘록창자, 결장) 등을 제거하거나 hernia(탈장)를 repair(복구, 복원; 재건; 봉합; 치유)하는 시술을 하기 위해 laparoscopy를 시행한다. Ovary에서 배란된 난자와 sperm(정자)이 만나지 못하도록 fallopian tube(자궁관, 난관)를 차단하는 tubal ligation(자궁관묶음, 난관결찰)을 하기 위해 laparoscopy를 시행하는 경우도 있다(그림 3-12).

TRACHEOTOMY(기관절개)

Tracheotomy는 막힌 곳 아래를 열기 위해 보통 trachea(기관)를 incision(절개)하는 술기이다. 그 밖에 foreign body(이물)를 제거하기 위해 또는 biopsy specimen(생검검체)을 얻기 위해 tracheotomy를 하기도 한다(그림 3-13A).

Tracheostomy(기관절개)는 trachea에 구멍을 내고 indwelling tube(유치관)를 삽입하는 술기이다. 이 관은 공기가 폐(허파)로 들어가는 데 필요하며, 관이 삽입되어 있어야 bronchus(기관지)에 있는 분비물(점액)을 제거할 수 있다. 일시적으로 tracheostomy를 시술할 때 vocal cord(성대)가 손상되지 않기 위해서는 tracheostomy관을 larynx(후두) 아래로 삽입하도록 극도로 조심해야 한다(그림 3-13B).

ADENOIDS(아데노이드, 인두편도)

Adenoid는 코안과 가까운 pharynx(인두: throat, 목구멍)에 존재하는 작은 lymphatic tissue(림프조직)

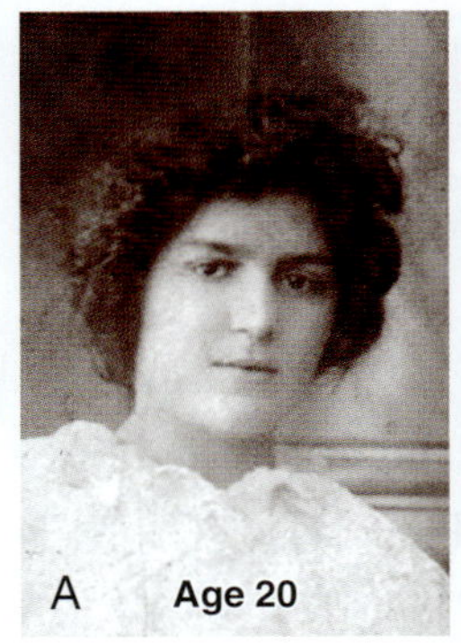

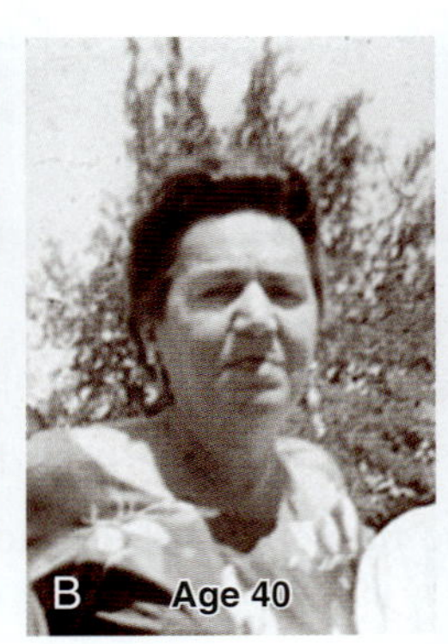

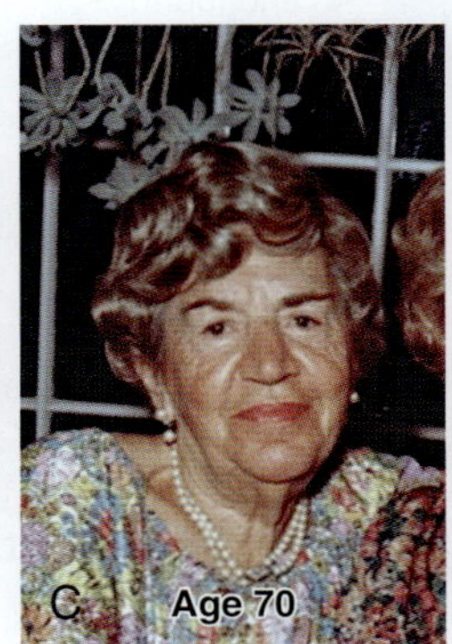

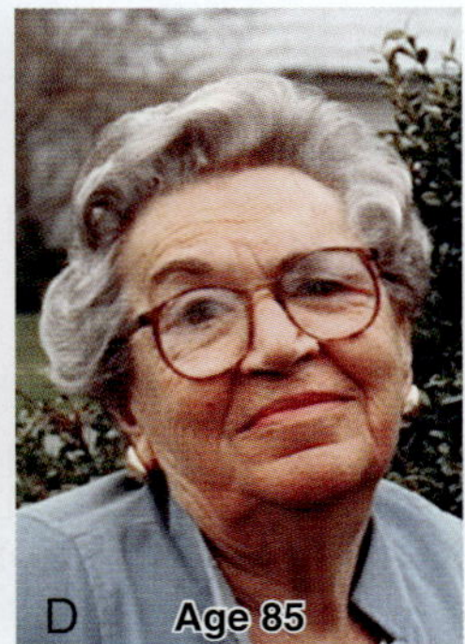

그림 3-11 **Acromegaly**(w). 내 할머니 Bessie Brandwein의 변화된 얼굴 특징을 알아차려라.

3

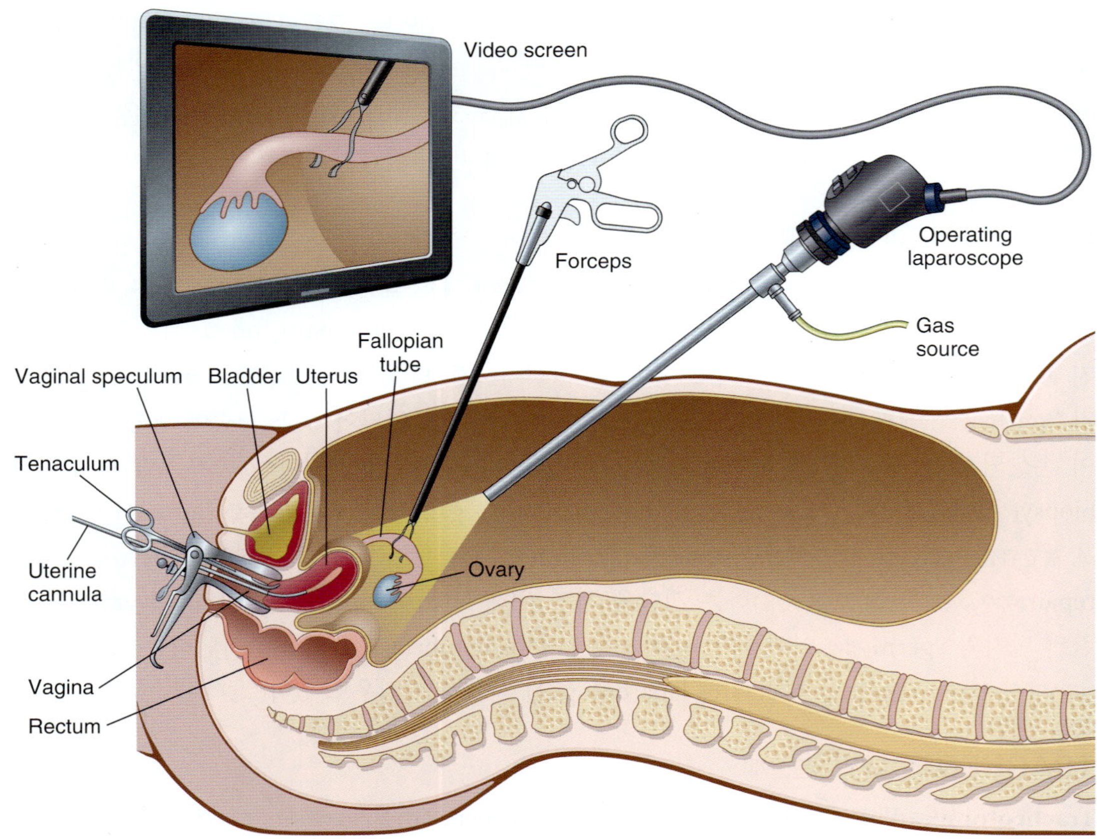

그림 3-12 **Laparoscopy**(복강경술)**를 이용한 tubal ligation**(자궁관묶음). 피임을 목적으로 fallopian tube(자궁관)를 차단하는 수술이다. **Tenaculum**(당기개)을 이용하여 cervix(자궁경부, 자궁목)를 고정시키고, **vaginal speculum**(질경)으로 vagina(질) 속을 벌린 상태이다. **Uterine cannula**(자궁삽입관)는 uterus(자궁)를 다루기 위하여 uterus 속에 삽입한 관이다. Laparoscope(복강경)를 통해 **forceps**(집게, 겸자)를 집어넣어 tissue(조직)를 잡고 움직인다.

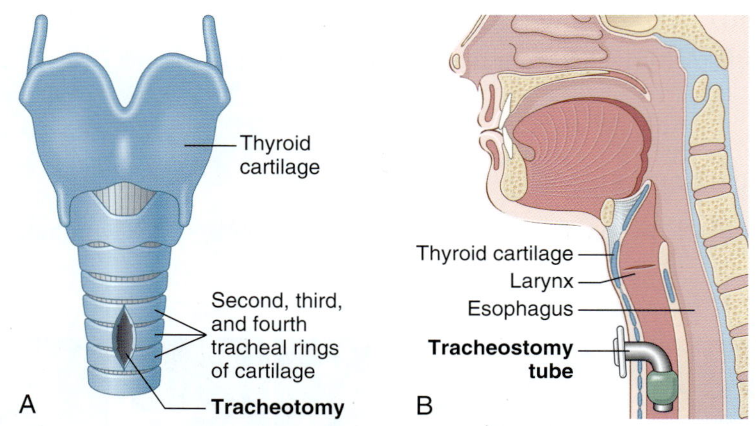

그림 3-13 **A, Tracheotomy**(기관절개). **B, Tracheostomy**(기관절개).

덩이이다. Adenoid는 문자상 의미가 “gland(샘)를 닮은”이지만, 내분비샘도 외분비샘도 아니다. Adenoid가 커지면 코에서 pharynx에 이르는 기도를 막을 수 있어 adenoidectomy(아데노이드절제)를 권하기도 한다. **Tonsil**(편도) 또한 lymphatic tissue이며 위치를 adenoid와 함께 그림 3-14에 표시하였다.

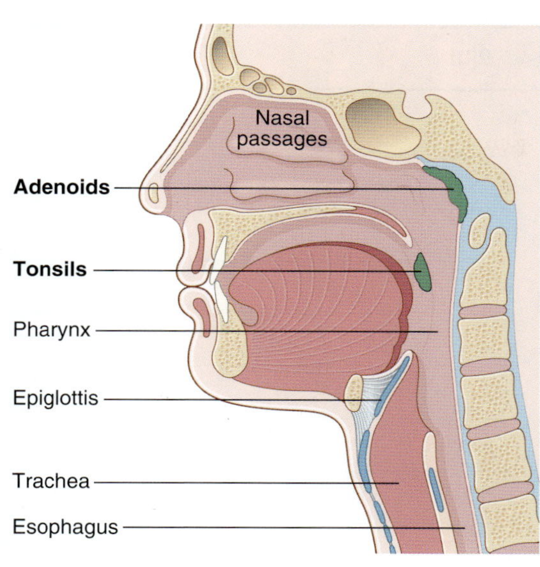

그림 3-14 **Adenoid**(아데노이드, 인두편도)**와 tonsil**(편도). Adenoid와 tonsil은 pharynx(인두: throat, 목구멍)에 있는 lymphatic tissue(림프조직)이다.

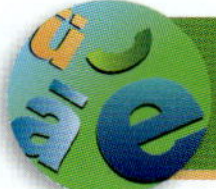

발음

이 장에 나오는 용어들을 얼마나 이해하고 있는지를 스스로 판단하기 위하여 아래 각 용어의 의미를 빈칸에 쓰시오. 그 다음에 의미만을 보고 용어를 적어보기를 바란다. 이때 철자법을 정확히 하라. 대문자는 악센트가 있는 음절을 나타낸다. 각 용어 뒤에 표시된 숫자는 본문에 정의된 또는 사용된 페이지 번호를 가리킨다. 이 페이지를 조사하여 자신이 제대로 알고 있는지를 확인하라.

발음기호 안내

ā: 에이 (예: āpe)	ă: 애 (예: ăpple)
ē: 이- (예: ēven)	ĕ: 에 (예: ĕvery)
ī: 아이 (예: īce)	ĭ: 이 (예: ĭnterest)
ō: 오우 (예: ōpen)	ŏ: 오 (예: pŏt)
ū: 유 (예: ūnit)	ŭ: 어 (예: ŭnder)

3

용어	발음	의미
abdominocentesis (56)	ăb-dŏm-ĭ-nō-sĕn-TĒ-sĭs	
achondroplasia (61)	ā-kŏn-drō-PLĀ-zē-ă	
acromegaly (59)	ăk-rō-MĔG-ă-lē	
acrophobia (60)	ăk-rō-FŌ-bē-ă	
acute (64)	ă-KŪT	
adenoids (64)	ĂD-ĕ-noydz	
adipose (64)	Ă-dĭ-pōs	
agoraphobia (60)	ă-gŏr-ă-FŌ-bē-ă	
amniocentesis (56)	ăm-nē-ō-sĕn-TĒ-sĭs	
anemia (58)	ă-NĒ-mē-ă	
angiogenesis (58)	ăn-jē-ō-JĔN-ĕ-sĭs	

용어	발음	의미
angiography (58)	ăn-jē-ŎG-ră-fē	
angioplasty (61)	ăn-jē-ō-PLĂS-tē	
arteriole (63)	ăr-TĒR-ē-ōl	
arteriosclerosis (61)	ăr-tē-rē-ō-sklĕ-RŌ-sĭs	
arthralgia (56)	ăr-THRĂL-jă	
atrophy (62)	ĂT-rō-fē	
axillary (64)	ĂK-sĭ-lār-ē	
basophil (67)	BĀ-sō-fĭl	
biopsy (60)	BĪ-ŏp-sē	
blepharoptosis (61)	blĕf-ă-rŏp-TŌ-sĭs	
bronchitis (58)	brŏng-KĪ-tĭs	
carcinogenesis (58)	kăr-sĭ-nō-JĔN-ĕ-sĭs	
carcinogenic (64)	kăr-sĭ-nō-JĔN-ik	
cardiac (64)	KĂR-dē-ăk	
cardiomyopathy (60)	kăr-dē-ō-mī-ŎP-ă-thē	
chemotherapy (62)	kē-mō-THĔR-ĕ-pē	
chondromalacia (59)	kŏn-drō-mă-LĀ-shă	
chronic (64)	KRŎN-ĭk	
colostomy (62)	kō-LŎS-tō-mē	
cystocele (56)	SĬS-tō-sēl	
electroencephalogram (58)	ē-lĕk-trō-ĕn-SĔF-ă-lō-grăm	
electroencephalograph (58)	ē-lĕk-trō-ĕn-SĔF-ă-lō-grăf	
electroencephalography (58)	ē-lĕk-trō-ĕn-sĕf-ă-LŎG-ră-fē	
eosinophil (67)	ē-ō-SĬN-ō-fĭl	
erythrocyte (57)	ĕ-RĬTH-rō-sīt	
erythropenia (60)	ĕ-rĭth-rō-PĒ-nē-ă	
esophagus (63)	ĕ-SŎF-ă-gus	
hematoma (59)	hē-mă-TŌ-mă	
hemolysis (59)	hē-MŎL-ĭ-sĭs	
hemostasis (62)	hē-mō-STĀ-sĭs	
hydronephrosis (60)	hī-drō-nĕ-FRŌ-sĭs	

용어	발음	의미
hydrotherapy (62)	hī-drō-THĔR-ă-pē	
hypertrophy (62)	hī-PĔR-trō-fē	
inguinal (64)	ĬNG-wĭ-năl	
ischemia (58)	ĭs-KĒ-mē-ă	
laparoscope (61)	LĂP-ă-rō-skōp	
laparoscopy (61)	lă-pă-RŎS-kō-pē	
laparotomy (62)	lăp-ă-RŎT-ō-mē	
laryngeal (64)	lă-RĬN-jē-ăl *or* lăr-ĭn-JĒ-ăl	
laryngectomy (58)	lăr-ĭn-JĔK-tō-mē	
leukemia (63)	lū-KĒ-mē-ă	
leukocyte (57)	LOO-kō-sīt	
leukocytosis (60)	loo-kō-sī-TŌ-sĭs	
lymphocyte (67)	LĬM-fō-sīt	
mammogram (58)	MĂM-mō-grăm	
mastectomy (58)	măs-TĔK-tō-mē	
metastasis (61)	mĕ-TĂS-tă-sĭs	
monocyte (67)	MŎN-ō-sīt	
morphology (59)	mŏr-FŎL-ō-jē	
mucoid (64)	MŪ-koyd	
mucous membrane (64)	MŪ-kŭs MĔM-brān	
mucus (63)	MŪ-kŭs	
myalgia (56)	mī-ĂL-jă	
myelitis (58)	MĪ-ĕ-LĪ-tĭs	
myeloma (59)	mī-ĕ-LŌ-mă	
myoma (59)	mī-Ō-mă	
myosarcoma (59)	mī-ō-săr-KŌ-mă	
necropsy (60)	NĔ-krŏp-sē	
necrosis (60)	nĕ-KRŌ-sĭs	
necrotic (64)	nĕ-KRŎT-ĭk	
nephrologist (63)	nĕ-FRŎL-ō-jĭst	
nephropathy (63)	nĕ-FRŎP-ă-thē	

3

용어	발음	의미
neuralgia (56)	nū-RĂL-jă	
neutropenia (60)	nū-trō-PĒ-nē-ă	
neutrophil (67)	NOO-trō-fĭl	
ophthalmology (59)	ŏf-thăl-MŎL-ō-jē	
osteogenic (64)	ŏs-tē-ō-JĔN-ĭk	
osteomalacia (59)	ŏs-tē-ō-mă-LĀ-shă	
otalgia (56)	ō-TĂL-jă	
paracentesis (56)	pă-ră-cĕn-TĒ-sĭs	
pathogenesis (58)	păth-ō-JĔN-ĕ-sĭs	
pathologic (64)	păth-ō-LŎJ-ĭk	
pericardium (63)	pĕr-ē-KĂR-dē-ŭm	
peritoneal (64)	pĕr-ĭ-tō-NĒ-ăl	
phlebotomy (62)	flĕ-BŎT-ō-mē	
platelet (67)	PLĀT-lĕt	
pleural (64)	PLŬR-ăl	
pleurodynia (57)	plūr-ō-DĬN-ē-ă	
pneumonia (63)	noo-MŌN-yă	
polymorphonuclear leukocyte (67)	pŏl-ē-mŏr-fō-NŪ-klē-ăr LU-kō-sīt	
ptosis (61)	TŌ-sĭs	
pulmonary (64)	PŪL-mō-nā-rē	
radiographer (63)	rā-dē-ŎG-ră-fĕr	
radiotherapy (62)	rā-dē-ō-THĔR-ă-pē	
rectocele (56)	RĔK-tō-sēl	
rhinorrhea (61)	rī-nō-RĒ-ă	
splenomegaly (59)	splē-nō-MĔG-ă-lē	
staphylococci (57)	stăf-ĭ-lō-KŎK-sī	
streptococcus (57)	strĕp-tō-KŎK-ŭs	
thoracentesis (56)	thō-ră-sĕn-TĒ-sĭs	
thrombocyte (57)	THRŌM-bō-sīt	
thrombocytopenia (60)	thrŏm-bō-sī-tō-PĒ-nē-ă	

용어	발음	의미
thrombophlebitis (58)	thrŏm-bō-flĕ-BĪ-tĭs	
tonsillar (64)	TŎN-sĭ-lăr	
tonsillitis (58)	tŏn-sĭ-LĪ-tĭs	
tracheostomy (62)	trā-kē-ŎS-tō-mē	
tracheotomy (62)	trā-kē-ŎT-ō-mē	
venule (63)	VĔN-ūl	

CHAPTER

4

접두사

Prefixes

번역: 장인엽

단원 구성

단원 학습목표

- 의학용어에서 사용되는 기본적 접두사를 정의한다.
- 접두사와 기타 어소가 합쳐진 의학용어를 분석한다.
- Antigen-antibody reaction(항원-항체 반응)의 한 예로서 Rh condition(Rh 질환)에 관해 공부한다.

서론

4장은 접두사를 다루며, 접미사를 다룬 3장과 마찬가지로 학생으로 하여금 용어분석을 연습하게 하고 앞으로 배울 인체의 계통별 용어를 공부하는 데 사용될 기초지식을 제공한다.

목록에 포함된 연결형, 접미사, 의미를 공부하면 이 장의 나머지 부분에 나올 용어를 분석하는 데 도움이 된다. 이해를 넓히는 데 도움을 주기 위해, 88쪽에 시작되는 **자세히 살펴보기**까지 공부하면 이 용어들에 대한 보다 자세한 지식을 얻을 수 있다.

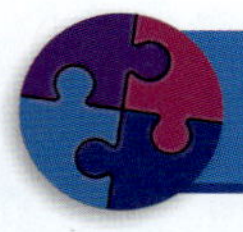

연결형과 접미사

연결형

연결형	의미	연결형	의미
carp/o	wrist bone(손목뼈)	**pub/o**	pubis(두덩뼈, 치골); 골반을 이루는 hipbone(볼기뼈)의 앞부분
cis/o	자르다		
cost/o	rib(갈비뼈, 늑골)	**seps/o**	infection(감염)
cutane/o	skin(피부)	**somn/o**	수면
dactyl/o	손가락, 발가락	**son/o**	소리
duct/o	이끌다, 운반하다	**the/o**	두다, 위치하다
flex/o	굽히다	**thel/o, theli/o**	nipple(젖꼭지, 유두)
gloss/o	tongue(혀)	**thyr/o**	방패; thyroid gland(갑상샘, 갑상선)의 모양이 방패(甲)를 닮았다(-oid는 닮았다는 의미)
glyc/o	sugar(당)		
immun/o	보호		
morph/o	모양, 형태		
mort/o	죽음	**top/o**	장소, 위치
nat/i	출생	**tox/o**	poison(독)
norm/o	표준, 질서	**trache/o**	trachea(기관), 숨통
ox/o	oxygen(산소)	**urethr/o**	urethra(요도)

접미사

다음 접미사들은 이 장에서 접두사와 함께 쓰인다. 그중 일부는 어근을 포함한 복합접미사이다. 접미사 -pnea로 예를 들면, 호흡을 의미하는 어근 pne와 상태를 의미하는 맨끝 접미사 -a들이 포함되어 있다.

접미사	의미	접미사	의미
-blast	embryonic(배아-), immature(미숙-)	**-partum**	출산, 분만
-crine	분비하다	**-phoria**	마음에 지니다; 느낌 (정신상태)
-drome	달리다		
-fusion	합치다, 붓다	**-physis**	자라다
-gen	만드는 물질	**-plasia**	발생, 형성, 성장
-lapse	미끄러지다, 떨어지다, 가라앉다	**-plasm**	구조, 형질
		-pnea	호흡
-lysis	분해, 분리, 느슨하게 함	**-ptosis**	처짐, 가라앉음
-meter	측정하다	**-rrhea**	흐름, 방출
-mission	보내다	**-stasis**	정체, 조절
-or	-하는 사람	**-trophy**	육성, 발생
-oxia	oxygen(산소)		

4

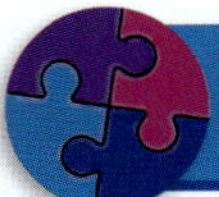

접두사와 용어

빈칸에 용어의 의미를 기입하라.

접두사	의미	용어	의미
a-, an-	아닌, 없는	**a**pnea(무호흡)	______
		anoxia(무산소증)	______
ab-	-에서 멀리 떨어진	**ab**normal(이상-, 비정상-)	______
		abductor(벌림근, 외전근) 팔다리를 몸통에서 **멀리** 밀어내는 근육. **힌트**: *a*와 *b*가 서로 멀리 다른 곳을 보고 있다고 기억하면 편리하다.	______

접두사	의미	용어	의미
ad-	-를 향해	**ad**ductor(모음근, 내전근) 팔다리를 몸통 **쪽으로** 당기는 근육 힌트: *d*가 *a*를 보고 있다고 기억하면 편리하다.	______
		adrenal gland(부신, 콩팥위샘) 이 분비샘은 좌우 *kidney*(콩팥, 신장) 위에 각각 놓여 있다. 그림 *4-1* 참조.	
ana-	위로, 분리하여	**ana**bolism(합성대사, 동화)	______
		analysis(분석, 검사) *Urinalysis*(소변검사, 요검사; *urin/o + [an]alysis*)는 진단에 도움을 주기 위해 검사실에서 소변을 분석하는 것이다. 이 용어에서 *-lysis*는 분리를 뜻한다.	______
ante-	앞, 앞으로	**ante** cibum(식전) *cibum*은 식사를 의미한다. *a.c.*는 처방전에 표시하는 약어로, 식사하기 전이라는 뜻이다. *p.c.(post cibum)*는 식사 후라는 뜻이라는 것을 쉽게 이해할 수 있을 것이다.	______
		anteflexion(자궁전굴, 자궁앞굽음)	______
		antepartum(분만전-, 산전-)	______

4

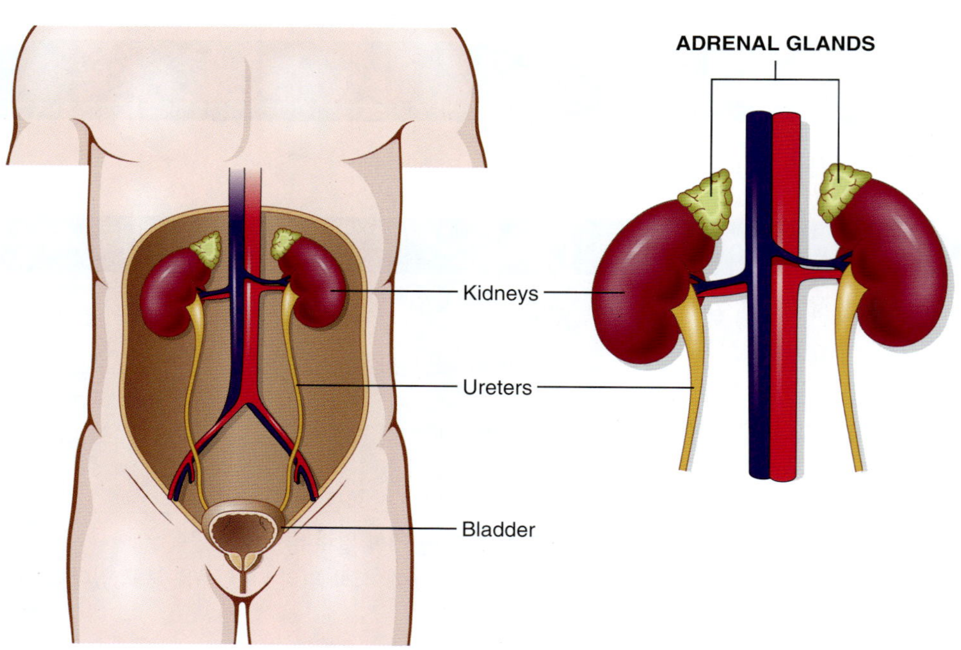

그림 4-1 **Adrenal gland**(부신, 콩팥위샘). Adrenal gland는 좌우 kidney(콩팥, 신장) 위에 각각 위치한 endocrine gland(내분비샘)이다. 부신에서 분비되는 호르몬 중 하나가 adrenaline(아드레날린; epinephrine, 에피네프린)이다. Adrenaline은 기관지를 확장시키고, 심장을 빨리 수축하게 하며, 혈압을 올린다.

접두사	의미	용어	의미
anti-	-에 대항하여	**anti**biotic(항생제)	________ *Antibiotics*은 미생물을 파괴하거나 그 성장을 억제한다. *Penicillin*(페니실린)은 곰팡이에서 추출한 최초의 항생제로, *1940*년대까지 광범위하게 사용되었다. *2015*년 초반에 *teixobactin*이라는 새로운 항생제가 개발되었는데 항생제내성을 보이는 세균성 감염에 효과적이다.
		antibody(항체)	________ 이물질인 항원에 대항하여 생산된 단백질.
		antigen(항원)	________ 이 용어에서 *anti-*는 *antibody*(항체)를 의미한다. *Antigen*은 항체 생산(*-gen*)을 유발하는 물질로, 세균이나 바이러스에서 유래하는 경우가 많다. *88*쪽 **자세히 살펴보기: 항원과 항체** 참조.
		antisepsis(방부)	________ *Antiseptic substance*(방부제; *-sis*가 형용사형인 *-tic*으로 바뀌었음)은 감염에 대항하여 싸우는 물질을 뜻한다.
		antitoxin(항독소)	________ *Antitoxin*은 항체의 일종으로, 동물(말 등)에서 채취하는 경우가 많으며, *toxin*(독소)에 대항하여 작용한다. 대표적 예로는 *tetanus antitoxin*(파상풍 항독소)이 있다. *Tetanus*(파상풍)는 신경계통을 침범하는 급성 세균성 감염이다.
auto-	자신	**auto**immune disease(자가면역질환)	________
bi-	둘	**bi**furcation(갈림, 분기)	________ 두 *branch*(가지)로 갈라지는 정상 과정. *Trachea*(기관)가 *bifurcation*되어 좌우 *bronchus*(기관지)를 이룬다. *Furc*는 갈라짐 또는 분리를 뜻한다.
		bilateral(양측-, 양쪽-)	________
brady-	느린	**brady**cardia(느린맥, 서맥)	________ 대개 분당 *60*회 미만의 *pulse*(맥박); 느린 *heart rate*(심장박동수). *Tachycardia*(*tachy-*는 빠름을 의미, 빠른맥, 빈맥) 는 대개 분당 *100*회 이상의 맥박.
cata-	아래로	**cata**bolism(분해대사)	________
con-	함께	**con**genital anomaly(선천이상, 선천기형)	*89*쪽 **자세히 살펴보기: 선천이상** 참조.

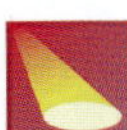

Anti-와 Ante-

이 두 접두사를 혼동하지 않도록 주의하라. 발음도 다르니 특히 주의해야 한다. **Anti-**는 [ăn-tī]로, **ante-**는 [ăn-tē]로 발음한다.

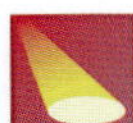

Autoimmune Disease(자가면역질환)

Autoimmune disease는 자신의 정상 세포와 조직에 대한 항체를 생산하여, inflammation(염증)과 injury(손상)를 유발하는 질환이다. 자가면역질환의 예를 들어보면, 관절을 침범하는 **rheumatoid arthritis**(류마티스관절염), 소화관을 침범하는 **celiac disease**(복강병, 복강질환), 갑상샘을 침범하는 **Graves disease**(그레이브스병, 바세도우병) 등이 있다.

접두사	의미	용어	의미
		connective(결합-, 연결-) *Nect*는 묶다 또는 결합하다를 의미한다. *Connective tissue*(결합조직)는 인체의 다른 조직이나 부분들을 지지하고 연결한다. 뼈, 연골, 섬유조직 등이 *connective tissue*에 속한다.	___
contra-	-에 대항하여, 반대의	**contra**indication(금기) 이 용어에서 *contra*-는 -에 대항하여라는 뜻이다.	___
		contralateral(반대쪽-, 맞은편-) 이 용어에서 *contra*-는 반대를 의미한다. 오른쪽 뇌를 침범하는 뇌졸증은 **반대쪽** 팔다리 마비(***contralateral** paralysis*)를 초래한다. *Contralateral*의 반대 의미는 ***ipsilateral***(같은쪽, 동측; *ipsi*-는 같은, 동측을 의미한다)이다.	___
de-	아래로, 부족한	**de**hydration(탈수)	___
dia-	-을 통한, 완전한	**dia**meter(지름, 직경, 거리)	___
		diarrhea(설사)	___
		dialysis(투석) *Dialysis*는 문자상으로 완전한(*dia-*) 분리(*-lysis*)를 뜻한다. ***Hemodialysis***(혈액투석)는 *kidney*(콩팥)가 더 이상 기능을 수행할 수 없을 때 기계(인공콩팥)를 이용하여 혈액에 있는 노폐물을 제거하는 치료법이다. *Hemodialysis* 설명은 *175*쪽 그림 *7-15*를 참조하라.	___
dys-	나쁜, 아픈, 힘든, 비정상	**dys**pnea(호흡곤란) 주된 원인은 호흡기나 심장 질환, 격렬한 운동, 불안 등이다.	___
		dysentery(이질)	___
		dysplasia(형성이상)	___

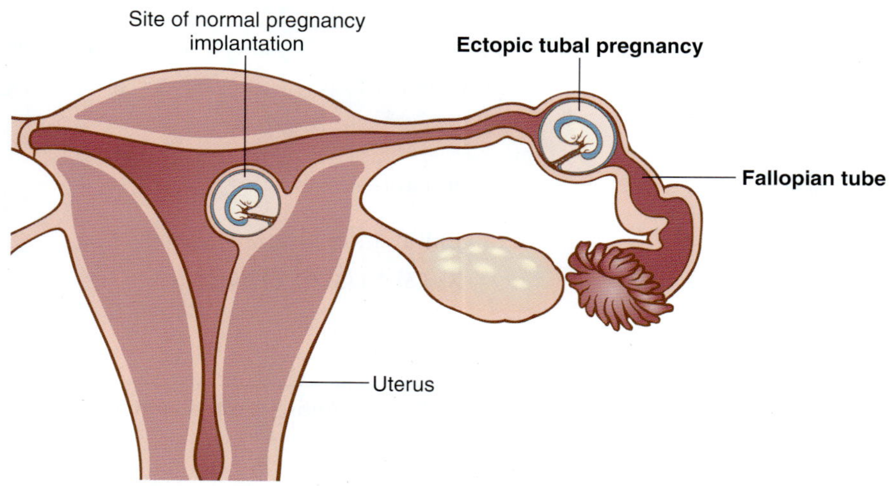

그림 4-2 **Ectopic pregnancy**(자궁외임신). 정상적으로 착상이 일어나는 곳은 uterus(자궁)의 윗부분이다. 자궁외임신은 **fallopian tube**(자궁관)에 가장 흔하게 발생되는데[이런 경우 tubal pregnancy(자궁관임신)이라 한다], 이 경우 태아는 죽게 된다. 보통 수술로 자궁외임신조직들을 제거해야 한다. 지궁관수술은 자궁관에 손상을 입혀, 그 흉터(scar)로 인해 향후 임신장애를 초래할 수 있다.

접두사	의미	용어	의미
ec-	바깥, 바깥쪽	**ec**topic pregnancy(자궁외임신)	________ *Ectopic*은 제자리를 벗어났다는 뜻이며, 명사인 "*pregnancy*"(임신)를 꾸미는 형용사이다. 그림 *4-2* 참조.
endo-	속, 안	**endo**cardium(심장속막, 심내막)	________
		endoscope(내시경)	________
		endotracheal(기관내-, 기관경유-)	________ 입안을 거쳐 *trachea*(기관) 속으로 삽입하는 *endotracheal tube*(기관내관)를 이용하여 산소를 공급하고 전신마취를 시행한다.
epi-	-의 표면에, 위(上)	**epi**thelium(상피)	________
eu-	좋은, 정상	**eu**phoria(이상행복감, 다행감)	________ 행복감.
		euthyroid(정상갑상샘-)	________ 정상적인 *thyroid gland*(갑상샘)의 기능.
ex-	바깥, -에서 멀리 떨어진	**ex**ophthalmos(안구돌출증)	________ 갑상샘이 커지고 지나치게 활발하게 작용하기 때문에 일어나는 안구의 돌출; *proptosis*(눈알돌출, 안구돌출, 돌출; *pro-* = 앞으로, *-ptosis* = 탈출)라고도 불린다.
hemi-	절반	**hemi**glossectomy(반쪽혀절제)	________
hyper-	지나친, 위의	**hyper**glycemia(고혈당증)	________ *Diabetes mellitus*(당뇨병)의 *sign*(징후) 이다. 인슐린이 부족하거나(제*1*형 당뇨병), 제대로 작용하지 못하면(제*2*형 당뇨병) 혈당이 높아진다.
		hyperplasia(과다형성, 증식)	________ 세포 수의 증가. *Hyperplasia*는 종양이 성장할 때 나타나는 특징이다.
		hypertrophy(비대)	________ 각 세포의 크기 증가. 근육, 심장, 콩팥 등에 부하가 증가하면 그 세포가 *hypertrophy*된다.
hypo-	부족한, 아래	**hypo**dermic injection(피하주사, 피부밑주사)	________
		hypoglycemia(저혈당증)	________
in-	아닌	**in**somniac(불면증환자)	________
in-	속으로, 속	**in**cision(절개)	________

Sign(징후)**과 Symptom**(증상)

Sign(징후)은 **검사자가 인지할 수 있는 객관적 소견**으로, 그 예로는 fever(열), rash(발진), 비정상 blood cell count(혈구계산) 등이 있다. **Symptom**(증상)은 **환자가 감지하는 주관적 변화**로, '일어나는 것'이라는 뜻의 그리스어인 **symptoma**에서 유래했다. Symptom의 예로는 appetite(식욕) 감퇴나 abdominal pain(복통, 배앓이)이나 fatigue(피로) 등이 있다. Sign과 symptom은 모두 diabetes mellitus(당뇨병) 같은 질병을 진단하는 데 유용한 단서가 된다.

접두사	의미	용어	의미
infra-	아래, 밑	**infra**costal(갈비아래-)	
inter-	사이	**inter**costal(갈비사이-, 늑간-) *Intercostal muscle*(갈비사이근, 늑간근)은 이웃한 두 *rib*(갈비뼈, 늑골) 사이를 잇는 근육이다.	
intra-	속으로, 속	**intra**venous(정맥내-)	
macro-	큰	**macro**cephaly(큰머리증) *Congenital anomaly*(선천이상)의 일종이다.	
mal-	나쁜	**mal**aise(병감, 불쾌감) 프랑스어 *malaise*에서 유래. 몸이 불편하다는 막연한 느낌을 뜻한다. 종종 질환의 시작을 의미하는 증상이다.	
		malignant(악성-) 라틴어 *ignis*는 *fire*(불)를 의미한다. ***Benign*** *tumor*(양성종양)는 암이 아니며(*ben-* = 좋은), ***malignant*** *tumor*(악성종양)는 암이다.	
meta-	너머, 변화	**meta**carpal bone(손허리뼈, 중수골) *Wrist*(*carpal*) *bone*(손목뼈)보다는 너머에 있지만 *phalanges*(손가락뼈)보다는 몸쪽에 있는 다섯 개의 뼈.	
		metamorphosis(탈바꿈, 변형, 변태) 이 용어에서 *meta*-는 변화를 뜻한다. 번데기에서 나비로 바뀌는 변화가 *metamorphosis*이다. 미성숙 상태인 *embryonic stem cell*(배아줄기세포)들은 (*metamorphosis*를 거쳐) 여러 유형의 성숙 세포가 된다.	
		metastasis(전이) *Meta* = 너머, *-stasis* = 통제 또는 정지의 뜻. *Metastasis*란 다른 곳으로 전파된 암을 뜻한다.	
micro-	작은	**micro**scope(현미경)	
neo-	새로운	**neo**natal(신생아-) *Neonatal period*(신생아기)는 출생 후 28일까지의 기간이다.	
		neoplasm(신생물) *Neoplasm*은 양성 또는 악성일 수 있다.	
pan-	모든	**pan**cytopenia(범혈구감소증) *Erythrocyte*(적혈구), *leukocyte*(백혈구), *thrombocyte*(혈소판)의 결핍.	
para-	비정상, 옆, 근처	**para**lysis(마비) 신경과 근육 사이의 연결이 비정상적으로 차단된다. '분리하다, 한쪽에서 헐거워지다'를 의미하는 그리스어 *paralusis*에서 유래. 신체의 한쪽에서 운동이 상실됨을 뜻한다. *Stroke*(뇌졸중) 환자에서 나타난다.	

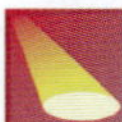

Intra-, Inter-, Infra-

세 접두사를 혼동하지 않도록 주의하라. **Intra**-는 속을, **inter**-는 사이를 , **infra**-는 아래 또는 밑을 각각 의미한다.

접두사	의미	용어	의미
		parathyroid gland(부갑상샘) *Para*-는 옆을 뜻한다. *Parathyroid gland*는 *thyroid gland*(갑상샘) 뒤에 대개 4개가 있다. 부갑상샘은 혈액과 조직의 칼슘 농도를 조절하는 호르몬을 분비한다.	______
per-	-를 통한	**per**cutaneous(피부경유-, 경피-)	______
peri-	둘러싸는	**peri**cardium(심장막, 심낭)	______
poly-	수나 양이 많은	**poly**morphonuclear(다형핵-, 여러모양핵-)	______
		polyneuritis(다신경염 , 다발신경염)	______
post-	뒤	**post**mortem(사후-)	______
		postpartum(분만후-)	______
pre-	이전, 앞	**pre**cancerous(전암-, 풋암-)	______
		prenatal(출생전-)	______
pro-	앞, 앞으로	**pro**drome(전구, 전구증상) *Chickenpox*(수두) 같은 실제 병이 일어나기 전에 *rash*(발진), 열 등의 ***pro-dromal*** *symptom*(전구증상)이 나타나서 병이 시작함을 알린다. 실제 두통이 시작되기 전 편두통 전구증상은 기분의 변화, 피로, 섬광(*flash of lights*), 근육경직 등과 동반될수 있다.	______
		prolapse(탈출, 탈출증) 접미사 *-lapse*는 미끄러짐, 기울어짐 또는 떨어짐을 의미한다. 그림 4-3 참조.	______
pros-	앞, 앞으로	**pros**thesis(인공 삽입물, 보철, 보형물) 인공다리(의족)은 *prosthesis*이다. 그림 4-4는 *Amy Palmiero-Winters*라는 여성이 의족을 착용하고 달리기하는 사진이다.	______
re-	뒤, 다시	**re**lapse(재발) 회복된 듯 싶은 후에 병이나 그 징후 및 증상이 다시 나타난다.	______
		remission(완화, 관해) 증상이 경감되고 환자의 기분이 좋아진다. *Remission*은 저절로 또는 치료의 결과로 일어날 수 있다. 때로는 영구적인 *remission*은 완치를 의미하기도 한다.	______
		recombinant DNA(재조합 DNA) 유전공학 분야에서 *recombinant DNA* 기법을 사용한다. 91쪽 **자세히 살펴보기: *Recombinant DNA*** 참조.	______
retro-	뒤, 뒤로	**retro**peritoneal(복막뒤-, 후복막-)	______

FIRST-DEGREE PROLAPSE

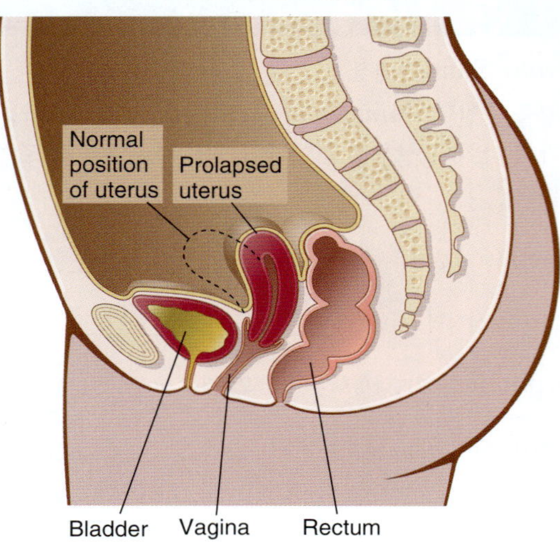

SECOND-DEGREE PROLAPSE

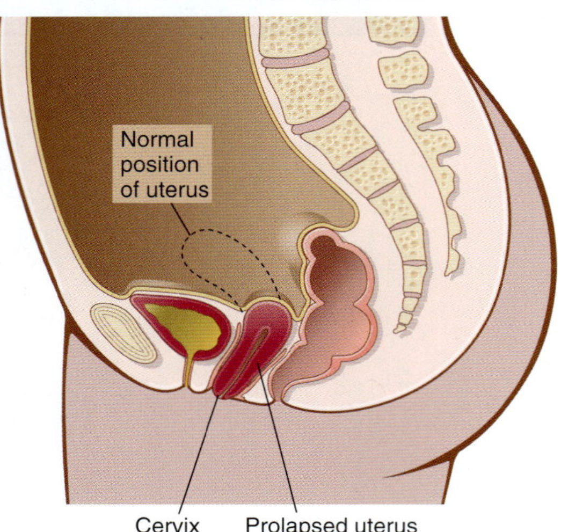

그림 4-3 **Prolapse of uterus**(자궁탈출). **First-degree prolapse**(1도 탈출)는 uterus가 vaginal canal(질관) 속으로 내려온 것이다. **Second-degree prolapse**(2도 탈출)는 body of uterus(자궁몸통)가 vagina(질) 속에 있지만 cervix(자궁목)는 vaginal orifice(질구멍) 바깥으로 돌출된 것이다. 그림에는 표시하지 않았지만 **third-degree prolapse**(3도 탈출)는 전체 uterus가 vaginal orifice 밖으로 영구히 돌출된 것이다. 이 환자에게는 타원형 지지물인 플라스틱 pessary(페서리, 질좌제)를 vagina 속에 삽입하여 uterus를 제자리에 유지하는 치료를 할 수 있다. Uterus를 제거하는 hysterectomy(자궁절제)가 필요한 환자도 있다.

4

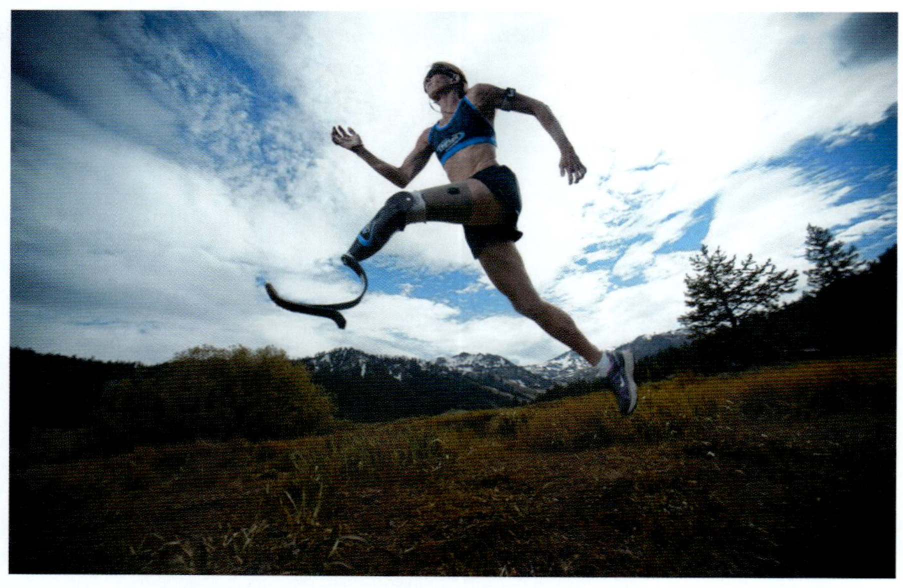

그림 4-4 **Prosthesis**(인공삽입물). Amy Palmiero-Winters는 의족을 착용하고 Badwater 135를 완주한 최초의 여성이다. Badwater 135는 캘리포니아 Death Valley의 Badwater에서 시작하여 Whitney 산까지 135마일에 이르는 경주이다.

접두사	의미	용어	의미
		retroflexion(뒤굽이, 후굴) *Uterus*(자궁) 등의 장기가 뒤로 굽는 경우와 같은 장기의 비정상적 위치.	______
sub-	밑	**sub**cutaneous(피부밑-, 피하-)	______

접두사	의미	용어	의미
supra-	위	**supra**pubic(두덩위-, 치골위-) ______	*Pubis*(두덩뼈, 치골)는 골반을 이루는 *hip bone*(볼기뼈, 관골)의 앞부분이다. *Pubis*는 그림 *4-6*에 있다.
syn-, sym-	함께, 같이	**syn**dactyly(가락붙음증, 합지증) ______	그림 *4-5* 참조.
		synthesis(합성, 생성; 접합) ______	단백질의 *synthesis*는 단순한 *amino acid*(아미노산)를 재료로 삼아 복잡한 구조의 단백질을 만드는 과정이다.
		syndrome(증후군) ______	*91*쪽 **자세히 살펴보기:** ***Syndromes*** 참조.
		symbiosis(공생) ______	다음 글자가 ***b, m, p***이면 ***syn-***이 ***sym-***으로 바뀐다. **힌트**: *Symptom*을 중요한 예로 들 수 있다. 철자에 주의하고 *symptom*의 ***p***를 잊지 마시오.
		symmetry(대칭) ______	신체의 한쪽이 반대쪽과 동일함. *Asymmetry*(비대칭)란 무엇인가?
		symphysis(결합, 섬유연골결합) ______	*symphysis*(섬유연골결합)는 관절의 일종으로 뼈 표면들이 섬유연골(*fibrocartilage*)에 의해 단단히 결합된 상태이다. 그림 *4-6* 참조.

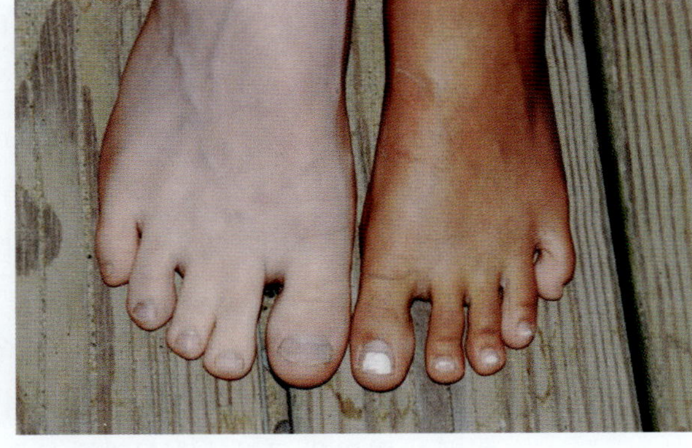

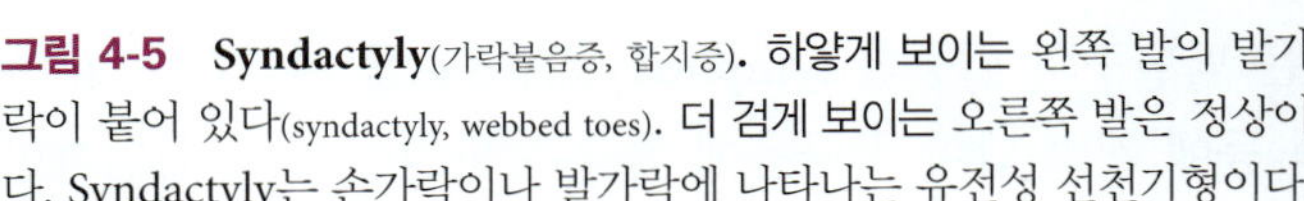

그림 4-5 **Syndactyly**(가락붙음증, 합지증). 하얗게 보이는 왼쪽 발의 발가락이 붙어 있다(syndactyly, webbed toes). 더 검게 보이는 오른쪽 발은 정상이다. Syndactyly는 손가락이나 발가락에 나타나는 유전성 선천기형이다.

Symbiosis(공생)

Symbiosis는 두 생명체가 서로 밀접하게 연관되어 살아가는 것을 뜻하며, 서로에게 도움이 되는 수도 있지만 그렇지 않을 수도 있다.

- 사람의 digestive tract(소화관)에서 정상적으로 살고 있는 세균들은 창자의 속면을 덮고 있는 세포들과 symbiosis 관계를 유지한다.
- Tapeworm(촌충)과 flea(벼룩) 등을 포함한 parasite(기생충)는 다른 생명체에 기생하며, 숙주에 해로운 영향을 준다.

정신의학에서의 symbiosis는 서로 감정적으로 의존하는 두 사람 사이의 관계를 지칭한다.

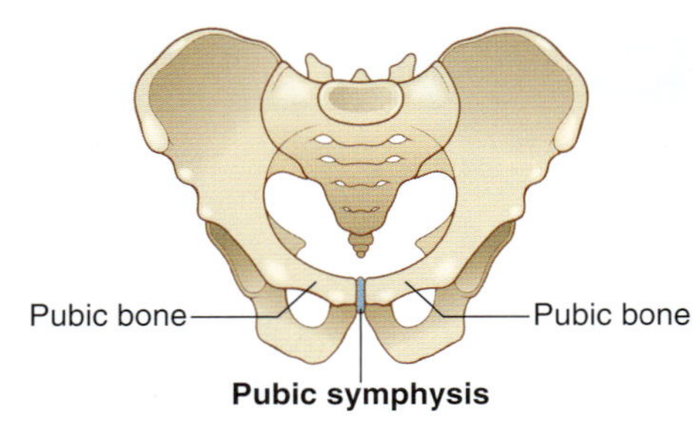

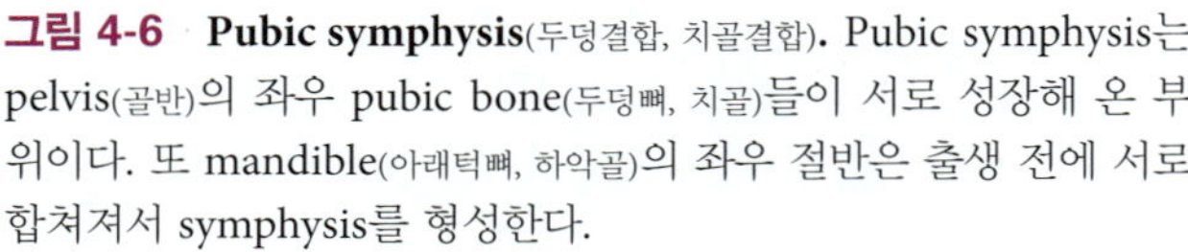
그림 4-6 Pubic symphysis(두덩결합, 치골결합). Pubic symphysis는 pelvis(골반)의 좌우 pubic bone(두덩뼈, 치골)들이 서로 성장해 온 부위이다. 또 mandible(아래턱뼈, 하악골)의 좌우 절반은 출생 전에 서로 합쳐져서 symphysis를 형성한다.

접두사	의미	용어	의미
tachy-	빠른	**tachy**pnea(빠른호흡, 빈호흡) (tă-KĬP-nē-ă)	________________
trans-	가로질러, -을 통한	**trans**fusion(수혈) 한 사람의 혈액이나 혈액성분을 다른 사람에게 전달하는 과정.	________________
		transurethral(요도경유-) *91*쪽 **자세히 살펴보기:** ***Transurethral Resection of the Prostate Gland*** 참조.	________________
ultra-	너머, 지나친	**ultra**sonography(초음파촬영술) *92*쪽 **자세히 살펴보기:** ***Ultrasonography*** 참조.	________________
uni-	하나	**uni**lateral(한쪽-, 편측-)	________________

4

자세히 살펴보기

ANTIGEN(항원)과 ANTIBODY(항체); Rh CONDTION(Rh 질환)

Antigen(항원)은 대개 독소, 바이러스, 세균 등과 같이 외부에서 들어온 물질이나 생명체이며, **antibody**(항체) 생산을 자극한다. Antibody는 외부 항원이 침입하면 백혈구가 반응하여 생산한 단백질이다. 예를 들어 항원인 독감 바이러스가 체내로 들어오면 혈액 속에 항체가 생산된다. 이 항체는 독감 바이러스에 부착하여 결국 파괴한다. 항원과 항체 사이의 반응을 **immune response**(면역반응; immun/o는 보호를 뜻함)이라 부른다(그림 4-7 참조). **Vaccine**(백신)에는 죽거나 약화된 antigen(항원)이 들어 있다. 이 항원은 백혈구의 일종인 lymphocyte(림프구)를 자극하여 antibody(항체)를 만들게 한다. 항체는 혈액 등에 계속 남아서 다음에 똑같은 항원이 다시 침입하면 항체가 항원을 공격하여 인체를 보호한다.

항원-항체 반응의 또 다른 예가 소위 Rh condition(Rh 질환)이다. Rh 양성(Rh$^+$) RBC(적혈구)의 표면에는 Rh 항원이 존재한다. 이 특이 항원은 태어날 때부터 갖고 있는 것이며, 비정상이 아니다. Rh 음성(Rh$^-$)인 사람들 역시 정상 적혈구를 갖고 있지만 적혈구의 표면에 Rh 항원이 없다.

Rh 음성인 여성과 Rh 양성인 남성 사이에 수태된 embryo(배아)는 Rh 양성일 수도 있고 음성일 수도 있다. 만일 배아가 Rh 양성이라면 위험한 상황이 초래되기도 한다(산모와 배아의 Rh 혈액형이 다르기 때문이다). 첫 아기를 출산하는 과정에서 아기의 Rh 양성 적혈구가 산모의 혈류로 들

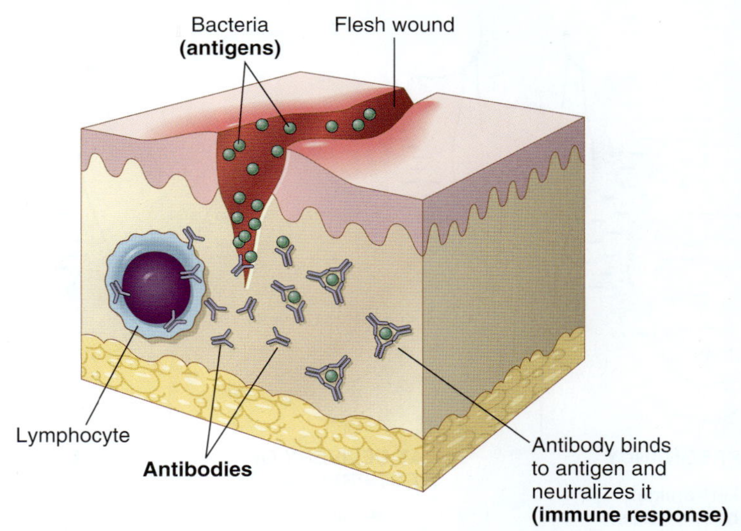

그림 4-7 **Immune response**(면역반응). 조직 상처를 통해 항원(세균)이 침입하면 항체가 생산되고 항원을 파괴시킨다.

어가는 수가 있다. 그 결과 어머니에 sensitization(민감, 감작) 반응이 일어나서 어머니가 Rh 항원에 대한 항체를 소량 생산하게 된다. 이 반응은 출산 과정에서 일어나기 때문에 첫 아기는 대개 영향을 받지 않고 정상 출산된다. 그 밖에 낙태 또는 유산을 하거나 Rh 양성 혈액을 수혈할 때 sensitization이 일어날 수 있다.

문제는 두 번째 Rh 양성 배아를 임신할 때 일어난다. 첫 임신 때 산모에서 만들어졌던, Rh 항원에 대한 항체가 Rh 양성인 배아의 혈류로 들어간다. 이 항체가 배아의 Rh 양성 적혈구를 공격하여 파괴한다. 배아는 적혈구 손실을 보상하기 위하여 새로운 적혈구를 많이 만들지만, 미성숙 적혈구인 erythroblast(적혈구모세포, 적혈모구; 모세포 = 미성숙세포)가 만들어진다. 결국 아기는 **hemolytic disease of newborn**(HDN, 신생아용혈병), 즉 **erythroblastosis fetalis**(태아적혈모구증)를 갖고 태어나게 된다.

HDN의 징후 중 하나가 **jaundice**(황달), 즉 피부가 노랗게 변색되는 것이다. Jaundice가 일어난 이유는 적혈구가 너무 많이 파괴되었기 때문이다. 적혈구 파괴, 즉 hemolysis(용혈)가 일어나면 적혈구에 들어 있던 hemoglobin(혈색소)으로부터 색소의 일종인 **bilirubin**(빌리루빈)이 많이 만들어진다. 핏속에 bilirubin이 높은 농도로 존재하는 hyperbilirubinemia(고빌리루빈혈증) 상태가 되면 jaundice가 생긴다. Bilirubin은 농도가 높으면 신생아의 뇌세포를 손상시킬 수 있으므로 아기에게 밝은 빛을 쪼이는 치료인 phototherapy(광선요법)를 시행하여 손상을 방지한다. 빛을 받은 bilirubin은 분해되어 결국 몸 밖으로 배설된다.

Rh 음성인 여성이 Rh 양성 아기를 분만하거나 유산할 때마다 72시간 이내에 산모에게 Rh immunoglobulin(Rh 면역글로불린)을 주사하는 치료를 시행한다. 이 면역글로불린은 산모의 혈액으로 들어온 아기의 Rh 양성 적혈구에 결합함으로써 Rh 양성 항체가 만들어지지 못하게 예방한다. 이 치료를 시행하면 다음에 임신할 때 HDN의 발생을 미연에 방지할 수 있다. 그림 4-8은 지금까지 설명한 Rh 항원–항체 반응을 요약한 것이다.

CONGENITAL ANOMALY(선천이상, 선천기형)

Anomaly(이상, 기형)란 인체 구조나 장기가 정상이 아님을 뜻한다. **Congenital anomaly**의 예

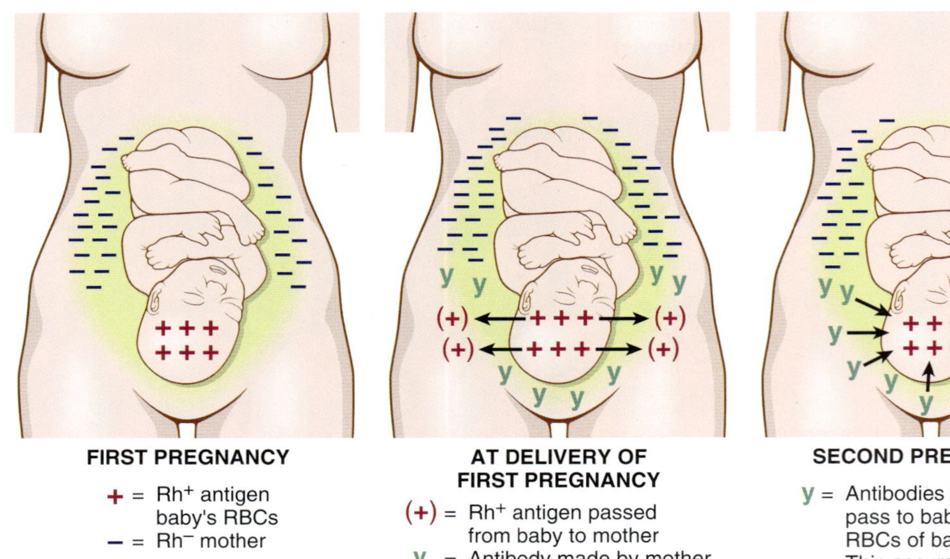

그림 4-8 항원–항체 반응의 한 예인 **Rh condition**(Rh 질환).

로는 손가락이나 발가락이 물갈퀴 모양인 syndactyly(가락붙음증, 합지증), heart defect(심장결함), clubbed feet(휜발, 만곡족) 등이 있다. 그림 4-9A 참조. Congenital anomaly의 일부는 부모로부터 받은 염색체를 통해 유전되지만, 임신 중 노출된 요인에 의하여 일어나는 것도 있다. 예를 들어 산모가 다량의 알콜을 섭취했을 때 출산한 아기에서도 신체적으로 또 지능적으로 결함이 나타날 수 있다. 그림 4-9B 참조.

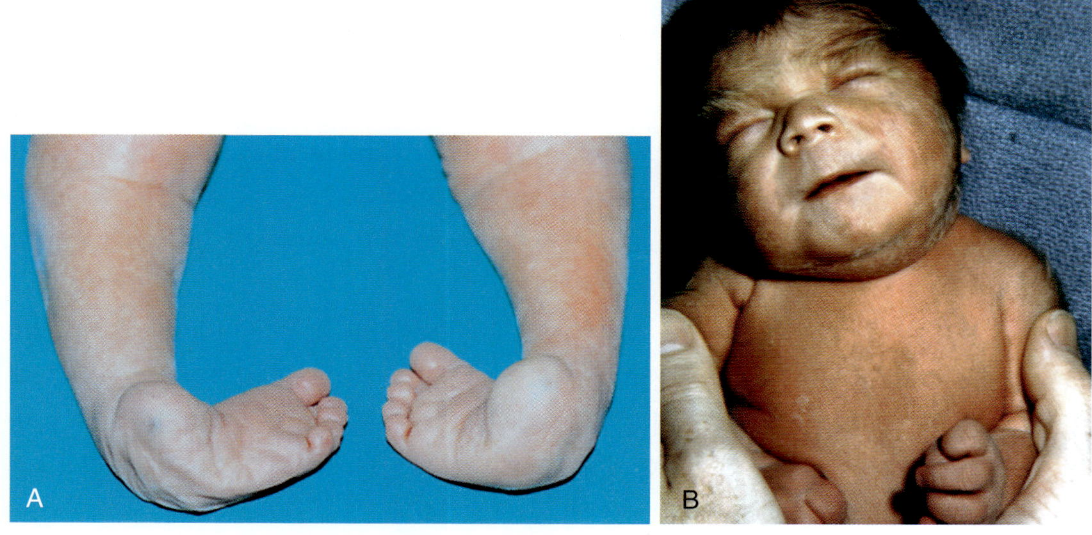

그림 4-9 **Congenital anomalies**(선천기형). A, **Clubfoot**(휜발, 만곡족)은 유전성 선천기형이다. 발이 "곤봉"처럼 되는 기형은 한쪽 또는 양쪽 모두에서 나타날 수 있다. B, **Fetal alcohol syndrome**(**FAS**, 태아알코올증후군)은 임신 중에 환경인자(알코올)에 노출되어 나타난다. 이 증후군의 얼굴 특징은 눈가 피부주름, 코와 윗입술 사이 거리가 길고, 고랑이 얕다. 윗입술은 매우 얇으며, nasal bridge(콧마루)가 평평하다.

RECOMBINANT DNA(재조합 DNA)

Recombinant DNA technology(재조합 DNA 기술)란 한 생명체의 gene(유전자), 즉 특정 DNA 영역을 잘라내서 다른 생명체의 DNA에 삽입, 즉 recombination(재조합)하는 기술이다. 그 예로는 인체 밖에서 insulin(인슐린)을 생산하는 데 사용되는 recombinant DNA 기술이 있다. Insulin 합성을 담당하는 gene을 특수 효소를 사용하여 사람의 chromosome(염색체)에서 잘라낸 후에 *Escherichia coli*(*E. coli*, 대장균) 등의 세균에 이식한다. 이제 이 세균에는 사람 insulin을 만드는 gene이 들어 있다. 이 세균은 매우 빨리 분열하기 때문에 insulin을 대량 생산할 수 있다. 이렇게 생산된 합성 insulin은 insulin을 충분히 생산하지 못하는 diabetes mellitus(당뇨병) 환자에게 큰 도움이 된다(그림 4-10 참조). 과학자들은 **polymerase chain reaction**(**PCR**, 중합효소연쇄반응)이라는 기법도 고안해냈다. 이 기법은 특정 gene을 대량 복제할 수 있는 방법으로, recombinant DNA 기술에 이용되는 중요한 수단 중 하나이다.

SYNDROME(증후군)

Syndrome(달리는 경로를 뜻하는 그리스어 *dromos*에서 유래)은 여러 가지 징후와 증상이 함께 나타나는 것으로, 특정 질병이 있거나 유전적 이상이 있을 때 전형적인 임상증상들이 함께 나타나는 것을 말한다. 예를 들어 **Reye syndrome**(라이증후군)의 특징은 구토, 뇌부종, intracranial pressure(머리속압력, 두개내압) 상승, hypoglycemia(저혈당증), 간 기능이상 등이다. 바이러스 감염 때문에 아스피린을 복용한 어린이에서 이 증후군이 일어날 수 있다.

Marfan syndrome(마르팡증후군)은 유전되는 connective tissue disorder(결합조직질환)로, 환자는 키가 크고 날씬하며, 손가락과 발가락이 거미처럼 긴 arachnodactyly(거미가락증)를 보이고, 머리가 길며, 심장이나 혈관이나 눈에 이상이 있다(그림 4-11 참조).

TRANSURETHRAL RESECTION OF PROSTATE GLAND(TURP, 요도경유전립샘절제)

Transurethral resection of prostate gland는 urethra(요도)를 통해(**trans-**) resectoscope(절제경)를 삽입하여 prostate gland(전립샘)의 일부를 제거하는 수술이다. Prostate gland 조직이 커져서 urination(배뇨, 소변보기)에 장애가 일어나면 이 수술을 할 필요가 있다. 그림 4-12는 TURP 시술을 보여주고 있다.

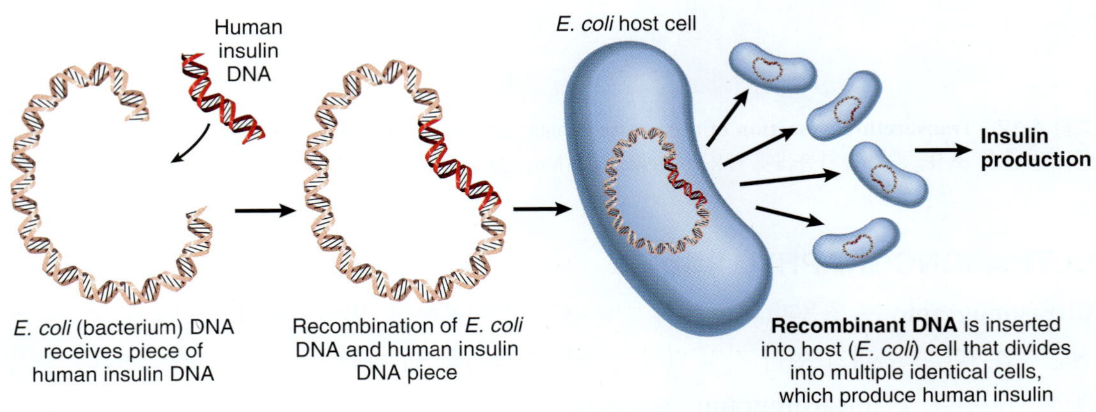

그림 4-10 **Recombinant DNA and insulin production**(재조합 DNA와 인슐린 생성).

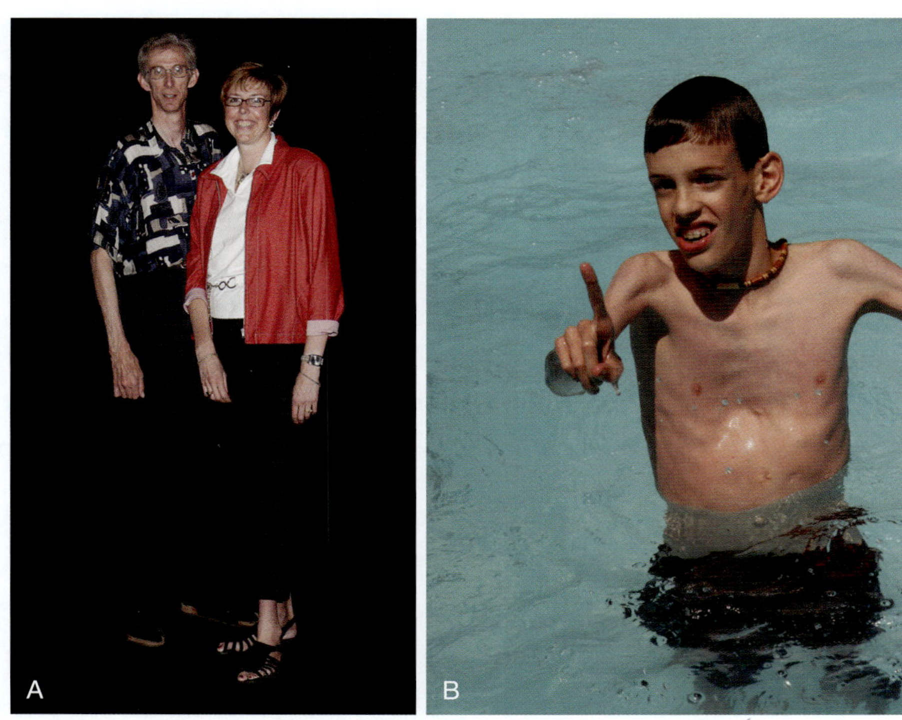

그림 4-11 **Marfan syndrome**(마르팡증후군). **A**와 **B**는 Marfan syndrome 환자 사진들이다. 키가 비정상적으로 크고 거미 모양의 긴 손가락이 특징이다. 올림픽 수영선수 Michael Phelps(사진 생략)가 실제로 이 증후군이었는데, 키는 6피트 4인치, 양팔 길이는 6피트 7인치였다.

4

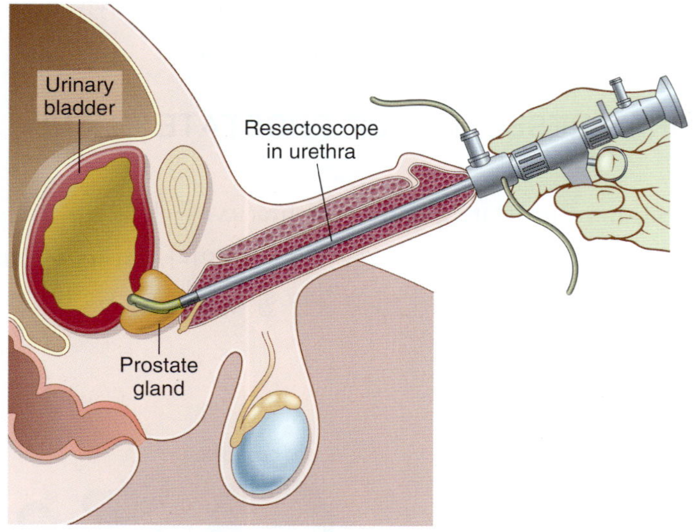

그림 4-12 **Transurethral resection of the prostate**(TURP, 요도경유전립샘절제). Resectoscope(절제경)에는 조명, 세척액조절 밸브, 조직절개와 혈관봉쇄에 사용되는 electrical loop(전기고리) 등이 포함되어 있다.

ULTRASONOGRAPHY(초음파촬영술)

Ultrasonography는 초음파(사람이 듣지 못하는 음파)를 이용하여 장기나 조직의 영상을 제작하는 진단기법이다. 초음파가 여러 가지 다양한 조직을 통과할 때 나타나는 ultrasonic echoes가 기계에 기록된다. **Echocardiogram**(심장초음파상)은 심장의 초음파영상이다. 그림 4-13은 태아의 **sonogram**(초음파영상)이다.

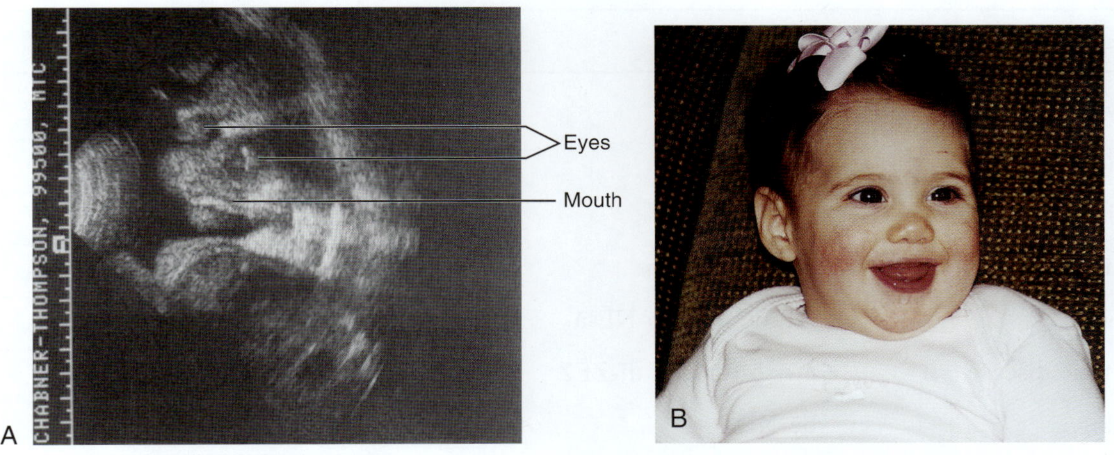

그림 4-13 **Ultrasonography**(초음파촬영술). **A,** 30주 된 태아의 얼굴이 보인다. **B,** 3개월 된 아기.

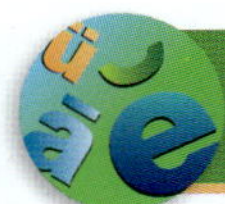

발음

이 장에 나오는 용어들을 얼마나 이해하고 있는지를 독자 스스로 판단하기 위하여, 아래 각 용어의 의미를 빈칸에 채워 넣어 보자. 그 다음에 의미만을 보고 무슨 용어였는지를 적어보는 것도 공부에 도움이 될 것이다. 이때 철자법이 틀리지 않도록 주의하라. 대문자는 발음 강조 음절을 의미한다. 각 용어 뒤에 표시된 숫자는 정의나 용례가 적혀 있는 페이지 번호를 가리킨다. 이 페이지를 확인하여 자신이 제대로 알고 있는지를 확인하라.

발음기호 안내

ā: 에이 (예: āpe)	ă: 애 (예: ăpple)
ē: 이- (예: ēven)	ĕ: 에 (예: ĕvery)
ī: 아이 (예: īce)	ĭ: 이 (예: ĭnterest)
ō: 오우 (예: ōpen)	ŏ: 오 (예: pŏt)
ū: 유 (예: ūnit)	ŭ: 어 (예: ŭnder)

4

용어	발음	의미
abductor (79)	ăb-DŬK-tŏr	
abnormal (79)	ăb-NŌR-măl	
adductor (80)	ă-DŬK-tŏr	
adrenal glands (80)	ă-DRĒ-năl glăndz	
anabolism (80)	ă-NĂ-bō-lĭzm	
analysis (80)	ă-NĂL-ĭ-sĭs	
anoxia (79)	ă-NŎK-sē-ă	
ante cibum (80)	ĂN-tē SĒ-bŭm	
anteflexion (80)	ăn-tē-FLĔK-shŭn	
antepartum (80)	ăn-tē-PĂR-tŭm	
antibiotic (81)	ăn-tĭ-bī-ŎT-ĭk	

용어	발음	의미
antibody (81)	ĂN-tĭ-bŏd-ē	
antigen (81)	ĂN-tĭ-jĕn	
antisepsis (81)	ăn-tĭ-SĔP-sĭs	
antitoxin (81)	ăn-tĭ-TŎK-sĭn	
apnea (79)	ĂP-nē-ă *or* ăp-NĒ-ă	
autoimmune disease (81)	aw-tō-ĭ-MŪN dĭ-ZĒZ	
benign (84)	bē-NĪN	
bifurcation (81)	bī-fŭr-KĀ-shŭn	
bilateral (81)	bī-LĂT-ĕr-ăl	
bradycardia (81)	brăd-ē-KĂR-dē-ă	
catabolism (81)	kă-TĂB-ō-lĭzm	
congenital anomaly (81)	kŏn-JĔN-ĭ-tăl ă-NŎM-ă-lē	
connective tissue (82)	kŏn-NĔK-tĭv TĬ-shū	
contraindication (82)	kŏn-tră-ĭn-dĭ-KĀ-shŭn	
contralateral (82)	kŏn-tră-LĂT-ĕr-ăl	
dehydration (82)	dē-hī-DRĀ-shŭn	
dialysis (82)	dī-ĂL-ĭ-sĭs	
diameter (82)	dī-ĂM-ĭ-tĕr	
diarrhea (82)	dī-ă-RĒ-ă	
dysentery (82)	DĬS-ĕn-tĕ-rē	
dysplasia (82)	dĭs-PLĀ-zē-ă	
dyspnea (82)	DĬSP-nē-ă *or* dĭsp-NĒ-ă	
ectopic pregnancy (83)	ĕk-TŎP-ĭk PRĔG-năn-sē	
endocardium (83)	ĕn-dō-KĂR-dē-ŭm	
endoscope (83)	ĔN-dō-skōp	
endotracheal (83)	ĕn-dō-TRĀ-kē-ăl	
epithelium (83)	ĕp-ĭ-THĒ-lē-ŭm	
euphoria (83)	ū-FŎR-ē-ă	
euthyroid (83)	ū-THĪ-royd	
exophthalmos (83)	ĕk-sŏf-THĂL-mŏs	
hemiglossectomy (83)	hĕm-ē-glŏs-SĔK-tō-mē	

4

용어	발음	의미
hyperglycemia (83)	hī-pĕr-glī-SĒ-mē-ă	
hyperplasia (83)	hī-pĕr-PLĀ-zē-ă	
hypertrophy (83)	hī-PĔR-trō-fē	
hypodermic injection (83)	hī-pō-DĔR-mĭk ĭn-JĔK-shŭn	
hypoglycemia (83)	hī-pō-glī-SĒ-mē-ă	
incision (83)	ĭn-SĬZ-Ŏn	
infracostal (84)	ĭn-fră-KŎS-tăl	
insomniac (83)	ĭn-SŎM-nē-ăk	
intercostal (84)	ĭn-tĕr-KŎS-tăl	
intravenous (84)	ĭn-tră-VĒ-nŭs	
macrocephaly (84)	măk-rō-SĔF-ă-lē	
malaise (84)	măl-ĀZ	
malignant (84)	mă-LĬG-nănt	
metacarpal bones (84)	mĕ-tă-KĂR-păl bōnz	
metamorphosis (84)	mĕt-ă-MŎR-fō-sĭs	
metastasis (84)	mĕ-TĂS-tă-sĭs	
microscope (84)	MĪ-krō-skōp	
neonatal (84)	nē-ō-NĀ-tăl	
neoplasm (84)	NĒ-ō-plăzm	
pancytopenia (84)	păn-sī-tō-PĒ-nē-ă	
paralysis (84)	pă-RĂL-ĭ-sĭs	
parathyroid glands (85)	păr-ă-THĪ-royd glănz	
percutaneous (85)	pĕr-kū-TĀ-nē-ŭs	
pericardium (85)	pĕ-rē-KĂR-dē-ŭm	
polymorphonuclear (85)	pŏl-ē-mŏr-fō-NŪ-klē-ăr	
polyneuritis (85)	pŏl-ē-nū-RĪ-tĭs	
postmortem (85)	pōst-MŎR-tĕm	
postpartum (85)	pōst-PĂR-tŭm	
precancerous (85)	prē-KĂN-sĕr-ŭs	
prenatal (85)	prē-NĀ-tăl	
prodrome (85)	PRŌ-drōm	

4

용어	발음	의미
prolapse (85)	PRŌ-lăps	
prosthesis (85)	prŏs-THĒ-sĭs	
recombinant DNA (85)	rē-KŎM-bĭ-nănt DNA	
relapse (85)	RĒ-lăps	
remission (85)	rē-MĬ-shŭn	
retroflexion (86)	rĕt-rō-FLĔK-shŭn	
retroperitoneal (85)	rĕt-rō-pĕr-ĭ-tō-NĒ-ăl	
subcutaneous (86)	sŭb-kū-TĀ-nē-ŭs	
suprapubic (87)	sū-pră-PŪ-bĭk	
symbiosis (87)	sĭm-bē-Ō-sĭs	
symmetry (87)	SĬM-mĕ-trē	
symphysis (87)	SĬM-fĭ-sĭs	
symptom (87)	SĬMP-tŭm	
syndactyly (87)	sĭn-DĂK-tĭ-lē	
syndrome (87)	SĬN-drōm	
synthesis (87)	SĬN-thĕ-sĭs	
tachypnea (88)	tă-KĬP-nē-ă *or* tăk-ĭp-NĒ-ă	
transfusion (88)	trăns-FŪ-zhŭn	
transurethral (88)	trăns-ū-RĒ-thrăl	
ultrasonography (88)	ŭl-tră-sŏ-NŎG-ră-fē	
unilateral (88)	ū-nĭ-LĂT-ĕr-ăl	

4

CHAPTER

5

소화계통

Digestive System

번역: 박정현

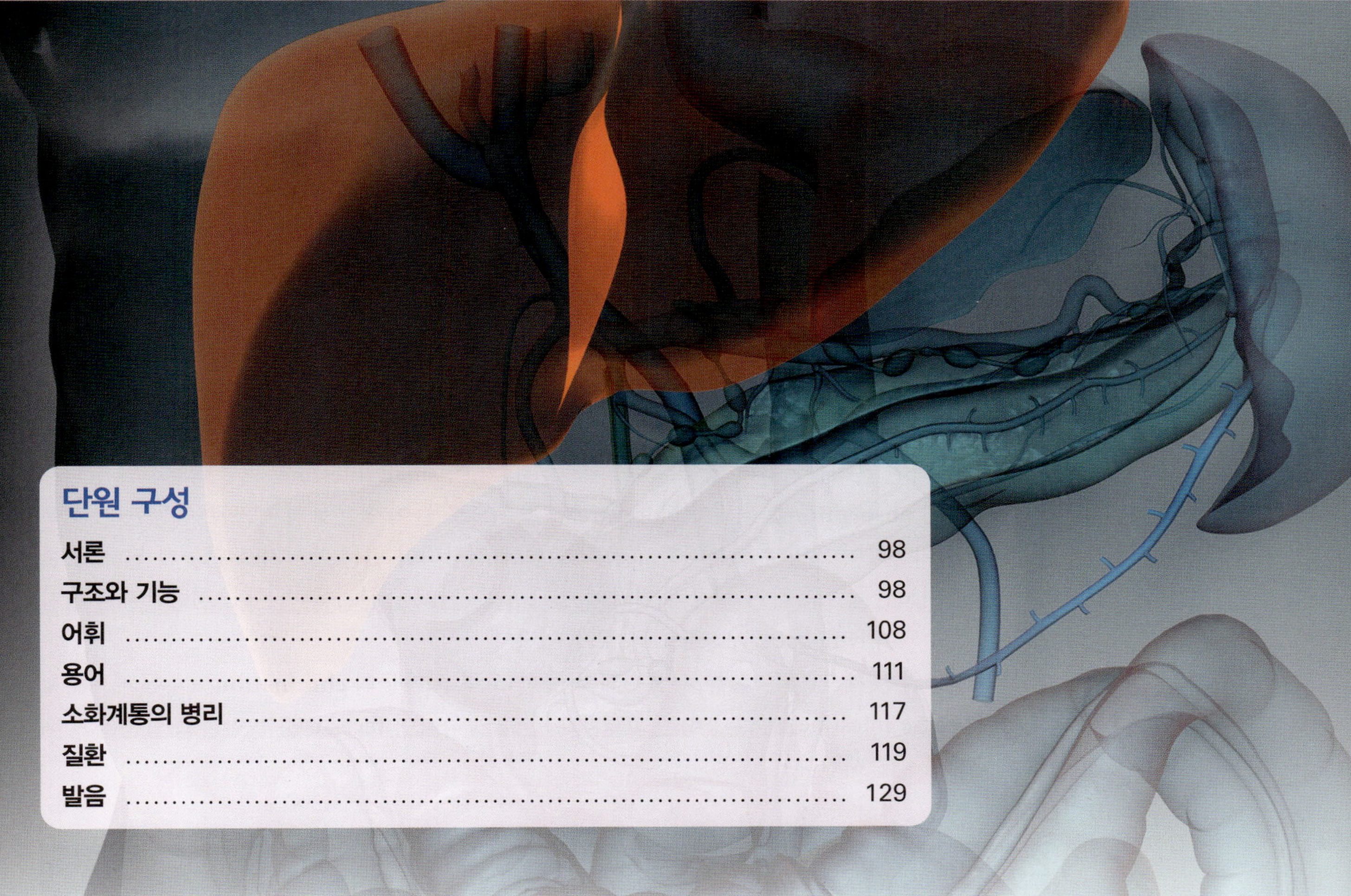

단원 구성

단원 학습목표

- 소화계통을 구성하는 각 장기의 이름, 위치, 기능을 알아야 한다.
- 장기와의 연결형 용어 및 관련 용어의 의미를 이해해야 한다.
- 소화계통에 영향을 주는 징후, 증상, 질병 상태를 설명할 수 있어야 한다.

서론

소화계통은 5장과 6장에 나뉘어져 있다. 5장에는 소화계통의 구조, 기능, 병리, 기본적인 용어가 포함되어 있다. 6장에는 추가적인 용어와 소화계통의 요약과 더불어 검사실검사, 처치, 약어 등이 추가되어 있다. 5, 6장을 묶지 않는 이유는 학생들이 공부하는 데 있어 한 단원이 너무 긴 것은 도움이 되지 않기 때문이다. 가르치는 과정에서 저자는 학생들이 잠시 한숨 돌리고 6장에 용어정리를 할 수 있음에 감사해 한다는 것을 알고 있다.

저자가 소화계통으로 이 책을 시작하는 것은 이 계통이 입구인 입에서 출구인 항문까지 긴 컨베이어 벨트를 닮아서 학생들이 공부하기 가장 쉽기 때문이다. 그러나 이 교과서는 매우 짜임새 있게 구성되어 있기 때문에 사람 몸에 대한 공부를 어느 단원에서든 시작할 수 있고, 독자의 관심사를 최대한 반영하여 순서를 만들었다.

Digestive tract(소화관, 소화길) 혹은 **gastrointestinal tract**(위장관, 위창자길)은 음식물이 들어가는 mouth(입; 입안, 구강)에서 시작하여 몸 바깥으로 배설물이 배출되는 anus(항문)로 끝난다. 이 계통의 네 가지 기능은 **ingestion**(섭취), **digestion**(소화), **absorption**(흡수), **elimination**(제거; 소거; 배출; 도태)이다.

첫째, 다양한 음식물이 입속으로 들어가는 것을 **섭취**라고 한다. 둘째, 음식물이 위창자길을 지나면서 기계적 또는 화학적으로 잘게 부숴져 **소화**된다. Digestive **enzyme**(소화효소)은 화학반응을 촉진하고 여러 가지 영양분의 소화를 돕는다. 복잡한 protein(단백질)은 화학구조가 단순한 **amino acid**(아미노산)로 소화된다; 복잡한 sugar(당;당질;설탕)는 **glucose**(포도당)와 같이 단순한 구조의 당으로 분해되고, 큰 지방분자는 **fatty acid**(지방산)와 **triglyceride**(트리글리세리드, 중성지방)로 분해된다. 소화작용은 입, 위, 작은창자에서 일어난다.

셋째, 소화된 음식물로부터 영양분(당, 지방산, 아미노산)이 small intestine(소장, 작은창자)의 상피세포를 통하여 **absorption**(흡수)되어 bloodstream(혈류)으로 들어가 온몸의 세포로 이동한다. 세포는 산소를 이용하여 영양분을 분해하고 음식물 속에 저장되어 있는 에너지를 만들게 된다. 또한 세포는 아미노산을 이용하여 성장과 발달에 필요한 큰 단백질 분자를 만든다. 지방분자는 창자로부터 흡수되어 lymphatic vessel(림프관)로 들어간다.

소화계통의 넷째 기능은 혈류로 흡수되지 못한 고형 노폐물의 **elimination**(제거; 소거; 배출; 도태)이다. Large intestine(대장, 큰창자)은 고형 노폐물을 농축하여 **feces**(대변)를 만들고 항문을 통해 몸 바깥으로 배출시킨다.

5

구조와 기능

ORAL CAVITY(입안, 구강)

위창자길은 **입안**에서 시작한다. Oral(or/o)은 "입과 관계된"이란 뜻이다. 입안의 주요 부위를 배우면서 그림 5-1의 빈칸을 채우시오.

Cheek(뺨) [1]은 타원형 입안의 벽을 형성하며, **lip**(입술, 구순, 순) [2]은 입안으로 들어가는 구멍을 둘러싸고 있다.

Hard palate(단단입천장, 경구개) [3]는 입천장의 앞부분을 형성하며, 근육으로 이루어진 **soft palate**(물렁입천장, 연구개) [4]는 단단입천장의 뒤쪽에 위치한다. **Rugae**(주름)는 단단입천장의 앞부분을 덮는 점막에 있는 불규칙한 능선이다. **Uvula**(목젖) [5]는 물렁입천장에 매달려 있는 작은 돌출물이며, 소리와 말을 만드는 데 도움을 준다.

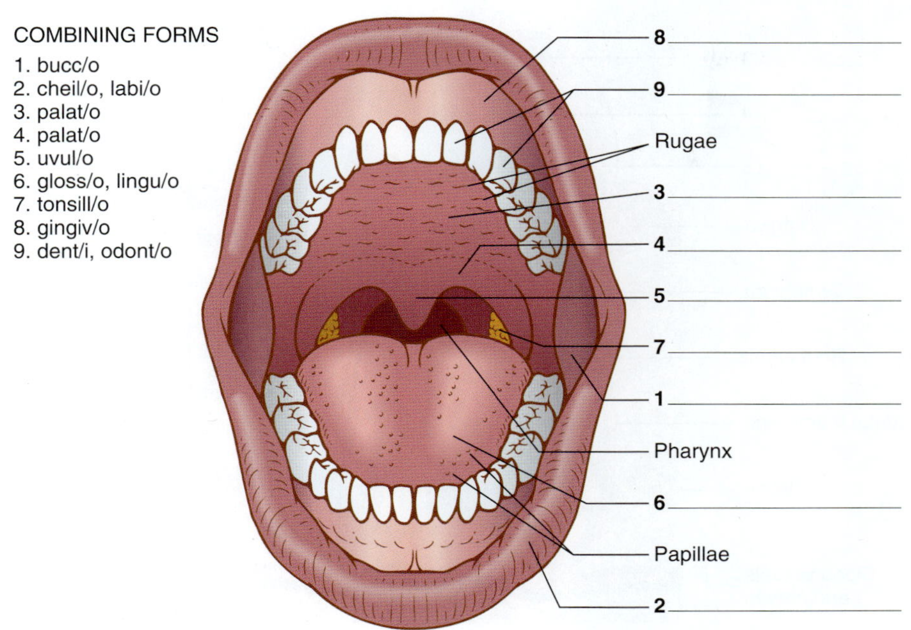

그림 5-1 **Oral cavity**(입안).

Tongue(혀) [6]은 입안의 바닥을 가로질러 위치하며, 근육에 의해 아래턱뼈에 붙어 있다. 혀는 **mastication**(씹기, 저작)과 **deglutition**(삼킴, 연하) 동안 음식물을 이동시킨다. **Papillae**(유두)는 혀의 표면에 있는 돌출물이며, taste bud(맛봉오리, 미뢰)를 가지고 있어 음식물의 화학적 성분에 민감하여 음식물이 혀를 통과하는 동안 맛을 구별할 수 있다.

Tonsil(편도) [7]은 점막의 함몰된 부위에 위치하는 림프조직 덩어리이며, oropharynx(입인두)(입 근처에 있는 목구멍의 한 부분)의 양옆에 분포한다. 편도는 미생물의 침입으로부터 몸을 보호하고 질병과 싸우는 백혈구인 lymphocyte(림프구)를 생산한다.

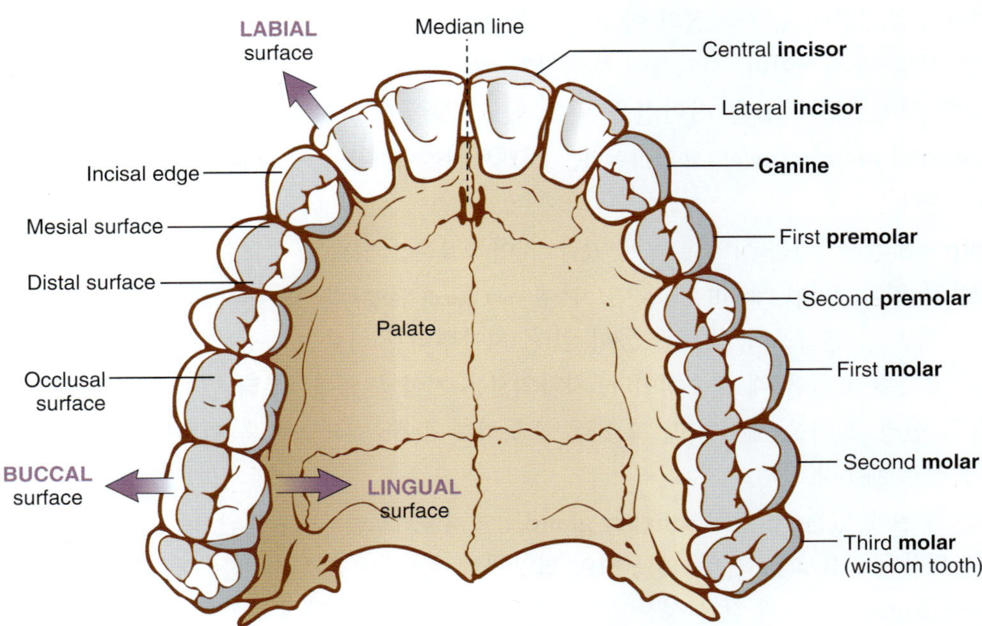

그림 5-2 **Dental arch**(이틀활) **속에 있는 upper permanent teeth**(윗간니). **Buccal** surface(볼면)는 볼을 향하는 반면, **lingual** surface(혀면)는 혀를 향한다. **Labial** surface(입술면)는 입술을 향한다. 치과의사는 입술면과 볼면을 **facial**(얼굴-, 안면-) surface(얼굴면)라고 부르기도 한다.

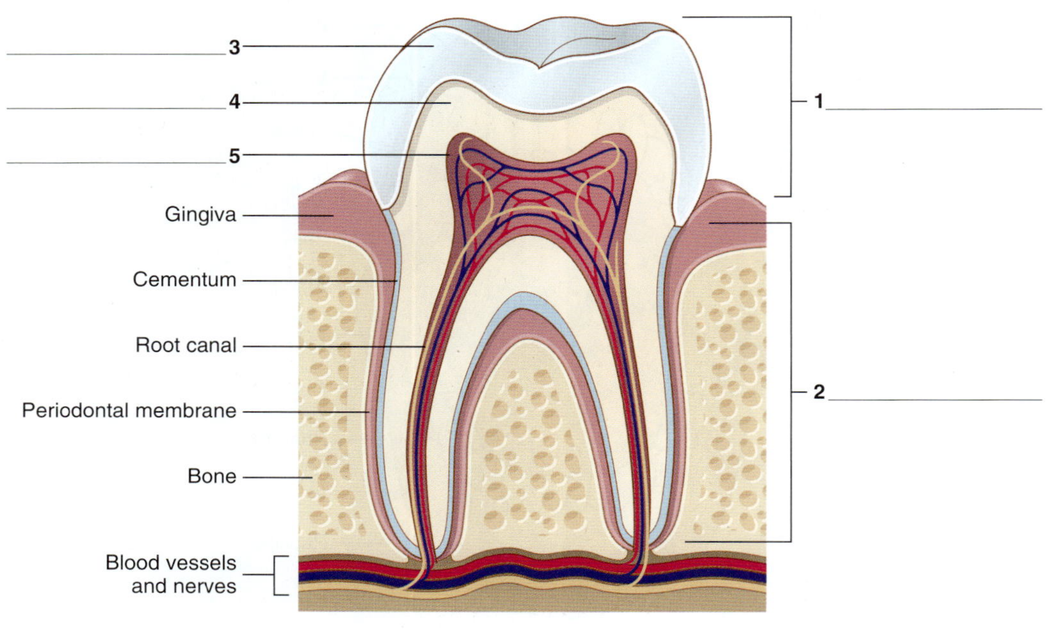

그림 5-3 치아의 구조.

5

Gum(잇몸, 치은; 고무) [8]은 **teeth**(이, 치아) [9]의 socket(확, 소켓)을 둘러싸는 조직이다. 그림 5-2에서는 16개의 permanent teeth(간니, 영구치; 입안 전체에는 32개의 간니가 있다)로 이루어진 dental arch(이틀활, 치조궁)를 보여주고 있다. 그림 5-2에서 다음의 치아이름을 채워 넣으시오.

그림 5-3은 치아의 속구조를 보여주고 있다. 다음 설명을 읽고 빈칸을 채우시오.

치아는 gum line(잇몸선) 위에 보이는 **crown**(이머리, 치) [1]과 bony tooth socket(이틀뼈, 치조골) 속에 있는 **root**(치아뿌리, 치근) [2]로 구성되어 있다. **Enamel**(사기질, 법랑질) [3]은 치아머리의 맨 바깥층이며 치아를 보호한다. 사기질은 우리 몸에서 가장 단단한 조직이다. **Dentin**(상아질) [4]은 치아의 주성분이며, 사기질의 아래에 위치하며, 치아머리 전체에 걸쳐 분포한다. 상아질의 색깔은 흰색~노란색이며, 사기질이 투명하기 때문에 치아의 색깔을 결정한다. **Cementum**(시멘트질)은 치아뿌리에 있는 상아질을 덮고 있고, 상아질을 보호하며 지탱하는 역할을 한다. **Periodontal membrane**(이주위막, 치주막)은 시멘트질을 감싸며, 이틀에서 치아가 제자리에 있도록 잡아준다.

Pulp(속질, 치수) [5]는 상아질 속에 있다. 치아속질은 물렁하고 정교한 조직이며, 치아의 중심을 채우고 있다. Pulp canal[치아속질관, 치수관; **root canal**(치아뿌리관, 치근관)이라고 부르기도 한다] 속에는 혈관, 신경종말, 결합조직, 림프관 등이 있다. 치아뿌리관 치료는 종종 치아속질관에 생기는 질환이나 고름집이 있을 때 필수적이다. 치과의사는 치아를 위에서부터 열어 감염된 치아속질관의 조직, 신경, 혈관을 세척하고, 그 관은 소독하여 decay(붕괴, 쇠퇴)를 일으키는 세균의 침범을 막는 물질로 채운다.

입안 주위에 있는 세 쌍의 **salivary gland**(침샘, 타액샘)(그림 5-4)는 입안으로 침을 배출한다. 이들 외분비샘은 **saliva**(침, 타액)를 생산하여 입안에서 윤활작용을 한다. 침속에는 소화**효소**뿐만 아니라 cytokine(시토카인)과 같은 성장인자가 있다. 침은 입의 양 옆에 위치한 **parotid gland**(귀밑샘, 이하샘) [1], **submandibular gland**(턱밑샘, 악하샘) [2], **sublingual gland**(혀밑샘, 설하샘) [3] 등에서 나온다. 침은 좁은 관을 통해 입안으로 수송된다. 침샘은 매일 약 1.5리터(ℓ)의 침을 생산한다.

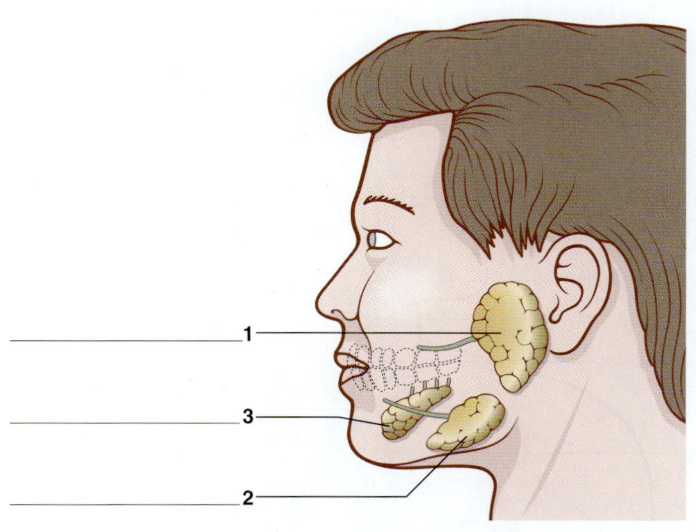

그림 5-4 **Salivary glands**(침샘, 타액샘).

PHARYNX(인두)

그림 5-5를 참조하시오. **인두** 혹은 **throat**(목구멍)는 근육성 관이며, 길이는 약 13 cm이고, 점막으로 덮여 있다. 인두는 공기가 코(nasal cavity, 코안)에서 trachea(기관)로 이동하는 통로임과 동시에 음식물이 입안에서 **esophagus**(식도)로 이동하는 통로의 역할을 한다. 음식물을 삼킬 때, 연골판인 epiglottis(후두덮개)가 기관을 막아서 음식물이 기도로 들어가지 못하게 한다. 그림 5-5의 A와 B를 참조하시오.

그림 5-6은 esophagus(식도)에서부터 gastrointestinal tract(위장관, 위창자길)까지 음식물이 지나가는 통로를 보여주고 있다. 다음 설명을 읽고 빈칸을 채우시오.

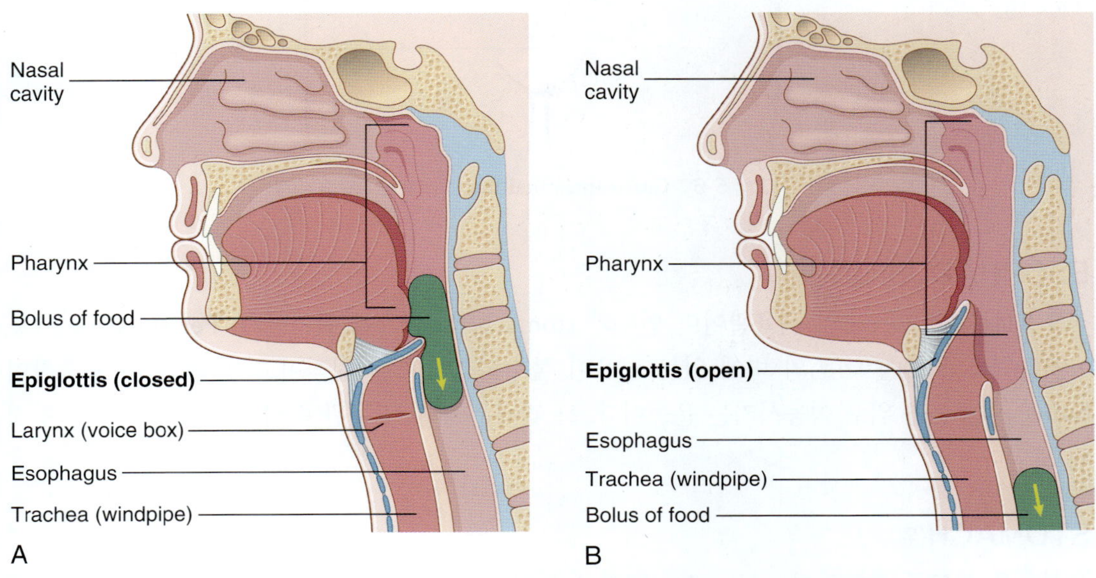

그림 5-5 **Deglutition**(swallowing, 삼킴, 연하). **A, Epiglottis**(후두덮개)는 trachea(기관)를 **막아** 음식물이 pharynx(인두)에서 esophagus(식도)로 들어가게 한다. **B,** 음식물이 식도로 들어가면 **epiglottis**(후두덮개)**가 열린다.**

5

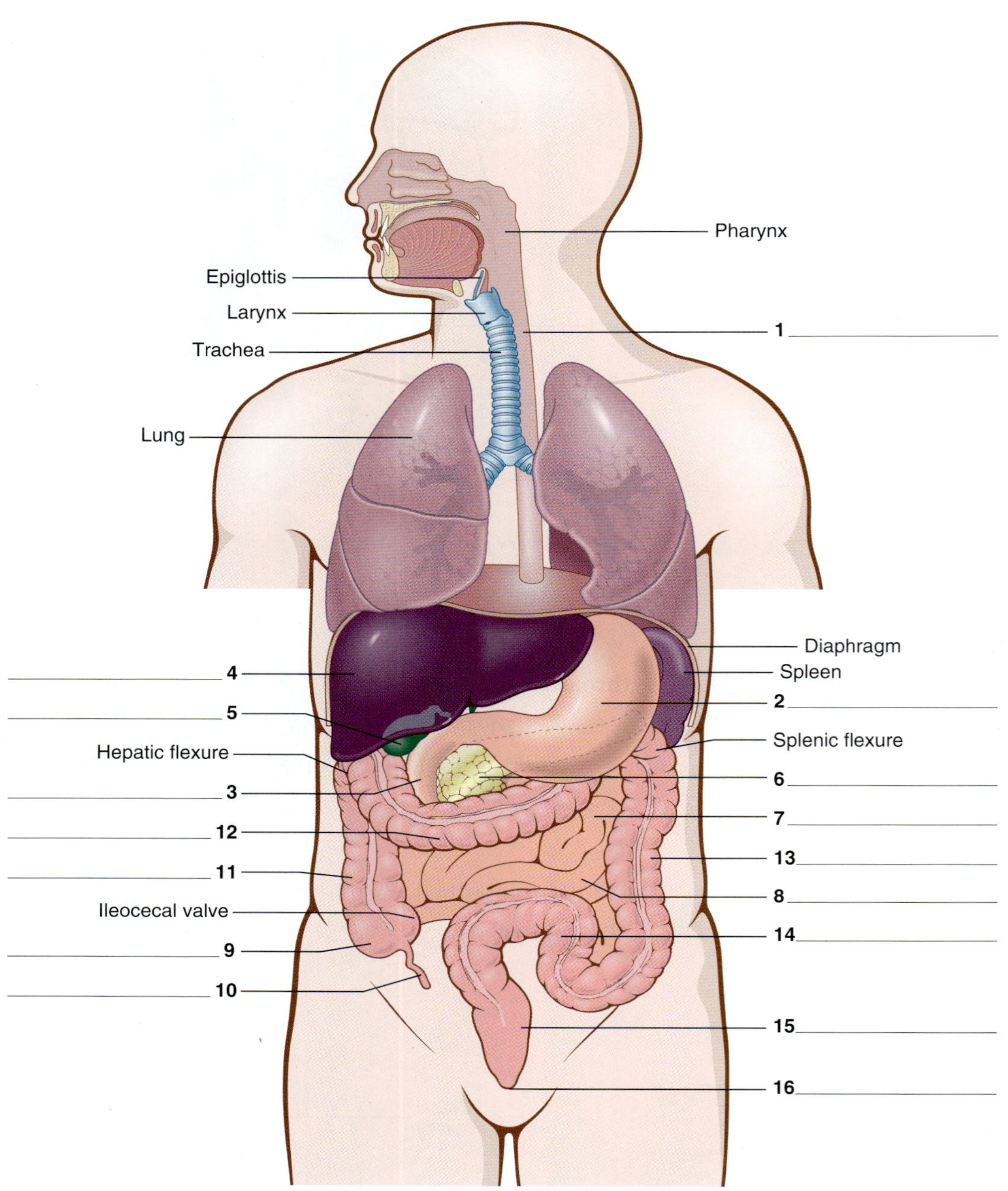

그림 5-6 **Gastrointestinal tract**(위장관, 위창자길)

ESOPHAGUS(식도)

식도 [1]는 약 25 cm의 근육관이며 인두와 stomach(위) 사이에 위치한다. **Peristalsis**(꿈틀운동, 연동)는 식도(와 위창자기관)의 벽에 있는 근육이 불수의적이며, 점진적이고, 리듬 있게 수축하여 **bolus**(음식덩이)를 위로 이동시키는 운동이다. 그 과정은 마치 고무관 속의 공깃돌을 짜내는 것처럼 보인다.

STOMACH(위)

음식물은 식도를 통과하여 **stomach**(위) [2]로 들어간다. 위(그림 5-7)는 세 부분으로 구성되어 있다: **fundus**(바닥, 기저), **body**(몸통, 체), **antrum**(방, 동). 고리 모양의 근육인 **sphincter**(조임근, 괄약근)

는 음식물의 출입을 조절한다. 이 조임근은 음식물이 역류(정상적인 방향과 반대로 이동)하는 것을 막는다. **Lower esophageal sphincter**(아래식도조임근)가 이완과 수축하여 음식물을 식도에서 위로 보내게 된다. **Pyloric sphincter**(날문조임근)는 일정시간 후에 이완되면서 음식물이 위를 떠나 작은창자로 들어가게 된다. **Rugae**(주름)는 위를 덮고 있는 점막 주름이다. 주름은 소화를 위한 표면적을 넓게 한다. 주름에 있는 소화샘에서는 **pepsin**(펩신)이라는 소화효소를 생산하여 단백질을 소화하고, **hydrochloric acid**(염산)도 분비하여 단백질을 소화하고 음식물에 남아 있는 세균들을 죽인다.

Stomach(위)은 음식물을 소화하여 작은창자에서 추가적인 소화와 효율적인 흡수가 일어나도록 도와준다. 먹은 음식물의 종류와 양에 따라 다르지만, 대개 stomach에서 1~4시간 또는 그 이상 머무른다.

SMALL INTESTINE(SMALL BOWEL, 작은창자, 소장)

(102쪽 그림 5-6의 빈칸을 채우시오.)

작은창자는 위날문조임근과 큰창자의 첫째 부분 사이에 위치하는 약 6미터(m) 길이의 소화관이다. 작은창자는 세 부분으로 되어 있다. 첫째 부분인 **duodenum**(샘창자, 십이지장) [3]은 길이가 30 cm이며, stomach으로부터 음식물을 받을 뿐만 아니라 **liver**(간) [4]와 **gallbladder**(쓸개, 담낭) [5]로부터는 **bile**(담즙, 쓸개즙), **pancreas**(이자, 췌장) [6]로부터는 pancreatic juice(췌장액)를 받는다. 소화효소와 쓸개즙은 음식물이 작은창자의 둘째 부분인 **jejunum**(빈창자, 공장) [7](길이 약 2.4미터)으로 가기 전에 음식물의 소화를 돕는다. 빈창자는 작은창자의 셋째 부분인 **ileum**(돌창자, 회장) [8](길이 약 3.3 m)으로 연결된다. 돌창자는 큰창자의 첫째 부분과 연결된다.

작은창자의 벽을 현미경으로 관찰하면, 작은 돌출물인 **villi**(융모)가 무수히 관찰된다. 융모에

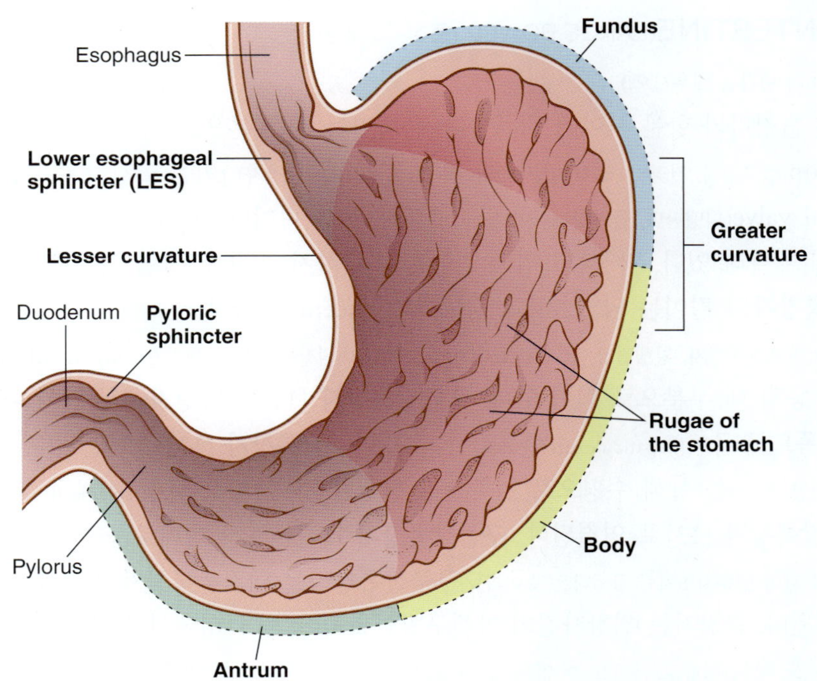

그림 5-7 Stomach(위)**의 부위. Fundus**(바닥, 기저)와 **body**(몸통; 종종 합쳐서 바닥이라고 부르기도 한다)는 먹은 음식물의 저장고이며, 위산과 펩신이 작용하는 부위이다. **Antrum**(방, 동)은 근육이 발달된 부위이며, 음식물을 갈아서 duodenum(샘창자)으로 조금씩 보낸다.

5

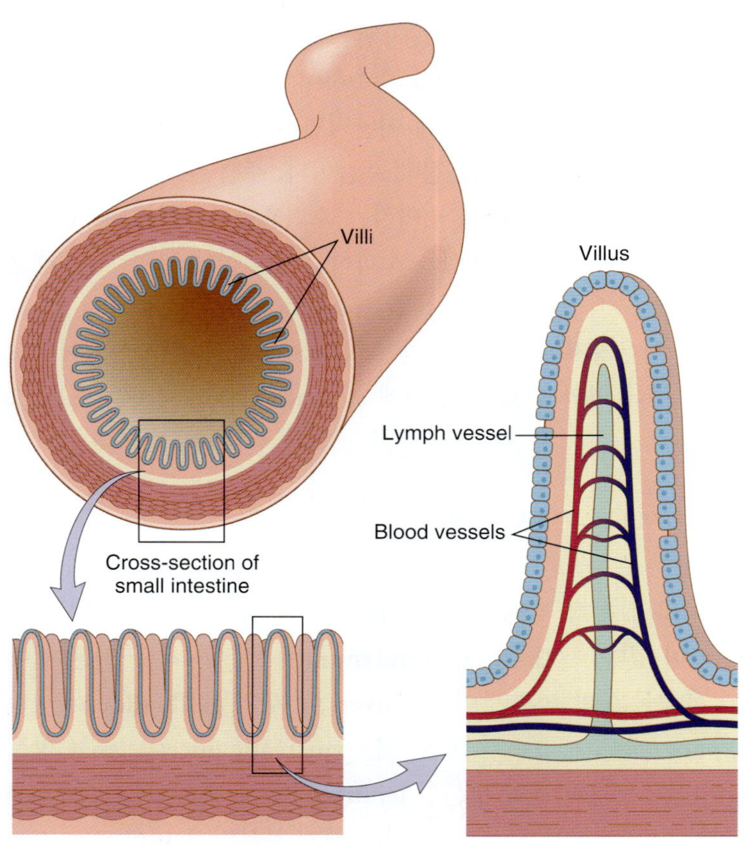

그림 5-8 Small intestine(작은창자)의 속면을 덮고 있는 villi(융모). 융모는 영양분의 흡수를 위해 표면적을 넓게 한다.

5

있는 작은 모세혈관은 소화된 영양분을 흡수하여 혈류나 림프관으로 보낸다. 그림 5-8은 융모의 모양을 다양한 그림으로 보여주고 있다.

LARGE INTESTINE(LARGE BOWEL, 큰창자, 대장)

(102쪽 그림 5-6의 빈칸을 채우시오.)

큰창자는 돌창자와 항문 사이에 위치한다. 큰창자는 세 부분으로 되어 있다: cecum(맹장, 막창자; 맹관), colon(잘록창자, 결장), rectum(곧창자, 직장). **Cecum**(막창자) [9]은 돌창자의 오른쪽에 위치하며, ileocecal valve(회맹판막, 돌막창자판막)로 연결되는 주머니이다. **Appendix**(충수, 막창자꼬리) [10]는 막창자에 매달려 있다. 막창자꼬리의 기능은 뚜렷하지 않지만, 막힐 경우 염증과 감염을 일으킨다. **잘록창자**의 길이는 약 1.5미터 정도이며, ascending colon(오름잘록창자, 상행결장), transverse colon(가로잘록창자, 횡행결장), descending colon(내림잘록창자, 하행결장), sigmoid colon(구불결장, 구불잘록창자) 등의 네 부분으로 되어 있다: **오름잘록창자** [11]는 막창자에서 간의 아랫면까지 뻗어 있고, 왼쪽으로 굽어[hepatic flexure(간굽이, 간굴곡)], **가로잘록창자** [12]로 연결된다. 가로잘록창자는 spleen(비장, 지라)을 향해 수평으로 왼쪽으로 진행한 후, 아래로 굽어[splenic flexure(비장굴곡, 지라굽이)], **내림잘록창자** [13]로 연결된다. **구불잘록창자** [14]는 S자 형태로 굽어 있다(sigmoid는 그리스문자 sigma를 닮아 영문자 S처럼 굽었다는 뜻이다). 구불잘록창자는 내림잘록창자의 끝에 있으며 **곧창자** [15]와 연결된다. 곧창자는 위창자길의 아랫구멍인 **anus**(항문) [16]에서 끝난다.

큰창자는 노폐물(혈류로 들어갈 수 없는 물질)을 받아 몸 바깥으로 배출될 때까지 저장한다. 큰창자는 노폐물 속에 있는 수분을 대부분 흡수하기 때문에, **feces**(대변)는 단단한 형태로 배출된다. **Defecation**(배변, 불순물제거)은 항문을 통해 대변을 몸 바깥으로 배출하는 것이다. Diarrhea(설사)는 수분이 많은 대변의 배출이며, 큰창자의 벽을 통하여 혈류로 흡수되는 수분량이 감소하여 생긴다.

LIVER(간), GALLBLADDER(쓸개, 담낭), PANCREAS(이자, 췌장)

소화계통에서 세 개의 부속기관들—간, 쓸개, 이자—은 영양분의 소화와 흡수에 중요한 역할을 한다. 다음 설명을 읽고 그림 5-9의 빈칸을 채우시오.

간 [1]은 배의 right upper quadrant(RUQ, 오른위사분역)에 위치하며, 끈적하고 짙은 오렌지색(간혹 녹색)의 용액인 **bile**(쓸개즙, 담즙)을 생산한다. 쓸개즙에는 cholesterol(콜레스테롤), bile acid(담즙산), 여러 종류의 bile pigment(담즙색소)가 포함되어 있다. **Bilirubin**(빌리루빈, 담적색소)은 쓸개즙색소 중 하나이며, 정상적으로 적혈구가 부숴지는 동안 hemoglobin(혈색소, 헤모글로빈)이 파괴되어 만들어진다. 빌리루빈은 혈류를 타고 간으로 들어간 후, 다른 물질들과 결합하거나 수용성 형태로 변환된다. 결합된 빌리루빈은 쓸개즙에 첨가되어 창자(샘창자)로 들어간다. 잘록창자에 있는 세균은 빌리루빈을 파괴하여 다양한 색소를 만들기 때문에 대변의 색깔이 갈색을 나타내게 된다. 빌리루빈과 쓸개즙은 대변으로 배설된다.

쓸개관이 막히거나 간이 손상되어 빌리루빈을 쓸개즙으로 배출하지 못할 경우, 빌리루빈은 혈류에 남아 **jaundice**(황달)(**hyperbilirubinemia**[고빌리루빈혈증])—피부, 눈의 흰자위, 점막이 노랗게 변색을 일으킨다. 그림 5-10은 적혈구의 파괴로 생긴 빌리루빈이 쓸개즙과 함께 대변으로 배출되는 과정을 보여주고 있다.

(그림 5-9의 빈칸을 채우시오.)

간에서 배출된 쓸개즙은 **hepatic duct**(간관)를 통해 **cystic duct**(쓸개주머니관, 담낭관)로 간다. 쓸개주머니관은 간 아래에 있으며, 조롱박 모양의 주머니인 **gallbladder**(쓸개, 담낭) [2]로 연결된다. 쓸개는 쓸개즙을 저장하고 농축한다. 식사 후, stomach(위)과 샘창자로 음식물이 들어가면 쓸개는 수축하여 쓸개즙을 쓸개주머니관을 통하여 **common bile duct**(온쓸개관, 총담관) [3]로 보낸다. 한편, **pancreas**(이자, 췌장) [4]에서 분비된 이자액(enzyme, 효소)은 **pancreatic duct**(췌관) [5]로 배출되고 온쓸개관과 합쳐져 **duodenum**(십이지장, 샘창자) [6]으로 들어간다. 그러므로 샘창자는 쓸개즙과 이자액의 혼합물을 받는 것이다.

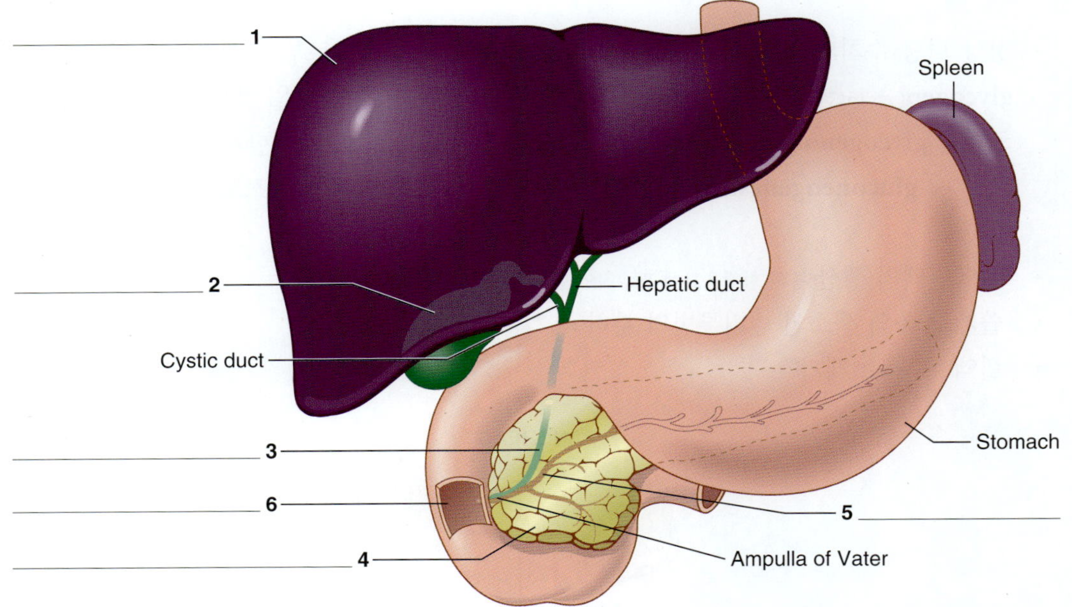

그림 5-9 **Liver**(간), **gallbladder**(쓸개, 담낭), **pancreas**(이자, 췌장). **Ampulla of Vater**(파터팽대)는 이자관과 온쓸개관이 십이지장으로 들어가기 전에 합쳐지는 부위이다.

5

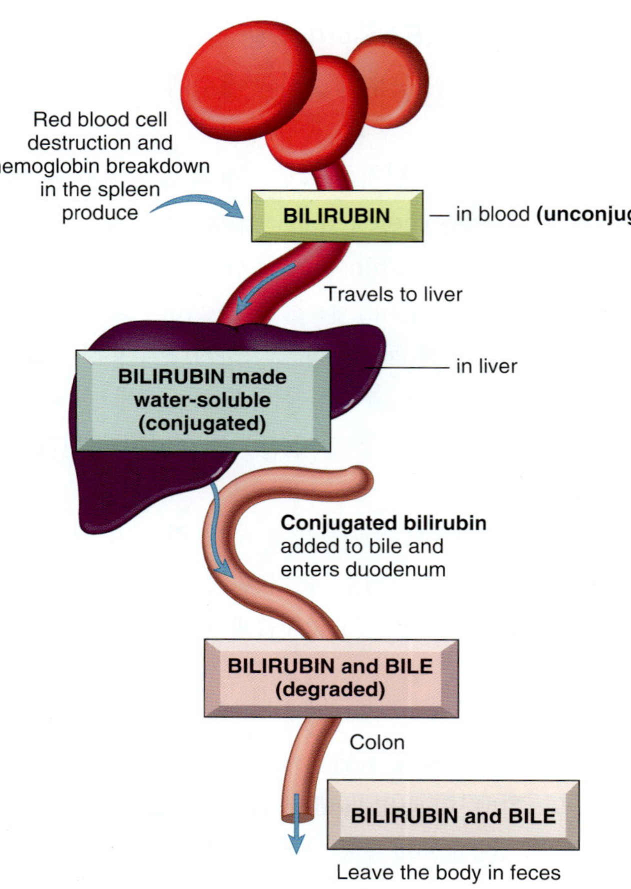

그림 5-10 혈류로부터 대변으로 제거되는 bilirubin(빌리루빈)**의 경로. Unconjugated bilirubin**[비결합빌리루빈; 검사에서는 "indirect bilirubin"(간접빌리루빈)으로 측정된다]은 간에 도달하기 전의 자유 빌리루빈이다. **Conjugated bilirubin**[결합빌리루빈; "direct bilirubin"(직접빌리루빈)으로 측정된다]은 간을 거친 빌리루빈이다.

5

샘창자에서 쓸개즙은 지방에 대해 세제와 같은 효과를 가진다. **Emulsification**(유화) 과정에서, 쓸개즙은 큰 지방방울을 쪼개어 표면적을 넓게 만들고 이자액이 지방을 소화할 수 있게 한다. 쓸개즙이 없으면 섭취한 지방 중 대부분은 몸속에 소화되지 않은 채 남아 있게 된다.

간은 쓸개즙 생산 이외에도 다음과 같은 중요한 기능을 가지고 있다.

- 정상 혈당 수치의 유지. 간은 과량의 **glucose**(포도당)를 혈류로부터 제거하여 간세포 속에 **glycogen**(글리코겐, 당원)의 형태로 저장한다. 혈당수치가 매우 낮을 경우, 간은 저장된 글리코겐을 **glycogenolysis**(글리코겐분해) 과정을 통해 포도당으로 전환한다. 또한 간은 당이 필요할 때 **gluconeogenesis**(당신생성) 과정을 통해 단백질과 지방을 포도당으로 전환시킬 수 있다.
- 혈액단백의 생산(특히 혈액응고에 필수적인 단백질)
- 쓸개즙 속의 색소인 빌리루빈의 분비
- 혈액 내 독소 제거

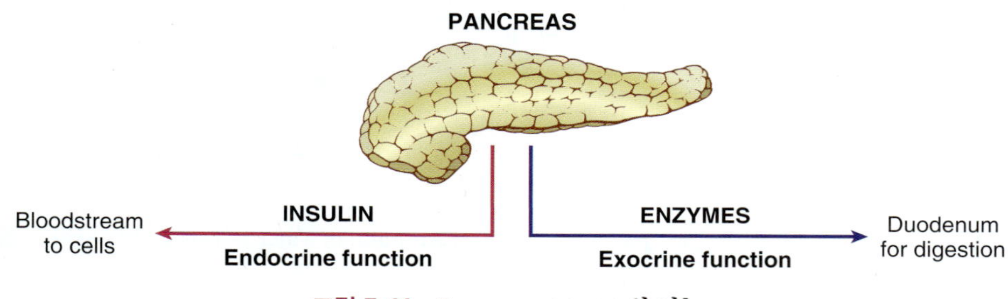

그림 5-11 Pancreas(이자, 췌장)**의 기능.**

Portal vein(간문맥, 문맥)은 혈액을 창자로부터 간으로 수송한다. 소화된 음식물의 영양분은 작은창자에서 모세혈관으로 흡수된 후 간문맥으로 들어가 간이 우선적으로 영양분을 사용한다.

Pancreas(이자, 췌장)(그림 5-11)는 **외분비샘**인 동시에 **내분비샘**이다. 외분비샘으로서의 이자는 **amylase**(아밀라아제, 녹말분해효소; amyl/o = 전분, -ase = 효소)와 같은 starch(전분)를 소화하는 효소, **lipase**(지방분해효소; lip/o = 지방)와 같은 지방을 소화하는 효소, **protease**(단백질분해효소; prote/o = 단백질)와 같은 단백질을 소화하는 효소를 생산한다. 이 효소들은 이자관을 통해 샘창자로 들어온다.

내분비샘(혈류로 분비함)으로서의 이자는 **insulin**(인슐린)을 분비한다. 인슐린은 혈액으로부터 당을 방출하는 것을 돕고, 포도당을 인체 세포 속으로 수송하여 에너지원으로 사용하도록 한다.

그림 5-12는 위창자길을 통해 음식물이 지나가는 경로를 흐름도로 보여주고 있다.

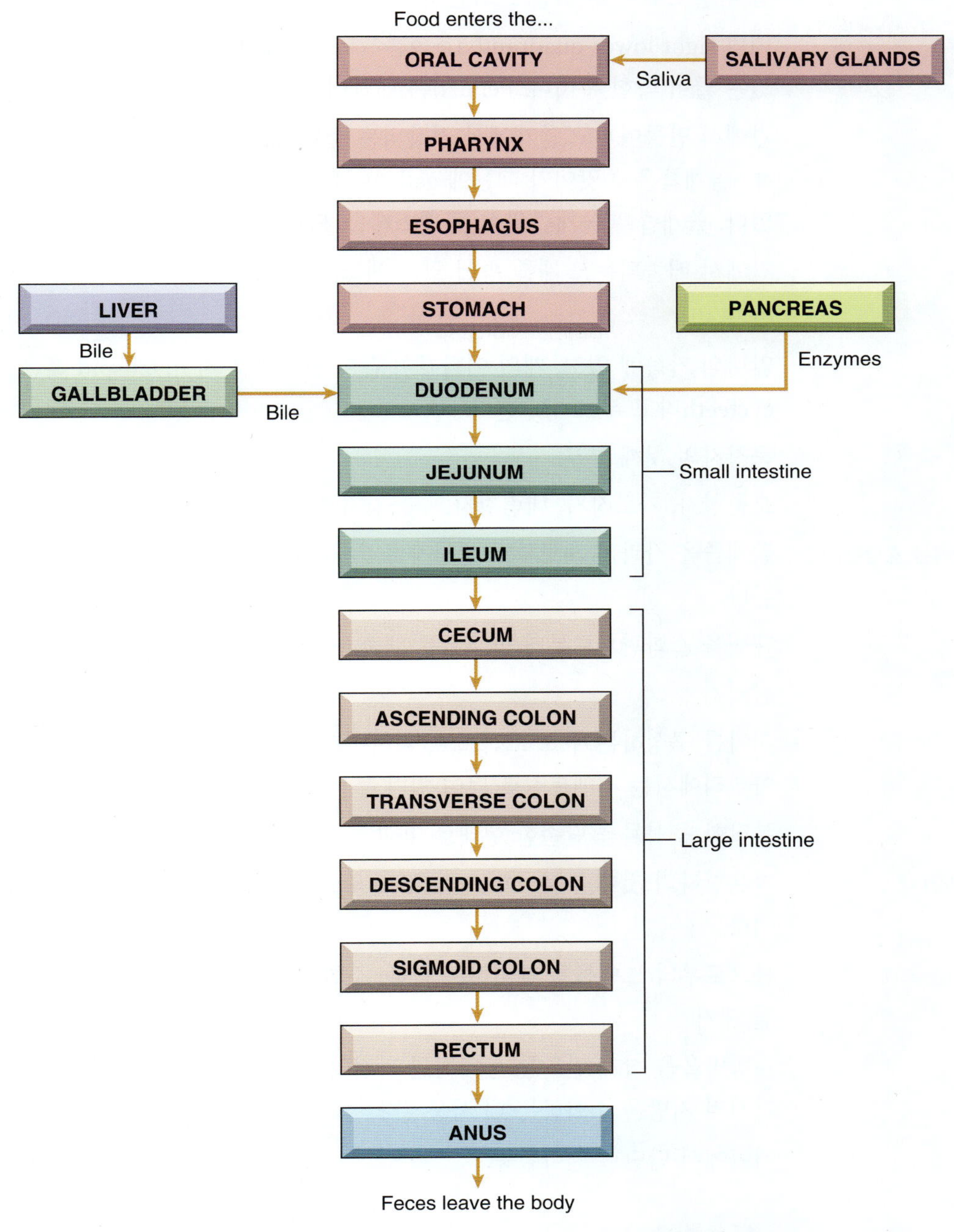

그림 5-12 **Gastrointestinal tract**(위창자길, 위장관)**에서 음식물의 경로.**

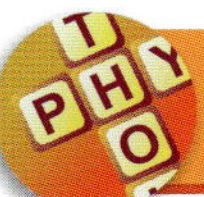

어휘

아래의 표는 이 장에서 소개된 용어들을 정리한 것이다. 용어의 이해를 돕기 위해 간단한 정의와 추가 설명이 포함되어 있다. 각각의 용어 발음은 이 장의 후반부에 포함되어 있다.

absorption(흡수)	작은창자의 벽에서 혈류로의 물질 이동.
amino acids(아미노산)	단백질의 소화 후에 (사슬 내에 결합으로) 만들어지는 단백질의 작은 구성 단위.
amylase(아밀라아제, 녹말분해효소)	이자와 침샘에서 분비되고, 전분(amylo/o)을 소화하는 효소.
anus(항문)	몸 바깥으로 열려 있는 소화관의 마지막 구멍.
appendix(막창자꼬리, 충수)	배의 right lower quadrant(RLQ, 오른아래사분역)에서 cecum(막창자)에 매달려 있는 끝이 막힌 주머니. Pend/o는 매달려 있음을, ap-는 '-에'를 뜻한다.
bile(쓸개즙, 담즙)	간에서 만들어지고 쓸개에서 저장되는 소화액. 큰 지방방울을 쪼갠다(유화). 쓸개즙은 쓴맛이기 때문에 gall(라틴어 *bilis*는 쓴맛을 의미한다)이라고 불리었다. 쓸개즙은 쓸개즙색소, 콜레스테롤, 담즙염 등으로 이루어져 있다.
bilirubin(빌리루빈)	간에서 배출되는 쓸개즙 속에 있는 색소.
bowel(장, 창자)	창자.
canine teeth(송곳니, 견치)	앞니의 가쪽에 있고, 개의 이빨같이 끝이 날카로운 치아. Cuspid 혹은 eyeteeth라고 부르기도 한다.
cecum(막창자, 맹장)	큰창자의 첫째 부분.
colon(잘록창자, 결장)	오름창자, 가로창자, 내림창자, 구불창자로 구성되어 있는 큰창자.
common bile duct(온쓸개관, 총담관)	쓸개즙을 간과 쓸개로부터 샘창자로 수송한다. Choledochus라고도 부른다.
defecation(배변)	대변을 소화관으로부터 항문으로 배출.
deglutition(삼킴, 연하)	삼키기.
dentin(상아질)	치아를 구성하는 주요 조직으로, 치아머리에서는 사기질로 덮여 있고, 치아뿌리에서는 시멘트질로 덮여 있다.
digestion(소화)	복잡한 음식물을 단순한 형태로 파괴.
duodenum(샘창자, 십이지장)	작은창자의 첫째 부분. Duo = 2, den = 10; 샘창자의 길이는 약 30 cm 이다.
elimination(제거; 소거; 배출; 도태)	몸으로부터 노폐물을 제거하는 작용; 소화계통에서는 소화되지 않은 물질 제거.
emulsification(유화)	지방방울을 작게 만드는 물리적인 과정이며, 효소와 접하는 표면적을 증가시켜 지방을 소화하는 데 사용된다.
enamel(사기질, 법랑질)	치아에서 단단한 맨바깥층.

5

enzyme(효소)	물질들의 반응을 촉진하는 화학물질. 소화효소는 복잡한 음식물을 단순한 형태로 파괴한다. 효소의 이름은 -ase로 끝난다.
esophagus(식도)	목구멍과 stomach(위) 사이를 연결하는 관. Eso-는 속으로, phag/o는 삼킴을 의미한다.
fatty acids(지방산)	지방이 소화된 후 생기는 물질. 지방산은 지방의 한 종류이다.
feces(대변)	단단한 노폐물; 동의어 stools.
gallbladder(쓸개, 담낭)	간 아래에 있는 작은 주머니; 쓸개즙을 저장한다. ✻**힌트**: gallbladder는 하나의 단어이다.
glucose(포도당)	간단한 구조의 당.
glycogen(글리코겐)	전분; 포도당은 간세포에서 글리코겐의 형태로 저장된다.
hydrochloric acid(염산)	Stomach에서 생산되는 물질; 음식물 소화에 필수적이다.
ileum(돌창자, 회장)	작은창자의 셋째 부분; 그리스어 *eilos*에서 유래되었으며 '꼬여 있다'는 뜻이다. 부검할 때 배속창자는 꼬여 있고, 돌창자는 종종 막혀 있다.
incisor(앞니, 절개칼)	이틀활에서 앞쪽 4개 치아 중의 하나.
insulin(인슐린)	이자의 내분비세포에서 생산하는 호르몬. 인슐린은 당을 혈액에서 세포로 이동시키며, 간에서 글리코겐 합성을 유도한다.
jejunum(빈창자, 공장)	작은창자의 둘째 부분. 라틴어 *jejunus*는 '비어 있는'이라는 뜻이다; 창자의 이 부분은 부검할 때 항상 비어 있었다.
lipase(지방분해효소)	지방소화에 필요한 이자효소.
liver(간)	배의 right upper quadrant(RUQ, 오른위사분역)에 위치하는 큰 장기. 간은 쓸개즙을 분비한다; 당, 철분, 비타민을 저장한다; 혈액단백을 생산한다; 늙은 적혈구를 파괴한다; 독소를 배출한다. 정상 성인의 간은 무게가 약 1.2~1.3 kg이다.
lower esophageal sphincter(LES, 아래식도조임근)	식도와 stomach 사이의 근육 고리. **Cardiac sphincter**(들문조임근)라고 부르기도 한다.
mastication(씹기, 저작)	씹기.
molar teeth(큰어금니, 대구치)	이틀활의 양옆에 위치하며, 중심으로부터 여섯째, 일곱째, 여덟째 치아. **작은어금니**는 큰어금니의 앞에 있는 넷째, 다섯째 치아.
palate(입천장, 구개)	입의 지붕. Hard palate(단단입천장)는 soft palate(물렁입천장)의 앞쪽에 위치한다. 위턱이 단단입천장을 지탱한다. 물렁입천장은 입과 목구멍 사이에 있는 살 부분이다.
pancreas(이자, 췌장)	Stomach의 뒤에 있는 장기; 인슐린(세포로 당을 수송)과 효소(음식물 소화)를 생산한다.
papillae(유두; **단수형**: papilla)	혀에 있는 작은 돌출물. 유두는 젖꼭지 같은 융기이다.
parotid gland(귀밑샘, 이하샘)	귀 바로 앞의 cheek(뺨)속에 있는 침샘. Parotid의 글자의 뜻에 주의하라 (par = 가까이; ot/o = 귀).

5

peristalsis(연동운동)	위창자길을 구성하는 관의 율동적인 수축. 위창자길에서 꿈틀운동의 속도는 각각 다르다; 위(0.5~2시간), 작은창자(2~6시간), 잘록창자(6~72시간). Peri-는 주위 혹은 둘레, -stalsis는 수축을 뜻한다.
pharynx(인두)	목구멍, 입에서 오는 음식물과 코에서 오는 공기의 공동 통로.
portal vein(간문맥, 문맥)	창자에서 간으로 혈액을 수송하는 굵은 정맥.
protease(단백질분해효소)	단백질을 소화하는 효소.
pulp(속질, 치수)	치아 속에서 신경과 혈관을 담고 있는 물렁조직.
pyloric sphincter(위날문조임근, 유문괄약근)	샘창자에 인접한 stomach의 끝 부위에 있는 근육섬유의 고리. 그리스어 *pyloros*에서 유래되었으며, 문지기를 뜻한다. 보통은 닫혀 있지만, 꿈틀운동 파동이 지나갈 때 열리게 된다.
pylorus(날문)	위의 먼쪽 부위이며, 샘창자로 연결된다.
rectum(곧창자, 직장)	큰창자의 마지막 부분이고, 잘록창자의 끝과 항문 사이를 연결한다.
rugae(주름)	단단입천장과 위벽에 있는 능선.
saliva(침, 타액)	침샘에서 생산하는 소화액. 침은 전분을 당으로 소화시키는 아밀라아제를 가지고 있다.
salivary gland(침샘, 타액샘)	귀밑샘, 혀밑샘, 턱밑샘.
sigmoid colon(구불결장, 구불잘록창자)	잘록창자 중 곧창자 바로 전에 있는 S자 모양의 넷째 부분이며, 곧창자로 연결된다.
sphincter(조임근, 괄약근)	통로를 좁히거나 구멍을 닫는 근육섬유의 돌림고리.
stomach(위)	식도로부터 음식물을 받는 근육이 발달된 장기. Stomach은 바닥(몸쪽 부위), 몸통(중간 부위), 방(먼쪽 부위)으로 구분되어 있다.

5

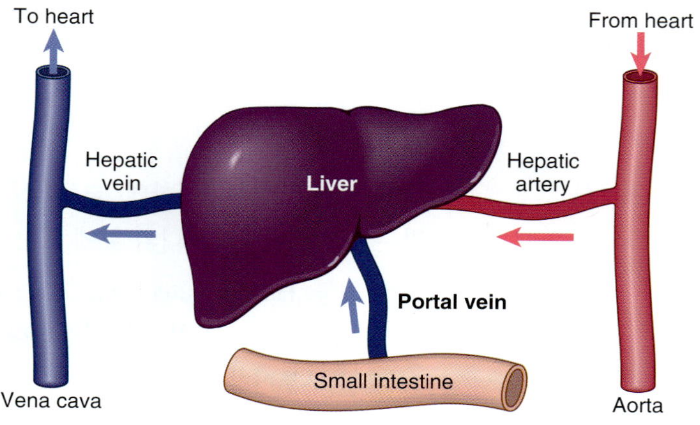

그림 5-13 **Portal vein**(간문맥), 간과 작은창자의 위치관계.

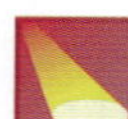

Portal Vein(간문맥)

창자와 간 사이에 있는 **간문맥**의 위치관계를 주의해서 보시오(그림 5-13). 이 정맥은 다른 정맥과 다르게 혈액을 직접 심장으로 이동시키지 않기 때문에 진짜 정맥은 아니다. 간질환에서 간문맥으로 돌아가려는 혈액이 **portal hypertension**(문맥고혈압)과 **esophageal varices**(식도정맥류)을 일으킨다. 121쪽 참조.

triglyceride(트리글리세리드, 중성지방)	3분자의 지방산과 1분자의 글리세롤로 구성된 큰 지방분자. 트리글리세리드는 **지방**의 하위그룹이다. 지방의 다른 형태는 콜레스테롤이다.
uvula(목젖)	물렁입천장의 중간에 매달려 있는 물렁조직. 라틴어 *uva*는 포도를 뜻한다.
villi(융모; 단수형: villus)	작은창자의 벽에 있는 작은 돌출물이며, 영양분을 흡수하여 혈류로 보낸다.

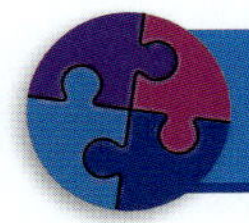

용어

빈칸에 용어의 뜻을 기입하라. 익숙지 않은 용어의 발음은 이 장의 후반부에서 확인할 수 있다.

몸의 부위

연결형	의미	용어	의미
an/o	anus(항문)	peri**an**al(항문주위-)	______
append/o	appendix(막창자꼬리, 충수)	**append**ectomy(충수절제)	______
appendic/o		**appendic***itis*(막창자꼬리염, 충수염) 그림 5-14 참조.	______
bucc/o	cheek(볼)	**bucc**al mucosa(볼점막) **점막**은 몸속 공간이나 몸 바깥으로 열려 있는 구멍을 덮고 있다.	______
cec/o	cecum(막창자, 맹장)	**cec**al(막창자-)	______
celi/o	belly(힘살), abdomen(배)	**celi**ac(복강-) *Abdomin/o*와 *lapar/o*는 모두 배를 뜻한다. 두 개 이상의 연결형이 같은 의미를 가질 때 어느 것을 써도 문제가 되지 않는다. 책 내용을 통해 각각의 연결형을 배우게 될 것이다.	______

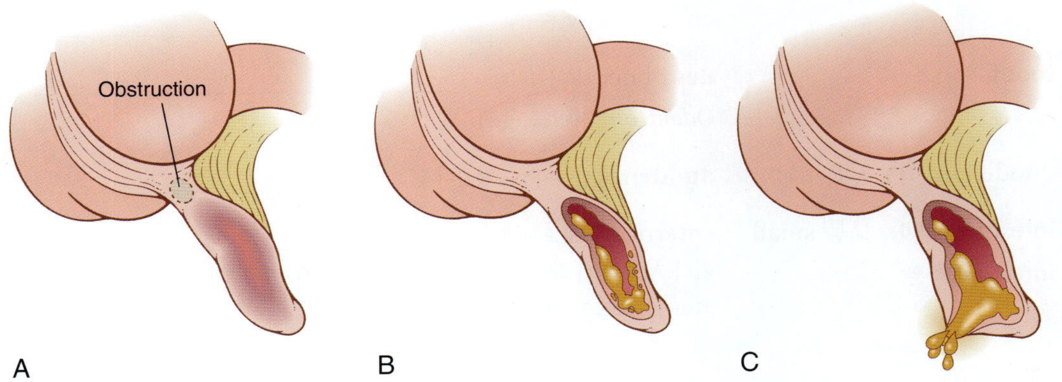

그림 5-14 **Appendicitis**(충수염)**의 단계. A,** 막힘과 세균감염은 막창자꼬리를 붉게 충혈되고, 붓게 만들어 염증을 유발한다. **B,** 고름과 세균은 막창자꼬리의 벽을 침범한다. **C,** 고름이 막창자꼬리의 벽을 뚫어 복막염을 초래한다.

5

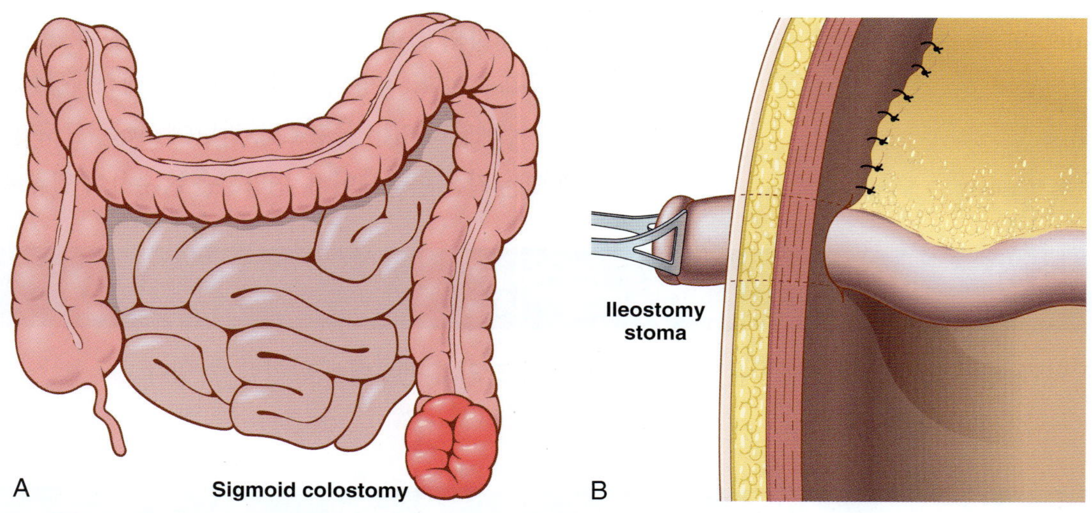

그림 5-15 Stoma(구멍)**의 다양한 유형. A,** 곧창자와 구불잘록창자의 일부를 절제한 후의 **sigmoid colostomy**(구불잘록창자창냄술). 구멍은 잘록창자의 끝이 배벽에 부착되어 있는 곳에 있다. **B,** 전체 잘록창자를 절제한 후 **ileostomy**(돌창자창냄술). 돌창자는 배벽 바깥으로 끌어당겨 **ileostomy stoma**(돌창자창냄술의 구멍)를 만든다.

5

연결형	의미	용어	의미
cheil/o	lip(입술)	**cheil**osis(입술증) *Labi/o*도 입술을 뜻한다.	______
cholecyst/o	gallbladder(쓸개, 담낭)	**cholecyst**ectomy(담낭절제) *Chol/e* = 쓸개즙	______
choledoch/o	common bile duct (온쓸개관, 총담관)	**choledoch**otomy(총담관절개)	______
col/o	colon(잘록창자, 결장)	**col**ostomy(결장창냄술; 대장창냄술) 접미사 *-stomy*는 장기의 연결형과 함께 사용하며, 몸 바깥으로 구멍을 만드는 것이다. ***Stoma***(구멍)는 장기와 몸 바깥 사이의 구멍이다(그림 5-15).	______
colon/o	colon(잘록창자, 결장)	**colon**ic(잘록창자-)	______
		colonoscopy(대장내시경술)	______
dent/i	tooth(치아)	**denti**buccal(치아볼-) *Odont/o*도 치아를 뜻한다.	______
duoden/o	duodenum(샘창자, 십이지장)	**duoden**al(십이지장-, 샘창자-)	______
enter/o	intestines(창자), 보통 small intestine(작은창자, 소장)	**enter**ocolitis(소장대장염; 소장결장염) 위나 창자에서 두 개를 연결하여 한 단어를 만들 때 입에 좀 더 가까운 기관의 이름을 먼저 쓴다.	______

Cholecyst/o(쓸개-)**와 Cyst/o**(방광-)

Cholecyst/o(gallbladder, 쓸개, 담낭)와 **cyst/o**를 혼동하지 마시오. Cyst/o는 **urinary bladder**(방광)를 뜻한다.

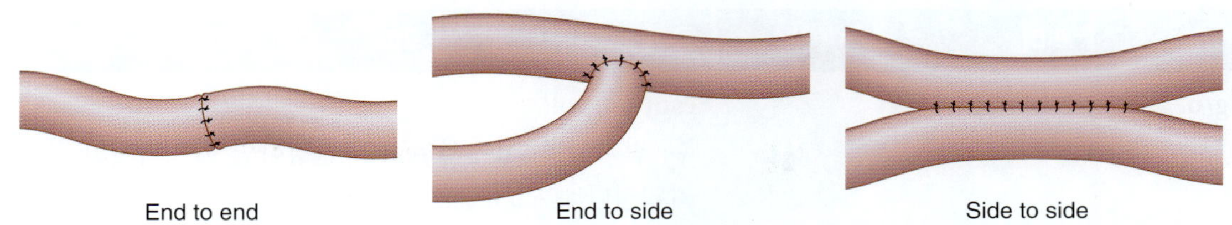

그림 5-16 **Anastomosis**(연결)**의 세 가지 유형**. Enteroenterostomy(작은창자작은창자연결술)의 예들이다. 접두사 -stomy가 두 개 이상의 장기들의 연결형(enter/o와 enter/o)과 함께 용어로 쓸 경우, 수술을 통해 몸속 장기들 사이에 구멍을 만드는 것을 뜻한다.

연결형	의미	용어	의미
		enteroenterostomy(소장소장연결) ______ 작은창자의 연결이 끊어진 양쪽 부위 사이에 새로운 구멍을 내는 것. 이것을 ***anastomosis***(연결, 문합)라고 하며, 혈관, 도관 장기 등에서 절단된 두 부분을 수술로 연결하는 것이다*[ana = up(위로), stom = opening(구멍), -sis = state of(상태)](그림 5-16)*.	
		mesentery(창자간막, 장간막) ______ 배속 장기 주위에 뻗어 있는 두 겹의 *peritoneum*(복막) 부분이며, *mesentery*(창자간막)는 장기를 제 위치에 있도록 잡고 있다. 글자 그대로, *mesentery*(창자간막)는 창자의 중간*(mes-)*에 위치하며, 창자를 뒤배벽의 근육에 부착시키는 막이다*(그림 5-17)*.	
		parenteral(비경구-, 비장관-) ______ *Par*는 *para*-로부터 유래하였으며, -에서 멀리 떨어져 있음을 뜻한다. 정맥영양공급은 창자관을 통하지 않고 혈류로 직접 투여하는 ***parenteral nutrition***(비경구적영양법)이다. 피부밑주사와 근육내주사도 비경구적주사에 속한다.	

5

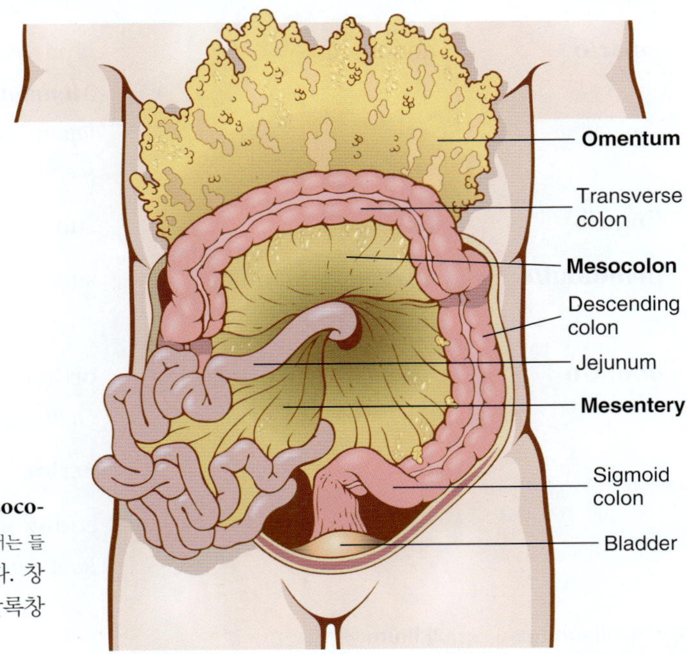

그림 5-17 **Mesentery**(창자간막, 장간막). **Omentum**(그물막, 망)과 **mesocolon**(큰잘록창자간막, 결장간막)은 창자간막의 한 부분이다. 그물막(그림에서는 들어 올려져 있다)이 실제로는 앞치마처럼 아래로 처져 창자를 덮고 있다. 창자간막 속에는 혈관과 림프관이 있다. 창자간막에 있는 림프절은 잘록창자암의 전파(잘록창자암의 단계)에 중요한 지표가 된다.

연결형	의미	용어	의미
esophag/o	esophagus(식도)	**esophag**eal(식도-) 주: 접미사를 -al에서 -eal로 변경하면 마지막 g의 발음이 부드러워진다(*ĕ-sŏf-ă-JĒ-ăl*).	
faci/o	face(얼굴)	**faci**al(얼굴-)	
gastr/o	stomach(위)	**gastr**ostomy(위창냄술)	
gingiv/o	gums(잇몸)	**gingiv**itis(잇몸염, 치은염)	
gloss/o	tongue(혀)	hypo**gloss**al(혀밑-) *Lingu/o*도 혀를 뜻한다.	
hepat/o	liver(간)	**hepat**oma(간암) ***Hepatocellular carcinoma***(간세포암종)로 부르기도 한다.	
		hepatomegaly(간비대)	
ile/o	ileum(돌창자, 회장)	**ile**ocecal sphincter(돌막창자조임근) *Ileocecal valve*(돌막창자판막)로 부르기도 한다.	
		ileitis(회장염)	
		ileostomy(회장창냄술) 그림 *5-15B, 112*쪽 참조.	
jejun/o	jejunum(빈창자, 공장)	choledocho**jejun**ostomy(총담관공장연결) *Anastomosis*(연결)의 한 종류.	
		gastro**jejun**ostomy(위공장연결) 이 수술은 ***gastric bypass*** *procedure* (위우회수술)의 일부이다. 그림 *6-7, 148*쪽 참조.	
labi/o	lip(입술)	**labi**al(입술-, 구순-; 음순-)	
lapar/o	abdomen(배)	**lapar**oscopy(복강경술) ***Minimally invasive surgery(MIS)***(최소침습수술)의 한 방법. 예를 들면 *laparoscopic cholecystectomy*(복강경쓸개절제술)(그림 *5-28, 127*쪽)와 *laparoscopic appendectomy*(복강경막창자꼬리절제술)가 있다.	
lingu/o	tongue(혀)	sub**lingu**al(혀밑-, 설하-)	
mandibul/o	lower jaw, mandible (아래턱, 하악)	sub**mandibul**ar(턱밑-, 악하-)	
odont/o	tooth(치아)	orth**odont**ist(치과교정전문의) *Orth/o*는 곧다는 뜻이다.	
		peri**odont**ist(치주전문의)	
		end**odont**ist(치아뿌리관전문의) *Root canal*(이뿌리관, 치근관)을 치료한다.	

Ileum(돌창자, 회장)**과 Ilium**(엉덩뼈, 장골)

작은창자의 셋째 부분인 **ileum**(돌창자, 회장)을, 골반의 가장 위에 있고 가장 큰 부분인 **ilium**(엉덩뼈, 장골)과 혼동하지 마시오.

연결형	의미	용어	의미
or/o	mouth(입)	**oral**(입-; 입안-, 구강-; 경구-; 구두-, 구술-) ______ *Stomat/o*도 입을 뜻한다.	
palat/o	palate(입천장, 구개)	**palat**oplasty(입천장성형술) ______ *Cleft palate*(입천장갈림증, 구개열)와 *cleft lip*(입술갈림증, 구순열)을 치료하는 방법.	
pancreat/o	pancreas(이자, 췌장)	**pancreat**itis(이자염, 췌장염) ______	
peritone/o	peritoneum(복막, 배막)	**periton**itis(복막염, 배막염) ______ 이 용어에서는 *e*가 빠진다.	
pharyng/o	throat(목구멍)	**pharyng**eal(인두-) ______ palato**pharyngo**plasty(입천장인두성형술) ______ 코 혹은 목구멍이 막혀서 생기는 코골이나 수면무호흡의 치료에 사용한다.	
proct/o	anus(항문)와 rectum(곧창자, 직장)	**proct**ologist[직장(항문)병전문의] ______	
pylor/o	pyloric sphincter(위날문조임근, 유문괄약근)	**pylor**oplasty(날문성형술) ______	
rect/o	rectum(곧창자, 직장)	**rect**ocele(직장류) ______	
sialaden/o	salivary gland(침샘, 타액샘)	**sialaden**itis(침샘염) ______	
sigmoid/o	sigmoid colon(구불결장, 구불잘록창자)	**sigmoid**oscopy(구불결장내시경술) ______	
stomat/o	mouth(입)	**stomat**itis(입안염, 구내염) ______	
uvul/o	uvula(목젖)	**uvul**ectomy(목젖절제술) ______	

물질

연결형	의미	용어	의미
amyl/o	starch(전분)	**amyl**ase(녹말분해효소) ______ 접미사 *-ase*는 효소를 뜻한다.	
bil/i	gall, bile(쓸개즙, 담즙)	**bil**iary(담즙-, 쓸개즙-; 담도-, 쓸개길-; 담낭-, 쓸개-) ______ ***Biliary tract***(담도, 쓸개길)는 장기(간과 쓸개)와 관(간관, 쓸개관, 온쓸개관)을 포함한다. 담도는 쓸개즙을 분비하고, 저장하며, 샘창자로 보낸다.	
bilirubin/o	bilirubin(빌리루빈)(bile pigment[쓸개즙 색소])	hyper**bilirubin**emia(고빌리루빈혈증) ______	
chol/e 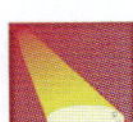	gall, bile(쓸개즙, 담즙)	**chol**elithiasis(쓸개돌증, 담석증) ______ *Lith/o*는 돌을 뜻한다; *-iasis*는 비정상적인 질환을 뜻한다.	

Chol/e(쓸개즙-)**와 Col/o**(잘록창자-)

쓸개즙 혹은 담즙을 의미하는 **chol/e**를, 잘록창자 혹은 결장을 의미하는 **col/o**과 혼동하지 마시오! 용어에 대해 정확히 이해하면 철자를 틀리지 않을 수 있다.

연결형	의미	용어	의미
chlorhydr/o	hydrochloric acid(염산)	a**chlorhydr**ia(무위산증) ______ 위액의 결핍은 *gastric carcinoma*(위암종)와 관련이 있다.	
gluc/o	sugar(당)	**gluc**oneogenesis(당신합성) ______ 간세포는 지방과 단백질로부터 새로운 당을 만든다.	
glyc/o	sugar(당)	hyper**glyc**emia(고혈당증) ______	
glycogen/o	glycogen(글리코겐, 당원), animal starch(동물전분)	**glycogen**olysis(당원분해) ______ 간세포는 혈당이 떨어지면 *glycogen*(글리코겐)을 다시 *glucose*(포도당)로 변환시킨다.	
lip/o	fat, lipid(지방)	**lip**oma(지방종) ______	
lith/o	stone(돌)	**lith**ogenesis(결석형성, 돌형성) ______	
prote/o	protein(단백질)	**prote**ase(단백질분해효소) ______	
py/o	pus(고름)	**py**orrhea(고름분비물, 농루; 치아주위염, 치주염) ______ *Periodontitis*(치아주위조직염, 치주염); 치아주위조직 질병의 진행된 단계 (*gingivitis*, 잇몸염).	
sial/o	saliva(침, 타액), salivary(침-)	**sial**olith(침샘결석) ______	
steat/o	fat(지방)	**steat**orrhea(지방변증) ______ 불완전하게 소화된(비정상적으로 흡수된) 지방은 대변에서 나타난다.	

접미사

접미사	의미	용어	의미
-ase	enzyme(효소)	lip**ase**(지방분해효소) ______ 효소는 화학반응을 촉진한다. 지질분해효소는 지방의 소화를 돕는다. 모든 간질환에서 간 효소의 수치는 올라가며, 이는 간 세포의 손상을 나타낸다. 징후와 증상으로는 권태, 식욕부진, 간비대, 황달, 복통 등이 있다.	
-chezia	defecation(배변), 노폐물의 제거	hemato**chezia**(혈변) ______ (*hē-mă-tō-KĒ-zē-ă*) 대변에서 선홍색의 피가 발견된다.	
-iasis	비정상적인 상태	choledocholith**iasis**(온쓸개관돌증, 총담관결석증) ______	
-prandial	meal(식사)	post**prandial**(식후) ______ ***Post cibum***(*p.c.*)은 식사 후라는 뜻이며, 약 처방전에서 볼 수 있다.	

Pyorrhea(고름흐름)와 **Pyuria**(고름뇨)

Pyorrhea(고름흐름)은 잇몸에서 고름이 배출되는 것이고, **pyuria**(고름뇨)는 요로감염의 징후로 고름 섞인 소변을 뜻한다.

소화계통의 병리

이 절에는 **sign**(징후)**와 symptom**(증상; 질환의 임상적 징조) 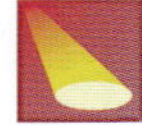과 소화계통의 병적 상태에 대한 의학용어가 포함되어 있다. 각각의 용어의 정의와 함께 질환의 **etiology**(병인, 원인; 병인론, 병인학)와 치료에 대하여 설명하고 있다. 병인을 모를 경우, **idiopathic**(특발-, 원인불명-; 자발-, 고유-)이라고 한다. 21장 약리학에서 위창자의 징후, 증상, 질환에 대한 치료약을 찾을 수 있다.

SIGNS(징후)와 SYMPTOMS(증상)

anorexia(식욕부진)

식욕의 결핍.

가끔 식욕부진(-orexia = 식욕)은 악성종양 혹은 간질환의 징후로 나타난다. **Anorexia nervosa**(신경성 식욕부진)는 화, 걱정, 체중증가에 대한 지나친 두려움과 같은 감정적인 원인에 의해 식욕부진이 생기는 것이다. 이것은 식사장애이며, bulimia nervosa(신경성 폭식증)와 함께 22장에서 설명할 것이다.

ascites(복수)

배 속에 비정상적으로 용액이 축적되는 것.

이것은 혈류로부터 용액이 나와 peritoneal cavity(복막안)에 모이게 되는 것이다. 이것은 배에서 종양 혹은 염증질환, 간질환(간경화)에 의한 정맥고혈압, 심장기능상실 등의 징후로 나타날 수 있다(그림 5-18). 복수의 치료법에는 이뇨제 복용과 배 속 용액을 제거하기 위한 paracentesis(천자)가 있다.

borborygmi
(복명; **단수형**: **borborygmus**)

위창자길에 있는 가스, 용액 혹은 모두의 이동에 의해 만들어지는 꾸르륵 소리.

복명은 과다한 창자의 peristalsis(꿈틀운동, 연동)가 있음을 나타내는 징후이며, 종종 위창자염과 설사 때 나타난다.

constipation(변비)

배변장애.

꿈틀운동이 느릴 때 대변은 물기가 없고 단단해진다. 과일, 채소, 물 등이 변비치료에 도움이 된다. 대변의 이동을 촉진하는 **laxative**(변비약, 완화제, 설사제)와 **cathartic**(설사-; 설사제)을 쓰기도 한다.

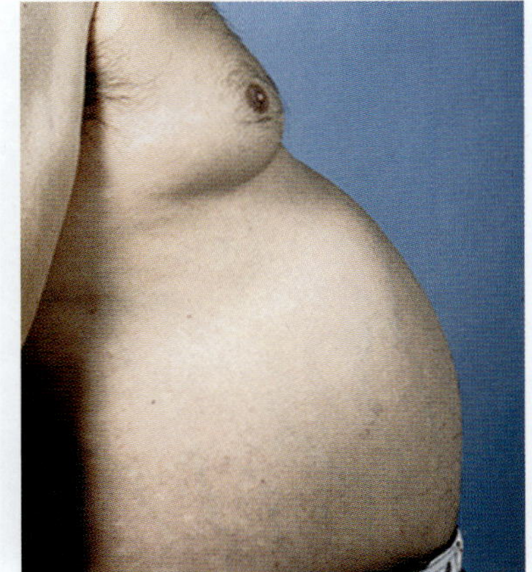

그림 5-18 남성환자에서의 ascites(복수). **Paracentesis**(천자; 배 속의 용액을 제거하는 뚫기)를 시행한 후 찍은 사진이다. 이 환자의 gynecomastia(여성형유방증)는 liver cirrhosis(간경화)가 동반되는 estrogen(에스트로겐)의 과잉 때문에 생기는 것이며, 특히 알코올중독자에게서 볼 수 있다.

Signs(징후)**와 Symptoms**(증상)

Sign(징후)은 체온 증가, 발진, 가슴 청진 소리와 같이 병이 있음을 나타내는 **객관적인** 소견이며, **검사자**가 징후를 통해 병의 유무를 알 수 있다. 반면에, **symptom**(증상)은 가려움증, 피로 혹은 욕지기 등 **환자 스스로가 경험한 주관적인** 감각 혹은 건강상의 변화이다. 동일한 임상 양상에 대해 의사와 환자의 인식이 같다면, 그것은 징후인 동시에 증상이 되는 것이다!

diarrhea(설사)

묽고 수분이 많은 대변을 자주 보는 것.

식사 직후 급작스런 설사는 위창자길에 급성감염 혹은 독소가 있다는 것을 암시한다. 만약 치료를 하지 않으면 심한 설사는 탈수를 일으킨다. Antidiarrheal drug(지사제)가 도움이 된다.

dysphagia(삼킴곤란, 연하곤란)

삼킴장애.

이 증상은 물리적 막힘(obstructive dysphagia, 폐쇄삼킴곤란) 혹은 식도의 꿈틀운동이 조절되지 않는 운동장애(motor dysphagia, 운동성삼킴곤란) 때문에 삼킨 bolus(덩어리; 약덩이, 음식덩이)가 이동하지 못할 때 "목구멍에 덩어리"가 있음을 감지하는 것이다.

eructation(트림)

Stomach(위)**으로부터 입을 통하여 배출되는 가스.**

Eructation은 특이한 소리를 나게 하며, **belching**이라고도 부른다.

flatus(위장가스, 방귀)

항문을 통하여 배출되는 가스.

Flatulence[위장(관)가스참]는 stomach(위)과 창자 속에 과량의 가스가 있는 것을 뜻한다. 방귀가 이동하지 못하는 것은 창자막힘의 징후 중의 하나이다.

hematochezia(혈변)

곧창자로부터 선홍색의 혈액이 배설되는 것.

혈변배설의 흔한 원인은 hemorrhoids(치질)이며, colitis(결장염; 대장염), ulcer(궤양), polyp(용종) 혹은 cancer(암)에서도 볼 수 있다.

5

jaundice(황달)

혈액 속에 bilirubin(빌리루빈)**의 수치가 높아**(hyperbilirubinemia, 고빌리루빈혈증) **피부와 눈 흰자위가 황색-오렌지색으로 변하는 것.** 그림 5-19 참조.

Jaundice(황달)는 다음 세 가지 경우에서 생길 수 있다: (1) **hemolysis**(용혈)와 같이 적혈구가 지나치게 많이 파괴되어 혈액 속에 빌리루빈이 증가할 경우; (2) **간질환**에 의하여 hepatocyte(간세포)의 기능이상이 생겨 빌리루빈이 쓸개즙과 함께 배출되는 것이 차단될 경우; (3) choledocholithiasis(총담관결석증, 온쓸개관돌증) 혹은 종양에 의하여 **쓸개즙 흐름이 차단**되어 쓸개즙 속의 빌리루빈이 샘창자로 배출되지 못할 경우.

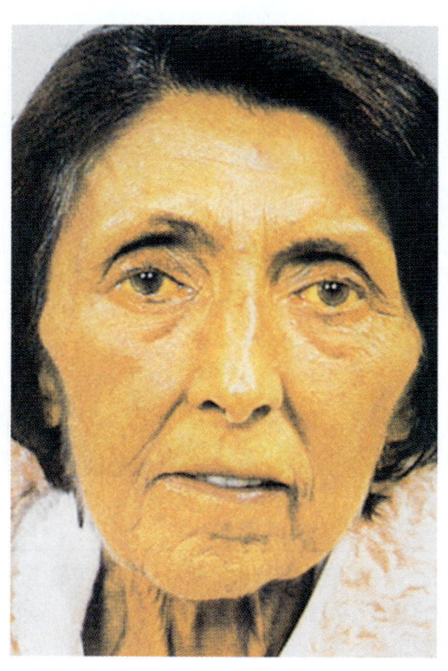

그림 5-19 **간질환으로 인한 jaundice**(황달).

melena(흑색변)

검은 타르질의 대변; 혈액이 소화되어 대변에 포함됨.

이 임상 증상은 대개 혈액이 소화액에 의해 파괴되어 나타나며, 상부위창자길(duodenal ulcer, 십이지장궤양)의 출혈에 의해 생긴다. **Stool guaiac test**(대변잠혈검사)(144쪽 참조)에서 양성인 경우, 대변 속에 혈액이 있음을 뜻한다.

nausea(구역, 메스꺼움)

Stomach(위)**에서의 구토할 것 같은 불쾌한 감각.**

흔한 원인으로는 motion sickness(멀미), 초기임신, viral gastroenteritis(바이러스성 위창자염) 등이 있다. Nausea(구역, 메스꺼움)와 vomiting(구토)은 복부장기의 천공(벽의 구멍); 쓸개관, 위 혹은 창자의 막힘; 혹은 독소에 노출될 경우에도 나타날 수 있다.

steatorrhea(지방변증)

대변 속에 지방이 있음.

지방변증은 거품이 있고, 악취가 나는 대변이 배출되는 것이며, 종종 화장실 변기 속에 떠있게 된다. 지방의 소화와 흡수가 제대로 되지 않으면 창자에 지방이 남게 된다. 이것은 이자질환(pancreatitis, 췌장염)이 있어 이자효소가 분비되지 않을 때도 생긴다. 지방변증은 지방의 흡수이상과 관련된 창자질환의 징후이기도 하다.

질환

5

ORAL CAVITY(입안)와 TEETH(치아)

aphthous stomatitis
(아프타입안염, 아프타구내염)

작고, 통증이 있는 궤양을 동반한 입의 염증.

이 질환과 관련된 궤양을 흔히 **canker**(KĂNK-ĕr) **sores**(구강궤양)라고 부르며, 원인은 알려져 있지 않다(그림 5-20B).

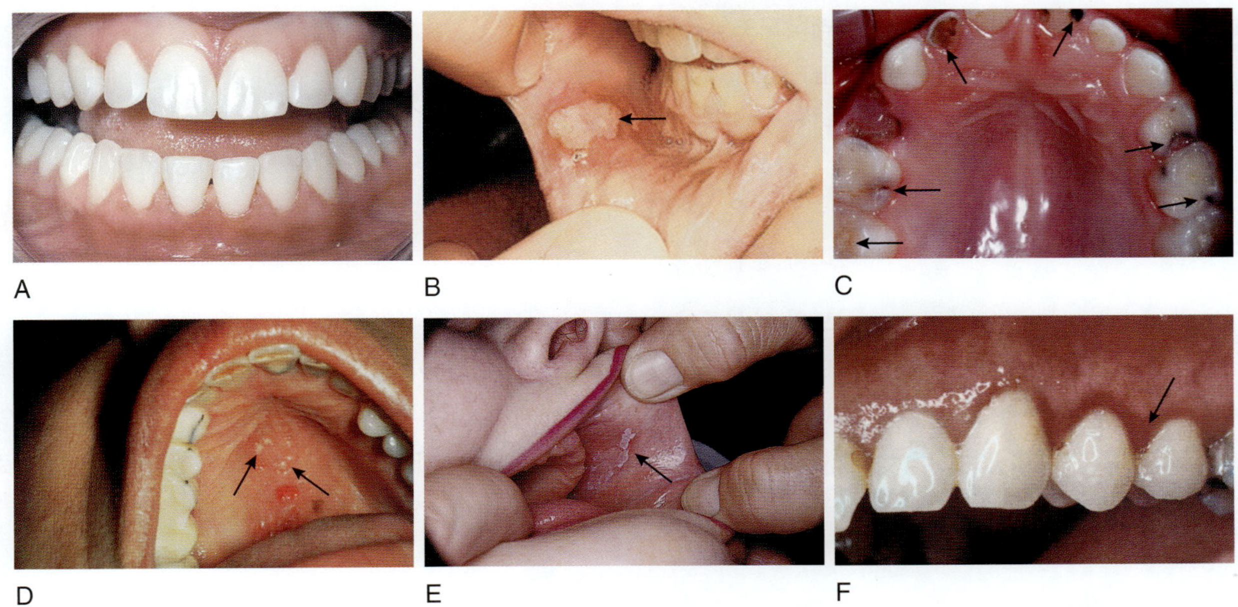

그림 5-20 건강한 치아와 잇몸, 질병. **A,** 건강한 치아와 잇몸. **B, Aphthous stomatitis**(아프타입안염, 아프타구내염). **C, Dental caries**(충치). **D, Herpetic stomatitis**(포진입안염, 포진구내염). **E, Oral leukoplakia**(입안백색판증). **F, Gingivitis**(잇몸염, 치은염).

dental caries(충치) **Tooth decay**(충치).

Dental plaque(치태, 치면세균막)는 음식물, 침의 단백질, 사기질의 죽은 찌꺼기 등에 의해 생긴다. 세균은 세균막에서 자라고 치아사기질을 녹이는 acid(산)를 생산하여 치아를 썩게 만든다(그림 5-20C). 세균감염이 치아속질[pulpitis(속질염, 치수염)의 원인]까지 도달하면 치아뿌리관 치료가 필요할 수도 있다.

herpetic stomatitis (포진입안염, 포진구내염) **Herpesvirus**(포진바이러스) **감염에 의한 입의 염증.**

입술, 입천장, 잇몸, 혀 등에 통증을 동반한 물집이 생기는 것을 흔히 **fever blister**(열성수포) 혹은 **cold sore**(입술포진)라고 부른다(그림 5-20D). 이것은 herpes simplex virus(단순포진바이러스) 감염에 의해 발생한다. Herpes genitalis(생식기포진)는 생식기관에 생긴다. 단순헤르페스와 음부포진 모두 전염성이 매우 높다.

oral leukoplakia(입안백색판증) **입의 점막에 나타나는 white plaque**(백색판) **혹은 white patch**(백색반).

이 precancerous lesion(전암병터)(그림 5-20E)은 만성흡연(파이프흡연 혹은 씹는 담배)에 의해 생길 수 있다. 생검한 조직을 현미경으로 검사하면 악성 여부를 확인할 수 있다.

periodontal disease(치주병, 치주질환) **잇몸, 치아, 주위 뼈의 inflammation**(염증)**과 degeneration**(퇴행, 변성).

Gingivitis(잇몸염,치은염)(그림 5-20F)은 **dental plaque**(치태, 치면세균막)과 **dental calculus**(치석) 혹은 **tartar**(치석; 타터, 주석)의 축적에 의해 생긴다. **Gingivectomy**(잇몸절제술)는 periodontist(치주전문의)가 금속기구를 사용하여 치아에 있는 세균막, 치석 및 고름주머니를 제거하고 새로운 조직이 형성되게 하는 것이다. 국소감염은 항생제 복용으로 치료한다.

5

UPPER GASTROINTESTINAL TRACT(상부위창자길)

achalasia(이완불능증) **아래식도조임근의 이완 장애.**

Achalasia(-chalasia = 이완)는 꿈틀운동의 장애에 의하여 음식물이 식도를 쉽게 통과하지 못하는 것이다. 아래식도조임근의 이완 장애와 꿈틀운동의 소실로 인하여 협착부위 바로 위에서 식도의 팽창을 일으킨다. 의사는 환자에게 부피가 작고 부드러운 음식을 먹는 것과 아래식도조임근을 기계로 확장하여 증상을 완화하도록 권한다.

esophageal cancer(식도암) **식도의 악성종양.**

식도암의 가장 흔한 증상은 삼킴장애이다. 흡연이나 만성 알코올 섭취는 주요 위험인자이다. 위식도역류병에 의하여 오랫동안 식도가 자극을 받으면 전암상태(premalignant condition)인 **Barrett esophagus**(바렛식도)로 진행하게 된다. 치료방법은 수술, 방사선치료, 항암제 투여 등이다.

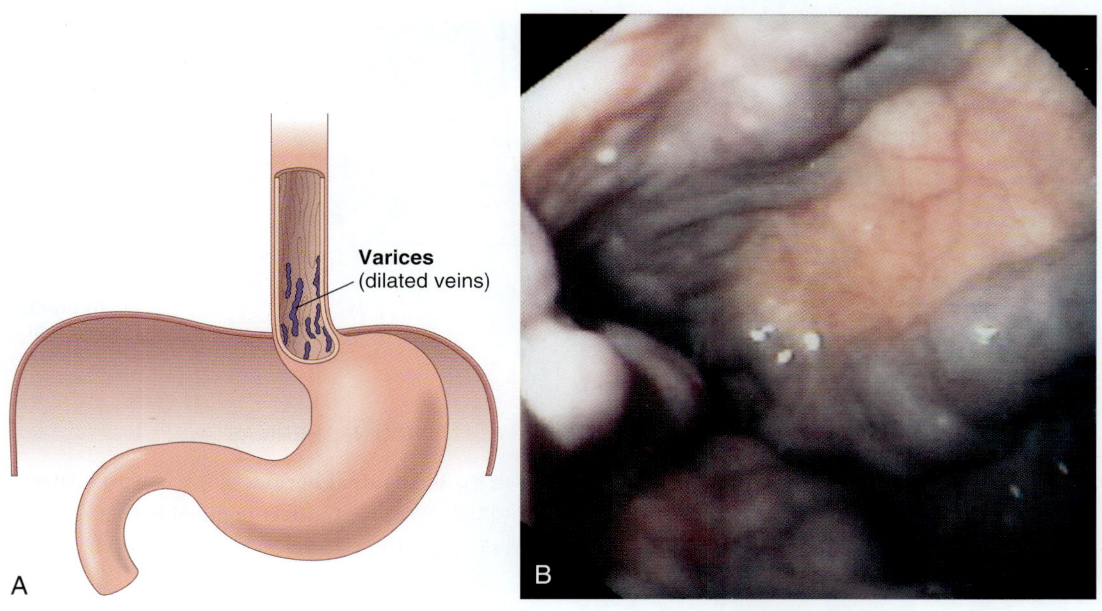

그림 5-21 **A, Esophageal varices**(식도정맥류). **B, 식도정맥류의 내시경 사진.**

esophageal varices(식도정맥류)

식도의 아래끝에 있는 팽창된 varicose vein(정맥류)**(그림 5-21).**

Liver cirrhosis(간경화)나 chronic hepatitis(만성간염)와 같은 간질환은 간 주변에 있는 정맥의 압력을 높일 수 있다(**portal hypertension**, 문맥고혈압). 이런 질환은 출혈의 위험이 동반되고, 식도정맥은 비대해지고 꾸불꾸불해진다. 치료법에는 팽창된 식도정맥을 묶는 banding(띠염색; 띠감기)이나 정맥을 통해 식도정맥을 막는 sclerotherapy(경화요법)가 있다. 문맥고혈압을 낮추는 약물 치료는 식도정맥류에 의한 출혈의 위험성을 낮출 수 있다.

gastric cancer(위암종)

Stomach의 악성종양.

흡연, 음주, 세균감염과 관련된 chronic gastritis(만성위염)는 위암종의 주요 위험인자이다. Gastric endoscopy(위내시경)와 biopsy(생검)로 진단한다. 치료효과는 조기발견과 수술적 종양 제거에 따라 다르다.

gastroesophageal reflux disease (**GERD**, 위식도역류병)

고형물이나 액체가 stomach에서 입으로 되돌아온다.

Heartburn(속쓰림)은 위에서 식도로 위산이 역류되어 생기는 쓰린 감각이다. 식도점막이 위산과 펩신(단백질을 소화하는 효소)에 지속적으로 노출되면 **reflux esophagitis**(역류식도염)가 생긴다. 위식도역류병의 치료제에는 antacid(제산제)와 아래식도조임근의 긴장을 증가시키는 약물이 있다.

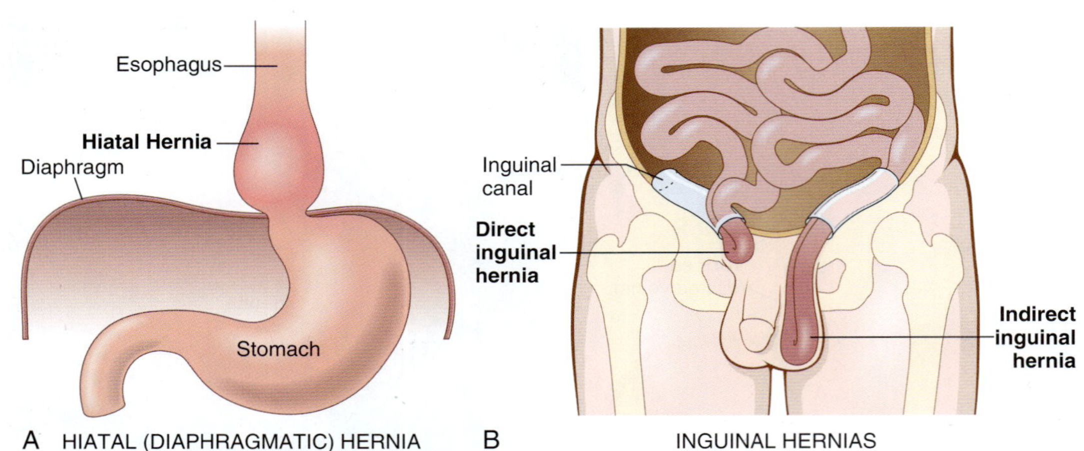

그림 5-22 **Hernia**(탈장; 탈출). **A, Hiatal hernia**(틈새탈장, 열공탈장). **B, Inguinal hernia**(고샅탈장, 서혜탈장). **Direct inguinal hernia**(직접고샅탈장, 직접서혜탈장)는 약한 근육부위에서 배벽을 통과한다. **Indirect inguinal hernia**(간접고샅탈장, 간접서혜탈장)는 inguinal canal(고샅굴)을 통해 일어나고, scrotal sac(음낭주머니)으로 내려간다.

5

hernia(탈장)

내부장기를 담고 있던 조직이나 근육을 통과하여 장기의 전체 혹은 일부가 돌출되는 것.

Hiatal hernia(틈새탈장)는 stomach(위)의 윗부분이 가로막을 통과하여 가슴쪽으로 돌출될 때 일어난다(그림 5-22A). 틈새탈장은 위식도역류병을 일으킬 수 있다. **Inguinal hernia**(고샅탈장, 서혜탈장)는 창자의 작은 고리가 아랫배근육을 통해 돌출될 때 일어난다(그림 5-22B). 샅굴탈장의 수술적 치료는 herniorrhaphy(탈장교정)이다.

peptic ulcer(소화궤양)

Stomach 혹은 샘창자의 점막에 생기는 open sore(개방궤양).

Helicobacter pylori(위나선균, 위염균)라는 세균은 peptic ulcer disease(소화성궤양질환)를 일으킨다고 알려져 있다. 세균, hyperacidity(산과다, 위산과다), gastric juice(위액)이 연합하여 상피조직에 손상을 입힌다. 치료제는 항생제, 제산제, stomach(위)과 창자의 상피를 보호하는 약물 등이 있다.

LOWER GASTROINTESTINAL TRACT(하부위창자길; SMALL AND LARGE INTESTINES, 작은창자와 큰창자)

anal fistula(항문샛길, 치루)

항문 근처의 비정상적인 관 모양의 통로.

샛길은 종종 항문 혹은 곧창자의 벽에 **fissure**[틈새,(균)열;열창]가 있거나 **abscess**(고름집, 농양)가 있을 경우 생긴다(그림 5-23A).

colonic polyps(잘록창자폴립증)

Polyp(용종)**은 colon**(잘록창자)**의 점막으로부터 돌출된다.**

그림 5-23A는 두 종류의 폴립을 보여주고 있다: **pedunculated**(목 있는; 줄기를 통해 점막에 붙어 있는) 형과 **sessile**(목 없는; 점막에 직접 위치하는) 형. 그림 5-23B는 잘록창자의 다발폴립을 보여주고 있다. 많은 폴립은 암의 전 단계(샘종폴립)이다. 이 폴립들은 종종 biopsy(생검)하는 과정에서 암발생을 예방하기 위하여 제거(polypectomy, 폴립절제술)된다.

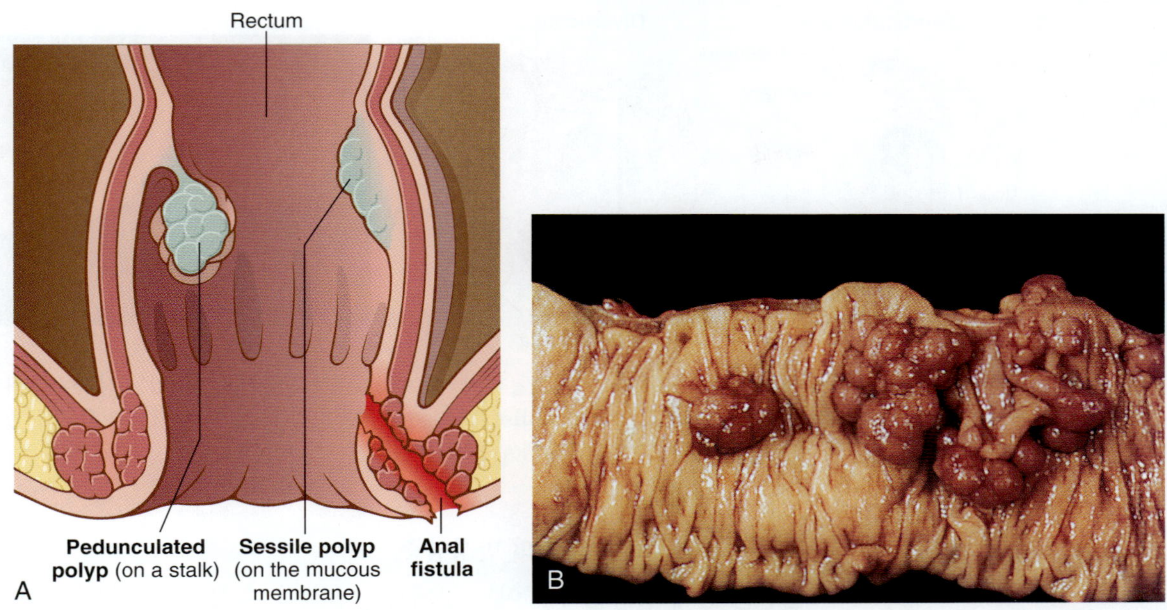

그림 5-23 **Anal fistula**(항문샛길, 치루)**와 colonic polyp**(잘록창자폴립증)**. A,** Anal fistula와 두 종류의 polyp(폴립). **B,** 잘록창자의 multiple polyps(다발폴립).

5

colorectal cancer(대장암)

Colon(결장, 잘록창자)**나 rectum**(직장, 곧창자) **혹은 모두에서 생기는 adenocarcinoma**(샘암종)**.**

잘록창자곧창자암(그림 5-24)은 잘록창자 혹은 곧창자에 있는 폴립에서 올 수 있다. 진단은 대변 속에 혈액을 확인하고 colonoscopy(대장내시경술)로 가능하다. 예후는 암의 단계(퍼진 정도), 크기, 침범 깊이, 림프절의 관련 여부에 따라 다르다. 수술적 치료로는 암 주변 부위의 잘록창자를 절제하고, 양쪽의 끊어진 끝을 이어주는 수술[anastomosis(연결, 문합)]을 한다. 필요에 따라 chemotherapy(화학요법)와 radiotherapy(방사선요법)가 추가된다.

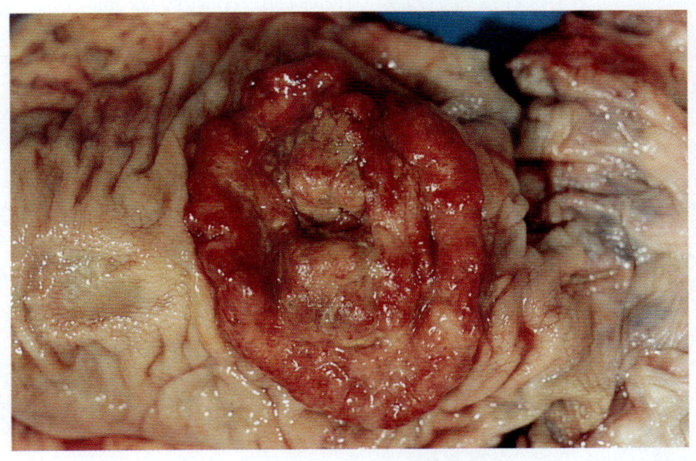

그림 5-24 **Colon**(결장, 잘록창자)**의 adenocarcinoma**(샘암종)**.** 이 암은 덩어리 형태로 "돌출된" 모서리와 궤양이 있는 중심부위를 가지고 있다.

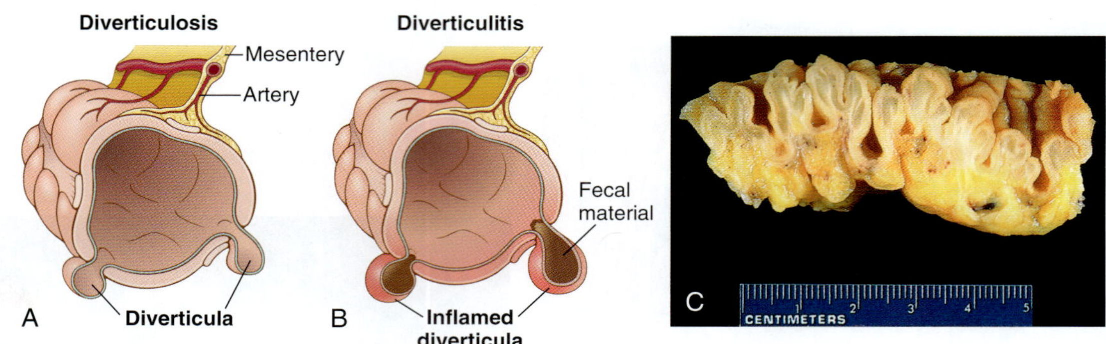

그림 5-25 **A. Diverticula**[결주머니, 게실; **diverticulosis**(결주머니증)을 초래함]는 잘록창자를 덮고 있는 점막이 약해진 근육벽을 통과해 돌출될 때 형성된다. **B**와 **C, Diverticulitis**(결주머니염)는 대변이 결주머니 내에 남아 있을 경우 발생한다. 종자류나 견과류가 들어 있는 음식물을 피한다면 발병 위험이 줄어든다.

Crohn disease("Crohn's", 크론병)

창자길(종말돌창자와 잘록창자)**의 만성염증.**

크론병은 입에서 항문까지 어느 곳에서든 발생할 수 있으나, 보통 돌창자와 잘록창자에서 발생한다. 징후와 증상에는 설사, 심한 복통, 발열, 식욕부진, 허약, 체중감소 등이 있다. 크론병과 ulcerative colitis(궤양결장염, 궤양대장염)는 모두 **inflammatory bowel disease**(IBD, 염증창자병)의 한 종류이다. 치료는 증상에 따른 약물을 쓰거나 질병이 있는 창자부위를 제거한 후, 남은 부위를 연결하는 것이다.

diverticulosis(결주머니증, 게실증)

잘록창자벽에 있는 비정상적인 결주머니. 그림 5-25A 참조.

Diverticulitis(결주머니염, 게실염)는 결주머니증의 합병증이다. 대변이 결주머니에 남아 있게 되면, 결주머니염이 생길 수도 있다. 통증과 곧창자 출혈이 주요 증상이다. 그림 5-25B와 C에서는 sigmoid colon(구불결장, 구불잘록창자)의 절단면에서 결주머니증을 보여주고 있다. 결주머니염의 초기치료에는 죽과 같은 액상식이와 항생제 복용이다. 심한 경우 환자를 입원시켜 항생제 정맥 투여하거나, 질병이 있는 창자부위를 제거한 후 남은 부위를 연결하는 것이다.

dysentery(이질)

세균감염에 의한 창자에 통증과 염증이 있는 질환.

흔히 잘록창자에서 일어나며, 이질은 보통 세균[salmonellae(살모넬라<속>)나 shigellae(시겔라<속>)], 아메바(단세포생물) 혹은 바이러스가 포함된 음식물 혹은 물을 섭취할 경우 생긴다. 증상은 혈변, 복통과 열이다.

hemorrhoids(치핵, 치질)

곧창자 부위에 팽창되고 꼬인 varicose vein(정맥류)**.**

정맥류는 속(곧창자속) 혹은 바깥(항문조임근 바깥)에 생길 수 있다. 임신과 만성변비는 항문정맥의 압력을 높여 종종 치핵을 일으킨다.

ileus(창자막힘증, 장폐쇄증)

창자의 막힘으로 인한 꿈틀운동 장애.

수술, 외상 혹은 세균에 의한 peritoneum(복막, 배막) 손상 등이 **paralytic ileus**(마비장폐색증; 급성, 일시적인 꿈틀운동 소실)를 일으킬 수 있다.

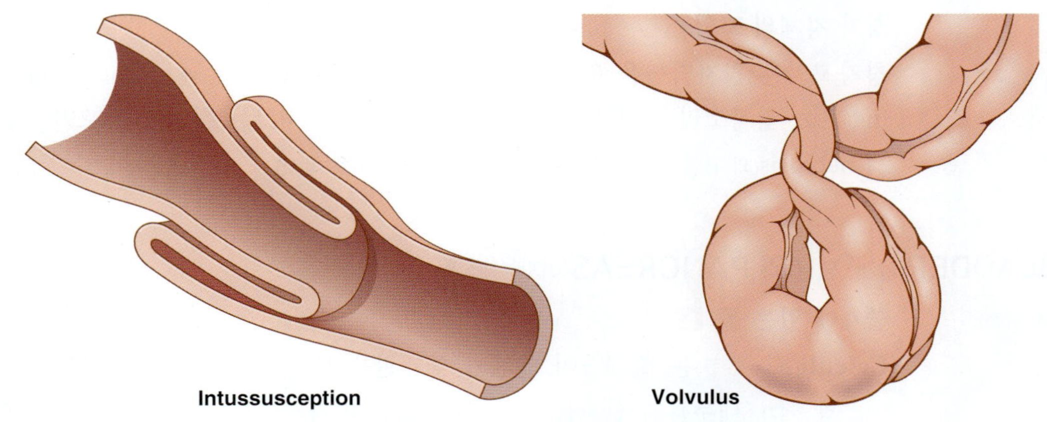

그림 5-26 Intussusception(장충첩; 중첩)과 volvulus(장꼬임, 장염전).

inflammatory bowel disease (IBD, 염증창자질환)

잘록창자와 작은창자의 염증. Crohn disease(크론병)**와 ulcerative colitis**(궤양결장염; 궤양대장염) **참조.**

intussusception(장충첩;중첩)

창자의 포개짐.

이 질환은 창자의 한 부분이 다른 부분의 구멍으로 밀려 들어가는 것이다(그림 5-26). 종종 어린이에서 나타나며, 돌막창자 부위에 생긴다. 통증과 구토가 동반된 창자막힘이 일어난다. Barium enema(바륨관장)로 진단과 치료를 할 수 있다. 그 반면에, 창자겹침증이 있는 부분을 수술로서 제거하고 나머지 창자를 연결하는 수술을 하기도 한다.

irritable bowel syndrome (IBS, 과민대장증후군)

일련의 위창자 증상(복통, 헛배 부름, 설사, 변비)**, 창자에 뚜렷한 이상은 없음.**

과민대장증후군은 스트레스와 관련이 있고 감염 후에 발생한다. 치료로는 섬유질이 많은 음식을 먹는 것과 규칙적인 창자운동을 위하여 설사제와 지사제를 복용하는 것이다. 과민대장증후군의 다른 이름은 **irritable colon**(과민결장)과 **spastic colon**(경직잘록창자). **과민대장증후군**은 위창자길의 기능이상의 한 종류이다. 이것은 구조적 혹은 생화학적 이상이 동반되지 않는 위창자길의 기능이상 질환이다.

ulcerative colitis (궤양결장염; 궤양대장염)

궤양을 동반한 잘록창자의 만성염증.

이 원인불명의 만성 재발성 설사질환[**inflammatory bowel disease**(염증장질환)]에서는 곧창자의 출혈과 통증이 나타난다. 종종 잘록창자에서 시작하여 염증이 몸쪽으로 퍼져 잘록창자 전체가 감염되기도 한다. 약물치료와 음식물에 유의하는 것이 요구된다. 감염된 창자의 절제와 ileostomy(회장창냄술)가 필요할 경우도 있다. 일부 환자의 경우, total colectomy(전체잘록창자절제술)로 치료하기도 한다. 궤양잘록창자염에 걸린 환자는 잘록창자암에 걸릴 위험이 높다.

Irritable Bowel Syndrome(IBS, 과민대장증후군)**과 Inflammatory Bowel Disease**(IBD, 염증창자질환)

과민대장증후군은 창자의 구조적 이상이 없지만, **염증창자질환**(**크론병, 궤양성잘록창자염**)은 구조적 이상을 동반한다.

volvulus(장꼬임, 장염전)

창자 자체의 꼬임.

창자꼬임은 창자막힘을 일으킨다. 심한 통증, nausea(구역, 메스꺼움)와 vomiting(구토), 창자소리 소실 등의 증상이 있다. 수술적 치료는 창자에서 꼬인 부분의 necrosis(괴사)를 막기 위해 필수적이다(그림 5-26 참조).

LIVER(간), GALLBLADDER(쓸개, 담낭)와 PANCREAS(이자, 췌장)

cholelithiasis(쓸개돌증, 담석증)

쓸개에 있는 돌.

Calculi(stones, 돌)는 쓸개즙이 쓸개와 쓸개관을 통과해 빠져나가는 것을 막는다(그림 5-27). 대부분의 환자들은 증상이 없고, 따라서 치료가 반드시 필요하지는 않다; 그러나 만일 환자가 쓸개돌과 관련하여 **biliary colic**(담석급통증) 혹은 **cholecystitis**(담낭염)의 증상이 있다면 치료가 필요하다. 최근에는 **laparoscopic surgery**(복강경수술) 혹은 **minimally invasive surgery**(최소침습수술; **laparoscopic cholecystectomy,** 복강경 쓸개절제술)가 쓸개와 돌을 제거할 때 시행된다(그림 5-28의 A와 B)

5

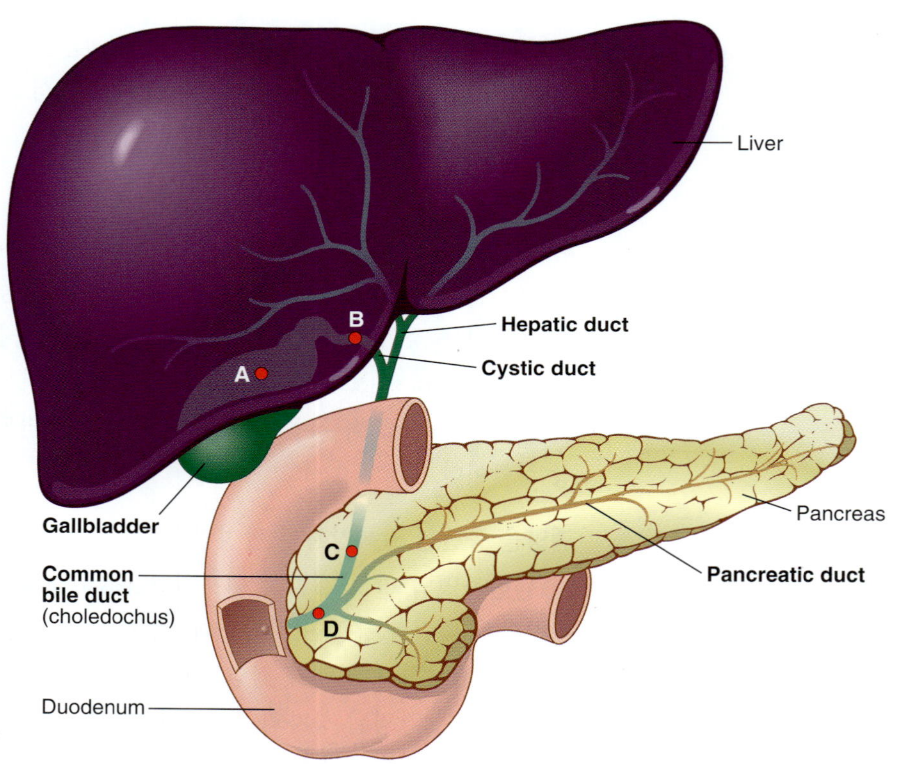

그림 5-27 쓸개와 쓸개관 속에 gallstone(쓸개돌, 담석)**의 위치. A,** Gallbladder(쓸개) 속의 돌로서, 증상이 없거나 가벼운 증상을 유발한다. **B,** Cystic duct(담낭관)를 막는 돌로서, 통증을 유발한다. **C,** Common bile duct(담낭관)를 막는 돌로서, 통증과 황달을 유발한다. **D,** 담낭관과 pancreatic duct(췌관)의 아래끝을 막는 돌로서, 통증, 황달, 이자염 등을 유발한다.

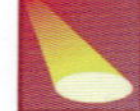

Gallstone(쓸개돌)**은 무엇으로 되어 있을까?**

Gallstones는 콜레스테롤, 빌리루빈(쓸개즙의 색소), 칼슘염으로 이루어져 있다. 돌의 크기와 모양은 모래알갱이에서부터 골프공까지 다양하다!

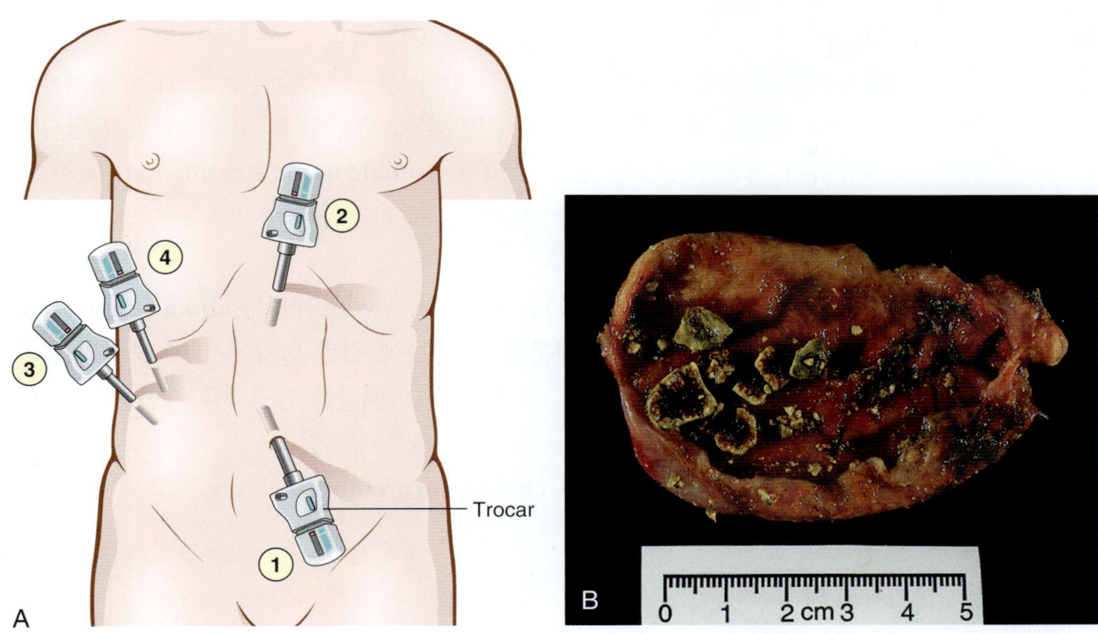

그림 5-28 A, Laparoscopic cholecystectomy(복강경담낭절제)**에서 trocar**(뚫개, 트로카)**의 위치**. 트로카는 배에 구멍을 뚫는 데 사용한다. 뚫개는 배벽을 뚫는 obturator(닫개; 날카로운 3개의 모서리가 있는 끝을 가진 단단하고 제거 가능한 금속기구)와 그에 맞는 속이 빈 cannula(삽입관)로 이루어진 금속 소매이다. **원 속의 숫자**는 흔히 뚫개를 삽입하는 위치이다. **1**은 배꼽에 있는 10/11 mm 뚫개(가장 지름이 큰 뚫개는 15 mm)이다. **2**는 중앙선에 있는 10/11 mm 뚫개이다. **3**과 **4**는 배의 right upper quadrant(오른위사분역)에 있는 5 mm 트로카이다. **B, Gallstones**(쓸개돌, 담석). Laparoscopic cholecystectomy(복강경 쓸개절제술) 동안 기계를 이용하여 bile pigment(쓸개즙 색소)에 의해 변색된 콜레스테롤 쓸개돌을 여러 개의 작은 조각으로 부수었다. 쓸개점막은 붉은색의 불규칙한 모양으로 변하였다.

cirrhosis(경화증)

간의 만성 퇴행질환.

간경화는 흔히 만성 알코올중독, 바이러스성 간염, 철 과부하 혹은 기타 원인에 의해서 생긴다. 간 속에 lobe(엽)이 섬유조직으로 덮이게 되고, 간세포는 퇴화하고, 간은 지방으로 침윤된다. Cirrh/o는 노란-오렌지색을 뜻하며 지방의 축적에 의해 나타나는 간의 색깔을 의미한다. 그림 5-29는 정상 간과 알코올성 간경화의 간을 보여주고 있다.

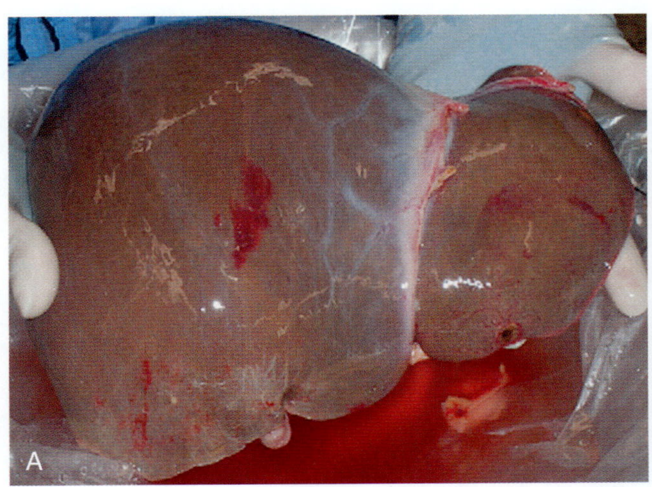

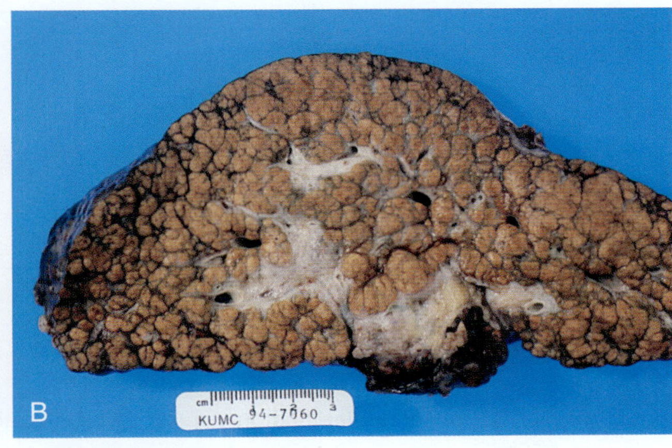

그림 5-29 A, 정상 간. B, 알코올간경화.

hepatocellular carcinoma
(HCC, 간세포암종)

간암.
간에서 시작하는 암은 1차성 간암이라 한다(2차성 간암은 다른 기관에서 시작한 암이 간으로 전이된 것이다). 간세포암종은 흔히 B형과 C형 간염 바이러스 감염과 만성알코올중독에 의한 간경화와 관련이 있다. **Nonalcoholic steatohepatitis**(NASH, 비알코지방간염)는 간에 지방이 쌓이는 것으로 간경화나 간세포암종으로 발전할 수 있다.

치료방법으로는 수술과 약물치료가 있다, 간세포암종은 **alpha-fetoprotein**(AFP, 알파태아단백질)을 만들기 때문에 이 암종에 걸린 환자에서 이 물질의 혈중농도가 올라간다(암 표지자). 따라서 알파태아단백질은 간경화를 가진 환자에 있어 간세포암종의 발병여부를 판단하는 데 사용되고 있다.

쓸개관에서 시작하는 간암은 **cholangiocarcinoma**(담관암종)라고 부른다. 쓸개관암종은 쓸개로부터 발생할 수도 있다.

pancreatic cancer(이자암, 췌장암)

이자의 악성종양.
이자암은 샘창자 가까이 이자의 머리에서 종종 발생한다. 원인은 모르지만, 이자암은 흡연자와 당뇨와 만성이자염을 가진 사람에게서 더 흔하다. 증상과 징후로는 복부와 등의 통증, 피로, 황달, 식욕부진, 설사, 체중감소 등이 있다. 기본적인 수술적 치료는 **pancreatoduodenectomy**[췌(장)십이지장절제; **Whipple procedure**, 휘플 수술]이다.

pancreatitis(이자염, 췌장염)

이자의 염증.
소화효소가 이자조직을 침식하고 샘조직에 손상을 입힌다. 다른 병인으로는 만성 알코올중독, 약물중독, 쓸개돌로 인한 온쓸개관 막힘, 바이러스 감염 등이 있다. 치료에는 명치통증을 완화하는 약물요법, 정맥내 수액보충, subtotal pancreatectomy(이자부분절제술) 등이 있다.

viral hepatitis(바이러스간염)

바이러스에 의한 간의 염증.
Hepatitis A(A형 간염)는 A형 간염 바이러스(**HAV**)에 의해 생기는 바이러스성 간염이다. A형 간염은 오염된 음식 혹은 물에 의해 전파되고, 증상이 늦게 나타나는 질환이다. **Hepatitis B**(B형 간염)는 B형 간염 바이러스(**HBV**)에 의해 생기며, 수혈, 성접촉 혹은 오염된 주사바늘과 기구에 의하여 전파되며, 감염된 산모에 의해 태아도 감염될 수도 있다. 심한 감염은 간세포를 파괴할 수 있고, 간경화 혹은 사망을 초래할 수도 있다. 면역을 제공하는 백신을 이용하거나, 위험에 노출되는 것을 피하도록 권한다. **Hepatitis C**(C형 간염)는 C형 간염 바이러스(**HCV**)

이자암의 치료를 위한 Whipple Procedure(휘플 수술)

이 수술은 아래와 같이 이루어진다:

- Stomach(위)의 먼쪽 1/2 제거(날문방절제술)
- 쓸개와 온쓸개관의 제거(쓸개절제술 및 온쓸개관절제술)
- 이자와 샘창자의 일부 제거(이자샘창자절제술)
- 제건술은 pancreatojejunostomy(이자빈창자창냄술), hepaticojejunostomy(간빈창자창냄술), gastrojejunostomy(위빈창자창냄술)로 이루어진다.

애플 창업자인 스티브 잡스와 오페라 가수 루치아노 파바로티가 이 수술을 받았다.

에 의해 생기며, 수혈, 접종(마약중독자들이 주사바늘을 같이 사용할 경우)에 의해 전파된다. 급성 간염에서 만성간염이나 간세포암종으로 진행될 수도 있다. Simeprevir (Olysio)와 sofosbuvir(Sovaldi)는 C형 간염 바이러스 감염의 치료에 효과적이다.

모든 종류의 간염에서 간의 효소치가 증가하는데, 이것은 간이 손상을 받고 있음을 의미한다. 징후와 증상에는 권태, 식욕부진, 간비대, 황달, 복통 등이 있다.

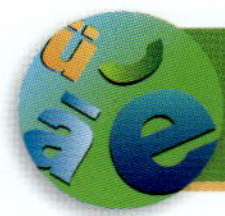

발음

이 장에 나오는 용어들을 얼마나 이해하고 있는지를 독자 스스로 판단하기 위하여 아래 각 용어의 의미를 빈칸에 기입하라. 그 다음에 의미만을 보고 무슨 용어였는지를 적어보는 것도 공부에 도움이 될 것이다. 이때 철자법이 틀리지 않도록 주의하라. 각 용어 뒤에 표시된 숫자는 정의나 용례가 적혀 있는 페이지 번호를 가리킨다. 이 페이지를 조사하여 자신이 제대로 알고 있는지를 확인하라.

발음기호 안내

ā: 에이 (예: āpe)	ă: 애 (예: ăpple)
ē: 이- (예: ēven)	ĕ: 에 (예: ĕvery)
ī: 아이 (예: īce)	ĭ: 이 (예: ĭnterest)
ō: 오우 (예: ōpen)	ŏ: 오 (예: pŏt)
ū: 유 (예: ūnit)	ŭ: 어 (예: ŭnder)

어휘, 용어

용어	발음	의미
absorption (108)	ăb-SŎRP-shŭn	
achlorhydria (116)	ā-chlōr-HĪD-rē-ă	
amino acids (108)	ă-MĒ-nō ĂS-ĭdz	
amylase (108)	ĂM-ĭ-lās	
anastomosis (113)	ă-năs-tō-MŌ-sĭs	
anus (108)	Ā-nŭs	
appendectomy (111)	ăp-ĕn-DĔK-tō-mē	
appendicitis (111)	ă-pĕn-dĭ-SĪ-tĭs	
appendix (108)	ă-PĔN-dĭks	
bile (108)	bīl	
biliary (115)	BĬL-ē-ăr-ē	
bilirubin (108)	bĭl-ĭ-ROO-bĭn	
bowel (108)	BOW-ĕl	
buccal mucosa (111)	BŬK-ăl mū-KŌ-să	
canine teeth (108)	KĀ-nīn tēth	
cecal (111)	SĒ-kăl	

용어	발음	의미
cecum (108)	SĒ-kŭm	
celiac (111)	SĒ-lē-ăk	
cheilosis (112)	kī-LŌ-sĭs	
cholecystectomy (112)	kō-lĕ-sĭs-TĔK-tō-mē	
choledocholithiasis (116)	kō-lĕ-dō-kō-lĭ-THĪ-ă-sĭs	
choledochojejunostomy (114)	kō-lĕ-dō-kō-jĕ-jū-NŎS-tō-mē	
choledochotomy (112)	kō-lĕ-dō-KŎT-ō-mē	
cholelithiasis (115)	kō-lē-lĭ-THĪ-ă-sĭs	
colon (108)	KŌ-lŏn	
colonic (112)	kō-LŎN-ĭk	
colonoscopy (112)	kō-lŏn-ŎS-kō-pē	
colostomy (112)	kŏ-LŎS-tō-mē	
common bile duct (108)	KŎM-ŏn bīl dŭkt	
defecation (108)	dĕf-ĕ-KĀ-shŭn	
deglutition (108)	dē-gloo-TĬSH-ŭn	
dentibuccal (112)	dĕn-tĭ-BŬK-ăl	
dentin (108)	DĔN-tĭn	
digestion (108)	di JES chun	
duodenal (112)	dū-ō-DĒ-năl *or* dū-ŎD-ĕ-năl	
duodenum (108)	dū-ō-DĒ-nŭm *or* dū-ŎD-ĕ-nŭm	
elimination (108)	ē-lĭm-ĭ-NĀ-shŭn	
emulsification (108)	ē-mŭl-sĭ-fĭ-KĀ-shŭn	
enamel (108)	ē-NĂM-ĕl	
endodontist (114)	ĕn-dō-DŎN-tĭst	
enterocolitis (112)	ĕn-tĕr-ō-kō-LĪ-tĭs	
enteroenterostomy (113)	ĕn-tĕr-ō-ĕn-tĕr-ŎS-tō-mē	
enzyme (109)	ĔN-zīm	
esophageal (114)	ĕ-sŏf-ă-JĒ-ăl	
esophagus (109)	ĕ-SŎF-ă-gŭs	
fatty acids (109)	FĂT-tē Ă-sĭdz	
facial (114)	FĀ-shŭl	

용어	발음	의미
feces (109)	FĒ-sēz	
gallbladder (109)	GAWL-blă-dĕr	
gastrointestinal tract (98)	găs-trō-ĭn-TĔS-tĭn-ăl trăct	
gastrojejunostomy (114)	găs-trō-jĕ-jū-NŎS-tō-mē	
gastrostomy (114)	găs-TRŎS-tō-mē	
gingivitis (114)	jĭn-jĭ-VĪ-tĭs	
gluconeogenesis (116)	gloo-kō-nē-ō-JĔN-ĕ-sĭs	
glucose (109)	GLOO-kōs	
glycogen (109)	GLĪ-kō-jĕn	
glycogenolysis (116)	glī-kō-jĕ-NŎL-ĭ-sĭs	
hepatoma (114)	hĕ-pă-TŌ-mă	
hepatomegaly (114)	hĕ-pă-tō-MĔG-ă-lē	
hydrochloric acid (109)	hī-drō-KLŎR-ĭk Ă-sĭd	
hyperbilirubinemia (115)	hī-pĕr-bĭl-ĭ-roo-bĭ-NĒ-mē-ă	
hyperglycemia (116)	hī-pĕr-glī-SĒ-mē-ă	
hypoglossal (114)	hī-pō-GLŎ-săl	
ileitis (114)	ĭl-ē-Ī-tĭs	
ileocecal sphincter (114)	ĭl-ē-ō-SĒ-kăl SFĬNK-tĕr	
ileostomy (114)	ĭl-ē-ŎS-tō-mē	
ileum (109)	ĬL-ē-ŭm	
incisor (109)	ĭn-SĪ-zŏr	
insulin (109)	ĬN-sŭ-lĭn	
jejunum (109)	jĕ-JOO-nŭm	
labial (114)	LĀ-bē-ăl	
laparoscopy (114)	lă-pă-RŎS-kō-pē	
lipase (109)	LĪ-pās	
lithogenesis (116)	lĭth-ō-JĔN-ĕ-sĭs	
liver (109)	LĬ-vĕr	
lower esophageal sphincter (109)	LŌW-ĕr ĕ-sŏf-ă-JĒ-ăl SFĬNK-tĕr	
mastication (109)	măs-tĭ-KĀ-shŭn	
mesentery (113)	MĔS-ĕn-tĕr-ē	

5

용어	발음	의미
molar teeth (109)	MŌ-lăr tēth	
oral (115)	ŎR-ăl	
orthodontist (114)	ŏr-thō-DŎN-tĭst	
palate (109)	PĂL-ăt	
palatopharyngoplasty (115)	păl-ă-tō-fă-RĬNG-gō-plăs-tē	
palatoplasty (115)	PĂL-ă-tō-plăs-tē	
pancreas (109)	PĂN-krē-ăs	
pancreatitis (115)	păn-krē-ă-TĪ-tĭs	
papillae (109)	pă-PĬL-ē	
parenteral (113)	pă-RĔN-tĕr-ăl	
parotid gland (109)	pă-RŎT-ĭd glănd	
perianal (111)	pĕ-rē-Ā-năl	
periodontist (114)	pĕr-ē-ō-DŎN-tĭst	
peritonitis (115)	pĕr-ĭ-tō-NĪ-tĭs	
peristalsis (110)	pĕr-ĭ-STĂL-sĭs	
pharyngeal (115)	făr-ăn-JĒ-ăl *or* fă-RĬN-jē-ăl	
pharynx (110)	FĂR-ĭnks	
portal vein (110)	PŎR-tăl vān	
postprandial (116)	pōst-PRĂN-dē-ăl	
premolar teeth (99)	prē-MŌ-lăr tēth	
proctologist (115)	prŏk-TŎL-ō-jĭst	
protease (110)	PRŌ-tē-āse	
pulp (110)	pŭlp	
pyloric sphincter (110)	pī-LŎR-ĭk SFĬNK-tĕr	
pyloroplasty (115)	pī-LŎR-ō-plăs-tē	
pylorus (110)	pī-LŎR-ŭs	
rectocele (115)	RĔK-tō-sēl	
rectum (110)	RĔK-tŭm	
rugae (110)	ROO-gē	
saliva (110)	să-LĪ-vă	
salivary glands (110)	SĂL-ĭ-vār-ē glăndz	

용어	발음	의미
sialadenitis (115)	sī-ăl-ă-dĕ-NĪ-tĭs	
sialolith (116)	sī-ĂL-ō-lĭth	
sigmoid colon (110)	SĬG-moyd KŌ-lŏn	
sigmoidoscopy (115)	sĭg-moyd-ŎS-kō-pē	
sphincter (110)	SFĬNK-tĕr	
steatorrhea (116)	stē-ă-tō-RĒ-ă	
stomach (110)	STŬM-ak	
stomatitis (115)	stō-mă-TĪ-tĭs	
sublingual (114)	sŭb-LĬNG-wăl	
submandibular (114)	sŭb-măn-DĬB-ū-lăr	
triglycerides (111)	trī-GLĬ-sĕ-rīdz	
uvula (111)	Ū-vū-lă	
uvulectomy (115)	ū-vū-LĔK-tō-mē	
villi (111)	VĬL-ī	

Pathologic Terminology(질병 용어)

용어	발음	의미
achalasia (120)	ăk-ă-LĀ-zē-ă	
anal fistula (122)	Ā-năl FĬS-tū-lă	
anorexia (117)	ăn-ō-RĔK-sē-ă	
aphthous stomatitis (119)	ĂF-thŭs stō-mă-TĪ-tĭs	
ascites (117)	ă-SĪ-tēz	
borborygmi (117)	bŏr-bō-RĬG-mē	
cholelithiasis (126)	kō-lĕ-lĭ-THĪ-ă-sĭs	
cirrhosis (127)	sĭr-RŌ-sĭs	
colonic polyps (122)	kō-LŎN-ĭk pŏlĭps	
colorectal cancer (123)	kō-lō-RĔK-tăl KĂN-sĕr	
constipation (117)	cŏn-stĭ-PĀ-shŭn	
Crohn disease (124)	krōn dĭ-ZĒZ	
dental caries (120)	DĔN-tăl KĂR-ēz	
diarrhea (118)	dī-ăh-RĒ-ă	

용어	발음	의미
diverticula (124)	dī-vĕr-TĬK-ū-lă	
diverticulitis (124)	dī-vĕr-tĭk-ū-LĪ-tĭs	
diverticulosis (124)	dī-vĕr-tĭk-ū-LŌ-sĭs	
dysentery (124)	DĬS-ĕn-tĕr-ē	
dysphagia (118)	dĭs-PHĀ-jē-ă	
eructation (118)	ē-rŭk-TĀ-shŭn	
esophageal cancer (120)	ĕ-sŏf-ă-JĒ-ăl KăN-sĕr	
esophageal varices (121)	ĕ-sŏf-ă-JĒ-ăl VĂR-ĭ-sēz	
etiology (117)	ē-tē-ŎL-ō-jē	
flatus (118)	FLĀ-tŭs	
gastric cancer (121)	GĂS-trĭk KĂN-sĕr	
gastroesophageal reflux disease (121)	găs-trō-ĕ-sŏf-ă-JĒ-ăl RĒ-flŭx dĭ-ZĒZ	
hematochezia (118)	hē-mă-tō-KĒ-zē-ă	
hemorrhoids (124)	HĔM-ō-roydz	
hepatocellular carcinoma (128)	hĕ-păt-ō-SĔL-ū-lăr kăr-sĭ-NŌ-mă	
herpetic stomatitis (120)	hĕr-PĔT-ĭk stō-mă-TĪ-tĭs	
hiatal hernia (122)	hī-Ā-tăl HĔR-nē-ă	
idiopathic (117)	ĭd-ē-ō-PĂTH-ĭk	
ileus (124)	ĬL-ē-ŭs	
inflammatory bowel disease (125)	ĭn-FLĂ-mă-tō-rē BOW-ĕl dĭ-ZĒZ	
inguinal hernia (122)	ĬNG-wĭ-năl HĔR-nē-ă	
intussusception (125)	ĭn-tŭs-sŭs-SĔP-shŭn	
irritable bowel syndrome (125)	ĬR-ĭ-tă-bl BOW-ĕl SĬN-drōm	
jaundice (118)	JAWN-dĭs	
lipoma (116)	lī-PŌ-mă	
melena (119)	MĔL-ĕ-nă *or* mĕ-LĒ-nă	
nausea (119)	NAW-zē-ă	
oral leukoplakia (120)	ŎR-ăl lū-kō-PLĀ-kē-ă	
pancreatic cancer (128)	păn-krē-Ă-tĭc KĂN-sĕr	
pancreatitis (128)	păn-krē-ă-TĪ-tĭs	

용어	발음	의미
peptic ulcer (122)	PĔP-tĭc ŬL-sĕr	
periodontal disease (120)	pĕr-ē-ō-DŎN-tăl dĭ-ZĒZ	
pyorrhea (116)	pī-ŏr-RĒ-ă	
ulcerative colitis (125)	ŬL-sĕr-ă-tĭv kō-LĪ-tĭs	
viral hepatitis (128)	VĪ-răl hĕp-ă-TĪ-tĭs	
volvulus (126)	VŎL-vū-lŭs	

주: 5장과 6장의 요약지는 6장에서 제공됩니다.

CHAPTER

6

기타 접미사와 소화계통 용어

Additional Suffixes and Digestive System Terminology

번역: 엄상화

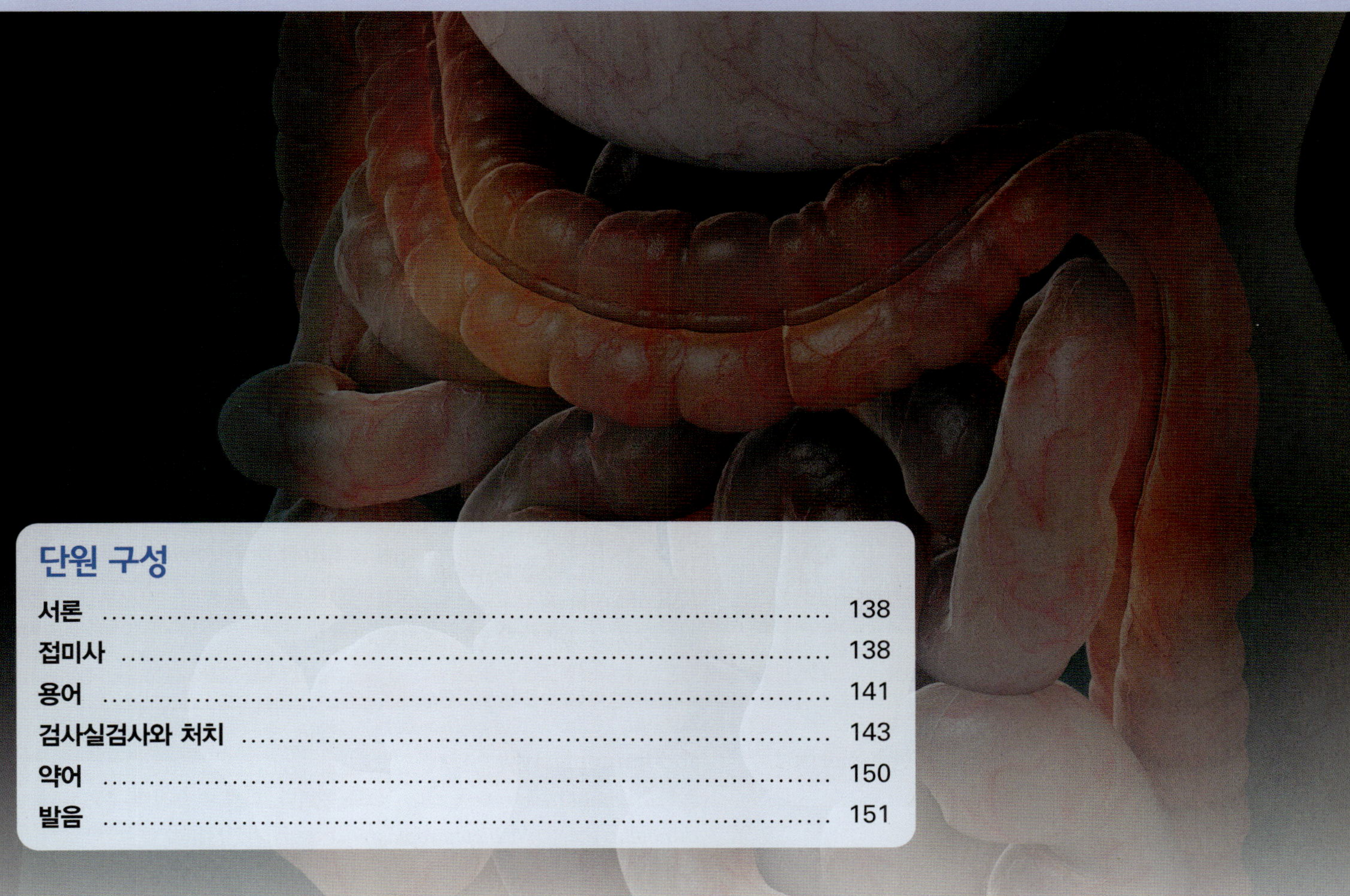

단원 구성

단원 학습목표

- 새로운 접미사를 정의하고 소화계통(digestive system)과 관련된 용어에 이를 활용한다.
- 소화계통과 관련이 있는 검사실검사(laboratory test)와 임상절차(clinical procedure), 약어들을 열거하고 설명한다.
- 새로 배운 지식을 활용해서 의학보고서나 의무기록 또는 개인적으로 상황을 요약할 때 사용할 의학용어의 뜻을 올바르게 이해한다.

서론

이 장에서는 새로운 용어를 많이 소개하는 대신 단어를 짜맞추는 연습을 할 것이다. 앞선 5장에서 배운 익숙한 용어들을 많이 이용하기 때문에 힘든 공부 끝에 잠깐 휴식을 취하기를 바란다.

먼저 다음에 나오는 접미사를 공부하고 의학용어의 의미를 익혀라. 사전을 사용하면 의학용어의 의미를 확인하는 데 도움이 될 뿐만 아니라 의학용어를 더 깊이 이해할 수 있을 것이다.

검사실검사와 처치, 약어 절에 포함된 지식은 소화계통에 대한 것이며 병원이나 검사실에서 일하는 데 도움이 될 것이다.

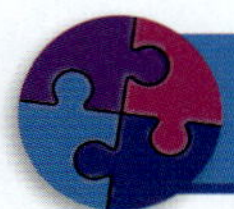

접미사

빈칸에 의학용어의 뜻을 기입하라.

접미사	의미	용어	의미
-ectasis, **-ectasia**	dilation(확장; dilatation, 확장), 넓힘	cholangi**ectasis**(담관확장) *Cholangi/o*는 *bile duct*(담관, 쓸개관; *vessel*, 맥관)를 뜻한다. 이것은 쓸개관 *obstruction*(폐쇄, 막힘)으로 인하여 발생하는 이차적인 상황이다.	______
-emesis	vomiting(구토)	hemat**emesis**(토혈, 혈액구토) 선홍색 피를 토하는 것으로 대개 *esophageal varices*(식도정맥류; *varices* = *varix*의 복수형)나 *peptic ulcer*(소화궤양)와 관련이 있다.	______
-pepsia	digestion(소화)	dys**pepsia**(소화불량)	______
-phagia	먹기, 삼키기(연하)	poly**phagia**(다식증) 식욕이 지나쳐서 먹는 것이 조절되지 않음.	______
		dys**phagia**(삼킴곤란, 연하곤란)	______
-plasty	수술을 통한 repair(복구, 재건)	abdomino**plasty**(복부성형) 흔히 "*tummy tuck*(복부지방제거술)"으로 불린다. 다른 수술적 복구로는 *rhinoplasty*(코성형)와 *blepharoplasty*(눈꺼풀성형)가 있다.	______

-ectasis, -ectasia

이 접미사는 12장의 호흡계통 용어에 흔히 사용한다. Bronchiectasis(기관지확장증)와 폐가 collapse(허탈)되는 atelectasis[무기폐, a- = not(아니다), tel = complete (완전함)]가 그 예이다.

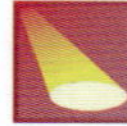

Dysphagia(삼킴곤란, 연하곤란)**/Dysplasia**[형성이상(기형과 관련된 용어에 사용), 이형성(전암병터 = precancerous lesion에 사용)]**/Dysphasia**(언어장애)

Dysphagia, dysplasia, dysphasia를 혼동하면 안 된다. **Dysphagia**는 삼키는 데 문제가 있는 경우고, **dysplasia**(plas/o = formation, 형성)는 비정상적인 형성 과정이며, **dysphasia**(phas/o = speech, 말하기)는 비정상적인 발성을 뜻한다.

접미사	의미	용어	의미
-ptysis	뱉음	hemo**ptysis**(객혈)	____________ *The respiratory tract*(기도)와 *lungs*(폐, 허파)으로부터.
-rrhage, **-rrhagia**	갑자기 (피를) 뿜음	hemo**rrhage**(출혈)	____________ 짧은 시간 내에 많은 피를 흘림.
		gastro**rrhagia**(위출혈)	____________
-rrhaphy	suture(봉합)	hernio**rrhaphy**(탈장교정)	____________ *Hernia*(탈장)를 *stitch*(봉합) 또는 *suture*로 교정. *Hernioplasty*(탈장성형)와 동의어. 흔히 사용하는 이 접미사의 또 다른 예로는 *tenorrhaphy*(힘줄봉합)(*ten = tendon*, 힘줄, 건)가 있다.
-rrhea	flow(흐름), discharge(분비물)	dia**rrhea**(설사)	____________ 삽입된 어근 *rrh*는 *flow*나 *discharge*를 뜻한다.
-spasm	muscles(근, 근육)의 involuntary contraction (비자발수축)	pyloro**spasm**(날문연축)	____________
		broncho**spasm**(기관지연축)	____________ *Bronchitis*(기관지염)와 *asthma*(천식)의 주요 특성의 하나.
-stasis	멈춤, 통제	chole**stasis**(담즙정체)	____________ *Liver*(간)에서 *duodenum*(십이지장, 샘창자)으로 흐르는 *bile*(담즙, 쓸개즙)이 차단됨.
-stenosis	좁아짐, 조임	pyloric **stenosis**(날문협착증)	____________ *Newborn*(신생아)에서 나타나는 *congenital defect*(선천결함, 선천결손)로서 *small intestine*(소장, 작은창자)으로 음식이 흘러들어가지 못하고 차단됨.

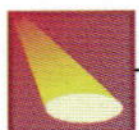

Hemoptysis(객혈)**과 hematemesis**(토혈, 혈액구토)

Hemoptysis는 bronchial tube(기관지 관)나 lung(폐)의 출혈이나 질병의 signs(징후)로서 respiratory tract(기도, 숨길)에서 피가 솟는다. **Hematemesis**는 gastrointestinal tract(위장관, 위창자길)의 upper part(상부, 윗부분)에서 일어나는 출혈의 징후로서 피를 토한다.

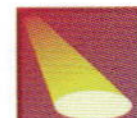

-rrhea

접미사 -rrhea는 갖가지 물질의 flow나 discharge를 나타낼 때 쓴다.

- rhinorrhea(콧물)-코에서 나오는 mucus(점액)
- menorrhea(월경)-uterine lining(자궁내층)에서 나오는 menstrual(men/o) blood(월경혈액)
- leukorrhea(백질분비물)-vagina(질)에서 나오는 희고 누르스름한 액체

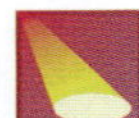

Stenosis(협착, 협착증)

협착은 "좁아짐"을 의미하는 그리스어에서 유래되었는데, 때론 **stricture**(협착)로 불린다. 이 용어는 소화계통에서 bowel obstruction(장폐쇄, 창자막힘), biliary tract stenosis(담도협착, 쓸개길협착), pyloric stenosis처럼 좁아짐을 나타낼 때 사용하는데, 다른 계통에서도 협착(협착증)이란 용어를 쓴다:
다음 용어들이 그런 예에 해당한다.

- arterial stenosis(동맥협착)
- heart valve stenosis(심장판막협착)
- spinal stenosis(척추관협착증)
- tracheal stenosis(기관협착증)

접미사	의미	용어	의미
-tresia	opening(구멍, 열림)	a**tresia**(폐쇄증)	______ 정상적으로 있어야 할 구멍이 없음.
		esophageal a**tresia**(식도폐쇄증)	______ *Esophagus*(식도)가 *stomach*(위)과 연결되지 않는 *congenital anomaly*(선천이상, 선천기형). *Tracheoesophageal fistula*(기관식도샛길)가 이 *abnormality*(이상)에 흔하게 동반된다(그림 6-1).
		biliary a**tresia**(담도폐쇄증)	______ *Bile duct*가 선천적인 *hypoplasia*(형성저하증)이거나 처음부터 안 만들어지면 *neonatal*(신생아) *cholestasis*와 *jaundice*(황달)가 생긴다.

접미사를 분리된 용어로서 독립적으로 사용하는 예이다:

emesis(구토)(**emetic**, 구토유발-, 구토제) — 아이가 poison(독약)을 삼켰을 때 의사는 **emesis**를 일으키는 약을 처방할 수 있다. **Emetic**으로는 진한 소금 용액이나 ipecac(토근) 시럽이 있다.

lysis(용해) — 이 병은 liver cell(간세포)의 **lysis**로 인해 발생한다.

spasm(연축) — 매운 음식은 gastric sphincter(위조임근)의 **spasm**을 일으킬 수 있다.

stasis(정체) — Small intestine의 세균이 과도하게 증식하면 장 내용물의 **stasis**를 일으킬 수 있다.

stenosis(협착) — Infant(영아)가 젖 먹는 동안 projectile vomiting(분출구토)을 하는 것은 pyloric **stenosis**의 clinical sign(임상징후)이다.

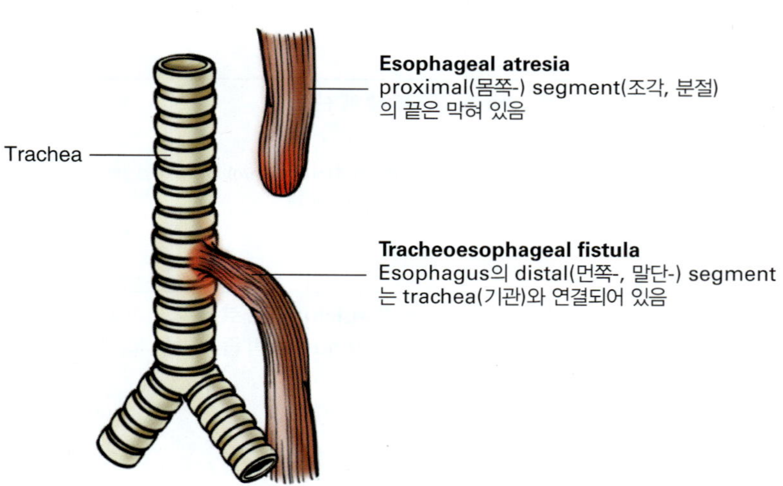

그림 6-1 Tracheoesophageal fistula를 동반한 esophageal atresia.

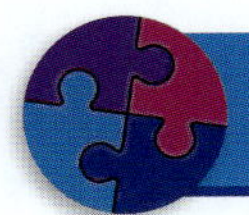

용어

빈칸에 용어의 의미를 기입하라.

연결형	의미	용어	의미
bucc/o	______	buccal(볼-)	______
cec/o	______	cecal volvulus(맹장꼬임, 막창자꼬임)	______
celi/o	______	celiac disease(복강병) 밀, 보리, 호밀에 있는 단백질인 ***gluten***(글루텐)을 섭취할 경우 *small intestine*의 *lining*(내층)에 발생하는 손상. *Malabsorption*(흡수장애)와 *malnutrition*(영양실조)이 일어난다. 치료는 평생 글루텐이 들어있지 않은 음식을 먹는 것이다. ***Celiac sprue***(복강스프루)라고도 불린다.	______
cheil/o	______	cheilosis(입술증) 입술에 나타나는 *scale*(비늘, 스케일)과 *fissure*(틈새, 균열)가 특징으로 음식물의 비타민 B_2(*thiamine*, 싸이아민)가 결핍되어 생긴다.	______
chol/e	______	cholelithiasis(담석증)	______
cholangi/o	______	cholangitis(담관염) 위 용어에서 두 개의 *i* 중 하나는 생략되었다. 이 질병의 가장 흔한 원인은 세균감염이다.	______
		cholangiocarcinoma(담관암종)	______
cholecyst/o	______	cholecystectomy(담낭절제)	______
choledoch/o	______	choledochal(총담관-, 온쓸개관-)	______
		choledochectasia(총담관확장)	______
col/o	______	colectomy(결장절제) 외과의사는 *nonmetastatic*(비전이성) *colorectal*(결장직장-, 잘록곧창자-) *carcinomas*(암종)를 제거하기 위해 *open colectomy*(개복결장절제) 대신 ***laparoscopic-assisted colectomy***(LAC, 복강경결장절제)를 한다.	______
colon/o	______	colonoscopy(대장내시경술)	______
dent/i	______	dentalgia(치통)	______
duoden/o	______	duodenal(십이지장-, 샘창자-)	______
enter/o	______	gastroenteritis(위소장염, 위장염, 위장관염)	______
esophag/o	______	esophageal atresia(식도폐쇄) 이 *congenital anomaly*는 수술로만 교정할 수 있다.	______
gastr/o	______	gastrojejunostomy(위공장연결)	______

6

연결형	의미	용어	의미
		gastrostomy(위창냄술) ______ 위창냄은 ***G tube*** 또는 "*button*(단추)"으로도 불린다. 삼키는 것이 불가능한 환자에게 음식과 액체를 공급하기 위해 [*laparoscopically*(복강경을 이용하여)] 배를 통해 한 종류의 *percutaneous endoscopic gastrostomy(PEG)*(피부경유내시경위창냄술) *tube*를 *stomach* 안으로 넣은 것이다.	
gingiv/o	______	**gingiv**ectomy(잇몸절제)	______
gloss/o	______	**gloss**ectomy(혀절제)	______
gluc/o	______	**gluc**oneogenesis(포도당신생성)	______
glyc/o	______	**glyc**ogen(당원) 간에 저장되는 *sugar*(당)의 한 형태.	______
hepat/o	______	**hepat**omegaly(간비대)	______
herni/o	______	**herni**orrhaphy(탈장교정)	______
ile/o	______	**ile**ostomy(회장창냄술)	______
jejun/o	______	cholecysto**jejun**ostomy(담낭공장연결)	______
labi/o	______	**labi**odental(입술이-)	______
lingu/o	______	sub**lingu**al(혀밑-, 설하-)	______
lip/o	______	**lip**ase(지방분해효소)	______
lith/o	______	cholecysto**lith**iasis(담낭결석증)	______
odont/o	______	peri**odont**al membrane(이주위막, 치주막)	
or/o	______	**or**opharynx(입인두) *Tonsil*(편도)은 *oropharynx*에 위치한다.	______
palat/o	______	**palat**oplasty(입천장성형) 한편으론 *palatorrhaphy*(입천장봉합)라고도 부른다; 선천이상인 *cleft (split) palate*[입천장갈림(분리)증, 구개열]을 교정하는 시술이다.	______
pancreat/o	______	**pancreat**ic(췌장-, 이자-)	______
		pancreatoduodenectomy(췌십이지장절제, 췌장십이지장절제) 때로는 *pancreaticoduodenectomy* 로 쓴다. 이 술기가 *pancreatic cancer*(췌장암)의 외과치료인 ***Whipple procedure***(휘플시술)이다.	______
proct/o	______	**proct**osigmoidoscopy(직장구불결장내시경술)	______
pylor/o	______	**pylor**ic stenosis(날문협착)	______
rect/o	______	**rect**al carcinoma(직장암종, 곧창자암종)	______
sialaden/o	______	**sialaden**ectomy(침샘절제)	______

연결형	의미	용어	의미
splen/o	______	splenic flexure(비장굴곡, 지라굽이) ______ *Transverse colon*(횡행결장, 가로창자)이 *spleen*(비장, 지라) 가까이에서 아래로 굽은 곳. ***Hepatic flexure***(간굽이, 간굴곡)는 *transverse colon*이 *liver* 가까이에서 굽은 곳.	
steat/o	______	steatorrhea(지방변) ______	
stomat/o	______	aphthous stomatitis(아프타입안염, 아프타구내염) ______	

검사실검사와 임상시술

검사실검사 또는 처치 옆에 **굵은 글씨**로 된 의미에 집중해서 공부하라. 용어를 이해하는 데 도움을 주는 부가적인 정보를 제공한다.

검사실검사

amylase and lipase tests(녹말분해효소 검사와 지방분해효소 검사)

Blood(혈, 혈액, 피)**에 있는 amylase**(녹말분해효소)**와 lipase**(지방분해효소)**에 관한 검사.** 농도의 증가는 pancreatitis(췌장염)와 관련이 있다.

liver function tests (**LFTs**, 간기능검사)

Blood에 있는 enzymes(효소)**와 bilirubin**(빌리루빈)**에 관한 검사.**

LFT는 serum(혈청; 혈액이 응고된 다음 남은 깨끗한 액체)으로 검사한다. 간기능검사의 예로는 **ALT**[alanine transaminase(옛 용어) 대신 alanine aminotransferase 사용을 권장, 알라닌아미노기전달효소]와 **AST**[aspartate transaminase(옛 용어) 대신 aspartate aminotransferase 사용을 권장, 아스파트산아미노기전달효소]를 들 수 있다. ALT와 AST는 여러 조직에 들어있는데, **liver disease 환자에서는 혈청 농도가 높아진다.** 이 효소의 농도가 높다는 것은 (hepatitis; 간염에서처럼) 간세포의 손상을 의미한다.

Alkaline phosphatase(**alk phos**, 알칼리성인산염분해효소)는 간이나 뼈 등에 질환이 있는 환자에서 농도가 높아지는 효소이다.

Serum bilirubin 농도는 liver disease나 jaundice가 있는 환자에서 높아진다. **Direct bilirubin test**(직접빌리루빈 검사)는 conjugated bilirubin(결합빌리루빈)을 측정한다. 이 값이 높다는 것은 간질환이나 biliary obstruction(담도폐쇄)이 있음을 뜻한다. **Indirect bilirubin test**(간접빌리루빈 검사)는 unconjugated bilirubin(비결합빌리루빈)을 측정한다. 이 값이 높다는 것은 hemolysis(용혈)가 정도를 넘어섰다는 것을 의미하며, 신생아에서 발생하곤 한다.

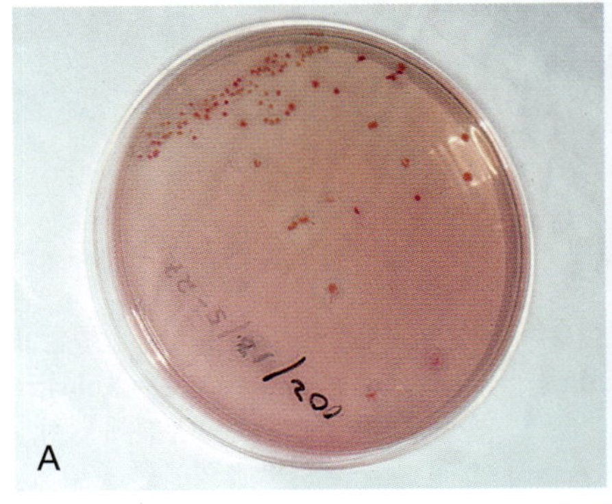

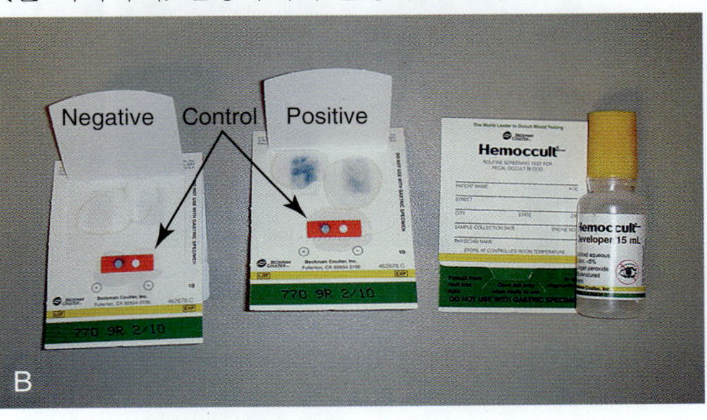

그림 6-2 **A, Stool culture. B, Stool guaiac test.**

stool culture(대변배양)

Feces(대변)에 있는 microorganism(미생물)에 관한 검사.
대변을 growth medium(성장배지)에서 배양해서 현미경으로 조사한다(그림 6-2A).

stool guaiac test or Hemoccult test(대변잠혈검사)

Feces에서 눈에 보이지 않는 occult blood(잠혈)를 찾는 검사
Colon cancer(결장암, 잘록창자암)를 찾기 위한 중요한 screening test(선별검사)이다. 나무의 목질에서 추출한 화학물질인 **Guaiac**[GWĪ-ăk][guaiacum tree(유창목; 납가샛과의 상록수)의 수액]을 대변 표본에 넣으면 대변 속에 있는 어떠한 혈액과도 반응을 일으킨다. 그림 6-2B 참조.

임상시술

X-Ray Tests(X선 검사)

X-ray imaging(X선 영상)은 병적상태를 찾아내기 위해 다양하게 쓰인다. 치과에서는 X선 영상을 보통 cavities(공간)가 있는 곳(caries, 충치)을 찾는 데 사용한다. 이 장에서 나열한 많은 X선 검사는 digestive system(소화계, 소화계통)의 특정 부위를 시각화하기 위해 **contrast medium**(조영제; X선이 통과하지 못하는 물질)을 사용한다. 조영제는 인체의 조직보다 밀도가 높기 때문에 필름이나 화면에서 organ(기관, 장기)과 특정 부분을 다른 기관이나 부분들과 구분해준다.

lower gastrointestinal series (**barium enema**, 하부위장관조영술, 바륨관장)

Barium(바륨)을 rectum(직장, 곧창자)으로 넣은 뒤에 촬영한 colon(결장, 잘록창자)과 rectum의 X선 영상.
Radiologist(영상의학과의사)는 enema(관장)을 통해 contrast medium인 barium을 rectum으로 주입한다. 그림 6-3A는 diverticulosis(결주머니증)가 있는 colon의 barium enema 검사이다.

6

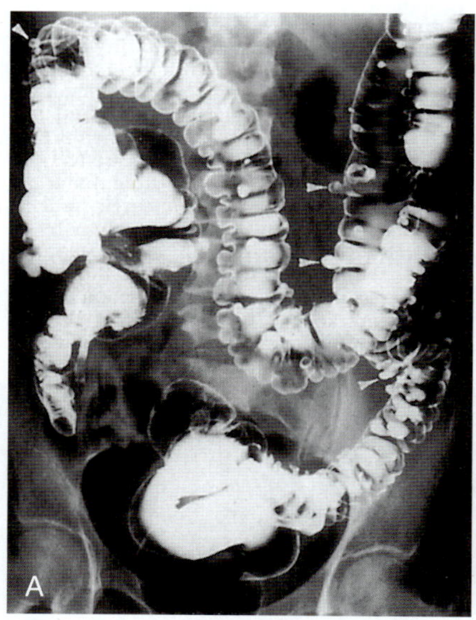

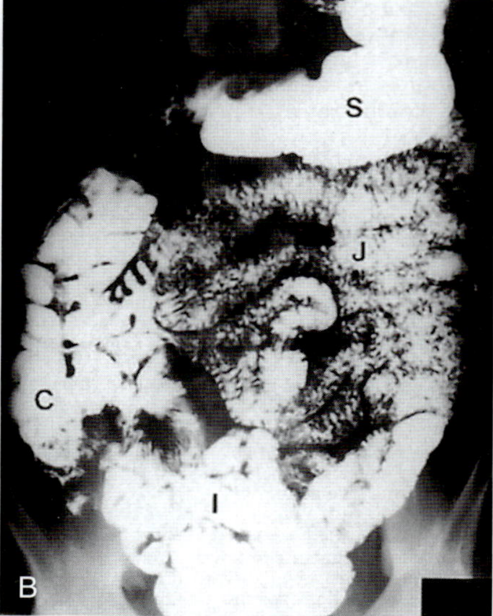

그림 6-3 **A, Barium enema.** 이 barium enema X선 영상은 diverticulosis를 보여준다. 화살촉 표시는 colon 여러 곳에 있는 diverticula(결주머니)를 가리킨다. Diverticula가 있는 대부분의 사람들은 증상이 없지만 diverticulitis(결주머니염), perforation(관통, 천공), obstruction, hemorrhage 같은 합병증이 생기기도 한다. **B,** 이 **small bowel follow-through**(소장조영) X선 영상에서는 사진의 왼쪽 윗부분에 정상 jejunum(공장, 빈창자; J)과 오른쪽 아랫부분에 정상 ileum(회장, 돌창자; I)을 볼 수 있다. stomach(S)과 cecum(맹장, 막창자; C)에서도 조영제를 볼 수 있다.

upper gastrointestinal series (상부위장관조영술)

Mouth(입)로 barium을 삼켜서 차례로 esophagus, stomach, small intestine을 촬영한 X선 영상.

Small bowel follow-through(작은창자조영술)는 보통 upper gastrointestinal series가 끝나자마자 이루어지는데, barium이 small intestine을 지나가는 모습을 X선 영상으로 차례차례 보여준다(그림 6-3B). **Barium swallow**(바륨삼킴)는 esophagus에 대한 검사이다.

cholangiography(담관조영)

Bile duct로 조영제를 넣은 뒤에 X선으로 biliary system(담낭계, 쓸개계)을 검사.

Percutaneous transhepatic cholangiography(PTC, 피부간경유담관조영)를 시행할 때는 abdominal wall(배벽, 복벽)을 통해 liver에 있는 biliary vessel(담도관)로 바늘을 넣어 조영제를 주입한다. **Endoscopic retrograde cholangiopancreatography**(ERCP, 내시경역행담췌관조영)(그림 6-4A)를 시행할 때는 입으로 catheter(도관, 카테터)를 넣어서 esophagus, stomach, duodenum을 거쳐 bile duct까지 보낸 뒤 조영제를 주입한다. 이 시술은 bile duct, gallbladder(담낭, 쓸개), pancreas(췌장, 이자)에 발생하는 문제를 진단하는 데 도움이 된다.

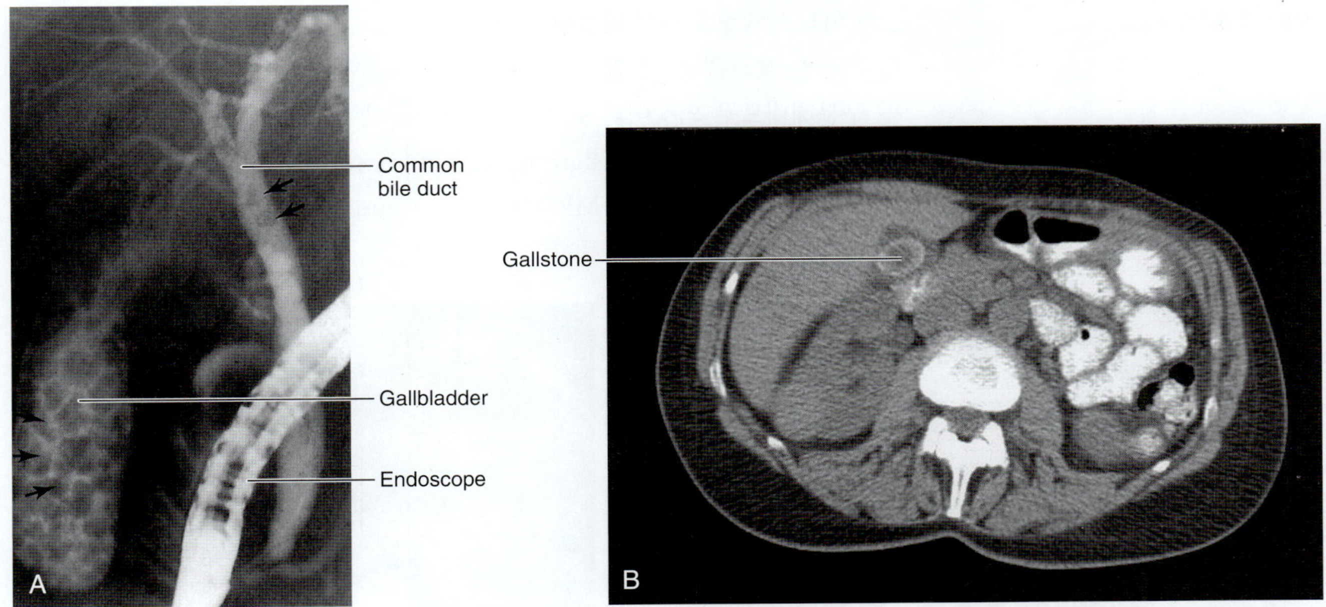

그림 6-4 A, biliary colic(pain)(담석급통증)이 있는 환자의 **endoscopic retrograde cholangiopancreatography**(ERCP) 영상에서 **choledocholithiasis**(총담관결석증)**가 보인다**. gallbladder와 common bile duct(총담관, 온쓸개관)에 많은 gallstone(담석)을 볼 수 있다. 쓸개와 온쓸개관은 조영제 때문에 희게 보이는데 그 안에 조영제가 없어 검게 보이는 filling defect(충전결손)가 쓸개돌(화살표)들이다. 이 환자는 laparotomy(개복)를 통해 cholecystectomy와 choledocholithotomy(총담관결석제거)로 치료하였다. **B,** 조영제를 사용한 **computed tomography**(컴퓨터단층촬영) **scan**(영상, 스캔)에서 gallbladder 안에 커다란 "porcelain stone(자기돌, 자기결석)"이 보인다. 환자가 증상이 없더라도 이런 종류의 돌은 cholecystitis(담낭염)나 gallbladder carcinoma(담낭암, 쓸개암) 같은 앞으로 생길 수도 있는 문제를 예방하기 위해 *laparoscopy*(복강경술)로 gallbladder를 제거한다.

computed tomography
(CT, 컴퓨터단층촬영)

다양한 각도로 촬영한 일련의 X선 영상(**특히 cross section**; 가로단면, 단면).

CT scan은 X선 발생장치를 원형으로 배열하고 쏘아서 조직의 밀도에 따른 차이를 가지고 corss-sectional image(가로단면영상)를 만든다. 조영제를 이용하면 organ과 blood vessel을 볼 수 있을 뿐만 아니라 blood flow(혈류량)의 차이를 이용해 정상조직과 병든 조직을 구분해낸다(그림 6-4B, 6-5A와 B). **Tomography**(단층촬영, tom/o = 자르다)는 다양한 각도로 organ을 보여주는 일련의 X선 영상을 만든다. 이전에는 CT scan을 "CAT scan"(computerized axial tomography scan)이라 불렀다.

Ultrasound Examination(초음파검사)

abdominal ultrasonography
(복부초음파검사)

Abdomen(배) **안으로 음파를 쏘아서 abdominal viscera**(복부내장)**의 영상을 만든다.**

Ultrasonography(초음파검사)는 gallbladder같이 액체가 차 있는 장기를 검사할 때 특히 유용하다.

endoscopic ultrasonography
(**EUS**, 내시경초음파검사)

Gastrointestinal tract를 이루는 장기를 검사하기 위해 초음파를 부착한 내시경을 사용한다.

Endoscope(내시경)을 입이나 rectum으로 삽입하여 초음파영상을 얻는다. 이 검사는 esophageal(식도-)이나 pancreatic(췌장-, 이자-)이나 rectal(직장-, 곧창자-)의 cancer(암)를 평가하는 데 흔히 사용한다.

6

Magnetic Resonance Imaging(자기공명영상)

magnetic resonance imaging
(**MRI**, 자기공명영상)

자기파를 이용하여 organ과 tissue(조직)**에 대한 영상을 3개 면**(가로면, 시상면, 관상면) **어느 방향으로든지 만들어 낸다.**

이 기술은 X선을 쓰지 않고도 조직조성, 수분함량, 혈관밀도의 미세한 차이를 구분해내므로 외상이나 감염 또는 cancer가 있는 곳을 보여줄 수 있다. 그림 6-6은 rectum에 rectosigmoid carcinoma(직장구불결장암종, 곧구불창자암종)와 polyp(용종)이 있는 환자의 MRI이다. CT scanning(스캐닝)은 이러한 lesion(병터, 병변)을 명확하게 보여주지 못한다.

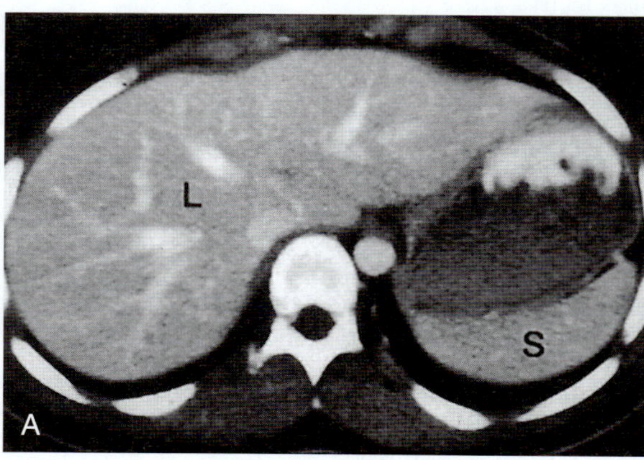

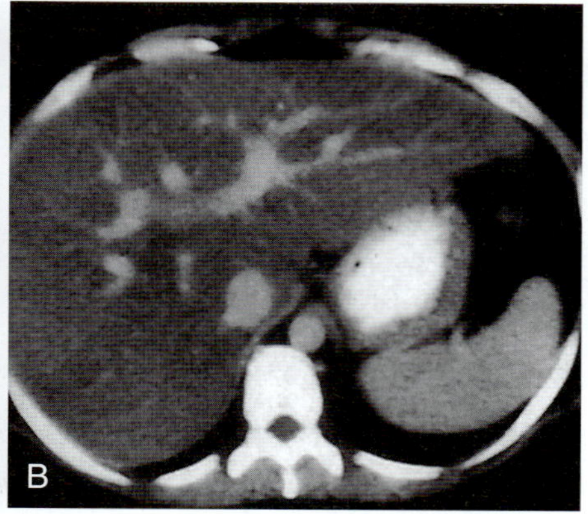

그림 6-5 정상 liver와 병에 걸린 liver의 **computed tomography**(CT) **영상. A, 정상 liver.** 조영제를 intravenous injection(정맥주사)하여 blood vessel(혈관)을 밝게 보이게 하였다. Liver(L)와 spleen(S)은 이 CT 영상에서 같은 밀도로 보인다. **B, Fatty liver**(지방간). Liver tissue에 fat(지방)이 많이 들어찼기 때문에 liver tissue의 radiodensity(방사선밀도)가 낮아져서 정상 liver보다 어둡게 보인다(spleen의 밀도와 비교해 보시오). 과다한 fat은 liver의 inflammation(염, 염증)이나 cirrhosis(경화증)를 일으킬 수 있다.

Nuclear Medicine Test(핵의학검사)

HIDA scan(HIDA 스캔)

Liver와 gallbladder에서 intestine(장, 창자)**으로 bile의 생산과 흐름을 추적하는 radioactive imaging procedure**(방사성 영상화 방법)**.**

HIDA는 **h**epatobiliary(간담즙-, 간쓸개즙-) **i**mino**d**iacetic **a**cid(이미노디아세트산)를 의미한다. **Cholescintigraphy**(담관섬광조영)는 이 검사의 또 다른 이름으로 gallbladder가 제대로 기능하는지 밝혀낸다.

Other Procedures(기타 시술)

gastric bypass(위우회술) **또는 bariatric surgery**[비만수술]

Stomach의 크기를 줄이고 음식물을 jejunum(공장, 빈창자)**으로 우회시킴**(**gastrojejunostomy**)**.**

이 수술은 심한 obesity(비만, 비만증)를 치료하는 수술이다(**bariatric**; bar/o = 무게; iatr/o = 치료). **Roux-en-Y gastric bypass procedure**(루앵Y 위우회술방법)는 stomach의 크기를 테이블스푼 두 개 정도의 부피로 줄여서 많은 양의 음식물을 small intestine으로 우회시킨다(그림 6-7). Roux-en-Y란 이름은 이 수술을 처음 설명한 외과의사의 이름(César Roux)과 duodenum과 jejunum의 anastomosis(연결, 문합)의 모양(글자 Y를 닮음)에서 따왔다.

gastrointestinal endoscopy
(위장관내시경술)

내시경으로 gastrointestinal tract를 눈으로 보는 검사.

의사는 유연한 광섬유관을 mouth이나 anus로 넣은 뒤 gastrointestinal tract 일부분을 관찰한다. 그 예로는 **esophagogastroduodenoscopy**(**EGD**, 식도위십이지장내시경술)(그림 6-8), **colonoscopy**(그림 6-9와 6-10), **sigmoidoscopy**(구불결장내시경술), **proctoscopy**(직장경검사), **anoscopy**(항문경검사)가 있다.

Virtual colonoscopy(가상대장내시경술, CT colonography = CT 대장조영)는 컴퓨터 단층촬영술에 컴퓨터 기술을 결합하여 몇 분만에 빠르게 전체 colon의 X선 영상을 만들어낸다. abnormal finding(이상소견)이 있는 환자가 확진을 위해서 biopsy(생검)를 하거나 treatment(치료)를 위해서 polypectomy(용종절제)를 하려면 추가로 통상적인 colonoscopy를 받아야 한다.

6

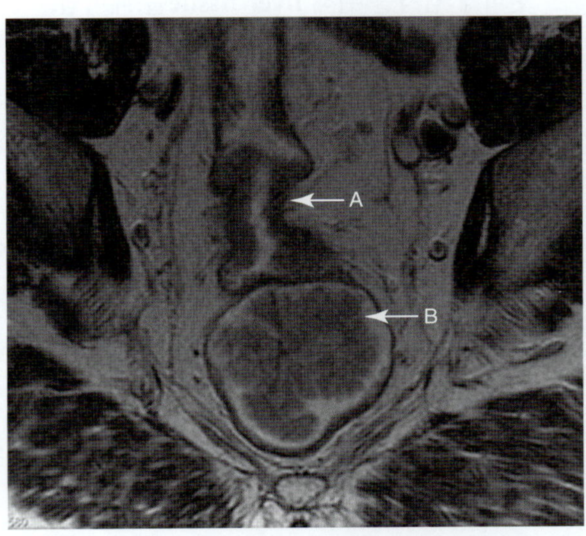

그림 6-6 **Rectal**(직장)(**MRI**). 직장 출혈이 있는 68세 남자의 MRI는 rectosigmoid(직장구불결장)에 **colonic adenocarcinoma**(대장샘암종) **(A)**뿐만 아니라 직장에 **villous adenoma**(융모샘종) **(B)**가 있는 것을 보여준다.

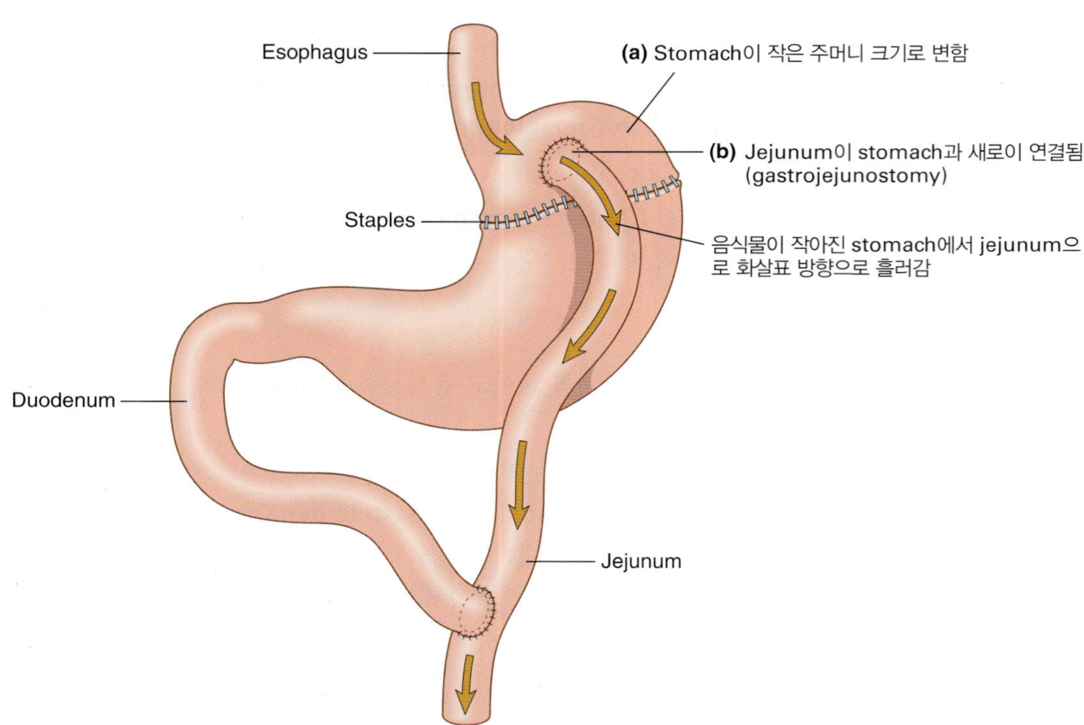

그림 6-7 **Gastric bypass**(위우회술). 먼저 stomach에 스테이플(ㄷ자 모양의 철사침)을 박아서 작은 주머니 크기로 줄인다(**a**). 그다음에 jejunum을 잘라서 작아진 stomach까지 끌어당겨 연결한다(**b**). 이렇게 하면 음식물이 흐르는 방향이 바뀌어 장을 지나는 시간이 줄어들고 이로 인해 음식물이 bloodstream으로 흡수되는 것이 줄어든다.

6

laparoscopy(복강경술)

Abdomen을 조금 incision(절개)**하여 삽입한 laparoscope**(복강경)**으로 abdomen을 visual**(시각-) (endoscopic) **examination.**

laparoscopic cholecystectomy(복강경담낭절제)(127쪽 그림 5-28 참조)와 laparoscopic appendectomy(복강경충수절제)는 gastrointestinal surgeon(위장관외과의사)이나 general surgeon(일반외과의사)이 한다.

liver biopsy(간생검)

현미경 검사를 위해 liver tissue를 떼어냄.

의사는 skin으로 바늘을 찔러 넣어 현미경 검사에서 필요로 하는 만큼 tissue를 조금 떼어낸다. 떼어낸 조직의 길이는 평균 2.5 cm보다 작다. 이 방법은 liver cirrhosis(간경화증), chronic hepatitis(만성간염), liver의 tumor(종양)를 진단하는 데 유용하다.

nasogastric intubation(코위삽관)

Tube(관, 튜브)**를 코로 넣어 stomach 안으로 삽입.**

의사는 수술 후 fluid(액체, 체액)를 제거하거나 분석을 위하여 stomach(위-)이나 intestinal(장-, 창자-) 내용물을 얻고자 할 때 nasogastric(NG) tube(코위관, 코위영양관)를 사용한다(그림 6-11).

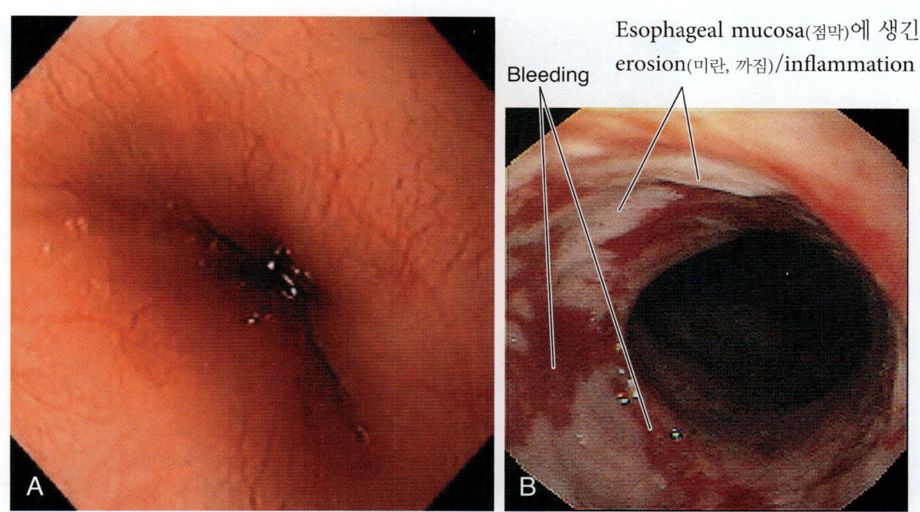

그림 6-8 A, Endoscopy(내시경술)에서 정상 esophagus. B, Esophagogastroduodenoscopy. 이 내시경 사진에서 gastroesophageal reflux disease(GERD, 위식도역류병) 환자의 심한 esophagitis(식도염)를 볼 수 있다.

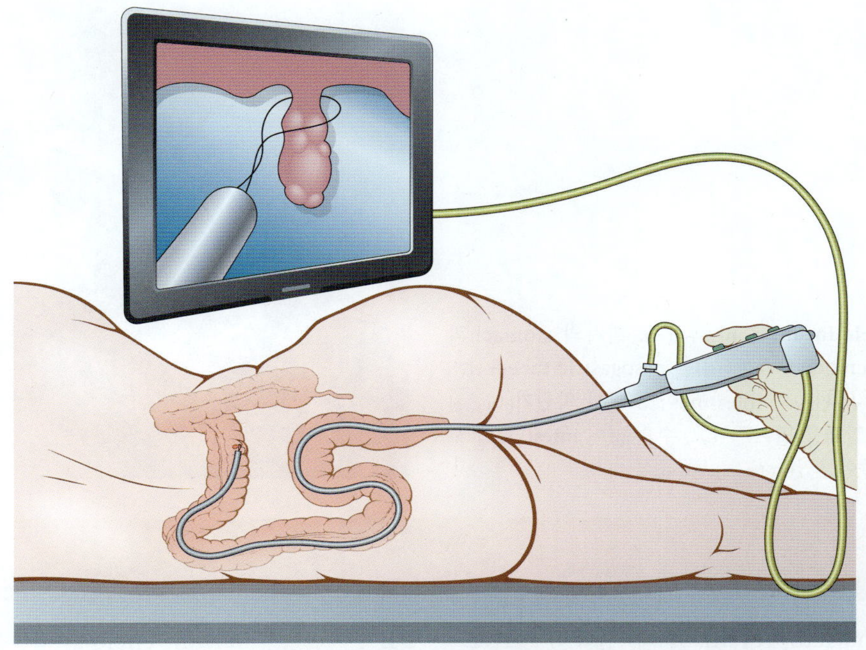

그림 6-9 Colonoscopy를 이용한 polypectomy. 이 시술을 시행하기 전에 환자는 bowel(장, 창자) 속 feces를 깨끗이 씻어내는 agent(물질, -약)를 먹는다. 환자를 sedation(진정)시키고 gastroenterologist(위장병의사)가 colonoscope(대장내시경) 끝에 달린 비디오 카메라의 영상을 길잡이로 삼아 colonoscope를 항문으로 밀어 넣는다. polyp이 나타나면 철사로 만든 올가미를 endoscope(내시경)를 통해 집어넣어 polyp의 stalk(줄기, 자루) 부분에 건다. 올가미를 조심스럽게 조인 뒤에 전류를 흘려서 stalk를 자른다. 잘라낸 polyp은 microscopic(현미경-) tissue examination을 위해 몸 밖으로 꺼낸다(biopsy).

paracentesis[**abdominocentesis**, 천자(복부천자)]

Abdomen에서 fluid를 제거하기 위한 surgical(외과-, 수술-) **puncture**(천자).
이 처치는 peritoneal(abdominal) cavity(복막강, 배막안)에 축적된 [ascites(복수)가 들어차 생긴] fluid를 배출하는 데 필요하다.

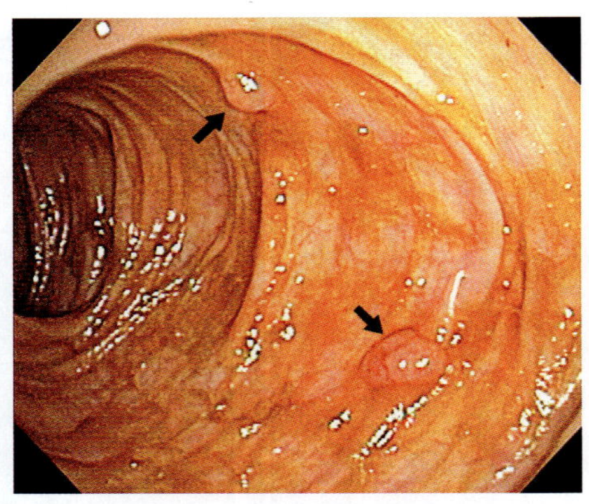

그림 6-10 Colonoscopy case report(증례보고, 사례보고). 예전에 colon adenoma(결장 샘종, 잘록창자 샘종)가 여러 개 발견되었고, 그중 일부는 high-grade dysplasia(고등급 이형성)로 판정받은 60세 남자가 colonoscopy를 받았다. Anus로 endoscope을 삽입하여 cecum까지 관찰하였다. Hepatic flexure에서 pedunculated polyp(목있는 용종)을 두 개 발견하였다(화살표). 올가미를 가열하여 polypectomy를 시행했고 resection(절제)과 retrieval(재생, 회복)이 끝났다.

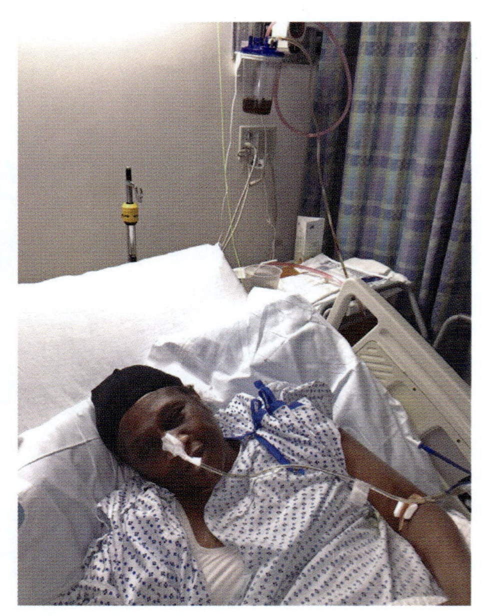

그림 6-11 Nasogastric intubation(코위삽관). 환자의 stomach과 intestine에서 나오는 secretion(분비, 분비물)을 nasogastric tube(코위관)로 suction(흡인)하고 있다. 환자의 intestine이 꼬여서 막혔기(ileus, 장폐색증) 때문에 흡인하여 압력을 덜어주었고, 수술 없이 intestine의 꼬임이 풀리면서 압력이 줄어들었다(decompression, 감압).

약어

약어	의미
AFP	alpha-fetoprotein(알파태아단백질)—liver cancer의 tumor marker(종양표지자)
alk phos	alkaline phosphatase(알칼리성인산염분해효소)
ALT, AST	alanine transaminase(새 용어인 alanine aminotransferase 사용을 권장, 알라닌아미노기전달효소) aspartate transaminase(새 용어인 aspartate aminotransferase 사용을 권장, 아스파트산아미노기전달효소)—liver function을 평가할 때 blood에서 측정하는 enzyme
BE	barium enema(바륨관장)
BM	bowel movement(장운동)
BRBPR	bright red blood per rectum(직장을 통해 나온 선홍색 혈액)—hematochezia(혈변)(라틴어 *per*는 '통해서'라는 의미)
CD	celiac disease(복강병, 복강질환)
CT	computed tomography(컴퓨터단층촬영)

EGD	esophagogastroduodenoscopy(식도위십이지장내시경술)
ERCP	endoscopic retrograde cholangiopancreatography(내시경역행담췌관조영)
EUS	endoscopic ultrasonography(내시경초음파검사)
FOBT	fecal occult blood test(대변잠혈검사)
G tube	gastrostomy tube(위창냄술관)—feeding tube(영양관, 영양공급관)
GB	gallbladder(담낭, 쓸개)
GERD	gastroesophageal reflux disease(위식도역류병)
GI	gastrointestinal(위장-, 위장관-)
HBV	hepatitis B virus(B형간염 바이러스)
IBD	inflammatory bowel disease(Crohn disease and ulcerative colitis)[염증장질환, (크론병, 궤양결장염, 궤양대장염)]
J-tube	jejunostomy tube(공장창냄술관)—feeding tube(영양관, 영양공급관)
LAC	laparoscopic-assisted colectomy(복강경결장절제)
LFTs	liver function tests(간기능검사)—alk phos, bilirubin, AST, ALT
MRI	magnetic resonance imaging (자기공명영상)
NASH	nonalcoholic steatohepatitis(fatty liver) [비알코올 지방간염(지방간)]
NG tube	nasogastric tube(코위관)
NPO	nothing by mouth(금식, 라틴어로 *nil per os*)
PEG tube	percutaneous endoscopic gastrostomy tube(피부경유내시경위창냄술관)—feeding tube(영양관, 영양공급관)
PEJ tube	percutaneous endoscopic jejunostomy tube(피부경유내시경공장창냄술관)—feeding tube(영양관, 영양공급관)
PTHC	percutaneous transhepatic cholangiography(피부간경유담관조영)
PUD	peptic ulcer disease(소화궤양병)
TPN	total parenteral nutrition(완전비경구영양) Intravenous(정맥내-) TPN 용액에는 대개 당(dextrose, 덱스트로스), 단백질(아미노산), 전해질(나트륨, 칼륨, 염소), 비타민이 들어 있다.
T-tube	몸 밖의 작은 pouch(주머니)(bile bag, 담즙주머니)로 drainage(배농, 배액)를 위해 bile duct 안으로 설치하는 (알파벳 T자 모양의) 특별한 관

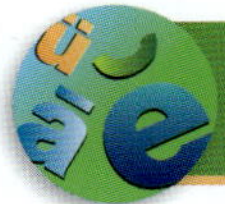

발음

이 장에 나오는 용어들을 얼마나 이해하고 있는지를 독자 스스로 판단하기 위하여 아래 각 용어의 의미를 빈칸에 기입하라. 그 다음에 의미만을 보고 무슨 용어였는지를 적어보는 것도 공부에 도움이 될 것이다. 이때 철자가 틀리지 않도록 주의하라. 각 용어 뒤에 표시된 숫자는 정의나 용례가 적혀있는 페이지 번호를 가리킨다. 이 페이지를 조사하여 자신이 제대로 알고 있는지를 확인하라.

발음기호 안내

ā: 에이 (예: āpe)	ă: 애 (예: ăpple)
ē: 이- (예: ēven)	ĕ: 에 (예: ĕvery)
ī: 아이 (예: īce)	ĭ: 이 (예: ĭnterest)
ō: 오우 (예: ōpen)	ŏ: 오 (예: pŏt)
ū: 유 (예: ūnit)	ŭ: 어 (예: ŭnder)

6

용어	발음	의미
abdominal ultrasonography (146)	ăb-DŎM-ĭn-ăl ŭl-tră-sō-NŎG-ră-fē	
abdominoplasty (138)	ăb-DŎM-ĭn-ō-plăs-tē	
amylase and lipase tests (143)	ă-mĭ-LĀS and LĪ-pās tests	
aphthous stomatitis (143)	ĂF-thŭs stō-mă-TĪ-tĭs	
atresia (139)	ā-TRĒ-zē-ă	
bariatric surgery (147)	bă-rē-Ă-trĭk SŬR-gĕr-ē	
biliary atresia (140)	BĬL-ē-ăr-ē ā-TRĒ-zē-ă	
bronchospasm (139)	BRŎN-kō-spăsm	
buccal (141)	BŬK-ăl	
cecal volvulus (141)	SĒ-kăl VŎL-vū-lŭs	
celiac disease (141)	SĒ-lē-ăk dĭ-ZĒZ	
cheilosis (141)	kī-LŌ-sĭs	
cholangiectasis (138)	kō-lăn-jē-ĔK-tă-sĭs	
cholangiocarcinoma (141)	kō-lăn-jē-ō-kăr-sĭ-NŌ-mă	
cholangitis (141)	kōl-ăn-JĪ-tĭs	
cholangiography (145)	kōl-ăn-jē-ŎG-ră-fē	
cholangiopancreatography (145)	kōl-ăn-jē-ō-păn-krē-ă-TŎG-ră-fē	
cholecystectomy (141)	kō-lē-sĭs-TĔK-tō-mē	
cholecystojejunostomy (142)	kō-lē-sĭs-tō-jĕ-jŭ-NŎS-tō-mē	
cholecystolithiasis (142)	kō-lē-sĭs-tō-lĭ-THĪ-ă-sĭs	
choledochal (141)	kō-lē-DŌK-ăl	
choledochectasia (141)	kō-lē-dō-kĕk-TĀ-zē-ă	
cholelithiasis (141)	kō-lē-lĭ-THĪ-ă-sĭs	
cholestasis (139)	kō-lē-STĀ-sĭs	
colectomy (141)	kō-LĔK-tō-mē	
colonoscopy (141)	kō-lŏn-ŎS-kō-pē	
computed tomography (146)	kŏm-PŪ-tĕd tō-MŎG-ră-FĒ	
dentalgia (141)	dĕn-TĂL-jă	
diarrhea (139)	dī-ă-RĒ-ă	

6

용어	발음	의미
duodenal (141)	doo-ō-DĒ-năl	
dyspepsia (138)	dĭs-PĔP-sē-ă	
dysphagia (138)	dĭs-FĀ-jē-ă	
endoscopic ultrasonography (146)	ĕn-dō-SKŎP-ĭk ŭl-tră-sō-NŎG-ră-fē	
esophageal atresia (140)	ĕ-sŏf-ă-JĒ-ăl ā-TRĒ-zē-ă	
gastric bypass (147)	GĂS-trĭk BĪ-păs	
gastroenteritis (141)	găs-trō-ĕn-tĕ-RĪ-tĭs	
gastrointestinal endoscopy (147)	găs-trō-ĭn-TĔS-tĭn-ăl ĕn-DŎS-kō-pē	
gastrojejunostomy (141)	găs-trō-jĕ-joo-NŎS-tō-mē	
gastrorrhagia (139)	găs-trō-RĂ-jă	
gastrostomy (142)	găs-TRŎS-tō-mē	
gingivectomy (142)	gĭn-gĭ-VĔK-tō-mē	
glossectomy (142)	glŏs-ĔK-tō-mē	
gluconeogenesis (142)	glū-kō-nē-ō-JĔN-ĕ-sĭs	
glycogen (142)	GLĪ-kŏ-jĕn	
hematemesis (138)	hē-mă-TĔM-ĕ-sĭs	
hemoptysis (138)	hē-MŎP-tĭ-sĭs	
hemorrhage (139)	HĔM-ŏr-ĭj	
hepatomegaly (142)	hĕp-ă-tō-MĔG-ă-lē	
herniorrhaphy (142)	hĕr-nē-ŎR-ă-fē	
HIDA scan (147)	HĬ-dă scăn	
ileostomy (142)	ĭl-ē-ŎS-tō-mē	
labiodental (142)	lā-bē-ō-DĔN-tăl	
laparoscopy (148)	lă-păr-ŎS-kō-pē	
lipase (142)	LĪ-pās	
liver biopsy (148)	LĬ-vĕr BĪ-ŏp-sē	
liver function tests (143)	LĬ-vĕr FŬNG-shŭn tests	
lower gastrointestinal series (144)	LŎW-ĕr găs-trō-ĭn-TĔS-tĭ-năl SĒR-ēz	

6

용어	발음	의미
magnetic resonance imaging (146)	măg-NĔT-ĭk RĔ-zō-năns ĬM-ă-gĭng	
nasogastric intubation (148)	nā-zō-GĂS-trĭk ĭn-tɔo-BĀ-shŭn	
oropharynx (142)	ŏr-ō-FĂR-ĭnks	
palatoplasty (142)	PĂL-ă-tō-plăs-tē	
pancreatic (142)	păn-krē-ĂH-tĭk	
pancreatoduodenectomy (142)	păn-krē-ăh-tō-doo-ō-dĕ-NĔK-tō-mē	
paracentesis (149)	păr-ă-sĕn-TĒ-sĭs	
periodontal membrane (142)	pĕr-ē-ō-DŎN-tăl MĔM-brān	
polyphagia (138)	pŏl-ē-FĀ-jē-ă	
proctosigmoidoscopy (142)	prŏk-tō-sĭg-moyd-ŎS-kō-pē	
pyloric stenosis (142)	pī-LŎR-ĭk stĕ-NŌ-sĭs	
pylorospasm (139)	pī-LŎR-ō-spăzm	
rectal carcinoma (142)	RĔK-tăl kăr-sĭ-NŌ-mă	
sialadenectomy (142)	sī-ăl-ă-dĕ-NĔK-tō-mē	
splenic flexure (143)	SPLĔN-ĭk FLĔK-shŭr	
steatorrhea (143)	stē-ă-tō-RĒ-ă	
stool culture (144)	stool KŬL-chŭr	
stool guaiac (144)	stool GWĪ-ăk	
sublingual (142)	sŭb-LĬNG-wăl	
upper gastrointestinal series (145)	ŬP-ĕr găs-trō-ĭn-TĔS-tĭ-năl SĔR-ēz	

6

CHAPTER
7

비뇨계통

Urinary System

번역: 윤호

단원 구성

단원 학습목표

- 비뇨계통에 속한 기관들을 열거하고, 각각의 위치와 기능을 설명한다.
- 비뇨계통과 관련된 질환의 의미를 이해한다.
- 소변검사 각 항목의 목적과 의미를 이해한다.
- 비뇨계통에 관련된 의학용어의 연결형, 접두사, 접미사의 의미를 파악한다.
- 비뇨계통과 관련된 검사실검사, 처치, 약어에 대해 설명한다.
- 새로 공부한 지식을 이용하여 진단서나 진료기록에 나오는 의학용어를 해석해 본다.

서론

Protein(단백질)을 포함한 음식물은 체내로 흡수되어 세포 안에서 대사되며, 그 결과 nitrogen(질소)이 포함된 waste product(폐기물)가 혈액으로 방출된다. 이와 같은 nitrogenous waste(질소함유폐기물)에는 **urea**(요소), **creatinine**(크레아티닌), **uric acid**(요산) 등이 있다. 비뇨계통은 혈액 내 질소함유폐기물들을 제거하여 체내에 축적되지 않게 해 준다. 신장은 혈액 내 질소함유노폐물을 여과하여 **urine**(소변, 요)—수분, 전해질, 산 등으로 이루어진 배설물—을 생성한다. 생성된 소변은 요관, 방광, 요도를 거쳐 체외로 배출된다. 신장은 매일매일 약 189리터의 혈액을 여과하여 약 1.5리터의 소변을 만든다.

신장은 요소 등의 혈액 내 질소함유폐기물을 제거하는 것 이외에 수분, 전해질 및 산염기 평형에도 중요한 기능을 한다. **Electrolyte**(전해질)란 전하를 띤 작은 물질들을 말하며 그 대표적인 예로 **sodium**(Na^+, 소듐, 나트륨), **potassium**(K^+, 포타슘, 칼륨) 등이 있다. 전해질은 근육세포와 신경세포가 작동할 때 매우 중요한 역할을 한다. 신장은 여러 물질을 소변으로 분비하거나 재흡수함으로써 수분과 전해질의 양을 조절한다. 이와 같은 기능은 체내 환경을 일정하게 유지하는 **homeostasis**(항상성, home/o는 "같다"는 뜻)의 한 예이다.

신장은 소변을 생성하여 내보내는 기능 외에도 **renin**[RĒ-nĭn], **erythropoietin**[ĕ-rĭth-rō-POY-ĕ-tĭn] 등을 분비한다. **Renin**(레닌)은 혈압을 높여 신장으로 흘러 들어오는 혈액의 양을 유지시키는 작용을 한다. **Erythropoietin**(EPO, 적혈구형성호르몬)은 골수의 적혈구 생성을 촉진하는 물질이다.

또한 신장에서는 소화관의 칼슘 흡수를 돕는 활성 비타민D인 **calciferol**(칼시페롤)이 생성된다. 그 밖에 insulin(인슐린), parathyroid hormone(부갑상샘호르몬) 등 여러 호르몬의 분해와 배설도 신장에서 일어난다. 신장의 주요 기능이 글상자 7-1에 요약되어 있다.

주요 기관의 구조

비뇨계통을 구성하는 기관들은 다음과 같다. 본문을 참고하여 그림 7-1의 빈칸에 알맞은 용어를 기입하라.

Kidney(신장, 콩팥) [1]는 허리뼈 좌우에 위치한 강낭콩 모양의 retroperitoneal organ(복막뒤기관)이다. 신장 주위에는 지방조직이 발달해 있어서 충격흡수 작용을 하며, 그 바깥은 다시 섬유결합조직으로 둘러싸여 있다. 신장은 대략 주먹만한 크기이며 무게는 120~170 g 정도이다.

신장은 **cortex**(피질, cortex는 "껍질"이라는 뜻)와 **medulla**(수질, 속질, medulla는 "중심부"라는 뜻)로 이루어져 있다. 신장 안쪽모서리의 오목한 부위를 **hilum**(문)이라고 하며, 이곳을 통해 혈관과 신경이 드나든다.

글상자 7-1 Kidney(신장)의 기능

- 질소함유폐기물 제거: urea(요소), creatinine(크레아티닌), uric acid(요산)
- 수분과 전해질(소듐, 포타슘) 평형 유지
- 호르몬 분비: renin(레닌), erythropoietin(적혈구형성호르몬), calciferol(칼시페롤)
- 혈액 내 호르몬 분해 및 배설

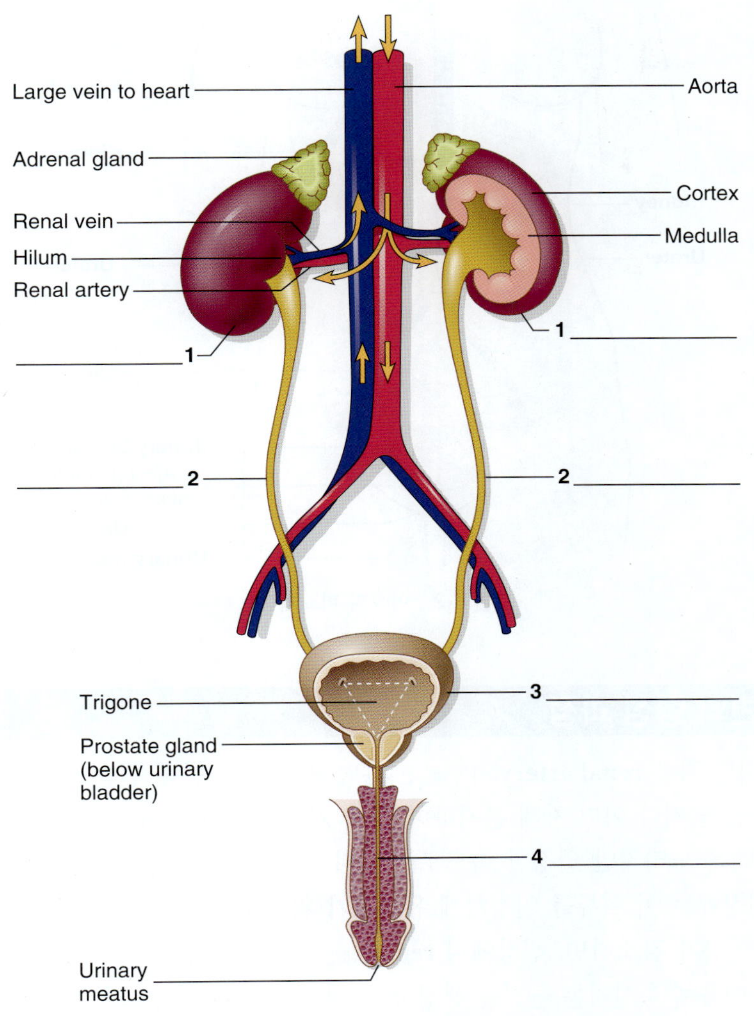

그림 7-1 **남성의 비뇨계통.**

Ureter(요관) [2]는 근육이 발달한 한 쌍의 관으로, 길이는 40~45 cm 정도이고 내면은 점막으로 덮여 있다. 요관의 연동운동에 의해 신장에서 방광으로 소변이 운반된다.

Urinary bladder(방광) [3]는 속이 빈 근육 주머니로, 소변을 얼마 동안 저장하는 기능을 한다. 방광 바닥의 요관구멍과 속요도구멍을 잇는 삼각형 부위를 **trigone**(방광삼각)이라고 한다.

Urethra(요도) [4]는 방광에 저장되어 있던 소변을 체외로 배출시키는 관이다. 요도를 통해 소변을 배출시키는 과정을 **urination**(배뇨) 또는 **voiding**(배뇨)이라고 한다. 요도가 체표면으로 열리는 곳은 **urinary meatus**(요도구멍)라고 부른다. 여성의 요도는 3.5~4 cm 정도로 짧으며, vaginal meatus(질구멍) 앞으로 열린다. 남성의 요도는 prostate(전립샘, 전립선)을 관통하여 penis(음경) 끝의 요도구멍까지 뻗는데, 그 길이는 20 cm 정도이다. 그림 7-2는 여성의 비뇨계통을 나타낸 모식도로, 남성 비뇨계통(그림 7-1)과의 차이가 잘 나타나 있다.

7

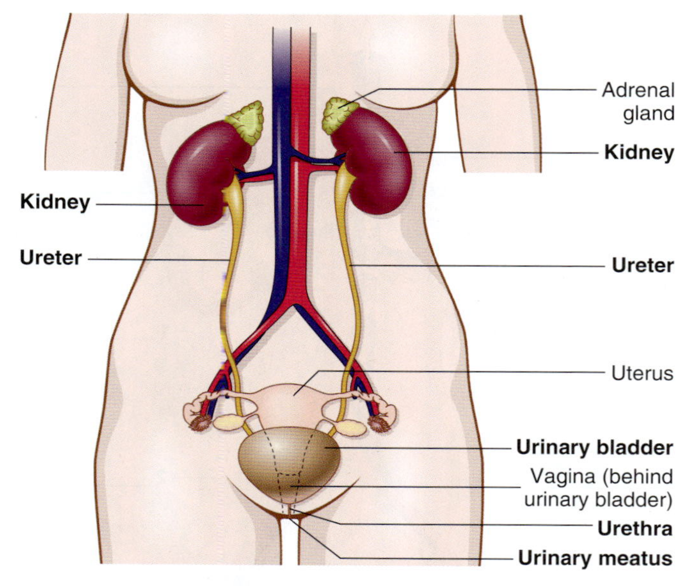

그림 7-2 여성의 비뇨계통.

7

생리학: 소변의 형성 과정

대동맥에서 분지한 좌우 **renal artery**(신동맥, 신장동맥, 콩팥동맥)를 통해 신장으로 혈액이 흘러 들어간다. 신동맥은 문을 지나 여러 차례 분지하며, 결국 가느다란 **arteriole**(세동맥)이 된다(그림 7-3A).

세동맥의 혈액은 느리지만 일정한 속도로 흐른다. 신장으로 들어오는 혈류는 기능적으로 매우 중요하며, 신장에는 이 혈류를 일정하게 유지하기 위한 특수장치가 내장되어 있다. 신동맥의 혈압이 낮아져 혈류가 감소하면, 신장에서 **renin**(레닌)이라는 물질이 합성되어 혈액으로 분비된다. 레닌은 세동맥을 수축시키는 물질을 생성하여, 혈압을 높이고 신장의 혈류를 향상시킨다.

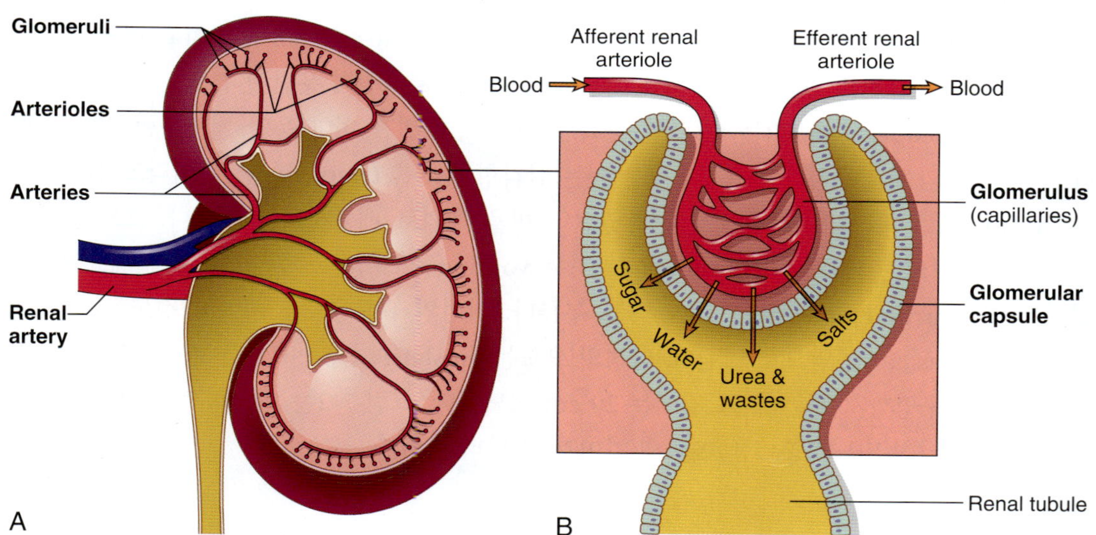

그림 7-3 **A, Renal artery**(신동맥, 신장동맥, 콩팥동맥)가 계속 분지하여 arteriole(세동맥)이 되고, 세동맥은 glomerulus(사구체)로 연결된다. **B, Glomerulus**(사구체, 토리)와 **glomerular capsule**(사구체주머니, 토리주머니). 혈액은 afferent arteriole(들세동맥)을 통해 사구체로 흘러 들어간 뒤 efferent arteriole(날세동맥)을 통해 흘러 나간다.

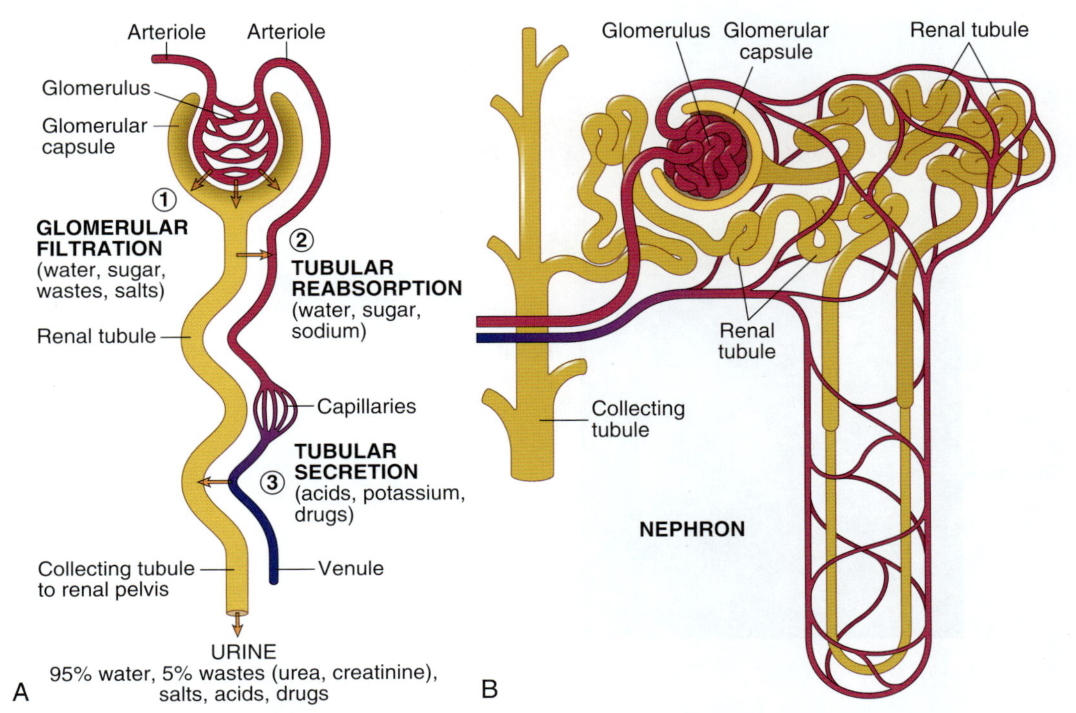

그림 7-4 **A, 소변 형성의 세 단계. (1) 사구체**에서 수분, 당, 폐기물(요소, 크레아티닌), 전해질의 **여과**가 일어난다. **(2) 신세관**에서 수분, 당, 일부 전해질의 **재흡수**가 일어난다. **(3) 신세관**에서 산, 포타슘, 약물의 **분비**가 일어난다. **B,** 사구체와 신세관을 합쳐서 **nephron**(신장단위)이라고 부른다.

신장피질의 세동맥은 capillary(모세혈관)가 꼬여 이루어진 구형의 덩어리, 즉 **glomerulus**(사구체, 토리; 그림 7-3A)로 이어진다. 한쪽 신장에 약 100만 개의 사구체가 존재한다.

신장에서 혈액이 **filtration**(여과)되어 소변이 생성된다. 혈액이 사구체를 지날 때 모세혈관의 얇은 벽을 통해 수분, 전해질, 당, **urea**(요소), **creatinine**(크레아티닌), **uric acid**(요산) 등이 여과되어 혈관 밖으로 빠져나간다. 여과된 물질들은 사구체를 둘러싸는 작은 컵 모양의 **glomerular capsule**(**Bowman capsule**, 사구체주머니, 토리주머니)에 모인다(그림 7-3B). 혈액세포와 단백질 등 지름이 큰 물질은 사구체벽을 통과하지 못하기 때문에 소변으로 빠져나가지 않고 혈액 내에 남아 있게 된다.

사구체주머니는 구불구불하고 긴 **renal tubule**(신세관, 콩팥세관; 그림 7-3B, 7-4)로 이어진다. 수분, 당, 전해질, 요소 등의 폐기물이 신세관을 지나는 동안 대부분의 수분과 모든 당, 그리고 상당량의 전해질(소듐 등)이 재흡수되어 신세관 주위의 모세혈관으로 들어간다. 이와 같은 **reabsorption**(재흡수) 과정을 통해 우리 몸에 필요한 당(포도당), 수분, 전해질이 체내에 보존된다. 그리고 나서 혈액 내 포타슘, 산, 약물 등이 신세관으로 **secretion**(분비)되어 소변이 만들어진다. 이와 같은 과정을 거치고 나서 95%의 수분과 5%의 요소, 크레아티닌, 전해질, 산, 약물 등으로 구성된 소변이 collecting tubule(집합세관)로 운반된다.

그림 7-4A에 소변의 생성과정이 요약되어 있다. 신장이 제 기능을 하지 못하면 폐기물이 체내에 축적되어 뇌, 심장 등의 주요 기관에 기능장애가 발생하게 된다. 사구체와 신세관을 합해 **nephron**(신장단위, 콩팥단위; 그림 7-4B)이라고 한다. 한쪽 신장에 100만 개 정도의 신장단위가 있다.

집합세관은 신장 중앙의 **renal pelvis**(신우, 콩팥깔때기)로 열린다. 신우 끝부위의 작은 컵 모양 구조를 **calyx**(신배, 콩팥잔, 복수형: **calices**)라고 한다. 그림 7-5의 X선 영상에 신우, 콩팥잔, 신배의 모습이 잘 나타나 있다.

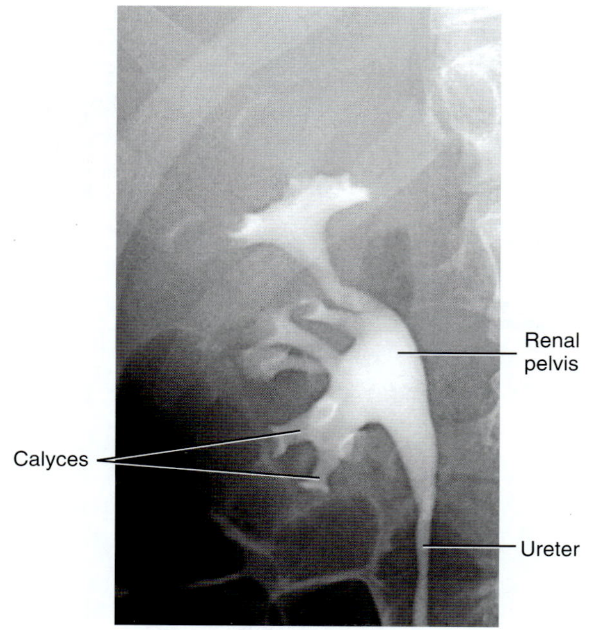

그림 7-5 조영제를 정맥주입한 후 촬영한 방사선 사진에서 **신우, 신배, 요관**이 관찰된다.

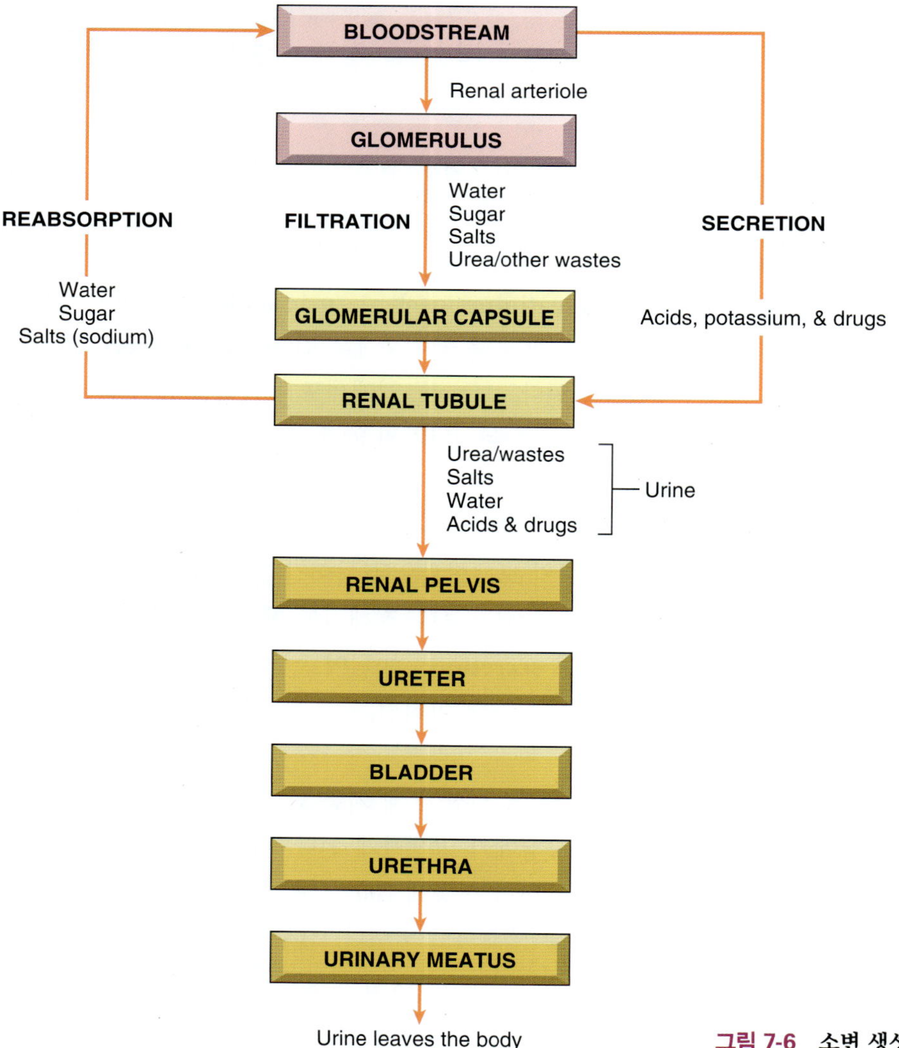

그림 7-6 소변 생성 및 배뇨의 순서도.

신우가 좁아져 **ureter**(요관)로 이어지며, 이를 통해 소변이 **urinary bladder**(방광)로 운반된다. 방광은 얼마 동안 소변을 저장하는 근육 주머니이다. 방광이 **urethra**(요도)로 열리는 곳에는 sphincter(조임근, 괄약근))가 발달해 있다. 방광에 소변이 가득 차 압력이 높아지면 오줌이 마렵다고 느끼게 되며, 의식적으로 조임근을 이완시키면 배뇨가 일어난다.

소변의 생성과 배출의 전체 과정이 그림 7-6에 요약되어 있다.

어휘

arteriole(세동맥)	지름이 작은 동맥.
calciferol(칼시페롤)	비타민D의 활성 형태. 신장에서 만들어짐.
calyx(신배, 콩팥잔; 복수형, **calices**)	신우 끝부위의 컵 모양 구조. 컵을 의미하는 그리스어 *kalux*가 어원이다.
catheter(도관, 이끌관, 카테터)	액체를 주입하거나 제거하기 위해 삽입한 관.
cortex(피질, 겉질)	어떤 기관의 겉 부분. Renal cortex(신장피질, 콩팥겉질)는 신장의 겉 부분을 말한다. (**cortical**은 "피질의"라는 뜻)
creatinine(크레아티닌)	소변을 통해 배설되는 질소함유폐기물의 한 종류. **Creatinine clearance**(크레아티닌청소율)는 혈중 크레아티닌이 신장을 통해 배설되는 속도를 뜻한다. 크레아티닌은 근육의 대사 과정에서 생성된 물질이다.
electrolyte(전해질)	수용액 상태에서 전하를 띠는 화학물질. 전해질은 근육과 신경이 작동하는 데 매우 중요한 역할을 한다. 신장에 의해 혈액 내 수분과 전해질의 균형이 적절하게 유지된다. Potassium(K^+, 포타슘), sodium(Na^+, 소듐) 등이 대표적인 전해질이다.
erythropoietin(**EPO**, 적혈구형성호르몬)	신장에서 분비된 호르몬으로, 골수를 자극하여 적혈구 생성을 촉진하는 작용을 한다. -Poietin은 "생성시키는 물질"이라는 뜻이다. 적혈구형성호르몬은 적혈구 생성을 촉진하여, 근육에 공급되는 산소의 양을 증가시킨다. 이런 작용은 운동능력을 향상시키는 효과가 있다. 하지만 적혈구형성호르몬은 혈액도핑테스트 항목에 포함되어 있으며, World Anti-Doping Authority(WADA, 국제도핑제제위원회)의 금지약물로 지정되어 있다.
filtration(여과)	여과기(필터)를 통해 일부 물질이 빠져나가는 과정.
glomerular capsule(사구체주머니, 토리주머니)	사구체를 둘러싸는 컵 모양의 주머니. Bowman capsule이라고 부르기도 한다. 사구체의 벽을 통해 여과된 물질이 이곳에 고인다.
glomerulus(사구체, 토리; 복수형, **glomeruli**)	신장피질의 모세혈관이 꼬여 이루어진 구형의 덩어리.

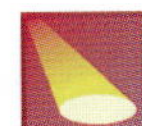

신장에서 일어나는 혈액 여과

여과의 원동력은 심장이라고 하는 펌프의 힘(심장박출량의 25%가 신장으로 들어감)과 여과기에 해당하는 glomerulus(사구체)로 혈액을 밀어 보내는 혈압이다. 하루에 약 189리터의 액체가 여과되며, 그중 98~99%의 수분과 전해질이 혈액으로 재흡수된다. 하루에 배설되는 소변의 양은 1,500 mL 정도이다.

hilum(문) 기관의 한 부분이 오목하게 들어간 곳으로, 이 부위를 통해 혈관과 신경이 출입한다. Hilum은 작은 물체라는 뜻의 라틴어에서 기원한 용어이다. 호흡계통에서도 허파의 오목한 부위인 hilum을 통해 혈관, 기관지, 림프관이 출입한다.

kidney(신장, 콩팥) 허리뼈 좌우에 위치한 강낭콩 모양의 기관. 혈액 내 질소함유폐기물을 여과하여 소변을 만든다.

meatus(길, 도; 구, 구멍) 구멍 또는 관.

medulla(수질, 속질) 이떤 기관의 속 부분. Renal medulla(신장수질, 콩팥속질)는 신장의 속 부분을 말한다. 속을 의미하는 라틴어 *medulla*가 어원이다. 긴뼈의 medullary cavity(골수공간)는 적색골수 또는 황색골수를 포함하는 뼛속의 공간이다.

nephron(신장단위, 콩팥단위) 사구체와 신세관을 합쳐 부르는 용어. 이곳에서 여과, 재흡수, 분비 기능이 일어난다. 소변 생성을 담당하는 기능적 단위구조이다. 한쪽 신장에 100만 개 정도의 신장단위가 있다.

nitrogenous waste(질소함유폐기물) 소변으로 배설되는 질소 함유물. 대표적인 예로 urea(요소), uric acid(요산), creatinine(크레아티닌) 등이 있다.

potassium(K^+, 포타슘, 칼륨) 근육 수축과 신경자극 전달에 중요한 전해질의 일종. 신장에 의해 혈중 농도가 조절된다.

7

reabsorption(재흡수) 우리 몸에 필요한 물질이 신세관에서 다시 흡수되어 혈액으로 들어가는 과정.

renal artery(신동맥, 신장동맥, 콩팥동맥) 신장으로 혈액을 운반하는 동맥.

renal pelvis(신우, 콩팥깔때기) 신장에서 생성된 소변을 받아 모으는 구조.

renal tubule(신세관, 콩팥세관) 사구체에서 여과된 액체로부터 소변을 형성하는 미세한 관.

renal vein(신정맥, 신장정맥, 콩팥정맥) 신장으로부터 나온 혈액을 심장 쪽으로 운반하는 정맥.

renin(레닌) 신장에서 합성 및 분비되는 호르몬. 혈관을 수축시켜 혈압을 높이는 작용을 한다.

sodium(Na^+, 소듐, 나트륨) 신경자극 전달, 심장 수축, 대사 등에서 중요한 역할을 하는 전해질의 일종. 신장에서 혈액과 소변의 소듐 농도가 조절된다. 소듐이 함유된 화학물질 중 대표적인 것이 sodium chloride(염화소듐), 즉 소금이다.

trigone(방광삼각) 방광 벽에 위치한 삼각형 부위.

urea(요소) 소변으로 배설되는 주 질소함유폐기물.

ureter(요관) 신장에서 방광까지 이어진 좌우 한 쌍의 관.

urethra(요도) 신장에서 체표면까지 이어진 관.

uric acid(요산) 소변으로 배설되는 질소함유폐기물의 일종.

urinary bladder(방광) 소변을 저장하는 근육 주머니.

urination(voiding, 배뇨) 소변을 배출하는 과정. Micturition(배뇨)이라고도 한다.

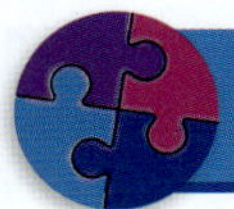

용어: 구조, 물질, 비뇨계통 증상과 징후

빈칸에 용어의 뜻을 기입하라.

구조

연결형	의미	용어	의미
cali/o, calic/o	calyx(신배, 콩팥잔); 컵 모양의	**cali**ectasis(신배확장)	______________
		caliceal(신배-)	______________
cyst/o	urinary bladder(방광)	**cyst**itis(방광염) ______________ 세균 감염에 의해 급성 또는 만성방광염이 발생할 수 있다. 방광점막 출혈 시 방광 안에 피가 고일 수 있다(그림 7-7).	
		cystectomy(방광절제)	______________
		cystostomy(방광창냄술) ______________ 방광과 체표면을 잇는 통로를 만들어 주는 것. 이를 통해 도관을 삽입하여 소변을 배출시킨다.	
glomerul/o	glomerulus(사구체, 토리)	**glomerul**ar capsule(사구체주머니, 토리주머니)	______________
meat/o	meatus(길, 도; 구, 구멍)	**meat**al stenosis(요도협착증)	______________

7

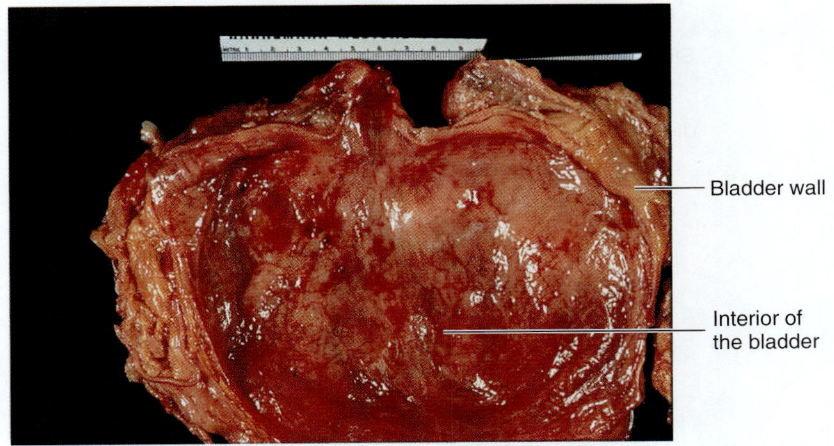

그림 7-7 **Acute cystitis**(급성방광염). 방광 점막이 붓고 빨개져 있다. 여성은 남성에 비해 요도가 짧기 때문에 방광에 세균이 침입하기 쉬우며, 따라서 방광의 감염이 남성보다 빈번하다. 방광염은 대개 특별한 원인 없이 일어나지만, 성교(honeymoon cystitis, 밀월방광염)나 수술 후 요로도관삽입에 의해 발생하는 경우도 있다.

연결형	의미	용어	의미
nephr/o	kidney(신장, 콩팥))	para**nephr**ic(신장곁-, 콩팥주위-)	______
		nephropathy(신병증, 신장병증) *[nĕ-FRŎ-pă-thē]*	______
		nephroptosis(신장처짐) 신장을 지탱하는 구조가 약해져 신장이 아래로 처진 상태. 신장의 위치를 고정시키는 수술은 ***nephropexy****(신장고정, -pexy는 "고정"이라는 뜻)*라고 한다.	______
		nephrolithotomy(신장절개결석제거) 피부와 신장을 절개하여 돌을 제거하는 방법.	______
		hydro**nephr**osis(수신증, 물콩팥증) *Renal calculus(신결석, 신장결석)*, 종양에 의한 요관 압박, 전립샘의 증식 등에 의해 소변의 흐름이 막힌 것이 원인이다*(그림 7-8)*.	______
		nephrostomy(신장창냄술) 신우와 체표면을 잇는 통로를 만드는 수술. 요관이 막혀 신우가 팽창되었으나, 원인 제거가 어려울 때 시행한다.	______

7

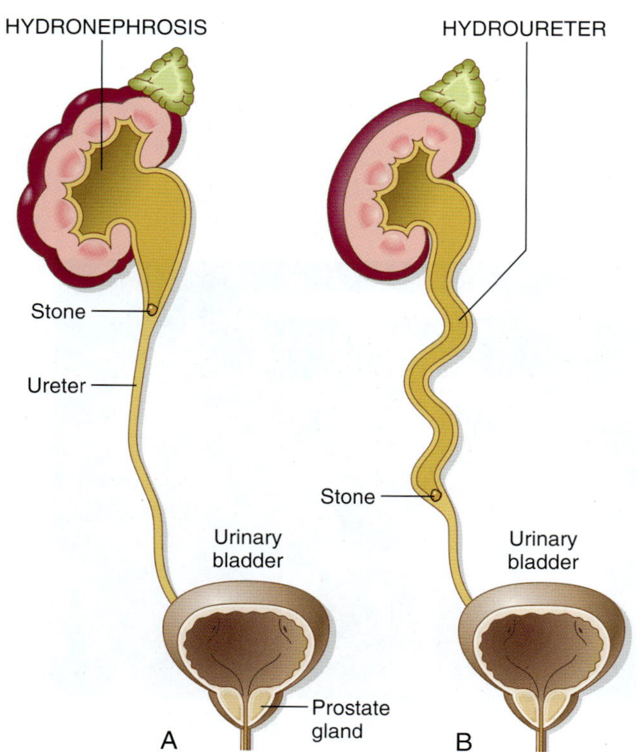

그림 7-8 **A,** 결석에 의해 요관 윗부분이 막혀 발생한 **hydronephrosis**(수신증). 신장 안에 액체가 가득 차 있다. **B,** 결석에 의해 요관 아랫부분이 막혀 발생한 **hydroureter**(수뇨관증)와 hydronephrosis(수신증).

연결형	의미	용어	의미
pyel/o	renal pelvis(신우, 콩팥깔때기)	**pyel**olithotomy(신우결석제거) 요로에 커다란 돌이 끼어 소변의 흐름이 막히고 감염이 발생했을 때, 신우를 절개하여 돌을 제거하는 방법.	
ren/o	kidney(신장, 콩팥)	**ren**al ischemia(신장허혈)	
		renal colic(콩팥급통증) 속 빈 장기의 염증이나 팽창으로 인한 연축성 통증을 ***colic***(급통증)이라고 한다. 신장급통증은 신장이나 요관의 돌에 의해 유발된 통증을 말한다.	
trigon/o	trigone(방광삼각)	**trigon**itis(방광삼각염)	
ureter/o	ureter(요관)	**ureter**oplasty(요관성형)	
		ureteroileostomy(요관회장연결) *Cystectomy*(방광절제) 후 *ileum*(회장, 돌창자)을 이용하여 주머니를 만들고, 이를 요관과 연결하여 방광의 역할을 하게 해 준다(그림 7-9). ***Ileal conduit***(회장통로)이라고 부르기도 한다.	
urethr/o	urethra(요도)	**urethr**itis(요도염)	
		urethroplasty(요도성형)	
		urethral stricture(요도협착증) 구멍이나 통로가 비정상적으로 좁아진 것을 ***stricture***(협착)라고 한다.	
vesic/o	urinary bladder(방광)	intra**vesic**al(방광내-) 피부의 작은 물집을 뜻하는 ***vesicle***(소포, 포; 잔물집, 소수포)과 혼동하지 않도록 주의할 것.	
		vesicoureteral reflux(방광요관역류)	

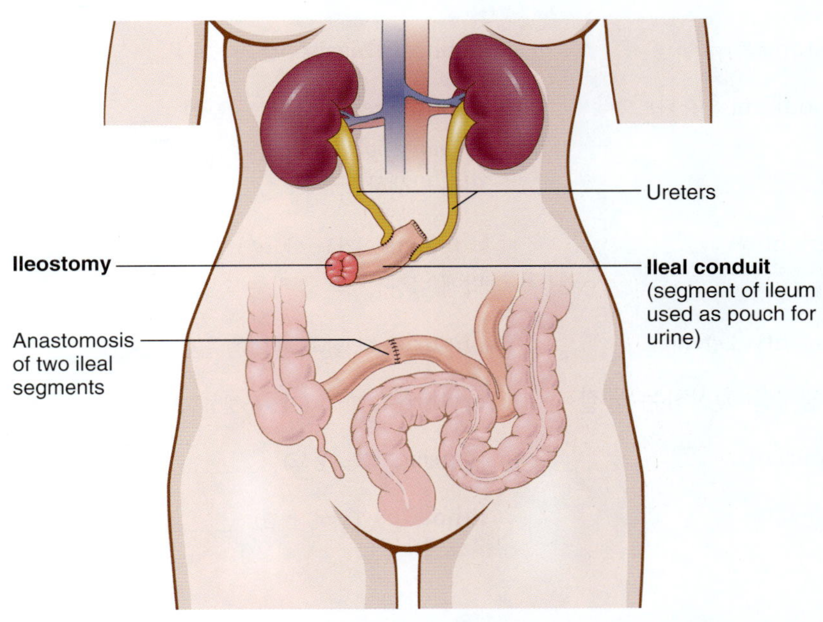

그림 7-9 **Cystectomy**(방광절제) 후 시행한 **ileostomy**(회장창냄술)와 **ileal conduit**(회장통로).

물질, 증상과 징후

연결형과 접미사	의미	용어	의미
albumin/o	albumin(알부민, 혈장단백질의 일종)	**albumin**uria(알부민뇨) 접미사 *-uria*는 "소변의 상태"라는 뜻. 사구체의 손상으로 인해 소변으로 단백질이 새어 나오는 상태. 미량의 알부민이 새어 나오는 경우는 ***microalbuminuria***(미세알부민뇨)라고 한다.	___
azot/o	nitrogen(질소)	**azot**emia(질소혈증) ***Blood urea nitrogen***(BUN, 혈액요소질소)이 증가한 상태. *Uremia*(요독증) 때 나타나는 독성 상태이다.	___
bacteri/o	bacteria(세균)	**bacteri**uria(세균뇨) 대개 ***urinary tract infection***(UTI, 요로감염)의 징후이다. 소변 내 세균을 배양하여, 항균 효과가 있는 항생제를 찾아내는 검사를 한다. 이런 ***culture and sensitivity test***(C&S, 배양 및 민감성검사)라고 한다.	___
dips/o	thirst(갈증)	poly**dips**ia(다음증, 다음다갈증) *Diabetes mellitus*(당뇨병)와 *diabetes insipidus*(요붕증)의 대표적인 징후. 소변량이 너무 많아서 뇌의 갈증중추가 자극을 받았을 때 다음증이 발생한다.	___
kal/o	potassium(포타슘, 칼륨)	hyper**kal**emia(고칼륨혈증) 포타슘은 신장을 통해 배설되므로, 신장의 기능에 문제가 생기면 혈액 내에 포타슘이 축적된다.	___
ket/o, keton/o	ketone body(케톤체; ketoacid와 acetone)	**ket**osis(케톤증) 혈액과 조직에 산의 축적이 동반되기 때문에 ***ketoacidosis***(케토산증)라고 부르기도 한다. 케톤증 환자의 호흡에서는 달콤한 과일 냄새가 난다. 혈액 내 **아세톤**(케톤체의 일종)이 허파를 통해 체외로 나오기 때문이다.	___
		ketonuria(케톤뇨)	___
lith/o	stone(돌)	nephro**lith**iasis(신장결석증)	___
natr/o	sodium(소듐, 나트륨)	hypo**natr**emia(저나트륨혈증) *Primary polydipsia*(일차다음증) 또는 격렬한 운동 시 과도한 수분 섭취로 인해 발생한다.	___
noct/o	night(밤)	**noct**uria(야간뇨, 야뇨증) 밤에 비정상적으로 자주 소변을 보는 것.	___
olig/o	scanty(소량의)	**olig**uria(소변감소, 요감소)	___
-poietin	생성을 촉진하는 물질	erythro**poietin**(적혈구형성호르몬)	___
py/o	pus(고름)	**py**uria(고름뇨, 농뇨)	___
-tripsy	분쇄하다	litho**tripsy**(쇄석, 돌깸)	___

연결형과 접미사	의미	용어	의미
ur/o	urine(소변), urea(요소)	**ur**emia(요독증) ______ 혈액 내에 비정상적으로 축적된 질소함유폐기물에 의한 중독증. en**ur**esis(유뇨증) ______ 문자 그대로 풀이하면 "소변 속에 있다"는 뜻. *Bed-wetting*(유뇨증)이라고 도 한다. di**ur**esis(이뇨) ______ *Di*-는 "완전히"라는 뜻. 카페인과 알코올은 매우 잘 알려진 ***diuretics***(이뇨제, 이뇨를 유발하는 물질)이다. antidi**ur**etic hormone(항이뇨호르몬) ______ 뇌하수체에서 분비되어 신세관의 수분 재흡수를 촉진하는 호르몬. ***Vasopressin***이라고 부르기도 하고, 약자로 ***ADH***라고 표기하기도 한다.	
urin/o	urine(소변)	**urin**ary incontinence(요실금) ______ *Incontinence*는 문자 그대로 풀이하면 "붙잡지 못한다"는 뜻으로, 방광으로부터 소변을 내보내는 조절기능의 장애를 말한다. 기침이나 재채기를 할 때 방광에 압력이 가해져 소변이 나오는 것을 ***stress incontinence***(스트레스요실금, 복압요실금)라고 한다. ***Urgency incontinence***(절박요실금)는 소변이 마려울 때 참지 못하는 것을 말한다. **urin**ary retention(요저류, 소변정체) ______ 방광으로부터 소변이 배출되는 통로가 막혔을 때 나타나는 증상이다.	
-uria	urination(배뇨), urine condition(소변의 상태)	dys**uria**(배뇨통, 배뇨장애) ______ an**uria**(무뇨, 무뇨증) ______ 신장의 기능상실 또는 요로가 막혔을 때 나타나는 증상이다. hemat**uria**(혈뇨) ______ 현미경으로 관찰해야만 발견되는 혈뇨를 ***microhematuria***(현미경혈뇨)라 하고, 맨눈으로도 확인할 수 있는 혈뇨를 ***gross hematuria***(육안혈뇨, 맨눈혈뇨)라고 한다. glycos**uria**(당뇨) ______ 당뇨병의 징후 중 하나이다. poly**uria**(다뇨) ______ 요붕증과 당뇨병의 증상 중 하나이다.	

Enuresis(유뇨증)**/Nocturia**(야간뇨, 야뇨증)

유뇨증은 수면 중 무의식적으로 오줌을 싸는 것을 말하고, 야간뇨(야뇨증)는 밤중에 깨어나 자주 소변을 보는 것을 말한다.

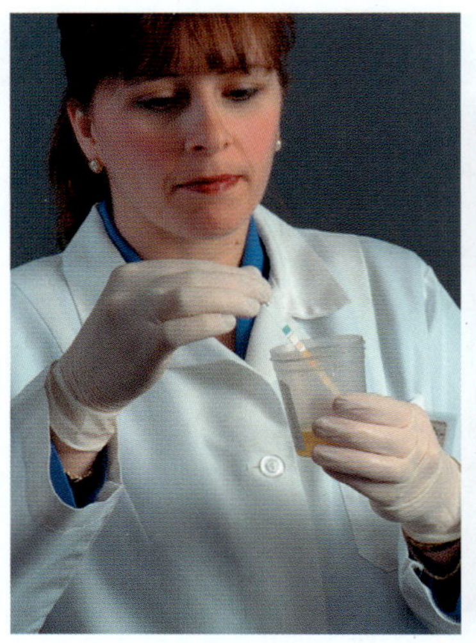

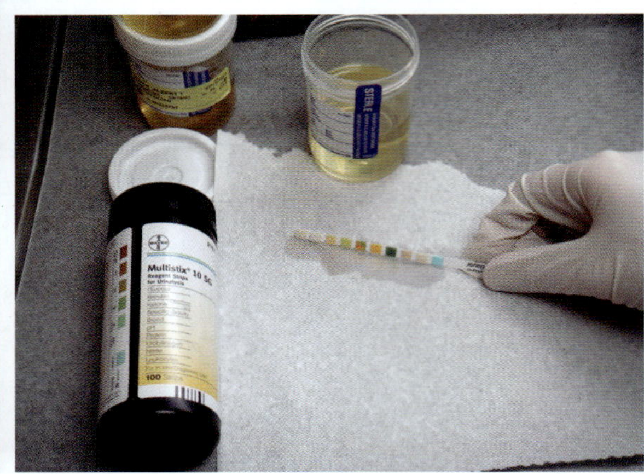

그림 7-10 **Dipstick test**(계량봉검사)**와 소변검사.**

소변검사

여러 질환의 진단을 위해 소변의 성분을 검사하는 것을 urinalysis(소변검사, 요검사, 요분석)라고 한다. 소변검사는 저비용 비침습검사이며, 이를 통해 소변의 성분에 대한 정보뿐만 아니라 전신질환에 대한 정보도 알 수 있다(그림 7-10).

소변검사에는 다음과 같은 항목들이 포함되어 있다.

1. **Color**(색)—정상 소변은 노란색 또는 담황색을 띤다. 소변에 수분 함량이 많은 경우에는 무색투명하고, 다량의 혈액이 섞여 있을 경우에는 암적색 또는 갈색을 띤다. 비트 같은 채소나 약물에 의해서도 소변이 붉어질 수 있다.
2. **Appearance**(모양)—정상 소변은 맑고 투명하다. 요로 감염으로 인해 소변에 **pus**(고름; **pyuria**, 고름뇨)가 있거나 **bacteria**(세균; **bacteriuria**, 세균뇨)가 있으면 소변이 **혼탁**해진다.
3. **pH**(수소이온농도)—소변의 화학적 특성에 대한 지표이며, 소변이 **산성**인지 **알칼리성**인지를 나타낸다(그림 7-11). 정상 소변은 약산성(6.5)을 띤다. 방광에 감염병이 있을 경우, 세균에 의해 요소가 분해되고 암모니아가 생성되어 소변이 알칼리성을 띨 수 있다.
4. **Protein**(단백질)—정상 소변에는 미량의 단백질이 포함되어 있지만, 일반적인 소변검사로는 검출되지 않는다. 소변검사에서 검출되는 단백질은 대개 **albumin**(알부민)이다. 알부민은 혈장의 주요 단백질 중 하나이다. 소변에서 알부민이 검출되는 상태를 **albuminuria**(알부민뇨)라고 하는데, 이는 사구체가 손상되어 혈장의 알부민이 신세관으로 새어 나왔다는 것을 뜻한다.

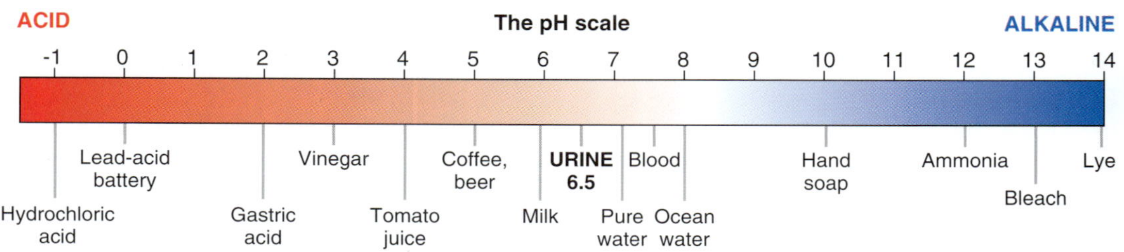

그림 7-11 **pH 척도.** 순수한 물의 pH는 중성이다.

조금 더 민감한 검사방법을 이용하면, 일반 소변검사에서 검출되지 않을 정도의 **microalbuminuria**(미세알부민뇨)도 발견할 수 있다. 미세알부민뇨는 당뇨병에 의한 신장질환 시 최초로 나타나는 징후이다.

5. **Glucose**(포도당)—정상 소변에서는 당이 검출되지 않는다. 소변에서 당이 검출되는 상태를 **glycosuria**(당뇨)라고 하는데, 이럴 경우 **diabetes mellitus**(당뇨병)를 의심해봐야 한다. 당뇨병 환자는 혈액 내 당 함량이 높은 hyperglycemia(고혈당)가 있어서, 소변으로 당이 "흘러나오게" 된다. 사구체에서 여과된 당이 신세관에서 완전히 재흡수되지 못하기 때문이다.
6. **Specific gravity**(비중)—소변의 밀도를 물에 대한 상대값으로 표시한 것으로서 소변 내 폐기물, 무기질, 고형물질의 함량을 나타낸다. 당뇨병 환자의 소변은 당 때문에 비중이 높다.
7. **Ketone body**(케톤체)—지방산이 간에서 분해될 때 케톤 또는 **아세톤**(케톤체의 일종)이 생성된다. 우리 몸에서 에너지 생성을 위해 당 대신 지방 분해가 일어날 경우, 케톤이 혈액에 축적되어 소변으로 나오게 된다. 당뇨병이 있으면 세포에 당이 충분히 공급되지 못하기 때문에 지방을 에너지원으로 사용하게 되며, 그에 따라 **ketonuria**(케톤뇨)가 초래된다. 오랫동안 굶은 경우에도 당이 부족하기 때문에, 지방 분해가 일어나 케톤뇨와 ketosis(케톤증; 혈액에 케톤이 축적된 상태)가 나타난다.

   혈액 내에 케톤이 축적되면 혈액이 산성으로 변하는 **ketoacidosis**(케토산증)가 발생하여 심각한 위험에 빠지게 되며, 혼수나 죽음에까지도 이를 수 있다.
8. **Sediment**(침전물)**와 cast**(원주)—비뇨계통의 질환이 있을 때 소변에 비정상적인 입자가 나타날 수 있다. 이런 입자들은 소변의 바닥에 가라앉기 때문에 **sediment**(침전물)이라고 부른다. 침전물의 종류는 세포(상피세포, 백혈구, 적혈구), 세균, 결정, **cast**(원주, 원기둥 모양의 단백질 덩어리) 등으로 다양하다.
9. **Phenylketonuria**(**PKU**, 페닐케톤뇨)—선천적으로 아미노산의 일종인 phenylalanine을 분해하지 못하는 아기의 소변에서 phenylketone(페닐케톤)이 검출되는 것을 말한다. 혈액에 phenylalanine이 축적되면 결국에는 mental retardation(정신지체)이 초래될 수 있다. PKU 검사는 원래 소변검사 항목이었지만, 요즘은 신생아의 발뒤꿈치를 살짝 찔러 채취한 소량의 혈액을 가지고 시행하기도 한다. PKU 검사에 양성반응을 보일 경우, 페닐알라닌이 포함되지 않은 음식을 섭취하도록 해야 한다. 이런 식이요법은 성인이 될 때까지 계속해야 한다.
10. **Bilirubin**(빌리루빈)—hemoglobin(혈색소)이 분해되어 생성된 색소이다. 간질환 환자의 경우, 소변에서 빌리루빈이 검출되는 bilirubinuria(빌리루빈뇨)가 나타날 수 있다. 빌리루빈의 분해산물인 urobilinogen(유로빌리노젠)도 소변에서 검출될 수 있다.

병리학 용어: 신장, 방광 및 관련 질환

KIDNEY(신장, 콩팥)

glomerulonephritis
(사구체신염)

신장의 사구체에 발생한 염증.

Streptococcus(사슬알균) 감염 후 발병하곤 한다. 사구체신염이 생기면 사구체의 투과성이 높아져 hematuria(혈뇨), red blood cell cast(적혈구원주), albuminuria(알부민뇨)가 생길 수 있고, 심한 경우 renal failure(신부전) 또는 uremia(요독증)까지 초래될 수 있다. 염증을 가라앉히는 약물로 치료하며, 요독증이 있을 경우에는 dialysis(투석)나 신장이식을 해야 한다.

7

interstitial nephritis
(사이질신염)

신세관 사이 결합조직의 염증.

신세관 사이의 결합조직을 renal interstitium(신장사이질)이라고 한다. 모든 기관에서 주 기능을 담당하는 조직을 **parenchyma**(실질)라 하고, 그 외의 조직은 **interstitium**(사이질)이라고 한다. 신장의 실질은 사구체와 신세관, 즉 nephron(신장단위)이다. 최근 발병률이 증가하고 있는 acute interstitial nephritis(급성사이질신염)는 aspirin이나 ibuprofen 같은 NSAID(nonsteroidal anti-inflammatory drug, 비스테로이드소염제)의 약물 부작용으로 발병하는 경우가 많으며 고열, 피부발진, 혈액과 소변 내 호산구 출현 등이 특징이다.

nephrolithiasis
(신장결석증)

Kidney stone(**renal calculus**, 신장결석).

신장결석은 대개 uric acid(요산)나 calcium salt(칼슘염)로 이루어져 있다. 신우, 요관 또는 방광에 결석이 생기면 **lithotripsy**(쇄석, 돌깸; 175쪽 참조)나 수술로 결석을 제거해야 한다.

nephrotic syndrome
(신증후군; **nephrosis**, 신증, 신장증)

심한 단백뇨에 의해 초래되는 일련의 증상과 징후.

사구체신염, 독소나 약물에 의한 중독, 면역질환, 당뇨병이나 악성종양 등의 합병증으로 신증후군이 생길 수 있다. 가장 대표적인 징후는 **edema**(부종; 조직액 축적으로 인한 부기), **hypoalbuminemia**(저알부민혈증)이다.

polycystic kidney disease
(다낭신장병)

신장 내부와 표면에 많은 cyst(낭, 물혹)**가 형성되는 질환.**

유전병이며 두 가지 유형으로 구분된다. 첫 번째 유형은 대개 성인이 될 때까지 **증상이 없다가** 중년기에 hematuria(혈뇨), urinary tract infection(요로감염), nephrolithiasis(신장결석증), renal failure(신부전) 등의 문제가 발생한다. 두 번째 유형은 어렸을 때 발병하여 신부전을 초래한다. 그림 7-12A에 다낭신장병에 걸린 신장의 모습이 잘 나타나 있다.

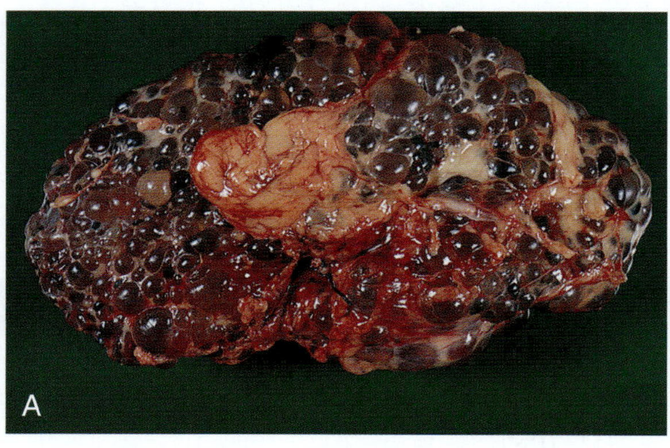

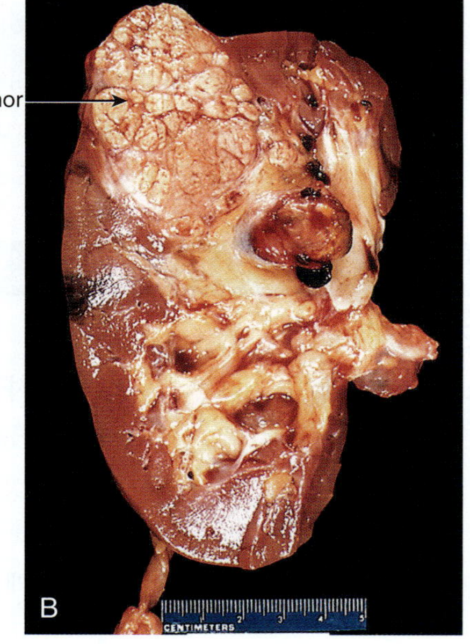

그림 7-12 **A, Polycystic kidney disease**(다낭신장병). 신장에 수많은 물혹이 형성되어 있다. 다낭신장의 무게는 정상 신장(150~200 g)의 20배에 달한다. **B, Renal cell carcinoma**(신세포암종).

pyelonephritis
(신우신염)

신우의 점막과 신장 실질의 염증.

Parenchyma(실질)란 어떤 기관의 핵심적인 주요 조직을 말하며, 신장의 경우에는 nephron(신장단위)이 실질에 해당한다. 요로에 세균이 감염되면 신장에 고름이 차고, 어떨 때는 세균이 혈액에까지 침입하기도 한다. 소변검사에서는 pyuria(고름뇨)가 나타난다. 항생제로 치료하며, 요로폐쇄가 있을 경우에는 수술을 한다.

renal cell carcinoma
(**hypernephroma**, 신세포암종)

성인 신장에서 발생한 악성종양.

전체 성인 암의 2%를 차지한다(그림 7-12B 참조). 가장 두드러진 증상은 hematuria(혈뇨)이며, 뼈 또는 허파로 전이되는 특성을 보인다. 일차적인 치료방법은 신장 전체 또는 일부분을 잘라내는 nephrectomy(신장절제)이다.

renal failure
(신부전)

신장의 여과기능 장애로 인해 폐기물이 제대로 배설되지 못하는 상태.

고혈압, 감염, 당뇨병 등으로 인해 발생하며 급성/만성, 가역/비가역, 경증/중증으로 구분할 수 있다. 또한 creatinine clearance(크레아티닌청소율)와 glomerular filtration rate(GFR, 사구체여과율)를 기준으로 **chronic kidney disease**(**CKD**, 만성콩팥병)의 병기를 나눌 수 있다. 이 방법에 따르면 크레아티닌청소율과 사구체여과율이 정상인 경우가 stage 1(1기), end-stage renal failure(말기신부전)가 stage 5(5기)로 분류된다. 178쪽 "CKD(만성콩팥병)의 Stage(병기)" 참조.

renal hypertension
(신장성고혈압)

신장의 질환으로 인한 고혈압.

신장성고혈압은 **secondary hypertension**(이차고혈압; 다른 질환에 의해 발생한 고혈압)의 한 유형이다. 하지만 일반적인 고혈압은 대부분 원인이 불분명한 **essential hypertension**(본태고혈압) 또는 **primary hypertension**(일차고혈압)이다. 만성본태고혈압에 의해 혈관이 손상되면 stroke(뇌졸중), myocardial infarction(심근경색증), heart failure(심부전), renal failure(신부전) 등이 초래될 수 있다.

Wilms tumor
(빌름스종양)

아동기에 발생하는 신장의 악성종양.

수술, 방사선요법, 화학요법 등으로 치료한다.

URINARY BLADDER(방광)

bladder cancer(방광암)

방광에 발생한 악성종양.

50세 이상의 남성(흡연자)에게 많이 발생하며, 특히 염료나 가죽을 다루는 근로자에게 발생빈도가 높다. Gross hematuria(맨눈혈뇨) 또는 microscopic hematuria(현미경혈뇨), dysuria(배뇨통, 배뇨장애) 등의 증상이 나타난다. 보통 cystoscopy(방광내시경술)를 통한 생검으로 진단한다. 종양의 방광 벽 침투 깊이와 전이의 정도를 기준으로 병기를 판정한다. 방광 벽 표면에 국한된 종양은 electrocauterization(전기지짐)으로 제거한다. 그러나 방광 벽 깊숙이 침투했거나 국소림프절 또는 다른 장기에 퍼졌을 경우에는 cystectomy(방광절제), 화학요법, 방사선요법 등이 필요하다.

ASSOCIATED CONDITIONS(관련 질환)

diabetes insipidus(DI, 요붕증)

Antidiuretic hormone(ADH, 항이뇨호르몬)**의 분비장애 또는 신장의 항이뇨호르몬에 대한 민감도 저하로 인해 일어나는 질환.**

요붕증의 주 증상은 다량의 묽은 소변을 배설하는 polyuria(다뇨)이다. 항이뇨호르몬 결핍으로 인해 신세관에서 수분의 재흡수가 충분히 일어나지 않는다. Insipidus는 “맛이 없다”는 뜻으로, 소변이 매우 묽고 당뇨병의 경우와는 다르게 달지 않다는 것을 의미한다. **Diabetes**는 그리스어 *diabainen*에서 기원한 단어로 “통과하다”라는 뜻이다. Diabetes insipidus(요붕증), diabetes mellitus(당뇨병) 모두 다뇨와 polydipsia(다음증, 다음다갈증))이 특징이다.

diabetes mellitus(DM, 당뇨병)

Insulin(인슐린)**의 분비장애 또는 조직의 인슐린에 대한 민감도 저하로 인해 일어나는 질환.**

당뇨병의 주요 증상은 glycosuria(당뇨), hyperglycemia(고혈당증), polyuria(다뇨), polydipsia(다음증, 다음다갈증)이다. 인슐린이 없으면 혈액의 당이 세포 안으로 들어가 에너지원으로 사용되지 못한다. 따라서 혈액에 당이 많아져 고혈당증이 생기고, 신세관에서 당이 완전히 재흡수되지 못해 당뇨가 발생한다. Mellitus는 “달다”라는 뜻으로, 소변의 특성을 나타낸다. 그냥 diabetes라고 하면 일반적으로 요붕증보다는 당뇨병을 의미한다. 당뇨병에 대한 자세한 내용은 18장을 참고하라.

7

검사실검사와 처치

검사실검사

blood urea nitrogen (BUN, 혈액요소질소)

혈중 요소 농도를 측정하는 검사.

요소는 소변을 통해 배설되므로 정상인에서는 혈중 농도가 낮다. 신장질환 또는 신부전 환자의 경우, 혈액 내에 요소가 축적되는 uremia(요독증)로 인해 의식을 잃거나 사망에 이를 수도 있다.

creatinine clearance test (크레아티닌청소율검사)

혈중 크레아티닌이 신장을 통해 배설되는 속도를 측정하는 검사.

신장의 기능을 판정할 때 매우 중요한 검사이다. 혈액을 채취하여 크레아티닌 농도를 측정하고, 일정 시간 동안 소변으로 배설된 크레아티닌의 양과 비교한다. 신장의 기능장애로 인해 크레아티닌이 제대로 배설되지 않을 경우, 배설된 크레아티닌의 양에 비해 혈중 크레아티닌 농도가 높아진다. 크레아티닌청소율은 **glomerular filtration rate**(GFR, 사구체여과율)의 지표가 되며, 정상치는 90~120 mL/min이다.

처치

X-Ray Studies(X선 검사)

CT urography(요로컴퓨터단층촬영)

Computed tomography(CT, 컴퓨터단층촬영)**를 이용하여 신장과 그 주위 조직의 연속단면을 볼 수 있게 해주는 방사선촬영술.**

조영제 없이 촬영할 수도 있고, 조영제를 사용하여 촬영할 수도 있다. 대개 kidney stone(신장결석)의 위치를 확인하거나 hematuria(혈뇨)가 있는 환자의 정밀진단을 위해 사용한다(그림 7-13A 참조).

kidney ureter and bladder (**KUB**, 신장요관방광일반촬영)

조영제 없이 신장, 요관, 방광의 X선 영상을 촬영하는 방법.

배 안과 골반 안의 여러 장기들과 함께 신장의 크기와 위치를 관찰할 수 있다.

renal angiography (신장혈관조영)

조영제를 주입하고 신장의 혈관을 촬영하는 X선 검사.

신장 내 혈관의 막힌 곳이나 좁아진 곳을 찾고자 할 때 이용된다. CT urography나 MRI(자기공명영상)로도 이런 혈관 변화를 촬영할 수 있다.

retrograde pyelogram (**RP**, 역행신우조영상)

방광을 거쳐 요관에 삽입한 도관으로 조영제를 주입한 뒤 촬영한 신우와 요관의 X선 영상.

이 방법은 주로 결석에 의한 요로폐쇄를 진단하는 데 사용된다.

voiding cystourethrogram (**VCUG**, 배뇨방광요도조영사진)

조영제를 주입한 뒤, 소변을 보면서 촬영한 방광과 요도의 X선 영상(그림 7-13B 참조).

방광에 조영제를 채운 뒤 fluoroscopy(투시술, 실시간 X선 촬영)를 한다. 조영제가 ureter(요관)로 역류하면 비정상으로 판정된다. 이런 환자는 반복적인 요로감염이 발생할 수 있다.

Ultrasound Examination(초음파검사)

ultrasonography(초음파검사)

초음파를 이용하여 요로의 구조를 촬영하는 방법.

신장의 크기를 측정하거나 종양, 수신증(물콩팥증), 다낭신장병, 요관 또는 방광의 폐쇄 등을 진단하는 데 사용된다.

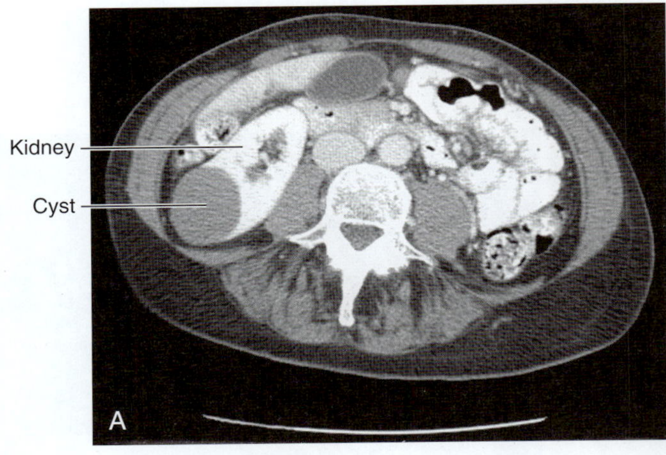

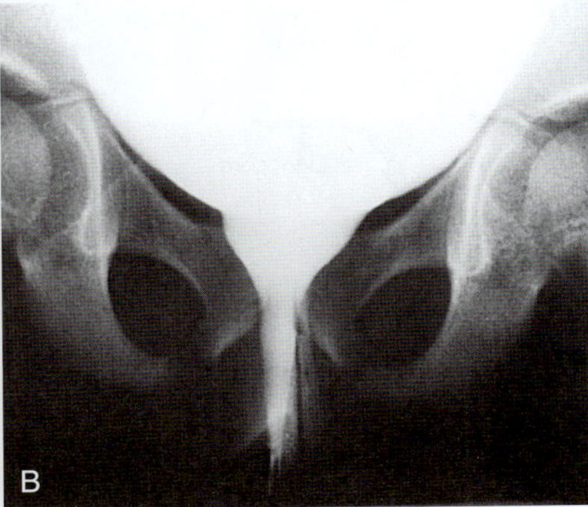

그림 7-13 **A, 조영증강한 CT urography**(요로컴퓨터단층촬영) 사진에서 신장의 양성낭종(물혹)이 관찰된다. 낭종이 둥그스름하고 윤곽이 매끄러우며, 조영제가 흡수되지 않았다. **B,** 여성의 정상 요도를 촬영한 **voiding cystourethrogram**(배뇨방광요도조영사진).

7

Radioactive Studies(방사능검사)

radioisotope scan
(방사성동위원소스캔)

혈관 안에 방사성동위원소를 주입한 뒤 촬영한 신장의 영상.

신장의 모양과 크기(**renal scan**, 신장스캔)뿐 아니라 기능(**renogram**, 신장기능도)까지 알 수 있는 방법이다. 이 방법을 통해 혈관의 협착, 폐쇄의 유무, 양쪽 신장의 기능 차이 등을 검사할 수 있다.

Magnetic Resonance Imaging(자기공명영상)

MRI urography
(요로자기공명영상)

자기장의 변화를 이용하여 신장과 주위 조직에 대한 여러 방향의 단면영상을 촬영하는 방법.

환자를 원통형의 자기공명영상장치 안에 눕히고, 자기장을 이용하여 골반과 복막뒤부위의 영상을 촬영한다. 이 검사법은 종양이 혈관, 림프절, 기타 조직에 침투했는지 여부를 확인하는 데 유용하게 쓰인다.

기타

cystoscopy
(방광내시경술)

Cystoscope(방광내시경)을 이용하여 요도와 방광 내부를 직접 관찰하는 방법.

방광내시경술에는 두 가지 방법이 있다. **Flexible cystoscopy**(굴곡방광내시경술)는 가느다란 광섬유방광경을 이용하며, 방광 내부를 관찰하는 데 쓰인다. **Rigid cystoscopy**(경직방광내시경술)는 속이 빈 금속관을 요도를 거쳐 방광까지 삽입하며 생검, 용종 제거, 레이저치료 등의 목적으로 쓰인다(그림 7-14A, B).

dialysis
(투석)

혈중 질소함유폐기물을 제거하는 방법.

급성 또는 만성 신부전 환자의 혈중 폐기물 제거, 일부 약물의 제거 등을 위해 이용된다. 투석에는 두 가지 방법이 있다.

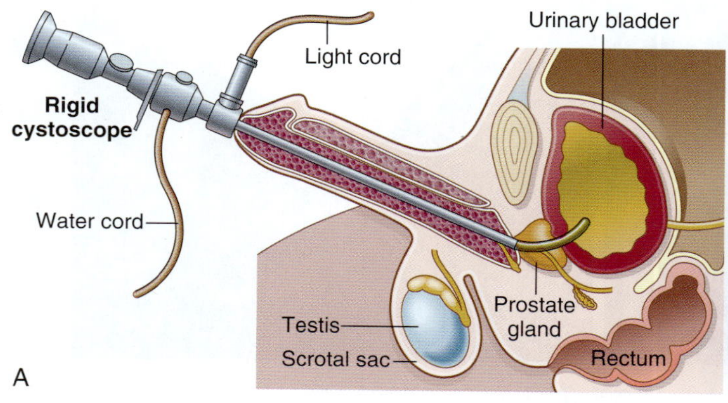

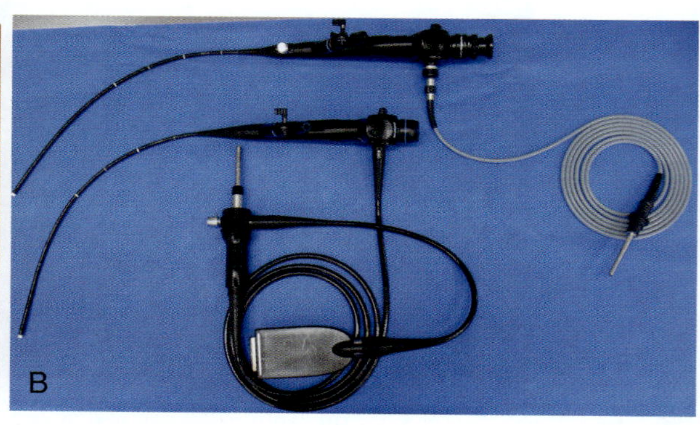

그림 7-14 Cystoscopy(방광내시경술). **A,** 요도에 **rigid cystoscope**(경직방광내시경)을 삽입한 모습. **B, Flexible cystoscope**(굴곡방광내시경).

1. **Hemodialysis**(HD, 혈액투석)는 인공신장을 이용하여 폐기물이 가득한 환자 혈액을 받아들여 인공 다공막으로 여과한 뒤, 환자의 몸에 다시 넣어 주는 방법이다(그림 7-15A). **Arteriovenous fistula**(동정맥샛길)를 만드는 수술을 하고, 이를 통해 투석기를 연결한다(그림 7-15B).
2. **Peritoneal dialysis**(PD, 복막투석)는 복막안에 **catheter**(도관)를 삽입하고 이를 통해 복막강으로 투석액을 주입하는 방법이다. 혈중 폐기물이 복막의 모세혈관으로부터 복막강의 투석액으로 빠져나오면, 도관을 통해 투석액을 체외로 뽑아낸다. 만성 신부전 환자의 경우, 기계장치의 도움 없이 환자 스스로 하루 종일 투석을 할 수도 있고(continuous ambulatory PD, CAPD, 지속외래복막투석)(그림 7-16), 수면 중 기계를 이용하여 투석할 수도 있다.

lithotripsy
(쇄석, 돌깸)

요로에 끼인 돌을 분쇄하는 방법.

Extracorporeal shock wave lithotripsy(ESWL, 체외충격파쇄석)는 환자의 몸 바깥에서 충격파를 가하여 돌을 부수는 방법이다. 환자에게 가벼운 진정제를 투여하거나 마취시킨 상태에서 시행한다. 부숴진 돌은 소변을 통해 배출된다.

renal angioplasty
(신장혈관성형)

신장동맥의 협착 부위를 넓혀 주는 방법.

동맥 속으로 풍선이 부착된 도관을 삽입한 뒤, 풍선을 부풀려 혈관을 확장시킨다. 확장된 혈관을 지탱하기 위해 금속망으로 이루어진 stent(스텐트, 내관)를 넣는 경우도 있다. Renal hypertension(신장성고혈압)을 치료할 때 사용하는 방법이다.

7

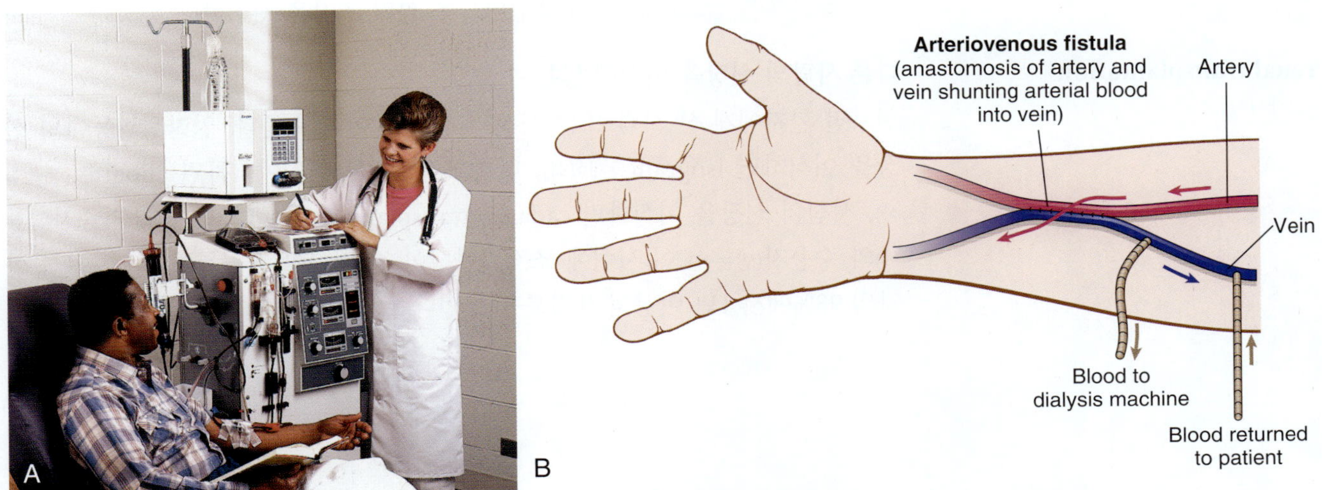

그림 7-15 **Hemodialysis**(HD, 혈액투석). **A,** 혈액투석을 받고 있는 환자의 모습. 통상적으로 3~4시간의 혈액투석을 매주 세 번씩 한다. 요즘에는 더 오랫동안 천천히 혈액투석을 하는 방법이 개발되었으며, nocturnal HD(야간혈액투석) 또는 daily short HD(일일단기혈액투석) 등의 방법이 있다. **B,** 혈액투석을 위한 **arteriovenous fistula**(동정맥샛길).

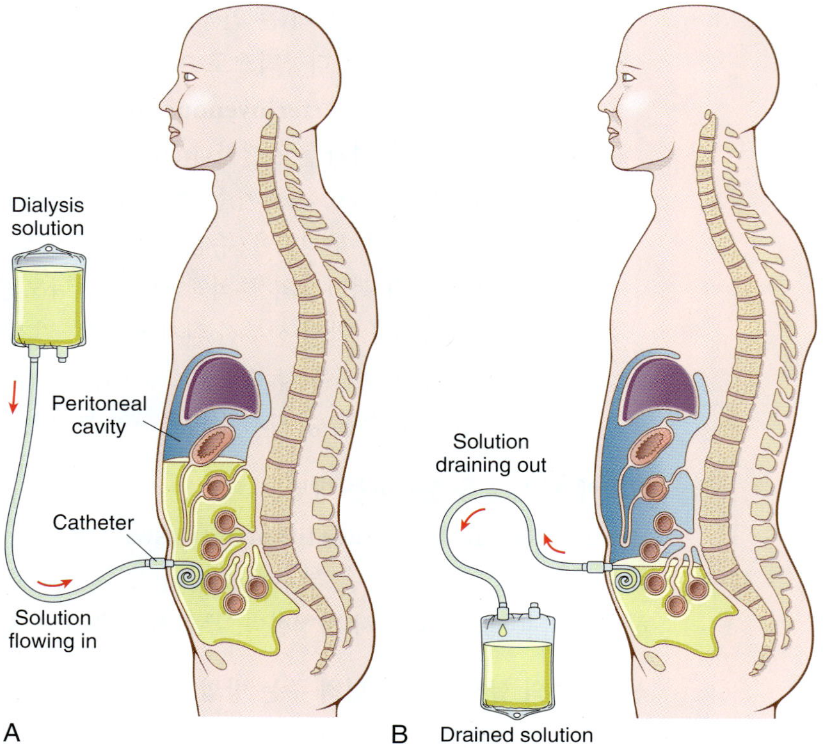

그림 7-16 Continuous ambulatory peritoneal dialysis(CAPD, 지속외래복막투석). **A,** 비닐주머니에 담긴 dialysate(투석액)이 도관을 통해 환자의 복막강으로 흘러 들어간다. 빈 주머니는 접어서 속옷에 찔러 넣는다. **B,** 4~8시간 후 주머니를 펴서 밑으로 내리면, 복막강의 투석액이 중력에 의해 빠져나와 주머니에 채워진다. 투석이 끝나면 주머니를 떼어 내고 새 투석액 주머니를 장착한다.

7

renal biopsy
(신장생검)

현미경 검사를 위해 신장 조직을 떼어 내는 것.

수술 시 조직을 떼어 내는 open biopsy(개방생검)와 percutaneous biopsy(closed biopsy, 피부경유생검)로 구분된다. 피부경유생검의 경우, 환자를 엎드리게 하고 피부와 등근육을 국소마취한 뒤 생검바늘을 찔러 조직을 채취한다.

renal transplantation
(신장이식)

다른 사람의 신장을 이식해 넣는 수술.

신부전 환자에게 산 사람 또는 시신의 신장을 이식해 준다. 일란성쌍둥이의 신장을 이식하면 isograft(동계이식), 다른 사람의 신장을 이식하면 allograft(동종이식), 시신의 신장을 이식하면 cadaver transplant(시체이식)라고 한다. 기증자(주는 이)와 수용자(받는이) 이 사이에 조직적합성이 잘 맞아야 성공률이 높다. 이식 환자의 98%에서 1년 이상의 생착률을 보인다(그림 7-17).

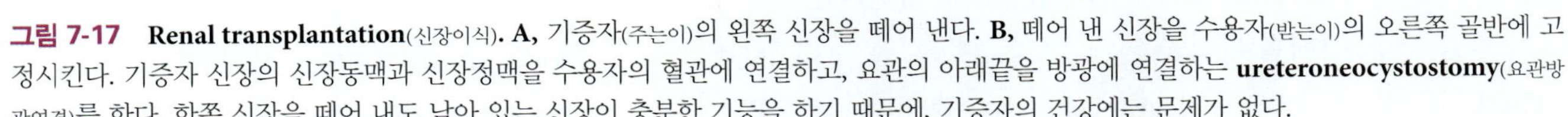

그림 7-17 **Renal transplantation**(신장이식). **A,** 기증자(주는이)의 왼쪽 신장을 떼어 낸다. **B,** 떼어 낸 신장을 수용자(받는이)의 오른쪽 골반에 고정시킨다. 기증자 신장의 신장동맥과 신장정맥을 수용자의 혈관에 연결하고, 요관의 아래끝을 방광에 연결하는 **ureteroneocystostomy**(요관방광연결)를 한다. 한쪽 신장을 떼어 내도 남아 있는 신장이 충분한 기능을 하기 때문에, 기증자의 건강에는 문제가 없다.

urinary catheterization
(요로도관삽입)

요도를 통해 유연한 관을 방광까지 삽입하는 방법.
대개 일시적으로 또는 오랫동안 소변을 배출시키기 위해 도관을 삽입한다. **Foley catheter**(폴리도뇨관)는 풍선이 달려 있어서 장기간 고정시켜 놓을 수 있도록 되어 있다(그림 7-18).

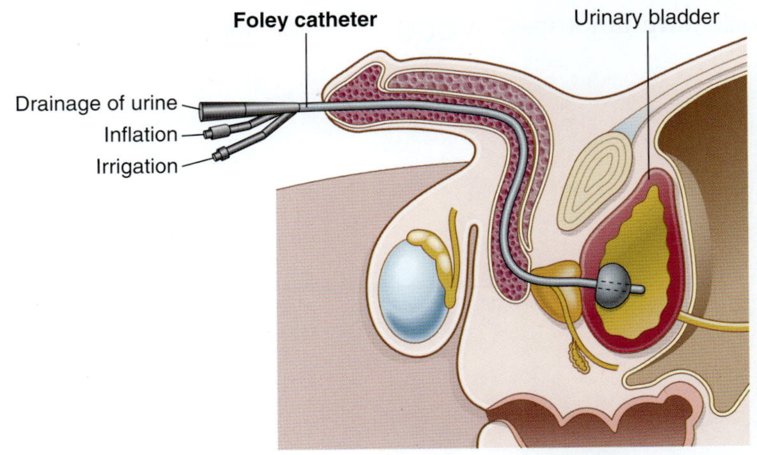

그림 7-18 방광에 삽입한 **Foley catheter**(폴리도뇨관). 도뇨관에는 서로 분리된 세 개의 통로가 있다. 하나는 소변 배출용, 또 하나는 풍선의 공기 주입용, 나머지 하나는 방광 세척액 주입용으로 사용된다.

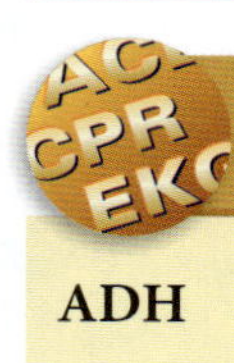

약어

ADH	antidiuretic hormone(항이뇨호르몬), vasopressin(바소프레신)
AKI	acute kidney injury(급성신장손상)
BUN	blood urea nitrogen(혈액요소질소)
CAPD	continuous ambulatory peritoneal dialysis(지속외래복막투석)
CKD 	chronic kidney disease(만성신장병)—혈중 creatinine(크레아티닌)과 BUN이 높아져 전신적인 문제가 발생한 상태
Cl^-	chloride(염소)—신장을 통해 배설되는 전해질의 일종
CrCl	creatinine clearance(크레아티닌청소율)
CRF	chronic renal failure(만성신부전)—신장의 진행성 기능상실
C&S	culture and sensitivity testing(배양 및 민감성검사)—환자의 소변에서 배양한 세균에 대한 항생제의 효과를 검사하는 방법
cysto	cystoscopic examination(방광내시경술)
eGFR	estimated glomerular filtration rate(추정사구체여과율)
ESWL	extracorporeal shock wave lithotripsy(체외충격파쇄석)
HCO_3^-	bicarbonate(탄산수소염, 중탄산염)—신장에서 배설되지 않고 보존되는 전해질의 일종
HD	hemodialysis(혈액투석)
IC	interstitial cystitis(사이질방광염)—방광 벽의 만성염증, 세균 감염에 의한 것이 아니므로 항생제 치료에 듣지 않음
IVP	intravenous pyelogram(정맥신우조영사진)
K^+	potassium(포타슘, 칼륨)—전해질의 일종
KUB	kidney, ureter and bladder(신장요관방광일반촬영)
Na^+	sodium(소듐, 나트륨)—전해질의 일종
PD	peritoneal dialysis(복막투석)
pH	potential hydrogen—산성 또는 알칼리성의 정도를 표시하는 단위
PKD	polycystic kidney disease(다낭신장병)
PUL	percutaneous ultrasound lithotripsy(피부경유초음파돌깸술, 경피초음파쇄석술)
RP	retrograde pyelography(역행신우조영)
sp gr	specific gravity(비중)
UA	urinalysis(소변검사)
UTI	urinary tract infection(요로감염)
VCUG	voiding cystourethrogram(배뇨방광요도조영사진)

CKD(만성신장병)의 Stage(병기)

만성신장병의 심한 정도에 따라 5단계의 병기를 나눈다.

Stage 1(1기): eGFR > 90
Stage 2(2기): eGFR 60~90
Stage 3(3기): eGFR 30~60
Stage 4(4기): eGFR 15~30
Stage 5(5기): eGFR < 15

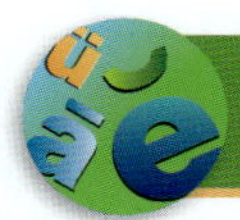

발음

이 장에 나오는 용어들을 얼마나 이해하고 있는지를 독자 스스로 판단하기 위하여, 아래 각 용어의 의미를 빈칸에 채워 넣어 보자. 그 다음에 의미만을 보고 무슨 용어였는지를 적어보는 것도 공부에 도움이 될 것이다. 이때 철자법이 틀리지 않도록 주의하라. 각 용어 뒤에 표시된 숫자는 정의나 용례가 적혀 있는 페이지 번호를 가리킨다. 이 페이지를 확인하여 자신이 제대로 알고 있는지를 확인하라.

발음기호 안내

ā: 에이 (예: āpe)	ă: 애 (예: ăpple)
ē: 이- (예: ēven)	ĕ: 에 (예: ĕvery)
ī: 아이 (예: īce)	ĭ: 이 (예: ĭnterest)
ō: 오우 (예: ōpen)	ŏ: 오 (예: pŏt)
ū: 유 (예: ūnit)	ŭ: 어 (예: ŭnder)

용어	발음	의미
acetone (169)	ĂS-ĕ-tōn	
albuminuria (166)	ăl-bū-mĭn-Ū-rē-ă	
antidiuretic hormone (167)	ăn-tĭ-dī-ū-RĔ-tĭk HŎR-mōn	
anuria (167)	ăn-Ū-rē-ă	
arteriole (161)	ăr-TĒR-ē-ōl	
azotemia (166)	ă-zō-TĒ-mē-ă	
bacteriuria (166)	băk-tē-rē-Ū-rē-ă	
calciferol (161)	căl-SĬ-fĕr-ŏl	
caliceal (163)	kā-lĭ-SĒ-ăl	
caliectasis (163)	kā-lē-ĔK-tă-sĭs	
calyx; 복수형: calices (161)	KĀ-lĭks; KĀ-lĭ-sēz	
catheter (161)	KĂ-thĕ-tĕr	
cortex (161)	KŎR-tĕks	
cortical (161)	KŎR-tĭ-kăl	
creatinine (161)	krē-ĂT-ĭ-nēn	
creatinine clearance (172)	krē-ĂT-ĭ-nēn KLĒR-ăns	
CT urography (173)	CT ū-RŎG-ră-fē	
cystectomy (163)	sĭs-TĔK-tō-mē	
cystitis (163)	sĭs-TĪ-tĭs	
cystoscopy (174)	sĭs-TŎS-kō-pē	
cystostomy (163)	sĭs-TŎS-tō-mē	
diabetes insipidus (172)	dī-ă-BĒ-tēz ĭn-SĬP-ĭ-dŭs	
diabetes mellitus (172)	dī-ă-BĒ-tēz MĔL-ĭ-tŭs	

7

용어	발음	의미
diuresis (167)	dī-ūr-RĒ-sĭs	
dysuria (167)	dĭs-Ū-rē-ă	
edema (170)	ĕ-DĒ-mă	
electrolyte (161)	ē-LĔK-trō-līt	
enuresis (167)	ĕn-ū-RĒ-sĭs	
erythropoietin (161)	ĕ-rĭth-rō-POY-ĕ-tĭn	
essential hypertension (171)	ē-SĔN-shŭl hī-pĕr-TĔN-shŭn	
filtration (161)	fĭl-TRĀ-shŭn	
glomerular capsule (161)	glō-MĔR-ū-lăr KĂP-sŭl	
glomerulonephritis (169)	glō-mĕr-ū-lō-nĕ-FRĪ-tĭs	
glomerulus; 복수형: glomeruli (161)	glō-MĔR-ū-lŭs; glō-MĔR-ū-lī	
glycosuria (167)	glī-kōs-Ū-rē-ă	
hematuria (167)	hēm-ă-TŪ-rē-ă	
hemodialysis (175)	hē-mō-dī-ĂL-ĭ-sĭs	
hilum (162)	HĪ-lŭm	
hydronephrosis (164)	hī-drō-nĕ-FRŌ-sĭs	
hyperkalemia (166)	hī-pĕr-kă-LĒ-mē-ă	
hyponatremia (166)	hī-pō-nă-TRĒ-mē-ă	
interstitial nephritis (170)	ĭn-tĕr-STĬ-shŭl nĕ-FRĪ-tĭs	
intravesical (165)	ĭn-tră-VĔS-ĭ-kăl	
ketonuria (166)	kē-tōn-Ū-rē-ă	
ketosis (166)	kē-TŌ-sĭs	
kidney (162)	KĬD-nē	
lithotripsy (175)	LĬTH-ō-trĭp-sē	
meatal stenosis (163)	mē-Ā-tăl stĕ-NŌ-sĭs	
meatus (162)	mē-Ā-tŭs	
medulla (162)	mĕ-DŪL-ă *or* mĕ-DŬL-ă	
medullary (162)	MĔD-ū-lăr-ē	
MRI urography (174)	MRI ū-RŎG-ră-fē	
nephrolithiasis (170)	nĕf-rō-lĭ-THĪ-ă-sĭs	

용어	발음	의미
nephrolithotomy (164)	něf-rō-lĭ-THŎT-ō-mē	
nephron (162)	NĔF-rŏn	
nephropathy (164)	nĕ-FRŎ-pă-thē	
nephroptosis (164)	nĕf-rŏp-TŌ-sĭs	
nephrostomy (164)	nĕ-FRŎS-tō-mē	
nephrotic syndrome (170)	nĕ-FRŎT-ĭk SĬN-drōm	
nitrogenous waste (162)	nī-TRŎJ-ĕ-nŭs wāst	
nocturia (166)	nŏk-TŪ-rē-ă	
oliguria (166)	ŏl-ĭ-GŪ-rē-ă	
parenchyma (171)	păr-ĔN-kĭ-mă	
paranephric (164)	pă-ră-NĔF-rĭk	
peritoneal dialysis (175)	pĕr-ĭ-tō-NĒ-ăl dī-ĂL-ĭ-sĭs	
phenylketonuria (169)	fē-nĭl-kē-tōn-ŪR-ē-ă	
polycystic kidney disease (170)	pŏl-ē-SĬS-tĭk KĬD-nē dĭ-ZĒZ	
polydipsia (166)	pŏl-ē-DĬP-sē-ā	
polyuria (167)	pŏl-ē-Ū-rē-ă	
potassium (162)	pō-TĂ-sē-ŭm	
pyelolithotomy (165)	pī-ĕ-lō-lĭ-THŎT-ō-mē	
pyelonephritis (171)	pī-ĕ-lō-nĕf-RĪ-tĭs	
pyuria (166)	pī-Ū-rē-ă	
reabsorption (162)	rē-ăb-SŎRP-shŭn	
renal angiography (173)	RĒ-năl ăn-jē-ŎG-ră-fē	
renal angioplasty (175)	RĒ-năl ĂN-jē-ō-plăs-tē	
renal artery (162)	RĒ-năl ĂR-tĕ-rē	
renal calculi (170)	RĒ-năl KĂL-kū-lī	
renal cell carcinoma (171)	RĒ-năl sĕl kăr-sĭ-NŌ-mă	
renal colic (165)	RĒ-năl KŎL-ĭk	
renal failure (171)	RĒ-năl FĀL-ūr	
renal hypertension (171)	RĒ-năl hī-pĕr-TĔN-shŭn	
renal ischemia (165)	RĒ-năl ĭs-KĒ-mē-ă	
renal pelvis (165)	RĒ-năl PĔL-vĭs	

용어	발음	의미
renal transplantation (176)	RĒ-năl trăns-plăn-TĀ-shŭn	
renal tubule (162)	RĒ-năl TOO-būl	
renal vein (162)	RĒ-năl vān	
renin (162)	RĒ-nĭn	
retrograde pyelogram (173)	RĔ-trō-grād PĪ-ĕ-lō-grăm	
secondary hypertension (171)	SĔ-kŏn-dă-rē hī-pĕr-TĔN-shŭn	
sodium (162)	SŌ-dē-ŭm	
stricture (165)	STRĬK-shŭr	
trigone (162)	TRĪ-gōn	
trigonitis (165)	trī-gō-NĪ-tĭs	
urea (162)	ū-RĒ-ă	
uremia (167)	ū-RĒ-mē-ă	
ureter (162)	ū-RĒ-tĕr *or* ŪR-ĕ-tĕr	
ureteroileostomy (165)	ū-rē-tĕr-ō-ĭl-ē-ŎS-tō-mē	
ureteroneocystostomy (177)	ū-rē-tĕr-ō-nē-ō-sĭs-TŎS-tō-mē	
ureteroplasty (165)	ū-rē-tĕr-ō-PLĂS-tē	
urethra (162)	ū-RĒ-thră	
urethral stricture (165)	ū-RĒ-thrăl STRĬK-shŭr	
urethritis (165)	ū-rē-THRĪ-tĭs	
urethroplasty (165)	ū-rē-thrō-PLĂS-tē	
uric acid (162)	Ū-rĭk ĂS-ĭd	
urinalysis (168)	ū-rĭn-ĂL-ĭ-sĭs	
urinary bladder (162)	ŪR-ĭ-năr-ē BLĂ-dĕr	
urinary catheterization (177)	ŪR-ĭ-năr-ē kă-thĕ-tĕr-ĭ-ZĀ-shŭn	
urinary incontinence (167)	ŪR-ĭ-năr-ē ĭn-KŎN-tĭ-nĕns	
urinary retention (167)	ŪR-ĭ-năr-ē rē-TĔN-shŭn	
urination (162)	ūr-ĭ-NĀ-shŭn	
vesicoureteral reflux (165)	vĕs-ĭ-kō-ū-RĒ-tĕr-ăl RĒ-flŭks	
voiding (162)	VOY-dĭng	
voiding cystourethrogram (173)	VOY-dĭng sĭs-tō-ū-RĒ-thrō-grăm	
Wilms tumor (171)	wĭlmz TOO-mŭr	

CHAPTER
8

여성생식계통
Female Reproductive System

번역: 김홍태

단원 구성

단원 학습목표

- 여성생식계통에 속하는 기관(장기)들의 이름, 위치, 연결형 용어들을 익힌다.
- 정상적인 ovulation(배란), menstruation(월경), pregnancy(임신) 과정에서 여성생식계통 기관(장기)들과 호르몬들이 어떤 역할을 하는지 설명한다.
- 여성생식계통과 newborn baby(신생아)의 비정상적인 상태를 정의한다.
- 산부인과 영역에서 쓰이는 중요한 검사실검사와 처치를 설명하고, 이것과 연관된 약어들을 익힌다.
- 새로운 지식들을 이용하여 진단서나 진료기록에 나오는 의학용어를 이해한다.

서론

Sexual reproduction(유성생식)은 여성생식세포인 **ovum**(난자)과 남성생식세포인 **sperm**(정자)이 합쳐지는 것이다. **Gamete**(생식자, 생식세포, 배우자)이라고 하는 각각의 생식세포는 새로운 개체의 발생을 위해 반수(23개)의 염색체를 가지고 있다. **Fertilization**(수정) 과정에서 두 gamete의 핵이 합쳐져, 어머니와 아버지로부터 물려 받은 반수의 염색체들과 유전정보가 합쳐진 새로운 하나의 핵을 형성한다.

여성과 남성에 있는 특별한 기관인 **gonad**(생식샘)에서 난자와 정자가 만들어진다. 여성의 gonad는 **ovary**(난소)이며, 남성의 gonad는 **testis**(고환)이다. 난자가 ovary를 떠나면, **uterus**(자궁, womb)로 이어지는 두 개의 **uterine tube**(자궁관, oviduct, 난관, **fallopian tube**) 중 하나를 따라 이동한다. 만약 **coitus**(성교, sexual intercourse, copulation)가 이루어지면, 정자는 uterine tube를 지나 ovum을 뚫고 들어갈 수 있다. 이 과정이 **fertilization**(수정)이다. Fertilized ovum(수정난자, 수정란)을 **zygote**(접합자)라고 한다. 수정 후 여러 번의 세포분열을 거쳐 세포덩이가 만들어지며, zygote는 **embryo**(배아; 발생 2~8주까지)를 거쳐 최종적으로 **fetus**(태아; 발생 8주 말에서 38주까지)가 된다. Uterus 안에서 진행되는 발생과정을 **pregnancy**(임신, **gestation**)라고 한다.

여성생식계통은 ovum(난자, 복수형; ova)을 생산하고, embryo가 성장하는 장소 역할을 하는 기관들로 구성되어 있다. 그리고 여성생식계통 기관들은 여성의 secondary sex characteristic[이차성징; 몸에 털이 많아짐, breast(유방) 발달, 뼈 구조와 지방 분포 변화]을 유발하는 중요한 호르몬들을 생산한다.

난자는 태어날 때부터 여성의 난소에 존재하지만, 난자의 성숙과 난자가 21일 내지 28일 주기로 난소에서 배출되는 현상은 이차성징이 나타날 때부터 시작된다. 가장 처음으로 시작하는 월경주기를 **menarche**(초경, 첫월경)라고 한다. Menstrual cycle(월경주기)은 난자들이 모두 배출되고, 여성호르몬의 생산이 줄어들며, 월경이 이 더 이상 일어나지 않는 **menopause**(폐경)까지 계속된다. 만약 menarche와 menopause 사이의 어느 때에 수정이 일어나면, 수정난자(수정란)는 uterus(자궁) 속에서 성장하고 발달하게 된다. Embryo(배아)가 자궁벽에 착상하면 embryo에 영양분을 제공하기 위해, 혈관이 잘 발달되어 있는 **placenta**(태반; 탯줄로 embryo에 연결되어 있음)가 만들어진다. Placenta의 발달을 자극하는 다양한 호르몬들이 난소와 태반에서 분비된다. 만약 수정이 일어나지 않으면 호르몬 변화가 생기며, 그 결과로 자궁의 lining(내층)이 벗겨지고, 출혈이 되는 **menstruation**(월경)이 일어난다.

난소에서 분비되는 호르몬인 **estrogen**(에스트로젠)과 **progesterone**(황체호르몬, 프로제스테론)은 menstruation과 임신 진행, secondary sex characteristic 유발에 중요한 역할을 담당한다. 뇌바닥에 있는 **pituitary gland**(뇌하수체)는 난소, 유방, 자궁의 생식기능을 조절하는 호르몬을 분비한다.

Gynecology(부인과학)는 여성생식계통의 기관(장기), 호르몬, 질병들에 대한 학문 분야이며, **obstetrics**[산과, 산과학; *obstetrix*는 라틴어로 midwife(조산사)라는 뜻이다]는 임신과 fetus(태아)의 delivery(분만)와 관련된 학문 분야이다. **Neonatology**(신생아학)는 newborn(신생아)을 보살피고 치료하는 학문 분야이다.

여성생식계통 기관(장기)

UTERUS(자궁), OVARY(난소), 관련 기관

여성생식계통에 대한 아래 내용을 읽고 그림 8-1과 8-3의 빈칸에 해당 구조물의 이름을 써 넣으시오.

그림 8-1은 여성생식계통 장기를 옆에서 본 그림으로, pelvic cavity(골반안, 골반강)에서 각 장기들의 상대적인 위치를 알 수 있다. **Ovary**(난소) [1](가쪽에서 보면 하나만 보임)는 pelvis(골반)에서 쌍을 이루고 있는 작은 아몬드 모양 장기이다. **Uterine tube**(자궁관, oviduct, 난관, **fallopian tube**) [2](이 그림에서는 한쪽만 보임)는 난소와 자궁 사이에 있다. **Uterus**(자궁, womb) [3]는 urinary bladder(방광)와 rectum(직장, 곧창자) 사이에 있는, 근육이 잘 발달한 기관이다. Uterus는 모양이나 크기가 작은 조롱박과 비슷하며, 임신 경험이 없는 여성의 자궁 길이는 7~8 cm 정도이다. 배안에서 uterus와 rectum 사이 끝이 막힌 자루 모양의 부위가 rectouterine pouch(직장자궁오목, douglas pouch, 더글러스오목)이며, **cul-de-sac**(직장자궁오목, 막힌주머니) [4]이라고도 한다.

Vagina(질) [5]는 관 모양이며, uterus에서 몸 바깥까지 이어져 있다. **Bartholin gland**(바르톨린샘, 큰질어귀샘, greater vestibular gland) [6]는 질의 입구인 vaginal orifice(질입구) 양 옆에 있는 두 개의 작고 둥근 모양 gland(샘)이다. 이 샘은 vagina 안을 매끄럽게 만들어주는 점액성분을 만들어서 분비한다. **Clitoris**(음핵) [7]는 vaginal orifice와 urethral meatus(요도구멍) 앞쪽에 있으며, erectile tissue(발기조직)로 이루어진 자극에 예민한 기관이다. 질입구와 anus(항문) 사이 부위가 **perineum**(회음, 샅) [8]이다.

여성의 external genitalia(바깥생식기관, 외부생식기)들을 하나로 묶어 **vulva**(외음)라고 한다. 그림 8-2는 vulva 각 부분을 구성하는 구조물들 그림이다. Vaginal orifice 주위에 있는 입술 모양의 두 개의 구조물 중에서 바깥쪽 **labia majora**(대음순)가, 안쪽에 있는 작은 **labia minora**(소음순)를

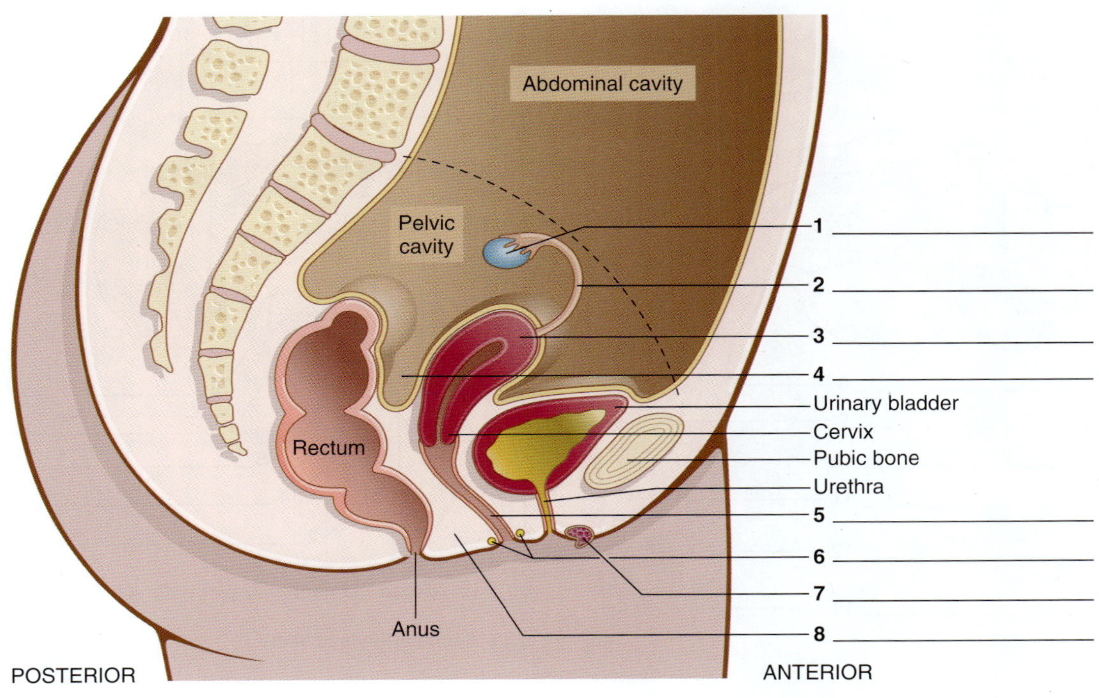

그림 8-1 여성생식계통 장기, 가쪽에서 본 그림.

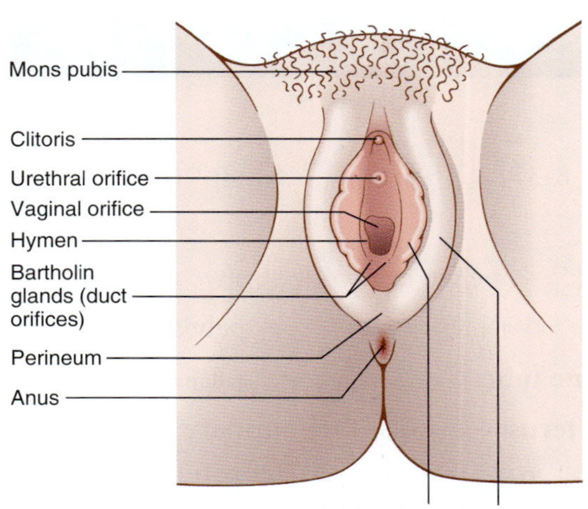

그림 8-2 여성 external genitalia(바깥생식기관, 외부생식기, **vulva**, 외음). Mons pubis(불두덩, 치구; *mons*는 라틴어로 '산'이라는 뜻이다)는 pubic symphysis(두덩결합, 치골결합) 위를 덮고 있는 두툼한 조직덩이이다. 사춘기가 지나면 이곳은 pubic hair(음모)로 덮인다.

감싸고 있다. **Hymen**(질입구주름)은 질 입구를 부분적으로 덮고 있는 얇은 막으로, 첫 성교 때 떨어져 나간다. Clitoris와 Bartholin gland도 vulva의 일부분이다.

그림 8-3은 여성생식계통을 앞에서 본 그림이다. 양쪽 **ovary** [1]는 **utero-ovarian ligament**(자궁난소인대) [2]에 의해 uterus의 양옆에 매달려 있다.

각각의 난소에는 작은 주머니 모양의 **ovarian follicle**(난포) [3]이 수천 개 있다. 각 follicle 안에는 **ovum**(난자) [4]이 하나씩 들어 있다. **Ovulation**(배란) 과정에서, follicle의 난소 표면과 맞닿는 부분이 터지게 되고, 성숙한 ovum이 난소로부터 배출된다. 난자가 빠져나간 터진 follicle에 노란색 지방 성분 물질이 차게 된다. 이 구조물을 노란색(luteum) 물체(corpus)라는 의미의 **corpus luteum**(황체) [5]이라고 한다. Corpus luteum은 임신초기에 임신을 유지하는 데 중요한 호르몬(estrogen과 progesterone)을 분비한다.

Uterine tube(자궁관, oviduct, 난관, **fallopian tube**) [6]는 길이가 14 cm 정도이며, 양쪽 ovary 근처

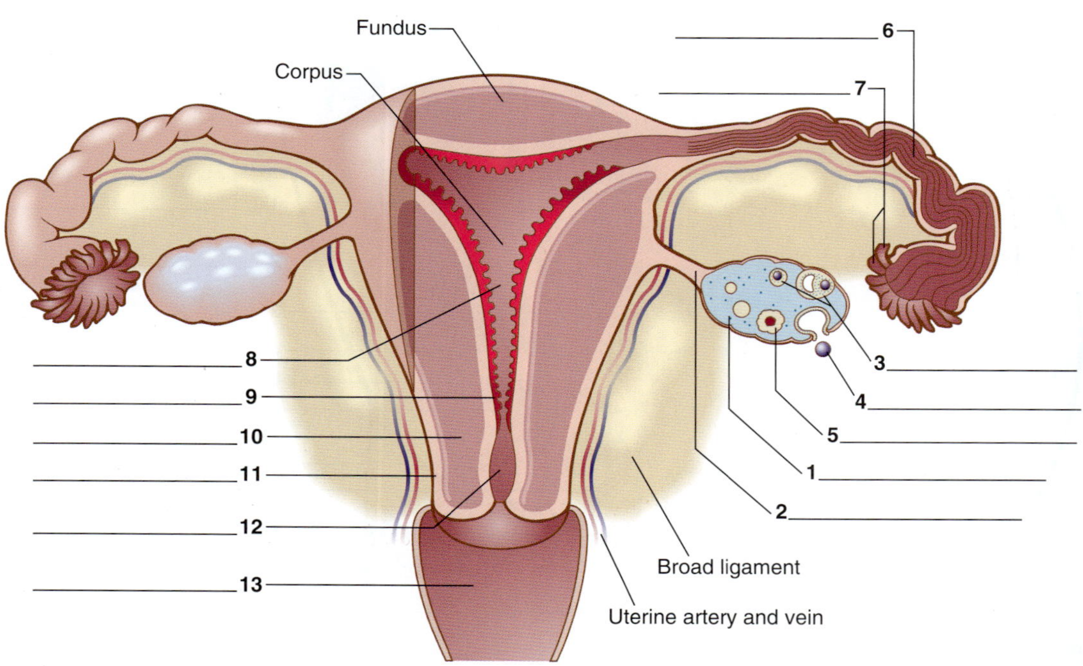

그림 8-3 여성생식계통 장기, 앞에서 본 그림.

까지 뻗어 있다. Uterine tube, ovary, 지지하는 인대들을 합쳐서 자궁의 **adnexa**(부속기, 부속기관; 자궁부속기)라고 한다. 자궁관 끝에 손가락처럼 생긴 부분이 **fimbriae**(자궁관술) [7]인데, 난소에서 배출된 난자를 붙잡는다. Uterine tube 내층은 작은 털 모양의 **cilia**(섬모)들로 덮여 있고, cilia들의 움직임에 의해 ovum이 이동한다. Ovum이 uterine tube을 지나는 데 2~3일 정도 걸린다.

배란에 맞춰 sperm이 uterine tube에 들어가면 fertilization이 일어날 수 있다(그림 8-4). 만약 sperm이 없으면, ovum은 수정이 되지 않고 결국 분해되어 없어진다.

양쪽 uterine tube는 **uterus**(자궁) [8]로 이어진다. 조롱박처럼 생긴 uterus의 벽에는 근육이 잘 발달되어 있으며, 내층은 혈관이 풍부하게 분포하는 mucous membrane(점막)으로 덮여 있다. 자궁의 위쪽 둥근 부분을 **fundus**(바닥, 기저), uterus의 대부분을 차지하는 중간 부분을 **corpus**(몸통, 체)라고 한다. 자궁벽에서, 특수한 상피점막으로 이루어진 자궁의 내층을 **endometrium**(자궁내막, 자궁속막) [9]이라 하고; 가운데 근육층을 **myometrium**(자궁근육층, 자궁근층) [10]; 막 구조로 되어 있는 가장 바깥층을 **uterine serosa**(자궁장막, perimetrium, 자궁외막, 자궁바깥막) [11]라고 하며, 혈청 같은 묽은 액체를 분비한다. 대개 배와 가슴에 있는 장기들의 가장 바깥층은 serosa(장막)라고 하는 얇은 막으로 덮여 있다.

자궁의 아래쪽 좁은 부위가 **cervix**(자궁경부, 자궁목; *cervix*는 라틴어로 목이라는 뜻이다) [12]이다. Cervix 입구는 길이가 7~8 cm 정도인 내층이 점막으로 덮여 있는 근육성질 관인 **vagina**(질) [13]으로 열려있다. Vagina는 몸 바깥으로 열려 있다.

BREAST(유방; 생식계통 부속기관)

Breast 구조에 대한 설명을 읽고 그림 8-5에 각 구조물의 이름을 써 넣으시오.

Breast는 앞가슴벽 위쪽에 자리 잡고 있으며, 대부분 **mammary gland**(유선, 젖샘)로 이루어져 있다. **Glandular tissue**(샘조직) [1]는 젖샘 또는 lobule(소엽)들로 이루어져 있으며, puberty(사춘기) 동안 난소에서 분비되는 호르몬에 반응하여 발달한다. Breast에는 **fibrous tissue**(섬유조직)와 **fatty tissue**(지방조직) [2], nipple(유두)로 milk(젖)를 내보내는 **lactiferous duct**(젖샘관, 유관) [3]와 젖샘관 끝부분이 넓어진 **lactiferous sinus**(젖샘관팽대, 유관동) [4]들도 있다. Nipple에는 젖이 배출되는 작은 구멍들이 있다. Nipple을 다른 말로 **mammary papilla**(유두) [5]라고 하며, 유두 주위에 진하게 착색된 부위를 areola(젖꽃판, 유륜) [6]라고 한다.

임신 동안, ovary와 placenta(태반)에서 분비되는 호르몬에 의해 breast의 샘조직과 다른 조직

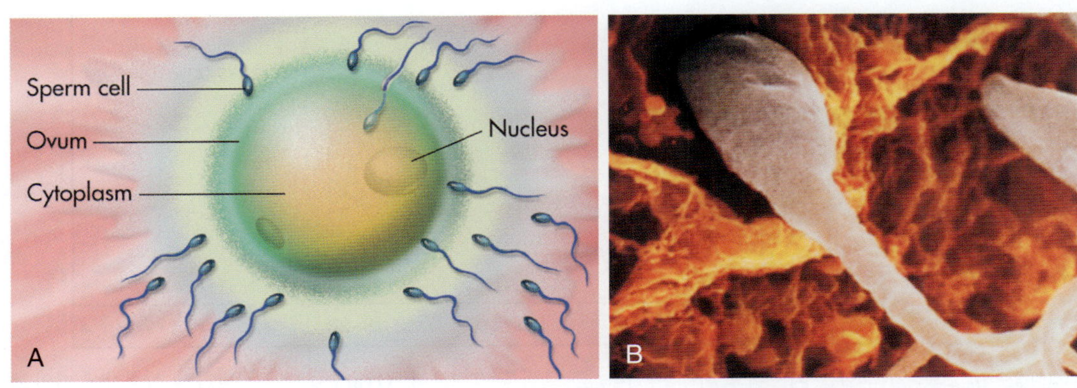

그림 8-4 Fertilization(수정). **A,** 정자 하나가 난자 속으로 들어가면 다른 정자들은 들어 갈 수 없다. **B,** 정자가 난자 속으로 들어가는 장면의 전자현미경사진.

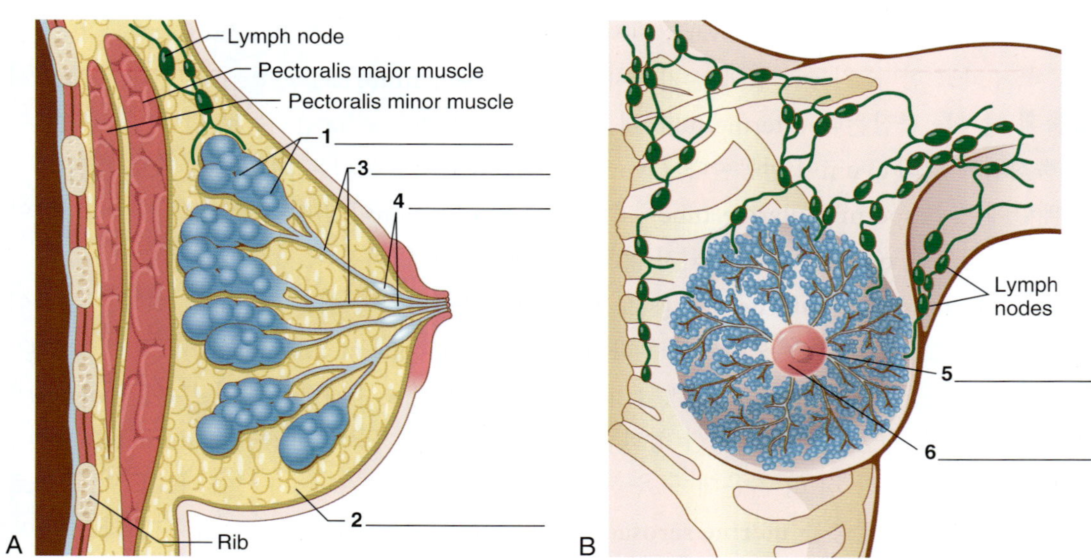

그림 8-5 **Breast**(유방) **그림. A,** Sagittal(시상면). **B,** Frontal(앞면). Lymph node(림프절)가 여러 개 있음을 주의 깊게 보라.

들이 최대한 발달하게 된다. **Parturition**(분만, 출산, 출생) 이후에는 pituitary gland(뇌하수체)에서 분비되는 호르몬이 정상적인 **lactation**(젖분비, 수유)을 자극한다.

8

MENSTRUATION(월경)과 PREGNANCY(임신)

MENSTRUAL CYCLE(월경주기; 그림 8-6)

Menarche(초경, 첫월경), 첫 번째 menstrual cycle의 menstruation(월경)은 사춘기에 생긴다. 대체

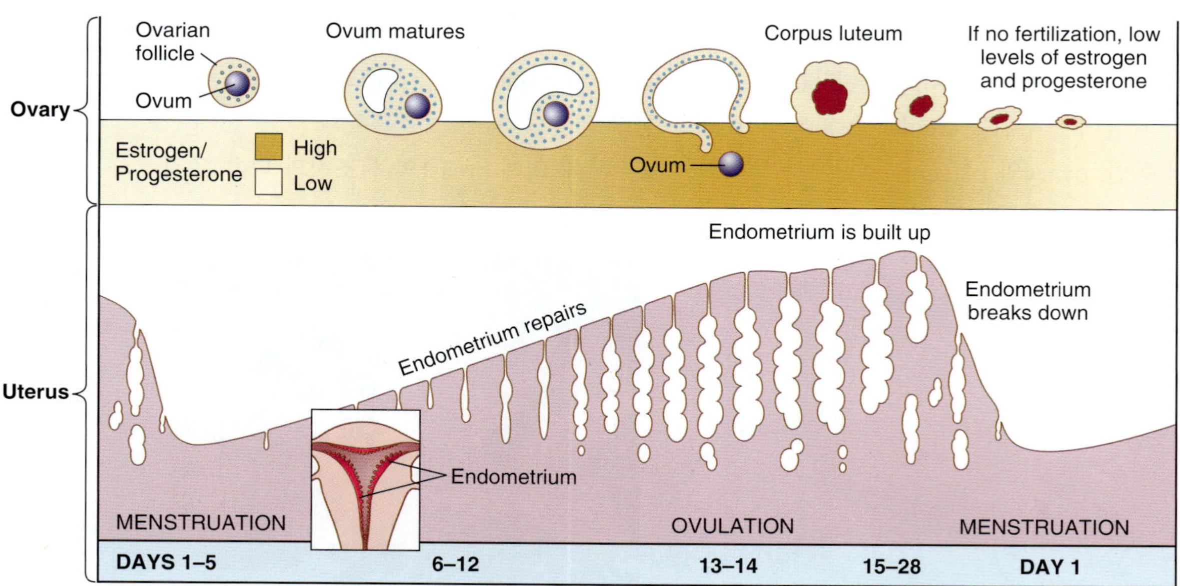

그림 8-6 **Menstrual cycle**(월경주기). 힌트: 이 그림을 외우려고 하지 마시라. 큰 그림을 그려보라! **Ovary**(난소)에서 난자가 성숙함에 따라 호르몬 농도가 증가하며 ovulation(배란; 13~14일) 때 최고치에 도달한다. 같은 시기에, **uterus**(자궁)에서는 endometrium(자궁내막, 자궁속막)이 임신을 대비하여 증식한다. 만약 임신이 이루어지지 않으면, 호르몬 농도가 떨어지고 **menstruation**(월경)이 시작된다.

적으로 한 번의 menstrual cycle은 28일 정도이지만, 이보다 길 수도 짧을 수도 있으며, 각 주기의 길이가 일정하지 않을 수도 있다. 각 주기는 menstruation이 시작되는 날을 첫날로 하여, 진행되는 과정에서 나타나는 변화에 따라 네 시기로 나눌 수 있다. 대략적인 시기 구분은 다음과 같다:

1~5일(**menstrual period**, 월경기)

해체된 endometrial cell(자궁내막세포), 샘분비물, 혈액세포가 섞인 액체가 몸 밖으로 배출된다.

6~12일

출혈이 멈추면, 떨어져나간 endometrium(자궁내막, 자궁속막)은 복구된다. 난소에서 성숙 중인 ovarian follicle(난포)에서 분비되는 **estrogen**(에스트로젠)이 복구과정을 촉진한다. 이 시기 동안 ovarian follicle과 그 속에 있는 ovum도 성숙한다.

13~14일(**ovulatory period**, 배란기)

Menstruation이 시작한 날로부터 14일 즈음에 follicle이 터지면, 난자는 ovary로부터 배출되어(**ovulation**, 배란) uterine tube(자궁관, oviduct, 난관, **fallopian tube**)로 들어간다.

15~28일

속이 빈 follicle은 노란색을 띠는 물질로 채워지며, **corpus luteum**(황체)이 된다. Corpus luteum은 내분비기관으로서 역할을 하며, **progesterone**(황체호르몬, 프로제스테론)을 혈류로 분비한다. 이 호르몬은 난자의 수정과 임신을 기대하며 자궁내막을 수정난자(수정란)의 implantation(착상)과 임신을 충분히 준비할 수 있는 구조로 만들어준다.

만약 fertilization(수정)이 일어나지 않으면, corpus luteum은 progesterone 분비를 중단하고 퇴화한다. 이 시기에 progesteron과 estrogen 농도가 낮아지면서 일부 여성들에서 menstruation 직전에 depression(우울증), breast tenderness(유방압통, 유방누름통증), irritability(과민성; 흥분성)등의 증상이 생기기도 한다. 이런 증상들을 합쳐 **premenstrual syndrome**(월경전증후군, PMS)이라고 한다. 호르몬 농도가 낮아지기 시작하고 2일 정도 지나면, endometrium이 무너져 내려 menstrual period(월경기; 1~5일)가 시작된다.

주의: 월경주기 길이는 개인에 따라 차이를 보이며, 21~42일 혹은 이보다 길어질 수도 있다. 하지만 ovulation은 대개 월경주기가 끝나기 14일 전에 일어난다. 즉 42일 주기를 가진 사람은 월경이 시작한 날로부터 28일째에, 21일 주기인 사람은 7일째에 배란이 일어난다는 것이다.

PREGNANCY(임신)

Uterine tube에서 fertilization이 일어나면, fertilized egg(수정란)는 자궁으로 이동하여 endometrium에 implantation(착상)한다. 난소의 황체는 progesterone과 estrogen을 계속 분비한다. 이 호르몬들은 자궁내막의 혈관과 샘의 발달을 유도한다.

Placenta(태반)는 혈관이 발달한 기관으로, 임신이 되면 자궁벽에 만들어진다. Placenta는 엄마의 endometrium과 발생 중인 embryo(배아) 주위를 감싸는 가장 바깥 막인 **chorion**(융모막)에서 기원한다. **Amnion**(양막)은 배아막들 중에서 가장 안쪽 막으로, **amniotic fluid**(양수)가 채워져 있는 amniotic cavity(양막공간)에 잠겨 있는 fetus(태아)를 감싸고 있다. 양수가 차 있는 양막을 흔히 양수주머니 혹은 "물주머니"라고 하며, labor(분만, 출산; 진통) 동안 터진다.

임신 동안 엄마혈액과 태아혈액은 서로 섞이지 않지만, 중요한 영양분, 산소, 태아에서 만들어진 노폐물의 교환은 placenta에 형성된 공간을 채우고 있는 엄마혈액과 umbilical cord(탯줄, 제대)를 따라온 태아 혈관 사이에서 이루어진다. 그림 8-7A, 7B는 자궁에서 implantation과 embryo의 placenta와 태아막(chorion과 amnion)과의 관계를 보여준다.

자궁에서 placenta가 발달함에 따라, 태반은 자체 호르몬인 **human chorionic gonadotropin**(**hCG**, 사람융모생식샘자극호르몬)을 생산한다. 임신초기부터 이 호르몬이 만들어지고 오줌으로 배출되므로, 여성이 자신의 urine(소변, 요, 오줌)으로 임신검사를 할 때, hCG가 있고 없고에 따라 임신 여부를 확인할 수 있다. 이 호르몬은 태반이 내분비 기능을 이어받아 충분한 양의 estrogen과 progesterone을 분비하게 되는 임신 석 달까지 corpus luteum이 이들 호르몬을 계속 분비하도록 자극한다. Progesterone은 태반이 계속 발달되도록 한다. 만약 progesterone의 농도가 낮아지면, 임신여성에서 spontaneous abortion(자연유산)이 생길 수도 있으며, 임신하지 않은 여성에서는 menstrual irregularity(월경불규칙, 월경불순)가 일어나기도 한다.

자궁은 정상적으로 pelvis(골반)에 자리 잡고 있지만, 임신 동안 fetus가 자람에 따라 자궁은 pelvic cavity(골반안, 골반강)를 벗어나 배안의 장기가 된다. 임신 28~30주경의 자궁은 abdominopelvic cavity(배골반안)의 상당한 부분을 차지하게 되고 epigastric region(명치부위)까지 닿게 된다(그림 8-8).

True labor(진통)가 시작되면 규칙적인 자궁수축, cervix(자궁경부, 자궁목)의 확장과 얇아짐(effacement, 자궁경부소실), cervix와 vagina로부터 "show(이슬, 전징후, 비침)"라고 하는 혈액이 섞인 mucus(점액)의 배출이 일어난다. 정상 분만자세에서 아기 머리가 가장 앞에 위치한다(**cephalic presentation**, 머리태위, 두위). Vaginal delivery(질분만)로 아기가 질에서 빠져나오고 umbilical cord(탯줄, 제대)를 자르면, 이어서 placenta도 빠져나온다(그림 8-9). 그림 8-10A, 10B는 출산 직후 newborn(신생아)과 umbilical cord가 붙어 있는 placenta 사진이다. Placenta의 배출을 **afterbirth**(후산태반)라고 한다.

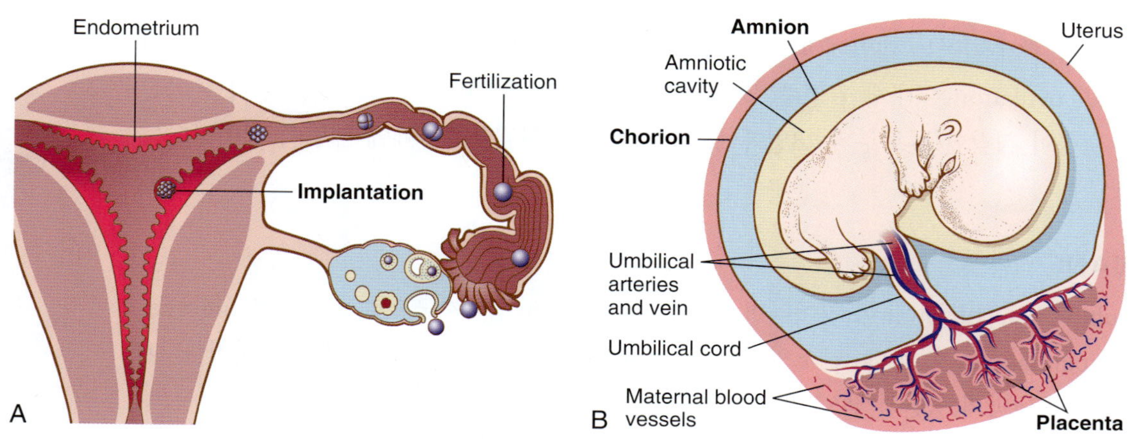

그림 8-7 **A, Endometrium**(자궁내막, 자궁속막) **속으로 embryo**(배아)**의 implantation**(착상). **B, Placenta**(태반), **chorion**(융모막), **amnion**(양막).

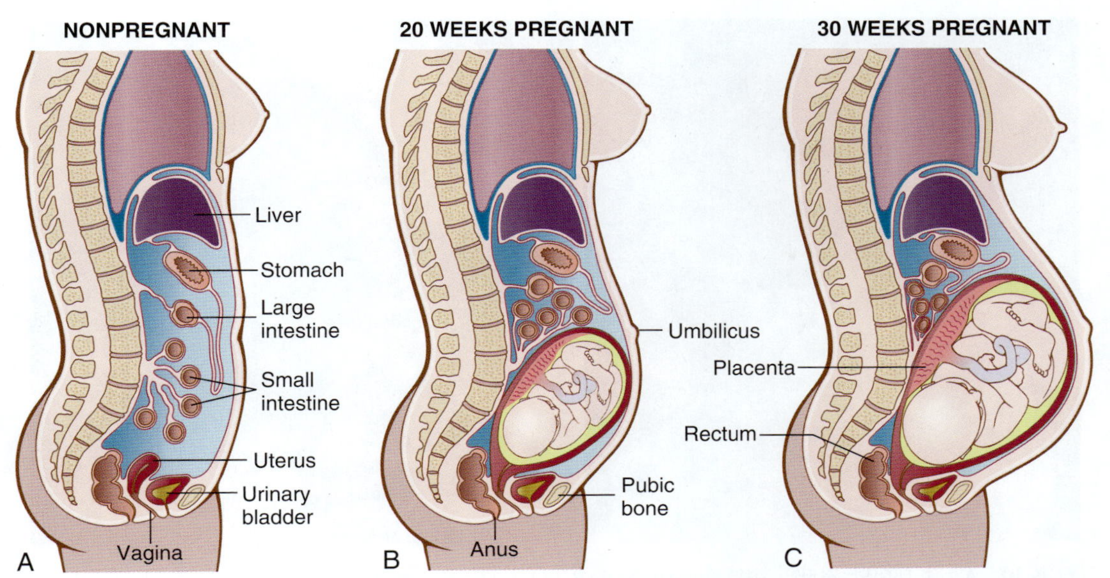

그림 8-8 Sagittal section(시상면)에서 보이는 것처럼, **임신 동안 uterus의 발달은 골반구조를 변화시킨다: A,** 임신하지 않은 여성, **B,** 임신 20주 여성. **C,** 임신 30주 여성.

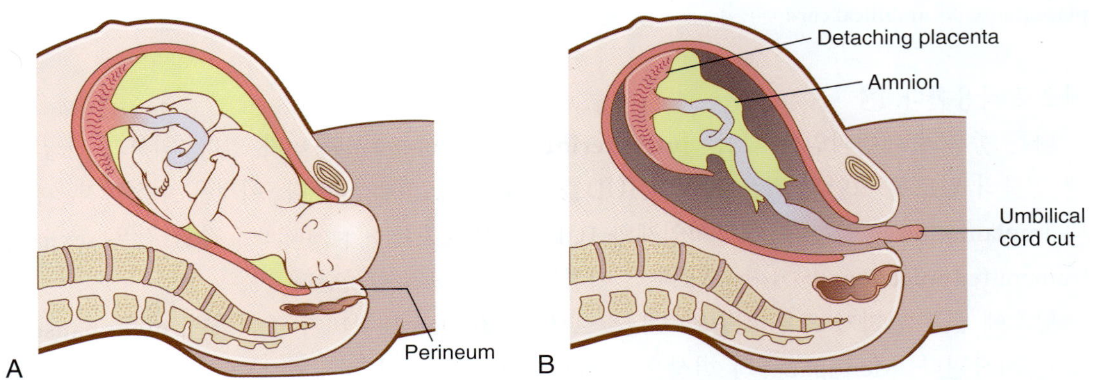

그림 8-9 **A,** 분만 중 birth canal(출산길, 산도)을 지나는 과정의 **cephalic presentation**(머리태위, 두위, "crowning") 상태의 fetus. **B,** 대개 출산 후 15분 안에 placenta가 자궁벽에서 분리된다. 자궁의 강력한 수축에 의해 placenta(태반)와 이것에 붙어 있는 막이 배출된다. 이 과정을 **afterbirth**(후산태반)라고 한다. Labor(분만, 출산)의 세 과정은 (1) cervix 확장, (2) infant 출산, (3) placenta 배출이다.

HORMONAL INTERACTIONS(호르몬 작용)

Menstruation과 pregnancy라는 사건들은 ovary에서 분비되는 estrogen과 progesterone뿐만 아니라, **pituitary gland**(뇌하수체)에서 분비되는 호르몬들에 의해 조절된다. 월경이 시작되면 pituitary gland는 **follicle-stimulating hormone**(FSH, 난포자극호르몬)과 **luteinizing hormone**(LH, 황체형성호르몬)을 분비한다. 혈액에서 이들 호르몬의 농도가 높아지면, FSH와 LH는 ovum의 성숙과 ovulation을 자극한다. 배란 후, LH는 corpus luteum이 퇴화되지 않고 유지되도록 하여, estrogen과 progesterone을 생산하도록 한다.

임신 동안, ovary와 placenta에서 유래한 높은 농도의 estrogen과 progesterone은 pituitary gland에서 FSH와 LH의 생산을 중단시킨다. 이로 인해 여성이 임신한 동안에는 더 이상 난자의 성숙과 배란이 일어나지 않게 된다. Oral contraceptive(경구피임제, birth control pill)는 위와 같은 방

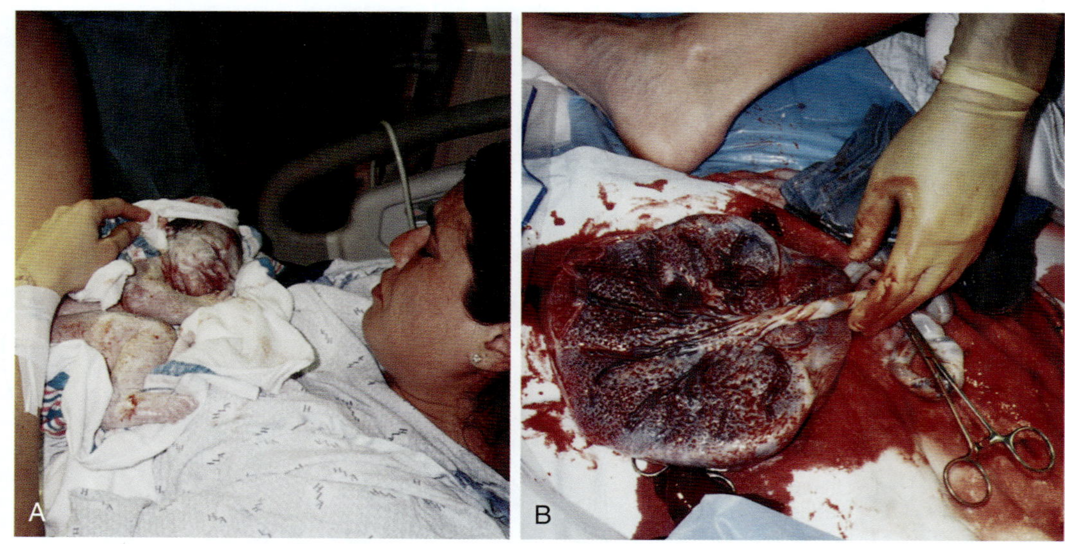

그림 8-10 **A,** 갓 태어난 저자의 손녀인 Beatrix Bess (Bebe) Thompson과 아기 엄마인 Dr. Elizabeth Chabner Thompson. Bebe가 태어난 몇 분 후 사진. Bebe의 피부는 fetal sebaceous (oil) gland(태아기름샘, 태아피지샘)의 지방분비물과 죽은 피부가 섞여 있는 **vernix caseosa**(태아기름막, 태지)로 덮여 있다. Vernix는 태아가 amniotic fluid(양수)에 잠겨 있는 동안 연약한 태아 피부를 피부벗김, 균열, 딱딱해지는 것으로부터 보호해 준다. **B,** Uterus에서 갓 빠져나온 **placenta**(태반)와 **umbilical cord**(탯줄, 재대).

8

식으로 작용한다.

다른 종류의 여성피임장치로는 **intrauterine device**(IUD, 자궁내장치)가 있다. 의사가 자궁 안에 머물러 있도록 고안된 작은 장치인 IUD를 자궁 속에 끼워 넣는다. 이것은 수정난자(수정란)의 implantation을 막는다. 경구피임제와 IUD는 HIV(사람면역결핍바이러스) 감염 같은 sexually transmitted infection(성매개감염)으로부터 여성들을 보호하지는 못한다.

난소에 있는 난자가 모두 배출되고 난소로부터 estrogen의 분비가 줄어들면, **menopause**(폐경)가 시작된다. Menopause의 현상으로 menstrual cycle이 서서히 사라진다. 40세 이전에 menopause가 시작되는 경우를 premature menopause(조기폐경)라 하고, 반면에 55세 이후에 폐경이 일어나는 경우를 delayed menopause(지연폐경)라 한다. 수술로 난소가 제거되거나, radiotherapy(방사선요법)나 chemotherapy(화학요법)에 의해 난소가 기능을 하지 못하면 artificial menopause(인공폐경)가 된다.

Menopause 동안 estrogen 농도가 감소할 때 나타나는 가장 흔한 sign(징후)과 symptom(증상)으로 hot flash(hot flush, 홍조; 뇌의 체온조절 장애로 인한 몸이 화끈거림), insomnia(불면증), vaginal atrophy(질위축; vagina의 점막층이 건조해지고 얇아지는 현상으로, 성교를 할 때 고통과 불쾌감을 유발하게 된다) 등이 있다. Estrogen을 먹거나, patch(부착포, 첩포)를 피부에 붙이거나, vaginal ring을 이용한 **hormone replacement therapy**(HRT, 호르몬대체요법)는 menopause의 증상을 줄이고, 뼈가 약해지는 osteoporosis(골다공증)의 발생을 늦출 수 있다. 하지만 HRT는 breast cancer(유방암), endometrial

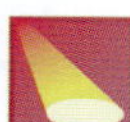

경구피임제(먹는피임제)는 어떻게 작용하나?

경구피임제로는 estrogen과 progesterone 복합제와 progesterone 단독제가 있다. 처방대로 복용하면, 여성의 혈액에서 이들 호르몬의 농도가 증가한다. 높은 농도의 estrogen과 progesterone은 뇌하수체에 신호를 보내 FSH와 LH의 분비를 멈추게 한다. FSH와 LH 분비가 막히면, 난소에서 배란이 일어나지 않으며 임신을 할 수 없게 된다. 임신 동안에도 estrogen과 progesterone는 높은 농도로 유지되므로 난소는 난자를 배출하지 않는다! 먹는피임제는 여성이 임신한 것처럼 "여기도록" 여성의 몸을 효과적으로 속여 난소에서 배란을 멈추게 한다.

cancer(자궁내막암), stroke(뇌졸중) 혹은 heart attack(심장발작) 등을 유발할 수도 있다. 그러므로 HRT는 치료 이득과 위험도를 충분히 살펴보고 시행해야 한다.

표 8-1에 다양한 여성호르몬과 각각의 만들어지는 곳, 작용하는 곳, 효과가 정리되어 있다.

표 8-1 여성 호르몬

호르몬	생산장소	표적기관	효과
FSH	Pituitary gland(뇌하수체)	Ovary(난소)	Ovum(난자) 성숙 자극
LH	Pituitary gland	Ovary	Ovulation(배란) 유도
Estrogen	Ovary Placenta(태반; 임신 동안)	Uterus(자궁)	Endometrium(자궁내막, 자궁속막) 재생
Progesterone	Ovary(corpus luteum, 황체) Placenta(임신 동안)	Uterus	자궁내막(자궁속막)과 임신 유지
hCG	Placenta	Ovary(corpus luteum)	임신 유지

FSH, follicle-stimulating hormone(난포자극호르몬); hCG, human chorionic gonadotropin(사람융모생식샘자극호르몬); LH, luteinizing hormone(황체형성호르몬).

어휘

본문에 새롭게 소개된 어휘 목록을 정리하였다. 각 어휘들에 대한 짧은 정의는 이 용어들을 이해하는 데 도움을 줄 것이다.

adnexa uteri(자궁부속기)	Uterine tube(자궁관, oviduct, 난관, fallopian tube), ovary(난소), supporting ligament(지지인대)로 구성
amnion(양막)	발생 중인 fetus(태아)를 감싸고 있는 가장 안쪽 막.
areola(젖꽃판, 유륜)	Nipple(유두) 주위 짙은 색을 띠는 부분.
Bartholin glands(바르톨린샘, greater vestibular gland, 큰질어귀샘)	Vaginal orifice(질입구; 몸 바깥으로 열림) 주위에 있는 mucus(점액)를 분비하는 작은 exocrine gland(외분비샘). 덴마크 해부학자인 Caspar Bartholin이 1637년에 이 샘에 대해 서술하였다.
cervix(자궁경부, 자궁목)	Uterus의 가장 아래, 목처럼 생긴 부분.
chorion(융모막)	Embryo를 감싸는 두 겹의 막 중에 바깥층; placenta(태반)의 태아 부분을 형성한다.
clitoris(음핵)	여성 바깥요도구멍 앞쪽에 있으며, 발기조직으로 이루어진 예민한 기관.
coitus(성교)	Sexual intercourse; copulation. 발음은 KŌ-ĭ-tŭs.
corpus luteum(황체)	배란 후 난자가 빠져나가 속이 빈 ovarian follicle(난포), progesterone을 분비한다; 단어의 뜻은 노란(luteum) 물체(corpus)이다.

cul-de-sac(막힌주머니, rectouterine pouch, 직장자궁오목) Abdomen(배, 복부) 아래쪽 부분에서 rectum(직장, 곧창자)과 uterus 사이 오목한 부위.

embryo(배아) Prenatal(출생전-) 발생과정에서 수정 후 2주에서 8주까지의 시기.

endometrium(자궁내막, 자궁속막) Uterus 내층을 덮고 있는 mucous membrane(점막) 층.

estrogen(에스트로젠) Ovary(난소)에서 만들어지는 hormone; 여성의 이차성징을 촉진한다.

fallopian tube (uterine tube, 자궁관, oviduct, 난관) Uterus 양 가쪽에 붙어 있는 관으로, 수정란이 자궁으로 이동하는 길; **oviduct**(난관)라고도 한다. 이 이름은 이탈리아 해부학자 Gabriello Fallopia의 이름에서 따 온 것이다.

fertilization(수정) Sperm(정자)과 ovum(난자)이 합쳐지는 것으로, 수정이 되면 발생이 시작된다.

fetus(태아) 출생 전 발생과정에서 수정 후 8주가 지나서부터 출생까지의 시기.

fimbriae(자궁관술; 단수: fimbria) Uterine tube 끝부분의 손가락 혹은 수술 모양 돌기들.

follicle-stimulating hormone (**FSH**, 난포자극호르몬) 난자의 성숙을 자극하며, pituitary gland(뇌하수체)에서 분비된다.

gamete(생식자, 생식세포, 배우자) 여성과 남성의 생식세포; ovum(난자)과 sperm(정자).

genitalia(생식기, 생식기관) Reproductive organ(생식기관); genitals라고도 한다.

8

gestation(임신) Fertilization(수정)에서 birth(출생)까지의 기간.

gonad(생식샘) 생식세포와 호르몬을 생산하는 여성과 남성의 생식기관; ovary(난소)와 testis(고환).

gynecology(부인과학) Breast를 포함한 female reproductive organ(여성생식기관)과 관련한 의학 분야.

human chorionic gonadotropin (**hCG**, 사람융모생식샘자극호르몬) Placenta에서 만들어지는 hormone으로, ovary에서 estrogen과 progesterone 분비를 자극하여(-tropin은 자극한다는 뜻이다) 임신이 유지되도록 한다.

hymen(질입구주름) Vaginal orifice(질입구)를 일부분 혹은 완전히 덮고 있는 점막.

labia(음순) Vagina 입구 주위에 있는 입술처럼 생긴 구조물; labia majora(대음순)는 좀 더 크고, 바깥쪽에 있으며, labia minora(소음순)는 작고, 안쪽에 있다.

lactiferous ducts(젖샘관, 유관) Breast(유방)에서 젖을 운반하는 관.

luteinizing hormone (**LH**, 황체형성호르몬) Pituitary gland에서 만들어지는 호르몬; ovulation을 촉진한다.

mammary papilla(유두) Nipple(유두). **Papilla**는 nipple 모양으로 돌출된 구조물을 의미한다.

menarche(초경, 첫월경) 첫 번째 월경주기의 시작이며, 생식이 가능해진다.

menopause(폐경) Menstruation이 서서히 끝난다.

menstruation(월경) 매달 자궁내막이 탈락되는 현상. Menstruation 동안 정상적으로 배출되는 혈액과 자궁 조직이 섞여 있는 것을 **menses**[월경, 생리; 라틴어 *mensis*는 month(달)라는 의미이다]라고 한다.

myometrium(자궁근육층, 자궁근층) Uterus의 근육층.

neonatology(신생아학) Newborn(neonate, 신생아)의 돌봄과 장애와 질환에 관련한 의학분야.

obstetrics(산과, 산과학) Pregnancy(임신), childbirth(분만, 출산)와 관련한 의학분야.

orifice(구멍) Opening(구멍).

ovarian follicle(난포) 난소에 있으며, 각각 난자 하나씩을 감싸고 있으면서 성숙과정을 거치는 작은 주머니 모양 구조물. 여성의 전 생애에 걸쳐 단지 400개 정도의 난포만 완전히 성숙하게 된다.

ovary(난소) 여성 pelvis(골반) 양쪽에 하나씩 쌍을 이루고 있는 여성의 gonad로, ovum(난자)과 호르몬을 생산한다. 아몬드 모양이며, 크기는 큰 호두 정도이다.

ovulation(배란) Ovary로부터 ovum의 배출.

ovum(난자; 복수: ova) 성숙한 여성생식세포. 미성숙상태의 oocyte(난모세포, 난자)가 ovum으로 발달한다.

parturition(분만, 출산, 출생) 아기를 낳는 과정 혹은 행위.

perineum(회음, 샅) 여성에서는 anus(항문)와 vagina(질) 사이 영역.

pituitary gland(뇌하수체, hypophysis) 뇌 바닥 쪽에 있는 endocrine gland(내분비샘). Ovary를 자극하는 호르몬을 분비한다. 뇌하수체는 다른 내분비기관들을 조절한다.

placenta(태반) 임신 동안 자궁벽에 만들어지는 혈관이 잘 발달되어 있는 기관. 여기에서 엄마와 태아 혈액 사이에 산소, 영양분, 태아 폐기물의 물질교환이 이루어진다.

pregnancy(임신) 여성의 자궁 안에서 약 40주 동안 embryo와 fetus가 자라고 있는 상태.

progesterone(황체호르몬, 프로게스테론) 난소의 corpus luteum(황체)과 임신여성의 placenta(태반)에서 만들어지는 호르몬.

puberty(사춘기) 인생에서 secondary sex characteristic(이차성징)이 나타나고, gamete를 생산하기 시작하는 시기.

uterine serosa(자궁장막) 자궁 바깥을 둘러싸는 층; perimetrium(자궁외막, 자궁바깥막).

uterus(자궁) 속이 비어 있고, 근육이 발달한 조롱박 모양의 여성생식기관으로 여기에서 embryo와 fetus의 발생이 이루어지고 menstruation도 일어난다. 위쪽 부분이 fundus(바닥, 기저); 중간 부분이 corpus(몸통, 체); 아래쪽 좁아진 목 모양 부분이 cervix(자궁경부, 자궁목)이다(186쪽 그림 8-3 참조).

vagina(질) 근육성질이며, 내층이 점막으로 이루어진 관으로 자궁에서 몸 바깥까지 뻗어 있다.

vulva(외음)	여성의 external genitalia(바깥생식기관, 외부생식기); labia, hymen, clitoris, vaginal orifice 등으로 구성된다.
zygote(접합자)	수정과 implantation을 거쳐 2주까지의 prenatal development(출생전발생) 시기.

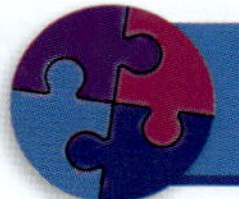

용어

빈칸에 용어의 뜻을 기입하라.

연결형

연결형	의미	용어	의미
amni/o	amnion(양막)	**amni**ocentesis(양막천자, 양수천자)	______________
		amniotic fluid(양수)	______________
		Fetus(태아)와 *fetal membrane*(태아막)에서 만들어진다.	
bartholin/o	Bartholin gland(바르톨린샘, 큰질어귀샘, greater vestibular gland)	**bartholin**itis(바르톨린샘염, 큰질어귀샘염)	______________
		Bartholin cyst(바르톨린샘낭, 바르톨린샘물혹, 큰질어귀샘물혹)는 큰질어귀샘관이 막혀 생긴다. 만약 세균감염이 있으면 *abscess*(고름집, 농양)가 만들어질 수 있다.	
cervic/o	cervix, neck(목)	endo**cervic**itis(자궁경관내막염, 자궁경부점막염)	______________
chori/o, chorion/o	chorion(융모막)	**chorion**ic(융모막-)	______________
colp/o	vagina(질)	**colp**oscopy(질확대경술)	______________
culd/o	cul-de-sac(막힌주머니, rectouterine pouch, 직장자궁오목)	**culd**ocentesis(직장자궁오목천자)	______________
		진단을 위해 *vagina* 뒤쪽 벽에서 *cul-de-sac*으로 주사바늘을 찔러 넣어 액체를 뽑아낸다.	
episi/o	vulva(외음)	**episi**otomy(외음부절개)	______________
		분만을 좀 더 쉽게 하기 위해 *perineum*(회음, 샅) 부위의 피부를 *incision*(절개)한다. 절개한 부위는 ***perineorrhaphy***(회음봉합)로 복구한다.	
galact/o	milk(젖)	**galact**orrhea(젖분비과다, 젖흐름증)	______________
		젖이 비정상적으로 계속 분비된다. *Pituitary gland tumor*(뇌하수체종양)가 있는 경우에 흔히 볼 수 있다.	
gynec/o	woman, female(여성)	**gynec**omastia(여성형유방증)	______________
		남성에서 *breast*가 비정상적으로 커지는 것. 사춘기나 노화되면서 나타나기도 하며, 약물에 의해 생길 수도 있다.	

연결형	의미	용어	의미
hyster/o	uterus, womb(자궁)	**hyster**ectomy(자궁절제)	________________
		Total abdominal hysterectomy*(TAH, 복식전체자궁절제)*는 배를 절개하여 *cervix*를 포함한 자궁 전체를 제거한다*(그림 8-11)*. ***Vaginal hysterectomy****(VH, 질경유자궁절제)*는 질을 통해 자궁을 제거한다. ***Laparoscopic supracervical hysterectomy****(복강경자궁경부위자궁절제)*는 자궁목*(자궁경부)*을 보존하는 부분자궁절제술이다*(그림 8-11 참조)*.	
		hysteroscopy(자궁경검사)	________________
		*Gynecologist(부인과의사, 부인과전문의)*는 *uterine cavity(자궁안, 자궁강)*를 관찰하기 위해 질과 자궁목을 통해 밀어 넣는 *endoscope(내시경)*을 사용한다.	
lact/o	milk(젖)	lactation(젖분비, 수유)	________________
		정상적인 젖 분비.	
mamm/o	breast(유방)	infra**mamm**ary(유방아래)	________________
		*Infra-*는 아래*(밑)*라는 뜻이다.	
		mammoplasty(유방성형)	________________
		유방을 크게 만드는 *augmentation(확대, 키움)*과 줄여주는 *reduction(축소, 감소)*이 있다.	

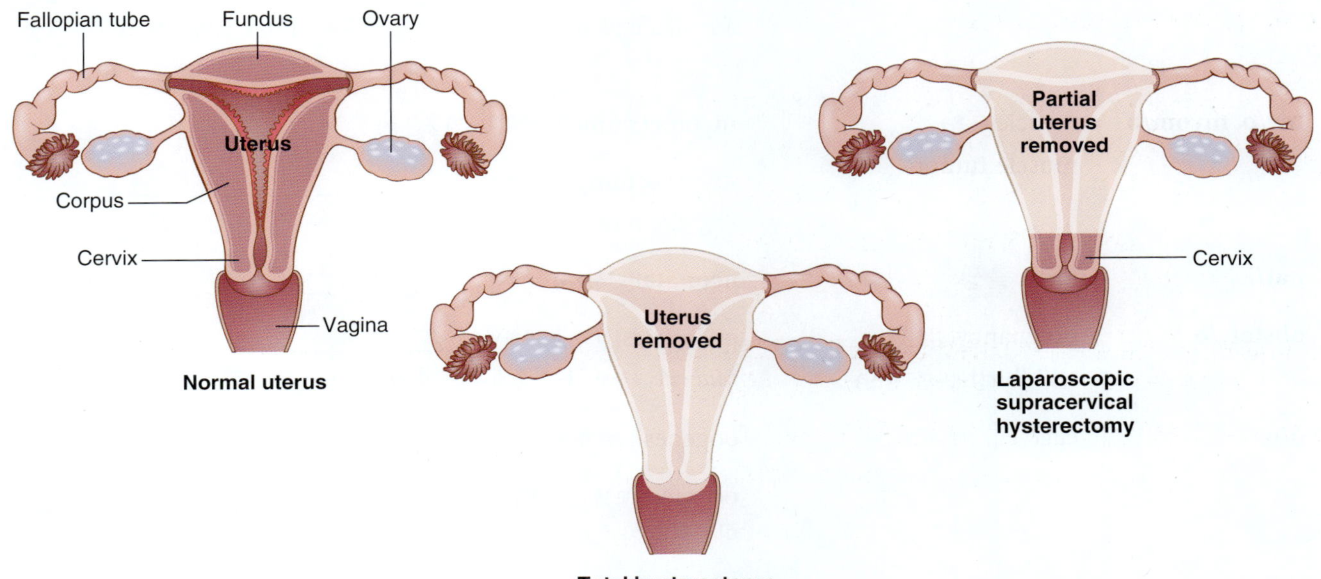

그림 8-11 **Normal uterus**(정상자궁)**와 hysterectomy**(자궁절제). **Total hysterectomy**(전체자궁절제)는 자궁의 fundus(바닥, 기저), corpus(몸통, 체), cervix(자궁경부, 자궁목)를 포함하는 자궁 전체를 제거하는 수술이다. 복부절개나 질로 접근하여 자궁을 제거한다. **Laparoscopic supracervical hysterectomy**(복강경자궁경부위자궁절제)는 자궁목은 온전히 남겨두고 자궁목 위쪽 자궁 부분을 제거하는 것이다. 배에 3~5개의 작은 절개를 하고 laparoscope(복강경)으로 자궁을 제거한다. Robotic hysterectomy(로봇자궁절제, da Vinci surgery)도 작은 절개를 하며, 3차원시야, 수술부위 확대 등이 가능하다.

연결형	의미	용어	의미
mast/o	breast(유방)	**mast**itis(유방염) ____________ 대개 *streptococcus*(사슬알균)나 *staphylococcus*(포도알균) 감염에 의해 생긴다. **mast**ectomy(유방절제) ____________ 유방절제 방법은 유방암 부분에 설명되어 있다(208쪽 참조).	
men/o	menses, menstruation (월경)	a**men**orrhea(무월경증) ____________ 6개월 동안 혹은 환자의 세 번의 정상 *menstrual cycle*(월경주기)보다 긴 기간 동안 월경이 없다. dys**men**orrhea(월경통) ____________ oligo**men**orrhea(희발월경) ____________ 드문드문 일어나는 월경 혹은 소량의 월경. **men**orrhagia(월경과다) ____________ 비정상적으로 출혈이 많거나, 기간이 긴 *menstrual phase*(월경기). ***Uterine myoma***(*fibroids*, 자궁근종; 204쪽 참조)가 *menorrhagia*의 흔한 원인이다.	
metr/o, metri/o	uterus(자궁)	**metr**orrhagia(자궁출혈) ____________ 월경에 의한 것이 아닌 월경주기 중간에 일어나는 출혈. *Ectopic pregnancy*(자궁외임신), *cervical polyp*(자궁경부용종), *ovarian tumor*(난소종양), *uterine tumor*(자궁종양) 등이 원인이 될 수 있다. meno**metr**orrhagia(불규칙과다월경) ____________ *Menstrual phase*(월경기) 때 혹은 월경주기 사이에 일어나는 과다한 자궁출혈.	
my/o, myom/o	muscle(근육), muscle tumor(근육종양)	**my**ometrium(자궁근육층, 자궁근층) ____________ **myom**ectomy(근종적출) ____________ 자궁에서 *myoma*(근종, *fibroids*) 제거.	
nat/i	birth 출생	neo**nat**al(신생아-) ____________	
obstetr/o	pregnancy(임신)와 childbirth(분만, 출산)	**obstetr**ics(산과, 산과학) ____________ *Midwife*(조산사)라는 뜻의 라틴어 *obstetrix*에서 유래.	
o/o	egg(난자, 난모세포)	**o**ogenesis(난자발생) ____________ **o**ocyte(난모세포, 난자) ____________ 미성숙 난자.	
oophor/o	ovary(난소)	**oophor**ectomy(난소절제) ____________ *Oophor/o*는 '난자'라는 뜻인 *egg*(*o/o*)와 '낳다, 태어나다'라는 뜻인 *to bear*(*phor/o*)가 합쳐진 것이다. *Bilateral oophorectomy*(양쪽난소절제)는 양쪽 난소 모두 제거하는 것이다.	

연결형	의미	용어	의미
ov/o	egg(난자, 난모세포)	**ov**um(난자) 성숙 난자.	______
ovari/o	ovary(난소)	**ovari**an(난소-)	______
ovul/o	egg(난자, 난모세포)	an**ovul**atory(무배란-)	______
perine/o	perineum(회음, 샅)	**perine**orrhaphy(회음봉합)	______
phor/o	to bear(낳다, 태어나다)	oo**phor**itis(난소염)	______
salping/o	fallopian tubes(uterine tube, 자궁관, oviduct, 난관)	**salping**ectomy(자궁관절제, 난관절제) *Total hysterectomy with bilateral salpingo-oophorectomy(BSO, 양쪽자궁관난소절제와 전체자궁절제)(그림 8-12 참조).*	______
uter/o	uterus(자궁)	**uter**ine prolapse(자궁탈출)	______
vagin/o	vagina(질)	**vagin**al orifice(질입구) *Orifice*는 *opening*(구멍; 열림)이라는 뜻이다.	______
		vaginitis(질염) 세균과 *yeast*[효모; 효모균; 주로 *Candida*(칸디다)] 감염이 흔한 원인이다. 항생제 사용으로 *vagina* 내부 환경(특히 *pH*)이 바뀌고, *vagina* 내부에 정상적으로 존재하는 세균이 없어지면, 이로 인해 *yeast*가 자랄 수 있게 된다.	______
vulv/o	vulva(외음)	**vulv**ovaginitis(외음질염)	______
		vulvodynia(외음통증) 원인을 찾을 수 없는 외음부위(음순, 음핵, '질입구')의 만성통증.	______

8

접미사

접미사	의미	용어	의미
-arche	beginning(처음, 시작)	men**arche**(초경, 첫월경)	______

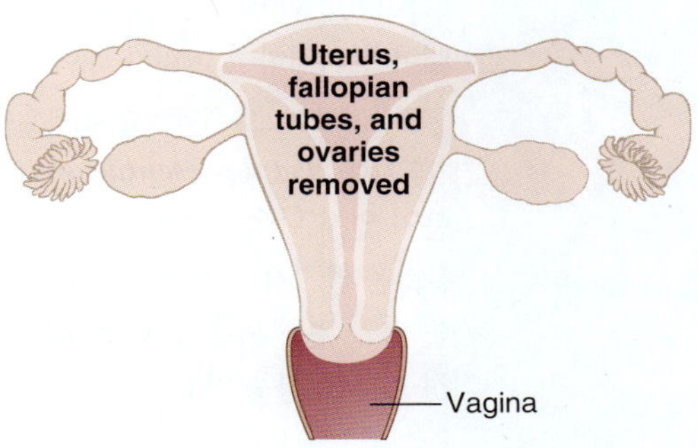

그림 8-12 Total hysterectomy with bilateral salpingo-oophorectomy(양쪽자궁관난소절제와 전체자궁절제).

접미사	의미	용어	의미
-cyesis	pregnancy(임신)	pseudo**cyesis**(거짓임신, 가임신) ______ *Pseudo*-는 '거짓', '가짜'라는 뜻이다. 임신을 하지 않았는데도 체중증가나, *amenorrhea*(무월경증) 같은 몸의 변화가 나타난다.	
-gravida	pregnant(임신)	primi**gravida**(첫임신부, 초임부) ______ 첫 번째 임신 중인 여성(*primi*-는 ' 첫 번째 '라는 뜻이다). *Gravida*(임신부)는 임신한 여성을 가리키는 용어로도 사용한다. *Gravida* 뒤에 적은 숫자(예: *gravida 1, 2, 3*)는 임신 횟수를 나타낸다.	
-parous	bearing, bringing forth (낳다)	primi**parous**(첫출산부-, 첫분만부-, 초산부-) ______ 아이를 한 명 이상 출산한 적이 있는 여성에 대한 형용사적인 표현. ***Para***(출산부, 분만부)는 명사로도 사용되며, 뒤에 적은 숫자(예: *para 1, 2, 3*)는 임신 *20*주 이상 지난 분만 횟수를 나타낸다. 임신부가 분만시설에 도착했을 때 *gravidity*(임신력, 임신수)와 *parity*(출산수, 출산력, 임신분만력)는 그 임신부가 어떤 질병을 앓은 적이 있는지, 혹은 어떤 수술을 받은 적이 있었는지 하는 것만큼이나 매우 중요한 정보이다. 예를 들어 *G2P2*라는 것은 어떤 여성이 두 번의 임신과 두 번의 분만 경험이 있음을 표시하는 것이다.	
-rrhea	discharge(분비물)	leuko**rrhea**(백질분비물, 백대하) ______ 이런 질분비물은 정상적인 경우도 있지만, 점차 노랗게 변하면 '*purulent*(고름-, 농-; 고름형성-, 화농-)한' 혹은 '*pus*(고름, 농)가 들어 있는'이라고 표현하며, 감염되었음을 의미하는 징후이다. meno**rrhea**(월경) ______	
-salpinx	fallopian tube(uterine tube, 자궁관, oviduct, 난관)	pyo**salpinx**(고름자궁관, 고름난관) ______	
-tocia	labor(분만, 출산; 진통), birth(출산, 분만, 출생)	dys**tocia**(난산, 이상분만) ______ oxy**tocia**(급속분만) ______ *Oxy*-는 '빠른, 신속한'이라는 뜻이다. 뇌하수체에서 분비되는 호르몬인 ***oxytocin***(옥시토신)은 임신상태 자궁이 수축하도록 자극하여 분만이 시작되도록 한다. 이 호르몬은 *mammary gland*(유선, 젖샘)에서 젖 분비도 자극한다.	
-version	act of turning (회전, 위치 전환)	cephalic **version**(머리태아회전) ______ 태아가 회전하여 머리가 태아 몸에서 자궁목과 가장 가까운 부분이 된다(회전은 태아 자신에 의해 자연스럽게 일어나기도 하고, 산부인과 의사가 인위적으로 유발하기도 한다). ***Fetal presentation***(태아위치, 태위)은 분만 동안 태아의 어느 부분이 먼저 나오느냐를 표시하는 것이다. ***Breech presentation***(볼기태위, 둔위)은 볼기가 먼저, *footling presentation*(발태위, 족위, *footling breech*)에서는 발이 먼저 나온다. ***Cephalic presentation***(머리태위, 두위)은 머리가 먼저 나오는 경우이다.	

접두사

접두사	의미	용어	의미
dys-	painful(아픈, 괴로운)	**dys**pareunia(성교통증) (dĭs-pă-ROO-nē-ă.) *Pareunia*는 '성교'라는 뜻이다.	______
endo-	within(속에, 내부에)	**endo**metritis(자궁내막염) 대개 세균감염에 의해 생긴다.	______
in-	in(안으로, 안에)	**in**volution of the uterus(자궁퇴축) *Vol-*은 '오므라들다, 말리다'라는 뜻이다. 자궁이 임신하지 않은 정상상태의 크기로 되돌아가는 것.	______
intra-	within(속에, 내부에)	**intra**uterine device(IUD, 자궁내장치) 그림 *8-13A*는 *IUD*를 보여준다.	______
multi-	many(많은, 다수의)	**multi**para(다출산부, 다분만부)	______
		multigravida(다임신부, 경임부) 한 번 이상 임신 경험이 있는 여성.	______
nulli-	no, not, none (없다, 아니다, -않다)	**nulli**gravida(미임신부)	______
		nullipara(미출산부, 미분만부) *Para 0.* 그림 *8-13B*는 *nulliparous woman*(미출산부, 미분만부)의 *cervix*와 *vaginal delivery*(질분만) 경험이 있는 *parous woman*(경산부)의 *cervix*를 비교한 그림이다.	______
pre-	before(이전에, 앞)	**pre**natal(출생전-)	______
primi-	first(첫 번째)	**primi**para(첫출산부, 첫분만부, 초산부)	______

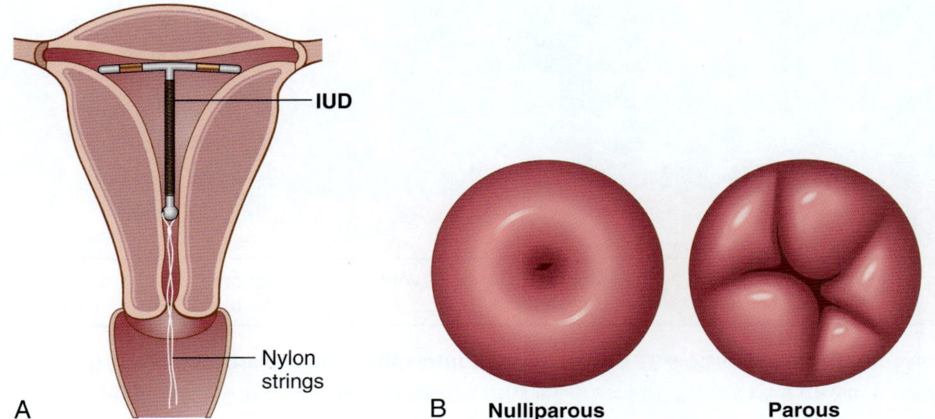

그림 8-13 **A,** 제자리에 설치된 **intrauterine device**(IUD, 자궁내장치), 수정란의 implantation(착상)을 막는다. **B, Nulliparous woman**(미출산부, 미분만부)의 cervix(구멍이 작고, 완전히 둥근 모양)와 **parous woman**(경산부)의 cervix(구멍이 넓고 불규칙한 모양). 이런 영상은 **colposcopic examination**(질확대경검사)으로 관찰할 수 있다.

8

접두사	의미	용어	의미
retro-	backward(뒤로)	**retro**version(뒤굽힘, 후굴) ______	*Uterus*가 비정상적으로 뒤쪽으로 기울어져 있는 경우. *30%*의 여성에서 나타난다.

질환: 부인과, 유방, 임신, 신생아

부인과

Uterus(자궁)

carcinoma of the cervix
(자궁경부암종, 자궁목암종)

Cervix의 malignant cell(악성세포; **cervical cancer**, 자궁경부암).

Human papillomavirus(HPV, 사람유두종바이러스) 감염은 cervical cancer의 가장 중요한 원인이며 위험인자이다. 흡연, 여러 명의 성교파트너, 면역저하(예: AIDS 환자) 같은 다른 인자들도 HPV와 더불어 자궁경부암 발생 위험도를 높일 수 있다. HPV 감염은 전 세계적으로 가장 흔한 sexually transmitted infection(성매개감염) 중 하나이다. 몇몇 type(형)의 HPV는 vulva, cervix, vagina 혹은 anus에 생기는 benign growth(양성증식)인 **genital wart**(생식기사마귀)의 원인이 되지만, 다른 형, 특히 16형과 18형 HPV는 자궁경부암의 원인이 된다.

8

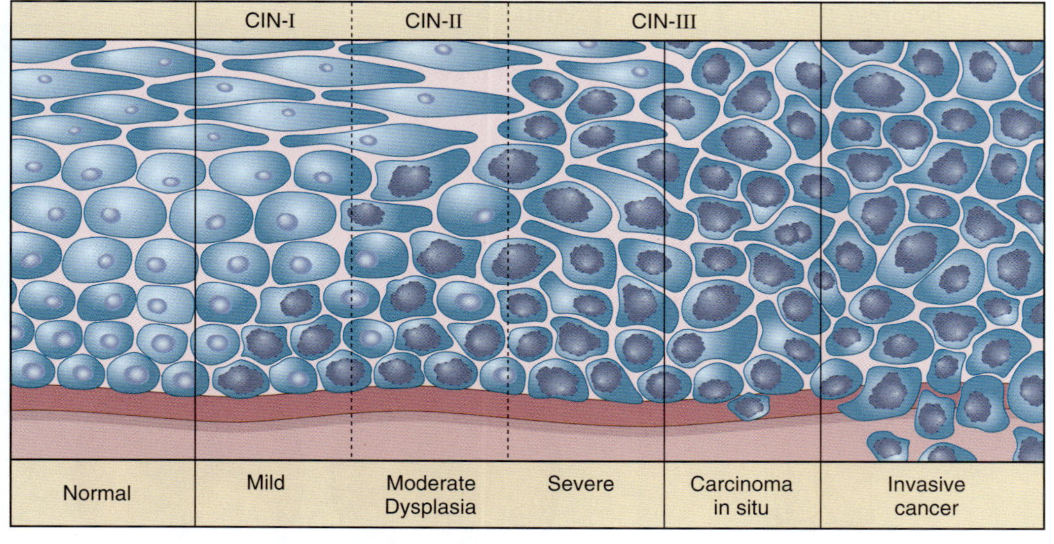

그림 8-14 Preinvasive neoplastic lesion(침습전신생물병터)을 **cervical intraepithelial neoplasia**(CIN, 자궁경부상피내신생물)라고 한다. 병리학자들은 **Pap test**(파파니콜로검사, 자궁경부질세포검사; 자궁경부상피에서 긁어낸 세포를 현미경으로 검사)로 lesion(병터, 병변, 병소)을 진단하고, CIN I에서 III으로 grade(등급)를 분류한다.

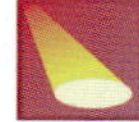

HPV Vaccine(백신)

HPV vaccine은 여성과 남성의 HPV 감염을 예방하기 위해 6개월에 걸쳐 세 번 접종한다. 젊은 여자는 자궁경부암, 외음부위와 질의 암, 생식기사마귀를 예방하기 위해, 젊은 남자는 항문암과 생식기사마귀를 예방하기 위해 HPV 예방접종을 받을 수 있다.

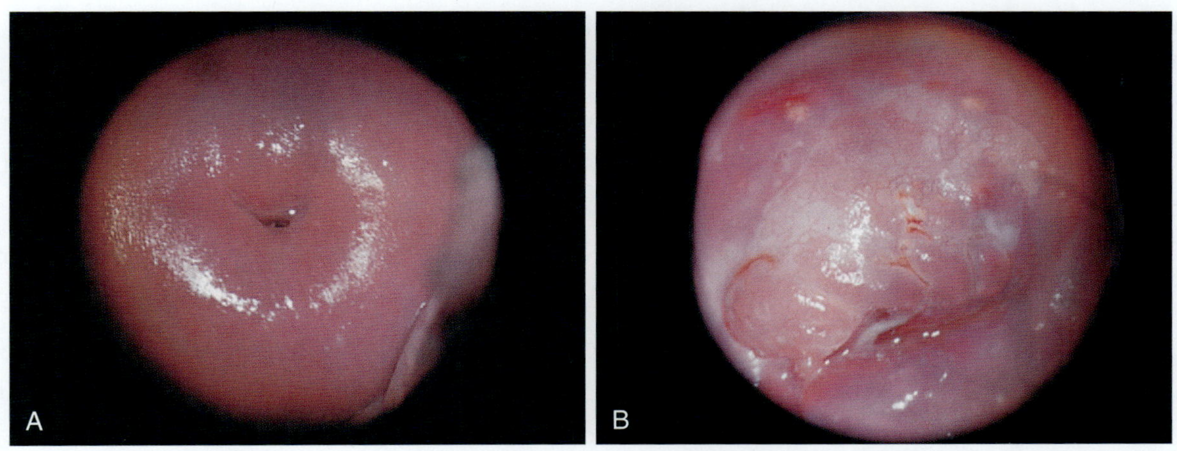

그림 8-15 **Colposcopy**(질확대경술)에서 관찰되는 **정상 cervix**(자궁경부, 자궁목)**(A)**과 **cervical cancer**(자궁경부암)**가 있는 자궁목(B).**

대부분의 HPV 감염은 cervical cancer로 진행하지는 않지만, Pap test(파파니콜로검사, 자궁경부질세포검사; 213쪽 참조)에서 비정상이고 biopsy(생검)에서 **dysplasia**(이형성; 비정상적인 세포성장)나 좀 더 심각한, 암세포가 한 부분에 국한되어 있는 **carcinoma in situ**(CIS, 제자리암종)가 관찰되면 암발생 가능성은 증가한다(그림 8-14). CIS의 치료와 invasive cancinoma(침습암종)로 진행을 막기 위해 국소절제인 **conization**(원뿔절제)을 시행하기도 한다. 그림 8-15는 정상 자궁목과 자궁경부암(자궁목암)이 있는 자궁목을 보여준다.

Cervical cancer의 외과치료법에는 자궁 전체, 주위 지지조직과 인대, 질 위쪽 1/3 부분을 같이 제거하는 **radical (complete) hysterectomy**(근치자궁절제)가 있다. 암이 상당히 진행되어 자궁을 뚫고 골반과 먼 장기까지 퍼져 있는 경우, radiation therapy(방사선요법)와 chemotherapy(화학요법)로 치료한다.

cervicitis(자궁경부염)

Cervix에 생긴 inflammation(염증).

염증은 만성적으로 오랫동안 지속될 수 있는데, cervix의 상피는 자궁의 다른 부위 상피와는 다르게 menstruation(월경) 동안 탈락과 재생이 일어나지 않기 때문이다.

Chlamydia trachomatis(클라미디아트라코마티스)와 *Neisseria gonorrhoeae*(나이세리아임균) 같은 세균감염이 cervicitis의 흔한 원인이다. Acute cervicitis(급성자궁경부염)에는 cervical mucosa에 껍질이 벗겨진 붉은 점 모양의 **cervical erosion**(자궁경부미란)이나 ulcer(궤양)가 생긴다. **Leukorrhea**(백질분비물, 백대하; 맑거나, 희거나, 혹은 고름이 섞인 질부분물)도 cervical erosion의 징후이다.

Pap test나 생검으로 암이 없다는 것이 확인되면, 미란(까진) 부위의 조직을 얼려서 파괴하는 **cryocauterization**(동결지짐)과 항생제로 치료한다.

carcinoma of the endometrium
[(자궁내막암종) endometrial cancer, 자궁내막암]

자궁내막(자궁속막)**의 malignant tumor**(악성종양; **adenocarcinoma**, 샘암종).

Endometrial cancer의 주된 징후는 postmenopausal bleeding(폐경후출혈)이다. 이 암은 exogenous estrogen(피임제같이 외부에서 유래한 경우), estrogen을 생산하는 암 혹은 비만(지방조직에서 estrogen이 만들어진다) 등에 의해 많은 양의 estrogen에 노출된 여성과 아기를 분만한 적이 없는 nulliparous women(미출산부, 미분만부)에서 더 잘 발생하는 것으로 알려져 있다. 의사는 진단을 위해 endometrial biopsy(자궁내막생검), hysteroscopy(자궁경검사)와 cervical canal(자궁경부관, 자궁목관)을 넓혀 자궁 내층을 긁어내는 **dilation(dilatation) and curettage**(자궁긁어냄술, 자궁소파술)를 시행한다. 암이 자궁에만 있을 때에는 hysterectomy와 bilateral salpingo-oophorectomy(양쪽자궁관난소절제, 양쪽난관난소절제)로 치료가 가능하다. Radiation oncologist(방사선종양학자, 방사선종양전문의)가 추가적으로 radiation therapy도 한다.

endometriosis(자궁내막증)

자궁 이외 다른 곳에 있는 endometrial tissue(자궁내막조직).

Endometrial tissue는 ovary(난소), uterine tube(자궁관, oviduct, 난관, fallopian tube), 골반에 있는 supporting ligament(지지인대) 혹은 작은창자 등에서 발견될 수 있으며 염증을 유발하고 scar tissue(흉터조직)를 만든다. 월경주기에 따라 자궁내막조직이 탈락하고 출혈이 생기면 dysmenorrhea(월경통), 골반통증, infertility(불임; 임신이 되지 않음), dyspareunia(성교통증)를 일으킬 수 있다. 대부분의 경우 월경 때 탈락한 endometrial tissue 일부분이 uterine tube의 **lumen**(속공간, 내강)을 거쳐 peritoneal cavity(복막강, 배막안)로 거꾸로 흘러 들어가서 생긴다. 가끔 ovary에 endometriosis가 있는 경우 혈액이 차 있는 큰 cyst[endometrioma(자궁내막종) 또는 "chocolate cyst(초콜릿낭, 초콜릿물혹)"]가 만들어지기도 한다. 치료를 위해 통증을 없애고, menstrual cycle을 억제하는 호르몬제제를 사용하여 증상을 없애주기도 하며, ectopic endometrial tissue(이소성자궁내막조직, 딴곳자궁내막조직)를 수술적으로 제거하고 hysterectomy를 하는 경우도 있다.

uterine myoma(자궁근종, **fibroids**)

Uterus의 benign tumor(양성종양).

Leiomyoma(평활근종, **leiomyomata**; lei/o는 '밋밋한', my/o는 '근육', -oma는 '종양'을 뜻한다)는 섬유조직과 smooth muscle(민무늬근육, 평활근)세포로 구성되어 있으며 fibroids라고 부르기도 한다. 만약 근종이 너무 크고, metrorrhagia(자궁출혈), 골반통증, menorrhagia(월경과다) 같은 증상이 심한 경우 hysterectomy나 myomectomy(근종적출)가 필요하다. **Uterine artery embolization**(**UAE**, 자궁동맥색전술)은 수술하지 않고 myoma를 제거하는 방법으로, myoma에 혈액을 공급하는 uterine artery의 가지에 작은 알갱이(embolus, 색전으로 작용하는)를 주입하여, 혈액 흐름이 알갱이에 의해 막히면 myoma 크기가 줄어든다. 그림 8-16A, 16B는 myoma가 생기는 부위를 보여준다.

8

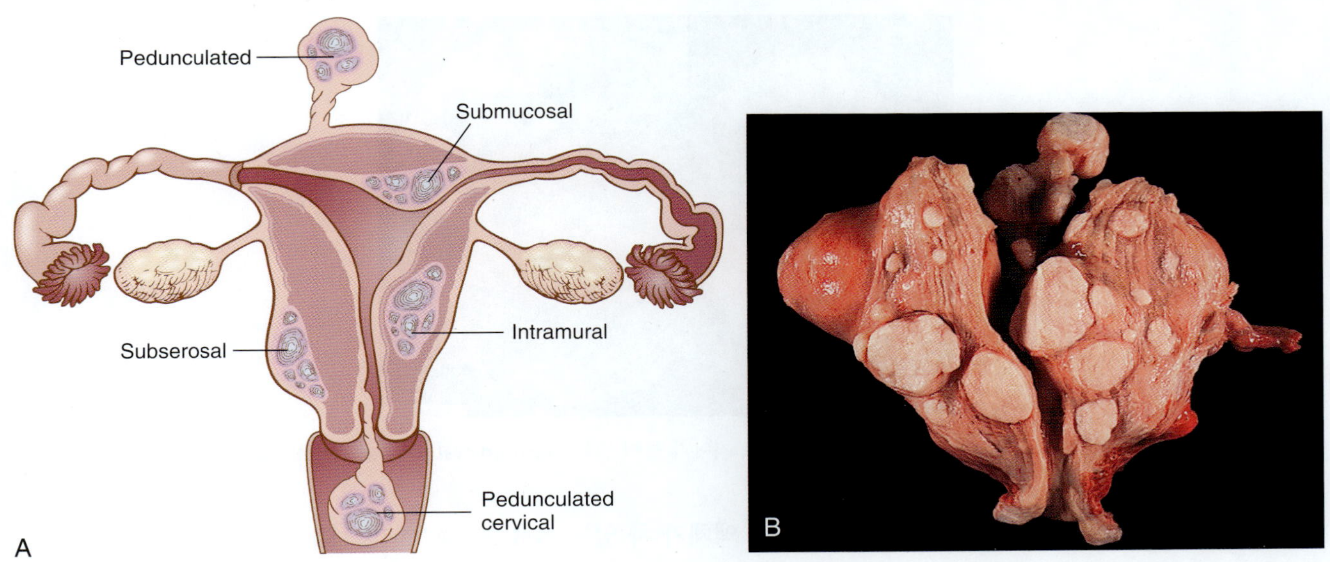

그림 8-16 **A, Uterine myoma**(fibroids, 자궁근종, leiomyoma, 평활근종)**가 생기는 위치.** 돌출되어 있고 줄기에 매달려 있는 **pedunculated type**(목 있는 형). Mucosal layer(점막층) 밑에서 생기는 **submucosal leiomyoma**(점막밑평활근종). 근육층 속에 생기는 **intramural myoma**(벽속근종, 벽내근종; mural은 벽이라는 뜻이다). **B,** 절제된 자궁에서 보이는 **근종**.

난소

ovarian carcinoma(cancer, 난소암종) **Ovary의 malignant tumor**(**adenocarcinoma**, 샘암종).

매년, 미국에서 약 22,000명의 여성이 ovarian cancer(난소암)으로 진단된다. 두 가지 유형의 난소암이 가장 흔하다: **serous**(맑은 액체) **cystadenocarcinoma** (**cystic adenocarcinoma**, 장액낭샘암종)와 **mucinous**(끈적한 반죽 같은 액체) **cystadenocarcinoma**(**cystic adenocarcinoma**, 점액낭샘암종). 난소암은 초기에는 특별한 증상이 없어 대부분 상당히 진행된 후 배안에 생긴 덩어리로 발견되곤 한다. 많은 환자에서 난소암으로 진단되기 전에 이미 난소 너머로 전이되어 있으며 종종 **ascites**(복수; 배안에 액체가 차는 것)가 생긴다. 치료를 위해 total abdominal hysterectomy(복식전체자궁절제), bilateral salpingo-oophorectomy(양쪽자궁관난소절제, 양쪽난관난소절제)와 종종 종양이 침착되는 omentum(그물막, 망)을 제거한 후 chemotherapy(화학요법)를 한다. 종양세포에서 만들어지는 CA 125라는 protein marker(단백질표지자, 단백질표지)의 양을 혈액에서 측정하여 치료 효과를 판단하는 데 이용할 수 있다.

특정 유전자들의 inherited mutation(유전돌연변이)이 있는 여성에서 난소암과 유방암의 발생 위험도는 크게 증가한다. 돌연변이는 ***BRCA1***과 ***BRCA2***(**br**east **ca**ncer **1**과 **br**east **ca**ncer **2**의 약자) 유전자에서 생긴다. 가족 중 여러 사람에서 난소암이 발생하는, 강한 family history(가족력)가 있는 여성은 유전상담을 통해 이런 유전결함이 있는지 반드시 확인할 필요가 있다. 만약 난소암 위험도가 높은 여성이라면 **prophylactic** (preventive) **oophorectomy**(예방난소절제)을 통해 난소암 발생 가능성을 충분히 줄일 수 있다.

8

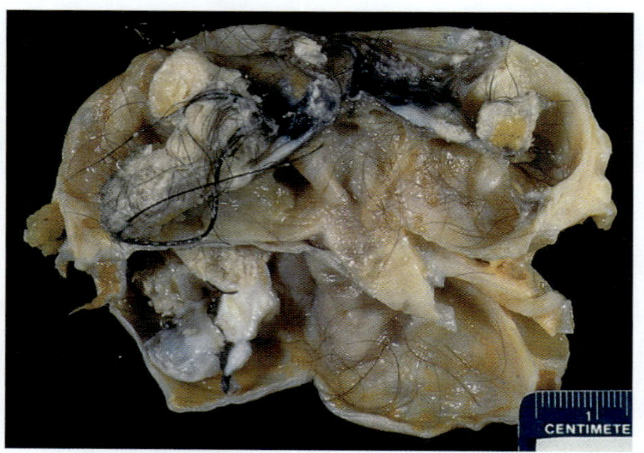

그림 8-17 Ovary(난소)에 생긴 털, 피부, 치아가 들어 있는 **dermoid cyst**(유피낭종, 피부모양기형낭종).

ovarian cysts
(난소낭, 난소물혹; 난소낭종)

Ovary에 생긴 액체가 차 있는 cyst(낭, 물혹, 주머니, 낭종).

일부 cyst는 benign(양성)이며, lining(내층)이 전형적인 난소 세포로 되어 있다. 이런 cyst는 터지지 않은 ovarian follicle(난포; follicle cyst, 난포낭, 난포물혹)에서 유래하거나, follicle이 터진 후 곧바로 막혀서(luteal cyst, 황체낭, 황체물혹) 만들어지기도 한다. 이들 외에 내층이 비정형세포나 암세포로 되어 있는 malignant(악성)인 것도 있다(cystadenocarcinoma, 낭샘암종). 의사는 cyst가 benign인지 malignant tumor인지 구별하기 위해 제거한다.

Dermoid cyst(유피낭종, 피부모양기형낭종)는 피부, 머리카락, 치아, 연골 같은 여러 종류의 세포들로 이루어져 있으며, 난소의 미성숙 난자에서 유래한 것이다. 종양 안에 여러 종류의 조직이 괴상하게 섞여 있어(그림 8-17), **benign cystic teratoma**(양성낭성기형종; tetat/o는 '괴물'이라는 뜻) 혹은 **mature teratoma**(성숙기형종)라고 한다. 외과적으로 cyst를 제거하면 치료된다. 약 15%에서 양쪽 난소에 물혹이 생기기도 한다.

Fallopian Tube(uterine tube, 자궁관, oviduct, 난관)

pelvic inflammatory disease
(PID, 골반염증질환, 골반염)

골반장기의 염증과 감염; salpingitis(자궁관염, 난관염)**, oophoritis**(난소염)**, endometritis**(자궁내막염)**, endocervicitis**(자궁경관내막염, 자궁경부점막염)**.**

PID의 가장 주된 원인은 **sexually transmitted infection**(성매개감염)이다. 이런 감염이 반복적으로 일어나면, uterine tube 속면에 adhesion(유착)과 scar(흉터)가 생긴다. PID를 경험한 여성은 ectopic pregnancy(자궁외임신)와

Sexually Transmitted Infection(STI, 성매개감염)

여성에서 bacterial STI(세균성매개감염)과 viral STI(바이러스성매개감염)의 예:
- **gonorrhea**(임질; gonococcal bacteria, 임균)
- **chlamydial infection**(클라미디아감염; chlamydial bacteria, 클라미디아)
- **syphilis**(매독; spirochete bacteria, 스피로헤타)
- **genital herpes**(생식기포진; herpes simplex virus—HSV, 단순포진바이러스)
- **HPV infection and genital wart**(HPV 감염과 생식기사마귀; human papilloma virus, 사람유두종바이러스)

여성과 남성에서 STI에 대한 자세한 설명은 239쪽 참조.

8

infertility(불임)의 위험도가 높다. 징후와 증상으로는 fever(열), 역겨운 냄새의 질분비물, LLQ(왼쪽아래쪽사분역)와 RLQ(오른쪽아래쪽사분역) 복통(배앓이), 자궁목을 **palpation**(촉진; 손으로 만지면서 진찰하는 것)할 때 tenderness(압통, 누름통증) 등이 있다. Antibiotics(항생제)로 치료한다.

Breast(유방)

carcinoma of the breast
(**breast cancer**, 유방암)

Breast의 malignant tumor[**mammary gland**(유선, 젖샘)**과 lactiferous duct**(젖샘관, 유관에서 종양 발생)].

가장 흔한 유형의 breast cancer는 **invasive ductal carcinoma**(침습관암종)이다. 그림 8-18A는 mammogram(유방방사선영상)에 찍힌 종양이다. 그림 8-18B는 invasive ductal carcinoma의 단면이다. 다른 histopathologic type[조직병리학 유형; histo-는 tissue(조직)를 뜻한다]의 유방암 종류로는 **medullary carcinoma**(수질암종, 속질암종)와 **lobular carcinoma**(소엽암종)가 있다.

Breast cancer는 처음에는 암이 생긴 유방에 가까운 쪽 axilla(겨드랑, 액와, armpit)에 있는 lymph node(림프절)로, 이후 좀 더 진행한 경우에는 피부와 가슴벽으로 퍼진다. Lymph node에 있던 암세포는 뼈, 간, 허파 혹은 뇌 같은 다른 장기로 전이될 수 있다. 초기 진단을 위해 specimen(검사물, 검체; 고형덩이나 미세석회화 부위)을 needle aspiration(바늘흡인)이나 수술절제로 biopsy(생검)를 한다. **Stereotactic core needle biopsy**(정위중심부바늘생검, 입체적중심부바늘생검)는 mammography(유방방사선촬영) 유도에 따라 시행한다.

8

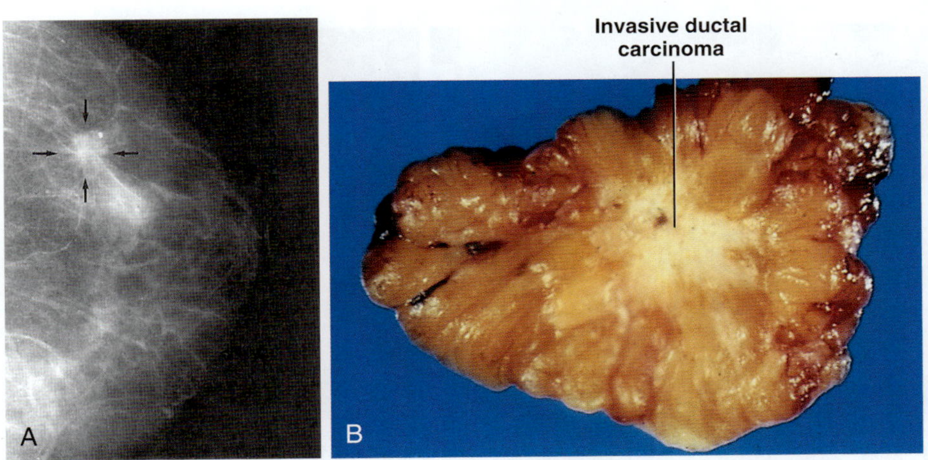

그림 8-18 **A, Mammogram**(유방방사선영상). 화살표들은 유방에 생긴 invasive carcinoma(침습암종)를 가리킨다. 종양 덩이의 2시 방향에 치밀한 흰색 칼슘 조각이 보인다; Calcification(석회화)은 종종 암의 징후로 인식된다. **B,** 유방에 생긴 **invasive ductal carcinoma**(침습관암종) 단면.

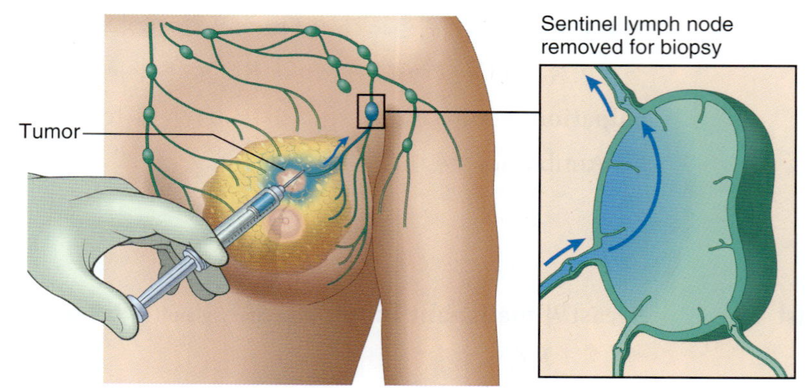

그림 8-19 **Sentinel node biopsy**(감시림프절생검, 전초림프절생검). 물감이나 방사성동위원소을 주입하면, 이 물질들이 지나는 길이 표시되고, sentinel (first) lymph node(감시림프절, 전초림프절)를 찾을 수 있다. 만약 암세포가 유방에서 떨어져 나왔다면 이 림프절에 암세포가 있을 가능성이 상당히 높다. Sentinel node를 제거하고 생검한다. 만약 암세포가 없다면 유방암은 확산되지 않은 것이다.

8

작은 primary tumor(일차종양)는 **lumpectomy**(덩이절제)로 lump(덩이, 종괴)와 붙어 있는 주위의 조직을 제거한다. 종양이 lymph node로 퍼졌는지 알아보기 위해 푸른색 물감이나 radioisotope(방사선동위원소)를 종양부위에 주입하고, axillary (underarm) lymph node(겨드랑림프절)까지 추적하는 **sentinel node biopsy**(**SNB**, 감시림프절생검, 전초림프절생검)를 한다. 그림 8-19 참조. Lumpectomy 후에 남아 있는 종양세포를 죽이기 위해 breast와 연관된 lymph node에 radiation therapy를 한다.

다른 외과치료로 breast 전체를 제거하는 **mastectomy**(유방절제)가 있다(그림 8-20A). Lumpectomy나 mastectomy 후에 lymph node에 전이된 암세포가 있다면, 종양의 recurrence(재발)를 막기 위해 adjuvant (aiding) chemotherapy(보조화학요법)를 시행한다. Mastectomy 후에 Breast reconstruction(유방재건)은 선택사항이다. 그림 8-20B 참조.

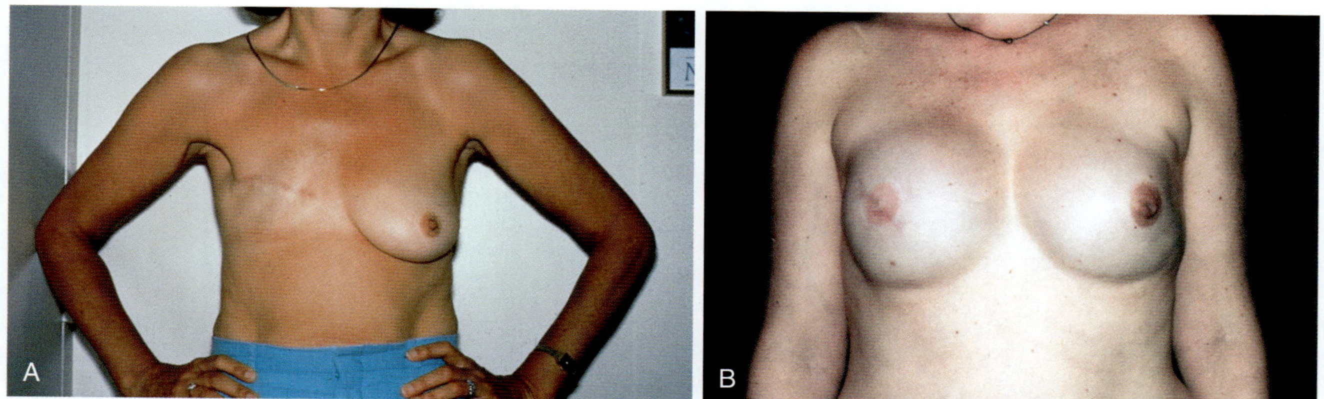

그림 8-20 **A, Surgical scar**(수술흉터), **mastectomy**(유방절제), 오른쪽 breast(유방). **Modified radical mastectomy**(변형근치유방절제)로 유방과 axillary lymph node(겨드랑림프절; 대개 20~30개 정도)를 제거한다. **B, Reconstruction of right breast after skin-sparing mastectomy**(피부보존유방절제 후 오른쪽 유방 재건). 실리콘겔 삽입물을 사용하였다. 이차 수술에서 주위 조직을 다듬어 유두(젖꼭지)–젖꽃판과 비슷한 구조를 만들었다. 이 시술은 유두 주위에 색을 문신하는 것으로 마무리하였다. 이 환자의 왼쪽 유방은 예방적으로 제거되었으며, 실리콘 삽입물을 유방밑절개로 끼워 넣었다.

수술 후 recurrence를 예방하기 위해 추가적인 치료가 필요한 경우도 있다. 어떤 치료방법이 최선인가를 결정함에 있어, 유방암세포에 **estrogen receptor**(ER, 에스트로겐수용체)가 있는지 검사하는 것이 중요하다. 유방암의 2/3에서 ER양성(ER⁺, 에스트로겐수용체양성)을 나타낸다. 이 receptor protein이 있다는 것은 종양이 hormone therapy(호르몬요법)에 반응할 수 있다는 것을 의미한다. 만약 전이가 있는 경우, 이 수용체에 대한 정보는 이후 치료법의 선택에 있어 매우 유용하다. Estrogen의 효과를 차단하여 ER양성인 유방암세포를 죽이는 약에는 두 가지 유형이 있다. 첫 번째 유형은 ER의 작용을 직접 차단하는 것이다. **Tamoxifen**(타목시펜)이 그 예이다. 두 번째 유형의 약은 aromatase라는 효소를 억제해서 estrogen 생산을 억제하는 것이다. 이들 **aromatase inhibitor**(억제제)들은 폐경 후 여성의 치료에 특히 유용하다. 이런 종류의 약품으로는 anastrozole (Arimidex)과 letrozole (Femara)이 있다.

다른 수용체 단백질인 **HER2**는 일부 breast cancer에서 발견되며, 암 재발 위험도가 높다는 징후이다. **Herceptin**은 HER2에 대한 antibody(항체)로 이 수용체에 붙어 기능을 못하게 하므로, chemotherapy와 같이 사용하면 암세포의 증식을 효과적으로 차단할 수 있다. 신약인 T-DMI과 Herceptin 병용요법은 HER2양성 진행유방암 치료에 효과적이다. Estrogen receptor, progesterone receptor(황체호르몬수용체, 프로제스테론수용체), HER2 모두 음성인 **triple-negative tumor**(삼중음성종양)은 빠르게 자라지만, chemotherapy에는 잘 반응한다.

유방암에 대한 강한 가족력이 있는 여성들에게 ***BRCA1***, ***BRCA2***, ***PALB2*** (partner and localizer of BRAC1 and BRAC2) 유전자 돌연변이 검사를 권고한다. 유방암 유전자에 양성을 나타내는 일부 여성은 유방암 발생 위험을 제거하기 위해 prophylactic (preventive) bilateral mastectomy(예방양쪽유방절제)와 유발재건수술을 받는 것을 선택한다.

fibrocystic breast disease
(유방섬유낭병)

Breast에 생긴, 치밀한 섬유조직 가닥들에 둘러싸인 액체가 차 있는 여러 개의 작은 주머니.

흔한 양성질환으로, 이 병이 있는 여성의 가슴에서 premenstrual(월경전) tenderness(압통, 누름통증)와 fullness(포만)를 동반하는 작은 결절들이 만져진다. 유방암과 섬유낭 변화를 구분하기 위해 종종 mammography(유방방사선촬영)와 절개 생검을 한다.

8

임신

abruptio placentae(태반조기박리)

정상적으로 착상된 placenta(태반)의 분만 전 조기 분리.

Abruptio placentae(라틴어로 *ab*는 '-로부터 떨어져'; *ruptus*는 '터짐'을 의미한다)는 추락 같은 trauma(외상) 혹은 hypertension(고혈압)이나 preeclampsia(자간전증, 전자간증)(210쪽 참조)에 의한 이차적인 vascular insufficiency(혈액공급이 부족한 상태) 때문에 일어난다. 급성박리의 징후와 증상으로 갑작스러운 화끈한 느낌의 복통과 출혈이 생긴다. 이것은 산과적으로 매우 위급한 상황이다.

ectopic pregnancy
(자궁외임신)

Fertilized egg(수정란)가 자궁의 정상적인 자리가 아닌 다른 곳에 implantation(착상).

전체 임신의 1~2%에서 자궁외임신이 생기며, 대부분은 uterine tube에 착상하는 **tubal pregnancy**(자궁관임신, 난관임신)이다. Uterine tube 안에서 ectopic implant(이소성착상물, 딴곳착상물)가 터지면 대량 복부출혈이 일어나고 사망할 수도 있다. 외과적으로 implant를 제거하거나, implant를 파괴할 수 있는 약물(methotrexate)로 치료하면, 파열이 일어나기 전에 uterine tube를 보존할 수 있다. Uterine tube 외에도 ovary나 abdominal cavity(배안, 복강)에서도 ectopic pregnancy가 생길 수 있다. 그 위치가 어디든지 ectopic pregnancy는 외과적으로 응급상태이다.

8

multiple gestations(다태임신)

자궁 속에 둘 이상의 태아가 자리 잡고 있다.

미국에서 multiple birth(다태아분만)가 증가하고 있다. 이러한 현상은 in vitro fertilization(IVF, 체외수정)이나 intrauterine insemination(IUI, 자궁내정액주입)을 위해 배란을 유도하는 assisted reproductive technology(ART, 보조생식기술) 때문이다. 다태임신은 preterm delivery(조산, 조기분만), fetal growth restriction(태아성장제한), 고혈압, 당뇨병 등의 위험도가 높다.

placenta previa(전치태반)

Placenta가 cervical canal(자궁경부관, 자궁목관) 입구에 걸치거나, uterus 아래쪽에 착상(그림 8-21).

엄마에서 생기는 징후와 증상들로는 painless bleeding(무통출혈), hemorrhage(출혈), premature labor(조기산통)가 있다. 대부분의 경우 cesarean section(제왕절개)을 권한다.

preeclampsia(자간전증, 전자간증)

High blood pressure(고혈압), proteinuria(단백뇨), edema(부종), headache(두통) 등의 증상이 특징인 임신과 관련된 비정상적인 상태.

비교적 가벼운 preeclampsia인 경우에는 집중적인 blood pressure(혈압) 관찰과 안정으로 관리할 수 있다. 중증 preeclampsia인 경우 seizure(발작)가 일어나지 않도록 magnesium sulfate 같은 약물을 투여하고, 아기는 가능한 한 빨리 출산하도록 한다. 그리스어로 *eklampein*은 '빛나다'라는 뜻으로, 불빛이 번쩍하는 느낌의 시각적 증상이 동반되는 convulsion(경련)과 hypertension을 언급하는 것이다. **Eclampsia**(자간증)는 치료하지 않은 preeclampsia의 가장 심각한 최종단계이다. 이 경우 발작이 자주 나타나며, 산모와 태아가 사망할 수 있다.

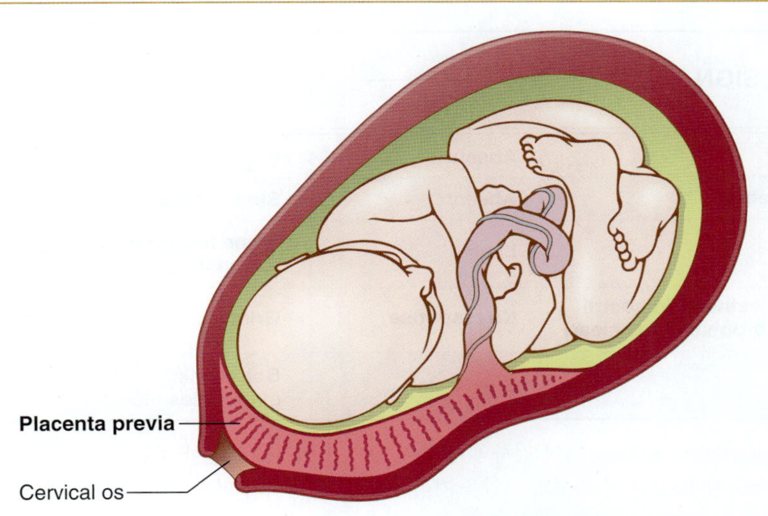

그림 8-21 **Placenta previa**(전치태반). Previa는 '앞에' 혹은 '~앞쪽에'라는 뜻이다. 세 종류의 비정상적인 태반 착상은 다음과 같다: **placenta accreta**(유착태반; 자궁벽에 유착, 근육층은 침범하지 않음), **placenta increta**(함입태반; 자궁근육층까지 침범), **placenta percreta**(천공태반; 다른 장기에 유착).

신생아

아래의 용어들은 newborn(신생아)에서 생길 수 있는 병적 상태나 symptom들을 설명한 것이다. **Apgar score**(아프가 점수; 그림 8-22)는 출산 후 1분과 5분에 infant(영아)의 physical condition(신체상태)을 점수화하는 system이다. **Heart rate**(심박수), **respiration**(호흡), **skin color**(피부색), **muscle tone**(근육긴장), **response to stimulus**(자극반응) 등 다섯 항목에 대해 각각의 상태에 따라 0, 1, 2점씩 배점한다. 최고점수는 10점이다. Apgar score가 7 아래인 아이는 호흡을 돕기 위해 기도흡인이나 산소공급 등의 즉각적인 처치가 필요하다.

8

Down syndrome(다운증후군)

21번 chromosome(염색체)**이 3개**(trisomy 21, 21삼염색체)**인 chromosomal abnormality**(염색체이상)**로 mental retardation**(정신지체)**과 발육지연이 나타나며, 얼굴은 대체적으로 납작한 편으로 짧은 코, 처진 귀, 눈꼬리가 치켜 올라간 눈이 특징적이다.**

erythroblastosis fetalis
(태아적혈모구증)

엄마와 fetus(태아)**의 Rh 혈액형의 incompatibility**(부적합)**에 의해서 생기는 hemolytic disease in the newborn**(HND, 신생아용혈병)**.**

4장 89쪽 설명 참조.

hyaline membrane disease
(유리질막병)

Premature infant(미숙아, 조산아)**에서 흔히 생기는 acute lung disease**(급성폐질환)**.**

이것을 **respiratory distress syndrome of newborn**(RDS, 신생아호흡곤란증후군)이라고도 하며, 정상적인 허파기능에 필수적인 **surfactant**(표면활성물질) 결핍이 원인이다. 치료를 위해 신생아에 surfactant를 투입하기도 한다. Hyaline은 허파꽈리에 형성되는 반짝이는 막(hyaline은 '유리 같은'이라는 뜻)을 표현한 것이다.

SIGN	SCORE		
	0	1	2
Heart rate	Absent	Below 100	Over 100
Respiratory effort	Absent	Slow, irregular	Good, crying
Muscle tone	Limp	Some flexion of extremities	Active motion
Response to catheter in nostril (tested after oropharynx is clear)	No response	Grimace	Cough or sneeze
Color	Blue, pale	Body pink, extremities blue	Completely pink

그림 8-22 **Apgar scoring chart**(아프가점수기록부). 이 검사의 명칭은 1953년 이것을 고안한 마취과의사 Virginia Apgar(1909~1974)의 이름을 딴 것이다. Dr. Joseph Butterfield가 1963년 이 검사의 고안을 기리기 위해 각 단어의 머리글자를 조합한 "**APGAR**"라는 용어를 제안하였다: **A**ppearance(겉모습, color), **P**ulse(맥박, heart rate), **G**rimace(찡그린 상; 콧구멍에 catheter를 넣었을 때 반응), **A**ctivity(활기, muscle tone), **R**espiration(호흡, 호흡운동).

hydrocephalus(수두증)

Brain 속 공간에 cerebrospinal fluid(CSF, 뇌척수액)**가 비정상적으로 차 있는 상태.**

이 병이 있는 infant는 머리 전체가 커질 수 있는데, 태어날 때 skull(머리뼈, 두개골)을 구성하는 모든 뼈들이 완전히 결합되어 있지 않기 때문이다. 영아의 cranial bone(머리뼈, 두개골)들 사이에 정상적으로 뼈가 없이 피부로만 덮여 있는 연한 부분인 **fontanelle**(숫구멍, 천문)이 있으며, 출산 때 부푼다. Hydrocephalus는 brain과 spinal cord 속과 주위의 CSF 순환의 문제로 인해 뇌 속에 뇌척수액이 과다하게 차게 되는 것이다.

meconium aspiration syndrome(태변흡입증후군)

Fetus나 newborn이 meconium(태변)**을 비정상적으로 inhalation**(흡입) **한 경우.**

Meconium은 태아와 신생아의 첫 번째 stool(대변, 변)로 걸쭉하고 끈적끈적하며 녹색이나 검은색을 띤다. Intrauterine distress(자궁내곤란)는 amniotic fluid(양수)로 meconium의 배설을 유발할 수 있다. 양수로 태변이 배설되면 태아는 이것을 허파로 들이킬 수도 있다. Meconium 흡입은 태아 허파에 염증을 유발하고 이로 인해 출생 후 호흡곤란이 생길 수 있다.

pyloric stenosis(날문협착증)

Stomach에서 duodenum(십이지장, 샘창자)**으로 이어지는 구멍인 pylorus**(날문, 유문)**가 좁아진 상태.**

날문협착증은 태어날 때 생겨 있을 수 있으며, 다운증후군과 연관된 경우가 많다. 수술로 좁아져 있는 부분을 넓혀주어야 한다.

검사실검사와 처치

검사실검사

Pap test(Papanicolaou test, 파파니콜로검사, 자궁경부질세포검사; **Pap smear**, 파파니콜로펴바른표본, 자궁경부질세포펴바른표본)

Vagina와 uterine cervix에서 채취한 세포들을 염색하여 현미경으로 관찰하는 검사.

Vaginal wall을 벌려주는 기구인 **vaginal speculum**(질경)을 밀어 넣고, 작은 spatula(주걱, 다루개)로 cervix와 vagina의 탈락(벗겨진)세포를 채취한다(그림 8-23). 유리슬라이드 위에 펴바른 세포표본을 현미경으로 관찰하면서 자궁목과 질의 세포이상을 찾는다.

pregnancy test(임신검사)

소변이나 혈액에서 hCG(사람융모생식샘자극호르몬, human chorionic gonadotropin)**가 있는지 찾는다.**

처치

X선(x-ray) 검사

hysterosalpingography (**HSG**, 자궁자궁관조영, 자궁난관조영)

Uterus와 uterine tube에 contrast medium(조영제)**을 주입하고 찍는 X선 영상.**

Tubal patency(자궁관열림)와 uterine cavity(자궁안, 자궁강) 이상을 평가하는 데 이용하는 방사선검사.

mammography(유방방사선촬영)

Breast의 X선 영상.

40대 여성은 baseline mammogram(기준유방방사선영상)을 찍어 두고 이후 필요할 때 찍는 mammogram과 비교할 수 있도록 하는 것이 좋다. 40세 이상 여성들은 breast cancer의 screening(선별검사)을 위해 매년 mammography를 할 것을 권한다. 그림 8-24는 mammography를 소개하는 자료들이다.

8

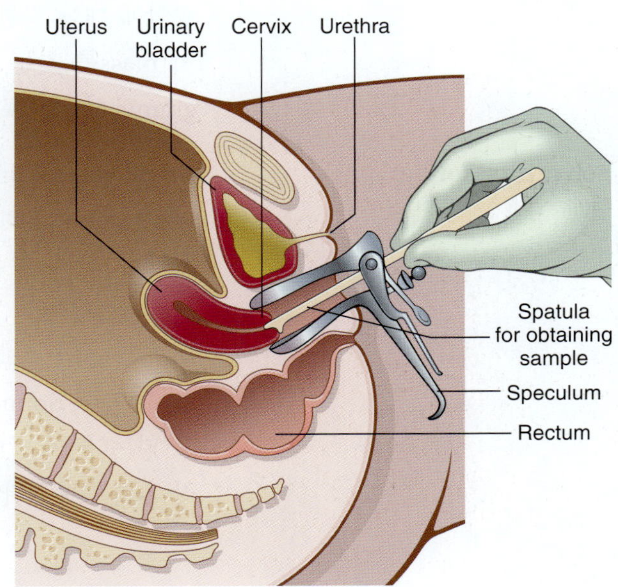

그림 8-23 **Pap test** 표본을 만들기 위해 세포를 채취하는 방법. 이 검사법은 초기 cervical cancer(자궁경부암) 진단에 95%의 정확도를 가진다. 이 검사의 이름은 이 방법을 개발한 그리스 의사 Georgios Papanicolaou의 이름을 딴 것이다.

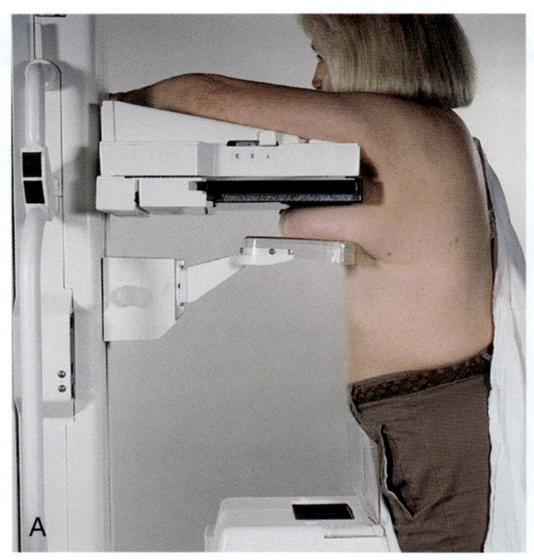

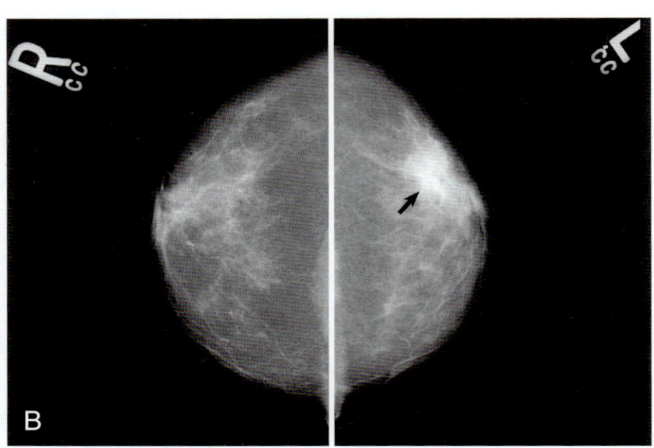

그림 8-24 **A, Mammography**(유방방사선촬영). Breast를 눌러 위아래 방향과 가쪽 방향 X선(x-ray) 영상을 얻는다. **B,** 63세 여자의 **mammogram**(유방방사선영상). 오른쪽 유방은 정상, 왼쪽 유방에 암이 있다.

Digital tomosynthesis는 새로운 유방촬영술이다. 이 검사는 X선관을 유방 주위로 둥글게 움직이면서 여러 장의 사진을 찍고, 이 영상들을 컴퓨터로 전송하고 처리하여 선명하고 초점이 잘 맞는 3차원 사진을 얻는 방법이다. 이 방법은 고통이 덜할 뿐만 아니라, 치밀한 유방조직에서 유방암을 쉽게 찾아낼 수 있다.

Ultrasound Examination(초음파검사), Magnetic Resonance Imaging(MRI, 자기공명영상)

유방 ultrasound imaging(초음파영상)**과 유방 MRI**

유방조직 영상을 얻기 위해 sound wave(음파)**와 magnetic field**(자기장)**를 이용하는 기술.**

이 영상기법들은 mass(덩이, 종괴)의 존재를 확인하며, cyst(낭, 물혹, 낭종)와 solid mass(고형덩이)를 구별할 수 있다. MRI는 유방조직이 치밀한 젊은 여성이나 유방암에 대한 강한 가족력이 있으며, 유방암으로 발전할 위험도가 높은 여성에서 mass를 찾는 데 매우 유용하다. Breast ultrasound imaging은 mammogram에서 암으로 생각되는 특정한 부분을 검사하는 데 유용하다.

pelvic ultrasonography
(골반초음파검사)

Pelvic region(골반부위) **장기로부터 반사되어 나오는 음파를 기록한 영상.**

이 기술을 이용하여 태아와 태반의 위치뿐만 아니라 태아의 크기와 형태를 평가할 수 있다. 초음파검사는 uterine tumor(자궁종양)와 abscess(고름집, 농양)를 포함하여 골반에서 생기는 mass를 진단하는 데도 사용한다. **Transvaginal ultrasonography**(질경유초음파검사)를 이용하면, 골반장기들을 보다 가깝고 깨끗하게 볼 수 있다. Sound probe(음향탐색자)를 골반이나 배 위에 두는 대신 vagina 속으로 넣는다; 이 방법은 액체가 차 있는 cyst(낭, 물혹, 주머니, 낭종)를 검사하는 데 가장 흔히 사용된다.

부인과처치

aspiration(흡인)

Suction(흡인, 빨기) **기구로 cavity나 sac에 고인 액체를 뽑아낸다.**

Aspiration needle biopsy(흡인바늘생검)는 breast disease(유방병) 검사에 유용한 방법이다.

cauterization(지짐)

조직을 태워서 파괴한다.

비정상적인 조직을 silver nitrate(질산은) 같은 화학물질이나, 혹은 전기발열장치로 파괴한다. Cauterization은 cervical dysplasia(자궁경부이형성)나 cervical erosion(자궁경부미란) 치료에 사용한다. **Loop electrocautery excision procedure**(LEEP, 고리전기지짐절제술)(그림 8-26A 참조)를 비정상 자궁경부 조직 생검과 치료에 이용한다.

colposcopy(질확대경술)

Colposcope(질확대경)**을 이용한 vagina와 cervix의 광학적검사.**

Colposcope는 작은 쌍안경과 비슷한 모양으로 빛을 비추어 확대해 볼 수 있는 장비이다. 부인과의사들은 cervical dysplasia가 있는 경우 골반검사에 colposcopy를 선호하는데, 비정상 세포가 있는 특정부위를 확인할 수 있기 때문이다. 보다 정확한 진단을 위해 생검표본을 채취할 필요가 있다(그림 8-25).

conization(원뿔절제)

Cervix를 원뿔 모양으로 잘라낸다(cone biopsy, 원뿔생검)**.**

수술칼(scalpel)이나, 이산화탄소레이저 혹은 **LEEP**(**loop electrosurgical excision procedure**)로 조직을 잘라낸다. 그림 8-26A는 LEEP를 이용한 conization 사진, 그림 8-26B는 수술로 잘라낸 원뿔생검표본.

cryosurgery(냉동수술)

낮은 온도로 조직을 파괴한다.

Liquid nitrogen probe(액체질소프로브)는 냉동온도를 만든다. **Cryocauterization**(동결지짐)이라고도 한다. cry/o는 '차가운'이라는 뜻이다

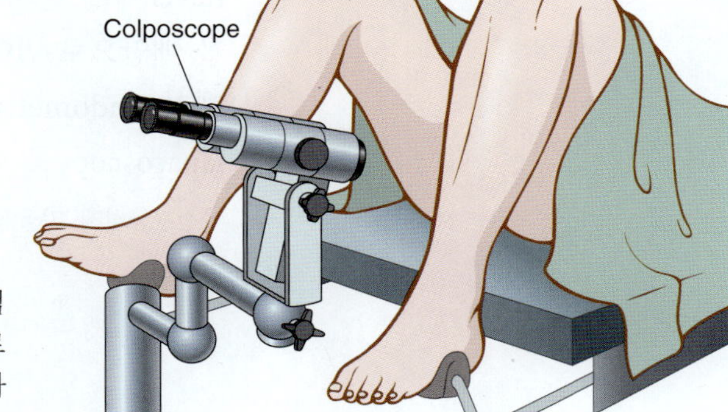

그림 8-25 **Colposcopy**(질확대경술)는 Pap test 결과가 비정상적인 환자를 검사할 때 이용한다. 환자를 lithotomy position(골반내진자세, 하늘자전거자세)으로 하고 검사한다. 이 자세는 urinary tract(요로)의 돌을 제거하기 위한 자세와 같다[lithotomy(결석제거, 돌제거)는 돌을 없애기 위해 절개한다는 뜻이다].

8

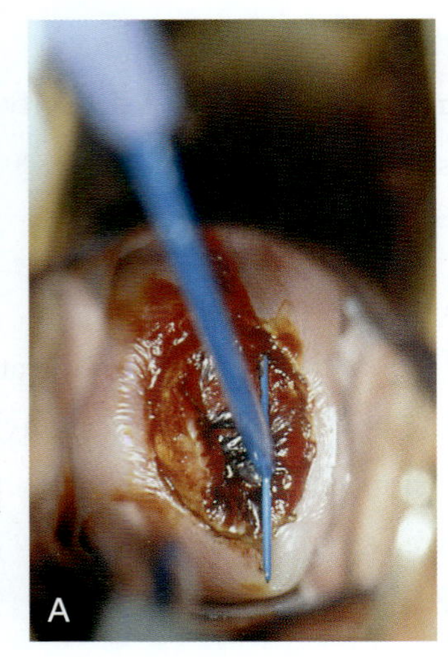

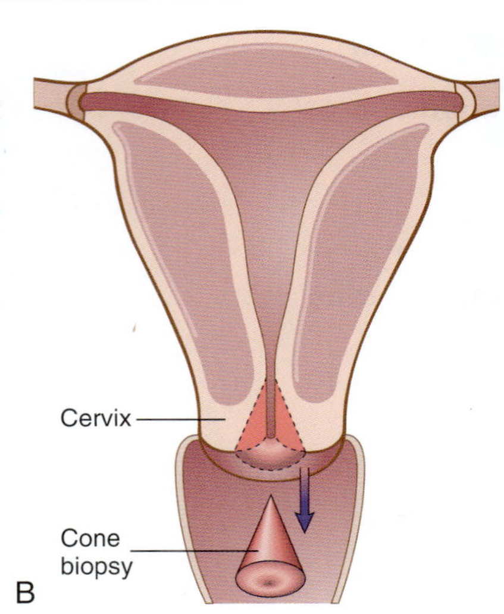

그림 8-26 A, Cone biopsy(원뿔생검)을 위한 **cervical loop electrocautery** (electrosurgical) **excision procedure**(LEEP, 자궁경부고리전기지짐절제술). **B, 원뿔생검**검체의 외과적 절제.

culdocentesis(직장자궁오목천자)

Rectouterine pouch(직장자궁오목, **cul-de-sac**, 막힌주머니)**에 고여 있는 액체를 바늘로 뽑아낸다.**

바늘을 질벽을 통과해서 rectouterine pouch로 찔러 넣는다. 액체에 혈액이 있다면 ectopic pregnancy나 ovarian cyst(난소낭, 난소물혹; 난소낭종)의 파열을 의심할 수 있다.

dilation (dilatation) **and curettage** (D&C, 자궁긁어냄술, 자궁소파술)

Cervix를 넓혀 uterus의 endometrium을 긁어낸다.

자궁목에 점차 크기가 큰 dilator(확장기)를 단계적으로 밀어 넣어 확장시킨 후, 길고 가는 손잡이 끝에 금속고리가 달려 있는 **curet**(curette, 소파기)으로 자궁내막 표본을 채취한다. 이 처치는 자궁질환을 진단하고, 지속적이거나 심한 uterine bleeding을 일시적으로 멈추는 데 도움이 된다. 필요한 경우, spontaneous abortion(자연유산) 혹은 therapeutic abortion(치료유산)을 할 때 D&C로 조직을 제거한다(그림 8-27).

exenteration(내용물적출)

체강의 internal organ(내부장기)**들을 제거한다.**

Pelvic exenteration(골반내용물적출)은 pelvis의 장기들과 주위 구조물들을 제거하는 것이다.

laparoscopy(복강경술)

Laparoscope(복강경)**을 이용한 복강**(배안)**의 광학적 검사.**

이 처치는 **minimally invasive surgery**(MIS, 최소침습수술) 중 하나로, 여성의 navel(배꼽) 근처에 작은(5~10 mm) incision(절개)을 하여 laparoscope와 기구들을 배안으로 밀어 넣는다. Ovary와 uterine tube의 inspection(검사, 조사; 시진)과 제거, endometriosis(자궁내막증)의 진단과 치료, uterine myoma(자궁근종) 제거에 laparoscopy를 이용한다. Laparoscopy로 subtotal hysterectomy(대부분자궁절제, 아전자궁절제; 자궁목은 남겨둔다)와 total hysterectomy(전체자궁절제)를 하기도 한다(그림 8-28).

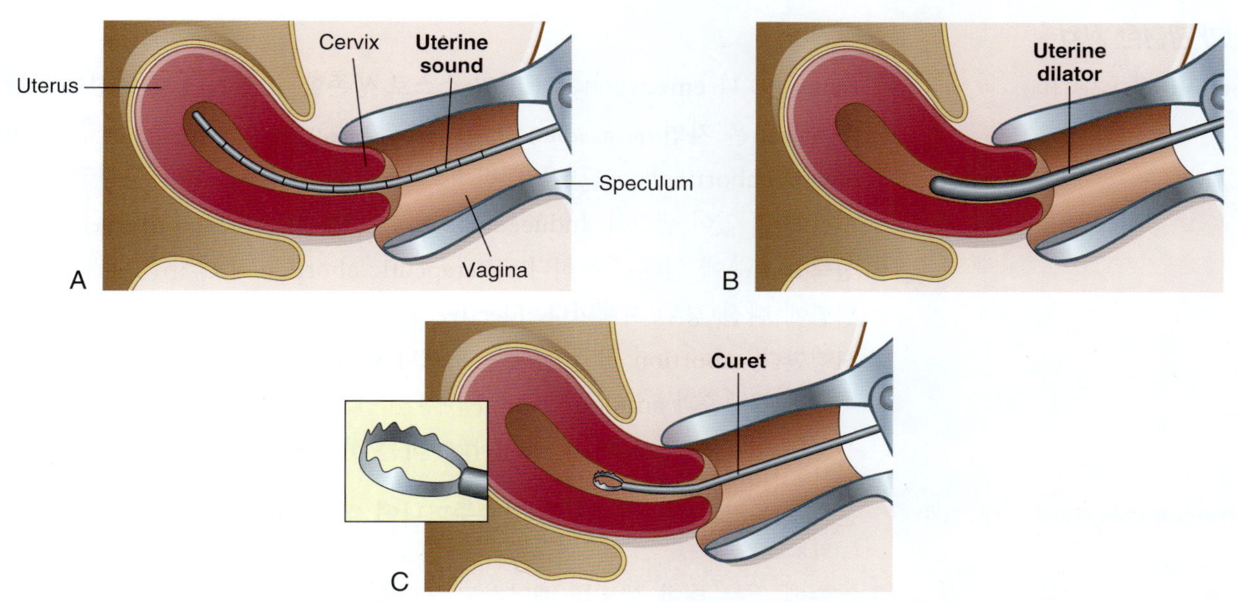

그림 8-27 **Uterus의 dilation and curettage**(D&C, 자궁긁어냄술, 자궁소파술). **A,** 자궁을 확장하는 동안 perforation(관통, 천공)을 막기 위해 **uterine sound**(자궁확장기; uterus의 깊이를 재는 데 이용하는 가는 기구)로 uterine cavity(자궁안, 자궁강)를 살핀다. **B,** 크기가 다른 **uterine dilator**(자궁확장기, Hanks or Hagar)를 작은 것에서 점차 큰 것으로 바꿔가며 cervix를 천천히 확장시킨다. **C,** 부드럽게 endometrium(자궁내막, 자궁속막)을 긁어내 검체를 모은다.

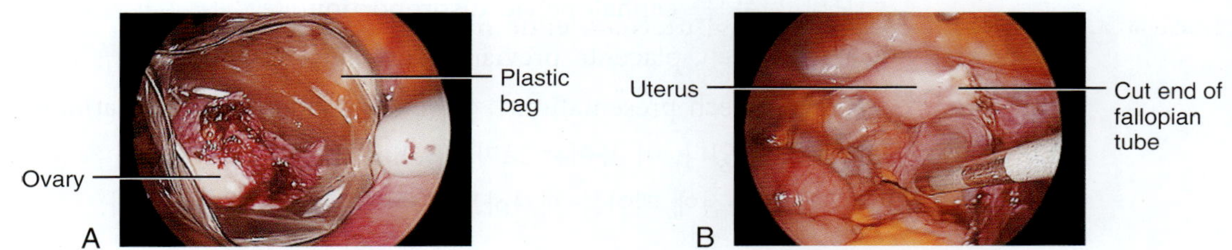

그림 8-28 **Laparoscopic oophorectomy**(복강경난소절제). **A,** 비닐봉지 안에 있는 ovary를 보시오. Laparoscope을 통해 밀어 넣은 봉지 입구를 벌려 ovary를 담는다. **B,** Uterus와 uterus에 붙어 있는 uterine tube 부분을 남겨두고, 잘라낸 ovary와 uterine tube를 laparoscope를 통해 꺼낸다.

자궁이나 자궁근종을 복강경으로 제거할 때 흔히 morcellation(세절제거; 배안에서 자궁조직을 잘게 자른다)을 시행한다. Pre-malignancy(전암)나 암이 의심되는 경우, 이런 처치는 contraindication(금기)이다.

tubal ligation(자궁관묶음, 난관결찰)

Fertilization(수정)이 일어나는 것을 방지하기 위해 uterine tube를 차단한다. **Sterilization**처치(불임법, 단종법; 개인이 생식을 할 수 없도록 함)는 laparoscopy나 자궁목구멍을 통해 밀어 넣은 hysteroscope(자궁경)을 사용하여 시술한다. **Ligation**(묶음, 결찰)은 잡아맨다는 뜻으로 자궁관에만 시행하는 것은 아니다. 끈이나 클립을 이용해서 묶어주거나 수술로 조직을 자르거나 태우기도 한다.

임신과 관련한 처치

abortion(AB, 유산; 낙태)

Fetus(태아)**나 embryo**(배아)**가 자기 스스로 생존할 수 있기 전에 임신이 끝남.**

Abortion은 **자연(spontaneous)** 혹은 **유도(induced)**에 의해 생길 수 있다. Spontaneous abortion(자연유산)은 일반적으로 "miscarriage(유산, 낙태)"라고 하며, 뚜렷한 원인 없이 생긴다. Induced abortion(유도유산)은 **치료(therapeutic)** 목적 혹은 **선택(elective)**에 의해 가능하다. Therapeutic abortion(치료유산)은 산모의 건강이 위험에 빠진 경우 시행한다. Elective abortion(선택유산)은 산모의 요청에 의해 시행한다. Abortion 방법으로는 D&C나 vacuum aspiration(진공흡인, suction)을 이용한 질배출과 amniotic cavity(양막공간) 안으로 식염수를 주사하여 자궁 수축을 유도[임신 second trimester(제2삼분기)에] 하는 것 등이 있다.

amniocentesis(양막천자, 양수천자)

분석을 목적으로 주사바늘을 양수주머니에 찔러 amniotic fluid(양수)**를 뽑는다** (그림 8-29)**.**

양수에 있는 태아 세포를 배양하고, 세포학적, 생화학적으로 분석하여 태아의 성숙, 양수의 단백질과 bilirubin(빌리루빈) 농도, 태아 염색체 상태를 검사한다.

cesarean section(제왕절개)

Fetus를 분만하기 위해 abdominal wall(배벽)**과 uterus를 절개한다.**

제왕절개의 indication(적응증)으로는 태아 머리가 엄마의 birth canal(출산길, 산도)보다 너무 큰 cephalopelvic disproportion(머리골반불균형), abruptio placentae(태반조기박리), placenta previa(전치태반), fetal distress(태아곤란; fetal hypoxia 태아저산소증), breech presentation(볼기태위, 둔위), shoulder presentation(어깨태위, 견갑위태위) 등이 있다. 이 용어는 로마의 Julius Caesar 통치시기에 사망한 임신여성을 매장하기 전에 태아를 제거하도록 한 법에서 유래한 것이다.

8

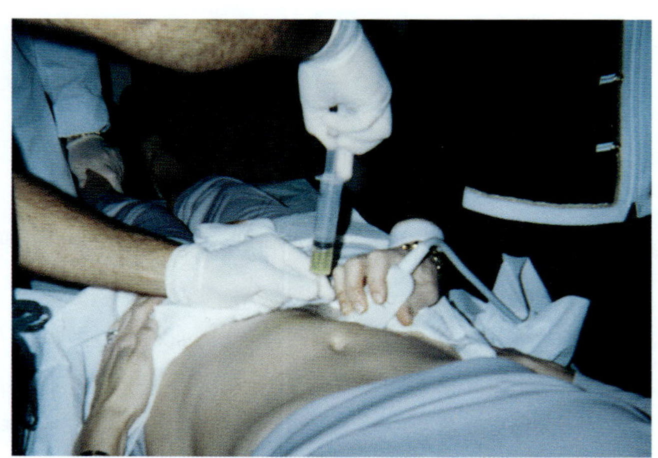

그림 8-29 **Amniocentesis**(양막천자, 양수천자). 긴 바늘을 임신부의 배벽에서 amniotic cavity(양막공간)까지 찔러 넣는다. Fetus와 placenta에 손상이 생기지 않도록 radiologist의 손에 쥔 transducer(탐촉자)를 통해 만들어진 ultrasound(초음파) 영상을 보면서 바늘의 위치를 잡는다. 노란색 amniotic fluid(양수)를 바늘이 꼽힌 주사기로 뽑아낸다. 이 검사는 임신 16주경 시행한다. AFP(alpha-fetoprotein, 알파태아단백질) 농도가 낮은 경우, 아기는 Down syndrome일 가능성 있으며, amniocentesis의 적응증이 된다. Karyotype analysis(핵형분석; 10일 정도 소요)를 하면 아기의 염색체 상태를 알 수 있다.

chorionic villus sampling (CVS, 융모막융모표본채취)

Prenatal diagnosis(출생전진단)을 위해 태반조직(chorionic villi, 융모막융모)을 채취한다.

Catheter(도관, 이끌관, 카테터)를 uterus에 밀어 넣어 표본을 채취한다. Gestation(임신) 10주나 그 이후에 가능하며, amniocentesis보다 일찍 시행할 수 있다.

fetal monitoring (태아감시)

분만과정과 태아상태를 평가하기 위해 산모 자궁수축과 fetal heart rate(태아심박수)를 계속 기록한다.

in vitro fertilization(IVF, 체외수정)

수정을 촉진하기 위해 몸 바깥인 실험실 배양접시에서(in vitro, 시험관내, 생체외) 난자와 정자를 결합시킨다.

수정란을 3~5일 동안 배양한 후 자궁목을 통해 자궁 속에 넣어준다(라틴어로 *in vitro*는 '유리 안'이라는 뜻으로, '실험용기'라는 의미로 쓰인다). 현재 IVF 시술의 30% ~50%는 intracytoplasmic sperm injection(ICSI, 세포질내정자주입)과 관련있다. ICSI는 채취한 난자에 정자를 직접 주입하는 것이다.

약어

AB	abortion(유산; 낙태)
AFP	alpha-fetoprotein(알파태아단백질)—태아의 양수나 엄마의 혈청에 이 단백질의 양이 증가되어 있다면 infant에 neurologic birth defect(신경계출생결함, 신경계출생결손)가 있을 가능성이 높다는 것을 의미한다
BRCA1* *BRCA2	breast cancer *1* and *2*—이들 유전자에 돌연변이가 있으면 유방암이 생길 가능성이 높다
BSE	breast self-examination(자기유방검사)
CA-125	ovarian cancer에서 증가되는 protein marker(단백질표지자). 정상 범위는 0~35 U/mL
C-section, CS	cesarean section(제왕절개)
CIN	cervical intraepithelial neoplasia(자궁경부상피내신생물)
CIS	carcinoma in situ(제자리암종)
CVS	chorionic villus sampling(융모막융모표본채취)
Cx	cervix(자궁경부, 자궁목)
D&C	dilation (dilatation) and curettage(자궁긁어냄술, 자궁소파술)
DCIS	ductal carcinoma in situ(제자리관암종); Breast의 precancerous lesion(전암병터)으로 invasive ductal cancer(침습관암종)가 될 위험도가 높다.
DUB	dysfunctional uterine bleeding(기능장애자궁출혈)
FHR	fetal heart rate(태아심박수)
FSH	follicle-stimulating hormone(난포자극호르몬)
G	gravida(pregnant, 임신부)
GnRH	gonadotropin-releasing hormon(생식샘자극호르몬방출호르몬)—hypothalamus(시상하부)에서 분비되는 호르몬으로 뇌하수체에서 FSH와 LH 분비를 자극한다.
GYN	gynecology(부인과학)
hCG or HCG	human chorionic gonadotropin(사람융모생식샘자극호르몬)

HDN	hemolytic disease of the newborn(신생아용혈병)
HPV	human papillomavirus(사람유두종바이러스)
HRT	hormone replacement therapy(호르몬대체요법)
HSG	hysterosalpingography(자궁자궁관조영, 자궁난관조영)
IUD	intrauterine device(자궁내장치); 피임장치
IVF	in vitro fertilization(체외수정)
LEEP	loop electrocautery excision procedure(고리전기지짐절제술)
LH	luteinizing hormone(황체형성호르몬)
LMP	last menstrual period(최종월경주기)
multip	multipara(다출산부, 다분만부); multiparous(다분만-, 다산-)
OB	obstetrics(산과, 산과학)
para 2-0-1-2	어떤 여성의 reproductive history(생식력): full-term birth(만기출생) 2명, preterm birth(조산, 조기분만) 0명, abortion(유산; 낙태) 1번, living children(생존아) 2명
Pap test	Papanicolaou test(파파니콜로검사, 자궁경부질세포검사)—cervical cancer나 vaginal cancer 검사법
PID	pelvic inflammatory disease(골반염증질환, 골반염)
PMS	premenstrual syndrome(월경전증후군)
primip	primipara(첫출산부, 첫분만부, 초산부); primiparous(초산-)
SLN biopsy *or* SNB	sentinel lymph node biopsy(감시림프절생검, 전초림프절생검)—푸른색 물감 혹은 radioisotope(방사성동위원소)(혹은 둘 다)를 이용하여 breast에서 배출된 lymph가 흘러가는 첫 번째 lymph node를 찾는다.
TAH-BSO	total abdominal hysterectomy with bilateral salpingo-oophorectomy[양쪽자궁관난소절제(양쪽난관난소절제)와 복식전체자궁절제]
UAE	uterine artery embolization(자궁동맥색전술)
VH	vaginal hysterectomy(질경유자궁절제)

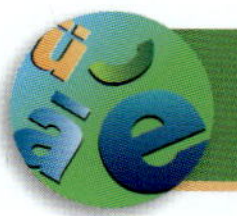

발음

이 장에 나오는 용어들을 얼마나 이해하고 있는지를 독자 스스로 판단하기 위하여 아래 각 용어의 의미를 빈칸에 채워 넣어 보자. 그 다음에 의미만을 보고 무슨 용어였는지를 적어보는 것도 공부에 도움이 될 것이다. 이때 철자법이 틀리지 않도록 주의하라. 각 용어 뒤에 표시된 숫자는 정의나 용례가 적혀 있는 페이지 번호를 가리킨다. 이 페이지를 확인하여 자신이 제대로 알고 있는지를 확인하라.

발음기호 안내

ā: 에이 (예: āpe)	ă: 애 (예: ăpple)
ē: 이- (예: ēven)	ĕ: 에 (예: ĕvery)
ī: 아이 (예: īce)	ĭ: 이 (예: ĭnterest)
ō: 오우 (예: ōpen)	ŏ: 오 (예: pŏt)
ū: 유 (예: ūnit)	ŭ: 어 (예: ŭnder)

어휘와 용어

용어	발음	의미
adnexa uteri (193)	ăd-NĔK-să Ū-tĕ-rī	
amenorrhea (198)	āmĕn-ō-RĒ-ă	
amniocentesis (196)	ăm-nē-ō-sĕn-TĒ-sĭs	

용어	발음	의미
amnion (193)	ĂM-nē-ŏn	
amniotic fluid (196)	ăm-nē-ŎT-ĭk FLOO-ĭd	
anovulatory (199)	ăn-ŎV-ū-lă-tōr-ē	
areola (193)	ă-RĒ-ō-lă	
Bartholin glands (193)	BĂR-thō-lĭn glăndz	
bartholinitis (196)	băr-thō-lĭ-NĪ-tĭs	
cephalic version (200)	sē-FĂL-lĭk VĔR-zhŭn	
cervix (193)	SĔR-vĭkz	
chorion (193)	KŌ-rē-ŏn	
chorionic (196)	kō-rē-ŎN-ĭk	
clitoris (193)	KLĬ-tō-rĭs	
coitus (193)	KŌ-ĭ-tŭs	
colposcopy (196)	kŏl-PŎS-kō-pē	
corpus luteum (193)	KŎR-pŭs LOO-tē-ŭm	
cul-de-sac (194)	KŬL-dē-săk	
culdocentesis (196)	kŭl-dō-sĕn-TĒ-sĭs	
dysmenorrhea (198)	dĭs-mĕn-ō-RĒ-ă	
dyspareunia (201)	dĭs-pă-ROO-nē-ă	
dystocia (200)	dĭs-TŌ-sē-ă	
embryo (194)	ĔM-brē-ō	
endocervicitis (196)	ĕn-dō-sĕr-vĭs-SĪ-tĭs	
endometritis (201)	ĕn-dō-mĕ-TRĪ-tis	
endometrium (194)	ĕn-dō-MĒ-trē-ŭm	
episiotomy (196)	ĕ-pĭs-ē-ŎT-ō-mē	
estrogen (194)	ĔS-trō-jĕn	
fallopian tube (194)	fă-LŌ-pē-ăn tūb	
fertilization (194)	fĕr-tĭl-ĭ-ZĀ-shŭn	
fetal presentation (200)	FĒ-tăl prĕ-sĕn-TĀ-shŭn	
fetus (194)	FĒ-tŭs	
fimbriae (194)	FĬM-brē-ē	

용어	발음	의미
follicle-stimulating hormone (194)	FŎL-lĭ-kl STĬM-ū-lā-tĭng HŌR-mōn	
galactorrhea (196)	gă-lăk-tō-RĒ-ă	
gamete (194)	GĂM-ēt	
genitalia (194)	jĕn-ĭ-TĀ-lē-ă	
gestation (194)	jĕs-TĀ-shŭn	
gonad (194)	GŌ-năd	
gynecology (194)	gī-nĕ-KŎL-ō-jē	
gynecomastia (196)	gī-nĕ-kō-MĂS-tē-ă	
human chorionic gonadotropin (194)	HŪ-măn kō-rē-ŎN-ĭk gō-nă-dō-TRŌ-pĭn	
hymen (194)	HĪ-mĕn	
hysterectomy (197)	hĭs-tĕr-ĔK-tō-mē	
hysteroscopy (197)	hĭs-tĕr-ŎS-kō-pē	
inframammary (197)	ĭn-fră-MĂM-ăr-ē	
intrauterine device (201)	ĭn-tră-Ū-tĕ-rĭn dĕ-VĪS	
involution (201)	ĭn-vō-LOO-shŭn	
labia (194)	LĀ-bē-ă	
lactation (197)	lăk-TĀ-shŭn	
lactiferous ducts (194)	lăk-TĬ-fĕ-rŭs dŭkts	
leukorrhea (200)	loo-kō-RĒ-ă	
luteinizing hormone (194)	LOO-tē-nī-zĭng HŎR-mōn	
mammary papilla (194)	MĂM-ăr-ē pă-PĬL-ă	
mammoplasty (197)	MĂM-ō-plăs-tē	
mastectomy (198)	măs-TĔK-tō-mē	
mastitis (198)	măs-TĪ-tĭs	
menarche (199)	mĕ-NĂR-kē	
menometrorrhagia (198)	mĕn-ō-mĕt-rō-RĀ-jă	
menopause (194)	MĔN-ō-păwz	
menorrhea (200)	mĕn-ō-RĒ-ă	
menorrhagia (198)	mĕn-ō-RĀ-jă	

8

용어	발음	의미
menstruation (195)	mĕn-strū-Ā-shŭn	
metrorrhagia (198)	mĕ-trō-RĀ-jă	
multigravida (201)	mŭl-tĭ-GRĂV-ĭ-dă	
multipara (201)	mŭl-TĬP-ă-ră	
myomectomy (198)	mī-ō-MĔK-tō-mē	
myometrium (195)	mī-ō-MĒ-trē-ŭm	
neonatal (198)	nē-ō-NĀ-tăl	
neonatology (195)	nē-ō-nā-TŎL-ō-jē	
nulligravida (201)	nŭl-lē-GRĂ-vĭ-dă	
nullipara (201)	nŭl-LĬP-ă-ră	
obstetrics (195)	ŏb-STĔT-rĭks	
oligomenorrhea (198)	ŏl-ĭ-gō-mĕn-ō-RĒ-ă	
oocyte (198)	ō-ō-SĪT	
oogenesis (198)	ō-ō-JĔN-ĕ-sĭs	
oophorectomy (198)	oo-fō-RĔK-tō-mē *or* ō-ŏf-ō-RĔK-tō-mē	
oophoritis (199)	ō-ŏf-ōr-Ī-tĭs	
orifice (195)	ŎR-ĭ-fĭs	
ovarian (199)	ō-VĀ-rē-ăn	
ovarian follicle (195)	ō-VĀ-rē-ăn FŎL-lĭ-kl	
ovary (195)	Ō-vă-rē	
ovulation (195)	ŏv-ū-LĀ-shŭn	
ovum; ova (195)	Ō-vŭm; Ō-vă	
oxytocia (200)	ŏks-ē-TŌ-sē-ă	
oxytocin (200)	ŏks-ē-TŌ-sĭn	
parturition (195)	păr-tū-RĬSH-ŭn	
perineorrhaphy (199)	pĕ-rĭ-nē-ŎR-ră-fē	
perineum (195)	pĕ-rĭ-NĒ-ŭm	
pituitary gland (195)	pĭ-TOO-ĭ-tăr-ē glănd	
placenta (195)	plă-SĔN-tă	
pregnancy (195)	PRĔG-năn-sē	

용어	발음	의미
prenatal (201)	prē-NĀ-tăl	
primigravida (200)	prī-mĭ-GRĂV-ĭ-dă	
primipara (201)	prī-MĬP-ă-ră	
primiparous (200)	prī-MĬP-ă-rŭs	
progesterone (195)	prō-JĔS-tĕ-rōn	
pseudocyesis (200)	sū-dō-sī-Ē-sĭs	
puberty (195)	PŪ-bĕr-tē	
pyosalpinx (200)	pī-ō-SĂL-pĭnks	
retroversion (202)	rĕ-trō-VĔR-zhŭn	
salpingectomy (199)	săl-pĭn-JĔK-tō-mē	
salpingitis (206)	săl-pĭn-JĪ-tĭs	
uterine prolapse (199)	Ū-tĕr-ĭn PRŌ-lăps	
uterine serosa (195)	Ū-tĕr-ĭn sē-RŌ-să	
uterus (195)	Ū-tĕr-ŭs	
vagina (195)	vă-JĪ-nă	
vaginal orifice (199)	VĂ-jĭ-năl ŎR-ĭ-fĭs	
vaginitis (199)	vă-jĭ-NĪ-tĭs	
vulva (196)	VŬL-vă	
vulvodynia (199)	vŭl-vō-DĬ-nē-ă	
vulvovaginitis (199)	vŭl-vō-vă-jĭ-NĪ-tĭs	
zygote (196)	ZĪ-gōt	

질환, 임상검사, 처치

용어	발음	의미
abortion (218)	ă-BŎR-shŭn	
abruptio placentae (210)	ă-BRŬP-shē-ō plă-SĔN-tā	
Apgar score (211)	ĂP-găr skōr	
aspiration (215)	ăs-pĭ-RĀ-shŭn	
carcinoma in situ (203)	kăr-sĭ-NŌ-mă ĭn SĪ-tū	
carcinoma of the breast (207)	kăr-sĭ-NŌ-mă of the brĕst	

용어	발음	의미
carcinoma of the cervix (202)	kăr-sĭ-NŌ-mă of the SĔR-vĭks	
carcinoma of the endometrium (204)	kăr-sĭ-NŌ-mă of the ĕn-dō-MĒ-trē-ŭm	
cauterization (215)	kaw-tĕr-ĭ-ZĀ-shŭn	
cervical dysplasia (215)	SĔR-vĭ-kăl dĭs-PLĀ-zē-ă	
cervicitis (203)	sĕr-vĭ-SĪ-tĭs	
cesarean section (218)	sē-ZĀ-rē-ăn SĔK-shŭn	
chorionic villus sampling (219)	kō-rē-ŎN-ik VĬL-us SĂMP-lĭng	
colposcopy (215)	kōl-PŎS-kō-pē	
conization (215)	kō-nĭ-ZĀ-shŭn	
cryocauterization (215)	krī-ō-kaw-tĕr-ĭ-ZĀ-shŭn	
culdocentesis (216)	kŭl-dō-sĕn-TĒ-sĭs	
dermoid cysts (206)	DĔR-moyd sĭsts	
dilatation (216)	dĭ-lă-TĀ-shŭn	
dilation and curettage (216)	dī-LĀ-shŭn and kŭr-ĕ-TĂZH	
Down syndrome (211)	Dŏwn SĬN-drōm	
ectopic pregnancy (210)	ĕk-TŎP-ĭk PRĔG-năn-sē	
endometriosis (204)	ĕn-dō-mē-trē-Ō-sĭs	
erythroblastosis fetalis (211)	ĕ-rĭth-rō-blăs-TŌ-sĭs fē-TĂ-lĭs	
exenteration (216)	ĕks-ĕn-tĕ-RĀ-shŭn	
fetal monitoring (219)	FĒ-tăl MŎN-ĭ-tŏ-rĭng	
fibrocystic breast disease (209)	fī-brō-SĬS-tĭk brĕst dĭ-ZĒZ	
fibroids (204)	FĪ-broydz	
hyaline membrane disease (211)	HĪ-ă-lĭn MĔM-brān dĭ-ZĒZ	
hydrocephalus (212)	hī-drō-SĔF-ă-lŭs	
hysterosalpingography (213)	hĭs-tĕr-ō-săl-pĭng-ŎG-ră-fē	
in vitro fertilization (219)	ĭn VĒ-trō fĕr-tĭl-ĭ-ZĀ-shŭn	
laparoscopy (216)	lă-pă-RŎS-kō-pē	
leiomyomas (204)	lī-ō-mī-Ō-măz	
mammography (213)	măm-MŎG-ră-fē	

용어	발음	의미
meconium aspiration syndrome (212)	mĕ-KŌ-nē-ŭm ăs-pĭ-RĀ-shŭn SĬN-drōm	
multiple gestation (210)	MŬL-tĭ-pl jĕs-TĀ-shŭn	
ovarian carcinoma (205)	ō-VĀR-ē-an kăr-sĭ-NŌ-mă	
ovarian cysts (206)	ō-VĀR-ē-an sĭsts	
palpation (207)	păl-PĀ-shŭn	
Pap test (213)	păp tĕst	
pelvic inflammatory disease (206)	PĔL-vĭk ĭn-FLĂM-mă-tō-rē dĭ-ZĒZ	
pelvic ultrasonography (214)	PĔL-vĭk ŭl-tră-sŏn-ŎG-ră-fē	
placenta previa (210)	plă-SĔN-tă PRĒ-vē-ă	
preeclampsia (210)	prē-ē-KLĂMP-sē-ă	
pregnancy test (213)	PRĔG-năn-sē tĕst	
pyloric stenosis (212)	pī-LŎR-ĭk stĕ-NŌ-sĭs	
respiratory distress syndrome (211)	RĔS-pĭr-ă-tō-rē dĭs-STRĔS SĬN-drōm	
tubal ligation (217)	TOO-băl lī-GĀ-shŭn	

CHAPTER
9

남성생식계통

Male Reproductive System

번역: 박정현

단원 구성

단원 학습목표

- 남성생식계통을 구성하는 장기의 이름, 위치, 기능을 알아야 한다.
- 남성생식계통에 영향을 미치는 비정상적인 상태와 감염질환을 설명할 수 있어야 한다.
- 성매개질환의 여러 가지 유형을 구분할 수 있어야 한다.
- 연결형을 활용하여 남성생식계통의 구조물들을 설명할 수 있어야 한다.
- 남성생식계통의 질환과 관련된 다양한 검사 및 처치를 설명하고 관련된 약어를 알고 있어야 한다.
- 새로운 지식들을 이용하여 진단서나 진료기록에 나오는 의학용어를 이해해야 한다.

서론

남성의 생식세포인 **spermatozoon**(sperm cell, 정자)은 red blood cell(적혈구) 용적의 1/3 정도이며, 여성 ovum(난자, 충란)의 1/100,000 이하의 용적이다. 상대적으로 덜 복잡한 세포인 sperm(정자; 정액)은 핵 속의 유전물질인 chromosome(염색체)을 가지고 있는 head region(머리부위), 머리카락 모양의 **flagellum**(편모, 긴털)을 가지고 있는 tail region(꼬리부위)으로 구성되어 있다. 편모는 정자가 운동성을 갖도록 하며, 올챙이처럼 보이게 한다. 정자세포는 남성생식기관에서 배출되어 여성의 fallopian tube(자궁관, 난관) 속에 있는 egg cell(난세포, 알세포)까지 도달할 기간(3~5일)만큼만 생존하면 되기 때문에 영양분이나 세포질이 풍부하지 않다. 한 번 **ejaculation**(사정; 남성요도로부터 정액의 배출)할 때 배출되는 3억 개의 **정자** 중에서 단 하나의 정자가 하나의 난자를 뚫고 들어가 fertilization(수정)이 일어난다. 그림 9-1은 정자의 모식도와 실제 사진을 보여주고 있다.

하나 이상의 난자가 정자와 만나면 multiple fertilization(다중수정)이 일어나며 쌍둥이, 세 쌍둥이, 네 쌍둥이 등이 태어나게 된다. 각각의 정자와 난자가 만나 수정이 일어나 태어난 쌍둥이를 **fraternal twins**(이란성쌍둥이)라고 부른다. 이란성쌍둥이는 각각의 placenta(태반)를 가지고 있고, 성별이 같거나 다를 수도 있지만, 일반적으로 형제자매처럼 서로 닮았다. 이란성쌍둥이는 유전되어 엄마가 딸에게 이 유전자를 줄 수도 있다.

Identical twins(일란성쌍둥이)는 하나의 정자가 하나의 난자와 수정되어 태어난다. 수정된 난자는 분열하여 많은 세포를 형성하는 과정에서 나뉘어져 각각의 embryo(배아; 배, 씨눈)를 만든다. 대부분의 일란성쌍둥이들은 한 개의 placenta(태반)와 두 개의 amniotic sac(양막주머니)을 가진다. 일란성쌍둥이들은 항상 성별이 같으며 외모가 매우 비슷하다.

Male reproductive system(남성생식계통)의 장기들은 사춘기부터 일생 동안 수십억 개의 정자를 생산하고 배출하도록 고안되어 있다. 또한 남성생식계통은 **testosterone**(테스토스테론, 남성호르몬)이라는 호르몬을 분비한다. 테스토스테론은 남성의 신체적인 특징(턱수염, 음모, 굵은 목소리)을 갖게 하고, 남성생식샘인 **testis**(고환)와 부속샘[**prostate gland**(전립샘)와 **seminal vesicle**(정낭)]을 발달시켜 정자의 이동과 생존을 돕는 분비물을 분비하게 한다.

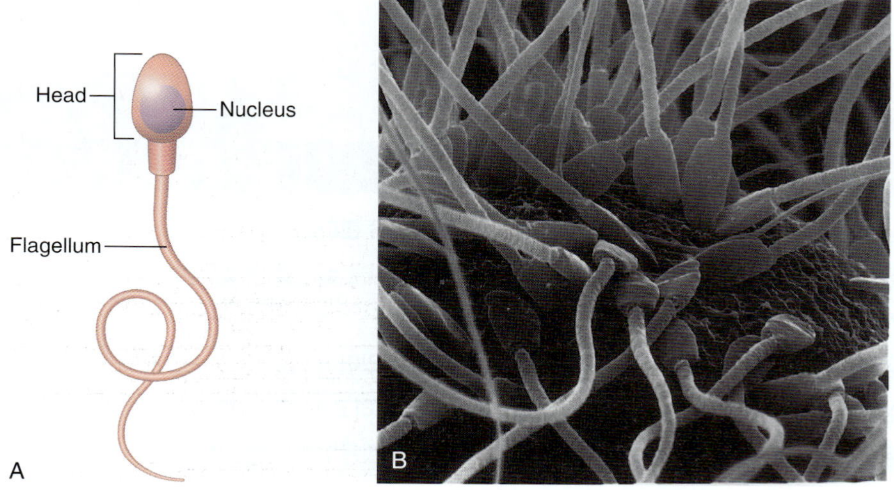

그림 9-1 **A, Sperm cell**(정자)의 모식도. **B, Spermatozoa**(정자)의 실제 사진).

구조

남성생식계통의 구조를 공부하면서, 그림 9-2의 빈칸을 채우시오.

각각의 남성생식샘은 한 개의 **testis**(고환) [1]로 이루어져 있다. 양쪽 두 개의 **고환**은 kidney(신장, 콩팥) 높이의 abdomen(배, 복부)에서 발생하여 점차 **scrotum**(음낭) [2]으로 내려간다. 음낭은 몸의 바깥에서 고환을 둘러싸는 주머니이다.

음낭은 좌우 넓적다리 사이에 위치하고, 고환의 온도를 체온보다 낮게 유지하는 역할을 한다. 고환의 온도를 체온보다 낮게 유지하는 것은 정자의 성숙과 발달(**spermatogenesis**, 정자발생)에 반드시 필요하다. 남성에서 항문과 음낭 사이에, pelvic cavity(골반안, 골반강)의 바닥에는 **perineum**(샅, 회음) [3]이 있는데, 여성의 perineal region(샅부위, 회음부)과 발생학적인 기원이 같은 기관이다.

고환은 폭이 좁고, 꼬불꼬불한 **seminiferous tubule**(정세관) [4]의 덩어리들로 구성되어 있다. 정세관은 정자를 만드는 세포를 가지고 있다. 정세관은 고환의 **parenchymal tissue**(실질조직)로서 장기에서 필수적인 일(정자 생산)을 하는 곳이다. **Interstitial cell**(사이질세포)은 고환에 있는 세포이며, 정세관과 인접해 있다. 사이질세포는 중요한 남성호르몬인 **testosterone**(테스토스테론, 남성호르몬)을 생산한다.

모든 인체의 장기는 **parenchyma**(실질)를 가지고 있어 장기의 필수적인 기능을 담당한다. 또한 장기는 버팀조직, 결합조직, 뼈대조직 등을 가지고 있다. 이 버팀조직은 **stroma**(버팀질)라고 부른다.

고환에서 만들어진 정자는 정세관을 통해 이동하여 고환의 위쪽에 있는 **epididymis**(부고환) [5]로 모이게 된다. 부고환에서 정자는 성숙하고, 활발한 운동성을 갖게 되며, 일시적으로 머물

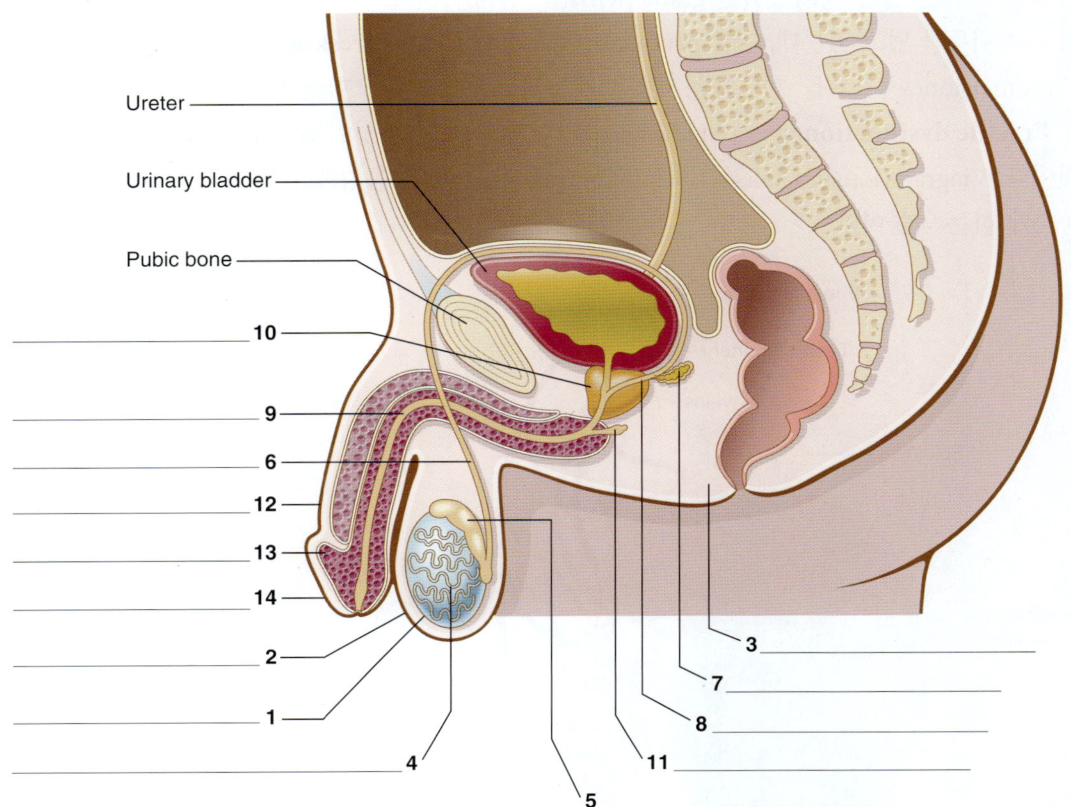

그림 9-2 **Male reproductive system**(남성생식계통), sagittal view(시상면).

9

게 된다. 부고환(약 4.8 m 길이의 꼬불꼬불한 관)은 고환의 길이방향을 따라 아래로 달리다가 다시 위로 올라가면서 **vas deferens**(정관) [6] 혹은 **ductus deferens**라고 불리는 좁고 곧은 관이 된다. 그림 9-3은 고환과 부고환의 내부구조를 보여주고 있다. 정관은 길이가 약 60 cm이며, 정자를 pelvic region(골반부위)까지 수송한다. Urinary bladder(방광) 높이에서 정관은 **seminal vesicle**(정낭) [7]의 분비관과 합쳐져 **ejaculatory duct**(사정관) [8]를 형성하여 urethra(요도)로 향한다. **Vasectomy**(정관절제) 혹은 **sterilization**(불임법, 단종법)을 시술할 때, 비뇨기과 의사는 음낭을 절개한 후 정관을 절단하거나 묶는다.

정낭은 방광의 바닥에 위치하는 두 개의 샘(그림 9-2에서는 하나만 보여주고 있다)으로 되어 있고, 사정관을 통해 **urethra**(요도) [9]와 연결된다. 정낭은 노란색의 걸쭉한 당 성분이 많은 물질을 분비하여 정자에 영양분을 공급하며, 이때 분비된 물질은 사정된 정액의 일부분이 된다. **Semen**(정액)은 정낭에서 분비하는 용액과 정자(정자는 정액량의 1% 이하다)로 구성되어 있고, 요도를 통해 몸 바깥으로 배출된다. 여성과 달리, 남성에서는 정자가 배출되는 구멍과 소변이 배출되는 구멍이 분리되어 있지 않다.

Prostate gland(전립샘) [10]는 정관이 요도로 들어가는 부위에 위치하며, 요도의 위쪽 끝을 모두 둘러싸고 있다. 전립샘은 당, 효소와 알칼리성 물질이 섞인 우유같이 흰 분비액을 분비한다. 이 분비액은 정액의 구성 성분이며, 정자에 영양분을 공급한다. 알칼리성 물질은 정액이 여성의 질로 사정된 후에 질의 산성 환경에서 정자가 생존할 수 있도록 도와준다. 전립샘의 근육조직은 사정할 때 정액의 배출을 돕는다. **Bulbourethral gland**(망울요도샘, 구요도샘) [11]는 전립샘의 아래에 위치하며, 사정하는 동안 요도로 분비액을 분비한다.

요도는 **penis**(음경) [12]를 통과하여 몸 바깥으로 나온다. 음경은 erectile tissue(발기조직)와 물렁하고 민감한 말단 팽대부위인 **glans penis**(음경귀두) [13]로 구성되어 있다. 보통 피부의 일부가 음경귀두를 덮고 있는데, 이를 **prepuce**(꺼풀; 음경꺼풀) 혹은 **foreskin**(음경꺼풀) [14]이라 부른다. Circumcision(포경수술)을 통해 음경꺼풀은 제거되고 음경귀두가 항상 노출되게 된다.

Erectile dysfunction[(발기장애) impotence, 발기부전]은 성인 남성이 erection(발기)을 하지 못하는 것이다. Viagra(sildenafil), Cialis(tadalafil), Stendra(avanafil) 등은 음경에 혈류를 증가시켜 발기를 가능하게 하는 약물이다.

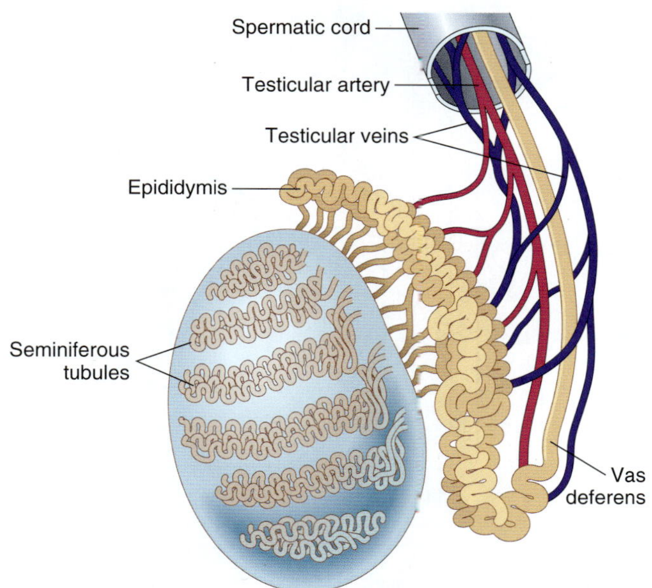

그림 9-3 **Testis**(고환)**와 epididymis**(부고환)**의 내부구조.**

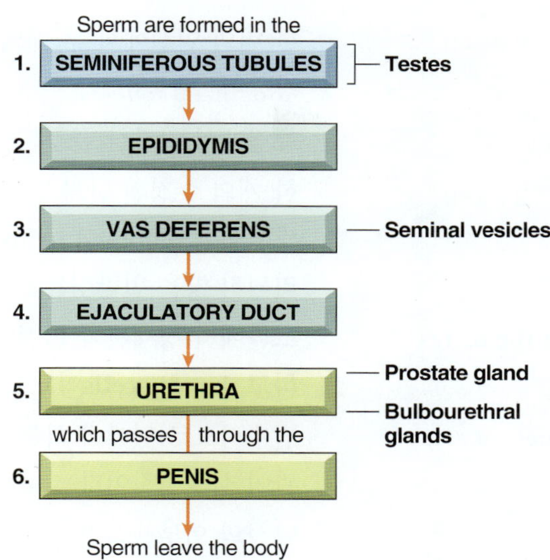

그림 9-4 Testis(고환)의 seminiferous tubule(정세관)에서 만들어진 **sperm**(정자)이 몸 바깥으로 나오는 **경로**.

그림 9-4의 흐름도는 testis(고환)의 seminiferous tubule(정세관)에서 만들어진 정자가 몸 밖으로 나오는 경로를 보여주고 있다.

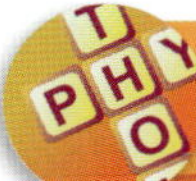

어휘

이 목록은 여러분의 이해를 돕기 위해 본문에 소개된 새로운 용어와 각 용어에 대한 간단한 정의를 보여주고 있다.

bulbourethral glands(망울요도샘, 구요도샘)	남성요도와 인접한 한 쌍의 외분비샘. 요도를 통해 분비액을 분비한다. **Cowper gland**(쿠퍼샘)라고도 부른다.
ejaculation(사정)	정자와 분비액을 남성요도로부터 배출.
ejaculatory duct(사정관)	정액이 남성요도로 들어가기 전에 통과하는 관.
epididymis (부고환; 복수형: **epididymides**)	양쪽 고환의 꼭대기에 있는 한 쌍의 길고 꼬불꼬불한 관. 정자를 저장하고, 정세관에서 정관으로 이동시킨다.
erectile dysfunction(발기장애)	성인 남성이 발기를 하지 못하는 것; impotence(발기부전), erectile dysfunction(발기장애).
flagellum(편모, 긴털)	정자세포가 운동성을 갖게 하는 머리카락 모양의 돌출물.

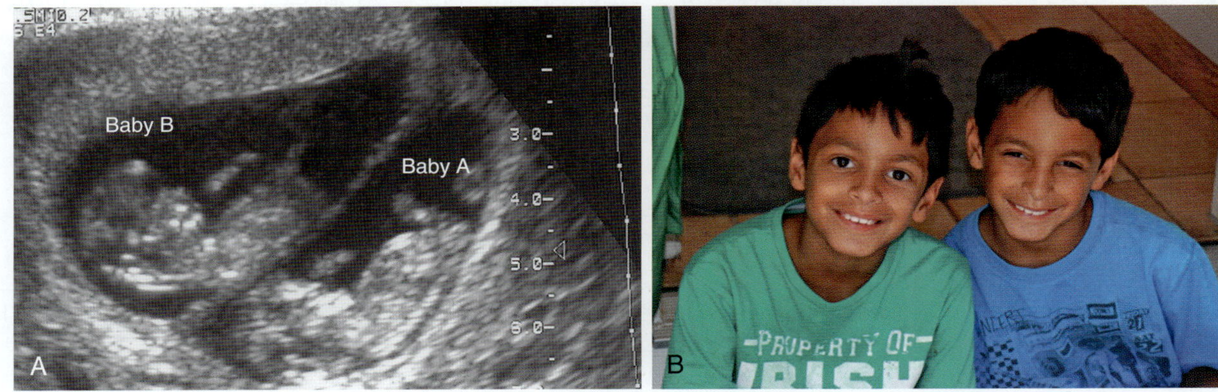

그림 9-5 **Fraternal twins**(이란성쌍둥이). **A**, 두 개의 분리된 amniotic sac(양막주머니)에 있는 6주 된 배아들을 주목하시오. **B**, 쌍둥이 Marcos와 Matheus는 10살이다.

9

fraternal twins(이란성쌍둥이)	한 번의 임신에서 두 개의 정자와 두 개의 난자가 각각 수정하여 태어난 쌍둥이(그림 9-5).
glans penis(음경귀두)	음경에서 민감한 끝부분; 여성의 clitoris(음핵)와 유사기관.
identical twins(일란성쌍둥이)	한 개의 수정된 난자가 두 개의 다른 embryos(배아)로 분열하면서 태어난 쌍둥이. Conjoined twins(결합쌍둥이; "Siamese" twins, 샴 쌍둥이)는 완전하게 분리되지 않은 일란성쌍둥이다.
interstitial cells of the testes (고환의 사이질세포)	고환에서 정세관과 인접한 특수 세포. 이 세포들은 테스토스테론을 생산하고, **Leydig cells**라고도 부른다.
parenchymal tissue(실질조직)	필수적으로 있어야 하는 독특한 세포. 고환에서는 정자를 생산하는 정세관이 실질조직이다.
penis(음경)	남성의 외부생식기.
perineum(샅, 회음)	남성에서 항문과 음낭 사이 바깥구역.
prepuce(꺼풀; 음경꺼풀)	음경의 끝을 덮고 있는 피부 주름.
prostate gland(전립샘)	남성에서 방광의 바닥에 위치하는 외분비샘. 사정하는 동안 전립샘은 정액의 액체성분을 요도로 분비한다. **힌트**: *Prostate*(전립샘)를 *prostrate*(엎드리다)와 혼동하지 마시오.
scrotum(음낭)	고환을 담고 있는 바깥 주머니.
semen(정액)	사정하는 동안 요도로 배출되는 spermatozoa(sperm cells, 정자)와 정액(전립샘과 정낭 분비물).
seminal vesicles(정낭)	분비물(정액의 주요 성분)을 정관으로 분비하는 한 쌍의 주머니 모양의 외분비샘.
seminiferous tubules(정세관)	고환 속에 있는 폭이 좁고 꼬불꼬불한 관이며, 정자를 생산한다.
spermatozoon (정자; 복수형: **spermatozoa**)	정자 세포.
sterilization(불임법, 단종법)	생식세포를 생산하거나 배출하는 기능을 제거하는 처치; 고환 제거, vasectomy(정관절제), oophorectomy(난소절제)가 불임처치 방법이다.
stromal tissue(버팀질, 기질)	장기 실질 속에 있는 버팀 역할을 하는 결합조직이며, **stroma**라고 부르기도 한다.
testis (고환; 복수형: **testes**)	정자와 남성호르몬인 테스토스테론을 생산하는 남성생식샘(고환). Testis는 한 개의 고환, testes는 두 개의 고환을 뜻한다는 것을 기억하시오.
testosterone(테스토스테론, 남성호르몬)	고환의 사이질조직에서 분비되는 호르몬; 남성성징을 나타나게 한다.

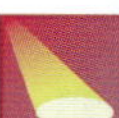

Perineum(회음)**/Peritoneum**(복막)

남성에서 항문과 음낭 사이, 여성에서 항문과 질 사이 구역인 **perineum**(회음)을 복강을 덮고 **peritoneum**(복막)과 혼동하지 마시오!

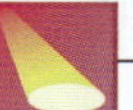

Semen(정액)**/Sperm**(정자)

Semen(정액)을 *sperm*(정자)과 혼동하지 마시오. *Semen*(정액)은 사정하는 동안 요도로부터 몸 밖으로 배출하는 걸쭉한 흰색의 분비물이다. **Sperm**(spermatozoa, 정자)는 고환에서 발달하는 세포이다. 정액은 정자를 담고 있다.

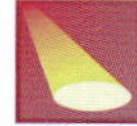

Sterilization(불임법)**/Impotence**(발기부전)

남녀 모두 할 수 있는 **sterilization**(불임법)을, 발기를 유지하지 못하거나 사정이 불가능한 **impotence**(발기부전)와 혼동하지 마시오.

vas deferens(정관)	정자를 부고환에서 요도로 수송하는 좁은 관(양쪽에 한 개씩). **Ductus deferens**라고도 부른다.

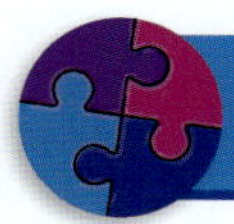

용어

빈칸에 의학용어의 뜻을 기입하라.

연결형

연결형	의미	용어	의미
andr/o	male(남성)	**andr**ogen(남성호르몬; 안드로젠) ______________ *Testosterone*은 남성호르몬이다. *Androgen*은 남성에서는 고환과 *adrenal gland*(부신), 여성에서는 부신에서만 생산된다.	
balan/o	glans penis(음경귀두; 그리스어 *balanos*는 도토리를 뜻한다)	**balan**itis(귀두염) ______________ 염증은 보통 미생물(세균 및 효모)의 과다증식으로 인해 발생한다(그림 9-6A).	
cry/o	cold(차가운)	**cry**ogenic surgery(냉동수술, 한랭수술) ______________ 전립샘암에 대한 치료법이며, 암세포들을 냉동시켜 파괴시킨다.	
crypt/o	hidden(숨겨진)	**crypt**orchidism(잠복고환증) ______________ 선천적으로, 출생 시 하나 이상의 고환이 복강으로부터 *scrotal sac*(음낭주머니)으로 내려오지 않은 것이다(그림 9-6B).	
epididym/o	epididymis(부고환)	**epididym**itis(부고환염) ______________ 보통 세균에 의해 생기는 염증이다. 징후와 증상은 열, 오한, 샅고랑부위 통증, 압통, 부고환 종대 등이다.	
gon/o	seed(씨, 종자; 그리스어 *gone*, 씨)	**gon**orrhea(임질) ______________ 239쪽 참조.	

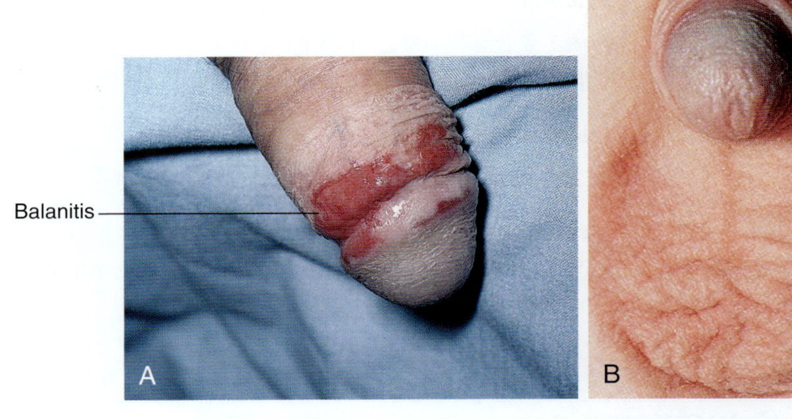

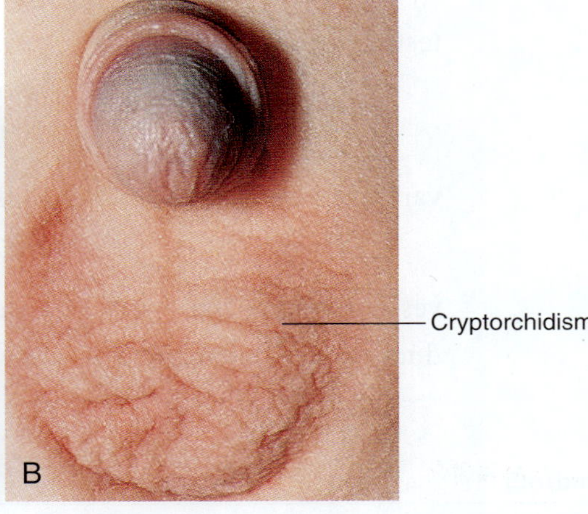

그림 9-6 A, **Balanitis**(귀두염). **glans penis**(음경귀두)는 음경의 말단에 있는 물렁하고 민감한 말단 팽대부위. B, **Cryptorchidism**(잠복고환).

9

연결형	의미	용어	의미
hydr/o	물, 용액	**hydr**ocele(음낭수종) *236*쪽 참조.	________
orch/o, orchi/o, orchid/o	testis, testicle(고환)	**orchi**ectomy(고환절제) 남성에서의 *castration*(거세). *[Orchidectomy*(고환절제)라고도 부른다.*]*	________
		orchitis(고환염) 고환 손상 혹은 침샘을 감염시키는 *mumps*(볼거리) 바이러스에 의해 유발된다.	________
pen/o	penis(음경)	**pen**ile(음경-) *-ile*는 -에 속하는 이라는 뜻이다.	________
		penoscrotal(음경음낭-)	________
prostat/o	prostate gland (전립샘)	**prostat**itis(전립샘염) *Bacterial prostatitis*(세균성 전립샘염; 대장균)는 종종 요도염과 아래요로감염과도 밀접한 관련이 있다.	________
		prostatectomy(전립샘절제)	________
semin/i	semen(정액), seed(씨)	**semin**iferous tubules(정세관) 접미사 *-ferous*는 담고 있다 혹은 가지고 있다는 뜻이다.	________
sperm/o, spermat/o	spermatozoa(정자), semen(정액)	**sperm**olytic(정자용해-) *-lysis*와 같이 *-sis*로 끝나는 명사는 *-sis*가 빠지고 *-tic*이 첨가되면서 형용사가 된다.	________
		oligo**sperm**ia(정자부족)	________
		a**sperm**ia(무정자; 무정액) 정액이 없음. *One cause of aspermia*(정액 없음)의 원인 중의 하나는 전립샘 수술 후 사정액의 역류(정액이 방광으로 흘러가는 것)이다.	________
terat/o	monster(괴물; 그리스어 *teras*, monster)	**terat**oma(기형종) 이 종양은 고환 혹은 난소에 생기며, 뼈, 털, 연골, 피부세포와 같이 다양한 종류의 조직으로 이루어져 있다. 기형종의 일부는 악성종양이다.	________
test/o	testis, testicle(고환)	**test**icular(고환-) *Testis*는 증인을 의미하는 라틴어에서 유래했다. 고대에는 남자가 진실을 말할 것을 맹세할 때 손을 고환에 올려 놓고 맹세했다고 한다.	________
varic/o	varicose veins(정맥류)	**varic**ocele(덩굴정맥류) 고환 위에 붓고 꼬인 정맥이 모여 있는 것. *236*쪽 참조.	________
vas/o	vessel(맥관; 혈관; 관), duct(관); vas deferens(정관)	**vas**ectomy(정관절제) *242*쪽 참조. 이 용어에서 *vas/o*는 혈관이나 관이 아니라 *vas deferens*(정관)를 뜻한다.	________

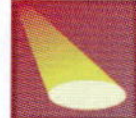

Orchid/o의 어원

이 연결형은 고환을 뜻하는 그리스어 *orchis*에서 유래된 것이다. Orchid(난)라는 식물이름도 다육 덩이줄기 식물이기 때문에 같은 그리스어에서 기원했다.

연결형	의미	용어	의미
zo/o	animal life(동물생활)	azoospermia(정자 없음, 무정자) ________ 정액 속에 정자 결핍. 원인은 고환 기능장애, 화학요법, 부고환 막힘, 정관절제 등이 있다.	

접미사

접미사	의미	용어	의미
-genesis	formation(형성)	spermatogenesis(정자발생) ________	
-one	hormone(호르몬)	testosterone(남성호르몬, 테스토스테론) ________ *Ster/o*는 스테로이드 화합물의 한 종류를 나타낸다. 스테로이드화합물의 다른 예로는 *estrogen, cortisol, progesterone* 등이 있다.	
-pexy	fixation(고정; 집착; 주시; 고착), 원래 위치 유지	orchiopexy(고환고정) ________ 잠복고환을 치료하는 수술처치.	
-stomy	새로운 구멍 만들기	vasovasostomy(정관정관이음술) ________ 정관절제의 복원; 비뇨기과 의사가 절단된 정관의 양 끝을 다시 연결한다.	

9

질환; 성매개질환

종양과 구조적 장애

Testes(고환)

carcinoma of the testes
(testicular cancer, 고환암종)

고환의 악성종양.

Testicular tumor(고환종양)는 15~35세의 연령을 제외하고는 드물다. 가장 흔한 종양은 **seminoma**(고환종, 생식세포종)이며, 고환의 embryonic cell(배아 세포)에서 기원한다(그림 9-7A). Nonseminomatous tumor(비고환종양)에는 **embryonal carcinoma**(배아암종)(그림 9-7B), **teratoma**(기형종), **choriocarcinoma**(융모막암종) 혹은 **yolk sac tumor**(난황낭종양) 등이 있다. Teratoma(기형종)는 뼈, 털, 연골, 피부세포와 같은 조직들로 구성되어 있다(terat/o는 괴물을 의미한다).

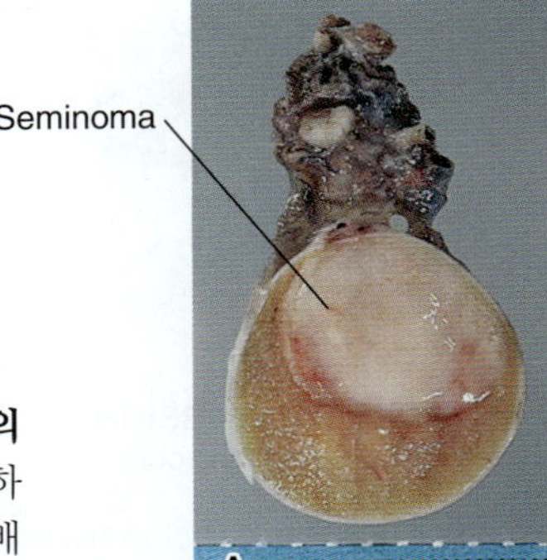

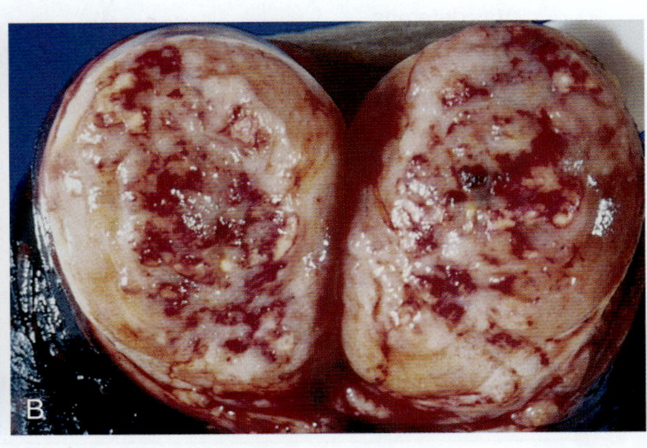

그림 9-7 A, Seminoma(고환종). **B, 고환의 embryonal carcinoma**(배아암종). 색이 연하고 균질한 덩어리인 고환종과는 다르게 배아암종은 출혈이 있는 덩어리이다.

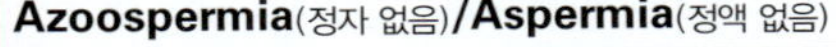

Azoospermia(정자 없음)**/Aspermia**(정액 없음)

Azoospermia(정자 없음)는 정액 속에 정자가 없는 것이고, **aspermia**(정액 없음)는 정액이 전혀 없는 것이다.

고환종양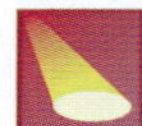은 일찍 발견되면 수술(orchiectomy, 고환절제), 방사선치료, 화학요법으로 치료될 수 있다. 이 종양은 **human chorionic gonadotropin**(hCG, 사람융모생식샘자극호르몬)와 **alpha-fetoprotein**(알파태아단백질)을 생산한다. 이 단백질의 혈청수치는 치료의 성공 여부를 결정하는 **tumor marker**(종양표지자)이다.

cryptorchidism(잠복고환증); **cryptorchism**

Undescended testicle(미하강고환).

Orchiopexy(고환고정)는 1~2살이 될 때까지 고환이 자연스럽게 내려가지 않으면 고환을 음낭으로 옮기는 수술이다. 미하강고환을 가진 남성에서는 불임과 고환암이 일어날 확률이 높다.

hydrocele(물음낭종, 음낭수종)

음낭 속에 투명용액 주머니.

물음낭종(그림 9-8)은 선천성으로 생길 수도 있고 혹은 감염, 종양에 의해서도 유발될 수 있다. 종종 원인불명으로도 생기며, 초음파 검사에 의해 물음낭종인지 혹은 고환조직인지를 구분할 수 있다. 물음낭종인 경우는 자연치유가 되지 않는다면, 주머니 속의 투명용액은 주사기 바늘로 흡인하거나 hydrocelectomy(음낭수종절제)가 필수적이다. 이 방법은 음낭을 절개하여 주머니를 수술적으로 제거하는 것이다.

testicular torsion(고환꼬임)

Spermatic cord(정삭)**의 꼬임**(그림 9-8 참조)**.**

정삭의 회전은 고환에 혈액공급을 막는다. 꼬임은 소아기에 가장 흔하게 나타난다. 증상이 나타나면 수 시간 이내 수술로서 치료해야 고환이 회복될 수 있다.

varicocele(덩굴정맥류)

고환과 가까이 있는 정맥이 비대해지고 확장되는 것.

고환정맥류(그림 9-8 참조)는 oligospermia(정자부족) 및 azoospermia(무정자)와 관련이 있다. 고환정맥류와 음낭통증을 가지고 있는 정자부족 남성은 반드시 varicocelectomy(덩굴정맥류절제; 정맥류절제)를 해야 한다. 이 수술과정은 internal spermatic vein(속고환정맥)을 묶는 것이다(확장된 정맥부위는 제거하고 양쪽 끝을 연결하는 것이다). 가끔 이 수술은 생식능력을 높여준다.

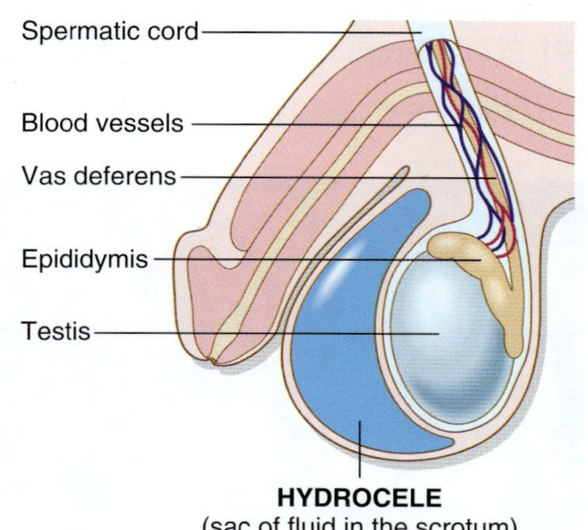

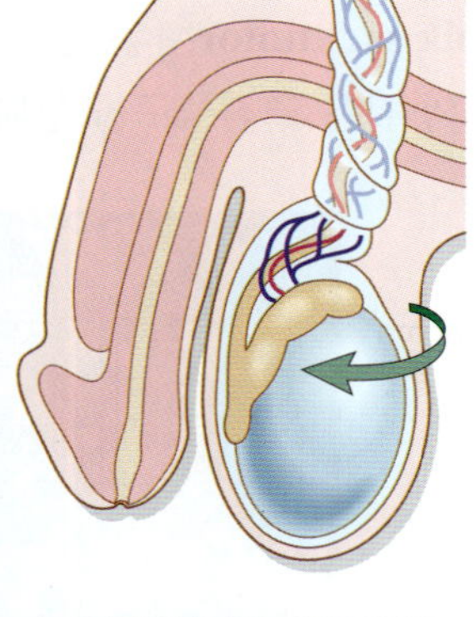

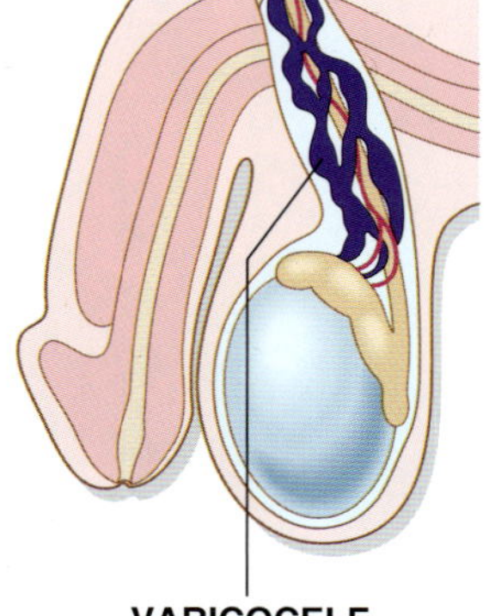

그림 9-8 Hydrocele(음낭수종)**, testicular torsion**(고환꼬임)**, varicocele**(덩굴정맥류)**.**

고환암의 발견

고환암은 징후나 증상이 없을 수 있다. 그러나 정기적인 고환의 자가검진은 고환암의 성장을 조기에 발견하여 치료를 성공하는 데 도움이 된다. 자가검진에서 덩어리, 통증, 음낭의 부종이 발견되면 바로 진료를 받아야 한다.

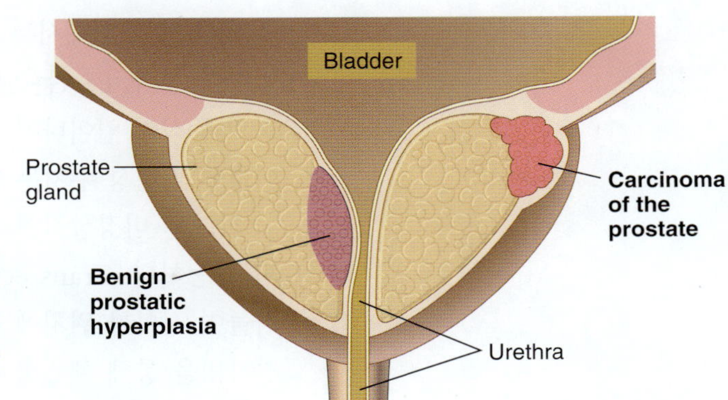

그림 9-9 Prostatic carcinoma(전립샘암종)**와 benign prostatic hyperplasia**(BPH, 양성전립샘비대)**.** 암종은 보통 전립샘의 양쪽 가장자리에서 생기는 반면, 양성전립샘비대는 샘의 중앙에 생긴다. 전립샘암은 샘의 가장자리에 위치하기 때문에 직장손가락검사를 통해 만져질 수 있다.

Prostate Gland(전립샘)

benign prostatic hyperplasia
(BPH, 양성전립샘비대)

전립샘에 국한한 양성종양 세포의 성장.

양성전립샘비대는 60세 이상의 노인에서 흔하다. 증상은 요로가 막히거나 배뇨시 방광 속의 오줌을 완전히 비우지 못하는 것이다. 그림 9-9는 양성전립샘비대와 암종을 가진 전립샘을 보여주고 있다. 수술적 치료로는 **transurethral resection of prostate**(TURP, 경요도전립샘절제)에 의한 수술적 치료는 막힌 부위를 뚫어주지만 몇 년 후에는 세포의 과다증식으로 인해 재발한다. 이 방법에서 endoscope(내시경; resectoscope, 절제경)을 음경으로 삽입하여 요도를 통과한 후, 내시경에 붙어 있는 전기열선고리로 전립샘 조직을 제거한다(242쪽 참조).

양성전립샘비대의 증상을 완화시키는 몇 가지 약물들이 미국의 식품의약품안전청(FDA)의 승인을 받았다. Finasteride(Proscar)는 전립샘비대를 일으키는 테스토스테론의 생산을 억제한다. Tamsulosin(Flomax)과 같은 알파-차단제는 전립샘과 방광목의 민무늬근육을 이완시켜 준다.

레이저를 이용하여 전립샘 조직을 파괴하고 막힌 부위를 뚫어주기도 한다. **Laser TURP**(레이저 경요도전립샘절제) 혹은 **Green light PVP**는 내시경 끝에 녹색광 레이저 장치를 하여 절제하는 방법이다(242쪽 참조).

carcinoma of the prostate
(prostate cancer, 전립샘암종)

전립샘의 악성종양.

이 암은 50세 이상의 남성에서 흔히 발생한다. **Digital rectal examination**(DRE, 직장손가락검사)(그림 9-10)으로 다소 진행된 종양을 찾아낼 수 있으며, 종양의

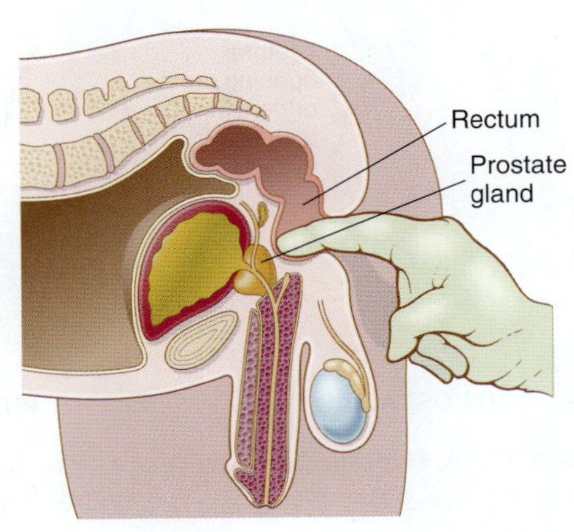

그림 9-10 Prostate gland(전립샘)**의 digital rectal examination** (DRE, 직장손가락검사).

9

조기 발견을 위해서는 **prostate-specific antigen**(PSA) **test**(전립샘특이항원검사)를 받아야 한다. PSA는 암세포가 혈류로 분비하는 단백질이다. PSA 수치는 암세포의 증식이 일어나기 시작하는 초기 전립샘종양 환자에서 증가한다. 전립샘특이항원의 정상 수치는 4.0 ng/mL 이하이다.

진단은 비정상적인 전립샘 조직을 biopsy(생검)하여 병리의사가 확인함으로써 가능하다. Transrectal ultrasound(TRUS, 곧창자경유초음파, 경직장초음파)는 생검 바늘이 정확한 위치에 들어가도록 도와준다. Needle biopsy(바늘생검) 표본은 곧창자벽을 통해 채취할 수 있다. Computed tomography(CT, 컴퓨터단층촬영) 검사를 통해서는 림프절 전이 여부를 확인할 수 있다.

치료방법은 수술(prostatectomy, 전립샘절제술), radiation therapy(방사선요법), hormonal chemotherapy(호르몬 화학요법) 등이 있다. 전립샘세포는 남성호르몬의 자극에 의해 성장하기 때문에 항남성호르몬은 세포 속에 있는 테스토스테론을 제거하여 종양의 성장을 억제한다. 전립샘암은 고환을 자극하는 뇌하수체 부위를 억제하고, 혈중 남성호르몬 수치를 감소시키는 호르몬인 leupron으로 치료한다. 방사능물질을 전립샘에 삽입하여 종양세포를 파괴하는 방법도 있다.

Penis

9

hypospadias(요도하열증)

남성요도구멍이 음경의 끝이 아니라 음경의 아래면에 있는 선천적 이상.

Hypospadias(-spadias는 찢어짐 혹은 절개됨을 의미한다)는 출생하는 남아 300명당 1명꼴로 나타나며 수술로서 치료할 수 있다(그림 9-11A).

phimosis(포경)

Glans penis(음경귀두)**를 덮고 있는 prepuce**(음경꺼풀) **구멍의 좁아짐.**

포경[phim/o = muzzle(총구)]은 배뇨장애를 일으킬 수 있고, 분비물이 음경꺼풀에 축적되어 감염을 일으킬 수 있다. 치료는 포경수술을 통하여 음경꺼풀을 제거하는 것이다(그림 9-11B).

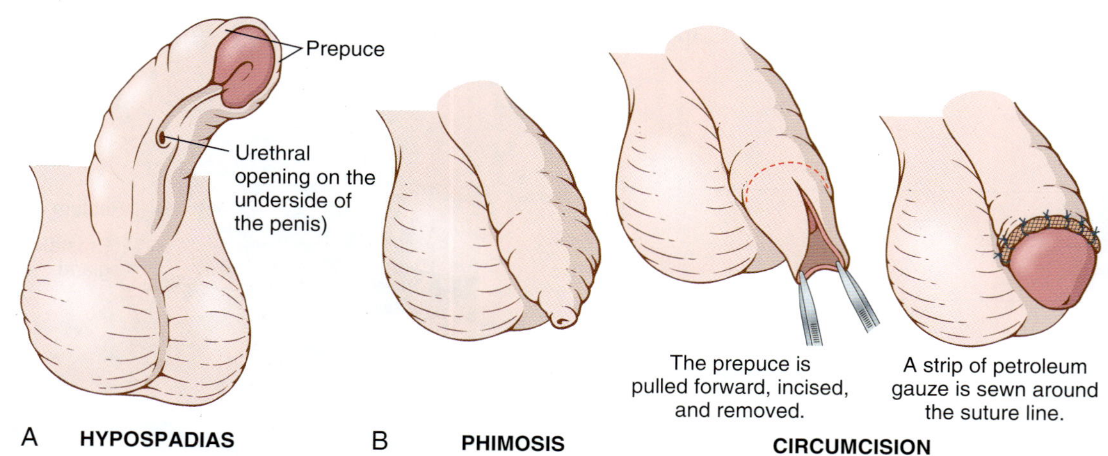

그림 9-11 **A, Hypospadias**(요도밑열림증, 요도하열). 수술적 치료는 주변조직이나 다른 부위의 조직을 이식하여 열려 있는 요도부분을 감싸도록 봉합하여 요도가 음경의 끝까지 도달하게 하는 것이다. **B, Phimosis**(포경)와 **circumcision**(포경수술).

SEXUALLY TRANSMITTED INFECTIONS(성매개감염)

Sexually transmitted infections(STIs, 성매개감염)은 성적인 접촉 혹은 생식기 접촉에 의해 매개되는 감염이다. **Sexually transmitted diseases**(STDs, 성매개질환)과 venereal disease(성병, 사랑의 신이라는 뜻의 라틴어 Venus에서 기원했다)으로도 알려져 있으며, 세계적으로 남녀 모두에서 가장 쉽게 전염될 수 있는 질병이다.

chlamydial infection
(클라미디아 감염)

요도와 생식계통에 세균(*Chlamydia trachomatis*, 클라미디아 트라코마티스)의 침범. 감염 후 3주 내에 남성은 배뇨통을 경험하며, 흰색 혹은 투명한 분비물이 음경을 통해 나온다.

감염된 여성은 endocervix(자궁경관내막, 속자궁목점막; 자궁경관, 속자궁구멍) 안에서 노란색 분비물이 나오지만 간혹 증상이 없을 수도 있다. 이 감염은 항생제로 치료되지만, 치료를 받지 않을 경우, 성매개감염은 여성에서 salpingitis(자궁관염, 난관염; pelvic inflammatory disease, PID, 골반내감염)와 infertility(불임)를 일으킬 수 있다.

gonorrhea(임질)

Gonococci(임균, 딸기모양세균) 감염에 의해 나타나는 생식계통 점막의 염증. 눈, 입안점막, 곧창자, 관절과 같은 부위에도 영향을 미칠 수 있다. 징후와 증상으로는 배뇨통과 노란색의 mucopurulent(점액고름; **purulent**는 고름으로 가뜩 찬이라는 뜻이다)인 남성요도 분비물이 있다(그림 9-12A). 고대 그리스인들은 이 분비물이 정액이라고 잘못 오해한 적도 있다. 따라서 이 질병의 이름이 씨앗(gon/o는 씨앗을 뜻한다)을 배출한다는 의미에서 gonorrhea(임질)라고 붙여졌다.

이 질병에 걸린 대부분의 여성들은 증상이 없지만, 통증, 질과 요도의 분비물, salpingitis 등이 나타나기도 한다. 또한 성행위로 인해 남녀 모두에서 anorectal region(항문곧창자 부위)과 pharynx(인두)에 gonococcal infection(임균성 감염)이 발생하기도 한다. 클라미디아 감염과 임질은 종종 동시에 발생하기도 한다. 의사는 감염자뿐만 아니라 감염자와 성적인 접촉을 갖은 상대방에게 항생제를 주어 치료해야 한다.

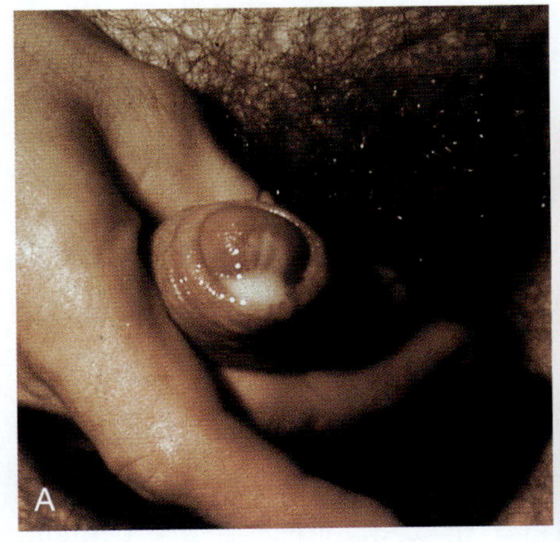

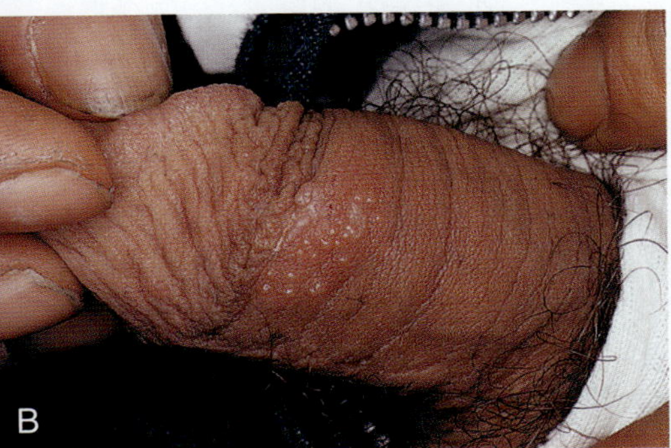

그림 9-12 **A, Gonorrhea**(임질). 음경에서 나온 분비물을 볼 수 있다. **B, Herpes genitalis**(음부포진). 전형적인 물집이 관찰된다.

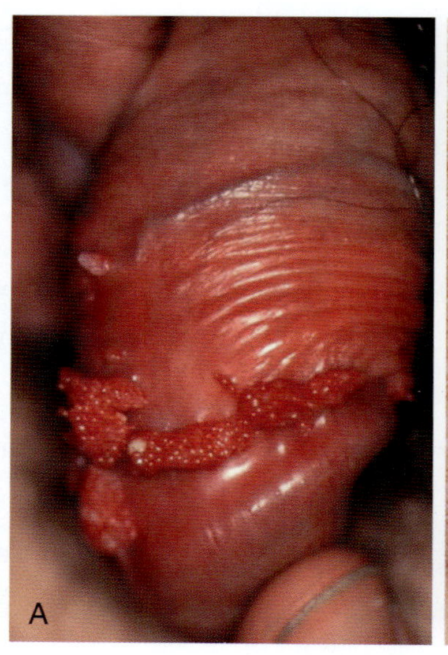

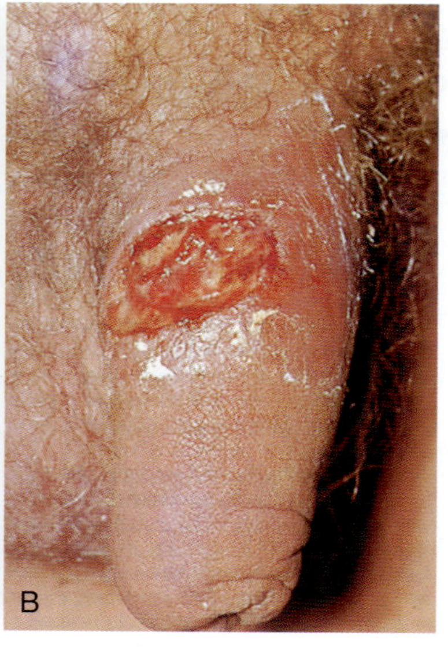

그림 9-13 **A, Genital wart**(생식기사마귀). **B, 음경에 chancre**(굳은궤양)**가 있는 primary syphilis**(1기 매독).

9

herpes genitalis(음부포진)

Herpes simplex virus(HSV, 단순포진바이러스)**에 의한 피부와 생식기 점막의 감염.**
대부분의 herpes genitalis(음부포진)는 제2형 단순포진바이러스가 원인이다[일부는 제1형 단순포진바이러스가 원인일 경우는 보통 cold sore(입술물집) 혹은 fever blister(열성수포)와 같은 경구감염과 관련이 있다]. 흔한 임상양상은 작고, 속에 **액체로 채워진 물집**과 궤양이 동반되며 피부가 붉어지는 것이다(그림 9-12B). 초기에는 inguinal lymphadenopathy(샅고랑림프절병증), 열, 두통, 권태감 등이 나타날 수도 있다. 증상의 약화와 재발이 반복되고, 효과적인 치료약은 아직 알려져 있지 않다. Neonatal herpes(신생아 헤르페스)는 분만 시기에 활동성 감염이 된 산모에서 태어난 유아에게 생기는 심각한 합병증이다. 산모가 분만시기에 감염이 심할 경우 gynecologist(부인과전문의)는 HSV에 의한 태아감염을 막기 위하여 cesarean section(제왕절개)을 통해 분만하게 한다. 음부포진을 가진 여성은 vulva(외음)와 cervix(자궁경부, 자궁목; 목)에 암이 발생할 위험성이 높아진다는 연구결과가 있다.

human papillomavirus(HPV) **infection**(인간 유두종바이러스 감염)

인간 유두종바이러스에 의한 항문생식기 부위에 피부와 점막의 감염.
인간 유두종바이러스의 일부 유형은 **genital wart**(생식기사마귀)(그림 9-13A)를 만들고, 여성에서 자궁경부암뿐만 아니라 남성에서도 암을 유발할 수 있다. 백신 접종은 젊은 남녀에게 유용하며, 4가지 유형의 인간 유두종바이러스의 감염 예방에 도움이 된다.

syphilis(매독)

Spirochete[(스피로헤타), **나선형 세균**]**에 의한 만성 성매개감염.**
일반적으로 세균 감염 후 수 주 내에 바깥생식기관에 chancre[hard ulcer(굳은궤양) 또는 sore(궤양)]가 나타난다(그림 9-13B). 굳은궤양이 사라지고 2~6개월 후에 secondary syphilis(2기 매독)가 시작된다. Tertiary syphilis(3기 매독)는 초기 증상이 사라진 후 몇 년에 걸쳐 뇌, 척수, 심장에 손상을 입힌다. 매독[감염 초기에 치명적이어서 smallpox(두창, 마마)와 대비되게 "great pox"라고 하였다]은 임신기간 동안 산모로부터 감염이 되면 태아는 선천적으로 나타날 수 있다. 대부분의 경우 penicillin(페니실린)이 효과적인 치료제이다.

검사실검사와 처치

검사실검사

PSA test(전립샘특이항원검사)

혈중 전립샘특이항원의 수치를 측정.

전립샘특이항원은 prostate gland(전립샘) 내의 세포에서 생산된다. 전립샘특이항원의 수치가 올라가는 것은 전립샘비대와 관련이 있고, 전립샘암의 징후일 수도 있다.

semen analysis(정액분석)

사정액을 현미경으로 검사.

정자세포의 수, 운동성, 형태를 검사한다. 이 검사는 불임연구와 정관절제의 결과 판단에 사용된다. 정액 1 ml 속에 2천만 개 이하의 정자를 가진 남성은 불임라고 한다. 고환에 영향(염증에 의한 정자의 황폐)을 미치는 감염성 질환인 mumps(볼거리)를 앓은 남성의 경우 불임이 올 수도 있다.

처치

castration(거세)

고환 혹은 난소의 수술적 제거.

거세는 악성 암세포(유방암과 전립샘암의 경우)의 성장을 자극하는 호르몬의 생산과 분비를 억제하기 위하여 시행된다. 사춘기 이전에 거세된 소년은 eunuch(고자)가 된다(침대지킴이라는 그리스어 eunochos에서 유래했으며, 침대라는 뜻의 *eune*과 지키다라는 뜻의 *echein*이 합쳐진 것이다). 남성의 이차성징이 나타나지 않는다.

9

circumcision(포경수술)

Prepuce(음경꺼풀)을 제거하는 수술.

그림 9-11B, 238쪽 참조.

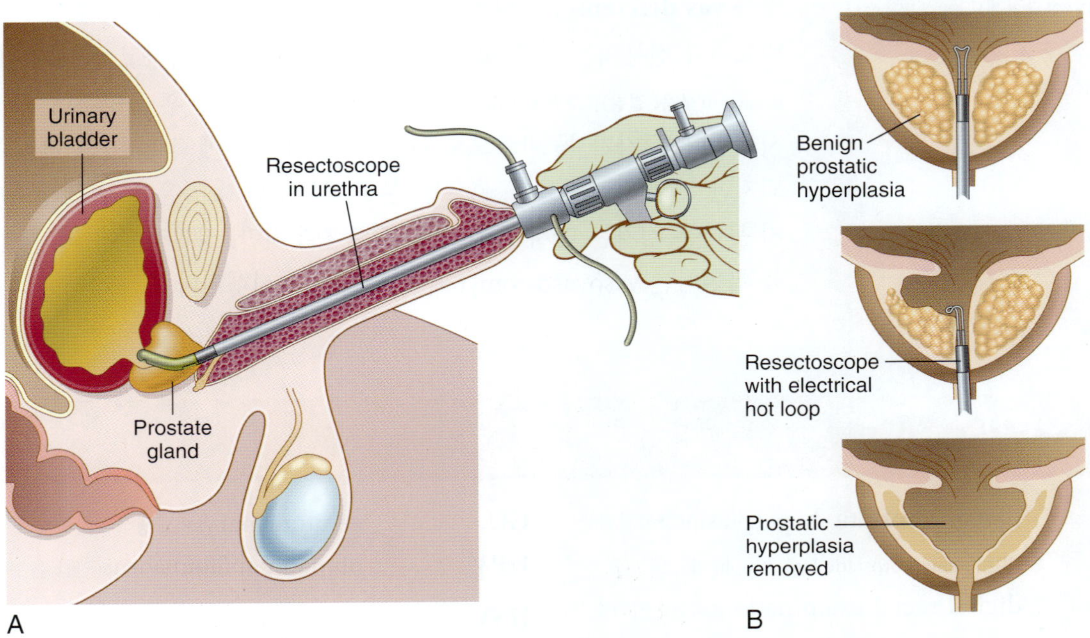

그림 9-14 Transurethral resection of the prostate(TURP, 전립샘경요도절제). **A,** Resectoscope(절제경)는 전구, 세척액을 조절하는 밸브, 조직을 자르고 혈관을 막는 전기고리로 되어 있다. **B,** Urologist(비뇨기과 전문의)는 절제경의 철사고리를 이용하여 요도를 막고 있는 조직이나 조각을 제거한다. 제거된 조각들은 세척액과 함께 방광으로 이동하고 수술이 끝날 때 바깥으로 나오게 된다.

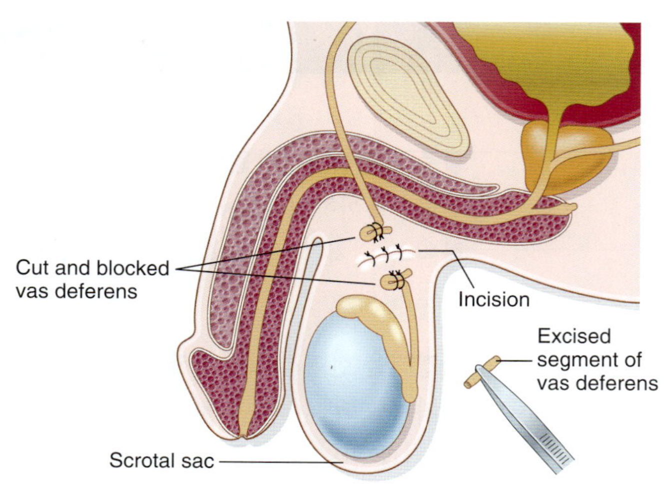

그림 9-15 **Vasectomy**(정관절제).

digital rectal examination (DRE, 직장손가락검사)
Anal canal(항문관)**과 rectum**(직장, 곧창자)**을 통하여 전립샘을 검사하는 촉진법.**
그림 9-10, 237쪽 참조.

photoselective vaporization of the prostate(GreenLight PVP, 광선택적 전립샘 기화술)
Green light laser(녹색광 레이저; "laser TURP", 레이저 전립샘요도절제)**를 이용하여 양성전립샘비대의 치료 목적으로 조직을 제거하는 것.**
이 최소침습시술이 일부 환자의 양성전립샘비대 치료에 있어 TURP(전립샘경요도절제)를 대체할 것으로 기대된다.

9

transurethral resection of the prostate(TURP, 경요도전립샘절제술)
Resectoscope(절제경)**을 사용하여 요도를 통한 양성전립샘비대 절제.**
이 방법은 양성전립샘비대의 치료에 사용된다. 전기열선고리는 전립샘 조직을 파괴하고, resectoscope(절제경)에 의해 파괴된 조직이 제거된다(그림 9-14).

vasectomy(정관절제)
양쪽 vas deferens(정관)**의 일부분을 수술을 통해 제거하는 방법.**
비뇨기과 전문의는 양쪽 정관을 절단하여 일부를 제거하고 절단 부위를 묶는다[**ligation(묶음, 결찰)**](그림 9-15). 이 방법은 국소마취를 한 후 음낭주머니를 절개하여 시행된다. 정자가 몸 바깥으로 나갈 수 없기 때문에 정관절제한 남자는 불임이 되지만 거세와는 다르다. 호르몬 분비, 성욕, 발기 등은 모두 정상이다. 배출되지 못하는 정자는 다시 흡수된다. 드문 경우지만, 정관절제에 의해 절단된 정관을 복원하는 vasovasostomy(정관정관이음술)도 시행된다.

약어

BPH	benign prostatic hyperplasia(양성전립샘비대; benign prostatic hypertrophy라고도 함)	**GU**	genitourinary(비뇨생식-)
		HPV	human papillomavirus(인간 유두종바이러스)
DRE	digital rectal examination(직장손가락검사)	**HSV**	herpes simplex virus(단순헤르페스바이러스)
ED	erectile dysfunction(발기부전)	**NSU**	nonspecific urethritis(비특이요도염; 임질 혹은 클라미디아 감염을 제외한 기타 감염)

PID	pelvic inflammatory disease(골반내감염)
PIN	prostatic intraepithelial neoplasia(전립샘 상피내종양); 전립샘암의 전구체
PSA	prostate-specific antigen(전립샘특이항원)
PVP	photoselective vaporization of the prostate; GreenLight PVP(광선택적 전립샘 기화술)
RPR	rapid plasma reagin [test](신속혈장리아진 검사); a test for syphilis(매독 검사)
STD	sexually transmitted disease(성매개질환)
STI	sexually transmitted infection (성매개감염)
TRUS	transrectal ultrasound [examination] (경직장초음파검사); 생검바늘이 전립샘에 정확히 도달하도록 도와주는 검사방법
TUIP	transurethral incision of the prostate(전립샘경요도절개); 심하지 않은 전립샘 비대의 치료에 효과적이며, TURP(경요도 전립샘절제)보다 안전하다.
TUMT	transurethral microwave thermotherapy(경요도극초단파온열치료)
TUNA	transurethral needle ablation(경요도바늘절제); 방사선에너지가 전립샘 조직을 파괴한다.
TURP	transurethral resection of the prostate(경요도전립샘절제)

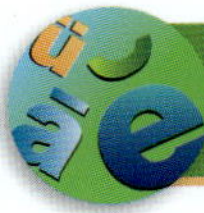

발음

이 장에 나오는 용어들을 얼마나 이해하고 있는지를 독자 스스로 판단하기 위하여 아래 각 용어의 의미를 빈칸에 기입하라. 그 다음에 의미만을 보고 무슨 용어였는지를 적어보는 것도 공부에 도움이 될 것이다. 이때 철자법이 틀리지 않도록 주의하라. 각 용어 뒤에 표시된 숫자는 정의나 용례가 적혀 있는 페이지 번호를 가리킨다. 이 페이지를 조사하여 자신이 제대로 알고 있는지를 확인하라.

발음기호 안내

ā: 에이 (예: āpe)	ă: 애 (예: ăpple)
ē: 이- (예: ēven)	ĕ: 에 (예: ĕvery)
ī: 아이 (예: īce)	ĭ: 이 (예: ĭnterest)
ō: 오우 (예: ōpen)	ŏ: 오 (예: pŏt)
ū: 유 (예: ūnit)	ŭ: 어 (예: ŭnder)

용어	발음	의미
androgen (233)	ĂN-drō-jĕn	
aspermia (234)	ā-SPĔR-mē-ă	
azoospermia (235)	ā-zō-ō-SPĔR-mē-ă	
balanitis (233)	băl-ă-NĪ-tĭs	
benign prostatic hyperplasia (237)	bē-NĪN-prŏs-TĂT-ĭk hī-pĕr-PLĀ-zē-ă	
bulbourethral glands (231)	bŭl-bō-ū-RĒ-thrăl glăndz	
carcinoma of the prostate (237)	kăr-sĭ-NŌ-mă of the PRŎS-tāt	
carcinoma of the testes (235)	kăr-sĭ-NŌ-mă of the TĔS-tēz	
castration (241)	kăs-TRĀ-shŭn	

용어	발음	의미
chancre (240)	SHĂNG-kĕr	
chlamydial infection (239)	klă-MĬD-ē-ăl ĭn-FEK-shŭn	
circumcision (241)	sĭr-kŭm-SĬZH-ŭn	
cryogenic surgery (233)	krī-ō-GĔN-ĭk SŬR-jĕr-ē	
cryptorchidism (233)	krĭp-TŎR-kĭdĭzm	
digital rectal exam (242)	DĬJ-ĕ-tăl RĔK-tăl ĕk-ZĂM	
ejaculation (231)	ē-jăk-ū-LĀ-shŭn	
ejaculatory duct (231)	ē-JĂK-ū-lă-tōr-ē dŭkt	
embryonal carcinoma (235)	ĕm-brē-ŌN-ăl kăr-sĭ-NŌ-mă	
epididymis (231)	ĕp-ĭ-DĬD-ĭ-mĭs	
epididymitis (233)	ĕp-ĭ-dĭd-ĭ-MĪ-tĭs	
erectile dysfunction (231)	ē-RĔK-tīl dĭs-FŬNK-shŭn	
flagellum (231)	flă-JĔL-ŭm	
fraternal twins (232)	fră-TĔR-năl twĭnz	
glans penis (232)	glănz PĒ-nĭs	
gonorrhea (239)	gŏn-ō-RĒ-ă	
herpes genitalis (240)	HĔR-pēz jĕn-ĭ-TĂL-ĭs	
human papillomavirus (240)	HŪ-măn păp-ĭ-LŌ-mă- vī-rŭs	
hydrocele (234)	HĪ-drō-sēl	
hypospadias (238)	hī-pō-SPĀ-dē-ăs	
identical twins (232)	ī-DĔN-tĭ-kăl twĭnz	
impotence (232)	ĬM-pō-tĕns	
interstitial cells of the testes (232)	ĭn-tĕr-STĬ-shŭl sĕlz of the TĔS-tĭs	
ligation (242)	lī-GĀ-shŭn	
oligospermia (234)	ŏl-ĭ-gō-SPĔR-mē-ă	
orchiectomy (234)	ŏr-kē-ĔK-tō-mē	
orchiopexy (235)	ŏr-kē-ō-PĔK-sē	
orchitis (234)	ŏr-KĪ-tĭs	
parenchymal tissue (232)	pă-RĔNG-kĭ-măl TĬS-ū	
penile (234)	PĒ-nīl	
penis (232)	PĒ-nĭs	

용어	발음	의미
penoscrotal (234)	pē-nō-SKRŌ-tăl	
perineum (232)	pĕr-ĭ-NĒ-ŭm	
phimosis (238)	fi-MŌ-sĭs	
photoselective vaporization of the prostate (242)	fō-tō-sĕ-LĔK-tĭv vā-pŏr-ĭ-ZĀ-shŭn of the PRŎS-tāt	
prepuce (232)	PRĒ-pŭs	
prostatectomy (234)	prŏs-tă-TĔK-tō-mē	
prostate gland (232)	PRŎS-tāt glănd	
prostatitis (234)	prŏs-tă-TĪ-tĭs	
purulent (239)	PŪR-ū-lĕnt	
scrotum (232)	SKRŌ-tŭm	
semen (232)	SĒ-mĕn	
semen analysis (241)	SĒ-mĕn ă-NĂL-ĭ-sĭs	
seminal vesicles (232)	SĔM-ĭn-ăl VĔS-ĭ-klz	
seminiferous tubules (232)	sĕ-mĭ-NĬF-ĕr-ŭs TOOB-ūlz	
seminoma (235)	sĕ-mĭ-NŌ-mă	
spermatogenesis (235)	spĕr-mă-tō-JĔN-ĕ-sĭs	
spermatozoa (232)	spĕr-mă-tō-ZŌ-ă	
spermatozoon (232)	spĕr-mă-tō-ZŌ-ĕn	
spermolytic (234)	spĕr-mō-LĬT-ĭk	
sterilization (232)	stĕr-ĭ-lĭ-ZĀ-shŭn	
stromal tissue (232)	STRŌ-măl TĬS-ū	
syphilis (240)	SĬF-ĭ-lĭs	
teratoma (234)	tĕr-ă-TŌ-mă	
testicular (234)	tĕs-TĬK-ū-lăr	
testicular torsion (236)	tĕs-TĬK-ū-lăr TŎR-shŭn	
testis (232)	TĔS-tĭs	
testosterone (232)	tĕs-TŎS-tĕ-rōn	
transurethral resection of the prostate (242)	trănz-ū-RĒ-trăl rē-SĔK-shun of the PRŎS-tāt	
varicocele (234)	VĂR-ĭ-kō-sēl	

9

용어	발음	의미
vas deferens (233)	văs DĔF-ĕr-ĕnz	
vasectomy (242)	vă-SĔK-tō-mē	
vasovasostomy (235)	vă-zō-vă-ZŎS-tō-mē	

CHAPTER
10

신경계통
Nervous System

번역: 박경한 · 김미려

단원 구성

단원 학습목표

- 신경계통에 속하는 대표적인 기관과 구조들을 열거하고, 그 위치와 기능을 설명한다.
- 신경계통의 연결형에는 어떤 것이 있는지 공부하고, 이 연결형들에 접두사나 접미사를 합쳐서 용어를 만들어본다.
- 신경계통을 침범하는 대표적 질병에 대해 설명한다.
- 신경계통과 관련된 검사실검사와 처치와 약어들을 기술한다.
- 이 장에서 배운 지식들을 이용해서 실제 진단서나 진료기록에서 맥락에 맞게 활용된 의학용어들의 의미를 이해한다.

서론

Nervous system(신경계통)은 인체에서 가장 복잡한 계통 중 하나이다. 1,000억 개가 넘는 neuron(신경세포)들이 인체 곳곳에서 끊임없이 작동하여 우리의 의식 수준에서 의도에 따라 일어나는 활동은 물론 무의식적 수준에서 의도와 무관하게 일어나는 작용도 조정한다. 우리는 말하고, 팔다리를 움직이며, 듣고, 맛을 느끼며, 보고, 생각한다. 우리는 내분비샘에서 hormone(호르몬)이 분비되고, 위험과 통증과 온도와 촉각에 반응한다. 하지만 이 모든 기능들은 우리의 신경계통이 조절하는 수많은 작용들 중에 일부에 불과하다.

Nerve(신경)는 현미경을 통해서나 관찰 가능한 **neuron**(**nerve cell**, 신경세포, 신경원)의 긴 돌기(신경섬유)들이 모여 맨눈으로 관찰 가능한 묶음 다발을 이룬 것이다. 이 nerve를 통해 전기신호가 온몸으로 전달된다. **Acetylcholine**(아세틸콜린) 등과 같은 체내 화학물질뿐 아니라 외부에서 가해진 자극도 신경세포의 세포막을 활성화시킬 수 있는데, 그렇게 되면 신경세포의 전기 활성이 다른 세포를 향해 분출된다. 이 분출되는 전기 활성은 **nervous impulse**(신경자극, 신경임펄스)라 하며, 연결된 신경돌기를 따라 그 끝까지 전달될 수 있다. 외부 자극을 받아들이는 **receptor**(수용기)인 sense organ(감각기관)이나 근육이나 혈관 속에 있는 내부 수용기는 자극을 받아들인 후 brain(뇌)과 spinal cord(척수)의 내부에 있는 신경세포들로 이루어진 복잡한 신경회로에 전달한다. 이 신경자극은 중추신경계통으로 들어간 후에 인식되고 해석되며, 결국 다른 신경세포로 중계된다. 그리고 이 신경세포는 근육과 샘과 내장 등을 망라한 체내 모든 부분에 연결된다.

NERVOUS SYSTEM(신경계통)의 전반적 구조

신경계통은 크게 두 부분, 즉 **central nervous system**(CNS, 중추신경계통, 중추신경계)과 **peripheral nervous system**(PNS, 말초신경계통, 말초신경계)으로 대별된다. 중추신경계통은 **brain**(뇌)과 **spinal cord**(척수)로 구성된다. 말초신경계통은 **cranial nerve**(뇌신경), **spinal nerve**(척수신경), **nerve plexus**(신경얼기, 신경총)와 여기에서 시작되어 온몸에 퍼져 있는 **peripheral nerve**(말초신경)들로 구성된다(그림 10-1). 뇌신경은 뇌와 머리 및 목 사이에서 신경자극을 전달한다. 단 하나 예외는 열째 뇌신경인 **vagus nerve**(미주신경)이다. 이 신경은 머리와 목뿐 아니라 가슴과 배에도 분포하여 신경 신호를 전달한다. 그림 10-2에 각 뇌신경의 명칭과 기능, 그리고 뇌신경이 신호를 보내거나 신호를 받는 부위가 표시되어 있다. 척수신경은 척수와 가슴, 배, 팔다리 사이에서 신경신호를 전달한다.

Nerve plexus(신경얼기, 신경총;)는 말초신경계통에서 다수의 신경들이 그물처럼 얽혀 있는 구조이다. Cervical plexus(목신경얼기, 경신경총), brachial plexus(팔신경얼기, 상완신경총; brachi/o는 팔을 의미), lumbosacral plexus(허리엉치신경얼기, 요천추신경총)가 대표적인 nerve plexus로, 척수신경인 cervical nerve(목신경, 경신경)들과 lumbar nerve(허리신경)들과 sacral nerve(엉치신경, 천골신경) 등으로 구성된다. 그림 10-1을 보면 뇌 및 척수와 척수신경 및 신경얼기의 관계를 알 수 있다.

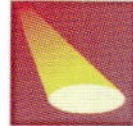

Plexus(얼기, 총)

인체에는 nerve plexus(신경얼기) 외에 몇 가지 **plexus**가 더 있는데, blood vessel(혈관)이나 lymphatic vessel(림프관)들이 그물처럼 얽혀(엮여) 있는 plexus가 그것이다.

- Lymphatic plexus(림프관얼기)는 림프관들이 그물처럼 얽혀 있는 구조이다.
- Rectal plexus(직장정맥총, 곧창자정맥얼기)는 rectum(직장, 곧창자) 부위에 있는 venous plexus(정맥얼기)이다.
- Vertebral plexus(척주정맥얼기)는 척추뼈에 접해 있는 정맥얼기이다.

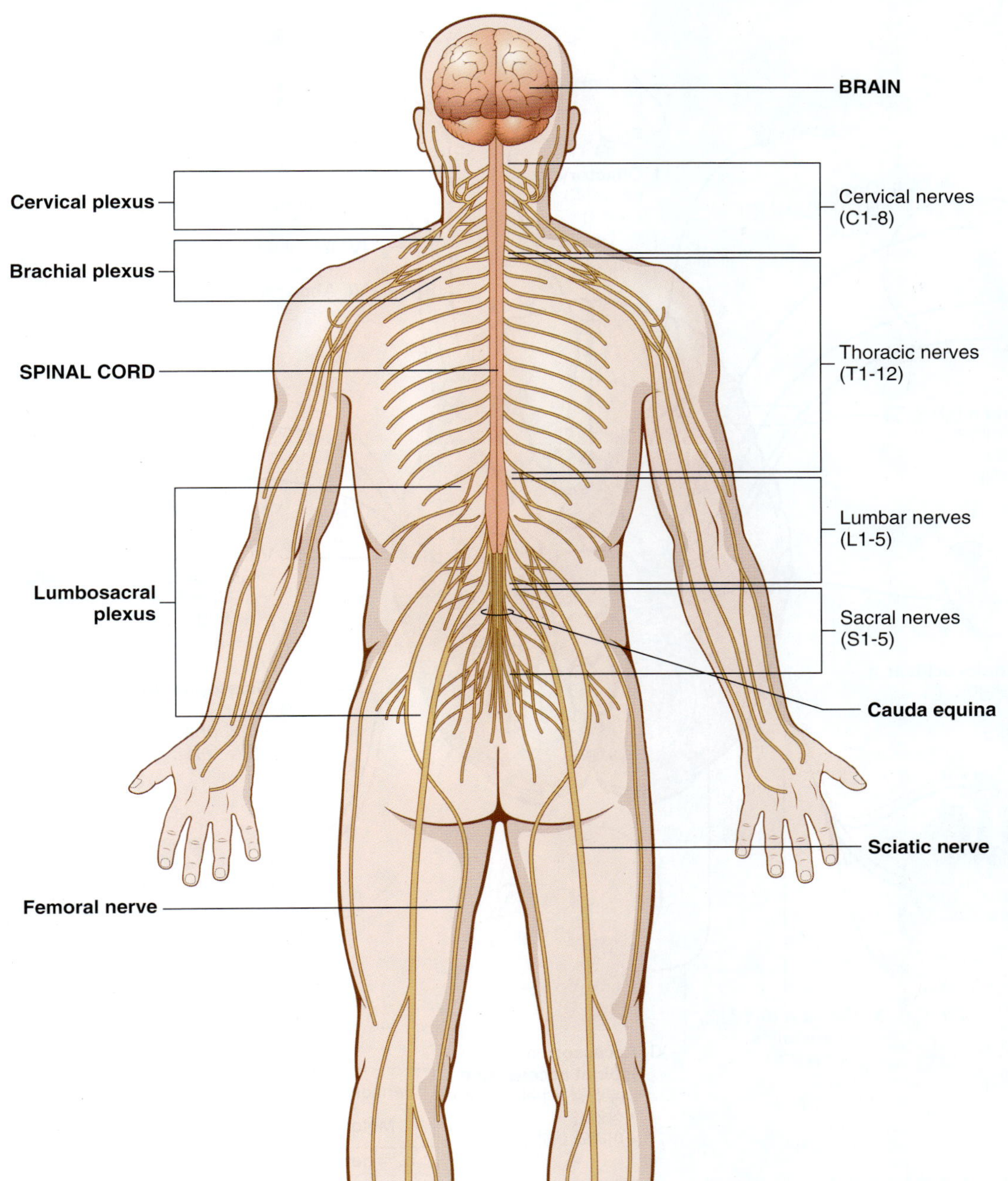

10

그림 10-1 **Brain**(뇌)과 **spinal cord**(척수), **spinal nerve**(척수신경), **spinal nerve plexus**(척수신경얼기). **Femoral nerve**(넓적다리신경, 대퇴신경)는 lumbar nerve(허리신경)에서 시작하여 thigh(넓적다리, 대퇴)로 이어져서 이곳에서 운동과 감각을 담당한다. **Sciatic nerve**(궁둥신경, 좌골신경)는 볼기 부위에서 시작하는 굵고 긴 신경이다. **Cauda equina**(말총, 마미; 라틴어로 '말의 꼬리'라는 뜻임)는 척수 하단의 아래에 있는 척수신경들로 이루어진 신경다발이다.

척수신경과 뇌신경은 인체가 외부환경 변화에 대응하도록 돕는 nerve들로 이루어져 있다. 이 신경들에는 시각(눈), 청각 및 평형감각(귀), 후각(코), 촉각(피부감각) 등을 감지하는 sense **receptor**(감각수용기)와 환경 변화에 관련된 정보를 척수와 뇌를 향해 전달하는 **sensory nerve**(감각신경)인 **afferent nerve**(들신경, 구심신경)들이 포함되어 있다. 그 밖에 **motor nerve**(운동신경)인 **efferent nerve**(날신경, 원심신경)는 척수와 뇌에서 시작해서 신체 근육 등에 명령을 전달하여 반응하게 한다. 예를 들어 뜨거운 난로를 만지면 피부에 있는 온도수용기와 통증수용기가 들신경을 자극하고, 그러면 이 들신경을 통해 정보가 척수와 뇌에 전달된다. 이 정보는 척수에 있는 운동신경세포(날

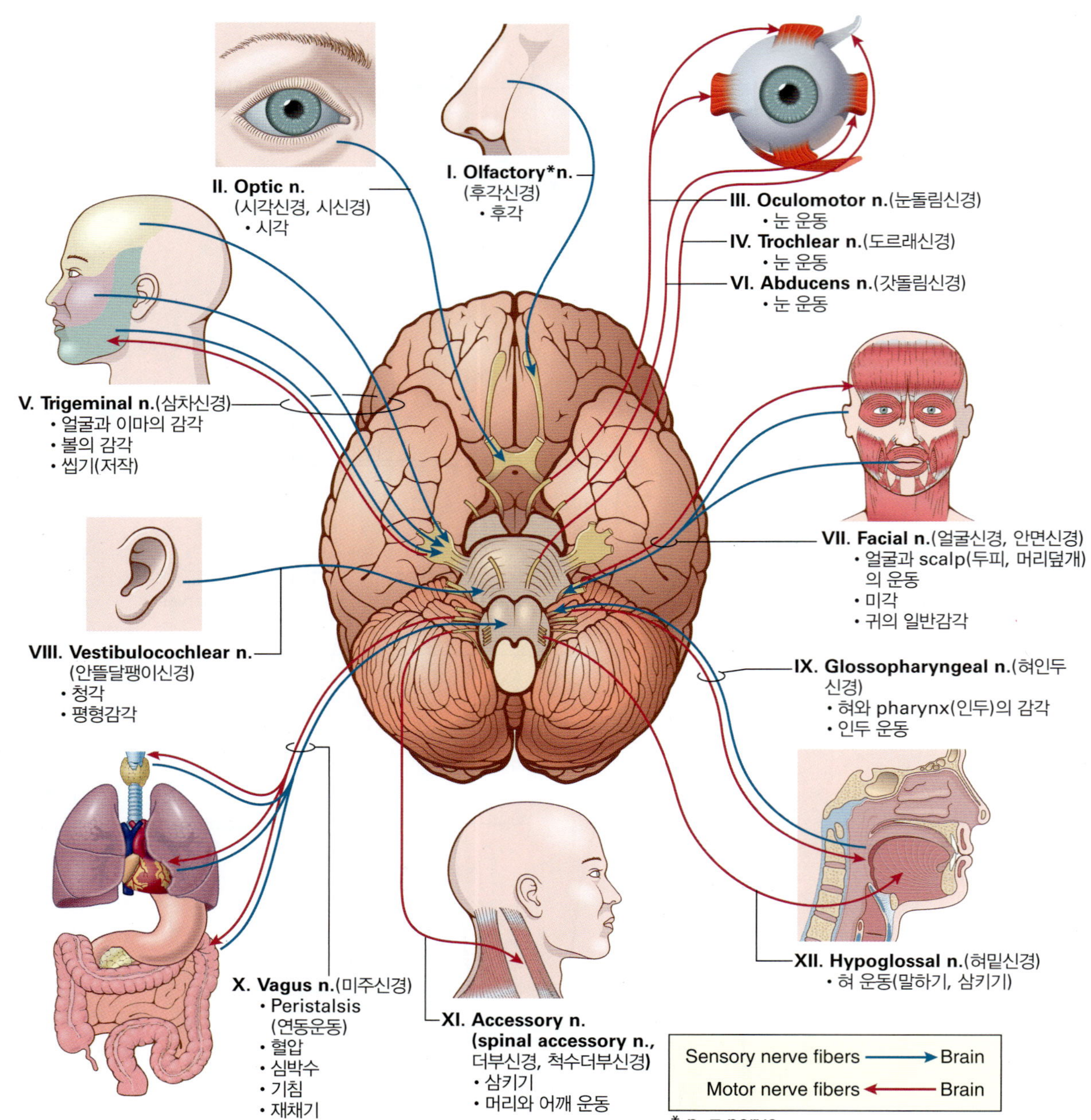

그림 10-2 뇌의 바닥부분에 출현하는 첫째(I)에서 열두째(XII)까지의 **cranial nerve**(뇌신경)들의 명칭과 이들이 각각 분포하는 부위와 담당하는 기능. 청색으로 표시한 **sensory nerve**(감각신경)인 **afferent nerve**(들신경, 구심신경)는 뇌를 향해 정보를 전달한다. 적색으로 표시한 **motor nerve**(운동신경)인 **efferent nerve**(날신경, 원심신경)는 뇌에서 시작된 신경자극을 멀리 근육이나 장기 등에 전달한다. 일부 뇌신경은 sensory fiber(감각신경섬유)와 motor fiber(운동신경섬유)를 모두 갖고 있는 mixed nerve(혼합신경)이다. 이 그림을 암기하려 들지는 마라. 큰 틀에서 이해하면 된다. 뇌신경은 머리와 목의 여러 부분에서 시작된 정보를 뇌에 전달하거나 뇌에서 시작된 명령을 머리와 목에 전달하는데, vagus nerve(미주신경)는 다른 신체 부위에도 분포한다.

신경세포)에 즉시 전달되고, 그 다음에는 이 신경세포가 날신경을 통해 voluntary muscle(맘대로근육, 수의근)을 작동시켜서 손을 난로에서 떼게 만든다.

말초신경계통에는 앞서 설명한 주로 의식 수준에서 일어나는 후각, 미각, 시각, 청각, 근육 운동 등을 담당하는 뇌신경과 척수신경 외에도 의도와 무관하게 무의식 수준에서 자동적으로 작용하는 신경 집단도 포함되어 있다. 자동적으로 작용하는 이 말초신경계통의 집단을

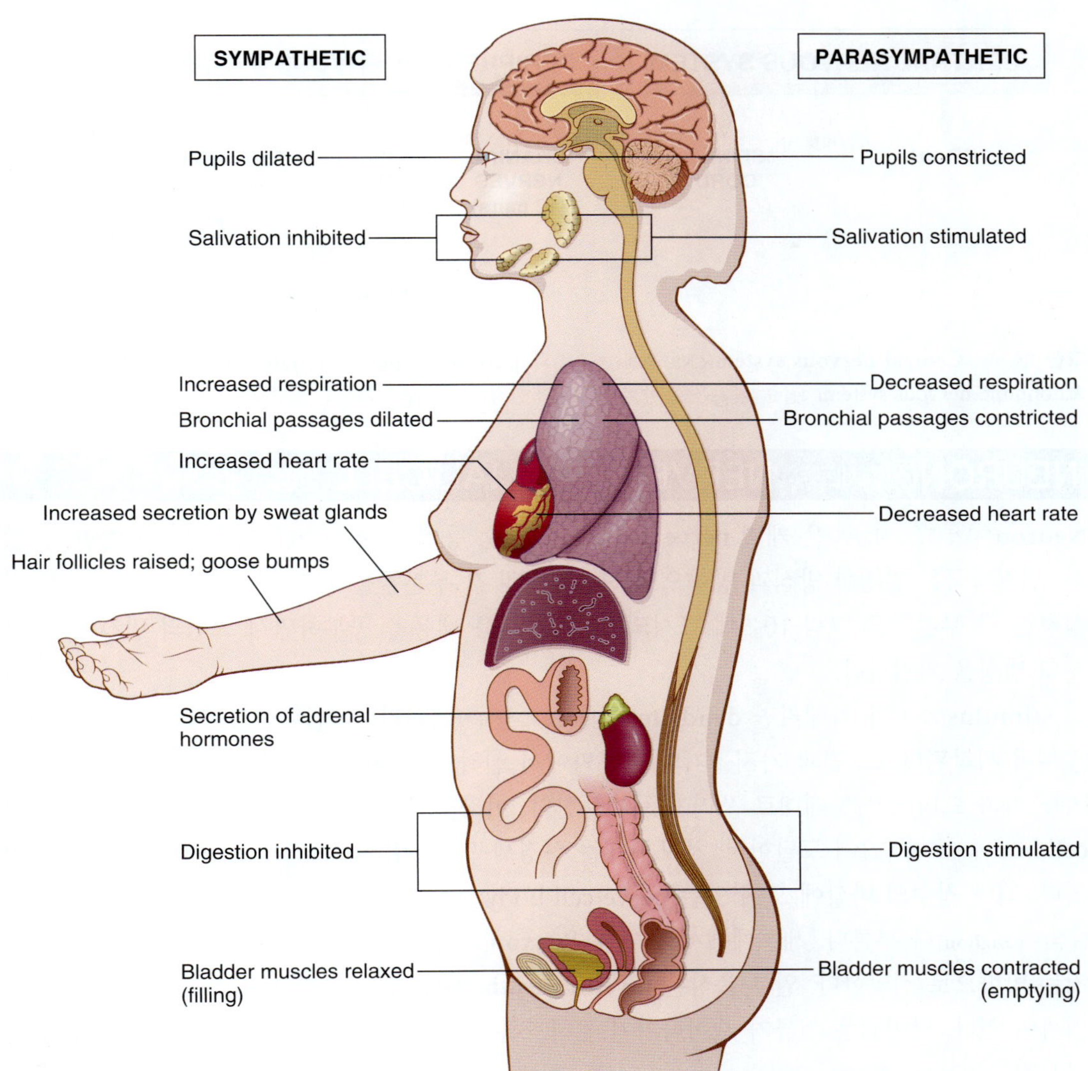

그림 10-3 **Parasympathetic nerve**(부교감신경)**와 sympathetic nerve**(교감신경)**의 작용.**

10

autonomic nervous system(자율신경계통)이라 한다. 자율신경계통을 구성하는 신경섬유들은 중추신경계통에서 시작된 신경자극을 멀리 gland(샘), 심장, 혈관이나 장(창자) 같은 관이나 위나 방광 같이 속이 빈 장기의 벽에 존재하는 involuntary muscle(제대로근육, 불수의근)까지 전달한다.

Autonomic nerve(자율신경)는 **sympathetic nerve**(교감신경)와 **parasympathetic nerve**(부교감신경)로 나뉜다. 교감신경은 스트레스나 위기 상황에서 인체를 자극하여 heart rate(심박수, 심장박동수)와 심장 수축력을 향상시키고, 기도를 확장시켜 산소가 더 많이 체내로 들어오게 하며, 혈압을 올린다. 교감신경은 그 밖에도 adrenal gland(부신)를 자극하여 epinephrine(에피네프린, adrenaline 아드레날린)을 분비하게 하며, 장운동을 억제시켜 소화가 천천히 진행되게도 한다. 부교감신경은 일반적으로 교감신경과 균형을 이루는 작용을 한다. 부교감신경은 심박수를 낮추고, 혈압을 내리며, peristalsis(연동운동)를 자극하여 rectum(직장, 곧창자)을 비우게 한다. 그림 10-3을 보면 교감신경 작용과 부교감신경 작용의 차이를 알 수 있다.

그림 10-4에는 중추신경계통과 말초신경계통의 구성을 요약했다.

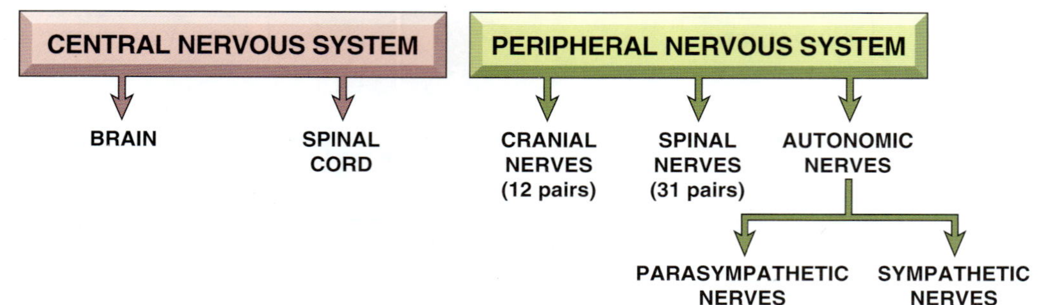

그림 10-4 Central nervous system(CNS, 중추신경계통)**과 peripheral nervous system**(PNS, 말초신경계통)**의 구분.** Autonomic nervous system(자율신경계통)은 통상적으로 말초신경계통의 일부분으로 간주한다.

NEURON(신경세포), NERVE(신경), GLIAL CELL(신경교세포)

Neuron(신경세포, 신경원)은 개별 nerve cell을 지칭하는 용어로, 현미경을 이용해야 관찰할 수 있다. 신경자극은 일정한 방식과 방향으로 신경세포의 각 부분들을 따라 전달된다. 신경세포를 구성하는 각 부분들은 그림 10-5에 표시되어 있다. 다음 내용을 공부하면서 그림의 빈칸에 각 부분의 명칭을 기입하라.

Stimulus(자극)가 가해지면 **dendrite**(가지돌기, 수상돌기) [1]라 불리는 신경세포 돌기에서 처음 흥분이 시작된다. 그 결과 가지돌기의 세포막에서 전하가 변하기 시작하고, 신경자극이 가지돌기를 따라 도미노가 차례대로 쓰러지듯 이동한다. 이 신경자극은 한 방향으로만 계속 이동하여 **cell body**(세포체) [2]에 도달한다. 세포체에는 신경세포의 **cell nucleus**(핵, 세포핵) [3]가 포함되어 있다. 뇌나 척수의 바깥에 모여 있는 nerve cell body(신경세포체)들의 작은 무리를 **ganglia**(신경절; 단수는 **ganglion**)라 부른다. 세포체에서 뻗어 나온 **axon**(축삭) [4]은 신경자극을 세포체에서 멀어지지는 방향으로 전달한다. 일부 축삭은 **myelin sheath**(말이집, 수초) [5]라 불리는 지방층판으로 둘러싸여 있다. 말이집은 전류가 새어나가지 못하도록 축삭을 둘러싸서 전기흥분 전달 속도를 향상시킨다. Demyelination(말이집탈락, 탈수초)은 축삭을 둘러싸고 있던 말이집이 없어지는 현상으로, CNS를 침범하는 후천질환의 일종인 multiple sclerosis(다발경화증)의 특징이다.

말이집에 둘러싸인 축삭 다발은 흰색을 띠는데, 이 때문에 척수나 뇌의 일부 부위가 해당되는 white matter(백질, 백색질)라는 용어가 생겼으며, 말초신경도 대부분 흰색을 띤다. 뇌나 척수의 gray matter(회색질)는 신경세포체들로 구성되어 있는데, 세포체는 말이집이 둘러싸지 않기 때문에 회색으로 보이는 것이다.

신경자극은 신경세포의 축삭을 따라 전달되다가 그 **terminal end fiber**(축삭종말) [6]를 통과한 후 그 신경세포를 떠나서 다음 세포로 전달된다. 신경자극이 한 신경세포에서 다음 신경세포로 건너뛰는 간격을 포함하는 구조를 **synapse**(연접, 시냅스) [7]라 부른다. 신경자극이 연접을 지나 전달되려면 신경자극을 연접까지 전달한 한 신경세포의 축삭종말에서 **neurotransmitter**(신경전달물질)라 불리는 화학물질이 분비되어야 한다. 그림 10-5에 삽입된 그림상자를 참조하라. 신경전달물질이 들어 있는 작은 주머니인 vesicle(소포)이 신경세포의 끝부분(축삭종말)에 모여 있는데, 이 소포가 신경전달물질을 연접에 방출한다. **Acetylcholine**(아세틸콜린), **norepinephrine**(노르에피네프린), **epinephrine**(에피네프린, **adrenaline** 아드레날린), **dopamine**(도파민), **serotonin**(세로토닌), **endorphin**(엔도핀) 등이 대표적인 신경전달물질이다.

신경세포는 현미경을 이용해야 관찰할 수 있지만, **nerve**(신경)는 맨눈에도 보이는 큰 구조이

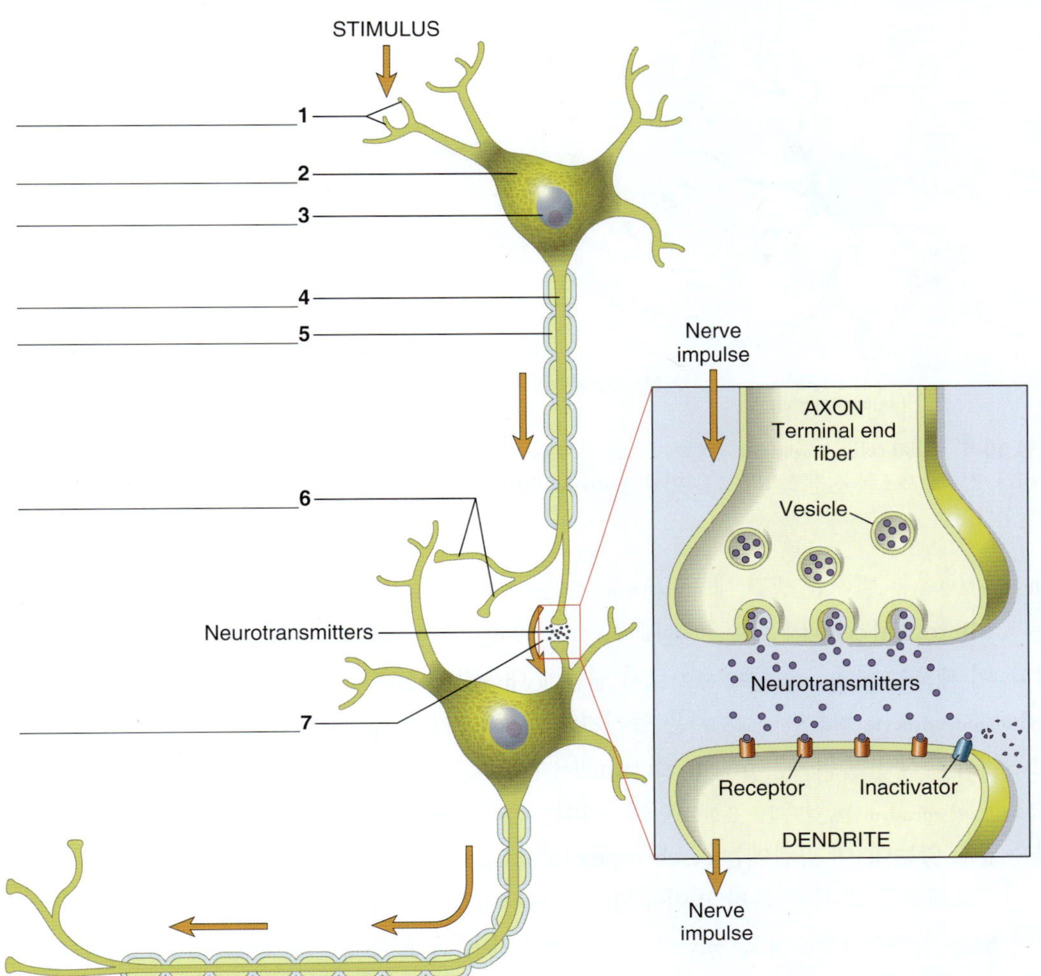

그림 10-5 Neuron(신경세포)**을 구성하는 각 부분들과 nerve impulse**(신경자극)**가 전달되는 과정**. 신경세포는 신경계통의 핵심이 되는 **parenchymal cell**(실질세포)이다. 상자 속 그림은 synapse(연접, 시냅스)에서 일어나는 변화를 나타낸다. 즉 terminal end fiber(축삭종말)에 들어 있는 vesicle(소포)이라는 작은 주머니들 속에 neurotransmitter(신경전달물질)가 저장되어 있다. Dendrite(가지돌기)에 있는 receptor(수용체)는 분비된 신경전달물질과 결합한다. 신경전달물질은 본연의 임무를 완수한 뒤에 inactivation(불활성화)되어 더 이상 작용하지 않는다.

다. Nerve는 실이 모여 밧줄을 이루듯이 나란히 진행하는 가지돌기들과 축삭들이 모인 묶음 다발로 이루어져 있다. 피부, 눈, 귀, 코 등과 같은 자극수용기에서부터 뇌나 척수를 향해 신경자극을 전달하는 peripheral nerve(말초신경)는 **afferent nerve**(들신경)인 **sensory nerve**(감각신경)이다. CNS에서 시작해서 멀리 근육이나 샘 등과 같은 반응생성기관에 신경자극을 전달하는 말초신경은 **efferent nerve**(날신경)인 **motor nerve**(운동신경)이다.

신경세포는 신경계통의 **parenchyma**(실질)이다. 실질은 한 organ(기관)에서 다른 organ과 구별되는 핵심 조직을 가리킨다. 뇌와 척수에서는 전기자극을 전달하는 신경세포가 parenchymal tissue(실질조직)를 이룬다. **Stroma**(버팀질, 간질)는 그 organ을 지지하는 connective tissue(결합조직)이다. 신경계통의 **stromal tissue**(버팀조직)는 **glial cell**(**neuroglial cell**, 신경교세포, 신경아교세포)들로 구성되는데, 이 세포들은 신경계통을 지지하는 틀을 형성하고 감염을 막아내도록 돕는다. 신경교세포는 신경자극을 전달하지 않는다. 이 세포들은 신경세포보다 훨씬 더 많으며(신경세포와 신경교세포는 숫자가 비슷하다는 주장도 있다—옮긴이) 세포분열을 거쳐 증식할 수 있다.

Supporting cell(버팀세포, 도우미세포)인 신경교세포는 네 종류가 있다(그림 10-6). **Astrocyte**(**astroglial**

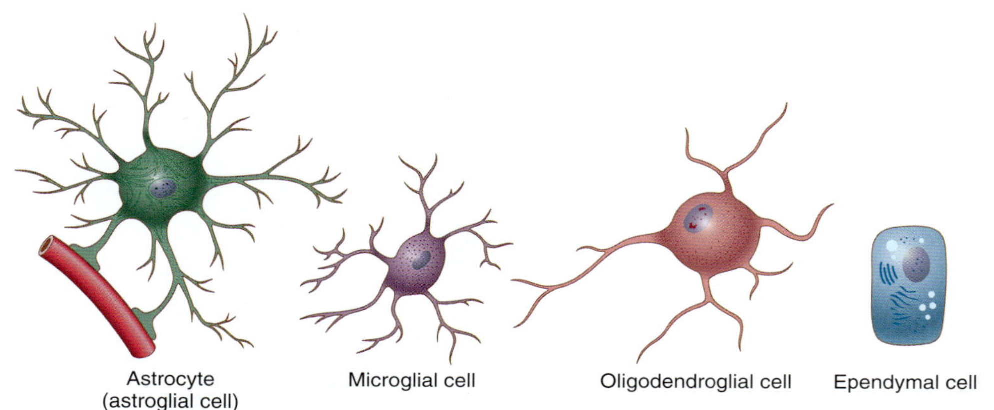

그림 10-6 **Glial cell**(neuroglial cell, 신경교세포, 신경아교세포). 이 세포들은 CNS를 지지하고 보호하는 결합조직세포에 해당된다. 신경교세포는 신경조직의 틀을 이루는 **stromal tissue**(버팀조직)이고, 반면에 neuron(신경세포)들은 신경자극을 전달한다.

cell, 별아교세포)는 별처럼 생긴 세포로(astr/o는 별을 뜻한다), 신경조직을 지지하고 신경세포의 작용을 돕는다. **Microglial cell**(미세교세포, 미세아교세포, 소교세포)은 작은 세포로, 여러 갈래로 갈라지는 돌기들이 많다. 이 세포는 phagocyte(포식세포)로서 염증에 대응하고 신경세포를 보호한다. **Oligodendroglial cell**(oligodendrocyte, 희소돌기아교세포)은 돌기가 적은 세포이다(olig/o는 적거나 드물다는 뜻이다). 이 세포는 CNS에서 축삭을 둘러싸는 myelin sheath(말이집)를 형성한다. 한편 **ependymal cell**(뇌실막세포, 上衣세포; 그리스어 ependyma는 윗도리를 뜻한다)이라 불리는 신경교세포는 뇌와 척수의 내부에 있는 공간의 속면을 덮고 있는데, 이 공간에는 cerebrospinal fluid(CSF, 뇌척수액)가 생성되어 순환하고 있다.

신경교세포들 중에서 특히 별아교세포는 혈관과 접촉하면서 혈액에 들어 있는 유해할 가능성이 있는 물질이 CNS의 신경조직으로 들어오지 못하게 통제한다. 혈액과 뇌 사이에 있는 이 보호벽을 **blood-brain barrier**(BBB, 혈액뇌장벽)라 부른다. 이 장벽은 주성분이 혈관의 속면을 덮고 있는 특수한 endothelial cell(내피세포)들인데, 이 세포는 별아교세포와 협력해서 신경세포와 모세혈관 사이를 차단한다. 그래서 chemotherapeutic drug(화학요법제)을 혈관에 주사해서는 뇌종양을 치료하기 어렵다. 약물이 뇌조직에 접근하지 못하도록 BBB가 막고 있기 때문이다. 그림 10-6에는 신경교세포들이 간단한 그림으로 표현되어 있다.

BRAIN(뇌)

뇌는 인체 활동을 조절한다. 성인 뇌는 무게가 약 1.4 kg이며, 여러 부분들로 구성되는데, 각 뇌 부분마다 담당하는 기능이 다르다.

뇌에서 가장 큰 부분은 사고 등을 담당하는 **cerebrum**(대뇌)이다. 대뇌의 표면에는 신경세포체들이 층판을 이루며 모여 있는데, 이 층판을 **cerebral cortex**(대뇌피질, 대뇌겉질)라 한다. 대뇌겉질은 **gyrus**(뇌이랑, 회, 이랑; 복수형은 gyri)라 불리는 주름들로 접혀 있으며, 뇌이랑과 뇌이랑 사이에는 **sulcus**(고랑, 구; 복수형은 sulci)가 속으로 패어 있다. 대뇌는 좌우 **cerebral hemisphere**(대뇌반구)로 양분되어 있다. 각 대뇌반구는 다시 그 겉을 덮고 있는 skull(머리뼈)의 이름을 딴 네 가지 주요 **lobe**(엽)들로 나뉜다. 그림 10-7을 보면 gyrus 및 sulcus는 물론 frontal lobe(전두엽, 이마엽), parietal lobe(두정엽, 마루엽), occipital lobe(후두엽, 뒤통수엽), temporal lobe(측두엽, 관자엽)도 확인할 수 있다.

대뇌는 기능이 많다. 대뇌는 사고(생각), 판단, 기억, 연상, 감별 등을 주관한다. 그 밖에 대뇌는

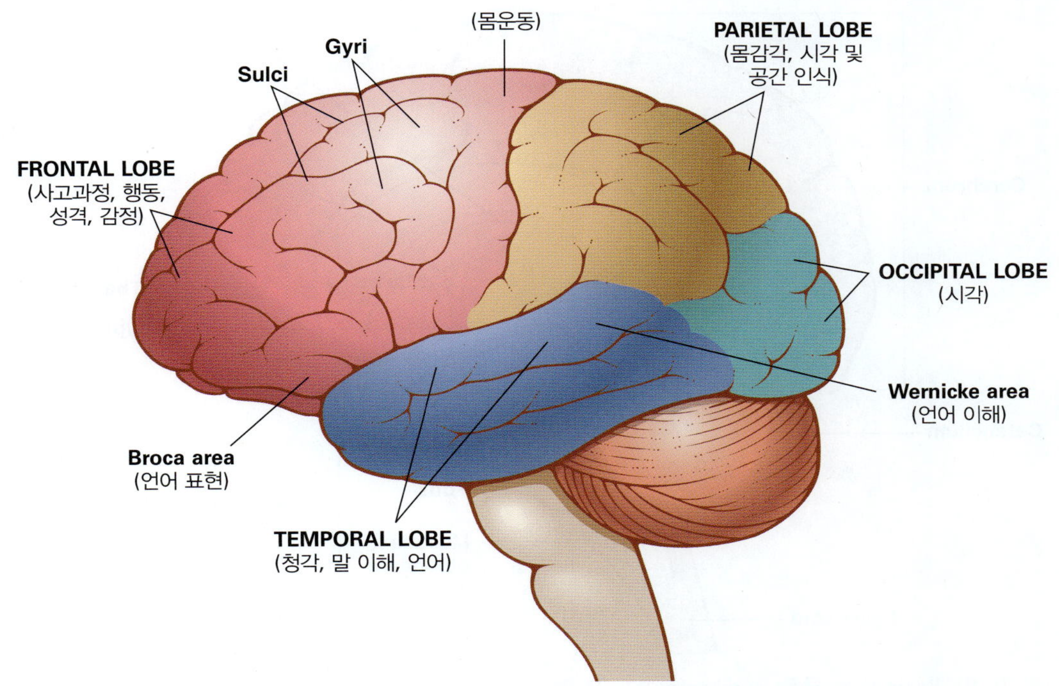

그림 10-7 왼쪽 cerebral hemisphere(대뇌반구)를 옆에서 본 그림. **Gyrus**(뇌이랑, 이랑)와 **sulcus**(고랑, fissure 틈새)가 표시되어 있다(gyrus의 복수형은 gyri, sulcus의 복수형은 sulci이다). Cerebrum(대뇌)의 각 lobe(엽)들과 언어, 시각, 운동, 청각, 사고 등의 기능을 각각 통제하는 중추가 어디에 위치하는지를 확인하라. 좌우 대뇌반구는 기능에 차이가 있다. **왼쪽 대뇌반구**는 오른쪽 대뇌반구에 비해 언어, 수학, 추론, 분석적 사고에 더 많이 관여한다. **오른쪽 대뇌반구**는 공간적 위치관계, 미술, 음악, 감정, 직관 작용이 더 활발하다.

감각자극들을 afferent nerve(들신경)를 거쳐 받아들여서 인식한 후에 이 정보들을 perception(지각, 인지)의 기초 자료로 삼는다. 또한 대뇌에서 시작된 운동자극은 뇌신경이나 척수신경을 통해 근

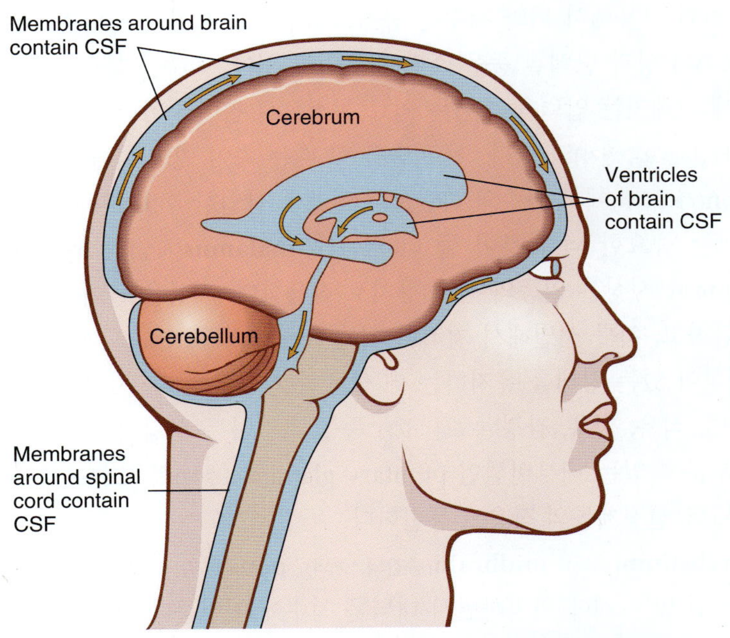

그림 10-8 Ventricle(뇌실)**과 brain**(뇌) **및 spinal cord**(척수)**의 주위를 순환하는 cerebrospinal fluid**(CSF, 뇌척수액). 뇌실에서 생산된 CSF는 뇌실 속을 흐르다가 뇌 밖으로 나와서 뇌와 척수를 둘러싸는 meninges(수막)의 층들 사이로 순환한다. CSF는 결국 수막을 통과해서 혈액으로 합류한다.

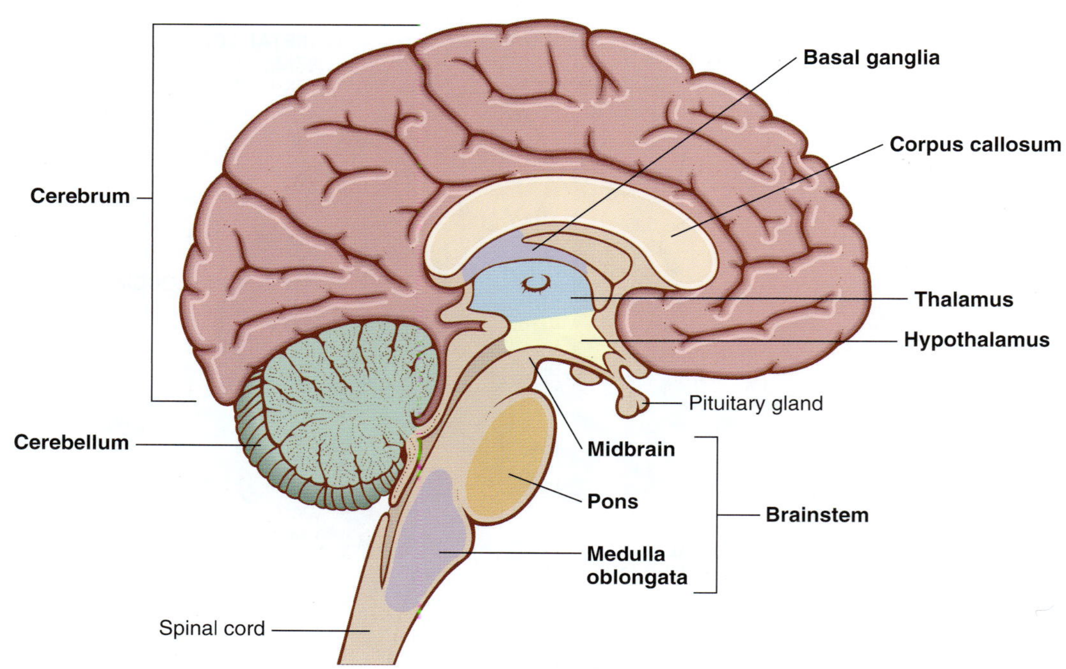

그림 10-9 **Brain**(뇌)**의 구분**: **cerebrum**(대뇌), **thalamus**(시상), **hypothalamus**(시상하부), **cerebellum**(소뇌), **midbrain**(중간뇌), **pons**(다리뇌), **medulla oblongata**(숨뇌) 등이 관찰된다. 시상하부의 아래에 pituitary gland(뇌하수체)가 있음을 확인하라. **Basal ganglia**(바닥핵, 기저핵)는 우리 의도대로 할 수 있는 voluntary movement(자발운동)를 조절한다. **Corpus callosum**(뇌들보, 뇌량)은 뇌의 중앙에서 좌우 cerebral hemisphere(대뇌반구)를 서로 연결한다.

10

육이나 샘에 전달되어 운동이나 분비 등의 작용을 일으킨다. 그림 10-7을 보면 말하기, 시각, 후각, 운동, 청각, 사고과정을 조절하는 중추들이 어느 대뇌피질 부위에 위치하는지를 알 수 있다.

뇌 속에는 **ventricle**(뇌실)이라는 공간이 있다(그림 10-8). 뇌실에는 물 같은 액체가 들어 있는데, 이 액체는 뇌와 척수의 내부와 바깥을 순환한다. 이 액체는 **cerebrospinal fluid**(**CSF**, 뇌척수액)라 불리며, 쿠션처럼 작용해서 뇌와 척수를 충격으로부터 보호한다. CSF는 대개 무색투명하며, lymphocyte(림프구)와 당과 단백질 등을 소량 함유하고 있다. 척수를 둘러싸고 있는 CSF를 진단을 위해서나 뇌에 가해지는 압력을 줄이는 치료 목적으로 뽑아낼 수 있는데, 이 과정을 **lumbar puncture**(**LP**, 허리천자, 요추천자)라 한다. 이 시술을 할 때는 속이 빈 바늘을 vertebral column(척주)의 lumbar region(허리부위)에서 척수의 하단보다 아래에 삽입한 후 CSF를 뽑아야 한다.

대뇌의 아래에는 중요한 뇌 부분이 둘 더 있는데, **thalamus**(시상)와 **hypothalamus**(시상하부)가 그것이다(그림 10-9). 시상은 일종의 선별 장치로 작용한다. 시상은 들어온 감각 정보가 중요한지 아닌지를 판단하고, 이를 선별해서 처리한 뒤에 cerebral cortex(대뇌피질)로 전달한다. 시상은 또한 각성 및 의식이 있는 상태를 유지하는 데 중요한 역할을 한다. 시상의 아래에 있는 시상하부에는 체온, 수면, 식욕, 성욕, 감정(공포나 기쁨) 등을 조절하는 신경세포들이 모여 있다. 시상하부는 뇌의 바닥부분에 있는 내분비샘인 pituitary gland(뇌하수체)의 호르몬 분비도 조절하고 교감신경계통과 부교감신경계통의 작용도 통합한다.

뇌 중에서 **cerebellum**(소뇌), **midbrain**(중간뇌, 중뇌), **pons**(다리뇌, 교뇌), **medulla oblongata**(숨뇌, 연수)는 대뇌의 뒤 및 아래에 위치하면서 대뇌를 척수에 이어준다. 이 중에서 중간뇌와 다리뇌와 숨뇌를 합쳐서 **brainstem**(뇌줄기, 뇌간)이라 부른다. 그림 10-9를 참조하라.

Cerebellum(소뇌)의 기능은 voluntary movement(자발운동)가 조화롭게 일어나도록 조정하고 평형과 자세를 유지하는 것이다.

표 10-1 뇌의 부분별 기능

뇌 구조	기능
Cerebrum(대뇌)	사고, 성격, 감각, 운동, 기억
Thalamus(시상)	감각자극의 중계역('선별중추'); 각성과 의식 상태 조절
Hypothalamus(시상하부)	체온, 수면, 식욕, 감정; pituitary gland(뇌하수체)의 조절
Cerebellum(소뇌)	자발운동이 조화롭게 일어나도록 조정하고 평형을 유지
Pons(다리뇌, 교뇌)와 Midbrain(중간뇌, 중뇌)	눈과 얼굴에 전달되는 뇌신경과 신경로 등을 연결
Medulla oblongata(숨뇌, 연수)	몇 가지 신경로가 좌에서 우로, 우에서 좌로 교차한다; 심장, 혈관, 호흡계통을 조절하는 중추가 포함되어 있다

Midbrain(중간뇌, 중뇌)은 뇌줄기에서 가장 위에 있는 부분이다. 중간뇌에는 대뇌를 뇌의 아랫부분과 시각이나 청각에 관련된 구조들을 연결하는 신경로들이 포함되어 있다.

Pons(다리뇌, 교뇌)는 뇌줄기의 일부이며, 문자 그대로의 의미는 다리(교량)이다. 다리뇌에는 소뇌나 대뇌를 다른 뇌 부위에 연결하는 신경섬유들이 통과하고 있다. 눈 운동을 조절하는 뇌신경들 중 일부와 얼굴 운동을 조절하는 뇌신경이 다리뇌에서 시작된다.

Medulla oblongata(숨뇌, 연수)도 뇌줄기에 속하며, 척수와 나머지 뇌 부위 사이를 연결한다. 숨뇌에서는 몇 가지 nerve tract(신경로)가 왼쪽에서 오른쪽으로, 오른쪽에서 왼쪽으로 교차한다. 예를 들어 인체의 왼쪽 근육의 운동을 조절하는 신경세포체는 오른쪽 대뇌반구에 위치하는데, 이 신경세포에서 시작된 axon(축삭)은 숨뇌에서 반대쪽으로 decussation(교차)한 후에 척수로 내려간다.

숨뇌에는 그 밖에도 인체의 내부 작용을 조절하는 다음 세 가지 중요한 vital center(생명중추)들이 포함되어 있다.

1. **Respiratory center**(호흡중추)는 화학물질이나 기타 자극에 반응하여 호흡근육을 조절한다.
2. **Cardiac center**(심장중추)는 심장이 너무 빨리 뛰고 있을 때 heart rate(심박수)를 낮춘다.
3. **Vasomotor center**(혈관운동중추)는 혈관벽 근육에 영향을 미쳐서 혈관의 지름을 조절(수축 또는 확장)함으로써 blood pressure(혈압)에 영향을 미친다.

그림 10-9를 보면 시상, 시상하부, 소뇌, 중간뇌, 다리뇌, 숨뇌의 위치를 확인할 수 있다. 표 10-1을 복습하면 뇌의 부분별 기능을 이해할 수 있다.

SPINAL CORD(척수)와 MENINGES(수막, 뇌척수막)

SPINAL CORD(척수)

Spinal cord는 medulla oblongata(숨뇌)의 아래에서 시작하여 vertebral column(척주)의 내부에서 아래로 둘째 lumbar vertebra(허리뼈) 높이까지 이어지는 원기둥 형태의 신경조직이다. 척수의 하단보다 아래에는 거의 수직으로 뻗어 있는 신경섬유 집단인 **cauda equina**(말총; 라틴어로 '말의 꼬리'라는 뜻)가 있다(249쪽 그림 10-1 참조). 척수는 팔다리와 몸통에 분포하는 모든 nerve(신경)가 시작하거나 끝나는 곳이며, 뇌로 올라가거나 뇌에서 시작해서 내려오는 신경자극이 지나는 통로가 된다. 척수의 가로단면을 관찰하면(그림 10-10) 신경세포의 cell body(세포체)와 dendrite(가지돌

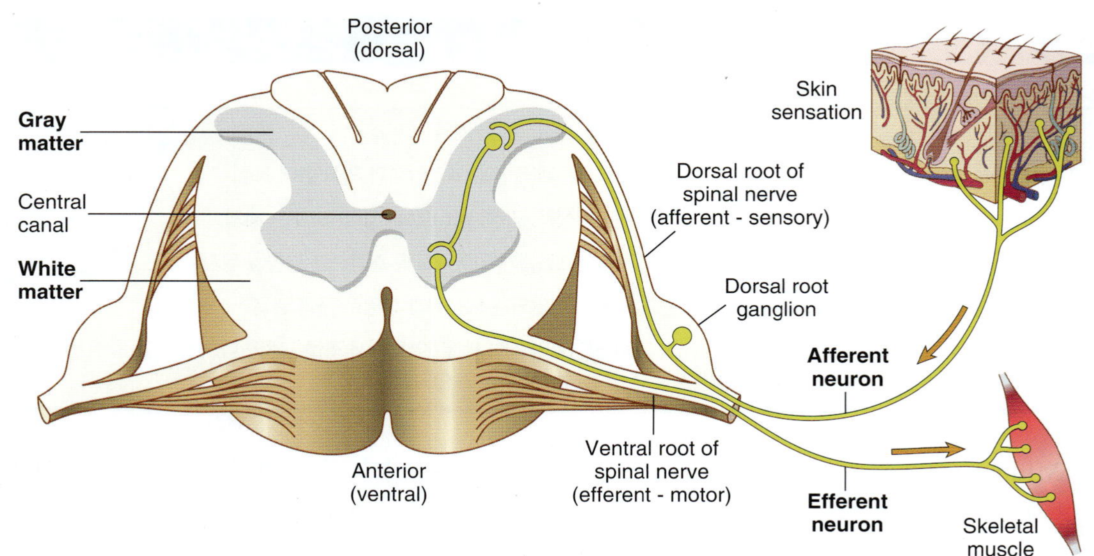

그림 10-10 Spinal cord(척수)의 가로단면으로, **gray matter**(회색질)**와 white matter**(백질, 백색질)**가 관찰된다. Afferent neuron**(들신경세포, 구심신경세포)은 피부 등에 있는 sensory receptor(감각수용기)에서 시작된 신경자극을 척수로 전달한다. **Efferent neuron**(날신경세포, 원심신경세포)은 척수에서 시작된 신경자극(운동명령)을 skeletal muscle(뼈대근육, 골격근) 등의 효과기관까지 전달한다. Central canal(중심관)은 CSF(뇌척수액)가 들어 있는 공간이다.

기)가 모여 있는 **gray matter**(회색질)가 속부분에 있고, myelin sheath(말이집)에 둘러싸인 신경섬유들로 이루어진 **white matter**(백질, 백색질)가 회색질을 바깥에서 둘러싸고 있다. 이 백질을 통해 신경자극이 뇌에 전달되거나 뇌에서 내려온다.

MENINGES(수막, 뇌척수막)

Meninges는 뇌와 척수를 둘러싸는 세 겹의 결합조직막이다. 수막에 대한 다음 설명을 공부하면서 그림 10-11에 있는 빈칸에 각 구조의 명칭을 기입하라.

수막 중에서 가장 바깥에 있는 층은 **dura mater**(경막) [1]이다. 이 두껍고 질긴 막은 혈액이 차 있는 변형된 정맥인 **dural sinus**(경막정맥굴, 경막정맥동)를 품고 있다. 경막의 밑에는 **subdural space**(경막밑공간) [2]가 있다. 둘째 층은 **arachnoid mater**(거미막, 지주막) [3]이다. 이 막은 거미줄처럼 생긴 섬유들을 통해 그 밑에 있는 pia mater(연막)와 느슨하게 붙어 있기 때문에 거미막과 연막 사이에는 액체가 차 있는 공간이 존재한다. 이 공간이 바로 **subarachnoid space**(거미막밑공간) [4]로, 여기에 CSF(뇌척수액)가 들어 있다. 수막 중 셋째 층은 뇌와 척수에 밀착되어 있는 **pia mater**(연막) [5]이다. 연막은 혈관이 풍부한 섬세한 결합조직으로 이루어져 있다(라틴어 *pia*는 섬세하다는 뜻임). 임상의학 분야에서는 대개 연막과 거미막을 합쳐서 pia-arachnoid(연막-거미막) 또는 leptomeninges(연질뇌척수막, 연수막)라 부른다.

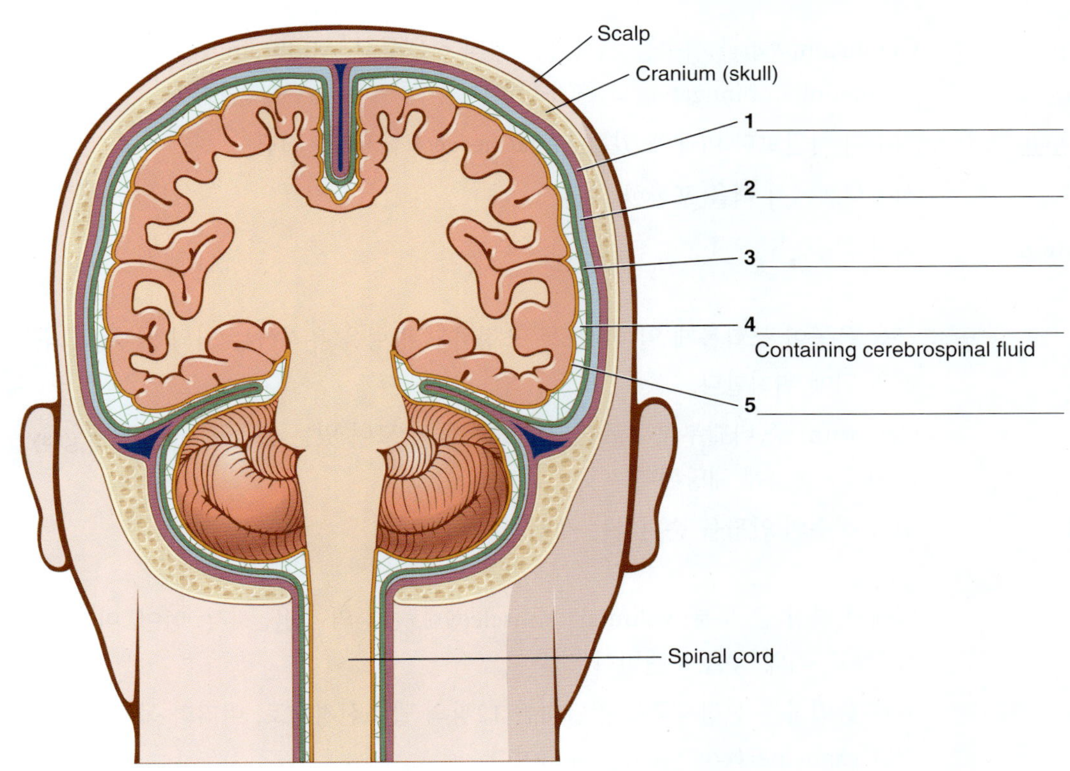

그림 10-11 **Meninges**(수막), 뒤에서 본 그림.

10

어휘

다음 목록은 본문에서 새로 소개된 용어들을 되짚고 있다. 각 용어마다 간단한 정의를 첨부해서 용어를 이해하는 데 도움이 되게 하였다. 발음을 잘 모르거나 발음하기가 어려운 용어들은 이 장의 끝부분에 있는 발음 절을 참조하면 도움이 될 것이다.

acetylcholine(아세틸콜린)	신경세포의 축삭종말에서 synapse(연접, 시냅스)로 분비되는 화학물질인 neurotransmitter(신경전달물질)의 일종.
afferent nerve(들신경, 구심신경)	뇌나 척수를 향해 신경자극을 전달하는 신경. Sensory nerve(감각신경)라고도 한다. Afferent의 *af-*는 '-을 향해'를 뜻하는 *ad-*의 변형이며, *-ferent*는 운반을 뜻한다.
arachnoid mater (거미막, 지주막)	뇌와 척수를 둘러싸는 세 겹의 meninges(수막) 중 중간층. 그리스어 *arachne*는 거미를 뜻한다.
astrocyte(별아교세포)	Glial cell(neuroglial cell, 신경교세포, 신경아교세포)의 일종으로, 신경세포를 지지하고 신경세포의 작용을 돕는다.
autonomic nervous system(자율신경계통)	제대로근육(불수의근), 샘, 내장 등의 비자발(involuntary) 기능을 조절하는 신경계통.
axon(축삭)	신경세포체에서 시작된 신경자극을 전달하는 신경돌기. 신경섬유라고도 한다.
blood-brain barrier (혈액뇌장벽)	혈액과 뇌조직 사이를 차단해서 뇌조직을 보호한다. 이 장벽으로 인해 항암제 같은 물질이 모세혈관벽을 통과해서 뇌조직으로 진입하기가 어려워진다.

brainstem(뇌줄기, 뇌간) — Cerebrum(대뇌)과 척수를 연결하는 뇌의 하위부분. Midbrain(중간뇌), pons(다리뇌), medulla oblongata(숨뇌)를 포함한다.

cauda equina(말총, 마미) — 척수의 하단보다 아래에 있는 spinal nerve(척수신경)의 집단.

cell body(세포체) — 신경세포에서 핵을 포함한 부분.

central nervous system (CNS, 중추신경계통) — 뇌와 척수.

cerebellum(소뇌) — 근육 운동이 조화롭게 일어나도록 조정하고 평형을 유지하는 뇌의 일부분. 뇌줄기의 뒤에 위치한다.

cerebral cortex(대뇌피질, 대뇌겉질) — Cerebrum 중 바깥부분으로, 신경세포체들이 모여 있는 층들로 구성된다; gray matter(회색질)에 해당된다.

cerebrospinal fluid (CSF, 뇌척수액) — 뇌와 척수의 안팎을 순환하는 체액.

cerebrum(대뇌) — 뇌에서 가장 큰 부분; voluntary muscle(맘대로근육)의 작용, 시각, 언어, 미각, 청각, 사고, 기억 등을 주관한다.

cranial nerve(뇌신경) — 뇌를 출입하는 신경자극을 전달하는 12쌍의 말초신경으로, 머리와 목에 분포하지만 vagus nerve(미주신경)는 예외이다.

dendrite(가지돌기, 수상돌기) — 신경세포체에서 시작된 나뭇가지 모양의 미세한 돌기로서 대개 신경자극을 처음 받아들이는 부분이 된다.

dura mater(경막) — Meninges(수막) 중에서 가장 바깥에 있는 두꺼운 막으로, 뇌와 척수를 둘러싸서 보호한다. 라틴어로 "hard mother(엄한 어머니)"라는 뜻이다.

efferent nerve(날신경, 원심신경) — 뇌와 척수에서 시작된 정보를 멀리 다른 곳에 전달하며, motor nerve(운동신경)라고도 한다. Efferent라는 용어는 'away from(멀리 떠나서)'을 뜻하는 *ef*-와 운반을 뜻하는 *-ferent*에서 유래했다.

ependymal cell(뇌실막세포, 상의세포) — 뇌와 척수에서 뇌척수액이 들어 있는 속공간을 덮고 있는 신경교세포. 뇌척수액 생산에도 관여한다.

ganglion(신경절) **(복수: ganglia)** — Peripheral nervous system(말초신경계통)에 모여 있는 신경세포체 집단.

glial cell(**neuroglial cell**, 신경교세포, 신경아교세포) — 신경자극을 전달하지 않지만 지지 기능이 있는 결합조직 같은 신경계통의 세포. 그 예에는 astrocyte, microglial cell, ependymal cell, oligodendrocyte가 있다. 신경교세포는 신경세포와 달리 자기 복제(세포분열)를 할 수 있다.

gyrus(뇌이랑, 회, 이랑) **(복수: gyri)** — Cerebral cortex(대뇌피질)의 표면에 완만하게 융기된, 신경세포체로 구성된 층판 형태의 주름.

hypothalamus(시상하부) — Thalamus(시상)의 아래에 위치한 뇌의 부분; 수면, 식욕, 체온, pituitary gland(뇌하수체)의 분비작용 등을 조절한다.

medulla oblongata(숨뇌, 연수) — 척수의 바로 위에 위치한 뇌의 부분; 호흡, 심박수, 혈관 지름 등을 조절한다; 신경로가 대개 이곳에서 반대쪽으로 교차한다.

meninges(수막, 뇌척수막) 뇌와 척수를 둘러싸고 있는 세 겹의 보호막.

microglial cell(미세교세포, 미세아교세포, 소교세포) Phagocytosis(포식) 기능이 있는 glial cell. 중추신경계통에서 세포 잔해물 등을 제거한다.

midbrain(중간뇌, 중뇌) Brainstem(뇌줄기) 중에 가장 위에 있는 부분

motor nerve(운동신경) 뇌와 척수에서부터 근육이나 장기를 향해 정보를 전달한다; efferent nerve라고도 불린다.

myelin sheath(말이집, 수초) 신경세포의 axon을 둘러싸서 전기 절연막으로 작용하는 지방층. 흰색을 띠며 축삭의 자극 전도 속도를 향상시킨다.

nerve(신경) 가느다란 섬유가 모여 밧줄을 이루듯이 신경자극을 전달하는 가느다란 axon과 dendrite들이 모여서 다발을 이루는 구조. 맨눈으로도 관찰할 수 있다.

neuron(신경세포, 신경원) 인체 곳곳에 신경자극을 전달하는 세포; 신경계통의 parenchyma(실질)에 해당된다.

neurotransmitter(신경전달물질) 신경세포의 축삭종말에서 분비되는 화학전령물질. 다른 세포(신경세포, 근육세포, 샘세포 등)를 자극하거나 억제한다. 대표적인 neurotransmitter는 acetylcholine(아세틸콜린), norepinephrine(노르에피네프린), dopamine(도파민), serotonin(세로토닌) 등이다.

oligodendroglial cell(희소돌기아교세포) 중추신경계통에서 axon을 둘러싸는 myelin sheath를 만드는 glial cell. Oligodendrocyte라고도 한다.

parasympathetic nerve(부교감신경) Heart rate(심박수, 심장박동수), 호흡, 소화관 운동 등의 정상 신체 기능을 우리 의도에 무관하게 자동으로 조절하는 autonomic nerve(자율신경).

parenchyma(실질) 어떤 organ(기관)이나 system(계통)의 핵심 성분이면서 그 특성을 결정하는 조직. 뇌와 척수로 구성된 신경계통에서는 neuron이 parenchyma이다. Liver(간)의 parenchymal cell(실질세포)은 hepatocyte(간세포)이고, kidney(신장, 콩팥)의 parenchymal tissue(실질조직)는 소변을 만드는 nephron(신장단위, 콩팥단위)이다. 발음이 [păr-ĚN-kĭ-mă]임에 유의하라.

peripheral nervous system(말초신경계통) 뇌와 척수의 바깥에 존재하는 신경조직; cranial nerve(뇌신경), spinal nerve(척수신경), autonomic nerve(자율신경)로 구성된다.

pia mater(연막) Meninges 중에서 가장 속에 위치한 얇고 섬세한 막.

plexus(신경얼기, 신경총) (복수: plexuses) Nerve들이 그물 모양으로 얽혀 있는 큰 구조. 그 예에는 lumbosacral plexus(허리엉치신경얼기), cervical plexus(목신경얼기), brachial plexus(팔신경얼기; brachi/o는 팔을 뜻한다) 등이 있다. 이 용어는 "weave together(엮다)"라는 뜻의 인도유럽어인 *plek*에서 유래했다.

pons(다리뇌, 교뇌) Cerebellum(소뇌)의 앞에서 medulla(숨뇌)와 midbrain(중간뇌) 사이에 위치한 뇌 부분(라틴어 *pons*는 교량을 뜻한다). Pons는 뇌의 여러 부분 사이를 연결하는 교량이다.

receptor(수용기) 신경자극을 받아들여 afferent nerve(들신경)에 전달하는 기관. 피부, 귀, 눈, taste bud(맛봉오리) 등이 receptor이다.

sciatic nerve(궁둥신경, 좌골신경)	골반 근처에서 시작해서 아래로 thigh(넓적다리)와 leg(종아리, 하퇴)과 발로 이어지는 말초신경. **Sciatica**(좌골신경통)는 이 신경의 경로를 따라 발생하는 통증이다.
sensory nerve(감각신경)	Receptor에서 받은 정보를 뇌와 척수에 전달한다; afferent nerve(들신경)라고도 한다.
spinal nerve(척수신경)	척수에서 시작되는 31쌍의 신경.
stimulus(자극) **(복수: stimuli)**	반응을 유발할 수 있는 내부 또는 외부 환경의 변화(빛, 소리, 접촉, 압력, 통증 등).
stroma(버팀질)	장기를 지지하는 결합조직. Glial cell들이 뇌의 stromal tissue(버팀질 조직)를 구성한다.
sulcus(고랑, 구) **(복수: sulci)**	Cerebral cortex(대뇌피질)의 표면에서 속으로 함몰된 부위; fissure(틈새).
sympathetic nerve(교감신경)	스트레스를 받았을 때 개인의 의도와 무관하게 자동적으로 신체기능에 영향을 미치는 autonomic nerve(자율신경).
synapse(연접, 시냅스)	신경자극이 한 neuron에서부터 다음 neuron으로, 또는 한 neuron에서부터 근육세포나 샘세포로 전달될 때 건너뛰는 두 세포 사이의 구역. 그리스어 *synapsis*는 접촉점을 뜻한다.
thalamus(시상)	뇌의 주된 중계중추. 척수와 cerebrum 사이에서 신경자극을 전달한다. 감각정보는 thalamus를 거쳐 cerebrum의 해당 중추에 중계된다. 라틴어 *thalamus*는 '방(房)'을 뜻한다. 이 용어를 고안한 고대 로마인들은 thalamus가 작은 방처럼 속이 비었다고 생각했다.
vagus nerve(미주신경)	열째(X) 뇌신경으로, 그 가지들이 larynx(후두), trachea(기관), bronchus(기관지), lung(폐), aorta(대동맥), esophagus(식도), stomach(위) 등에 분포한다. 라틴어 *vagus*는 방랑을 뜻한다. 이 신경은 다른 뇌신경과 달리 머리를 벗어나서 가슴과 배까지 "떠돌아다닌다."
ventricle(뇌실)	뇌 속에 있는 공간으로, cerebrospinal fluid(뇌척수액)가 들어 있다. Ventricle(심실)은 심장에도 있다. 이 ventricle은 심장의 아랫부분을 차지하는 속이 빈 좌우 두 공간이다.

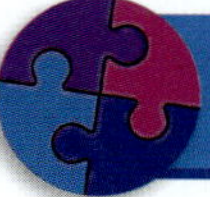

용어

이 절은 신경계통의 기관과 구조를 기술하는 용어와 신경계통 질환의 징후 및 증상에 관련된 용어로 구분되어 있다. 각 의학용어의 의미를 빈칸에 기입하라.

ORGAN(기관)과 구조

연결형	의미	용어	의미
cerebell/o	cerebellum(소뇌)	**cerebellar**(소뇌-)	______________

연결형	의미	용어	의미
cerebr/o	cerebrum(대뇌)	**cerebr**ospinal fluid(뇌척수액)	______
		cerebral cortex(대뇌피질, 대뇌겉질) *Cortical*이란 '*cortex*(피질, 겉질), 즉 장기의 바깥부분에 위치한'이라는 뜻이다.	______
dur/o	dura mater(경막)	sub**dur**al hematoma(경막밑혈종, 경막하혈종) *Hematoma*(혈종)는 종양이 아니라 혈액이 모인 것임을 명심하라.	______
		epi**dur**al hematoma(경막외혈종, 경막바깥혈종) 그림 *10-12*를 보면 *subdural hematoma, epidural hematoma, intracerebral hematoma*(뇌내혈종)를 이해할 수 있다.	______
encephal/o	brain(뇌)	**encephal**itis(뇌염)	______
		encephalopathy(뇌병증) ***Chronic traumatic encephalopathy***(*CTE*, 만성 외상뇌병증)는 점점 더 심해지는 *degenerative disease*(퇴행병, 변성병)의 일종으로, 반복적인 뇌의 외상인 *brain concussion*(뇌진탕)과 관련이 있다.	______
		an**encephal**y(무뇌증) *Anencephaly*는 뇌의 선천기형이다. 태아 때 *amniocentesis*(양막천자)나 *ultrasonography*(초음파검사)를 시행하는 도중에 발견될 수 있으며, 태어나도 생존할 수 없다.	______
gli/o	glial cell(신경교세포, 신경아교세포)	**gli**oblastoma(교모세포종, 아교모세포종) 이 종양은 매우 악성이다(*-blast*는 미성숙 세포를 의미). *Glioma*(신경교종, 신경아교종)는 신경교세포의 종양이다.	______

10

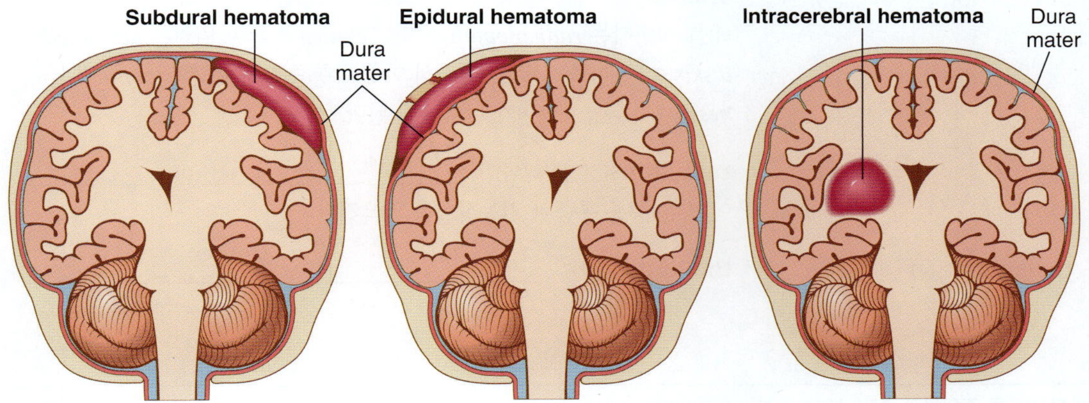

그림 10-12 **Hematoma**(혈종)의 유형. **Subdural hematoma**(경막밑혈종, 경막하혈종)는 정맥이 dura(경막)와 arachnoid(거미막) 사이에서 파열되어 생긴다. 주된 원인은 권투 경기나 노인이 침대 아래로 떨어질 때 둔중한 충격에 의해 일어나는 외상 등이다. **Epidural hematoma**(경막외혈종, 경막바깥혈종)는 머리뼈와 dura 사이에 혈액이 고이는 것으로, 대개 머리뼈가 골절된 후 meningeal artery(수막동맥, 뇌막동맥)가 파열되기 때문에 일어난다. **Intracerebral hematoma**(뇌내혈종)는 뇌조직 속으로 직접 일어나는 출혈로 인해 발생하는데, hypertension(고혈압)을 제대로 치료하지 않은 환자 등에서 일어날 수 있다.

연결형	의미	용어	의미
lept/o	얇은, 가는	**lept**omeningeal(연수막-) *Pia mater*(연막)와 *arachnoid mater*(거미막)는 얇고 섬세하기 때문에 합쳐서 *leptomeninges*(연질뇌척수막, 연수막)라 부른다.	________
mening/o, meningi/o	막, meninges(수막)	**mening**eal(수막-)	________
		meningioma(수막종) 서서히 성장하는 *benign tumor*(양성종양).	________
		myelo**mening**ocele(척수수막탈출증, 척수수막류) *Neural tube defect*(신경관결손)의 원인은 배아 발생 과정에서 *neural tube*(신경관)가 닫히지 못하는 데 있다. 이 기형은 *spina bifida*(이분척추, 척추갈림증)가 있는 상태로 태어난 아기에서 발견된다. *269쪽 참조.*	________
my/o	muscle(근육)	**my**oneural(근신경-, 근육신경-)	________
myel/o	spinal cord(척수) [문맥에 따라 bone marrow(골수, 뼈속질)를 뜻하는 경우도 있다]	**myel**opathy(척수병증, 골수병증)	________
		polio**myel**itis(폴리오, 회색질척수염) *Polio-*는 *gray matter*(회색질)를 뜻한다. 이 병은 척수의 *gray matter*를 침범하는 바이러스질환인데, 손상된 신경세포가 담당하던 근육은 결국 마비된다(속칭 소아마비). *20*세기 중반에 효능이 좋은 *vaccine*(백신)이 개발되었기 때문에 오늘날에는 매우 드문 병이 되었다.	________
neur/o	nerve(신경)	**neur**opathy(신경병증)	________
		poly**neur**itis(다신경염, 다발신경염)	________
pont/o	pons(다리뇌, 교뇌)	cerebello**pont**ine(소뇌다리뇌-, 소뇌교뇌-) 접미사 *-ine*은 '-에 관한'이라는 뜻이다.	________
radicul/o	spinal nerve(척수신경)의 nerve root(신경뿌리, 신경근)	**radicul**opathy(신경뿌리병증) ***Sciatica***(좌골신경통)는 등에 있는 *sciatic nerve*(궁둥신경, 좌골신경)의 *root*(뿌리)를 침범하는 *radiculopathy*이다. *Sciatica*의 흔한 원인은 *herniated disk*(탈출추간판)로, 다리를 따라서 아래로 통증과 근육약화와 *numbness*(무감각; 저림, 저린감)가 나타나게 된다.	________
		radiculitis(신경뿌리염) 이 병은 종종 통증과 기능상실을 일으킨다.	________
thalam/o	thalamus(시상)	**thalam**ic(시상-)	________

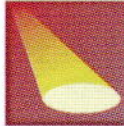

myel/o와 my/o

두 연결형을 혼동하지 않도록 주의하라. **Myel/o**는 spinal cord(척수)나 bone marrow(골수)를 뜻하고, **my/o**는 muscle(근육)을 뜻한다. 비슷한 예로 renal pelvis(신우, 콩팥깔때기)를 뜻하는 **pyel/o**와 pus(고름, 농)를 뜻하는 **py/o**가 있다.

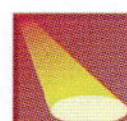

Neuropathy(신경병증)

Neuropathy는 peripheral nerve(말초신경)의 질병이다. 이 병은 운동기능과 감각기능과 자율신경기능에 영향을 미칠 수 있다. **Polyneuropathy**(다신경병증, 다발신경병증)는 다수의 말초신경을 손상시키지만 **mononeuropathy**(단일신경병증)는 개별 말초신경을 손상시킨다.

연결형	의미	용어	의미
thec/o	sheath(집) (meninges를 뜻함)	intra**thec**al injection (수막내주사) *Chemotherapeutic drug*(화학요법제) 등을 *subarachnoid space*(거미막밑공간)에 주입할 수 있다.	______
vag/o	vagus nerve (미주신경; 열째 뇌신경)	**vag**al(미주신경-) 이 *cranial nerve*(뇌신경)는 머리와 목뿐 아니라 가슴과 배에도 분포한다.	______

징후와 증상

연결형, 접미사	의미	용어	의미
alges/o, -algesia	통증에 민감함	an**algesia**(진통, 무통각증)	______
		hyp**algesia**(통각저하) 통증에 대한 민감성이 낮아진 상태(*hypo-에서 "o"가 생략되었음에 주목하라*). *Hyperalgesia*(통각과민)는 통증에 대한 민감성이 높아지는 것이다.	______
-algia	pain(통증)	neur**algia**(신경통) ***Trigeminal neuralgia***(삼차신경통)는 다섯째 뇌신경인 *trigeminal nerve*(삼차신경)의 분포 영역을 따라 발작처럼 퍼지는 심한 통증이다.	______
		ceph**algia**(두통) 두통의 원인은 대개 뇌를 둘러싸는 조직에 들어 있는 혈관의 *vasodilation*(혈관확장)이거나 목이나 *scalp*(두피, 머리덮개) 근육의 긴장이다.	______
caus/o	타오름	**caus**algia(작열통) 감각신경이 손상된 후에 일어나는 타는 듯한 강렬한 통증.	______
comat/o	깊은 잠, coma(혼수)	**comat**ose(혼수-) ***Coma***(혼수)는 깨어나지 못하는 무의식 상태이다. *Semicomatose*(반혼수-)는 깨어날 수 있는 *stupor*(혼미), 즉 *unresponsiveness*(무반응) 상태를 뜻한다. 회복 불가능한 *coma*인 *brain death*(뇌사) 상태에서는 자극에 대한 완전한 무반응, 자발적인 호흡 및 운동 상실, 평평한 *EEG*(뇌파도) 기록 등의 특징을 보인다.	______
esthesi/o, -esthesia	느낌, 신경감각	an**esthesia**(마취, 무감각) 촉각이나 통증감각 등의 정상 감각이 결여됨. *Spinal block*(척수차단)과 *epidural block*(경막외차단)이 대표적인 *regional anesthesia*(부위마취) 방법이다. *Epidural block*은 *caudal block*(꼬리마취, 미추차단)이라고도 한다(*그림 10-13*). ***Anesthetic***(마취제)은 감각을 약화시키거나 없애는 약이다. *General anesthetic*(전신마취제)과 *local anesthetic*(국소마취제) 목록은 *663*쪽 표 *21-2*에 정리되어 있다.	______

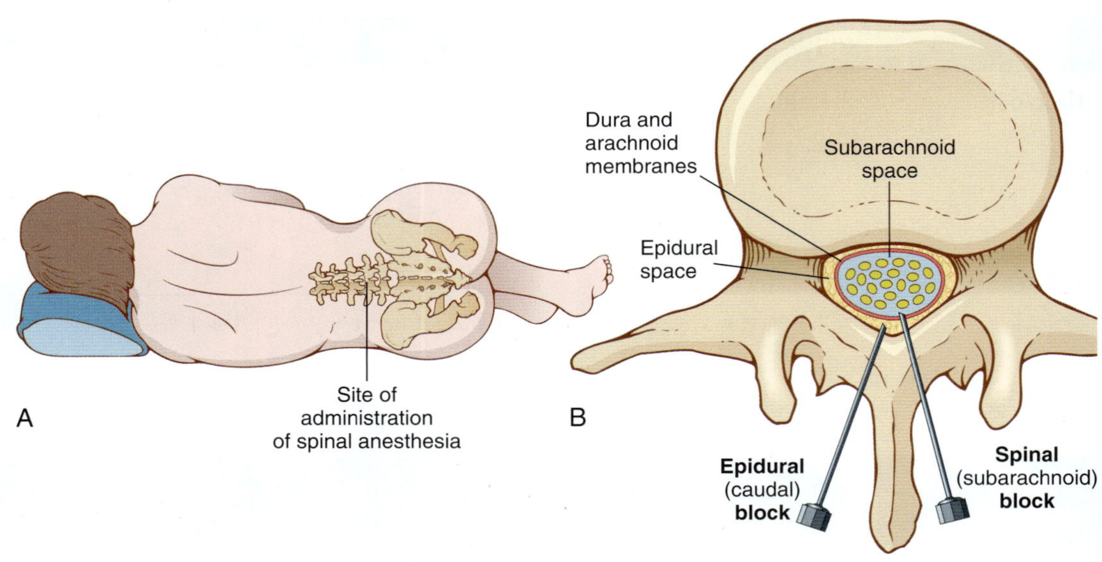

그림 10-13 A, Spinal anesthesia(척수마취)**를 할 때 환자가 취하는 자세. B, Epidural block**(경막외차단, **epidural anesthesia** 경막외마취)이나 **spinal block**(척수차단, **spinal anesthesia** 척수마취)을 시행할 때 약물을 주입하는 위치를 나타내는 척수의 가로단면 그림. Caudal anesthesia(꼬리마취)는 하위 epidural space(경막외공간, 경막바깥공간)에 마취제를 주입하는 epidural anesthesia로, obstetrics(산과) 영역에서 자주 사용한다. Spinal anesthesia는 subarachnoid space(거미막밑공간)에 local anesthetics(국소마취제)를 주입함으로써 이루어진다. 마취되면 발, 다리, 배에서 감각상실과 paralysis(마비)가 일어날 수 있다.

10

연결형, 접미사	의미	용어	의미
		hyper**esthesia**(감각과민)	________
		바늘을 가볍게 대기만 해도 강렬한 감각이 일어날 수 있다. 반대로 민감성이 낮아지는 현상을 *hypesthesia*(감각저하)라 한다.	
		par**esthesia**(감각이상)	________
		Par-(*para-*)는 비정상을 뜻한다. *Paresthesia*에는 *tingling sensation*(저림), *burning sensation*(화끈감, 작열감), *"pins and needles" sensation*(저려서 따끔거리는 느낌) 등이 있다.	
kines/o, kinesi/o, -kinesia, -kinesis, -kinetic	운동	brady**kinesia**(운동완만)	________
		hyper**kinesis**(운동과다, 운동과다증)	________
		중추신경계통 *stimulant*(자극제, 흥분제)인 *amphetamine*(암페타민)은 어린이의 *hyperkinesis*(*hyperkinesia*)를 치료하기 위해 사용하지만 작용기전은 알려져 있지 않다.	
		dys**kinesia**(운동이상증, 이상운동증)	________
		Spasm(연축) 같은 *involuntary movement*(비자발운동)가 일어나는 상태. ***Tardive dyskinesia***(지연이상운동증; *tardive*는 늦게 나타난다는 뜻)는 장기간 특정 *antipsychotic drug*(정신병약)을 복용한 환자에서 나타난다.	
		a**kinetic**(무운동-)	________

연결형, 접미사	의미	용어	의미
-lepsy	seizure(발작)	epi**lepsy**(뇌전증)	________________ 271쪽 참조.
		narco**lepsy**(기면병)	________________ 갑작스럽고 통제할 수 없는 수면욕구[*narc/o = stupor*(혼미), 수면]. *Amphetamine* 등의 자극제(흥분제)를 처방하여 예방한다.
lex/o	단어, 문장	dys**lex**ia(읽기장애, 난독증)	________________ 발생 과정의 문제로 인한 읽기 장애로, 뇌가 언어를 올바로 인식해서 처리하고 해석하지 못할 때 일어난다.
-paresis	weakness(쇠약, 허약)	hemi**paresis**(반신불완전마비)	________________ 인체의 좌우 한쪽, 즉 절반에서 일어남. ***Paresis***(불완전마비) 단독으로 쓰이면 부분적인 *paralysis*, 즉 근육 약화를 뜻한다.
-phasia	speech(말하기, 발성)	a**phasia**(실어증, 언어상실증)	________________ 말하기가 어려워짐. ***Motor aphasia***(운동실어증), 일명 *Broca aphasia*(브로카실어증) 또는 *expressive aphasia*(표현실어증)는 말하고자 하는 내용은 알고 있지만 실제로 말하지는 못하는 상황을 가리킨다. ***Sensory aphasia***(감각실어증) 환자는 언어를 이해하는 데 어려움을 느끼며, 단어를 술술 발음하지만 부적절하게 사용하기도 한다.
-plegia	paralysis(마비) (신체의 일부분을 움직이지 못하거나 움직이는 데 지장이 있는 상태)	hemi**plegia**(반신마비, 반신완전마비, 편마비)	________________ 인체의 오른쪽 또는 왼쪽 절반에서 일어나며 그 원인은 *stroke*(뇌졸중) 등의 뇌손상이다. *Hemiplegia*는 손상된 뇌의 반대쪽 몸에서 나타나는데, 그 이유는 오른쪽 대뇌에서 시작된 운동신경섬유가 *medulla oblongata*(숨뇌)에서 왼쪽으로 교차하는 데 있다.
		para**plegia**(하반신마비)	________________ 본래 *paraplegia*라는 용어는 한쪽에서(*para-*) 일어난 *stroke*, 즉 *paralysis*를 뜻했었다. 그러나 현재는 척수나 *cauda equina*(말총)의 손상 또는 질병으로 인해 두 다리와 몸통의 아랫부분에 일어난 *paralysis*를 뜻한다.
		quadri**plegia**(팔다리마비, 사지마비)	________________ *Quadri-*는 넷을 뜻한다. 팔다리 모두가 장애를 입는다. *Cervical spinal cord*(목척수)가 손상되면 일어날 수 있다.
-praxia	행동	a**praxia**(실행증, 행위상실증)	________________ 명확한 목적을 갖고 운동과 행동을 하지 못한다. *Motor apraxia*(운동실행증) 환자는 도구를 사용하거나 과제를 수행할 수 없다. 운동약화가 원인은 아니다.
-sthenia	힘	neura**sthenia**(신경쇠약)	________________ *Depression*(우울, 우울증) 후에 자주 나타나는 신경의 탈진과 피로.

10

연결형, 접미사	의미	용어	의미
syncop/o	잘라내다, 줄이다	syncopal(실신-) ______	*Syncope*[SĬN-kō-pē](실신)는 뇌에 공급되는 혈류가 부족하기 때문에 갑자기 일시적으로 의식을 잃고 기절함을 뜻한다. 이 용어는 여러 조각으로 자른다는 뜻의 그리스어에서 유래하였다. 즉 기운이 빠진다는 뜻이다. **힌트**: *Syncopal*은 '기절에 관한'이라는 뜻의 형용사이다. 환자는 *syncopal episode*(실신 사고)를 경험할 수 있다.
tax/o	명령, 조정	ataxia(실조, 실조증) ______	*Coordination*(협조; 조정; 협동)이 저하된 상태. *Cerebellum*(소뇌)을 침범하는 병이 있으면 걸음걸이가 계속 불안정해질 수 있다.

질병

Skull(머리뼈), vertebral column(척주), CSF(뇌척수액)와 meninges(수막)는 뇌와 척수를 보호하는 완충장치로, 속면에 쿠션이 덧대어 있는 단단한 상자와 같다(이것은 풀무원 포장두부의 간수와 플라스틱 상자가 속에 있는 연약한 두부를 보호하는 원리와 같다—옮긴이). 그 밖에 neuron(신경세포)을 둘러싸고 있는 glial cell(신경교세포)들이 형성하는 blood-brain barrier(혈액뇌장벽)는 유해할 가능성이 있는 혈액 속 물질들이 신경세포와 접촉하지 못하도록 막아준다. 하지만 이러한 보호장치들이 갖추어져 있음에도 불구하고 신경세포는 산소 결핍에 극도로 민감하기 때문에 산소 공급이 차단되면 몇 분 이내에 죽기 시작한다.

신경계통의 질환(장애)은 다음과 같이 분류할 수 있다.

- Congenital disorder(선천질환, 선천장애)
- Degenerative disorder(퇴행질환, 변성질환), movement disorder(운동질환, 운동장애), seizure disorder(발작질환)
- Infectious disorder(감염질환): meningitis(수막염)와 encephalitis(뇌염)
- Neoplastic disorder(신생물질환): tumor(종양)
- Traumatic disorder(외상질환)
- Vascular disorder(혈관장애, 혈관질환): stroke(뇌졸중)

CONGENITAL DISORDER(선천질환, 선천장애)

hydrocephalus(수두증)

CSF(뇌척수액)의 비정상적 축적.

뇌나 척수에서 CSF가 순환화는 데 장애가 일어나면 CSF가 ventricle(뇌실)에 축적되어 뇌를 압박한다. 뇌에 가해지는 압력을 줄이기 위해서 catheter(도관, 이끌관, 카테터)를 이용한 shunt(션트; 지름길, 사잇길)를 뇌실에서부터 peritoneal cavity(복막강, 배막안)나 right atrium(오른심방, 우심방)까지 연결할 수 있는데, 전자를 ventriculoperitoneal shunt(뇌실복막강션트)라 한다. 이렇게 하면 뇌실에 축적된 CSF를 끊김 없이 계속 배출할 수 있다.

수두증은 종양이나 감염으로 인해서도 일어날 수 있다.

spina bifida(이분척추, 척추갈림증)

척추뼈가 불완전하게 융합되기 때문에 일어나는 lumbar spinal column(허리척주)**의 선천적 결함으로 인해 발생한 neural tube defect**(신경관결손, 신경관결함)**의 일종이다.**

Spina bifida occulta(잠재이분척추, 숨은척추갈림증)는 척추뼈의 결함 부분이 피부에 덮여서 보이지 않기 때문에 X선이나 기타 영상진단검사를 시행해야만 발견할 수 있다. **Spina bifida cystica**(낭성이분척추, 낭성척추갈림증)는 더 중증인 유형으로, 물주머니처럼 생긴 혹이 튀어나와 있다. **Meningocele**(수막탈출증, 수막류)은 meninges(수막)가 몸 밖으로 돌출되는 기형이고, **myelomeningocele**(meningomyelocele, 척수수막탈출증, 척수수막류)은 척수와 수막이 함께 돌출되는 기형이다(그림 10-14A, B)

이러한 신경관결손의 원인은 불명확하다. 임신 초기에 척수와 척추뼈가 발생하는 과정에서 결손이 비롯된다. 영상진단검사를 시행하고 임신부의 혈액에서 alpha-fetoprotein(알파태아단백질) 농도를 검사하면 출생 전에 진단을 내리는 데 도움이 된다.

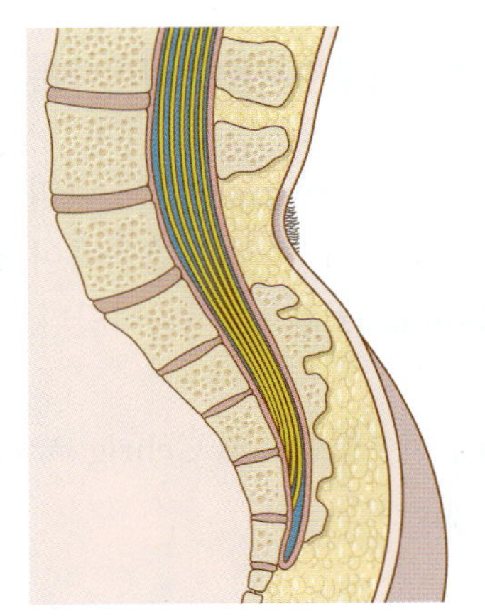

1) SPINA BIFIDA OCCULTA(잠재이분척추)
척추뼈 중 뒷부분이 융합하지 못했다. 척수나 수막은 탈출되지 않는다. 그 겉을 덮고 있는 피부에 mole(모반)이나 dimple(오목)이나 작은 털 뭉치 같은 낌새가 있을 수 있다.

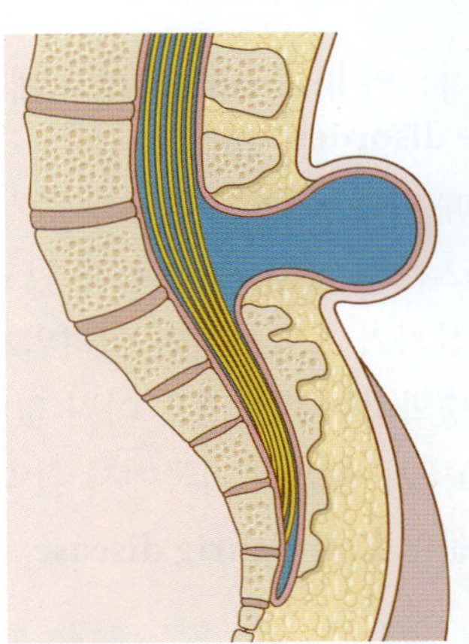

2) MENINGOCELE(수막탈출증)을 동반한 SPINA BIFIDA CYSTICA(낭성이분척추)
몸 밖으로 돌출된 주머니에 meninges(수막)와 CSF(뇌척수액)가 들어 있다.

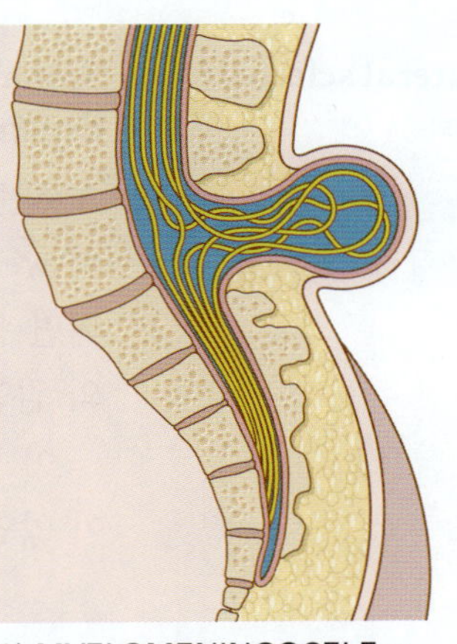

3) MYELOMENINGOCELE(척수수막탈출증)을 동반한 SPINA BIFIDA CYSTICA
몸 밖으로 돌출된 주머니에 수막과 CSF와 척수 조직이 들어 있다. Hydrocephalus(수두증)와 마비가 종종 함께 일어난다.

A

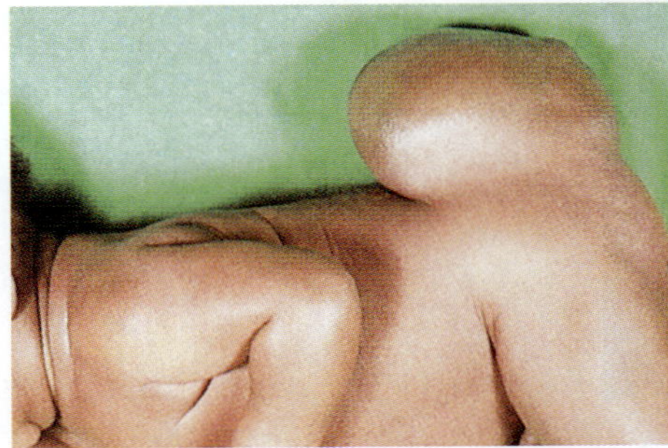

B

그림 10-14 **A,** Neural tube defect(신경관결손, 신경관결함)의 한 유형인 **spina bifida**(이분척추, 척추갈림증). **B, Myelomeningocele**(척수수막탈출증)을 동반한 **spina bifida cystica**(낭성이분척추).

DEGENERATIVE DISORDER(퇴행질환, 변성질환), MOVEMENT DISORDER(운동질환, 운동장애), SEIZURE DISORDER(발작질환)

Alzheimer disease
(**AD**, 알츠하이머병)

Mental deterioration(의식저하; 정신황폐)**이 서서히 악화되어 dementia**(치매)**가 되고 성격이 변하며 일상 생활을 하는 데에도 지장을 받는 것이 특징인 뇌질환.**

AD의 특징에는 confusion(혼동, 착란, 혼란), 기억력 감퇴, disorientation(지남력장애), restlessness(안절부절), 언어 장애 등이 있다. Anxiety(불안), depression(우울, 우울증), 감정장애도 일어날 수 있다. 이 병은 중년에 발병해서 경미한 기억 및 행동 장애를 보이는 경우도 가끔 있지만, 70세 이후에 더 심해질 수 있다. 부검을 시행하면 cerebral cortex(대뇌피질)가 atrophy(위축)되고 sulcus(고랑)가 넓어진 것을 확인할 수 있는데, 특히 frontal lobe(전두엽)와 temporal lobe(측두엽)에서 그러하다(그림 10-15A, B). 현미경으로 환자의 대뇌피질을 검사하면 신경세포 변성으로 인해 형성된 **senile plaque**(노년판)과, 신경세포의 세포질에 들어 있는 fibril(원섬유) 다발들로 이루어진 **neurofibrillary tangle**(신경원섬유매듭)이 관찰된다. 또한 **amyloid**(아밀로이드) 단백질이 신경원섬유매듭과 노년판과 혈관에 축적된다. AD의 원인은 여전히 불명확하지만 유전적 요인이 관여할 가능성이 있다. 한 예로 14번 염색체의 mutation(돌연변이)과 가족 내에 집단 발병한 증례들 사이의 연관성이 제기된 바 있다. 효과적인 치료법은 아직 없다.

10

amyotrophic lateral sclerosis
(**ALS**, 근위축측삭경화증)

Spinal cord(척수)**와 brainstem**(뇌줄기)**에 있는 운동신경세포들에 일어나는 degenerative disorder**(퇴행질환).

ALS는 성인 때 나타난다. 그 징후와 증상에는 손과 forearm(아래팔)과 다리 근육의 weakness(쇠약)와 atrophy(위축)가 있고, 이어서 인두근육과 호흡근육이 침범되면 음식을 삼키거나 말하기가 어려워지고 dyspnea(호흡곤란)가 나타난다. ALS의 원인은 불명확하며 치료법도 아직 없다.

이 병은 20세기 중반에 미국에서 활약한 야구선수였던 Lou Gehrig(루 게리그)가 앓았기 때문에 **Lou Gehrig disease**(루게리그병)라고도 한다.

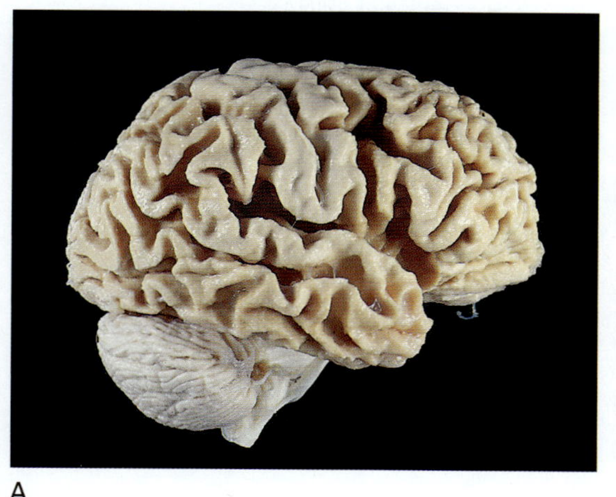

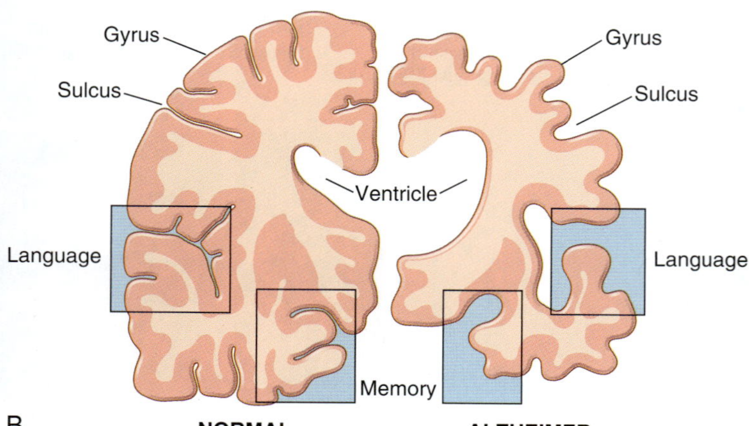

그림 10-15 **A, Alzheimer disease**(알츠하이머병). 신경세포들로 구성된 조직인 brain parenchyma(뇌실질)가 전반적으로 위축되기 때문에 cerebral cortex(대뇌피질)의 gyrus(뇌이랑)가 얇아지고 sulcus(고랑)가 넓어진다. **B,** 정상 대뇌와 알츠하이머병 환자 대뇌의 관상단면 비교.

epilepsy(뇌전증)

반복해서 발생하는 seizure(발작)가 특징인 만성뇌질환.

Seizure는 뇌 속에서 비정상적으로 강한 전기활성이 갑자기 방출되는 현상이다. Seizure가 일어나는 원인에는 brain tumor(뇌종양), meningitis(수막염), 혈관질환, 뇌손상으로 인한 scar tissue(흉터조직) 등이 있다. **Tonic-clonic seizure**(강직간대발작), 일명 **grand mal**(ictal event, 대발작)의 특징은 의식을 갑자기 잃고 쓰러진 후에 근육이 뻣뻣해지는 tonic contraction(강직수축)이 일어나고, 이어서 팔다리에 twitching(단일수축)과 jerking movement(움찔운동)가 나타나는 clonic contraction(간대수축, 간대경련수축)이 뒤따르는 것이다. 이 convulsion(경련)이 있기 전에 **aura**(조짐, 전조)를 경험하는 경우가 자주 있는데, aura란 seizure가 시작되기 전에 환자가 경험하는 기묘한 감각을 일컫는다. Aura의 예에는 어지러움, numbness(무감각; 저림, 저린감), 시각 또는 후각 장애 등이 있다. **Absence seizure**(소발작)는 의식이 잠깐 흐려지고 자신의 주변 상황을 인식하지 못하는 seizure의 한 유형이다. Absence seizure에는 어린이 때 나타나는 **petit mal seizure**(소발작)가 포함된다. Epileptic seizure(뇌전증발작)를 통제하는 데에는 anticonvulsant(항경련제)가 이용된다. Seizure가 있은 후에 힘이 빠지는 등의 신경증상이 나타날 수 있는데, 이를 **postictal event**(발작후증상)라고 부른다.

Temporal lobe epilepsy(측두엽뇌전증)는 뇌의 양옆면에서 귀 근처에 있는 temporal lobe(측두엽, 관자엽)에서 seizure가 시작된다. 이 seizure 중에 가장 흔한 유형은 **complex partial seizure**(복합부분발작)이다. 이 병명에서 complex는 의식 장애를, partial은 증상이 온몸으로 퍼지지 않음을 뜻한다. 이 환자는 seizure 전에 무슨 일을 하고 있었든지 중단하게 되고, confusion(혼동, 착란, 혼란)을 일으키며, 기억에 문제가 생긴다.

Epilepsy라는 용어는 붙잡는다는 뜻의 그리스어인 epilepsis에서 유래했다. 그리스인들은 seizure 환자가 신비한 힘에 붙들려 있다고 생각했기 때문이다. Ictal(발작-)이라는 용어는 타격을 뜻하는 라틴어인 ictus에서 유래했다.

Huntington disease(헌팅턴병)

Cerebrum(대뇌) 중 특정 부분이 변성됨으로 인해 통제 불가능한 움직임이 갑자기 나타나고 mental deterioration(의식저하; 정신황폐)이 일어나는 특징을 보이는 유전질환.

이 병은 유전자 이상으로 인해 일어나며, 대개 성인에서 발병해서 성격변화와 더불어 choreic movement(무도운동, 무도증운동)가 나타난다. Choreic은 춤과 비슷하다는 뜻이며, choreic movement는 팔다리에서 일어나는 통제할 수 없는 불규칙한 경련 운동과 얼굴 찌푸림 등을 가리킨다. 이 병을 **Huntington's chorea**(헌팅턴 무도증)라고도 부른다.

헌팅턴병 환자는 4번 염색체의 유전자에 결함이 있다. 환자는 유전자검사를 받을 수 있지만 치료법은 없으며, 증상을 경감시키는 symptomatic therapy(대증요법)만 시행한다.

Epilepsy(뇌전증)와 Seizure(발작)

Epilepsy는 seizure가 두 번 이상 저절로 반복해서 일어나는 뇌질환이다. Seizure가 한 번만 발생한 사람은 epilepsy 환자라고 할 수 없다.

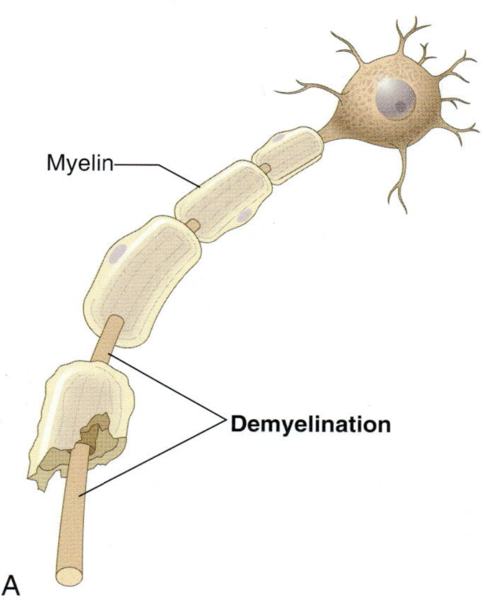

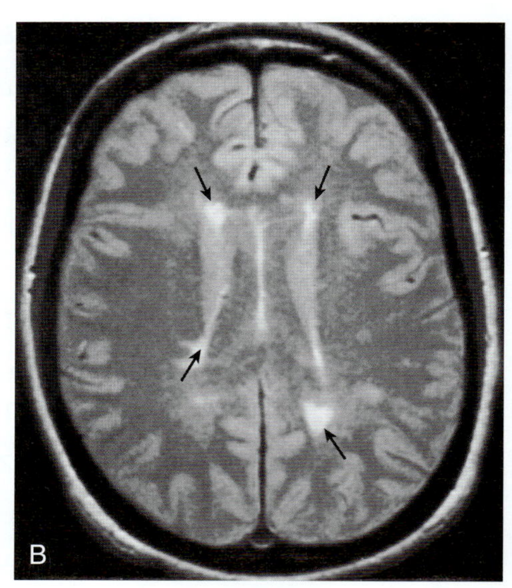

그림 10-16 **Multiple sclerosis**(다발경화증). **A,** 신경세포의 **demyelination**(말이집탈락, 탈수초). **B,** 이 MRI(자기공명영상) 사진을 보면 하얀 비정상 부위가 여러 군데 관찰됨을 알 수 있는데, 이 부위는 MS plaque(다발경화증판; 화살표)에 해당된다. 이 판들은 말이집이 파괴된 후 형성되는 scar tissue(흉터조직)이다.

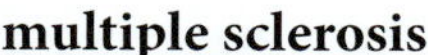

multiple sclerosis
(MS, 다발경화증)

CNS 신경세포의 축삭을 감싸고 있던 myelin sheath(말이집)**가 파괴되고, 그 자리를 sclerosis**(경화)**된 조직으로 이루어진 plaque**(판)**가 대신 차지한다.**

20~40세 성인에서 일어나는 신경기능장애의 대표적 원인 중 하나인 MS는 만성질환으로서, 안정상태를 유지하는 remission(완화) 주기와 악화되는 relapse(재발) 주기가 오랫동안 교대로 일어나는 특징을 자주 보인다. Myelin sheath 손실을 뜻하는 **demyelination**(말이집탈락, 탈수초)이 일어나기 때문에 신경자극이 axon(축삭)을 따라 제대로 전달되지 못한다. 그림 10-16A를 참조하라. Demyelination으로 인해 paresthesia(감각이상), 근육약화, 불안정한 **gait**(보행, 걸음), paralysis(마비) 등이 초래된다. Blurred vision(흐려보임)과 double vision(복시, 겹보임) 등의 시각장애와 언어장애도 나타날 수 있다. MRI(자기공명영상)로 뇌를 촬영하면 경화된 말이집이 있는 plaque(판)들을 관찰할 수 있다(그림 10-16B). 발병 원인은 불명확하지만 lymphocyte(림프구)가 말이집 성분을 공격하는 autoimmune disease(자가면역질환)와 관련이 있을 가능성이 높다. MS 치료제로 자주 쓰이는 약은 염증을 줄여주는 corticosteroid(코티코스테로이드), MS 증상이 진행되는 속도를 늦추는 interferon(인터페론), 면역체계가 말이집을 공격하지 못하도록 막는 glatiramer(글라티라머)와 같은 약이 있다.

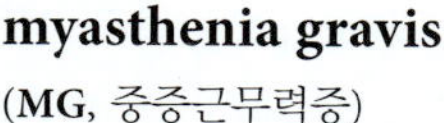

myasthenia gravis
(MG, 중증근무력증)

Autoimmune neuromuscular disorder(자가면역 신경근육장애)**의 일종으로, voluntary muscle**(맘대로근육)**의 쇠약이 특징적 증상이다.**

MG는 만성 자가면역질환이다. 신경에서 근육세포로 신경자극을 전달하는 신경전달물질인 acetylcholine(아세틸콜린)의 작용이 항체 때문에 차단된다. 증상은 대개 서서히 시작된다. Brainstem(뇌줄기)과 관련된 징후가 뚜렷한데, 그 예로는 위눈꺼풀의 ptosis(눈꺼풀처짐), double vision(diplopia, 복시, 겹보임), 얼굴근육 쇠약 등이 있다. 그리고 의사는 respiratory paralysis(호흡마비) 징후에 가장 관심을 두어야 한다. 이 증상들을 없애기 위해 anticholinesterase(콜린에스터분해효소억제제) 약물을 투여할 수 있는데, 이 약은 아세틸콜린을 분해하는 효소를 억제한다. 면역억제요법도 이용하는데, 여기에는 코티코스테로이드인 prednisone(프레드니손)

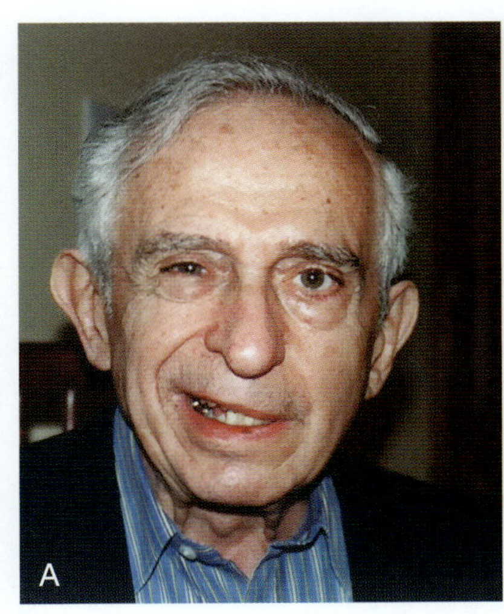

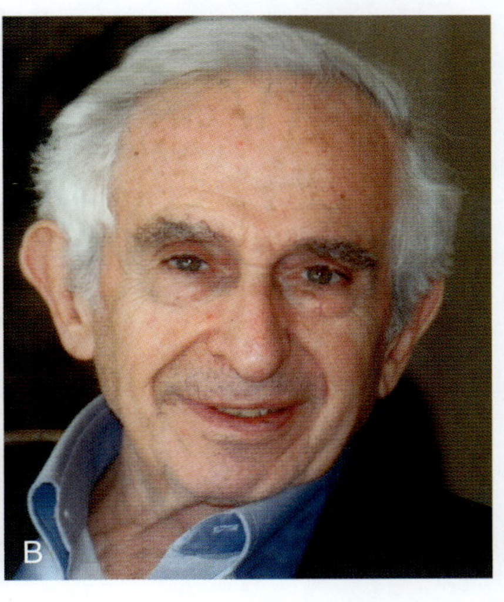

그림 10-17 **A, Bell palsy**(벨마비, 얼굴마비). 이 남성의 왼쪽 얼굴 표정근육이 마비되었음을 확인하라. 왼쪽 눈이 제대로 감기지 않고, 왼쪽 이마에 주름이 의도한 만큼 안 지어지며, 왼쪽 아래 얼굴의 마비 징후가 뚜렷하다. **B,** 6개월 뒤에 마비가 저절로 치유되었다.

이나 기타 면역억제제들이 포함된다. **Thymectomy**(가슴샘절제, 흉선절제)도 치료법 중 하나로, 많은 환자에서 효과를 보인다.

palsy(마비)

Paralysis(마비): **운동기능의 일부 또는 전부가 상실됨.**

Cerebral palsy(뇌성마비)는 불완전마비의 일종으로, 태아 때나 출생 전후에 대뇌에 전달되는 혈류나 산소가 부족해지는 hypoxia(저산소증)가 일어나고, 그 결과 대뇌가 손상되어 muscular coordination(근육조화운동)에 장애가 나타나는 병이다. **Bell palsy**(벨마비, 얼굴마비, 안면마비; 그림 10-17)는 한쪽 얼굴 표정근육의 paralysis이다. 그 원인은 바이러스 감염이 유력하며, 치료의 방향은 바이러스에 맞춰 antiviral drug(바이러스약, 항바이러스제)을 투여하고 신경 부종에 맞춰 코티코스테로이드를 투여하는 데 둔다.

Parkinson disease(파킨슨병)

노년기에 basal ganglia(바닥핵, 기저핵) **신경세포의 degeneration**(퇴행, 변성)**이 일어나서 이로 인해 tremor**(떨림)**와 근육쇠약이 나타나고 움직임이 느려진다.**

서서히 진행하는 이 병의 원인은 basal ganglia에서 분비되는 신경전달물질인 **dopamine**(도파민) 결핍이다(그림 10-9). 그 결과 stooped posture(구부정자세), shuffling gait(발을 질질 끄는 걸음), 근육이 뻣뻣해지는 rigidity(경축), 손의 tremor 등과 같은 운동장애가 나타난다. 그밖에 전형적인 징후인 손가락으로 환약을 빚는 듯이 손을 떠는 "pill-rolling" tremor(알약 돌리는 떨림)와 표정이 사라져서 가면을 쓴 것 같은 얼굴 등의 징후가 나타난다. 그림 10-18을 참조하라.

Levodopa(레보도파)와 carbidopa(카비도파)를 함께 투여해서 뇌의 도파민 농도를 높이는 치료는 **palliative**(완화-, 경감-), 즉 증상은 줄지만 완치는 아닌 치료법이다. 상당수 환자들은 파킨슨병의 임상적 특징을 보이는 parkinsonism(파킨슨증) 상태이지만 아직 파킨슨병은 아니다. 이 환자들은 antiparkinsonian medication(파킨슨병약) 투약이 도움이 되지 않을 것이다. 도파민 생산 신경세포를 포함한 태아 뇌조직을 이식하는 실험적 치료가 시도되고 있지만 그 효과는 아직 불확실하다.

10

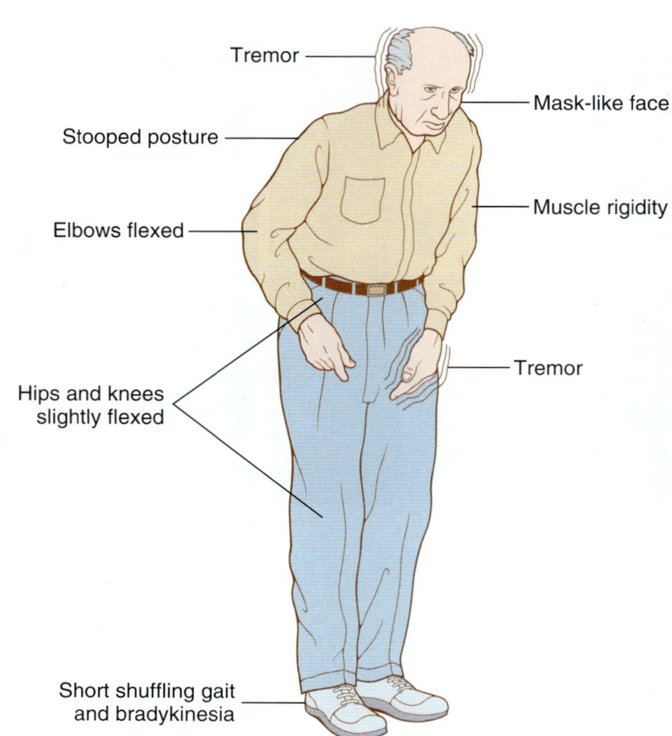

그림 10-18 **Parkinson disease**(파킨슨병)**의 주요 증상**은 손과 팔다리와 턱과 얼굴의 tremor(떨림), 팔다리와 몸통의 rigidity(경축), shuffling gait(발을 질질 끄는 걸음) 등의 bradykinesia(운동완만), stooped posture(구부정자세), 가면을 쓴 듯한 얼굴 등이다.

10

Tourette syndrome(뚜렛증후군)

환자의 의지와 무관하게 비자발적으로 일어나는 spasm(연축) **같은 twitching**(단일수축) **운동; 통제할 수 없는 발성; 부적절한 말.**

이 involuntary movement(비자발운동)는 **tic**(틱)이라 불리며, 대개 눈꺼풀과 얼굴 근육에 twitching이 일어나면서 엉뚱한 말이 갑자기 튀어나오는 증상으로 시작된다. 뚜렛증후군의 원인은 알려져 있지 않지만 도파민 과잉분비나 도파민에 대한 hypersensitivity(과민성)와 관련이 있다. 정신적 문제 때문에 이 증후군이 일어나지는 않지만 antipsychotic drug(정신병약)인 haloperidol(할로페리돌) 및 antidepressant(항우울제)나 mood stabilizer(기분안정제)를 투여하면 치료에 성공하는 환자도 일부 있다.

INFECTIOUS DISORDER(감염질환)

herpes zoster
(**shingles**, 대상포진)

Peripheral nerve(말초신경)**를 침범하는 바이러스 감염.**

말초신경을 따라서 blister(물집)와 통증이 퍼지는데(그림 10-19A), 원인은 herpesvirus(포진바이러스)에 속하는 **herpes zoster virus**(대상포진 바이러스) 감염으로 인한 염증이다. 이 바이러스는 chickenpox(varicella, 수두)를 일으키는 바이러스와 동일한 바이러스이다. 즉 어릴 때 수두를 앓은 후에 몸 속에 잠복해 있던 바이러스인 herpes varicella-zoster virus(수두대상포진바이러스)가 재활성화된 것이다. 통증을 동반한 물집 형태의 피부발진이 cranial nerve(뇌신경)나 spinal nerve(척수신경)가 분포하는 영역을 따라 나타난다(zoster는 '허리띠'를 뜻한다). Zostavax(조스타박스)는 대상포진을 예방하는 백신이다. 60세 이상 노인은 이 백신을 접종하는 게 좋다.

meningitis(수막염)

Meninges(수막, 뇌척수막)**의 염증; leptomeningitis**(연수막염).

이 병은 세균에 의해 일어나는 pyogenic meningitis(고름수막염)와 바이러스에 의해 일어나는 aseptic meningitis(무균수막염, viral meningitis 바이러스수막염)가 있다. 징후와 증상으로는 fever(열)와 수막이 자극을 받아 일어나는 징후가 있는데, 수막 자극 징후는 두통, photophobia(눈부심, 빛공포증), stiff neck(강직목) 등이 있다. 진단을 위해 lumbar puncture(허리천자, 요추천자)를 시행하여 CSF(뇌척수액)를 검사한다. Pyogenic meningitis를 치료하려면 antibiotic(항생제)을, viral meningitis를 치료하려면 antiviral(바이러스약, 항바이러스제)을 투여해야 한다(두 meningitis 중에 pyogenic meningitis가 더 위중한 병이다).

human immunodeficiency virus encephalopathy(**HIV encephalopathy**, 사람면역결핍바이러스 뇌병증)

AIDS(후천면역결핍증후군, 에이즈)**에 동반되는 뇌질환과 dementia**(치매).

AIDS 환자 중 상당수에서 신경기능 장애가 일어난다. Encephalitis(뇌염)나 정신 기능이 상실되는 치매 외에 뇌종양이나 기타 감염이 일부 환자에서 일어난다.

NEOPLASTIC DISORDER(신생물질환)

brain tumor(뇌종양)

뇌조직이나 meninges(수막)**의 비정상적인 성장**.

대부분의 primary brain tumor(원발뇌종양)는 glial cell(신경교세포, 신경아교세포)에서 발생하는 **glioma**(신경교종, 신경아교종)나 meninges에서 발생하는 **meningioma**(수막종)이다. Glioma는 **astrocytoma**(별아교세포종; 그림 10-19B), **oligodendroglioma**(희소돌기아교세포종), **ependymoma**(뇌실막종, 뇌실막세포종) 등을 포함한다. 가장 악성인 유형의 astrocytoma는 **glioblastoma multiforme**(다형교모세포종, 다형아교모세포종; -blast는 미성숙 세포를 뜻함)이다(그림 10-19B). 뇌종양으로 인해 뇌가 붓는 **cerebral edema**(뇌부종)와 hydrocephalus(수두증)가 일어날 수 있다. CSF(뇌척수액)의 압력이 상승하면 optic nerve(시각신경, 시신경) 근처에 있는 안구의 뒷부분에서도 부종이

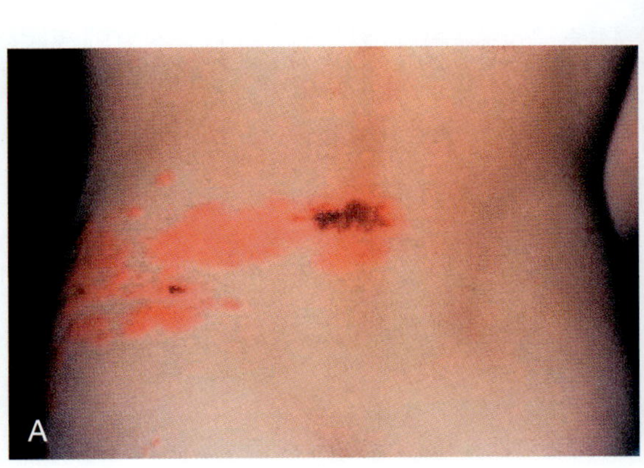

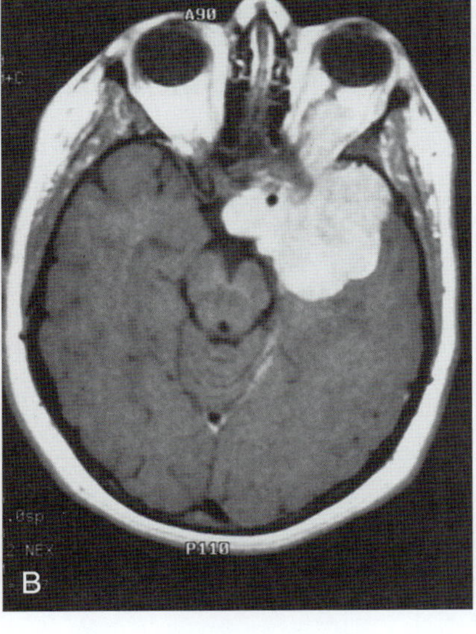

그림 10-19 **A, Shingles**(대상포진). **B,** MRI(자기공명영상)에 나타난 **glioblastoma**(교모세포종).

생길 수 있다. 그 밖의 증상으로는 심한 두통과 새로 시작된 seizure(발작)가 있다. Glioma는 수술로 제거해서 치료하고, 완전히 절제되지 않고 남아 있는 종양조직에는 radiotherapy(방사선요법)를 시행한다. 수술 후에는 뇌부종을 줄이기 위해 steroid(스테로이드)를 투여한다.

Meningioma는 대개 양성이면서 capsule(피막)에 둘러싸여 있지만 뇌를 압박하여 변형시키기도 한다.

뇌종양 중에는 다른 곳에서 metastasis(전이)되어 와서 한 곳이나 여러 곳에서 성장하는 것도 있다. 그 대부분은 lung(폐), breast(유방), 피부(melanoma[흑색종]), kidney(신장, 콩팥), gastrointestinal tract(위장관, 위창자길)에서 발생한 후에 뇌로 전이된 종양이다.

TRAUMATIC DISORDER(외상질환)

cerebral concussion(뇌진탕)

머리를 가격 당해서 일어나는 traumatic brain injury(외상뇌손상)**의 일종**. 뇌조직이 구조적으로 손상되었다는 물증은 대개 없고, 의식 상실이 일어나지 않기도 한다. 뇌진탕 후에는 휴식이 매우 중요한데, 왜냐하면 휴식하면서 뇌가 치유될 수 있기 때문이다. 의사들은 환자에게 과도한 정신 활동과 신체 활동을 피할 것을 권고한다.

10

cerebral contusion(뇌타박상, 뇌좌상)

머리에 직접 가해진 외상으로 인해 뇌조직에 일어난 타박상. 뇌타박상을 당하면 뇌부종과 intracranial pressure(두개내압) 상승은 물론 머리뼈의 fracture(골절)가 함께 일어나기도 한다. Subdural hematoma(경막밑혈종, 경막하혈종)나 epidural hematoma(경막외혈종, 경막바깥혈종)가 생기면(그림 10-12) 영구적인 뇌손상과 함께 기억장애, 언어장애, epilepsy(뇌전증)가 초래될 수 있다.

VASCULAR DISORDER(혈관장애, 혈관질환)

cerebrovascular accident (**CVA**, 뇌졸중)

뇌에 정상적으로 공급되던 혈류가 차단됨; stroke(뇌졸중). 이 질환은 **cerebral infarction**(뇌경색증)이라고도 하며, 뇌에 공급되는 산소가 부족하기 때문에 일어난다. 뇌졸중은 다음 세 종류가 있다(그림 10-20).

1. **Thrombotic stroke**(혈전뇌졸중)—뇌에 혈액을 공급하는 동맥에 혈액이 응고된 **thrombus**(혈전)가 생기면 그 동맥이 occlusion(막힘, 폐색, 폐쇄)된다. 동맥에 atherosclerosis(죽경화증, 죽상경화증)가 있으면 시간이 지남에 따라 이 동맥이 막혀서 이 가장 흔한 유형의 stroke가 일어날 수 있다. 동맥이 완전히 막히기 전에는 서서히 막히고 있음을 시사하는 증상을 경험하기도 한다. 신경 기능장애가 잠깐씩 몇 차례 나타나는 이 현상을 **transient ischemic attack**(TIA, 일과성허혈발작)이라 부른다.

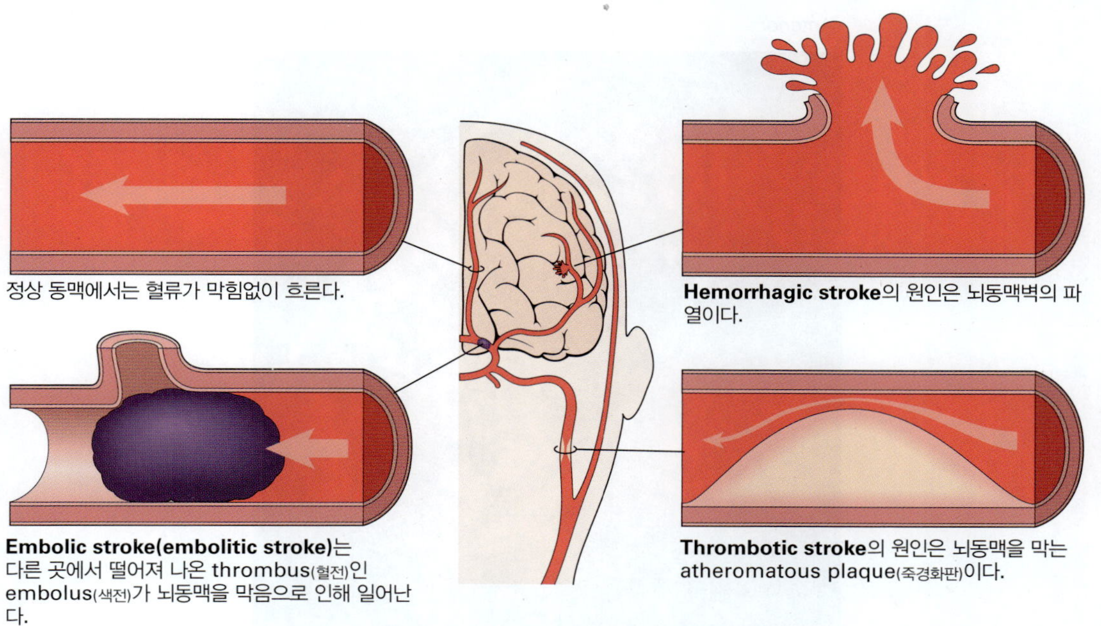

그림 10-20 Stroke(뇌졸중)**의 세 가지 유형: thrombotic stroke**(혈전뇌졸중), **embolic stroke**(색전뇌졸중), **hemorrhagic stroke**(출혈뇌졸중).

2. **Embolic stroke**(색전뇌졸중)—원래 생긴 곳에서 떨어져 나온 혈전인 **embolus**(색전)가 뇌동맥을 따라 흐르다가 지름이 작은 동맥에 도달하면 이곳을 막아서 일어난다. 이런 유형의 뇌졸중은 매우 갑자기 일어난다.
3. **Hemorrhagic stroke**(출혈뇌졸중)—뇌동맥 등의 혈관이 갑자기 파열되어 출혈이 일어난다. 이 유형의 뇌졸중은 치명적인 결과를 초래할 수 있으며, 그 원인에는 고령과 죽경화증과 고혈압 등이 있는데, 이 원인들 모두가 뇌혈관의 degeneration(퇴행, 변성)을 일으킨다. 출혈이 소규모이면 혈액이 재흡수되고 환자는 회복되어 경미한 장애만 남는다. 젊은 환자는 대개 머리뼈 골절과 관련된 물리적 손상이나 **aneurysm**(동맥류, 동맥꽈리) 파열 등으로 인해 cerebral hemorrhage(뇌출혈)가 일어난다. Aneurysm은 벽이 약화되어 풍선처럼 부풀어오른 동맥 부위를 가리키는데, 결국 터지기도 한다. 그림 10-21을 참조하라.

Stroke의 가장 큰 위험인자는 hypertension(고혈압), diabetes mellitus(당뇨병), 흡연, 심장질환이다. 나머지 위험인자로는 비만, cocaine(코케인) 등의 약물남용, cholesterol(콜레스테롤) 농도 상승 등이 있다.

혈전뇌졸중은 antiplatelet(항혈소판제)이나 anticoagulant(항응고제)를 투여해서 blood clot(핏덩이, 피떡)을 녹이는 요법을 써서 치료한다. 뇌졸중이 시작된 직후에 **tissue plasminogen activator**(tPA, 조직플라스미노젠활성제)를 투여하기 시작할 수도 있다. 그 밖에 carotid endarterectomy(목동맥내막절제, 경동맥내막절제)라는 surgical intervention(중재수술)을 할 수도 있다. 이 치료법은 문제가 생긴 목동맥의 속면을 따라서 atherosclerotic plaque(죽경화판, 죽상경화판)를 긁어내듯 제거하는 수술이다.

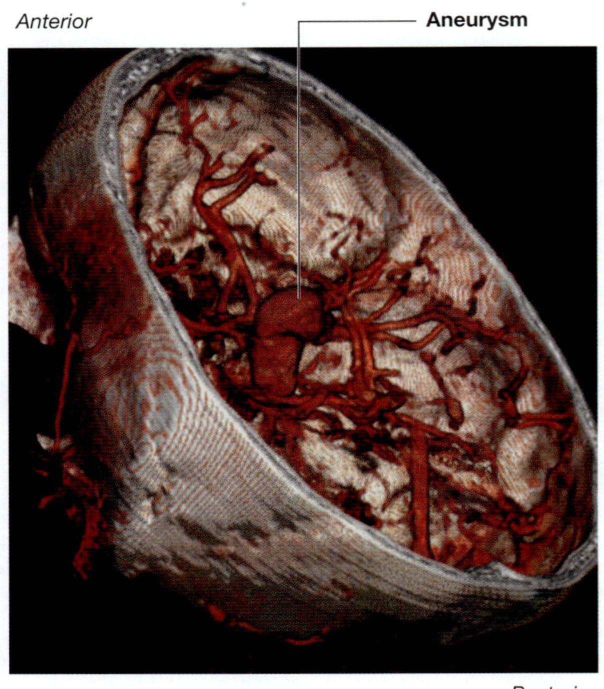

그림 10-21 Cerebral aneurysm(뇌동맥류).

10

migraine(편두통)

혈관으로 인해 일어나는 심한 반복적 unilateral(한쪽, 편측) **두통**.

Prodromal symptom(전구증상)은 **aura**(조짐, 전조)라 하는데, aura는 주된 증상이 시작되기에 앞서 느끼는 기묘한 감각을 뜻한다. Aura의 증상은 시각 장애 및 감각 장애가 잠깐 일어나는 것인데, 여기에는 섬광이나 지그재그 형태의 선들이 보이는 증상이 포함된다. 소리에 민감한 phonophobia(소리공포증)와 빛에 민감한 photophobia(눈부심, 빛공포증)는 편두통 자체와 관련이 있다. 편두통의 통증은 혈관 확장과 관련이 있는 것으로 생각된다. 편두통 발작을 예방하는 치료에는 혈관과 신경에 있는 serotonin receptor(세로토닌 수용체)에 작용하는 sumatriptan succinate(석신산 수마트립탄) 등의 약물 투여가 있다. 이 유형의 약들은 염증을 줄이고 혈관확장을 억제한다.

용어 연구

다음 목록은 지금까지 '질병' 절에 처음 소개되었던 용어들을 다시 모아서 정리한 것이다. 각 용어의 철자법을 암기하고 그 뜻을 이해하라.

absence seizure (소발작)	잠깐 의식이 흐려지고 주위 상황을 인식하지 못하는 유형의 seizure(발작).
aneurysm(동맥류, 동맥꽈리)	벽이 약화되어 부풀어오른 동맥 부위로, 파열되면 출혈과 CVA(stroke, 뇌졸중)가 일어날 수 있다.

astrocytoma(별아교세포종)	뇌의 glial cell(신경교세포)의 일종인 astrocyte(별아교세포)의 종양.
aura(조짐, 전조)	Migraine(편두통)이나 epileptic seizure(뇌전증발작)가 시작되기 전에 나타나는 기묘한 전구증상이나 감각.
dementia(치매)	정신기능 저하와 mental deterioration(의식저하; 정신황폐).
demyelination (말이집탈락, 탈수초)	신경세포의 axon(축삭)을 둘러싸는 myelin sheath(말이집)의 파괴. Multiple sclerosis(다발경화증) 등에서 나타남.
dopamine(도파민)	중추신경계통 신경전달물질의 일종으로, Parkinson disease(파킨슨병) 환자에서 결핍됨.
embolus(색전)	Blood clot(핏덩이, 피떡)이 혈류를 따라 흘러가다가 갑자기 혈관을 막는다.
gait(보행, 걸음)	걷는 방식.
ictal event(대발작)	Epileptic seizure(뇌전증발작)의 convulsion(경련)이 빠른 속도로 갑자기 시작됨.
occlusion(막힘, 폐색, 폐쇄)	흐름을 막음.
palliative(완화-, 경감-)	증상을 덜어주지만 완치는 안 됨.
thymectomy (가슴샘절제, 흉선절제)	Lymphocyte(림프구)를 생산하는 가슴 속 장기인 thymus(가슴샘, 흉선)를 제거하는 수술; myasthenia gravis(중증근무력증) 치료에 이용된다.
TIA(일과성허혈발작)	Transient ischemic attack의 약어. TIA는 세 가지 유형의 stroke(뇌졸중)에서 모두 일어날 수 있다. 즉 thrombotic stroke(혈전뇌졸중)와 embolic stroke(색전뇌졸중)에서 일어날 수 있고, 심지어 hemorrhagic stroke(출혈뇌졸중)에서도 경미한 경우에 일어날 수 있다. TIA의 특징은 신경 기능장애가 나타나는 시간이 짧다는 것이다.
tic(틱)	얼굴 등에서 나타나는 소규모 근육 집단의 involuntary movement(비자발운동); Tourette syndrome(뚜렛증후군)의 특징이다.
tonic-clonic seizure (강직간대발작)	의식을 갑자기 잃고, 근육이 뻣뻣해지고, twitching(단일수축)과 경련운동이 나타나는 중증 경련발작인 grand mal(대발작).

검사실검사와 처치

검사실검사

cerebrospinal fluid analysis
(뇌척수액 분석, 뇌척수액 검사)

CSF(뇌척수액) **sample**(시료, 검사물, 검사대상물)**을 검사한다**.

CSF를 분석해서 단백질, 포도당, RBC(적혈구) 및 WBC(백혈구)의 수는 물론 기타 화학물질 조성도 측정한다. CSF를 분석하면 종양세포나 세균이나 바이러스를 검출할 수 있는데, 종양세포는 cytology(세포검사)를 시행해서 확인한다. 뇌척수액 분석은 감염이나 종양이나 multiple sclerosis(다발경화증)를 진단하는 데 이용된다.

처치

X-Ray(X선) 검사

cerebral angiography
(뇌혈관조영)

Contrast medium(조영제)을 주입한 후에 촬영한 뇌혈관의 X선 영상.
Thigh(넓적다리, 대퇴)에 있는 femoral artery(넓적다리동맥, 대퇴동맥)에 조영제를 주입한 후에 재빨리 X선 동영상을 촬영한다. 이 영상으로 aneurysm(동맥류, 동맥꽈리), occlusion(막힘, 폐색, 폐쇄), hemorrhage(출혈) 등의 뇌혈관질환을 진단한다.

뇌 computed tomography
(CT, 컴퓨터단층촬영)

X선 영상을 컴퓨터로 처리해서 뇌와 척수의 연속 단면영상들을 만드는 기법.
조영제를 정맥주사한 후 CT를 촬영하여 비정상적 구조를 강조할 수 있다. 혈관 속에 있던 조영제가 비정상 구조로 인해 와해된 **blood-brain barrier**(혈액뇌장벽)를 통해 뇌실질로 새어나가서 종양, aneurysm, 출혈, 뇌 손상, 머리뼈 골절, blood clot(핏덩이, 피떡) 등이 더 뚜렷이 나타난다. CT 영상을 자동차의 내비게이션처럼 활용해서 수술을 시행할 수 있다. CT 영상은 혈액과 뼈를 관찰하는 데 특히 유용하다.

Magnetic Resonance(자기공명) 기법

magnetic resonance imaging
(MRI, 자기공명영상)

자기장과 전자기파 에너지를 이용해서 뇌와 척수의 영상을 제작한다.
뇌실질을 검사하는 데는 CT보다 MRI가 우수하다. MRI는 감염이나 염증이나 종양으로 인해 일어난 뇌손상을 관찰하는 데 매우 유용하다. 또한 두통의 원인을 찾을 때, stroke(뇌졸중)를 진단하는 보조수단으로, 출혈이나 머리 손상을 탐지할 때 활용된다. 조영제를 이용해서 영상을 증강할 수도 있다. **Magnetic resonance angiography**(MRA, 자기공명혈관조영)는 자기공명기법을 이용하여 혈관 영상을 제작하는 검사법이다.

Radionuclide Study(방사성핵종 검사)

positron emission tomography scan
(PET scan, 양전자방출단층촬영 스캔, 양전자단층촬영 스캔)

방사성동위원소로 표지한 포도당을 주입한 다음에 뇌에서 방사능을 탐지해서 세포들의 대사 작용을 영상으로 나타낸다.
PET scan을 이용하면 환자 뇌조직의 기능에 관한 중요한 정보를 얻을 수 있기 때문에 악성종양을 감지하거나 Alzheimer disease(알츠하이머병), stroke(뇌졸중), schizophrenia(조현병, 정신분열병), epilepsy(뇌전증) 환자의 뇌 이상을 평가하는 데 이용할 수 있다(그림 10-22). Combined **PET/CT scanners**(병용 PET/CT 촬영기)를 사용하면 대사작용이 비정상적인 뇌 조직의 위치를 정확하게 찾아낼 수 있다.

Ultrasound Examination(초음파검사)

Doppler ultrasound study
(도플러초음파검사)

초음파를 이용해서 목동맥이나 뇌동맥의 혈류를 측정한다.
Carotid artery(목동맥, 경동맥)는 뇌에 혈액을 공급하는 동맥이다. 이 검사를 하면 동맥이 occlusion(막힘, 폐색, 폐쇄)된 곳을 탐지할 수 있다.

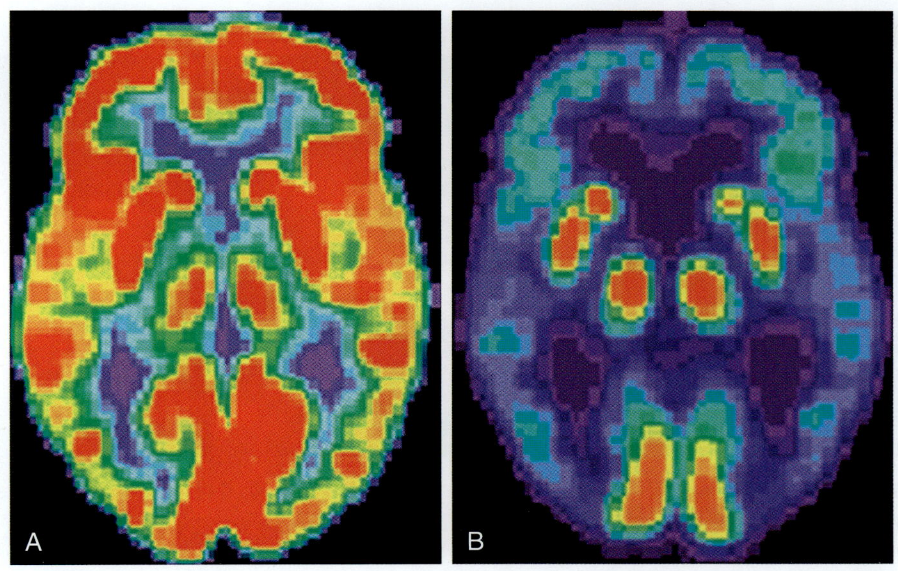

그림 10-22 **뇌의 PET**(양전자방출단층촬영) **스캔. A, 정상 뇌. B, Alzheimer disease**(알츠하이머병) **환자의 뇌.** 적색과 황색 부위는 신경 활성이 높음을 뜻한다. 청색과 보라색은 신경 활성이 낮음을 뜻한다.

기타 검사법

electroencephalography
(**EEG**, 뇌파검사)

뇌에서 일어나는 전기 활성의 기록.

EEG를 이용하면 뇌종양 등의 질병이나 뇌손상 등으로 인해 일어나는 seizure(발작)의 전기 활동을 확인할 수 있다. 광범위한 대뇌피질 기능장애인 encephalopathy(뇌병증)를 진단하는 데에도 도움이 된다.

lumbar puncture
(**LP**, 허리천자, 요추천자)

인접한 두 lumbar vertebra(허리뼈, 요추) **사이를 통해 CSF**(뇌척수액)**를 뽑아서 분석한다**(그림 10-23).

바늘을 삽입한 후에 CSF의 압력을 측정하는 장치를 바늘에 연결할 수도 있다. 주사로 intrathecal mediaction(수막내투약)을 하는 데 이용할 수도 있다. 일부 환자는 LP 후에 두통을 호소한다. 이 처치법의 약식 명칭은 'spinal tap(척추천자)'이다.

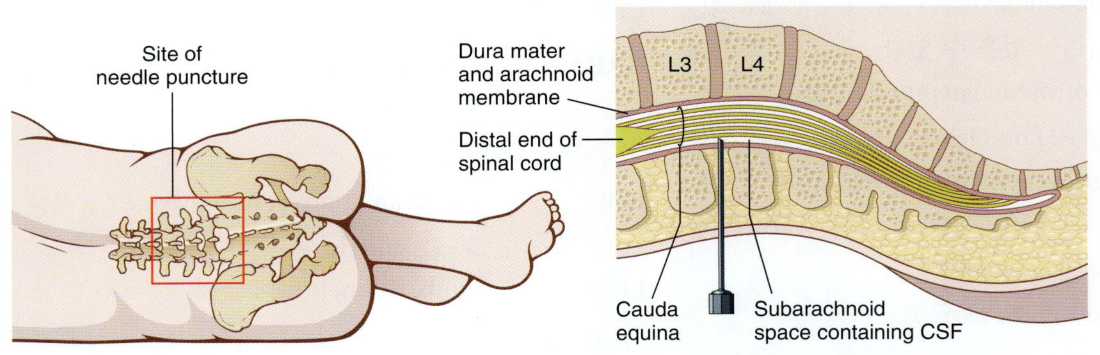

그림 10-23 **Lumbar puncture**(허리천자, 요추천자). 환자는 무릎을 굽혀 배에 대고 턱을 가슴에 묻은 상태에서 옆으로 눕는다. 이 자세를 취하면 인접한 척추뼈들 사이의 간격이 커진다. 허리천자 바늘을 셋째와 넷째 lumbar vertebra(허리뼈) 사이, 또는 넷째와 다섯째 lumbar vertebra 사이에 삽입한 후 밀어넣어서 subarachnoid space(거미막밑공간)로 진입시킨다.

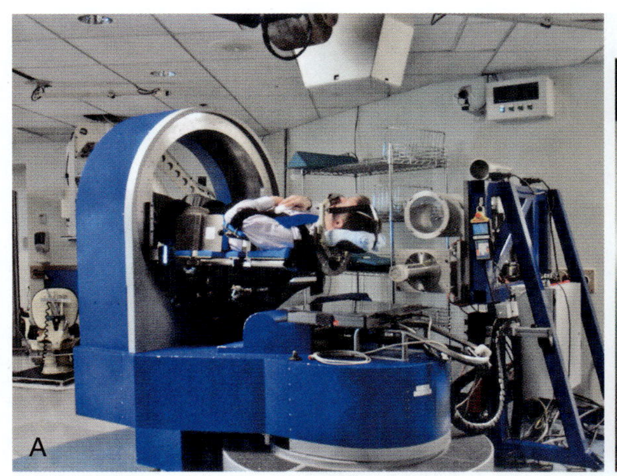

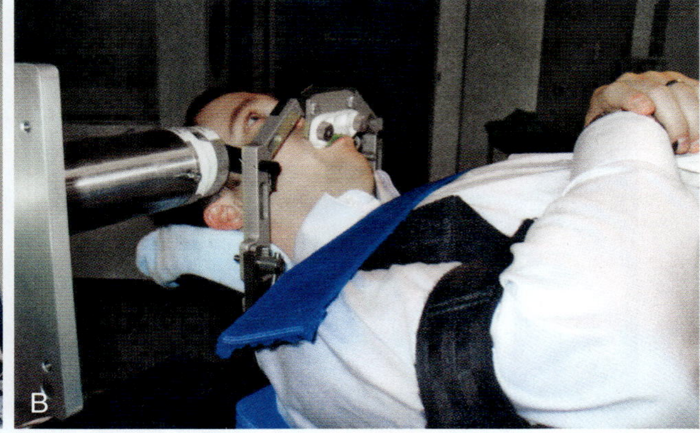

그림 10-24 A, Stereotactic radiosurgery(정위방사선수술) 장치 위에 환자가 누운 채로 X선 정렬을 할 준비가 되어 있다. B, Stereotactic frame(정위틀, 입체틀)을 이용하여 환자의 머리를 제 자리에 고정한 뒤에 proton beam radiosurgery(양성자광선 방사선수술)로 치료한다.

10

stereotactic radiosurgery
(정위방사선수술)

특수 제작된 장치를 이용하여 뇌 속에 있는 표적 부위를 정확히 찾아서 치료한다. 머리뼈에 stereotactic instrument(정위기구)를 고정하고 삼차원 측정치를 적용해서 바늘이 삽입되는 위치를 인도한다. 고에너지 방사선인 **Gamma Knife**(감마나이프)를 사용하면 머리뼈 내부에 깊이 위치하기 때문에 접근하기 어려운 뇌종양이나 비정상적 혈관 덩어리인 **arteriovenous malformation**(동정맥기형)을 절개수술을 하지 않고서도 치료할 수 있다. **Proton stereotactic radiosurgery**(PSRS, 양성자 정위방사선수술)를 하면 표적에만 proton(양성자)을 균일하게 조사하면서 주위 정상 조직은 보존할 수 있다(그림 10-24 A, B).

약어

AD	Alzheimer disease(알츠하이머병)
AFP	alpha-fetoprotein(알파태아단백질): amniotic fluid(양수)나 산모 혈액에서 농도가 높아져 있으면 anencephaly(무뇌증)나 spina bifida(이분척추) 등의 신경계통 선천기형이 있을 수 있다.
ALS	amyotrophic lateral sclerosis(근위축측삭경화증)—Lou Gehrig disease(루게리그병)
AVM	arteriovenous malformation(동정맥기형): 대뇌의 동맥과 정맥이 얽혀 덩어리를 형성하는 선천기형
BBB	blood-brain barrier(혈액뇌장벽)
CNS	central nervous system(중추신경계통)
CSF	cerebrospinal fluid(뇌척수액)
CTE	chronic traumatic encephalopathy (만성 외상뇌병증)
CVA	cerebrovascular accident(뇌졸중)
EEG	electroencephalography(뇌파검사)
GABA	gamma-aminobutyric acid(감마아미노뷰티르산): neurotransmitter(신경전달물질)의 일종
ICP	intracranial pressure(두개내압): 정상치는 5~15 mmHg
LP	lumbar puncture(허리천자, 요추천자)
MAC	monitored anesthetic care(감시마취관리)
MG	myasthenia gravis(중증근무력증)

MRA	magnetic resonance angiography(자기공명혈관조영)
MRI	magnetic resonance imaging (자기공명영상)
MS	multiple sclerosis(다발경화증)
½P	hemiparesis(반신불완전마비)
PCA	patient-controlled analgesia (자가조절진통)
PET	positron emission tomography(양전자방출단층촬영, 양전자단층촬영)
PNS	peripheral nervous system(말초신경계통)
PSRS	proton stereotactic radiosurgery(양성자정위방사선수술)
Sz	seizure(발작)
TBI	traumatic brain injury(외상뇌손상)
TENS	transcutaneous electrical nerve stimulation(피부경유전기신경자극): 배터리로 작동하는 장치를 이용해서 급성이나 만성통증을 완화시키는 기법
TIA	transient ischemic attack(일과성허혈발작): 뇌에 공급되는 혈류가 일시적으로 줄어듦
TLE	temporal lobe epilepsy(측두엽뇌전증)
tPA	tissue plasminogen activator(조직플라스미노젠활성제): blood clot(핏덩이, 피떡)을 녹이는 약으로서 stroke(뇌졸중) 치료에 이용된다.

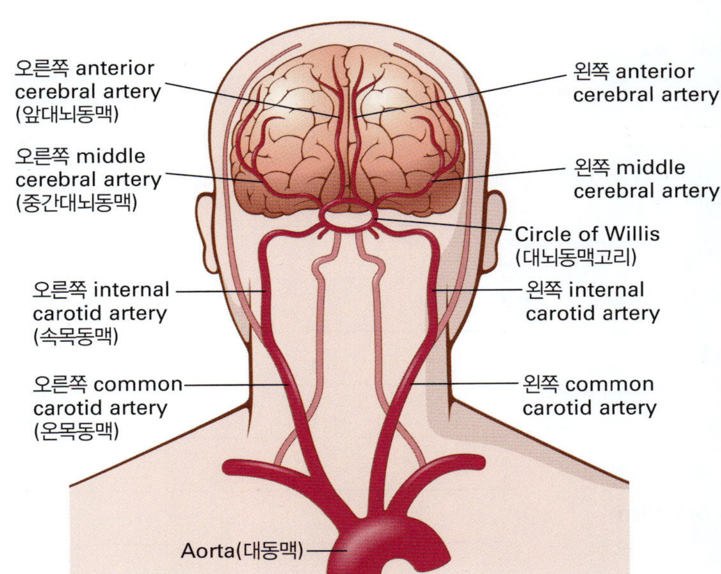

그림 10-25 **Common carotid artery**(온목동맥, 총경동맥)**와 그 가지들.**

발음

이 장에 나오는 용어들을 얼마나 이해하고 있는지를 독자 스스로 판단하기 위하여 아래 각 용어의 의미를 빈칸에 기입하라. 그 다음에 의미만을 보고 무슨 용어였는지를 적어보는 것도 공부에 도움이 될 것이다. 이때 철자법이 틀리지 않도록 주의하라. 각 용어 뒤에 표시된 숫자는 정의나 용례가 적혀 있는 페이지 번호를 가리킨다. 이 페이지를 조사하여 자신이 제대로 알고 있는지를 확인하라.

발음기호 안내

ā: 에이 (예: āpe)	ă: 애 (예: ăpple)
ē: 이- (예: ēven)	ĕ: 에 (예: ĕvery)
ī: 아이 (예: īce)	ĭ: 이 (예: ĭnterest)
ō: 오우 (예: ōpen)	ŏ: 오 (예: pŏt)
ū: 유 (예: ūnit)	ŭ: 어 (예: ŭnder)

어휘, 연결형, 용어

용어	발음	의미
acetylcholine (259)	ăs-ē-tĭl-KŌ-lēn	
afferent nerve (259)	ĂF-fĕr-ĕnt nĕrv	
akinetic (266)	ă-kĭ-NĔT-ĭk	
analgesia (265)	ăn-ăl-JĒ-zē-ă	
anencephaly (263)	ăn-ĕn-SĔF-ă-lē	
anesthesia (265)	ăn-ĕs-THĒ-zē-ă	
aphasia (267)	ă-FĀ-zē-ă	
apraxia (267)	Ā-PRĂK-sē-ă	
arachnoid membrane (259)	ă-RĂK-noyd MĔM-brān	
astrocyte (259)	ĂS-trō-sīt	
ataxia (268)	ă-TĂK-sē-ă	
autonomic nervous system (259)	ăw-tō-NŌM-ĭk NĔR-vŭs SĬS-tĕm	
axon (259)	ĂK-sŏn	
blood-brain barrier (259)	blŭd-BRĀN BĂ-rē-ĕr	
bradykinesia (266)	BRĀ-dē-kĭ-NĒ-zē-ă	
brainstem (260)	BRĀN-stĕm	
cauda equina (260)	KĂW-dă ē-KWĪ-nă	
causalgia (265)	kăw-ZĂL-jă	
cell body (260)	sĕl BŎD-ē	
central nervous system (260)	SĔN-trăl NĔR-vŭs SĬS-tĕm	
cephalgia (265)	sĕ-FĂL-jă	
cerebellar (262)	sĕr-ĕ-BĔL-ăr	
cerebellopontine (264)	sĕr-ĕ-bĕl-ō-PŎN-tēn	
cerebellum (260)	sĕr-ĕ-BĔL-ŭm	
cerebral cortex (260)	sĕ-RĒ-brăl (p. *or* SĔR-ĕ-brăl) KŎR-tĕks	
cerebrospinal fluid (260)	sĕ-rē-brō-SPĪ-năl FLOO-ĭd	
cerebrum (260)	sĕ-RĒ-brŭm	
coma (265)	KŌ-mă	

용어	발음	의미
comatose (265)	KŌ-mă-tōs	
cranial nerves (260)	KRĀ-nē-ăl nĕrvz	
dendrite (260)	DĔN-drīt	
dura mater (260)	DŪR-ă MĂ-tĕr	
dyslexia (267)	dĭs-LĔK-sē-ă	
dyskinesia (266)	dĭs-kĭ-NĒ-zē-ă	
efferent nerve (260)	ĔF-fĕr-ĕnt nĕrvz	
encephalitis (263)	ĕn-sĕf-ă-LĪ-tĭs	
encephalopathy (263)	ĕn-sĕf-ă-LŎP-ă-thē	
ependymal cell (260)	ĕp-ĔN-dĭ-măl sĕl	
epidural hematoma (263)	ĕp-ĕ-DŪ-răl hē-mă-TŌ-mă	
ganglion (260)	GĂNG-lē-ŏn	
glial cell (260)	GLĒ-ăl sĕl	
glioblastoma (263)	glē-ō-blă-STŌ-mă	
gyrus; gyri (260)	JĪ-rŭs; JĪ-rē	
hemiparesis (267)	hĕm-ē-pă-RĒ-sĭs	
hemiplegia (267)	hĕm-ē-PLĒ-jă	
hypalgesia (265)	hīp-ăl-GĒ-zē-ă	
hyperesthesia (266)	hī-pĕr-ĕs-THĒ-zē-ă	
hyperkinesis (266)	hī-pĕr-kĭ-NĒ-sĭs	
hypothalamus (260)	hī-pō-THĂL-ă-mŭs	
intrathecal injection (265)	ĭn-tră-THĒ-kăl ĭn-JĔK-shun	
leptomeningeal (264)	lĕp-tō-mĕn-ĭn-JĒ-ăl	
medulla oblongata (260)	mĕ-DŪL-ă (*or* mĕ-DŬL-ă) ŏb-lŏn-GĂ-tă	
meningeal (264)	mĕ-NĬN-jē-ăl *or* mĕ-nĭn-JĒ-ăl	
meninges (261)	mĕ-NĬN-jēz	
meningioma (264)	mĕ-nĭn-jē-Ō-mă	
microglial cell (261)	mī-krō-GLĒ-ăl sĕl	
midbrain (256)	MĬD-brān	
motor nerve (261)	MŌ-tĕr nĕrv	

10

용어	발음	의미
myelin sheath (261)	MĪ-ĕ-lĭn shēth	
myelomeningocele (264)	mī-ĕ-lō-mĕ-NĬN-gō-sēl	
myelopathy (264)	mī-ĕ-LŌP-ă-thē	
myoneural (264)	mī-ō-NŪR-ăl	
narcolepsy (267)	NĂR-kō-lĕp-sē	
nerve (261)	nĕrv	
neuralgia (265)	nūr-ĂL-jă	
neurasthenia (267)	nūr-ăs-THĒ-nē-ă	
neuroglial cells (253)	nūr-ō-GLĒ-ăl cells	
neuron (261)	NŪR-ŏn	
neuropathy (264)	nūr-ŎP-ă-thē	
neurotransmitter (261)	nūr-ō-trănz-MĬT-ĕr	
oligodendroglial cell (261)	ŏl-ĭ-gō-dĕn-drō-GLĒ-ăl sĕl	
paraplegia (267)	păr-ă-PLĒ-jă	
parasympathetic nerves (261)	păr-ă-sĭm-pă-THĔT-ĭk nĕrvz	
parenchyma (261)	păr-ĔN-kĭ-mă	
paresis (267)	pă-RĒ-sĭs	
paresthesia (266)	păr-ĕs-THĒ-zē-ă	
peripheral nervous system (261)	pĕ-RĬF-ĕr-ăl NĔR-vŭs SĬS-tĕm	
pia mater (261)	PĒ-ă MĂ-tĕr	
plexus (261)	PLĔK-sŭs	
poliomyelitis (264)	pō-lē-ō-mī-ĕ-LĪ-tĭs	
polyneuritis (264)	pŏl-ē-nŭ-RĪ-tĭs	
pons (261)	pŏnz	
quadriplegia (267)	kwŏd-rĭ-PLĒ-jă	
radiculitis (264)	ră-dĭk-ū-LĪ-tĭs	
radiculopathy (264)	ră-dĭk-ū-LŎP-ă-thē	
receptor (261)	rē-SĔP-tŏr	
sciatic nerve (262)	sī-ĂT-ĭk nĕrv	
sciatica (262)	sī-ĂT-ĭ-kăh	

용어	발음	의미
sensory nerve (262)	SĔN-sō-rē nĕrv	
spinal nerves (262)	SPĪ-năl nĕrvz	
stimulus (262)	STĬM-ū-lŭs	
stroma (262)	STRŌ-mă	
subdural hematoma (263)	sŭb-DŪ-răl hē-mă-TŌ-mă	
sulcus; sulci (262)	SŬL-kŭs; SŬL-sī	
sympathetic nerves (262)	sĭm-pă-THĔT-ĭk nĕrvz	
synapse (262)	SĬN-ăps	
syncopal (268)	SĬN-kō-păl	
syncope (268)	SĬN-kō-pē	
thalamic (264)	THĂL-ă-mĭk *or* thă-LĂM-ĭk	
thalamus (262)	THĂL-ă-mŭs	
trigeminal neuralgia (265)	trī-GĔM-ĭn-ăl nūr-ĂL-jă	
vagal (265)	VĀ-găl	
vagus nerve (262)	VĀ-gŭs nĕrv	
ventricles of the brain (262)	VĔN-trĭ-kulz of the brān	

10

질병, 검사실검사, 처치

용어	발음	의미
absence seizure (278)	ĂB-sĕns SĒ-zhŭr	
Alzheimer disease (270)	ĂLZ-hī-mĕr dĭ-ZĒZ	
amyotrophic lateral sclerosis (270)	ā-mī-ō-TRŌ-fĭk LĂ-tĕr-ăl sklĕ-RŌ-sĭs	
aneurysm (278)	ĂN-ūr-ĭ-zĭm	
astrocytoma (279)	ăs-trō-sī-TŌ-mă	
aura (279)	ĀW-ră	
Bell palsy (273)	bĕl PĂL-zē	
brain tumor (275)	BRĀN TŪ-mŏr	
cerebral angiography (280)	sĕ-RĒ-brăl ăn-jē-ŎG-ră-fē	
cerebral concussion (276)	sĕ-RĒ-brăl kŏn-KŬS-shŭn	

용어	발음	의미
cerebral contusion (276)	sĕ-RĒ-brăl kŏn-TOO-shŭn	
cerebral hemorrhage (277)	sĕ-RĒ-brăl HĔM-ōr-ĭj	
cerebral palsy (273)	sĕ-RĒ-brăl (*or* SĔR-ĕ-brăl) PĂL-zē	
cerebrospinal fluid analysis (279)	sĕ-rē-brō-SPĪ-năl FLOO-ĭd ă-NĂL-ĭ-sĭs	
cerebrovascular accident (276)	sĕ-rē-brō-VĂS-kū-lăr ĂK-sĭ-dĕnt	
computed tomography (280)	kŏm-PŪ-tĕd tō-MŎG-ră-fē	
dementia (279)	dĕ-MĔN-shē-ă	
demyelination (279)	dē-mī-ĕ-lĭ-NĀ-shun	
dopamine (279)	DŌ-pă-mēn	
Doppler ultrasound studies (280)	DŎP-lĕr ŬL-tră-sound STŬ-dēz	
electroencephalography (281)	ĕ-lĕk-trō-ĕn-sĕf-ă-LŎG-ră-fē	
embolus (279)	ĔM-bō-lŭs	
epilepsy (271)	ĔP-ĭ-lĕp-sē	
gait (279)	GĀT	
glioblastoma (275)	glē-ō-blăs-TŌ-mă	
herpes zoster (274)	HĔR-pēz ZŎS-tĕr	
HIV encephalopathy (275)	HIV ĕn-sĕf-ă-LŎP-ă-thē	
Huntington disease (271)	HŬN-ting-tŏn dĭ-ZĒZ	
hydrocephalus (268)	hī-drō-SĔF-ă-lŭs	
ictal event (279)	ĬK-tăl ē-VĔNT	
lumbar puncture (281)	LŬM-băr PŬNK-shŭr	
magnetic resonance imaging (280)	măg-NĔT-ĭk RĔ-zō-năns ĬM-ă-jĭng	
meningitis (275)	mĕn-ĭn-JĪ-tĭs	
meningocele (269)	mĕ-NĬN-gō-sēl	
migraine (278)	MĪ-grān	
multiple sclerosis (272)	MŬL-tĭ-pl sklĕ-RŌ-sĭs	
myasthenia gravis (272)	mī-ăs-THĒ-nē-ă GRĂ-vĭs	

용어	발음	의미
occlusion (279)	ō-KLŪ-zhŭn	
palliative (279)	PĂ-lē-ă-tĭv	
palsy (273)	PAWL-zē	
Parkinson disease (273)	PĂR-kĭn-sŭn dĭ-ZĒZ	
positron emission tomography (280)	PŎS-ĭ-trŏn ē-MĬ-shŭn tō-MŎG-ră-fē	
shingles (274)	SHĬNG-ŭlz	
spina bifida (269)	SPĪ-nă BĬF-ĭ-dă	
stereotactic radiosurgery (282)	stĕ-rē-ō-TĂK-tĭk rā-dē-ō-SŬR-gĕr-ē	
thrombus (276)	THRŎM-bŭs	
tic (279)	TĬK	
tonic-clonic seizure (279)	TŎN-ĭk-KLŎ-nĭk SĒ-zhŭr	
Tourette syndrome (274)	tŭ-RĔT SĬN-drōm	
transient ischemic attack (276)	TRĂN-zē-ĕnt ĭs-KĒ-mĭk ă-TĂK	

10

CHAPTER
11

심장혈관계통
Cardiovascular System

번역: 김대중 · 송우철

단원 구성

단원 학습목표

- 심장과 혈관을 구성하는 각 부위를 가리키는 용어를 정확히 이해하고 나아가서 혈액을 순환시키는 과정에서 그 역할을 설명할 수 있어야 한다.
- 심장에서 시작되어 흘러가는 혈액의 흐름을 이해한다.
- 심장과 혈관에서 발생하는 대표적인 질환을 열거한다.
- 심장혈관계통에서 자주 쓰이는 연결형 용어들의 의미를 정의한다.
- 심장혈관계통에서 많이 사용되는 임상검사, 치료방법과 약어의 쓰임새를 이해한다.
- 새로운 지식들을 이용하여 진단서나 진료기록에 나오는 의학용어를 이해한다.

서론

사람의 몸에서 각 장기를 구성하는 작은 단위인 세포들은 영양분과 산소의 끊임없는 공급이 필수적이다. 산소와 각종 영양분을 재료로 사용하여 에너지를 생산하고, 생산된 에너지는 세포들이 정상적인 기능을 수행하기 위해 이용된다. 그렇다면 우리 몸은 어떻게 말단의 세포까지 영양분과 산소를 수송하는 것일까? 그 임무는 heart(심장)와 blood vessel(혈관)로 이루어진 cardiovascular system(심장혈관계통, 심혈관계통)이 맡아 수행한다. 11장에서는 심장혈관계통을 구성하는 심장, 혈관과 관련된 용어들을 공부한다.

혈관과 혈액의 순환

BLOOD VESSEL(혈관)

혈관은 크게 **artery**(동맥), **vein**(정맥), **capillary**(모세혈관)의 세 가지 형태로 구분한다.

Artery(동맥)는 심장에서 시작하는 큰 혈관으로서 혈관의 벽은 결합조직, 근육조직, 탄력섬유로 구성되며 혈액과 직접 닿는 속면은 epithelial cell(상피세포)의 일종인 **endothelium**(내피)이 덮고 있다. 모든 혈관에 존재하는 내피는 혈관의 속면을 덮고 있을 뿐만 아니라 혈관 직경의 조절, 혈액의 응고 억제, 혈관의 성장에 관여하는 여러 가지 종류의 물질을 분비하기도 한다. 심장으로부터 직접 혈액을 전달받는 동맥은 심장의 펌프작용에 의해 만들어지는 높은 압력을 견딜 수 있도록 충분히 튼튼해야 한다. 동맥의 벽은 매우 탄력적이어서 심장으로부터 직접 전해지는 강한 압력에도 견딜 수 있다.

동맥에서 시작되어 여러 갈래로 나뉘어진 혈관을 **arteriole**(세동맥)이라 한다. 동맥에 비해 벽이 얇은 세동맥은 가장 벽이 얇은 혈관인 capillary(모세혈관)로 혈액을 전달한다.

Capillary(모세혈관)의 벽은 한 층의 내피세포로 구성되어 있으므로 매우 얇다. 현미경으로 관찰할 수 있는 이 작은 혈관이 동맥과 세동맥을 거쳐 운반된 영양분과 산소가 풍부한 혈액을 세포에 이르게 한다. 모세혈관의 얇은 벽 때문에 혈관을 통해 운반된 영양분과 산소가 혈관벽을 통과하여 쉽게 세포에 도달할 수 있다. 세포에서 산소를 이용하여 영양분으로부터 에너지를 만들어 내고(catabolism, 분해대사), 동시에 세포가 에너지를 만들어내는 과정에서 발생한 이산화탄소와 같은 노폐물은 세포로부터 혈액으로 운반된다. 노폐물을 운반하는 혈액은 **venule**(세정맥), 정맥의 순서로 점점 굵어지는 정맥을 따라서 결국 심장으로 돌아온다.

Vein(정맥)의 혈관벽은 동맥에 비해 얇은 구조이며, 산소를 소모한 혈액을 조직으로부터 심장으로 운반한다. 정맥의 혈압은 동맥에 비해 매우 낮기 때문에 정맥벽의 두께는 동맥벽에 비해 얇고, 덜 탄력적이며 결합조직 또한 적다. 낮은 혈압에도 불구하고 혈액을 심장 쪽으로 운반하기 위해 정맥에는 **valve**(판막)가 존재하고, 정맥 주위 근육의 수축 또한 혈액의 흐름에 도움이 된다. 각 혈관의 구조적 차이점은 그림 11-1과 같다. 그림 11-2는 각 혈관들의 구조적인 특성과 상호 연관성을 모식도로 나타내었다.

혈관과 혈액

혈액의 색깔은? 동맥 속의 혈액은 밝은 붉은색(산소 포함)이고, 정맥 속의 혈액은 검붉은 색(이산화탄소 포함)이다. 밖에서 보았을 때 정맥이 푸르게 보이는 것은 피부의 영향이다.

몸 안의 혈액의 총량은? 성인의 몸속에는 보통 4.7리터 정도의 혈액이 존재한다.

우리 몸속 혈관의 총 길이는? 몸속 혈관의 총 길이는 약 96,560킬로미터!

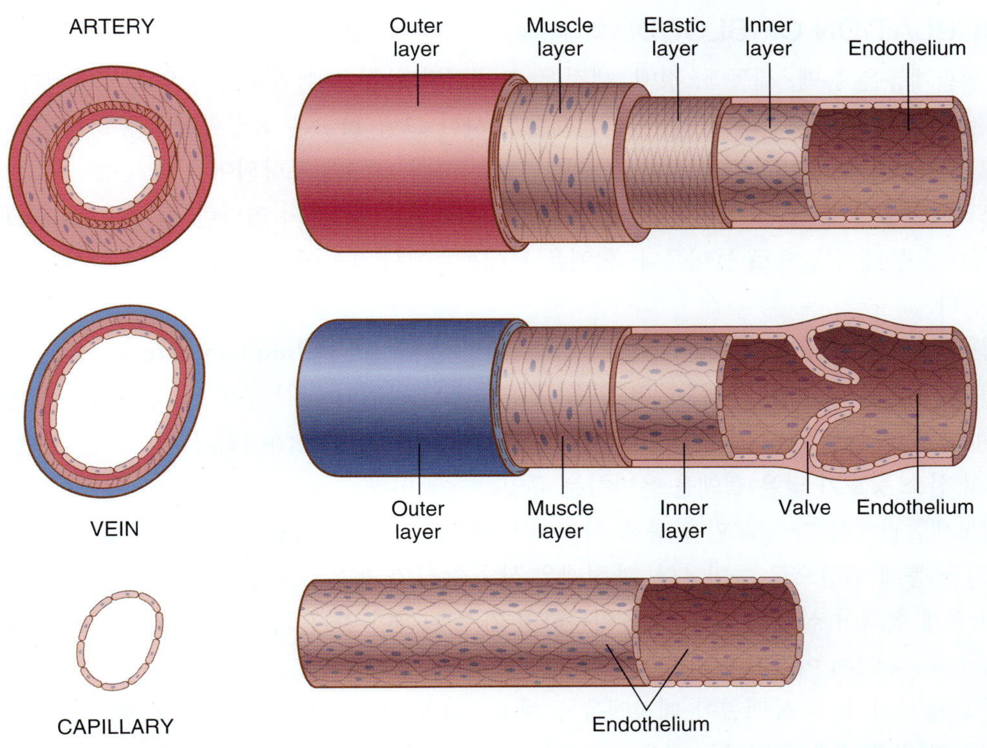

그림 11-1 Blood vessel(혈관). 동맥과 정맥, 모세혈관 벽 구조의 차이점 비교. 세 가지 형태의 혈관 모두 속면은 endothelium(내피)이 덮고 있다. 내피세포는 endothelium-derived relaxing factor(EDRF, 내피유래이완인자)나 endothelin(엔도텔린, 혈관을 수축시키는 작용을 하는 물질)과 같이 혈액의 응고와 혈관벽의 긴장도를 조절하는 물질을 분비한다.

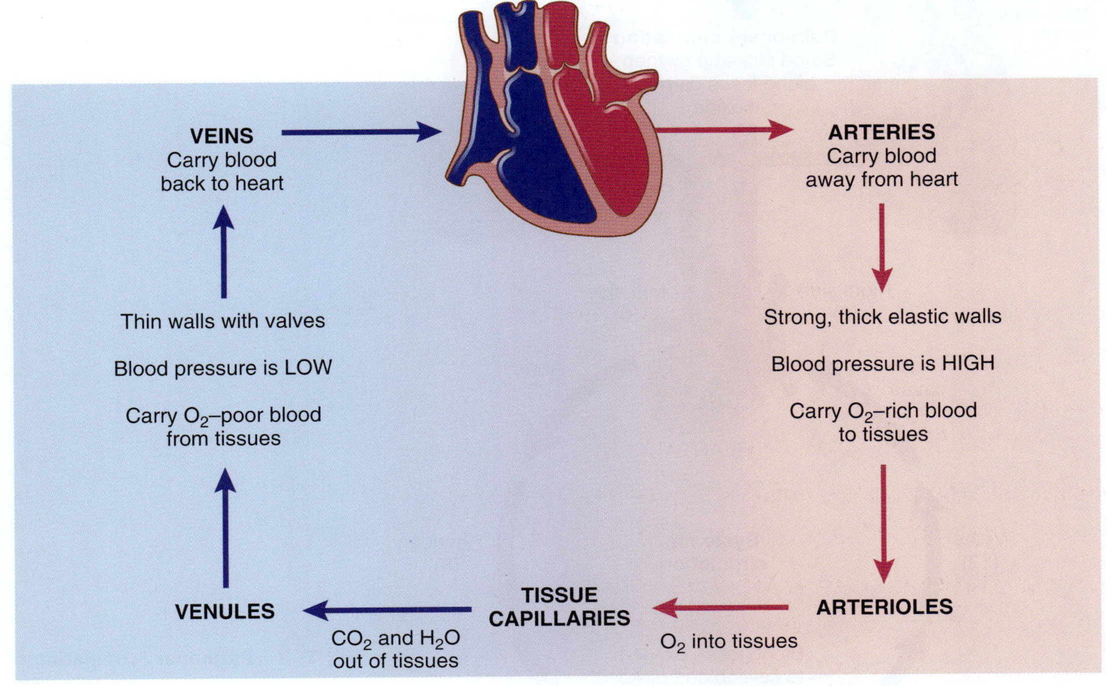

그림 11-2 혈관의 특징 및 연계 구조.

CIRCULATION OF BLOOD(혈액의 순환)

심장혈관계통은 동맥, 세동맥, 정맥, 세정맥, 모세혈관과 같은 혈관과 심장으로 구성된다. 심장혈관계통에 대한 아래 설명과 계통의 얼개를 묘사한 그림 11-3은 심장혈관계통에 대해서 자세히 묘사하였다. 아래 내용에서 괄호로 넣은 번호는 그림 11-3에 포함되어 있다.

조직으로부터 흘러 들어온 산소 농도가 낮은 정맥혈은 두 개의 커다란 정맥인 **vena cava**(대정맥) [1]를 통해 심장으로 들어온다. 혈액은 모세혈관에서 세포에 산소를 공급하고 산소 농도가 낮아진다.

정맥혈은 **right side of heart**(심장의 오른쪽) [2]로 들어가서 **pulmonary artery**(폐동맥, 허파동맥) [3]를 통해 폐로 흘러간다. 폐동맥은 왼쪽, 오른쪽으로 나뉘어 각각 양쪽 lung(폐, 허파)과 연결되며, 폐 조직 속에서 계속 가지를 내어 결국 **lung capillary**(폐모세혈관) [4]가 된다. 폐동맥은 우리 몸에서 산소 농도가 낮은 혈액을 운반하는 유일한 동맥이다.

폐모세혈관에서 가스 교환을 통해 산소 농도가 높아진 혈액은 **pulmonary vein**(폐정맥, 허파정맥) [5]을 통해 심장으로 돌아온다. 폐정맥은 산소 농도가 높은 혈액을 운반하는 유일한 정맥이다. 이렇게 혈액이 심장과 폐 사이를 이동하며 가스 교환이 일어나는 것을 **pulmonary circulation**(폐순환, 허파순환)이라고 한다.

산소 농도가 높은 동맥혈이 폐정맥을 통해 **left side of heart**(심장의 왼쪽) [6]로 흘러 들어 오면 심장의 왼쪽 벽을 구성하는 근육이 **aorta**(대동맥) [7]로 혈액을 뿜어낸다. 직경이 가장 큰 동맥인 대동맥은 심장을 떠나서 처음에는 위를 향하다가(ascending aorta, 오름대동맥, 상행대동맥) 결국 뒤

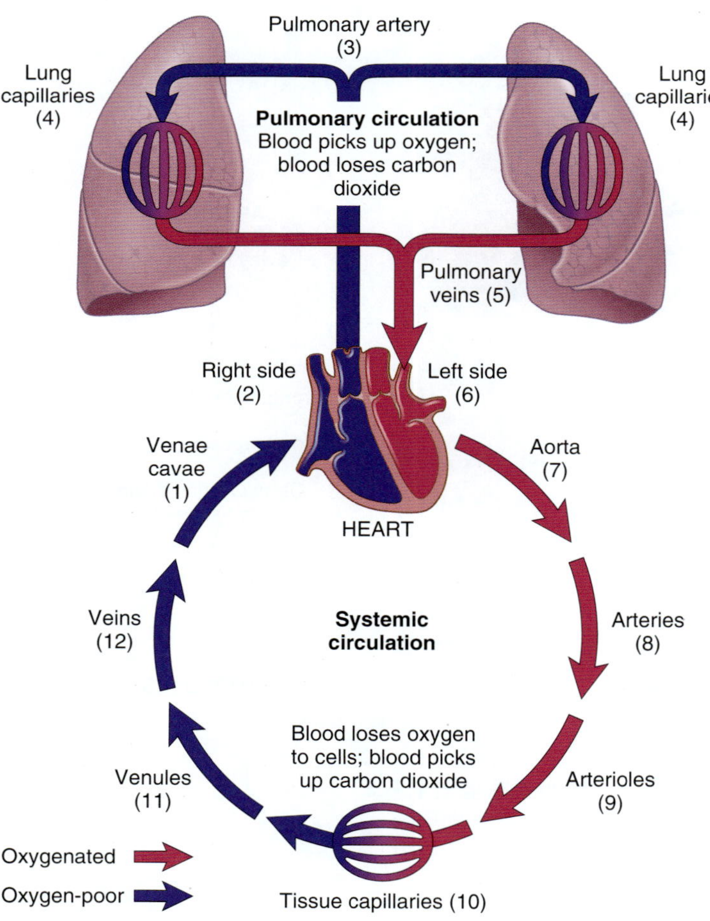

그림 11-3 **Pulmonary circulation**(허파순환, 혈액이 심장으로부터 폐의 모세혈관으로 이동하여 가스교환이 일어난 후 다시 심장으로 돌아가는 흐름)과 **systemic circulation**(온몸순환, 혈액이 심장으로부터 온몸의 조직으로 퍼졌다가 다시 심장으로 돌아가는 흐름).

를 향하면서 vertebral column(척주)의 앞에서 아래로 내려간다(descending aorta, 내림대동맥, 하행대동맥). 여러 가지 **artery**(동맥) [8]들이 대동맥으로부터 갈라져 나가며 몸 구석구석에 동맥혈을 공급하는데 brachial artery(위팔동맥, 상완동맥; brachi/o는 팔을 의미), axillary artery(겨드랑동맥), splenic artery(비장동맥, 지라동맥), gastric artery(위동맥), renal artery(신동맥, 콩팥동맥)와 같이 귀에 익은 이름의 혈관들이 여기에 포함된다. **Carotid artery**(목동맥, 경동맥)는 머리와 목에 동맥혈을 공급한다.

동맥은 수많은 가지치기를 한 끝에 가느다란 **arteriole**(세동맥) [9]로 이어지고, 세동맥은 동맥혈을 **tissue capillary**(조직모세혈관) [10]까지 운반한다. 모세혈관의 얇은 벽을 통해 쉽게 세포에 전달된 산소는 에너지를 생산하는 화학작용을 일으킨다.

에너지를 생산하는 화학작용의 부산물로 발생한 **carbon dioxide**(CO_2, 이산화탄소)는 모세혈관의 얇은 벽 덕분에 산소의 이동 방향과 반대로 움직여서 모세혈관 속을 흐르는 혈액으로 들어간다. 따라서 조직으로부터 심장을 향해 돌아가는 **venule**(세정맥) [11], **vein**(정맥) [12] 속의 혈액은 산소 대신에 이산화탄소가 가득 녹아 있다.

산소 농도가 낮은 정맥혈이 대정맥을 통해 심장으로 돌아오면 한 번의 순환이 끝나게 되고 이렇게 심장에서 시작하여 모세혈관을 거쳐 다시 심장으로 돌아오는 혈액의 흐름을 **systemic circulation**(온몸순환, 전신순환)이라 한다.

대동맥을 비롯한 대표적인 동맥들과 pulse point(**맥박**을 느낄 수 있는 곳; 동맥의 벽을 통해 심장의 박동을 느낄 수 있는 부위)는 그림 11-4와 같다.

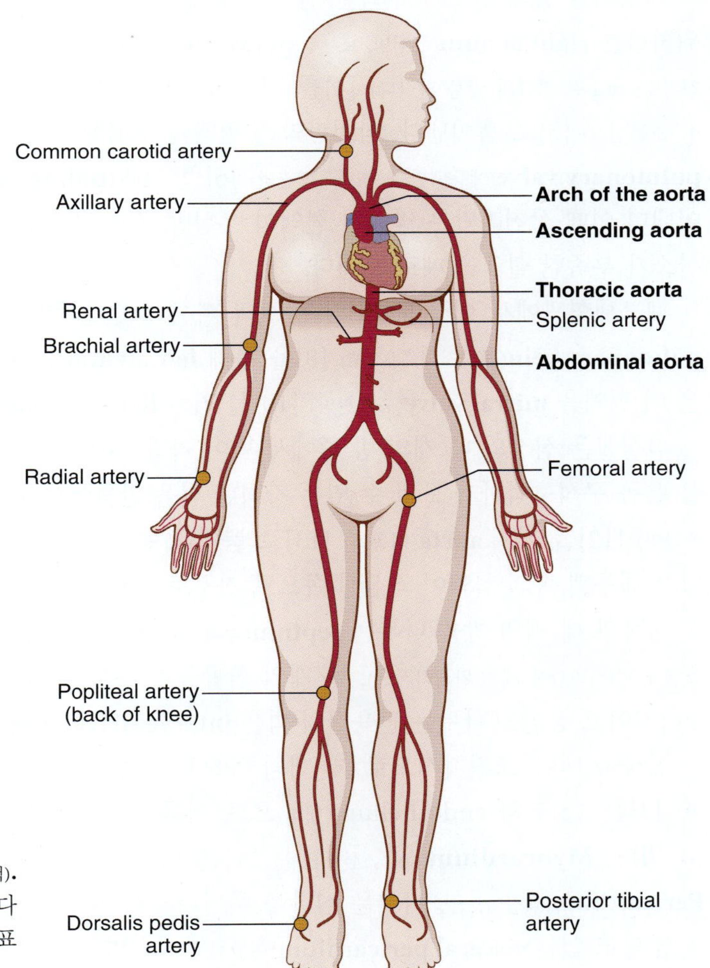

그림 11-4 **Aorta**(대동맥)**와 artery**(동맥). 금빛 점들은 맥박을 느낄 수 있는 부위이다(pulse point). 느낄 수 있는 부위로서 피부 표면에서 동맥의 수축을 느낄 수 있다.

HEART(심장)의 구조

사람의 heart(심장)는 약 350 g 내외의 무게로 성인의 주먹 크기와 비슷하다. Thoracic cavity(가슴안, 흉강)에서 sternum(복장뼈, 흉골)의 뒤에 위치하며 이 부위를 mediastinum(가슴세로칸, 종격)이라고 한다.

심장은 **atria**(단수형: **atrium**; 심방)과 **ventricle**(심실)로 이루어진 일종의 펌프로서 왼쪽과 오른쪽의 심방과 심실이 하나의 조합을 이루어 움직이는데, 다시 말하면 두 개의 펌프가 매우 정교하게 조절되어 움직이는 셈으로써 그 과정은 다음과 같다. 오른쪽의 펌프는 산소 농도가 낮은 혈액을 폐로 보낸다. 폐에서 산소와 이산화탄소의 교환으로 인해 산소 농도가 다시 높아진 혈액은 왼쪽 펌프로 돌아오게 되며 이 과정에서 산소 농도가 높은 혈액과 그렇지 않은 혈액은 서로 섞이지 않는다. 왼쪽 펌프는 산소가 풍부한 혈액을 온몸으로 보냄으로써 조직에 산소를 공급한다. 산소가 부족해진 혈액은 오른쪽 펌프로 돌아왔다가 다시 폐로 보내지는 새로운 과정을 반복한다.

심장의 각 부분과 심장과 연결된 각종 혈관들의 이름을 공부하고 그림 11-5를 완성하시오.

산소 농도가 낮은 혈액은 우리 몸에서 가장 큰 정맥인 **vena cava**(대정맥)를 통해 심장으로 들어온다. 몸의 위쪽에서 오는 혈액은 **superior vena cava**(위대정맥, 상대정맥) [1]를 통해 들어오고, 아랫부분에서 오는 혈액은 **inferior vena cava**(아래대정맥, 하대정맥) [2]를 통해 심장으로 들어온다.

대정맥을 통해 산소가 부족한 혈액이 상대적으로 얇은 벽으로 구성되고 심장의 오른쪽 위에 위치하는 **right atrium**(우심방, 오른심방) [3]으로 들어오면, 우심방은 이 혈액을 **tricuspid valve**(삼첨판막; cusp란 판막의 잎을 말한다) [4]를 거쳐 심장의 오른쪽 아래에 위치하는 **right ventricle**(우심실, 오른심실) [5]로 뿜어낸다. 삼첨판막은 혈액을 우심실 방향으로 흐르게 한다. 우심실은 혈액을 **pulmonary valve**(폐동맥판막, 허파동맥판막) [6]를 거쳐 **pulmonary artery**(허파동맥, 폐동맥) [7]로 뿜어내며 이때 삼첨판막은 닫혀서 혈액이 우심방 쪽으로 거꾸로 흐르는 것을 방지한다. 폐동맥은 산소가 부족한 혈액을 폐로 보낸다.

폐모세혈관에서 이산화탄소와 산소의 빠른 교환을 통해 다시 산소 농도가 높아진 혈액은 **pulmonary vein**(허파정맥, 폐정맥) [8]을 통해 **left atrium**(좌심방, 왼심방) [9]으로 들어오고, 좌심방은 이 혈액을 **mitral valve**(승모판막) [10]를 거쳐 **left ventricle**(좌심실, 왼심실) [11]로 뿜어낸다.

좌심실은 심장의 네 개의 방 중에서 벽이 가장 두꺼운 방이기 때문에(우심실 벽 두께의 3배) 혈액을 온몸 구석구석까지 보낼 수 있는 강력한 힘을 만들어낸다. 좌심실은 혈액을 **aortic valve**(대동맥판막) [12]를 거쳐 **aorta**(대동맥) [13]로 뿜어내며 결국 혈액은 온몸으로 퍼진다. 이때 대동맥판막은 대동맥 속의 혈액이 좌심실 쪽으로 거꾸로 흐르는 것을 방지한다.

심장의 네 개의 방을 나누는 **septum**(중격, 사이벽; 복수형: **septa**)은 그림 11-6과 같다(이 내용을 읽고 그림 11-6의 빈칸을 채워 완성하시오). 두 개의 심방을 나누는 것은 **interatrial septum**(심방중격, 심방사이벽) [1]이고 심실을 나누는 근육질의 벽은 **interventricular septum**(심실중격, 심실사이벽) [2]이다.

심장의 벽은 조직학적으로 세 개의 층으로 구성된다(그림 11-6). **Endocardium**(심내막, 심장속막) [3]은 한 층의 endothelium(내피)으로 이루어지며 심장의 속면과 valve(판막)의 표면을 덮고 있다. **Myocardium**(심근, 심장근육) [4]은 벽의 중간에 위치하는 가장 두꺼운 근육층이다. **Pericardium**(심장막, 심낭) [5]은 심장을 주머니처럼 싸고 있는 섬유성의 막으로서, 심장 표면에 직접 닿고 있는 **visceral pericardium**(내장심장막)과 바깥쪽 막을 이루는 **parietal pericardium**(벽

심장막; parietal은 벽을 의미)으로 구성된다. **Pericardial cavity**(심장막안, 심낭)란 심장막의 내장층과 벽층 사이에 형성되는 공간으로서, 정상적으로 10~15 mL 정도의 용액이 차 있어서 심장이 박동할 때 매끄럽게 움직일 수 있게 한다.

심장 속에서 혈액의 움직임은 그림 11-7과 같다.

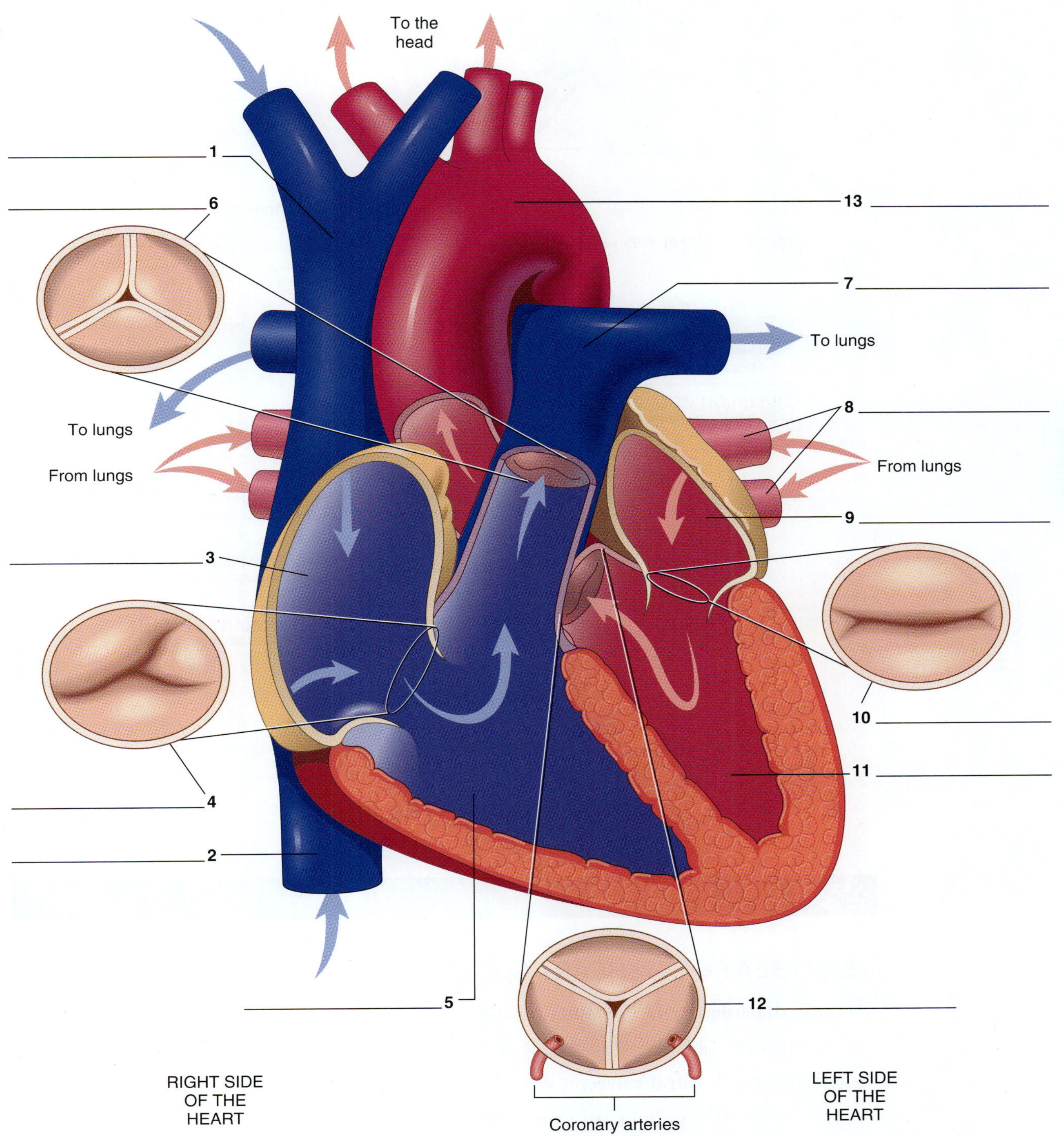

그림 11-5 Heart(심장)**의 구조.** 파란색 화살표는 산소 농도가 낮은 정맥혈의 흐름을 가리키고, 붉은색 화살표는 산소 농도가 높은 동맥혈의 흐름이다.

11

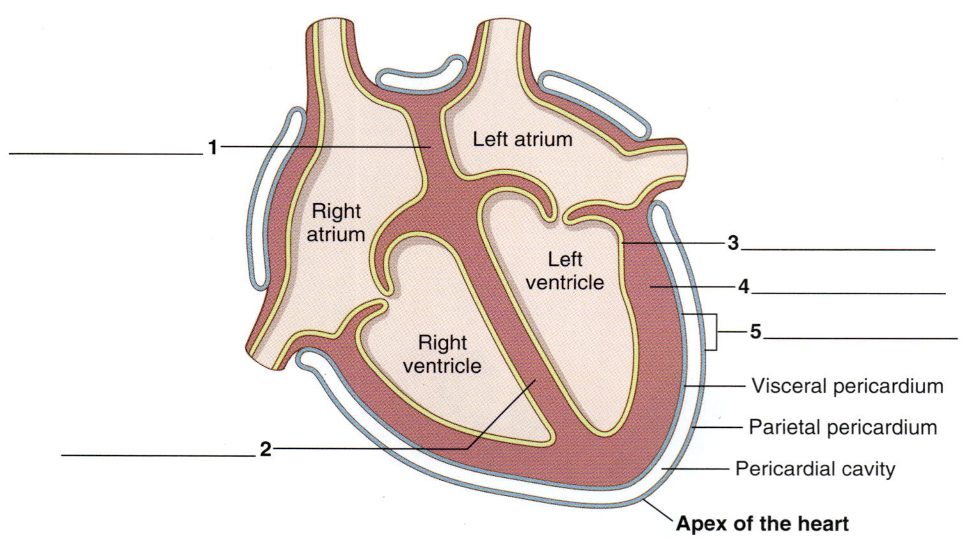

그림 11-6 **심장의 벽과 pericardium**(심장막, 심낭). **심장꼭대기 부위**(아래쪽 끝 부위)는 원뿔 모양이다.

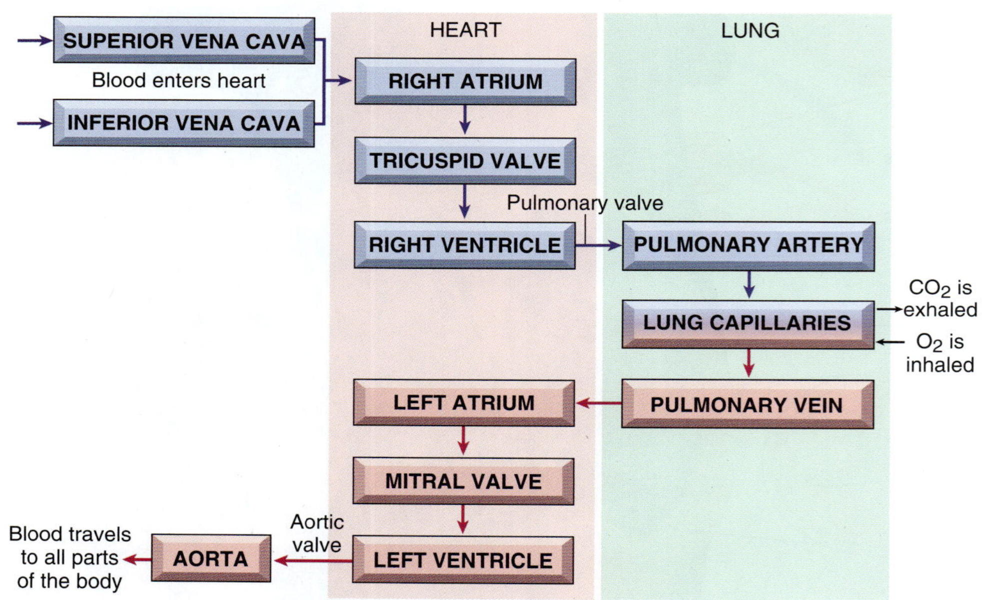

그림 11-7 **심장을 경유하는 혈액의 흐름.**

심장의 생리

HEARTBEAT(심박동)와 HEART SOUND(심음)

심박동은 **diastole**(확장기)과 **systole**(수축기)의 두 과정을 연속해서 반복한다. 확장기에는 심실의 근육이 이완되어 대정맥과 폐정맥을 통해 혈액이 심장으로 들어온다. 이때 tricuspid valve(오른방실판막, 삼첨판막)와 mitral valve(왼방실판막, 승모판막)가 열리며 혈액이 심방으로부터 심실로 이동한다. 물론 확장기에는 pulmonary valve(허파동맥판막, 폐동맥판막)와 aortic valve(대동맥판막)는 닫힌다 (그림 11-8).

다음 단계로 수축기가 이어진다. 우심실과 좌심실의 벽이 수축하며 혈액을 폐동맥과 대동맥으로 뿜어낸다. 삼첨판막과 승모판막은 이 기간 동안 닫혀서 혈액이 심방 쪽으로 거꾸로 흐르는 것을 방지한다(그림 11-8 참조).

이렇게 확장기와 수축기가 반복되는 cardiac cycle(심박동주기)은 분당 70~80회, 하루에 약 100,000회 일어난다. 심장은 한 번 수축할 때 85 g 정도의 혈액을 뿜어내므로, 심장의 박동수를 고려하면 심장은 1분당 약 4.7리터, 1시간당 약 284리터, 하루에 약 7,570리터에 달하는 양의 혈액을 뿜어내는 셈이다.

심장판막이 닫힐 때 "두~둑, 두~둑" 하는 독특한 소리가 발생하기 때문에 stethoscope(청진기)를 이용하면 외부에서도 이 소리를 들을 수 있는데 이 소리를 heart sound(심음)라고 한다. 첫 번째 부분(S1; 제일심음)에서 들리는 소리는 수축기가 시작될 때 오른방실판막과 왼방실판막이 닫히는 소리이고, 두 번째 부분(S2; 제이심음)에서 들리는 소리는 수축기의 마지막 단계에서 대동맥판막과 폐동맥판막이 닫히며 발생하는 소리이다. 따라서 정상적인 심장의 박동 주기는 수축기의 시작과 함께 시작한다. 때로는 심장판막을 통과하는 혈액의 흐름에 의해 휙, 휙 소리가 날 수 있으며 이와 같은 비정상적인 심장소리를 **murmur**(잡음)라고 한다.

심장의 CONDUCTION SYSTEM(전도계통)

심장은 어떻게 일정한 리듬으로 끊임없이 박동할 수 있는 것일까? 다른 장기들과 마찬가지로 심장에도 신경이 분포하지만 신경은 박동 횟수에는 영향을 미칠 수 있으나 박동 그 자체를 일으키는 것은 아니다. 예를 들어 태생기에 신경이 발생하기 전에도 심장은 이미 박동할 수 있으며, 동물실험에서 심장을 떼어 내도 환경만 적절하다면 역시 심장이 박동한다.

아래 내용을 읽고 그림 11-9를 완성하시오. 심장의 박동을 일으키는 원천은 우심방의 뒤쪽에 있는 일단의 근육세포들로서 이 세포들은 전기적 신호를 만들 수 있는 능력을 갖고 있다.

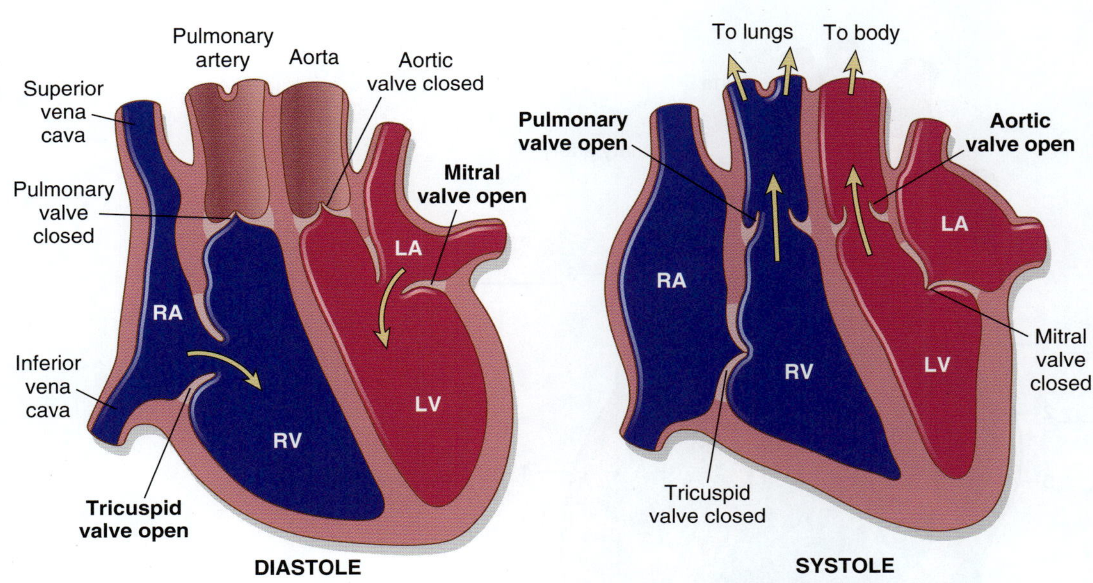

그림 11-8 심장의 박동 주기: diastole(확장기)와 systole(수축기). 확장기 동안에는 삼첨판막과 승모판막이 열려서 혈액이 심실로 들어가고, 수축기 동안에는 폐동맥판막과 대동맥판막이 열려서 혈액이 폐동맥과 대동맥 쪽으로 이동한다. LA, left atrium; LV, left ventricle; RA, right atrium; RV, right ventricle.

Sinoatrial node(**SA node**, 굴심방결절, 동방결절) [1]는 우심방에서 최초로 신호를 일으키는 부분으로서 일명 **pacemaker**(박동조율기, 길잡이)라고도 한다. Pacemaker에서 만들어진 전기자극은 심방의 벽을 자극하여 수축시키고, 수축의 결과로 혈액이 심실로 뿜어지게 된다.

Pacemaker에서 발생한 전기자극은 마치 연못에 떨어진 돌멩이에 의해 동심원상의 물결이 퍼져 나가는 것처럼 myocardium(심근, 심장근육)의 다른 부위에 도달하게 된다. Interatrial septum(심방중격, 심장사이벽)의 뒤쪽에 위치하는 **atrioventricular node**(**AV node**, 방실결절) [2]는 자극을 받는 즉시 **atrioventricular bundle**(방실다발) 또는 **bundle of His**(hiss라고 발음) [3]로 신호를 전달하는데 이 세포 다발은 전기신호를 전달할 수 있도록 특수하게 분화된 근육세포의 다발이다. Bundle of His(히스다발)는 interventricular septum(심실중격, 심실사이벽) 속에서 **left bundle branch**(왼다발갈래, 좌각) [4]와 **right bundle branch**(오른다발갈래, 우각) [5]로 갈라지고 이 두 갈래에서 유래하는 conduction myofiber(자극전도 근섬유)가 심실의 벽에 연결된다. 이런 순서를 거쳐 전달된 전기자극이 심실의 벽을 구성하는 근육세포의 수축을 유발하면 수축기가 시작되고 혈액은 심장 밖으로 뿜어져 나온다. 수축기 직후 순간적인 간격을 두고 pacemaker는 새로운 전기자극을 일으켜 심장박동이 다시 시작된다.

Electrocardiogram(심전도; **ECG** 또는 **EKG**)을 이용하면 이와 같은 심장의 전기 신호를 기계적으로 측정하여 관찰할 수 있다. 정상적인 ECG는 전기 신호가 심장에서 퍼지는 것을 나타내는 5개의 곡선 또는 **deflection**(편향)으로 구성된다. 곡선은 **P파**, **QRS파**, **T파**로 표시하며 그림 11-10은 정상적인 심전도 곡선을 보여준다.

SA node에서 시작된 전기자극이 심장 전체로 퍼져서 정상적으로 일어나는 심장의 리듬을 **normal sinus rhythm**(정상굴리듬, 정상동리듬, **NSR**)이라고 한다. Sympathetic nerve(교감신경)는 스트레스를 받는 상황이나 심한 운동을 하는 경우에 심장의 리듬을 빠르게 하고, parasympathetic nerve(부교감신경)는 심장의 박동을 늦춘다.

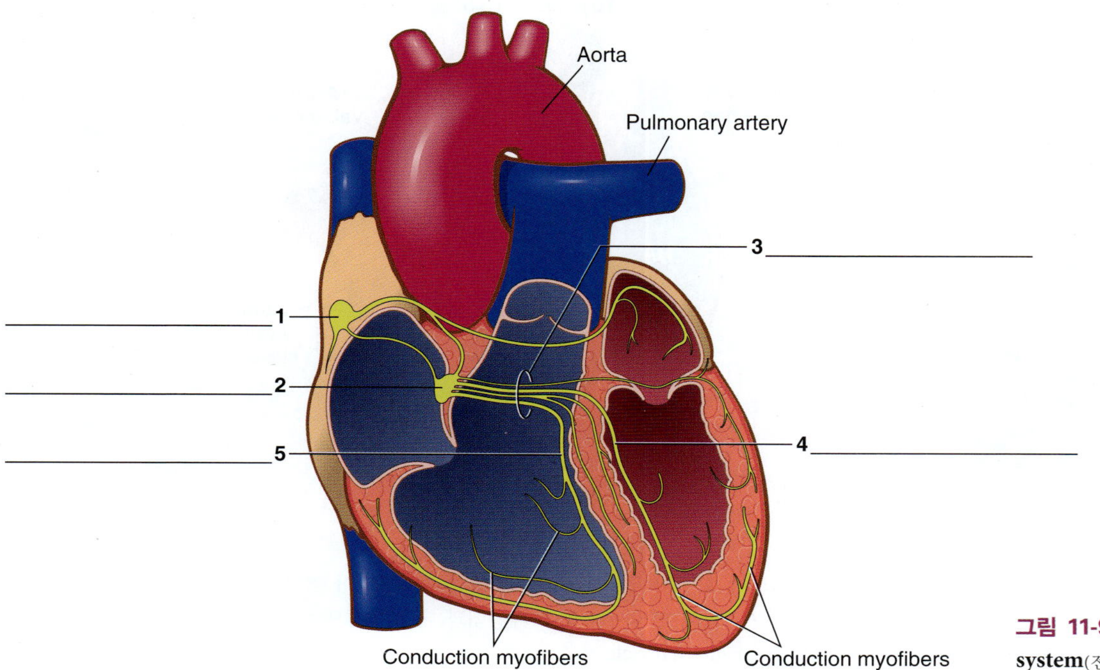

그림 11-9 심장의 conduction system(전도계통).

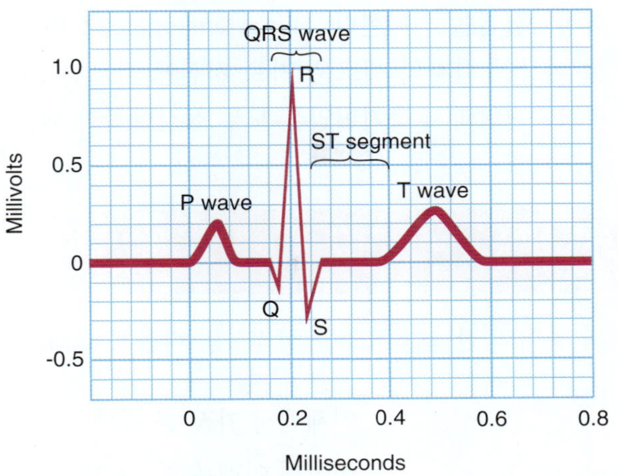

그림 11-10 **Electrocardiogram**(심전도). **P wave**: 전기자극이 수축 직전에 심방의 표면을 흘러가는 신호; **QRS wave**: 전기자극이 심실의 표면을 따라 퍼져나가는 신호로서 그 결과 심실이 수축한다; **T wave**: 전기적인 회복과 심실의 이완. Heart attack(심장발작)이나 myocardial infaction(심근경색증, MI)은 심전도 상에서 **ST segment**(ST절)의 상승으로 진단할 수 있다. 이와 같은 심근경색을 ST절이 올라가는(elevation) 심근경색증, 일명 **STEMI**라고 한다.

BLOOD PRESSURE(혈압)

혈압은 혈액이 동맥벽에 작용하는 압력으로서 **sphygmomanometer**(혈압계)를 이용하여 측정할 수 있다(그림 11-11).

혈압계는 팔꿈치 위의 위팔을 감싸는 cuff(혈압측정띠)와 계측기, 공기주입기로 구성된다. 혈압을 측정하려면 혈압측정띠에 공기를 주입하여 팔 주위에 가해지는 압력을 조절하면서 혈압측정띠에 연결된 계측기로 압력을 측정한다. 그 원리는 다음과 같다.

위팔의 큰 동맥인 brachial artery(위팔동맥, 상완동맥)를 완전히 막을 정도의 압력이 가해지면 압력이 가해지는 부위 아래의 맥박 소리가 작아진다(검사자는 청진기를 이용하여 이 소리를 계속 확인한다).

혈압측정띠 속의 공기압을 천천히 낮추어 점차 혈액이 흐르게 한 후 청진기로 맥박이 다시 들리기 시작하는 시점에 측정된 압력이 systolic blood pressure(수축기혈압)이다. 수축기혈압은 좌심실이 수축하여 혈액을 대동맥과 기타 동맥으로 뿜어낼 때의 압력을 의미한다.

공기압을 계속 낮추면 맥박 소리는 점점 커져서 결국은 일정한 수준을 유지하게 되는데 이때 측정된 압력이 diastolic blood pressure(확장기혈압)이다. 확장기혈압이란 심실이 이완되고 대정맥과 폐정맥으로부터 혈액을 받아들이는 때를 의미한다.

혈압은 일반적으로 120/80 mmHg과 같이 분수로서 나타내는데 120은 수축기혈압을, 80은

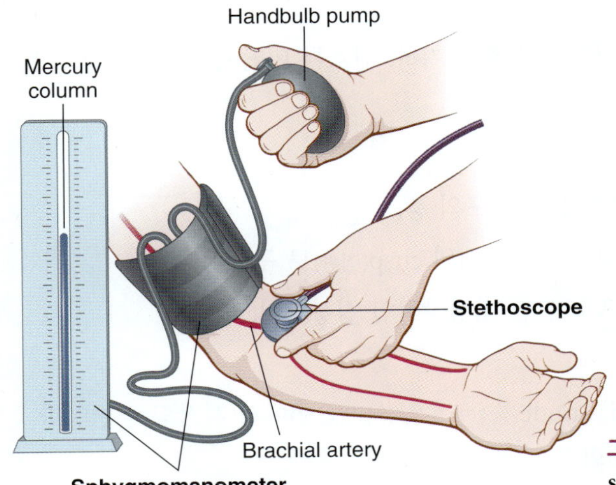

그림 11-11 **Sphygmomanometer**(혈압계)**와 stethoscope**(청진기)**를 이용한 혈압의 측정.**

확장기혈압을 의미한다. Hypertension(고혈압)이란 혈압이 140/90 mmHg 이상일 경우이다. 60세 이상인 환자의 새로운 치료 지침에 따르면 150/90이 치료의 대상이 된다. 고혈압 환자에서 확장기혈압과 수축기혈압은 모두 심장발작과 뇌졸중을 초래할 수 있는 위험인자로 작용한다.

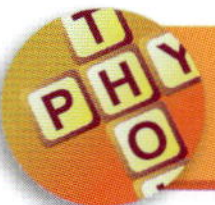

어휘

본문에 나온 용어와 각 용어의 간단한 정의를 정리하면 다음과 같다. 각 용어의 발음은 330쪽을 참고하라.

aorta(대동맥)	인체에서 가장 큰 동맥.
apex of the heart(심장꼭대기)	심장의 아래쪽 끝, 꼭지.
arteriole(세동맥)	작은 동맥.
artery(동맥)	가장 큰 형태의 혈관: 심장에서 뿜어낸 혈액을 온몸 구석구석으로 보낸다. Artery와 away의 두 단어가 "a"로 시작하는 것에 주목
atrioventricular bundle(bundle of His, 방실다발, 히스속, 히스다발)	오른쪽과 왼쪽 심실 사이에 존재하는 변형된 근육섬유로서 심실 방향으로 electric impulse(전기자극)를 전달한다.
atrioventricular node (AV node, 방실결절)	두 개의 심방 사이 바닥에 존재하는 특수조직으로서 pacemaker(SA node)로부터 전기자극을 받아 방실다발로 전달한다.
atrium(복수: atria, 심방)	심장의 위쪽에 존재하는 방.
capillary(모세혈관)	가장 작은 혈관. 얇은 혈관벽을 통해 혈액과 조직 사이에 물질교환이 일어난다.
carbon dioxide(CO_2, 이산화탄소)	세포로부터 발생하는 기체 성분. 정맥을 통해 심장으로 운반되고, 결국 폐를 통해 몸 밖으로 배출된다.
coronary artery(관상동맥, 심장동맥)	Aorta(대동맥)로부터 갈라져 나오는 혈관으로서 심장근에 산소가 풍부한 혈액을 공급한다.
deoxygenated blood(탈산소혈)	산소 농도가 낮은 혈액.
diastole(확장기)	심장박동주기에서 확장기를 말한다.[그리스어로 *diastole*이란 dilation(확장)을 의미함.]
electrocardiogram(심전도)	심장에서 발생하는 전기적인 신호를 기록. 신호는 P파, QRS파, T파로 기록된다.
endocardium(심내막, 심장속막)	심장의 가장 속 층.
endothelium(내피)	혈관의 가장 속면을 덮고 있는 세포의 층.
mitral valve(왼방실판막, 승모판막)	좌심방과 좌심실 사이의 판막, 두 개의 cusp(첨판)로 구성된다.
murmur(심장잡음, 심잡음)	심장판막의 닫힘 이상으로 인한 비정상적인 심장소리.
myocardium(심근, 심장근육)	심장의 근육층.
normal sinus rhythm(정상굴리듬, 정상동리듬)	심장의 박동은 sinoatrial node(굴심방결절, 동심방결절)에서 시작되며 편안한 상태에서 분당 60~100회 정도 박동한다.

oxygen(산소)	폐를 통해 혈액으로 확산되어 들어가는 가스. 동맥을 따라 온몸의 세포로 이동한다.
pacemaker(박동조율기) (**SA node**, 굴심방결절, 동심방결절)	우심방에 존재하는 특화된 신경조직으로서 이곳에서 심장의 박동이 시작된다. Artificial cardiac pacemaker(인공심장박동조율기)는 인공적으로 심장을 뛰게 만들기 위하여 가슴벽에 삽입하는 전자기구이다.
pericardium(심장막, 심낭)	심장을 싸고 있는 두 겹의 된 주머니와 같은 membrane(막).
pulmonary artery(허파동맥, 폐동맥)	산소 농도가 낮은 혈액을 심장에서 폐로 운반하는 동맥.
pulmonary circulation(폐순환, 허파순환)	심장에서 시작해 폐를 경유하여 다시 심장으로 돌아오는 혈액의 흐름.
pulmonary valve(폐동맥판막, 허파동맥판막)	우심실과 폐동맥 사이에 존재하는 판막.
pulmonary vein(폐정맥, 허파정맥)	폐를 경유하면서 가스교환을 통해 산소 농도가 높아진 혈액을 심장의 좌심방으로 운반하는 두 쌍의 혈관 중 하나.
pulse(맥박)	동맥의 벽을 통해 전달되는 심장의 박동.
septum(복수: **septa**, 중격, 사이벽)	Partition(분할, 격벽); 심혈관계에서는 왼쪽, 오른쪽 심실을 나누는 심실사이막과 같이 심장의 오른쪽과 왼쪽을 나누는 벽을 의미한다.
sinoatrial node(**SA node**, 굴심방결절, 동심방결절)	심장의 pacemaker.
sphygmomanometer(혈압계)	혈압을 측정하는 기구.
systemic circulation(온몸순환, 전신순환)	온몸의 조직으로부터 심장으로, 다시 온몸의 조직으로 순환하는 혈액의 흐름.
systole(수축)	심장박동주기의 수축기. [그리스어로 *systole*은 contracting(수축)을 의미한다.]
tricuspid valve(오른방실판막, 삼첨판막)	우심방과 우심실 사이에 위치하는 판막으로 세 개의 cusp(첨판)로 구성된다.
valve(판막)	정맥이나 심장에 존재하며 혈액의 흐름을 한 방향으로 유지시킨다.
vein(정맥)	온몸의 조직이나 폐로부터 혈액을 심장으로 운반하는 벽이 얇은 혈관.
vena cava(복수: **venae cavae**, 대정맥)	인체에서 가장 큰 정맥. 위, 아래대정맥이 혈액을 우심방으로 운반한다.
ventricle(심실)	심장의 아래쪽 두 개의 방 중 하나.
venule(세정맥)	작은 정맥.

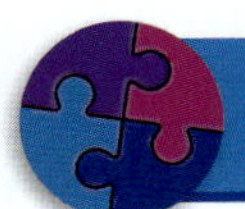

용어

빈칸에 용어의 뜻을 기입하라.

연결형	의미	용어	의미
angi/o	vessel(혈관)	**angi**ogram(혈관조영상)	______________

연결형	의미	용어	의미
		angioplasty(혈관성형)	________
aort/ob	aorta(대동맥)	**aort**ic stenosis(대동맥협착)	________
arter/o, arteri/o	artery(동맥)	**arteri**osclerosis(동맥경화)	________
		arterial anastomosis(동맥연결) 그리스어 *anastomoien*에서 유래.	________
		arteriography(동맥조영)	________
		end**arter**ectomy(동맥내막절제) *327*쪽 참조.	________
ather/o 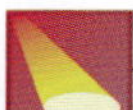	yellowish plaque, fatty substance(노란색 경화판)	**ather**oma(죽종) 접미사 *-oma*는 덩어리, 모임을 의미. *Atheroma(죽종)*는 *plaque(경화판, 지방으로 이루어진 경화판)*가 모여서 혈관의 **속으로** 자라 나간 것을 뜻하며 혈관 벽의 약화를 초래한다.	________
		atherosclerosis(죽경화, 죽상경화) *Arteriosclerosis(동맥경화)*의 대표적인 모습으로 콜레스테롤과 지방성분을 갖는 노란색의 *plaque(경화판, 죽상판)*가 동맥의 속면에서 발견된다*(그림 11-12)*.	________
		atherectomy(죽종절제)	________
atri/o	atrium(심방), upper heart chamber	**atri**al(심방의)	________
		atrioventricular(방실의, 심방심실의)	________
brachi/o	arm(위팔, 상지)	**brachi**al artery(위팔동맥, 상완동맥)	________
cardi/o	heart(심장)	**cardi**omegaly(심장비대)	________
		cardiomyopathy(심근병증) 심장근육병증의 한 종류인 ***hypertrophic cardiomyopathy****(비대심근병증)*의 경우 비정상적으로 심실벽이 두꺼워지는 현상으로서 주로 왼심실에 잘 발생하며, 좌심실의 과도한 움직임이 그 원인이다. 이와 같은 질환은 유전, 고혈압, 노화 등이 원인이 될 수 있으며 종종 원인을 알 수 없는 때도 있다*(idiopathic, 특발성, 원인불명)*.	________
		brady**cardi**a(서맥, 느린맥) 분당 *60*회에서 *80*회의 정상적인 박동수보다 낮은 경우*(분당 60회 이하)*. *Brady-*란 느림을 의미한다.	________

ather/o, arteri/o, arthr/o

혼동되기 쉬운 세 개의 용어에 주의한다.

ather/o: 황색 plaque(경화판, 죽상판)
arteri/o: artery(동맥)
arthr/o: joint(관절)

11

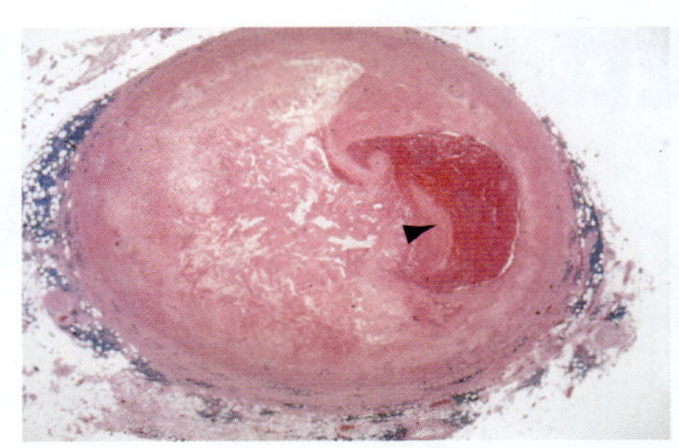

그림 11-12 **Atherosclerosis**(죽경화증, 죽상경화증). 화살표가 혈관의 속을 채우고 있는 plaque(경화판, 죽상판)를 가리키고 있다.

연결형	의미	용어	의미
		tachy**cardia**(빈맥, 빠른맥) 분당 *100*회 이상의 박동 수. *Supraventricular tachycardia*(심실위빠른맥, *SVT*)는 심방에서 유래된 신호에 의하며 *palpitation*(두근거림, 심계항진)을 유발한다. *Tachy*-란 빠름을 의미한다.	______
		cardiogenic shock(심장성쇼크) 심장의 박동 이상으로 발생. ***Shock***(쇼크)는 산소와 영양분의 공급이상을 포함하는 순환 정지를 의미한다.	______
cholesterol/o	cholesterol(콜레스테롤)	hyper**cholesterol**emia(고콜레스테롤혈증) ***Statin***(스타틴) 계열의 약물들은 간에서 콜레스테롤을 생산할 때 필요한 효소를 억제하여 혈중 콜레스테롤 양을 낮추는 작용을 한다.	______
coron/o	heart(심장)	**coron**ary artery(관상동맥, 심장동맥) 이 동맥은 심장의 위로부터 마치 왕관같이 내려오며 분포한다; 그림 *11-23A, 322*쪽 참조.	______
cyan/o	blue(청색)	**cyan**osis(청색증) 피부의 색깔이 푸르게 변하는 것으로서 저산소증을 의미한다.	______
myx/o	mucus(점액)	**myx**oma(점액종) 결합조직에서 유래하는 흔치 않은 양성종양(세포에 점액이 침착하는 현상을 보임)으로서 좌심방에 주로 발생한다.	______
ox/o	oxygen(산소)	hyp**ox**ia(저산소증) 세포 단계에서 산소 농도가 낮은 경우. ***Anoxia***(무산소증)는 *hypoxia*의 극단적인 경우를 의미한다.	______
pericardi/o	pericardium(심장막)	**pericardi**ocentesis(심장막천자)	______
phleb/o	vein(정맥)	**phleb**otomy(정맥절개) *Phlebotomist*란 정맥절개를 위해 훈련된 사람을 의미한다.	______
		thrombo**phleb**itis(혈전정맥염) 축약하여 *phlebitis*(정맥염)라고도 한다. 염증이 일어난 혈관이 근육 깊숙이 위치할 경우 ***deep vein thrombosis***(깊은정맥혈전증, *DVT*)라고 한다.	______

11

연결형	의미	용어	의미
rrhythm/o	rhythm	arrhythmia(부정맥) *Dysrhythmia*(리듬장애, 율동장애)란 심장박동의 리듬이 불규칙한 것을 의미한다. "*r*"이 빠진 것에 주목.	______
sphygm/o	pulse(펄스)	sphygmomanometer(혈압계) 압력을 측정하는 기구.	______
steth/o	chest(가슴)	stethoscope(청진기) 검사는 눈이 아니라 귀로 행해지므로 틀리게 사용된 경우. ***Auscultation***(청진)이란 청진기를 이용하여 몸 안에서 발생하는 소리를 듣는 것이다.	______
thromb/o	clot(덩어리)	thrombolysis(혈전용해)	______
valvul/o, valv/o	valve(판막)	valvuloplasty(판막성형) 풍선이 달린 관(카테터)을 이용해 심장판막의 협착부위를 넓힌다.	______
		mitral valvulitis(승모판막염) 류마티스열과 흔히 함께 발생한다. *Streptococcus* 감염을 부적절하게 치료할 때 발생할 수 있으며 *autoimmine reaction*(자가면역반응)이 일어나고 염증으로 이어지며, 결국 심장판막이 훼손된다(그림 *11-19, 315*쪽 참조).	______
		valvotomy	______
vas/o	vessel(혈관)	vasoconstriction(혈관수축) *Constriction*은 좁아지는 것을 의미한다.	______
		vasodilation(혈관확장)	______
vascul/o	vessel(혈관)	vascular(혈관-)	______
ven/o, ven/i	vein(정맥)	venous(정맥-) *Venous cutdown*(정맥절개)은 정맥주사를 위한 혈관 통로를 만드는 방법이다.	______
		venipuncture(정맥천자) *Phlebotomy*(정맥절개)나 정맥주사 전에 주사바늘을 삽입하는 과정.	______
ventricul/o	ventricle(심실)	interventricular septum(심실중격, 심실사이벽)	______

심장과 혈관의 질환

HEART(심장)

arrhythmia(부정맥)

불규칙한 심장의 박동(dysrhythmia).
부정맥의 원인은 심장 신호전달계의 이상이다.

심장 부정맥의 예:

1. bradycardia(느린맥)**와 heart block**(atrioventricular block, 방실차단, 심장차단)

SA node(굴심방결절, 동심방결절)**로부터 AV node**(방실결절)**를 거쳐 atrioventricular bundle**(방실다발; bundle of His, 히스다발)**로 이어지는 자극전달 경로의 장애.**

손상에 의해 SA node의 자극이 약해지면 AV node를 자극하지 못하고 결국 심실의 수축을 일으키지 못하게 된다. 심장박동은 느려져서 느린맥이 발생한다. 장애가 부분적으로 발생하면 심장은 정상적인 리듬에서 박동을 거르게 된다(partial heart block, 부분방실차단). 만약 SA node로부터 AV node에 전달되는 자극이 완전히 차단되면 심실이 심방에 비해 늦게 움직이게 되며, 이런 경우를 complete heart block(완전심장차단)이라고 한다.

Right bundle branch block(RBBB, 오른다발갈래차단)과 left bundle branch block(LBBB, 왼다발갈래차단)은 heart block(심장차단)의 가장 흔한 예이다. 이 경우에는 다발갈래를 통과하여 심실로 향하는 신호가 늦어지거나 완전히 막혀서 발생한다.

Artificial **cardiac pacemaker**(인공심장박동조율기)를 이용하면 부정맥을 치료할 수 있다. 이 기구는 SA node의 역할을 대신하며 동력은 가슴의 피부에 삽입한 전지를 이용한다. 최근에 개발된 **biventricular pacemaker**(양심실인공심장박동조율기)는 심실 수축의 이상을 조절할 수 있으며, 울혈성심부전의 증상을 호전시킬 수 있다(그림 11-13C).

2. flutter(조동, 된떨림)

규칙적이지만 정상보다 빠른 수축. 대부분 심방에서 발생.

심장의 박동수가 분당 300회까지 올라갈 수 있다. Atrial flutter(심방조동)는 종종 심장병의 증상인 경우가 있고, 때로는 약물투여, cardioversion(심율동전환), catheter ablation(카테터절제) 등의 치료가 필요하다(아래 fibrillation 부분 참조).

3. fibrillation(세동, 잔떨림)

빠르고 불규칙하며 비효율적인 심장의 수축(분당 350회 또는 그 이상의 수축).

Atrial fibrillation(심방세동, 심방잔떨림, AF)은 가장 흔한 부정맥으로서 70, 80대 노인의 5~10%, 80대 노인의 15% 이상에서 발생할 수 있다. 심방에서 불규칙적인 전기적 신호가 발생하여 일어난다. 따라서 심방이 규칙적인 리듬으로 수축하지 못하고 떨림에 그치게 된다. 가장 흔한 증상은 **palpitation**(두근거림; 규칙적이지 못한 심장의 수축이 가슴으로 느껴지는 현상), 피로, 숨이 차는 현상 등이다. **Paroxysmal AF**(돌발심방세동) 또는 **permanent AF**(persistent AF, 영구심방세동) 환자는 비효율적인 심방의 운동 때문에 심장 내에 형성된 혈전이 뇌혈관을 막아서 뇌졸중이 발생할 가능성이 있다. 또한 심방세동이 지속될 경우 심장 근육의 약화가 초래될 수 있다.

Pacemaker(심장박동조율기)**의 작동원리**

심장박동조율기의 전극은 심장의 전기적 활동을 감지하여 그 정보를 신호발생기(컴퓨터)로 보내고, 신호발생기는 심장의 전기신호를 분석하여 언제, 어디에 신호를 전달할지 결정한다. 리듬이 느려질 경우 정상적인 리듬의 신호를 발생하여 심장의 움직임을 정상화시킨다. 다수의 전극을 장비하는 심장박동조율기는 심방과 심실의 움직임을 동시에 조절할 수 있다. Rate-responsive pacemaker(속도-반응 박동조율기)는 신체의 움직임과 호흡을 감지하여 최적의 심장박동수를 결정한다.

Palpitation/Palpation

Palpitation과 접촉, 느낌의 의미 또는 손과 손가락으로 진찰한다는 의미의 **palpation**을 혼동하지 말라.

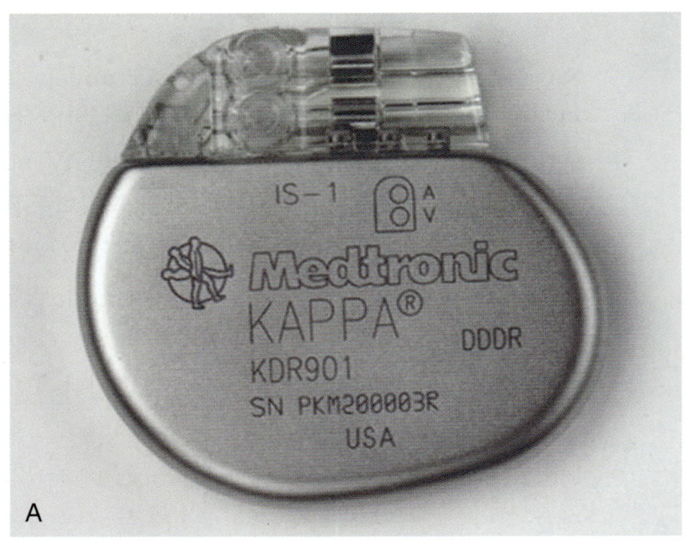

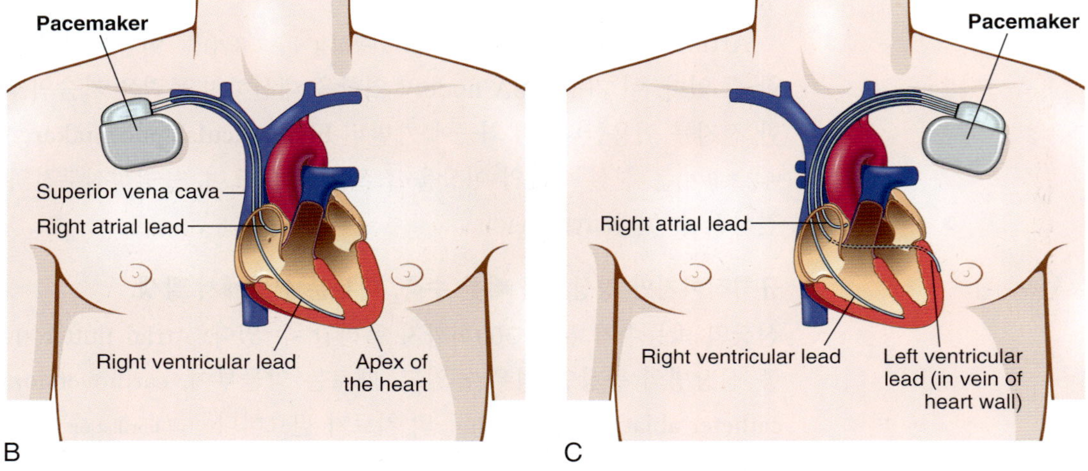

그림 11-13 **A, Dual chamber, rate-responsive pacemaker**(이중방 속도반응 심장박동조율기, 실물 모습)는 운동을 감지하여 활동량에 따라 심장의 박동을 조절할 수 있도록 고안되었다. **B, Cardiac pacemaker**(심장박동조율기)는 우심방과 우심실에 삽입된 전극이 심장의 움직임을 동시에 감지한다. **C, Biventricular pacemaker**(양심실인공심장박동조율기)는 우심방, 우심실, 좌심실에 삽입된 전극이 심실의 움직임을 조절한다.

심방세동에 의한 뇌졸중의 위험은 anticoagulant(항응고제; warfarin과 같이 혈액의 응고를 막음) 복용으로 80%까지 감소시킬 수 있다. 새로운 항응고제로서 apixaban(Eliquis), dabiatran(Pradaxa), rivaroxaban(Xarelto)와 같은 **NOACs**(**no**vel **a**nti**c**oagulants)이라 불리는 약제들이 있다.

Ventricular fibrillation(**VF**, 심실세동, 심실잔떨림) 때는 불규칙적인 전기신호가 심실을 통과한다. **심정지**가 초래될 수 있는 매우 치명적인 현상으로 응급치료가 필요하다. 심실잔떨림은 **defibrillation**(세동제거, 잔떨림제거)을 통해 조절될 수 있는데 세동제거는 심장의 전기적 신호 발생을 일시적으로 정지시킴으로써 비정상적인 리듬으로부터 회복하게 한다. 심장의 박동 속도를 정상화시키는 약물로는 **digoxin, beta-blocker, calcium channel blocker**가 있다.

심실빈맥, 심실세동 환자나 심정지(cardiac arrest)의 가능성이 있는 환자를 위하여 최근 개발된 **implantable cardioverter-defibrillator**(삽입형제세동기, **ICD**)는 가슴에 삽입한 상태에서 부정맥을 감지하면 전기충격을 주는 방법으로 자동으로 부정맥을 보정할 수 있다. 공항과 같은 공공 장소에 간혹 비치되어 있는 **automatic external defibrillator**(체외형 자동제세동기, **AEDs**)는 응급상황에서 이용할 수 있다.

Catheter ablation(카테터절제)은 부정맥을 치료하는 최소 수술적 방법으로서 혈관을 따라 카테터를 심장에 삽입한 뒤 고주파로 심장의 근육 일부를 태움으로써 부정맥을 치료한다. 심실위빈맥(supraventricular tachycardia; SVT), 조동(atrial flutter), 심방세동(atrial fibrillation), 심실빈맥(ventricular tachycardia; VT) 환자의 경우에 이용할 수 있는 치료방법으로서 이 방법은 비교적 안전하게 영구적인 치료를 할 수 있는 장점이 있다.

congenital heart disease
(선천심장병)

선천심장병.

아래의 예는 심장의 발생 과정의 이상으로 유발된 선천성 기형이다.

1. coarctation of the aorta
(**CoA**, 대동맥축착)

직경이 비정상적으로 작은 대동맥.

그림 11-14A에서 보듯이 대동맥의 일부분이 좁아진 선천성 기형으로서 좁아진 부분을 수술로 제거하여 치료한다.

2. patent ductus arteriosus
(**PDA**, 열린동맥관, 동맥관개존증)

태생기에 대동맥과 폐동맥 사이를 연결하는 작은 관(**ductus arteriosus**, 동맥관)**이 출생 후에 막히지 않고 유지되는 기형.**

Ductus arteriosus(동맥관)는 아기가 태어난 후 폐쇄되는 것이 정상적이나 이 경우에는 계속 열린 채로 유지되고(그림 11-14B 참조) 결과적으로 산소 농도가 높은

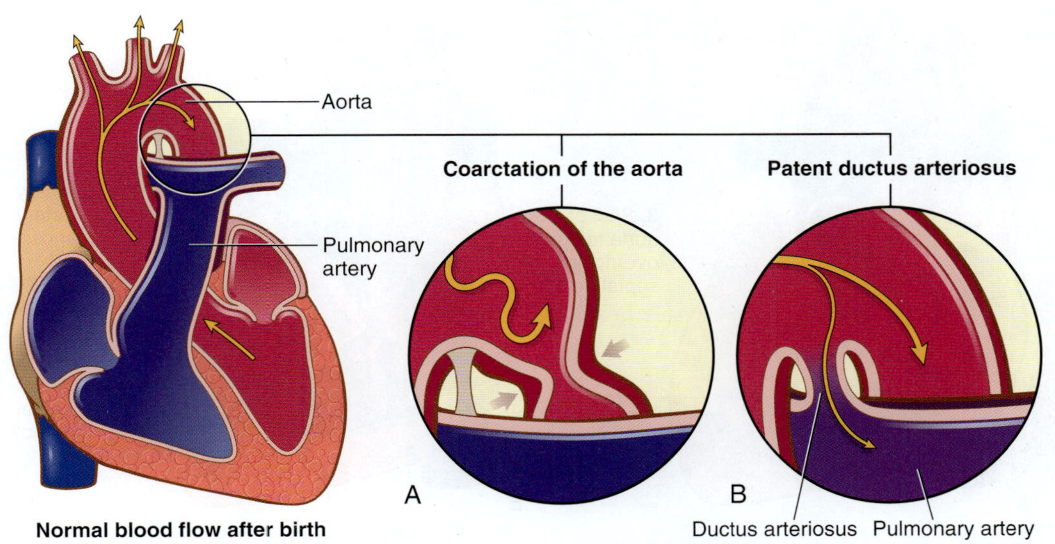

그림 11-14 **A, Coarctation of the aorta**(대동맥축착). 대동맥의 국소적인 협착이 혈액의 원활한 흐름을 막는다. **B, Patent ductus arteriosus**(열린동맥관). Ductus arteriosus(동맥관)가 출생 후에도 막히지 않아 대동맥의 혈류와 폐동맥의 혈류가 섞이는 질환.

11

혈액이 대동맥으로부터 폐동맥으로 새어 나간다. PDA는 미숙아에서 흔하고, 청색증, 피로감, 짧은 숨쉬기 등을 유발한다. 대개 출생 1달 후에는 저절로 치유가 되나 그렇지 않을 경우 치료를 하여야 한다. 치료는 동맥관의 폐쇄를 촉진하는 약물(indomethacin)을 사용하거나, 카테터를 이용하여 열린 동맥관에 마개를 삽입하는 방법(coil embolization), 갈비뼈 사이를 통하는 수술로 동맥관을 묶는 방법 등을 이용한다.

3. septal defect(중격결손)

심방중격 또는 심실중격의 작은 구멍(심방중격결손, 심실중격결손). 그림 11-15A는 심실중격결손이다.

대부분의 구멍은 자연적으로 막히지만 그렇지 않은 경우에는 수술로 치료한다. 심장과 폐의 기능을 대신하는 **heart-lung machine**(인공심폐기)으로 심장의 혈액 순환을 정지시킨 상태에서 수술한다.

때로는 카테터를 이용하여 특수한 기구(Amplatzer device, 일종의 마개)를 삽입하여 치료하기도 한다.

4. tetralogy of Fallot(팔로네징후)
(fă-LŌ)

네 개의 특징적인 결손을 동시에 동반하는 선천성기형.

프랑스 의사인 Etienne Fallot가 1888년 보고한 기형으로 그림 11-15B와 같다. 네 개의 결손은 아래과 같다.

- **Pulmonary artery stenosis**(폐동맥협착). 폐동맥의 직경이 작거나 막혔을 경우
- **Ventricular septal defect**(심실중격결손). 심실중격의 결손으로 인해 정맥혈이 좌심실로 유입되어 결과적으로 산소가 부족한 혈액이 대동맥으로 흐른다.
- **Shift of the aorta to the right**(대동맥우향). 대동맥이 심실중격 중간에 걸쳐 위치하여 우심실의 혈액 즉, 산소가 부족한 혈액이 대동맥으로 흐른다.

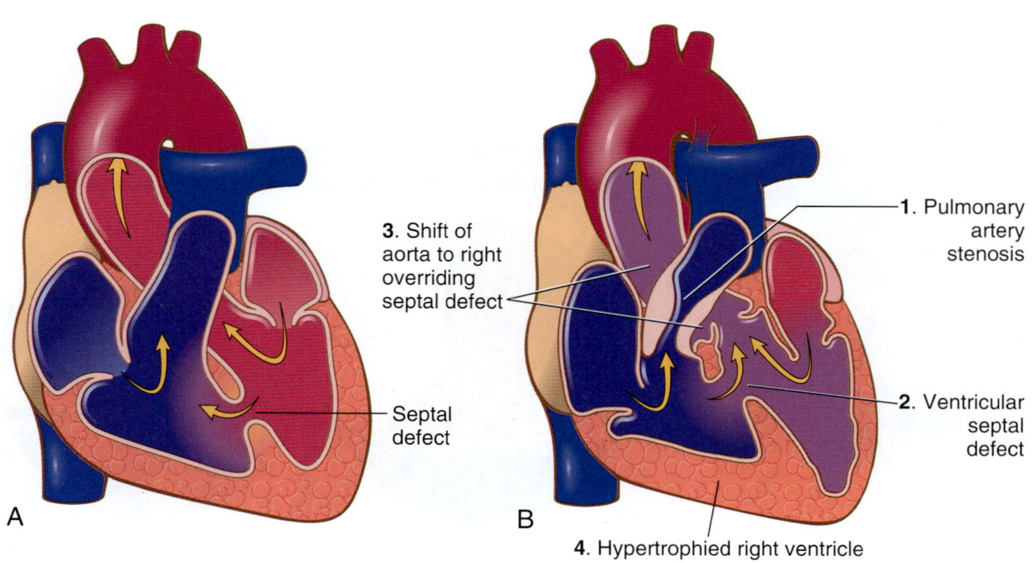

그림 11-15 **A, Ventricular septal defect**(심실중격결손). 선천적으로 심실중격에 생긴 구멍으로 좌심실의 혈액이 우심실과 폐동맥으로 흘러가는 선천성심장병. **B, Tetralogy of Fallot**(팔로네징후). 4개의 심장기형을 동시에 보이는 선천성심장병. 화살표는 혈액의 흐름을 표시.

- **Hypertrophy of the right ventricle**(우심실비대). 폐동맥의 협착 때문에 혈액을 폐쪽으로 보내기 어려워지므로 정상보다 강한 수축력이 필요하게 되고, 결과적으로 우심실의 근육층이 비정상적으로 비대해진다.

기형을 지니고 태어난 아기는 심한 **cyanosis**(청색증)로 인하여 일명 "blue baby"라고도 한다. 수술을 통해 심실중격 결손부위를 막고 폐동맥의 협착부위를 넓혀주어 치료한다.

Transposition of great arteries(**TGA**, 대혈관전위; 폐동맥이 좌심실에 연결되고, 대동맥이 우심실에서 시작되는 기형)도 이와 같이 심한 청색증을 보인다. 이러한 기형은 수술을 통해 두 혈관을 정상적인 위치로 복원하는 치료가 필요하다.

congestive heart failure
(울혈심부전, **CHF**)

심장이 적절한 양의 혈액을 뿜어내지 못한다.

Systolic CHF(수축기울혈심부전)와 diastolic CHF(확장기울혈심부전)의 두 종류의 울혈심부전이 발생할 수 있다. **수축기울혈심부전**의 경우에는 좌심실의 기능이상으로 낮은 ejection fraction(박출률; 좌심실에서 뿜어내는 혈액의 양)을 초래하고 심장에서 뿜어져 나오는 혈액의 양이 적어진다. **확장기울혈심부전**의 경우에는 심장의 수축은 비교적 정상이나 확장기에 심장의 조직이 잘 늘어나지 않는다. 따라서 혈액은 폐를 비롯한 다른 장기에 정체되게 된다. 확장기울혈심부전의 가장 큰 원인은 고혈압이다.

CHF의 증상은 숨이 차고, 피로, 운동능력저하, 부종 등이다. **Pulmonary edema**(폐부종; 폐에 체액이 차는 것), 다리가 붓는 것이 흔한 증상이다. 치료는 sodium(나트륨)의 섭취를 줄이고, 이뇨제를 이용하여 체액의 배출을 촉진하는 방향으로 시행한다.

Angiotensin-converting enzyme(**ACE**, 안지오텐신전환효소) **억제제**(**type 1**), **beta-blocker**(베타수용체저해제), **spironolactone**(신장에서 sodium과 수분의 배출을 촉진), **digoxin** 등을 치료 목적으로 사용한다.

약물치료나 식이요법 등이 실패하면 심장이식이 유일한 치료 방법이다. 이식을 기다리며 환자는 심장의 기능을 보조하는 기구를 사용하기도 한다. **Left ventricular assist device**(**LVAD**, 좌심실보조기)를 배안에 삽입하고 관을 좌심실에 연결하여 좌심실 대신에 혈액을 분출하여 온몸으로 보낸다. LVAD는 장기이식을 하기 전에 임시로 삽입하기도 하고, 때론 장기이식이 불가능할 경우에 치료 방법으로 이용하기도 한다. 장기이식을 위한 심장이 매우 부족하므로 인공심장의 연구가 활발하다.

coronary artery disease
(관상동맥병, **CAD**)

심장 자체의 동맥 질환.

Coronary artery(관상동맥, 심장동맥)는 대동맥으로부터 시작되는 한 쌍의 동맥으로서 심장에 동맥혈을 공급한다. 혈액이 대동맥으로 흘러 나간 직후 일부는 관상동맥을 통해 심장의 표면으로 흐른다.

관상동맥병은 대부분 **atherosclerosis**(죽경화)로부터 시작된다. 죽경화는 지방화합물들이 혈관의 속면에 침착하는 현상이다. 정상적으로 매우 매끄러운 혈관 속면은 atherosclerotic plaque(죽경화판)에 의해 울퉁불퉁해지고 딱딱해진다.

Plaque(경화판)는 처음에는 혈류의 흐름을 방해하고, 더욱 진행되면 혈관벽이 딱딱해져서 혈관이 터지거나 아니면 비정상적인 혈액응고가 발생해서 **thrombotic occlusion**(혈전에 의한 혈관의 막힘)으로 발전한다. 혈류는 감소하거나(**ischemia**, 허혈) 완전히 막혀서 근육층의 일부가 **necrosis**(괴사)에 빠진다. 이렇게 근육의 일부가 괴사에 빠지는 것을 **myocardial infarction**(심근경색증)이라고 하고, 죽은 심장조직은 infarct(경색)라고 한다. 경색에 빠진 심장조직은 결국 scar tissue(흉터조직)로 바뀐다. 그림 11-16은 대동맥에서 갈라져 나오는 관상동맥과 관상동맥의 폐쇄가 심근의 허혈과 경색으로 진행되는 것을 보여준다. 심근경색증이 일어난 후의 심근은 11-17과 같다.

Acute coronary syndromes(**ACSs**, 급성관상동맥증후군)은 경화판이 파열된 후에 나타나는 증상들을 가리키며 여기에는 **unstable angina**(불안정협심증; 쉬는 동안에 발생하거나 점차 빈도가 올라가는 가슴의 통증)와 **myocardial infarction**(심근경색증)이 포함된다(그림 11-18).

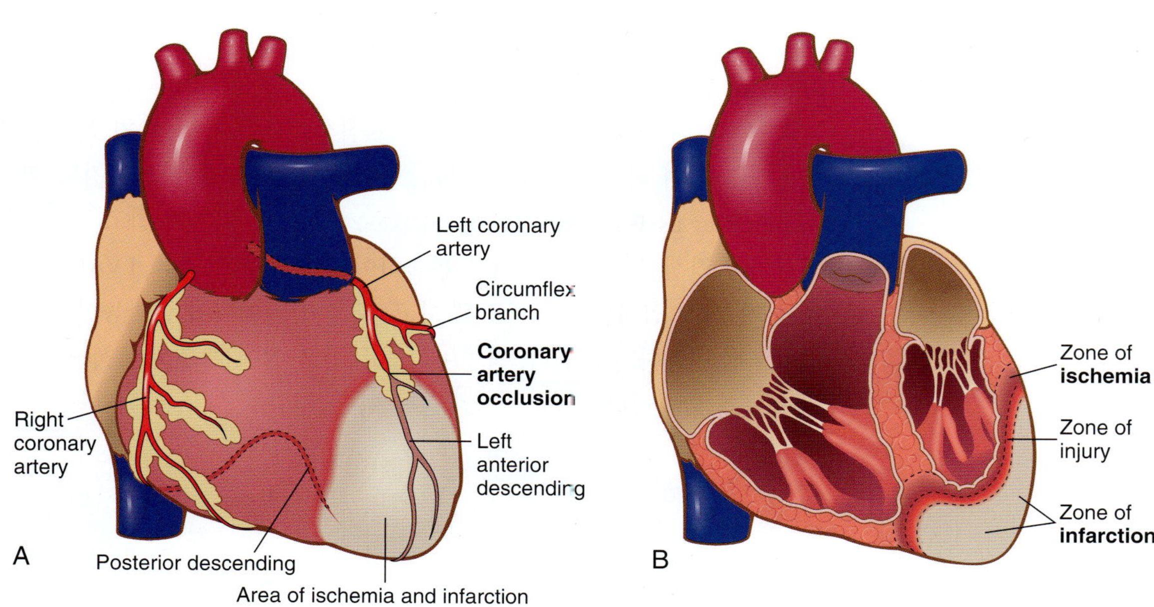

그림 11-16 **A,** Coronary artery(관상동맥, 심장동맥)의 막힘으로 인한 **ischemia**(허혈)와 **infarction**(경색증). **B, Myocardial infarction**(심근경색증)에 의해 손상받은 심장의 속 모습.

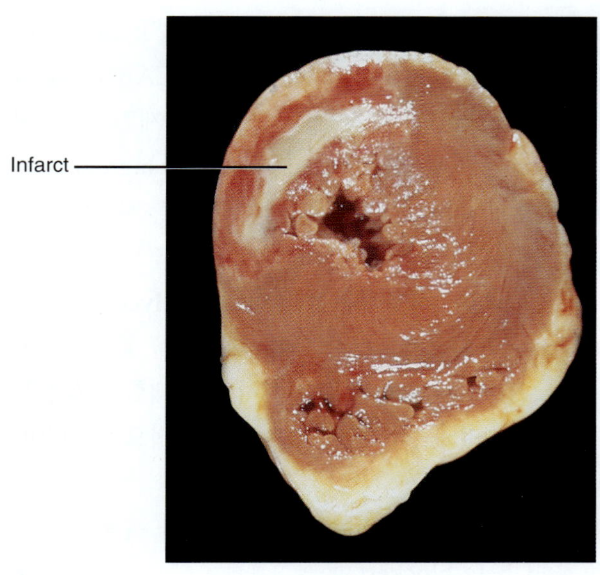

그림 11-17 5일에서 7일 정도 경과된 **acute myocardial infarction**(급성심근경색증, MI). 좌심실의 경색 부위가 노랗게 뚜렷이 구분되어 보인다. 경색 부위 주변의 짙은 부분은 급성염증 반응이 일어난 부위이다.

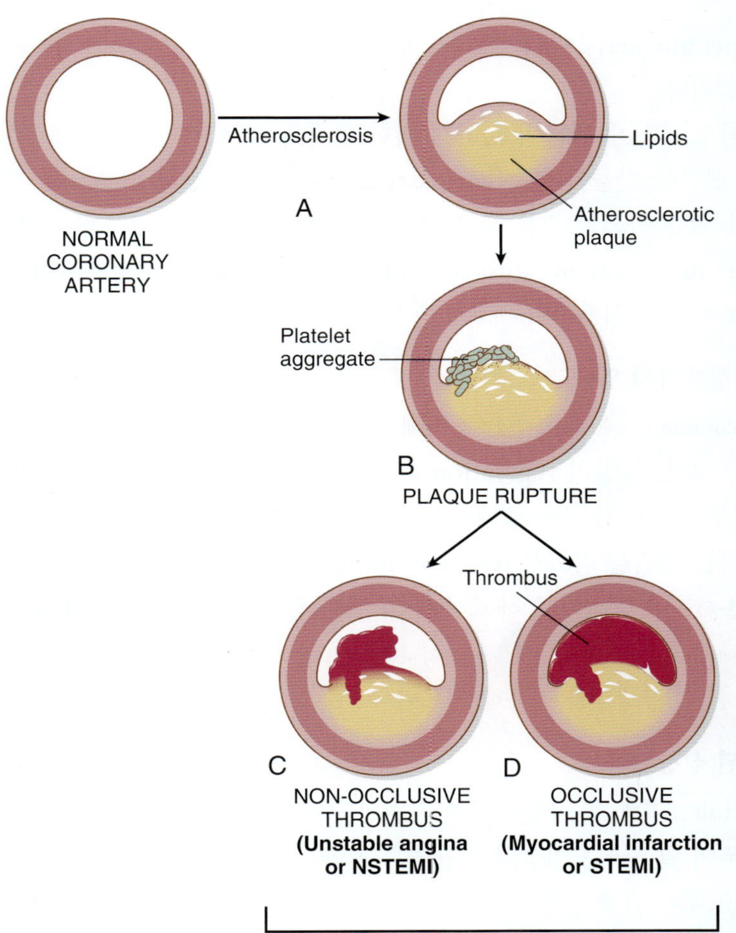

그림 11-18 **Acute coronary syndrome**(급성관상동맥증후군): 병리학적 변화. **A,** 지방 물질의 축적에 의한 **atherosclerotic plaque**(죽경화판) 형성. **B, plaque의 파열** 또는 손상 부위에 platelet(혈소판)의 침착. **C, 혈관을 막지 않는 thrombus**(혈전)가 생겨서 **unstable angina**(불안정협심증)나 **NSTEMI**(non-ST elevation myocardial infarction) 발생. **D,** 또는 **혈전이 혈관을 막아 심근경색**이 발생하거나 ST절이 올라가는(elevation) **심근경색증**(MI), 일명 **STEMI** 발생.

ACS 환자는 신속하게 angiography(혈관조영술)를 시행하고 PCI(percutaneous coronary intervention; 경피적관상동맥중재술을 통한 풍선 또는 스텐트 시술)나 CABG(coronary artery bypass grafting; 관상동맥우회술)를 시행하여 심장 근육에 혈류를 재건시켜주어야 한다(revascularization, 재관류). 아스피린이나 clopidogrel(Plavix), prasugrel(Effient), tricagrelor(Brilinta)와 같은 항혈전제나 항혈소판제 등의 약물을 사용하기도 한다.

급성협심증 환자가 흔히 혀 밑에 물어 사용하는 약물인 **nitroglycerin**(니트로글리세린)은 강력한 vasodilator(혈관이완제)로서 관상동맥의 혈류량을 증가시키고 혈압을 떨어뜨리는 효과가 있다. Nitrates는 혈관을 이완시켜 정맥혈의 심장유입을 감소시키고, 심장근육의 산소 소비를 감소시킴으로써 결과적으로 심장에 가해지는 부담을 줄여주는 효과가 있다.

이런 환자들은 금연, 다이어트, 운동이 권장되며 적당한 약물을 복용하게 된다. 약물에는 **aspirin**(혈액응고 예방), beta-blocker(심장을 쉬게 하고 혈압을 내림), **ACE inhibitor**(혈압을 떨어뜨리고 고혈압 환자가 아닐지라도 장차 일어날지도 모를 심부전을 예방), **calcium channel blocker**(혈관벽의 근육층을 이완), **statin**(혈액 중의 콜레스테롤 양을 감소시킴) 등이 포함된다.

관상동맥질환으로 인해 혈관이 심하게 막힌 환자의 경우 막힌 관상동맥 부위를 우회하여 혈관을 만들어 주는 **coronary artery bypass grafting**(CABG, 관상동맥우회술)이나 혈관 속으로 관을 넣어 풍선을 이용하여 막힌 부위를 뚫고 스텐트를 삽입하는 **percutaneous coronary intervention**(PCI, 경피적관상동맥중재술, 경피적심장동맥중재술) 등을 시행하여 치료한다.

11

endocarditis(심내막염)

세균에 의한 심장내막의 염증.

감염(**bacterial endocarditis:** 세균성심내막염)에 의해 판막이 손상을 입으면 손상부위에 마치 꽃양배추와 같은 모양의 **vegetation**(증식)이 자라기 시작하는데 이렇게 증식된 조직의 일부가 떨어져 나와 혈액을 타고 떠도는 것을 **emboli**(색전)라고 한다. Emboli는 다른 혈관을 막아서 **transient ischemic attack**(TIA, 일과성허혈발작)이나 stroke(뇌졸중)를 유발하기도 하고, 피부의 작은 혈관을 막아서 **petechia**(점출혈; 이탈리아어 petechio에서 유래하며 벼룩 물린 자리를 의미)라고 하는 다수의 작은 출혈을 일으키기도 한다. 항생제를 이용해 치료한다.

hypertensive heart disease(고혈압심장질환)

고혈압과 연관된 심장질환.

고혈압은 arteriole(세동맥)의 직경이 작아지면서 발생한다. 좌심실비대와 같이 고혈압과 연관되어 발생하는 심장의 질환들은 동맥에 발생하는 높은 저항을 이기고 혈액을 뿜어내기 위해 심장이 정상보다 강하게 운동함에 따라서 일어난다.

mitral valve prolapse
(승모판탈출, **MVP**)

승모판막이 제대로 닫히지 않는 기능부전.

승모판막이 비정상적으로 커져서 수축기에 좌심방 쪽으로 이탈하면서 발생한다. 보통 **청진상**에 수축기 중간에 발생하는 잡음을 들을 수 있고, 종종 **mitral regurgitation**(승모판역류; 좌심방으로의 혈액 역류)이 일어날 수 있다. MVP 환자의 대부분은 정상적인 생활을 할 수 있으나 간혹 판막에 감염(endocarditis; 심내막염)이 발생할 수 있다.

murmur(심잡음)

정상적인 심장박동 사이에 들리는 잡음.

심잡음은 청진기의 도움으로 진단하며 대개 판막의 이상 또는 질병으로 인해 심장 속 혈액의 흐름이 방해를 받아 발생한다. 하지만 중격결손의 경우에도 중격의 작은 구멍을 통해 새어 나가는 혈액의 소리가 들릴 수 있다. Functional murmur(기능적인 잡음)는 정상적인 사람에게서도 들릴 수 있다.

Bruit(brū-Ē, 쉿소리)란 청진 시에 들리는 비정상적인 소리 또는 잡음이고, **thrill**(떨림)은 가슴의 촉진 시에 느껴지는 울림으로서 종종 murmur와 같이 동반되기도 한다.

pericarditis(심장막염)

심장을 싸고 있는 pericardium(심장막, 심낭)**의 염증.**

심장막염은 호흡기계 감염이 원인인 경우가 대부분이다. 염증은 박테리아나 바이러스 감염에 의해 발생하고 원인을 찾기 어려운 경우도 있다. Malaise(전신권태), fever(열), chest pain(흉통)이 흔히 동반되며 청진을 하면 종종 pericardial friction rub(심장막마찰음)을 들을 수 있다. **Cardiac tamponade**(tăm-pō-NŎD, 심장눌림증)는 심장막안 속에 액체가 고여서 심장을 누르는 경우이다. 항생제나 진통제를 이용해 치료한다. 심장막염이 감염성이라면 pericardiocentesis(심장막천자; 심장막공간으로부터 액체를 뽑아내는 것)를 통해 얻은 샘플에서 밝혀진 병균의 종류에 따라 항생제, 항진균제 등을 투여한다.

11

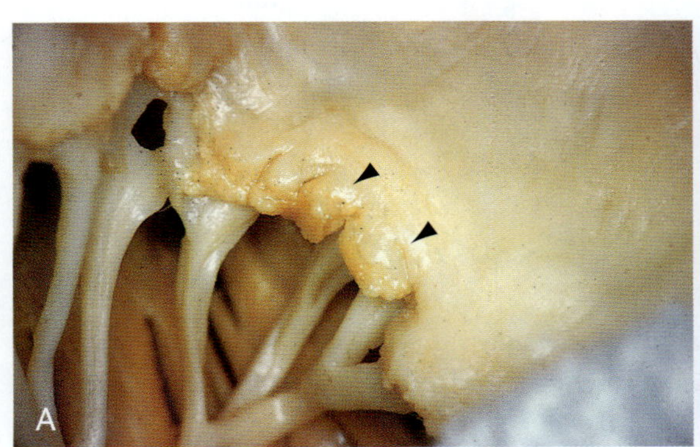

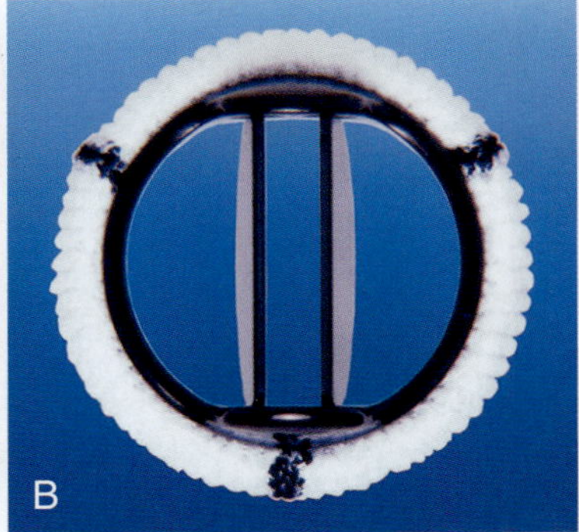

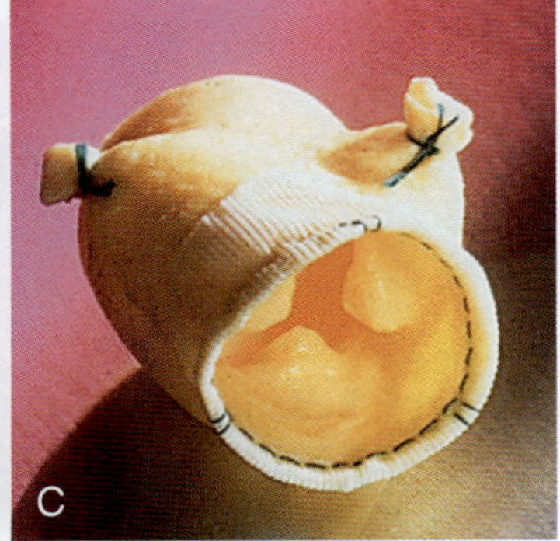

그림 11-19 **A,** Acute rheumatic **mitral valvulitis**(급성류마티스승모판막염)와 chronic rheumatic heart disease(만성류마티스심장병). 증식된 작은 조직(vegetation)이 왼방실판막의 끝부분을 따라 형성되어 있다(화살표). 이전에 앓았던 rheumatic valvulitis(류마티스판막염)에 의해 chordae tendineae(힘줄끈)의 융합과 섬유성 비후가 관찰된다. **B, 인공 심장판막. C, Porcine xenograft valve**(이종이식; 돼지의 판막). Xenograft valve(그리스어 *xen/o*는 이방인을 의미)란 다른 종의 동물 조직, 판막을 사람의 심장에 이식하는 것이다.

rheumatic heart disease
(류마틱심장병)

Rheumatic fever(류마틱열)**에 의한 심장질환.**

류마틱열의 원인은 streptococcal infection(사슬알균감염, 연쇄구균감염)으로서 목감기(인두염) 등 어린이에게 주로 발생하는 병이다. 염증과 증식(vegetation)으로 인한 조직 파괴로 판막이 손상될 수 있으며 그 결과 정상적인 판막의 열림과 닫힘이 어려워진다(그림 11-19A). 반복되는 사슬알균 감염은 심장병으로 발전할 가능성이 있으므로 이런 어린이는 21세가 될 때까지 매달 페니실린 주사로 치료한다.

또 류마틱열은 **mitral stenosis**(승모판협착증), atrial fibrillation(심방세동), congestive heart failure(울혈심부전)와 같은 심장근육의 약화로 인해 발생하는 각종 심장병의 원인이 될 수도 있다. 치료는 휴식을 취하며 부정맥과 emboli(색전)의 발생을 방지하는 약을 복용하고, 손상된 판막을 수술로 복구한다. 때로는 손상된 판막을 인공판막이나 돼지의 판막으로 대체하기도 한다(그림 11-19B와 C).

BLOOD VESSEL(혈관)

aneurysm(동맥류)

동맥벽의 국소적인 확장.

*Aneurysma*이란 그리스어로서 우리말로는 "확장됨, 늘어남"을 의미한다. 동맥류의 원인은 대개 죽경화, 고혈압, 혈관벽의 선천적인 약화 등이다. 동맥류는 대동맥에 많이 발생하지만 말초 동맥에도 발생할 수 있다. 동맥류는 파열될 경우 심한 출혈을 야기할 수 있기 때문에 위험하며, 치료의 방법은 동맥류의

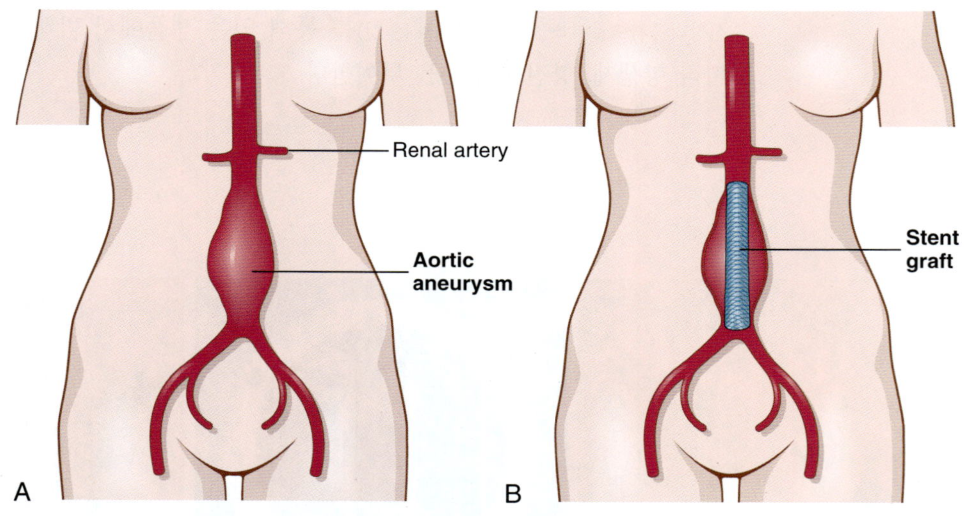

그림 11-20 **A, Abdominal aortic aneurysm**(AAA, 복부대동맥류). **Dissecting aortic aneurysm**(박리대동맥류)은 혈관벽의 약화된 틈으로 혈액이 침투하여 혈관벽을 구성하는 층을 서로 떼어 놓는다. **B, 장착된 stent graft**(인조혈관스텐트). 이런 치료방법을 **endovascular aneurysm repair**(EVAR, 혈관대동맥류치료)라고 한다.

Aortic aneurysm(대동맥류)**와 Marfan syndrome**(마르팡증후군)

Aortic aneurysm은 유전병인 **마르팡증후군**과 종종 연관되어 발생하기도 한다. 마르팡증후군은 길고 가느다란 손가락, 긴 팔, 안구의 수정체이탈 등을 증상으로 하며, 미국의 대통령이었던 아브라함 링컨이 이 질환을 앓았던 것으로 여겨진다. 경기 중에 급사한 농구나 배구 선수 중 aortic aneurysm으로 사망한 경우에도 마르팡증후군으로 밝혀지는 경우가 있다.

발생 위치와 환자의 상태에 따라 달라진다. Brain(뇌)의 작은 동맥에 발생하는 동맥류(**berry aneurysm**, 딸기동맥류)는 집게를 이용하여 혈관을 막는 방법을 사용하고, 대동맥과 같이 큰 혈관에서는 인조혈관을 이식하기도 한다. 그림 11-20A와 같은 abdominal aortic aneurysm(**"AAA"**, 복부대동맥류)의 경우에 그림 11-20B와 같이 stent graft(인조혈관이식편)를 이식한다. 인조혈관은 혈관의 정상부위에 연결하고, 부풀어 오른 동맥류 자루는 인조혈관 둘레에 묶어서 인조혈관에서 장관으로 샛길이 형성되는 것을 방지한다.

deep vein thrombosis (깊은정맥혈전증, **DVT**)

큰 정맥에 혈전이 발생하는 질병으로 주로 다리에 발생.

이 병은 제대로 치료하지 않을 경우 **pulmonary embolism**(폐색전증)으로 발전할 수 있다. 항혈전제로는 warfarin(Coumadin)이나 새로운 경구형 항혈전제(NOACs) 등이 있다. 이 약제들은 DVTs나 폐색전증을 방지하기 위해 사용된다.

hypertension(고혈압, **HTN**)

고혈압.

대부분의 고혈압은 원인을 알기 힘든 **essential hypertension**(본태고혈압)이다. 성인의 경우 140/90 mmHg 이상일 경우 혈압이 높은 것으로 간주한다. Diuretics(이뇨제), beta-blocker(베타수용체차단제), ACE inhibitor, calcium channel blocker(칼슘통로차단제) 등이 치료제로 사용되고, 체중조절, 소금 섭취 조절, 금연, 저지방식 등이 도움이 된다.

Secondary hypertension(이차고혈압)은 glomerulonephritis(사구체신염), pyelonephritis(신우신염)나 adrenal gland(부신) 등의 병 때문에 2차적으로 발생하는 고혈압을 의미한다.

peripheral arterial disease (말초동맥 질환, **PAD**)

다리, 팔, 신장 등의 장기에 위치하는 동맥의 막힘.

Carotid artery(목동맥, 경동맥), **femoral artery**(넙다리동맥, 대퇴동맥), *popliteal artery*(무릎동맥, 슬와동맥) 등 어느 부위에나 발생할 수 있다. 다리에 발생한 PAD의 증상은 **intermittent claudication**(쉴 때에는 통증이 없으나 걷기 시작하면 통증이 발생한다. 간헐적인 절뚝거림)이다. 치료는 운동과 함께 혈관의 수축을 초래하는 흡연을 삼가고, 고혈압, hyperlipidemia(고지혈증), diabetes(당뇨병) 등의 위험인자를 줄여야 한다. 심할 경우 endarterectomy(동맥내막절제술), bypass grafting(동맥우회술; 질환부위 위, 아래의 정상혈관을 연결) 등의 수술을 한다.

경피적 치료로는 balloon angioplasty(풍선혈관성형술), arterectomy(동맥절제술), stent(스텐트) 등이 사용되고, 낙하산과 같이 생긴 **embolic protection device**(혈전방지기구)로 혈전을 걸러내기도 한다.

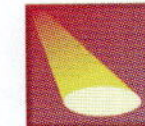

Warfarin(Coumadin)과 NOACs

경구용(입으로 먹는) 항혈전제인 **warfarin**은 혈전색전성질환의 방지 또는 치료를 위해 사용된다. Warfarin은 조심해서 복용하여야 하고 다른 약이나 음식과의 상호작용을 면밀히 살펴야한다. Apixaban (Eliquis), edoxaban (Savaysa), dabigatran (Pradaxa), rivaroxaban (Xarelto)과 같은 새로운 경구용 항혈전제(new oral anticoagulant; NOAC)들은 warfarin의 이러한 단점들이 제거된 것들이다.

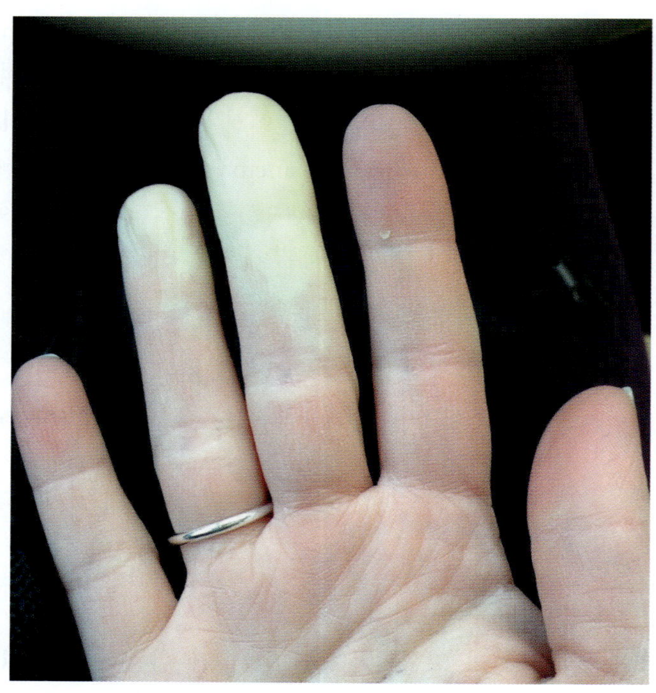

그림 11-21 **Raynaud's disease**(레이노병).

11

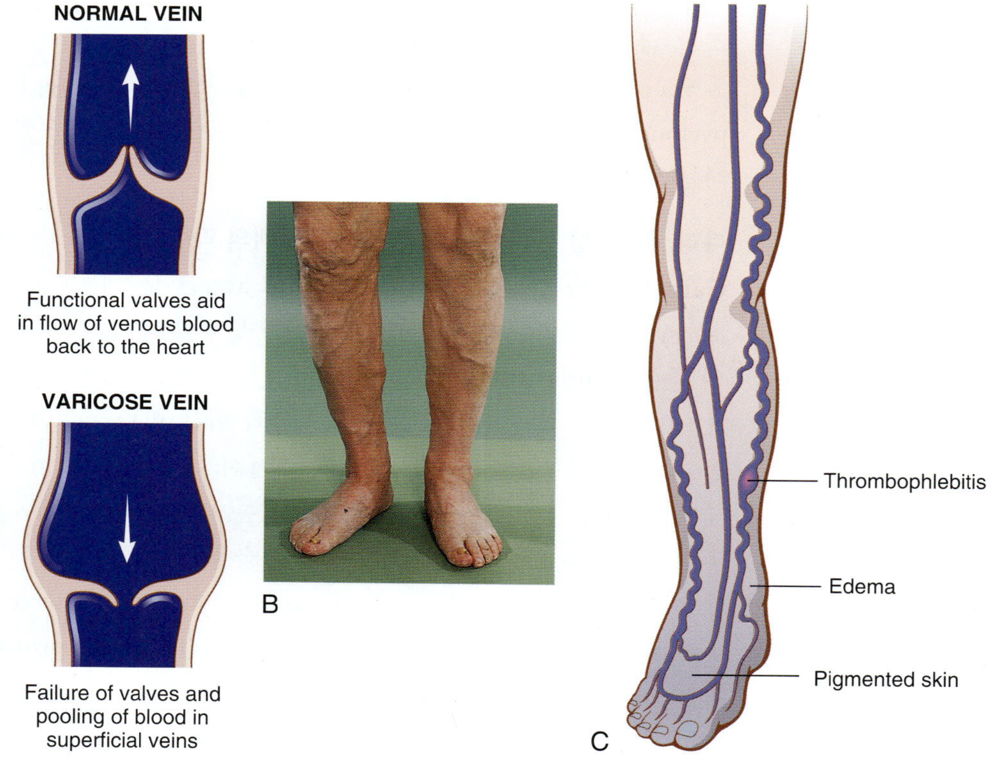

그림 11-22 **A, 정상 혈관과 varicose vein**(정맥류)**에서 판막의 기능. B, Varicose vein**(정맥류). **C,** 혈액 흐름의 속도가 느려지면 혈관 속에서 혈액이 응고(**thrombophlebitis**, 혈전정맥염)될 수 있다. 정맥류가 주로 발생하는 다리의 아랫부분은 혈류의 속도 저하로 인해 혈액이 고이면서 모세혈관으로부터 조직액이 스며 나오는 **edema**(부종)가 발생하여 붓고, **피부에 색소가 침착**한다. 다리의 혈전이 떨어져서 폐에 이르면 폐의 큰 혈관을 막을 수 있다(**pulmonary embolism**, 폐색전증).

Raynaud's disease(레이노병)

반복적으로 발생하는 손가락과 발가락의 창백 또는 cyanosis(청색증).

원인을 알 수 없거나 또는 다른 질환의 영향으로 발생하는 arteriole(세동맥)의 심각한 수축이 원인이며 젊고 건강한 여성에게서도 종종 발견된다. 그림 11-21 참조. 증상은 낮은 온도, 정서적 스트레스, 흡연에 의해 발생한다.

몸을 따뜻하게 하고, 다른 유발인자에 대한 노출을 피하며 혈관의 이완을 도와주는 약물의 복용이 효과적이다.

varicose vein(정맥류)

다리에 발생하는 정맥의 비정상적인 확장과 꼬임.

정맥의 판막 이상으로 인해 혈액이 역류하여 발생한다. 혈액이 고이게 되고 그 압력으로 정맥이 늘어나게 된다(그림 11-22A~C). 혈류 속도의 저하와 정맥의 잦은 손상으로 thrombosis(혈전증)가 잘 일어난다. **Hemorrhoid**(pile; 치핵)는 anus(항문) 주위에 발생한 정맥류이다.

Sclerosing injection(경화주사)이나 laser, 강한 pulsed-light(분할펄스광)를 이용한 치료법을 주로 사용하고 혈관을 묶거나 제거하는 수술적 치료방법도 일부 시행된다.

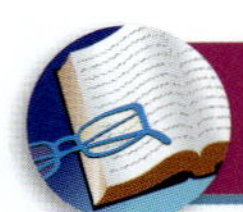

용어 연구

각 용어의 철자를 암기하고 그 뜻을 이해하라.

acute coronary syndrome (급성관상동맥증후군, ACSs)	관상동맥에서 경화판의 파열에 의해 unstable angina(불안정협심증)나 myocardial infarction(심근경색증)이 발생하는 것.
angina(pectoris, 협심증)	심장근육이 허혈 상태에 빠져서 발생하는 가슴의 통증. Stable angina(안정협심증)은 운동할 때에 발생하므로 예상이 가능하지만, unstable angina(불안정협심증)의 경우에는 운동과 관계없이 더 자주 발생한다.
angiotensin-converting enzyme(ACE) **inhibitor** (안지오텐신전환효소억제제)	Angiotensin I이 angiotensin II로 변환되는 것을 억제하고 혈관을 이완시키는 항고혈압제제. 심장발작과 CHF, 뇌졸중의 위험을 경감시킨다. (669쪽 표 21-6의 약물일람 참조)
auscultation(청진)	청진기를 이용하여 몸속의 혈관과 각 장기에서 발생하는 소리를 듣는 것.
beta-blocker(베타수용체저해제)	협심증, 고혈압, 부정맥에 사용되는 약물. 세포의 수용체에서 epinephrine (adrenalin)의 작용을 억제하여 심장의 박동을 억제함으로써 심장의 부담을 덜어 준다.
biventricular pacemaker (양심실인공심장박동조율기)	왼, 오른 심실의 움직임을 조화롭게 하는 기구로서 심장이 효율적으로 기능하게 한다.
bruit(쉿소리)	동맥이나 장기를 청진할 때 들리는 비정상적인 소리.
calcium channel blocker (칼슘통로차단제)	협심증이나 고혈압에 사용되는 약물. 혈관벽의 근육세포에 유입되는 칼슘을 억제함으로써 혈관을 이완시킨다.
cardiac arrest(심정지)	갑작스럽고 예상치 못한 심장의 정지. Sudden cardiac death(심장돌연사).

11

cardiac tamponade(심장눌림증)	심장막안 속에 액체가 고여서 심장을 누르는 경우.
claudication(절뚝거림, 파행)	걷기 후에 발생하는 다리 근육의 통증, 당김, 약화. 쉴 때는 증상이 없다.
digoxin	부정맥을 감소시키고 심장박동을 강화시키는 약물.
embolus(색전, 복수형: emboli)	혈관 속을 돌아다니다가 혈관을 막게 되는 혈액응고물이나 다른 물질.
infarction(경색증)	죽은 조직
nitrate(질산염)	협심증의 치료에 사용되는 약물. 혈관의 직경을 넓혀서 심장근육으로 공급되는 혈액과 산소의 양을 늘린다.
nitroglycerin(니트로글리세린)	협심증의 치료에 사용되는 질산염 제제.
occlusion(폐색)	혈관이 막힘.
palpitations(두근거림)	PVC(premature ventricular contraction, 조기심실수축)와 같은 심장의 부정맥에 의해 가슴이 불편함을 느낌.
patent	Open(열린).
pericardial friction rub (심장막마찰음)	심장의 청진 시에 들리는 마찰음. Pericarditis(심장막염)을 의미한다.
petechiae(일혈점)	작은 점 모양의 출혈.
statin(스타틴)	혈액 중의 콜레스테롤 농도를 낮추는 약물.
thrill(떨림)	동맥이 막힌 곳과 같이 혈류의 이상으로 혈류의 흔들림이 피부 위로 느껴지는 것.
vegetation(증식)	심장판막에 혈소판, 단백질 응고물, 미생물, 적혈구 등으로 이루어진 덩어리가 부착된 것.

11

검사실검사와 처치

검사실검사

BNP test

BNP(brain natriuretic peptide, 뇌나트륨이뇨펩티드) **혈중 농도 측정.**

BNP는 심장마비 환자에게서 올라가며 호흡곤란을 증상으로 응급실을 찾는 CHF 환자의 진단에 유용하다. BNP의 상승은 acute coronary syndrome 환자(예: 심근경색, 불안정협심증)에서 합병증의 발생 여부를 판단하는 지표로 사용되기도 한다. BNP는 심장에 가해지는 부하가 심하게 높을 때 분비되며, 마치 이뇨제와 같은 역할을 하여 심장의 기능이 정상으로 돌아오도록 작용한다. 심장전문의는 심장마비의 정도를 판단하기 위해 NT-proBNP(N-terminal prohormone of brain natriuretic peptide) 수준을 측정하기도 한다.

뇌라는 용어가 사용된 것은 BNP가 처음 돼지의 뇌에서 발견되었기 때문이다.

cardiac biomarker(심장 생물표지자) **혈액 중의 효소를 측정하여 심장발작 발생 여부를 알 수 있다.**

손상을 입은 심근세포는 혈액 중으로 효소를 방출한다. **Troponin-I**(cTnI), **troponin-T**(cTnT) 등으로, 특히 troponin은 심근의 손상 후 혈액 중으로 방출되는 단백질이다.

C-reactive protein(CRP)은 염증의 표지자이다. High-sensitive CRP(Hs-CRP)는 심장발작, 뇌졸중이나 다른 심장질환을 예측하는 방법으로 사용된다.

lipid test(지방검사, **lipid profile**) **혈액 샘플에서 콜레스테롤과 triglyceride**(중성지방)**의 측정.**

고지방은 죽상경화와 관련 있다. 권장 혈중 콜레스테롤 농도는 200 mg/dL이며, **saturated fat**(포화지방; 우유, 버터, 고기 등과 같은 동물성)의 경우 콜레스테롤의 혈중 농도를 올리고 **polyunsaturated fat**(불포화지방; 옥수수 또는 홍화유 등의 식물성 기름)의 경우 농도를 내린다.

고지혈증의 경우 적절한 음식과 운동, niacin(vitamin B)과 같은 비타민이 치료 효과를 보이며 **statin**과 같은 약물을 함께 복용하면 심장발작, 뇌졸중, 심장혈관계통과 관련된 급사 등을 예방할 수 있다. Statin은 간에서 콜레스테롤의 생합성을 억제하는 약물이다. 시판되는 약물로는 simvastatin(Zocor), atorvastatin (Lipitor), pravastatin(Pravachol), rosuvastatin(Crestor) 등이 이 약물군에 포함된다.

lipoprotein electrophoresis (지질단백 전기영동) **Lipoprotein**(지질단백질; **지방과 단백질의 화합물)을 혈액에서 분리한다.**

Low-density lipoprotein(저밀도지질단백질, **LDL**)과 **high-density lipoprotein**(고밀도지질단백질, **HDL**)이 지질단백의 대표적인 물질이다. 높은 LDL 농도는 죽경화와 관련 있다. 정상적인 성인의 LDL 농도는 130 mg/dL이며, 관상동맥질환이나 말초혈관질환, 당뇨병을 앓는 환자의 경우에는 70 mg/dL의 농도를 유지하는 것이 권장된다. HDL은 농도가 높을수록 atherosclerosis(죽경화)를 방지하는 효과가 있다. 운동, 적당량의 alcohol 등은 HDL 농도를 높이는 효과가 있다.

처치: 진단

X-Ray와 Electron Beam Tests(방사선검사)

angiography(혈관조영술) **Contrast material**(조영제)**을 이용하여 x-ray로 혈관을 찍을 수 있는 방법.**

Arteriography는 대동맥이나 동맥 속에 조영제를 넣고 동맥을 촬영하는 방법이다.

computed tomography angiography (전산화단층혈관조영술, **CTA**) **전산화단층촬영 기술을 이용하여 심장과 관상동맥을 3차원적으로 재구성하는 방법(64-slice CT scanner).**

초당 수백 번의 촬영 속도로 얻은 심장의 단층 이미지를 컴퓨터를 이용하여 3차원 영상으로 만든다. 이 신기술은 조영제를 작은 말초혈관에 주사하여야 하는 angiography(혈관조영술)에 비하여 안전하고 심장 관상동맥의 실제적인 모습을 볼 수 있어서 관상동맥 질환의 진단에 유용하다(그림 11-23A).

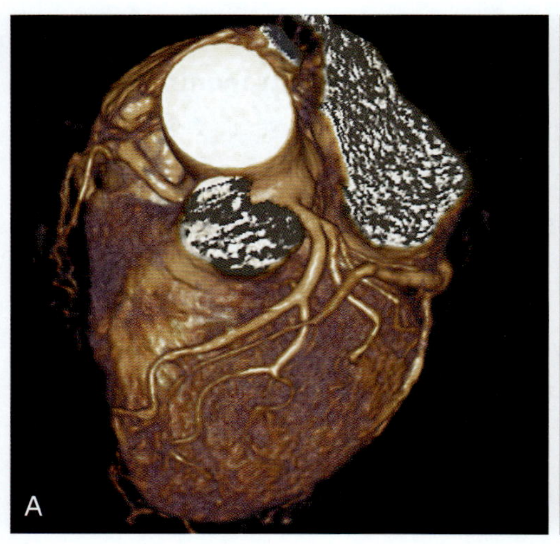

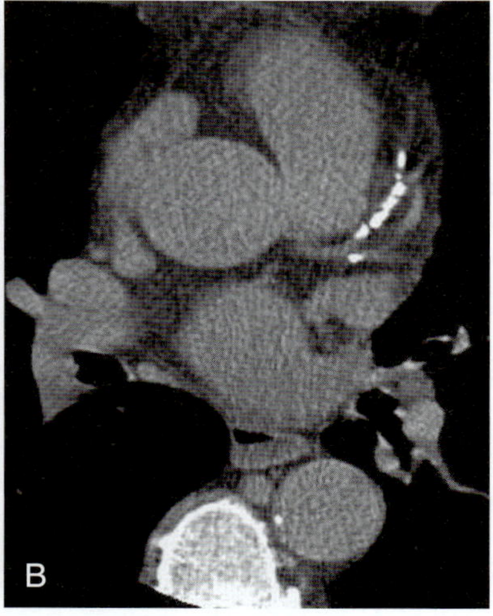

그림 11-23 **A, Computed tomography angiography**(전산화단층 혈관 조영술)**를 통해 관상동맥의 영상을 얻을 수 있다.** 방사선 노출량이 비교적 많은 점이 단점이다. **B, Electron beam computed tomography**(전자선 컴퓨터단층촬영)를 통해 진행된 관상동맥 질환의 특징인 관상동맥의 칼슘침착이 관찰된다(흰색 부분).

digital subtraction angiography
(**DSA**, 디지털감산혈관조영술, 디지털배경감소혈관조영술)

영상장비와 컴퓨터를 이용하여 혈관의 영상을 만들어낸다.
먼저 x-ray 영상을 컴퓨터에 저장한 후 조영제를 주입하여 얻은 두 번째 영상으로부터 첫 번째 영상의 값을 제거하여 순수하게 조영제를 갖고 있는 혈관의 모습만 얻는다.

electron beam computed tomography
(**EBCT** ***or*** **EBT**, 전자선컴퓨터단층촬영)

전자선과 단층촬영은 초기 관상동맥질환에서 관상동맥 주변의 칼슘 침착 현상을 진단.
Coronary artery calcium score(관상동맥칼슘점수)를 이용하면 심장발작과 뇌졸중의 발생 가능성을 예측할 수 있다(그림 11-23B 참조).

Ultrasound Examination(초음파 검사)

Doppler ultrasound studies
(도플러초음파진단)

초음파를 이용하여 혈액의 흐름을 측정한다.
혈관 속을 흐르는 적혈구 세포에 의해 반사되는 초음파를 이용하여 혈액 흐름의 장애 여부를 판단한다. 혈관의 폐쇄에 따른 다양한 이상 소견을 얻을 수 있다. 통상의 도플러초음파 기법과 함께 **duplex ultrasound**(특수혈관초음파 진단방법) 기법을 사용하면 혈관의 구조, 혈류의 속도를 측정할 수 있으며, carotid artery(목동맥, 경동맥) 폐쇄, aneurysm(동맥류), 정맥류와 다른 혈관 질환들의 진단에 이용된다.

Coronary Artery Calcium Score(관상동맥칼슘점수)

0~99	low risk(저위험)
100~399	intermediate risk(중등도위험)
>400	high risk(고위험)

관상동맥칼슘지수가 >400 이상인 경우 10년 내에 심장발작 또는 뇌졸중이 발생할 확률은 약 25%로 추정한다.

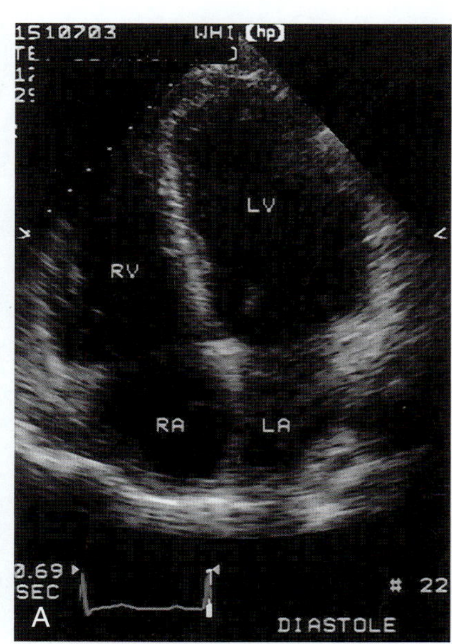

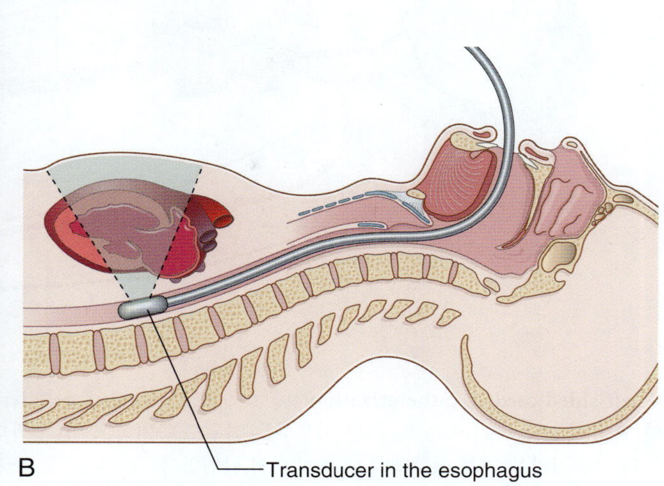

그림 11-24 **A, Echocardiogram.** 이 방향에서는 심실이 심방의 위에 보인다. **B, Transesophageal echocardiography**(경식도심초음파검사).

echocardiography
(심초음파검사, ECHO)

초음파를 이용하여 심장의 영상을 얻는다(그림 11-24A).

심장의 구조와 운동의 영상을 얻는 방법. **Transesophageal echocardiography**(경식도심초음파검사, **TEE**)는 식도에 삽입한 초음파 단자로부터 심장의 영상을 얻는 것(그림 11-24B)으로서 심장의 비정상적인 mass(덩어리), 인공 판막의 움직임, 동맥류, pericardial fluid(심장막액) 등을 진단할 수 있다.

Nuclear Cardiology(심장핵의학)

positron emission tomography (PET) scan(양전자방출단층촬영술)

방사성 glucose를 이용하여 심장근육의 기능과 혈액의 흐름을 진단한다.

PET scan으로 관상동맥질환, 심근경색증을 진단할 수 있고, 또한 ischemic heart disease(허혈심장병)와 cardiomyopathy(심근병증)를 감별 진단할 수 있다.

technetium Tc 99m sestamibi scan

Technetium Tc 99m sestamibi를 정맥주사하면 심근경색 부위에서 흡수되고, 이 부위를 측정한다.

이 검사는 심근경색증을 가지고 있는 환자에서 경색의 범위를 측정할 수 있다. Exercise tolerance test(운동부하검사, **ETT-MIBI**)와 동시에 사용된다. Sestamibi는 방사성물질로서 심근에서 혈액순환이 원활하지 못한 부위를 찾을 수 있다.

thallium 201 scan

Myocardium(심근)**에서 방사성 물질**(thallium)**의 농도를 측정하여 심장근육에 공급되는 혈액의 양을 측정한다.**

Thallium을 이용하여 심장근육의 활성을 측정할 수 있다. 막힌 부위나 scar(흉터)는 “cold spot(냉각점)”으로 나타난다.

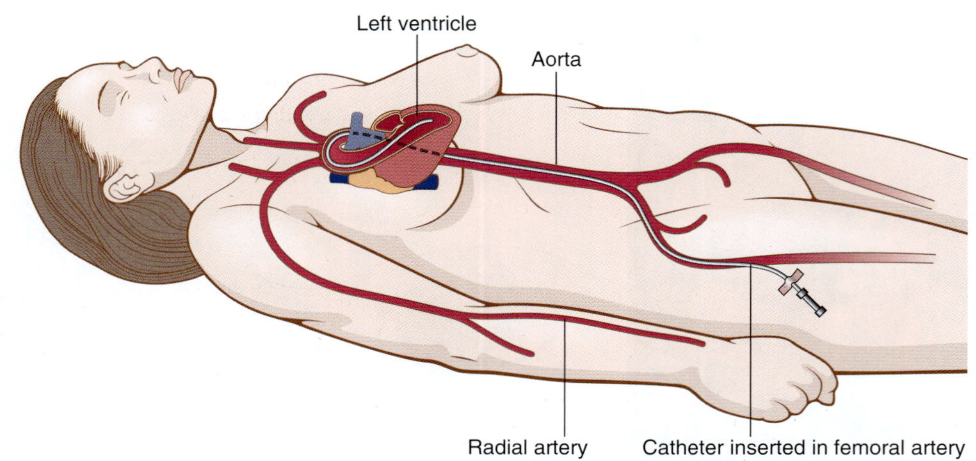

그림 11-25 Left-sided cardiac catheterization(심장도관삽입). Catheter(도관)를 femoral artery(넙다리동맥, 대퇴동맥)로부터 대동맥을 거쳐 좌심실에 삽입한다. Radial artery(노동맥, 요골동맥)를 이용하는 경우도 증가하고 있다. 반대로 right-sided catheterization은 femoral vein(넙다리정맥, 대퇴정맥)으로부터 오른심방을 거쳐 폐동맥에 이를 때까지 삽입한다.

Magnetic Resonance Imaging(자기공명영상, *MRI*)

cardiac MRI(심자기공명영상)

자기장 내에서 전파 에너지를 이용하여 얻은 심장의 영상.

다양한 각도에서 얻어지는 영상을 통해 심실의 기능, 심실벽의 두께, 섬유화의 정도, 동맥류, cardiac output(심장박출량), 정맥, 관상동맥의 기능 등에 대한 정보를 얻을 수 있다. 검사에 이용되는 자기장은 심장박동조율기에 영향을 미치므로 조율기를 장착한 환자에게는 이용할 수 없다. MRI의 한 방법인 **magnetic resonance angiography**(자기공명혈관조영술, **MRA**)는 매우 정교한 혈관의 모습을 제공한다. 의사들은 동맥과 동맥 내부의 폐쇄 등을 진단하기 위하여 MRA를 사용한다. **Gadolinium**은 MRI 검사 시에 가장 흔하게 사용되는 조영제이다.

기타 검사

cardiac catheterization
(심장도관삽입)

가늘고 신축성이 있는 관을 정맥이나 동맥을 따라 심장에 보내는 방법.

심장 속에서 벌어지는 혈류의 움직임이나 압력을 측정할 수 있고, 관을 통해 조영제를 투여함으로써 심장과 혈관의 모양을 얻을 수 있다(그림 11-25). 이 진단법은 심장질환의 진단과 치료에 이용된다(327쪽 PCI 참조).

심장전문의 검사할 때에 혈관의 좁아진 정도를 파악하기 위하여 **intravascular ultrasound**(IVUS, 혈관내초음파)를 사용하며, 이 방법을 이용하면 혈관의 좁아져서 혈류에 어느 정도의 영향을 미치는지도 평가할 수 있다. 이를 fractional flow reserve(분획혈류예비력, FFR)이라 한다.

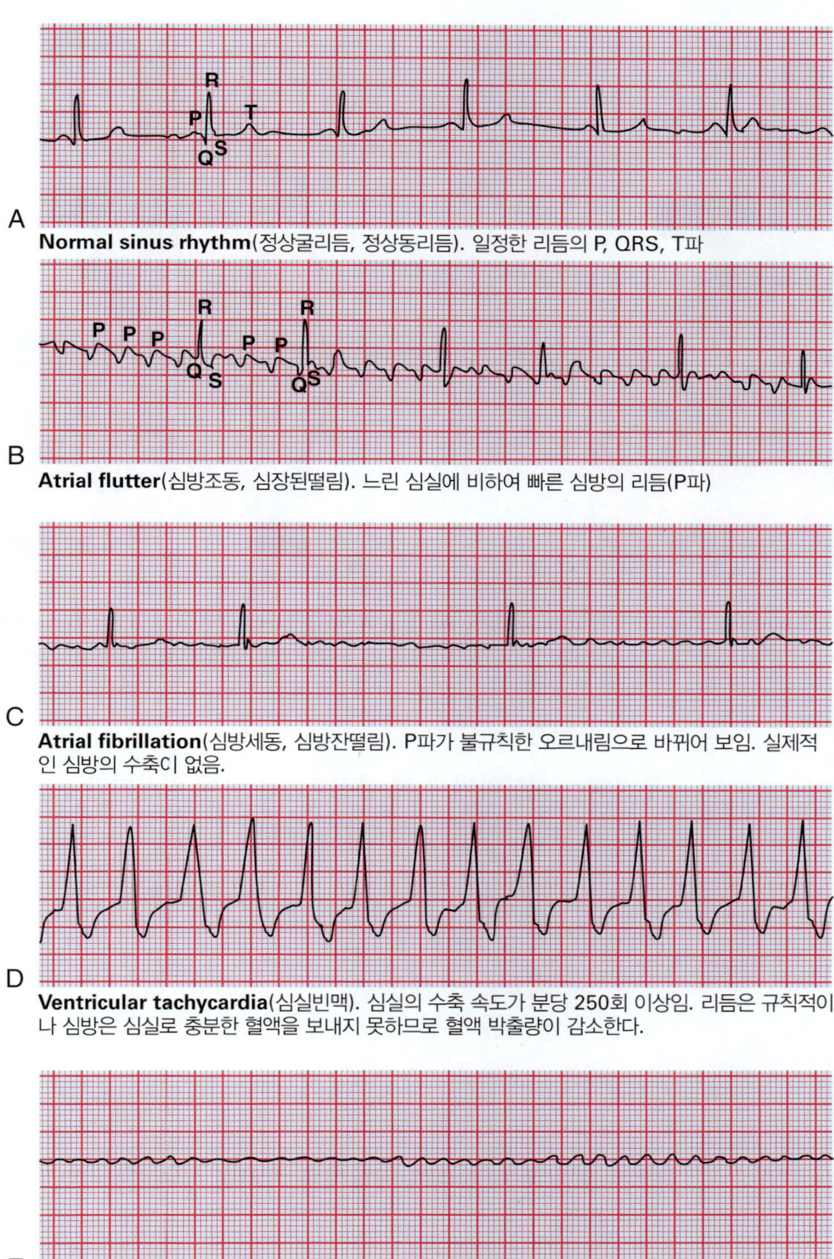

Normal sinus rhythm(정상굴리듬, 정상동리듬). 일정한 리듬의 P, QRS, T파

Atrial flutter(심방조동, 심장된떨림). 느린 심실에 비하여 빠른 심방의 리듬(P파)

Atrial fibrillation(심방세동, 심방잔떨림). P파가 불규칙한 오르내림으로 바뀌어 보임. 실제적인 심방의 수축이 없음.

Ventricular tachycardia(심실빈맥). 심실의 수축 속도가 분당 250회 이상임. 리듬은 규칙적이나 심방은 심실로 충분한 혈액을 보내지 못하므로 혈액 박출량이 감소한다.

Ventricular fibrillation(심실세동, 심실잔떨림). 불규칙한 파들에 주목. 심실잔떨림 상태에서는 혈액을 효과적으로 뿜어내지 못한다. 세동이 조절되지 않으면 순환은 멈추고 심장돌연사에 빠진다.

그림 11-26 Normal sinus rhythm(정상굴리듬, 정상동리듬)과 부정맥을 보여주는 ECG 기록.

electrocardiography(심전도, ECG) **심장으로부터 흘러 나오는 전기를 기록한다.**

Telemetry(원격측정; *tele/o*는 떨어져 있음을 의미) 방법을 이용하여 병원에서 환자의 심장리듬을 연속해서 감시할 수 있다. 정상적인 sinus rhythm(굴리듬, 동리듬)은 SA node로부터 발생하며 분당 60~100회 정도이다. 그림 11-26에서 정상적인 리듬과 여러 가지 부정맥에서 보여주는 심전도 결과를 비교해 보시오.

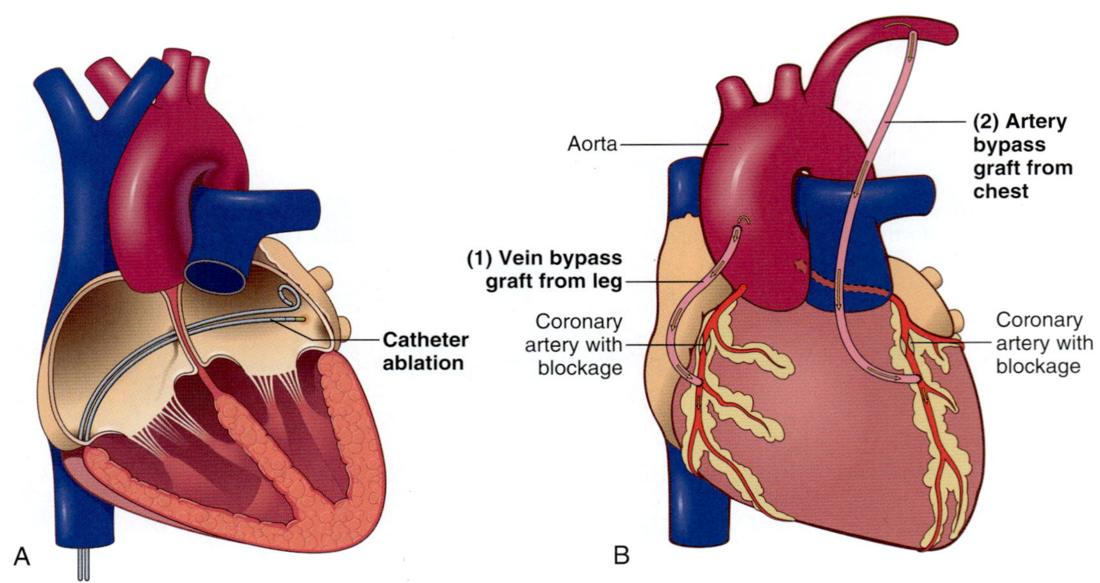

그림 11-27 **A, Catheter ablation**(카테터절제). SVT, atrial flutter, AF, VT 환자의 경우에 사용할 수 있다. **B, Coronary artery bypass graft surgery**(관상동맥우회술, CABG). 정맥과 동맥 graft(이식편)를 연결. (1) 다리에서 채취한 정맥 이식편으로 atherosclerosis(죽경화증)로 막힌 부분을 우회하여 연결한다(정맥 판막의 위치를 고려한다). (2) Internal thoracic artery(속가슴동맥, 내흉동맥)가 막힌 부분을 우회하는 혈관으로 사용되었다.

11

Holter monitoring(홀터모니터검사)

부정맥을 진단하기 위해 심전도기를 몸에 일정기간(보통 24시간) **부착하는 방법.**
리듬의 비정상적인 변화가 기록된다.

stress test(부하검사)

Exercise tolerance test(운동내성검사, ETT)**를 통해 운동**(stress)**에 대한 심장의 반응을 검사할 수 있다.**
통상적인 방법은 treadmill(트레드밀, 답차) 위에서 3분 동안 운동하며 vital sign(활력징후)과 ECG를 측정하는 것이다. 관상동맥질환과 심실의 기능을 알 수 있다.

처치: 치료

catheter ablation(카테터절제)

짧은 시간 동안 고주파 에너지를 가하여 부정맥을 유발하는 심장 조직을 파괴하는 방법.
다리의 정맥, 대정맥을 통해 카테터를 심장에 삽입한 뒤 에너지를 가해 심장 근육 일부를 파괴함으로써 부정맥을 치료한다. 그림 11-27A 참조.

coronary artery bypass grafting
(관상동맥우회술, CABG)

다른 부위에서 얻은 동맥 또는 정맥 조각을 사용하여 관상동맥의 막힌 부분을 우회하여 혈관을 연결한다.
이식편으로 이용되는 정맥으로는 보통 saphenous vein(두렁정맥, 복재정맥)을 이용하고 동맥으로는 radial artery(노동맥, 요골동맥), internal mammary artery(속가슴동맥, 내흉동맥)를 사용한다(그림 11-27B). 흉부외과에서는 예전처럼 sternum(복장뼈, 흉골)을 자르는 방법 대신에 최소한의 절개를 통하여 수술을 진행하며, 정맥이나 동맥의 채취는 내시경을 이용한다.

대부분의 수술이 인공심폐장치를 이용하지만 박동하는 심장에서 인공심폐장치 없이 직접 수술을 진행하기도 한다.

defibrillation(잔떨림제거, 세동제거)

매우 짧은 전기적 자극을 외부에서 가슴벽을 통해 심장에 가하여 부정맥을 없애는 방법.

심실 부정맥으로 sudden cardiac death(심장돌연사)의 가능성이 있는 환자에게는 **implantable cardioverter-defibrillator**(삽입형심장율동전환기, **ICD**)나 **automatic implantable cardioverter-defibrillator**(자동삽입형심장율동전환기, **AICD**)를 가슴 윗부분에 삽입한다.

Cardioversion(심장율동전환)은 보다 낮은 에너지를 이용하여 atrial fibrillation(심방세동, 심방잔떨림), atrial flutter(심방조동, 심방된떨림), supraventricular tachycardia(심실위빈맥)를 치료하는 다른 방법이다.

endarterectomy(동맥내막절제)

동맥의 속층으로부터 죽상판을 수술로 제거한다.

혈관을 막고 있는 지방 축적물이나 thrombus(혈전)를 제거한다. Carotid endarterectomy(경동맥내막절제)는 뇌졸중의 발생을 예방하기 위하여 목동맥에서 시행한다.

extracorporeal circulation(체외순환)

심장을 수술하는 동안 heart-lung machine(심폐순환기)으로 심장과 폐의 기능을 대신한다.

혈액은 몸 밖으로 나와 heart-lung machine(인공심폐장치)에서 가스교환이 일어난 후 몸 안으로 동맥을 통해 들어간다. 이 기계는 **extracorporeal membrane oxygenation**(체외막산소공급, **ECMO**) 기법을 이용한다.

heart transplantation(심장이식)

Donor heart(기증자의 심장)를 recipient(받는이, 환자)에게 이식한다.

Transplant(이식장기)를 기다리는 동안 환자는 배안에 삽입한 **left ventricular assist device**(좌심실보조기구, **LVAD**)의 도움을 받는다. 이 기구는 가슴이나 배 안에 삽입하며 튜브가 좌심실과 오름대동맥을 연결한다.

percutaneous coronary intervention(경피적관상동맥중재, **PCI**)

끝에 풍선이 달려 있는 catheter(도관)를 관상동맥에 삽입하여 동맥의 막힌 부분을 뚫는다. 이때 stent(스텐트)를 삽입한다.

도관을 femoral artery(넙다리동맥, 대퇴동맥) 또는 radial artery(노동맥, 요골동맥)에 삽입하여 동맥을 따라 대동맥에 이르러 관상동맥으로 들어간다. **Stent**는 펼쳐지는 재질로 혈관을 열어주고 지지하여 협착이 발생하는 것을 방지한다. 최근에 사용되는 **drug-eluting stent**(약물분출성 스텐트, **DES**)는 anti-inflammatory, anti-proliferative drug(항염증, 항증식성 약물)가 포함되어 있어서 restenosis(재협착)의 원인이 되는 scar tissue(흉터조직)의 증식을 억제한다(그림 11-28). 또 다른 스텐트로는 bioabsorbable vascular scaffold(BVS, 흡수형혈관보조기), paclitaxel이 코팅된 drug-coated balloon(DCB, 약물코팅풍선)이 있다.

PCI에는 percutaneous transluminal coronary angioplasty(경피경관관상동맥성형, PTCA), stent 삽입, laser angioplasty(레이저혈관성형; 카테터 끝에 달린 소형 레이저 광선으로 죽종을 태워서 제거), atherectomy(죽종절제)가 포함된다.

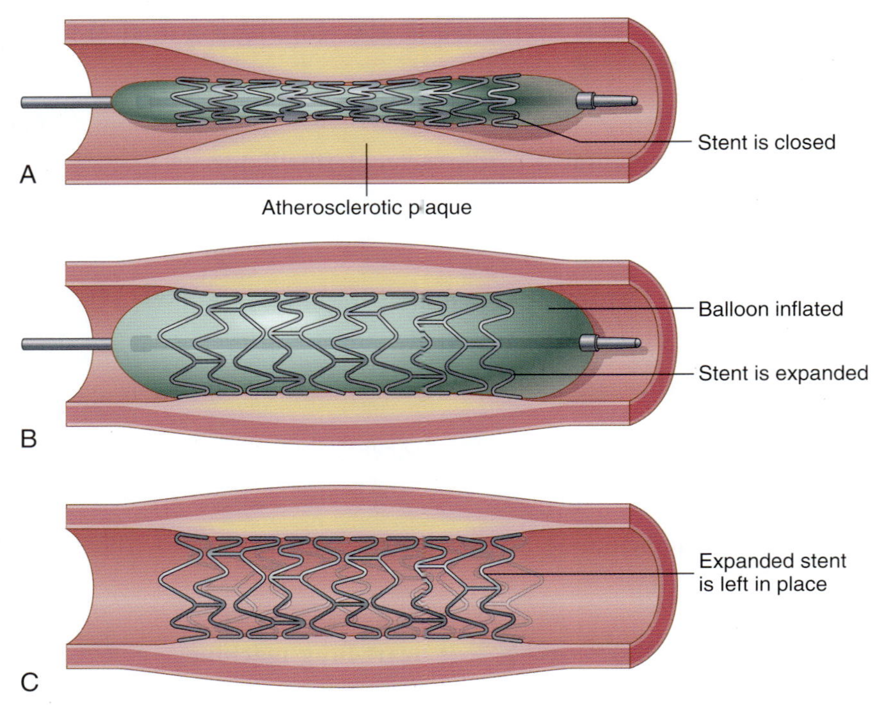

그림 11-28 **Drug-eluting stent**(약물분출 스텐트)**의 관상동맥 내 삽입. A,** 스텐트를 혈관의 직경이 좁아진 부위에 삽입. **B,** 풍선을 이용하여 스텐트를 펼쳐서 plaque(죽상판)에 의해 좁아진 부분을 벌림. **C,** 스텐트를 벌리는 데 사용했던 풍선을 제거하면 스텐트는 그 자리에서 혈관을 지지하며 재협착을 방지하는 약물을 분출한다. 스테인리스 재질로 만들어진 스텐트는 좁아진 동맥을 확장시킨다. 관상동맥 이외에 renal artery(콩팥동맥, 신동맥), carotid artery(목동맥, 경동맥)에도 같은 목적으로 스텐트를 사용할 수 있다.

11

thrombolytic therapy(혈전용해)

Coronary thrombosis(관상동맥혈전증) **환자에게 혈전을 녹이기 위한 약물을 투여한다.**

Tissue plasminogen activator(tPA)나 **streptokinase**가 사용되며 약물은 심장발작이 일어난 지 12시간 이내에 투여한다. 혈전용해제는 심근경색증에 의한 사망률을 25% 감소시킨다고 한다.

transcatheter aortic valve replacement(TAVR, 경피적대동맥판막치환)

카테터를 이용하여 풍선에 의해 넓혀진 대동맥판막을 삽입한다.

Femoral artery(넙다리동맥, 대퇴동맥)을 통해 삽입된 도관을 이용하여 스텐트 판막을 삽입한다. 이 새로운 방법은 aortic stenosis(대동맥판협착증)를 치료하기 위해 사용된다.

약어

AAA	abdominal aortic aneurysm (복부대동맥동맥류)	**ACS**	acute coronary syndrome(급성관상동맥증후군)
ACE inhibitor	angiotensin-converting enzyme inhibitor(안지오텐신전환효소억제제)	**ADP**	adenosine diphosphate, ADP 억제제는 심혈관계 질환, 심장마비, 뇌졸중의 방지와 스텐트 삽입 후에 사용된다.
ACLS	advanced cardiac life support(전문심장처치); 응급처치, 약물, 심장율동전환의 동시 처치	**AED**	automatic external defibrillator(외부형자동세동제거기)

AF, a-fib	atrial fibrillation(심방세동, 심방잔떨림)
AICD	automatic implantable cardioverterde-fibrillator(자동삽입형심장율동전환기)
AMI	acute myocardial infarction (급성심근경색증)
ARVD	arrhythmogenic right ventricular dysplasia(부정맥유발성우심실형성이상)
AS	aortic stenosis(대동맥판협착)
ASD	atrial septal defect(심방중격결손)
AV, A-V	atrioventricular(방실-)
AVR	aortic valve replacement(대동맥판막대치)
BBB	bundle branch block(다발갈래차단)
BNP	brain natriuretic peptide(뇌나트륨이뇨펩티드); 울혈성심부전 때에 증가
BP	blood pressure(혈압)
CABG	coronary artery bypass graft(관상동맥우회)
CAD	coronary artery disease(관상동맥병)
CCU	coronary care unit(관상동맥질환집중치료실)
Cath	catheterization(도관삽입)
CHF	congestive heart failure(울혈심부전)
CK	creatine kinase; 심근이나 골격근이 손상을 입었을 때 혈액으로 분비되는 효소
CoA	coarctation of the aorta(대동맥축착)
CPR	cardiopulmonary resuscitation (심폐소생술)
CRT	cardiac resynchronizing therapy(심실재동기화치료); biventricular pacing(양심실조율)
CTNI *or* cTnI; CTNT *or* cTNT	cardiac troponin-I와 cardiac troponin-T; 심장근이 손상을 입었을 때 혈액으로 분비되는 단백질
DES	drug-eluting stent(약물분출스텐트)
DSA	digital subtraction angiography(디지털감산혈관조영, 디지털배경감소혈관조영)
DVT	deep vein thrombosis(심부정맥혈전증)
ECG(EKG)	electrocardiography(심전도)
ECHO	echocardiography(심초음파검사)
ECMO	extracorporeal membrane oxygenation (체외막산소공급)
EF	ejection fraction(박출률); 심장이 한 번 박동할 때 뿜어지는 혈액의 양
EPS	electrophysiology study; 전극이 달린 카테터를 말초혈관을 통해 심장까지 보낸 후 심장전도계통을 검사(빈맥 검사)
ETT	exercise tolerance test(운동내성검사)
ETT-MIBI	exercise tolerance test combined with a radioactive tracer(sestamibi) scan(방사선동위원소 검사를 동반하는 운동내성검사)
EVAR	endovascular aneurysm repair(혈관내수술을 통한 동맥류 치료)
HDL	high-density lipoprotein(고밀도지질단백질); 고농도의 HDL은 관상동맥 질환의 가능성을 낮춘다.
hsCRP	high-sensitive C-reactive protein; 심장발작의 가능성을 보여주는 염증지표
HTN	hypertension(고혈압)
IABP	intra-aortic balloon pump(대동맥내풍선펌프); 심장성쇼크 환자의 치료에 사용
ICD	implantable cardioverter-defibrillator (삽입형제세동기)
IVUS	intravascular ultrasound(혈관내초음파)
LAD	left anterior descending(coronary artery, 왼관상동맥앞내림동맥)
LDL	low-density lipoprotein(저밀도지질단백질)
LMWH	low-molecular-weight heparin(저분자헤파린)
LV	left ventricle(좌심실, 왼심실)
LVAD	left ventricular assist device (좌심실보조기구)
LVH	left ventricular hypertrophy(좌심실비대)
MI	myocardial infarction(심근경색증)
MUGA	multiple-gated acquisition scan(다중게이트획득스캔); 방사성동위원소를 이용하여 심장 기능을 진단하는 방법
MVP	mitral valve prolapse(승모판탈출)

11

NOAC	novel anticoagulant drug (새로운 항혈전 제재)	**STEMI**	ST elevation myocardial infarction (ST분절상승심근경색증)
NSR	normal sinus rhythm (정상굴리듬, 정상동리듬)	**SVT**	supraventricular tachycardia(심실위빠른맥); 심방에 유래되는 빠른맥(빈맥); 가슴이 두근거리고 숨이 차고, 어지러움이 동반되는 증상을 초래
NT-proBNP	N-terminal pro-peptide of BNP (뇌나트륨이뇨펩타이드)		
NSTEMI	non-ST elevation myocardial infarction(ST분절비상승심근경색)	**TAVR**	transcatheter aortic valve replacement(경피적대동맥판막치환)
PAC	premature atrial contraction(심방조기수축)	**TEE**	transesophageal echocardiography (경식도심초음파검사)
PAD	peripheral arterial disease(말초동맥질환)		
PCI	percutaneous coronary intervention (경피적관상동맥중재)	**TGA**	transposition of great artery(대혈관전이)
		tPA	tissue-type plasminogen activator; 색전증을 예방하는 약물
PDA	patent ductus arteriosus(열린동맥관);		
PE	pulmonary embolus(폐색전)	**UA**	unstable angina(불안정협심증); 운동을 할 때 가슴의 통증이 발생하거나 심장의 박동이 빨라진다.
PVC	premature ventricular contraction (심실조기수축)		
SA, S-A node	sinoatrial(굴심방)	**VF**	ventricular fibrillation (심실세동, 심실잔떨림)
SCD	sudden cardiac death(심장돌연사)	**VSD**	ventricular septal defect(심실중격결손)
SOB	shortness of breath(숨참)	**VT**	ventricular tachycardia(심실빈맥)
SPECT	single photon emission computerized tomography(단일광자방출전산화단층촬영장치; sestamibi scan 때에 심장의 영상을 얻기 위해 사용)	**WPW**	Wolff-Parkinson-White syndrome (월프-파킨슨-화이트 증후군); paroxysmal tachycardia(빠른돌발맥)와 함께 동반하는 비정상적인 ECG 소견

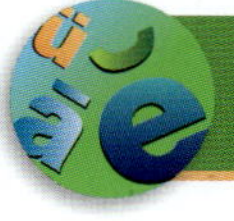

발음

이 장에 나오는 용어들을 얼마나 이해하고 있는지를 스스로 판단하기 위하여 아래 각 용어의 의미를 빈 칸에 채워 넣으시오. 그 다음에 의미만을 보고 무슨 용어였는지를 적어보는 것도 공부에 도움이 될 것이다. 이때 철자법이 틀리지 않도록 주의하라. 각 용어 뒤에 첨부된 숫자는 정의나 용례가 적혀있는 페이지 번호를 가리킨다. 이 페이지를 확인하여 용어의 의미를 재확인하라.

발음기호 안내

ā: 에이 (예: āpe)	ă: 애 (예: ăpple)
ē: 이- (예: ēven)	ĕ: 에 (예: ĕvery)
ī: 아이 (예: īce)	ĭ: 이 (예: ĭnterest)
ō: 오우 (예: ōpen)	ŏ: 오 (예: pŏt)
ū: 유 (예: ūnit)	ŭ: 어 (예: ŭnder)

어휘, 용어

용어	발음	의미
angiogram (303)	ĂN-jē-ō-grăm	
angioplasty (304)	ĂN-jē-ō-plăs-tē	
anoxia (305)	ă-NŎK-sē-ă	
aorta (302)	ā-ŌR-tă	
aortic stenosis (304)	ā-ŌR-tĭk stĕ-NŌ-sĭs	
apex of the heart (302)	Ā-pĕks of the hărt	
arrhythmia (306)	ā-RĬTH-mē-ă	
arterial anastomosis (304)	ăr-TĒ-rē-ăl ă-năs-tō-MŌ-sĭs	
arteriography (304)	ăr-tē-rē-ŎG-ră-fē	
arteriole (302)	ăr-TĒ-rē-ōl	
arteriosclerosis (304)	ăr-tē-rē-ō-sklĕ-RŌ-sĭs	
artery (302)	ĂR-tĕ-rē	
atherectomy (304)	ă-thĕ-RĔK-tō-mē	
atheroma (304)	ăth-ĕr-Ō-mă	
atherosclerosis (304)	ăth-ĕr-ō-sklĕ-RŌ-sĭs	
atrial (304)	Ā-trē-ăl	
atrioventricular bundle (302)	ā-trē-ō-vĕn-TRĬK-ū-lăr BŬN-dl	
atrioventricular node (302)	ā-trē-ō-vĕn-TRĬK-ū-lăr nōd	
atrium; atria (302)	Ā-trē-ŭm; Ā-trē-ă	
brachial artery (304)	BRĀ-kē-ăl ĂR-tĕ-rē	
bradycardia (304)	brād-ē-KĂR-dē-ă	
bundle of His (302)	BŬN-dl of Hĭss	
capillary (302)	KĂP-ĭ-lăr-ē	
carbon dioxide (302)	KĂR-bŏn dī-ŎK-sīd	
cardiogenic shock (305)	kăr-dē-ō-JĔN-ĭk shŏk	
cardiomegaly (304)	kăr-dē-ō-MĔG-ă-lē	
cardiomyopathy (304)	kăr-dē-ō-mī-ŎP-ă-thē	
coronary arteries (302)	KŎR-ō-năr-ē ĂR-tĕ-rēz	
cyanosis (305)	sī-ă-NŌ-sĭs	
deoxygenated blood (302)	dē-ŎK-sĭ-jĕ-NĀ-tĕd blŭd	

용어	발음	의미
diastole (302)	dī-ĂS-tō-lē	
electrocardiogram (302)	ĕ-lĕk-trō-KĂR-dē-ō-grăm	
endocardium (302)	ĕn-dō-KĂR-dē-ŭm	
endothelium (302)	ĕn-dō-THĒ-lē-um	
hypercholesterolemia (305)	hī-pĕr-kō-lĕs-tĕr-ŏl-Ē-mē-ă	
hypoxia (305)	hī-PŎK-sē-ă	
interventricular septum (306)	ĭn-tĕr-vĕn-TRĬK-ū-lăr SĔP-tŭm	
mitral valve (302)	MĪ-trăl vălv	
mitral valvulitis (306)	MĪ-trăl văl-vū-LĪ-tĭs	
myocardium (302)	mī-ō-KĂR-dē-ŭm	
myxoma (305)	mĭk-SŌ-mă	
normal sinus rhythm (302)	NŎR-măl SĪ-nus RĬ-thĕm	
oxygen (303)	ŎK-sĭ-jĕn	
pacemaker (303)	PĀS-mā-kĕr	
pericardiocentesis (305)	pĕr-ĭ-kăr-dē-ō-sĕn-TĒ-sĭs	
pericardium (303)	pĕr-ĭ-KĂR-dē-ŭm	
phlebotomy (305)	flĕ-BŎT-ō-mē	
pulmonary artery (303)	PŬL-mō-nĕr-ē ĂR-tĕr-ē	
pulmonary circulation (303)	PŬL-mō-nĕr-ē sĕr-kū-LĀ-shŭn	
pulmonary valve (303)	PŬL-mō-nĕr-ē vălv	
pulmonary vein (303)	PŬL-mō-nĕr-ē vān	
pulse (303)	pŭls	
septum; septa (303)	SĔP-tŭm; SĔP-tă	
sinoatrial node (303)	sī-nō-Ā-trē-ăl nōd	
sphygmomanometer (303)	sfĭg-mō-mă-NŎM-ĕ-tĕr	
stethoscope (306)	STĔTH-ō-skōp	
systemic circulation (303)	sĭs-TĔM-ĭk sĕr-kū-LĀ-shŭn	
systole (303)	SĬS-tō-lē	
tachycardia (305)	tăk-ē-KĂR-dē-ă	
thrombolysis (306)	thrŏm-BŎL-ĭ-sĭs	
thrombophlebitis (305)	thrŏm-bō-flĕ-BĪ-tĭs	

용어	발음	의미
tricuspid valve (303)	trī-KŬS-pĭd vălv	
valve (303)	vălv	
valvotomy (306)	văl-VŎT-ō-mē	
valvuloplasty (306)	văl-vū-lō-PLĂS-tē	
vascular (306)	VĂS-kū-lăr	
vasoconstriction (306)	văz-ō-kŏn-STRĬK-shŭn	
vasodilation (306)	văz-ō-dī-LĀ-shŭn	
vein (303)	vān	
vena cava; venae cavae (303)	VĒ-nă KĀ-vă; VĒ-nē KĀ-vē	
venipuncture (306)	vě-nĭ-PŬNK-chŭr	
venous (306)	VĒ-nŭs	
ventricle (303)	VĔN-trĭ-kl	
venule (303)	VĔN-ūl	

병리, 검사실검사, 처치

용어	발음	의미
ACE inhibitor (319)	ĀCE ĭn-HĬB-ĭ-tŏr	
acute coronary syndromes (319)	ă-KŪT kŏr-ō-NĂR-ē SĬN-drōmz	
aneurysm (316)	ĂN-ū-rĭzm	
angina (319)	ăn-JĪ-nă *or* ĂN-jĭ-nă	
angiography (321)	ăn-jē-ŎG-ră-fē	
atrioventricular block (307)	ā-trē-ō-vĕn-TRĬK-ū-lăr blŏk	
atrial fibrillation (307)	Ā-trē-ăl fĭb-rĭ-LĀ-shŭn	
auscultation (319)	ăw-skŭl-TĀ-shŭn	
beta-blocker (319)	BĀ-tă BLŎK-ĕr	
biventricular pacemaker (319)	bī-vĕn-TRĬK-ū-lăr PĀS-mā-kĕr	
BNP test (320)	BNP tĕst	
bruit (319)	BRŪ-ē	
calcium channel blocker (319)	KĂL-sē-ŭm CHĂ-nĕl BLŎK-ĕr	
cardiac arrest (319)	KĂR-dē-ăk ā-RĔST	
cardiac catheterization (324)	KĂR-dē-ăk kăth-ĕ-tĕr-ĭ-ZĀ-shŭn	

용어	발음	의미
cardiac MRI (324)	KĂR-dē-ăk MRI	
cardiac biomarkers (321)	KĂR-dē-ăk BĪ-ō-mar-kerz	
cardiac tamponade (320)	KĂR-dē-ăk tăm-pō-NŎD	
cardioversion (327)	kăr-dē-ō-VĔR-zhŭn	
catheter ablation (326)	KĂTH-ĕ-tĕr ăb-LĀ-shŭn	
claudication (320)	klăw-dĕ-KĀ-shŭn	
coarctation of the aorta (309)	kō-ărk-TĀ-shŭn of the ā-ŎR-tă	
computed tomography angiography (321)	kŏm-PŪ-tĕd tō-MŎG-ră-fē ăn-jē-ŎG-ră-fē	
congenital heart disease (309)	kŏn-GĔN-ĭ-tăl hărt dĭ-ZĒZ	
congestive heart failure (311)	kŏn-GĔS-tĭv hărt FĀL-ŭr	
coronary artery disease (312)	kŏr-ō-NĂR-ē ĂR-tĕ-rē dĭ-ZĒZ	
coronary artery bypass grafting (326)	kŏr-ō-NĂR-ē ĂR-tĕ-rē BĪ-păs GRĂF-tĭng	
deep vein thrombosis (317)	dēp vān thrŏm-BŌ-sĭs	
defibrillation (327)	dē-fĭb-rĭ-LĀ-shun	
digoxin (320)	dĭ-JŎK-sĭn	
digital subtraction angiography (322)	DĬJ-ĭ-tăl sŭb-TRĂK-shŭn ăn-jē-ŎG-ră-fē	
Doppler ultrasound (322)	DŎP-lĕr ŬL-tră-sŏnd	
dysrhythmia (306)	dĭs-RĬTH-mē-ă	
echocardiography (323)	ĕk-ō-kăr-dē-ŌG-ră-fē	
electrocardiography (325)	ē-lĕk-trō-kăr-dē-ŎG-ră-fē	
electron beam computed tomography (322)	ē-LĔK-trŏn bēm kŏm-PŪ-tĕd tō-MŎG-ră-fē	
embolus; emboli (320)	ĔM-bō-lŭs; ĔM-bō-lī	
endarterectomy (327)	ĕnd-ăr-tĕr-ĔK-tō-mē	
endocarditis (314)	ĕn-dō-kăr-DĪ-tĭs	
extracorporeal circulation (327)	ĕks-tră-kŏr-PŎR-ē-ăl sĕr-kū-LĀ-shŭn	
fibrillation (307)	fĭb-rĭ-LĀ-shŭn	
flutter (307)	FLŬ-tĕr	

용어	발음	의미
heart block (307)	hărt blŏk	
heart transplantation (327)	hărt trănz-plăn-TĀ-shŭn	
hemorrhoids (319)	HĔM-ō-roydz	
Holter monitoring (326)	HŌL-tĕr MŎN-ĭ-tĕ-rĭng	
hypertension (317)	hī-pĕr-TĔN-shŭn	
hypertensive heart disease (314)	hī-pĕr-TĔN-sĭv hărt dĭ-ZĒZ	
implantable cardioverter-defibrillator (309)	ĭm-PLĂNT-ă-bŭl kăr-dē-ō-VĔR-tĕr dē-FĬB-rĭ-lā-tŏr	
infarction (320)	ĭn-FĂRK-shŭn	
ischemia (312)	ĭs-KĒ-mē-ă	
left ventricular assist device (311)	lĕft vĕn-TRĬ-kū-lăr ă-SĬST dē-VĪS	
lipid tests (321)	LĬ-pĭd tĕsts	
lipoprotein electrophoresis (321)	lī-pō-PRŌ-tēn ē-lĕk-trō-fŏr-Ē-sĭs	
mitral stenosis (316)	MĪ-trăl stĕ-NŌ-sĭs	
mitral valve prolapse (315)	MĪ-trăl vălv PRŌ-laps	
murmur (315)	MŬR-mĕr	
myocardial infarction (312)	mī-ō-KĂR-dē-ăl ĭn-FĂRK-shŭn	
nitrates (320)	nī-TRĀTZ	
nitroglycerin (320)	nī-trō-GLĬS-ĕr-ĭn	
occlusion (320)	ŏ-KLŪ-jŭn	
palpitations (320)	păl-pĭ-TĀ-shŭnz	
patent (320)	PĀ-tĕnt	
patent ductus arteriosus (309)	PĀ-tĕnt DŬK-tŭs ăr-tĕr-ē-Ō-sŭs	
percutaneous coronary intervention (327)	pĕr-kū-TĀ-nē-ŭs KŎR-ō-năr-ē ĭn-tĕr-VĔN-shŭn	
pericardial friction rub (320)	pĕr-ĭ-KĂR-dē-ăl FRĬK-shŭn rŭb	
pericarditis (315)	pĕr-ĭ-kăr-DĪ-tĭs	
peripheral arterial disease (317)	pĕ-RĬ-fĕr-ăl ăr-TĒ-rē-ăl dĭ-ZĒZ	
petechiae (320)	pĕ-TĒ-kē-ē	
positron emission tomography (323)	pŏs-ĭ-tron ē-MĬSH-un tō-MŎG-ră-fē	
Raynaud's disease (319)	rā-NŌZ dĭ-ZĒZ	

11

용어	발음	의미
rheumatic heart disease (316)	roo-MĂT-ik hărt dĭ-ZĒZ	
septal defects (310)	SĔP-tăl DĒ-fĕkts	
statins (320)	STĂ-tĭnz	
stress test (326)	STRĔS tĕst	
telemetry (325)	tĕl-ĔM-ĕ-trē	
tetralogy of Fallot (310)	tĕ-TRĂL-ō-jē of fă-LŌ	
technetium Tc 99m sestamibi scan (323)	tĕk-NĒ-shē-ŭm Tc 99m sĕs-tă-MĬ-bē skăn	
thallium 201 scan (323)	THĂL-ē-um 201 skăn	
thrill (320)	thrĭl	
thrombolytic therapy (328)	thrŏm-bō-LĬ-tĭk THĔ-ră-pē	
thrombotic occlusion (312)	thrŏm-BŎT-ĭk ŏ-KLŪ-zhĕn	
transcatheter aortic valve replacement (328)	trănz-KĂTH-ĕ-tĕr ā-ŎR-tĭk valve rē-PLĀS-mĕnt	
varicose veins (319)	VĂR-ĭ-kōs vānz	
vegetations (320)	vĕj-ĕ-TĀ-shŭnz	

11

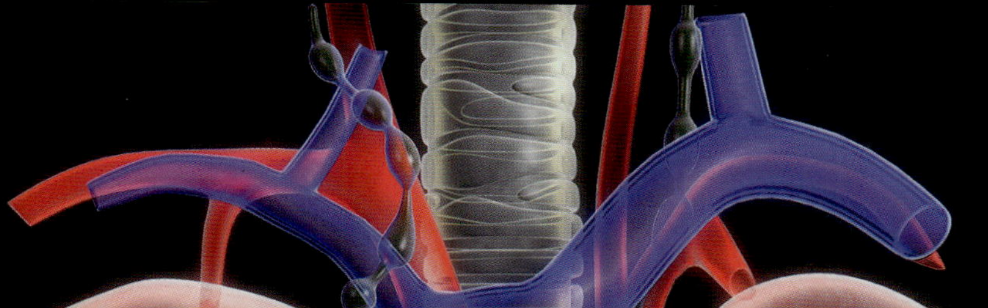

CHAPTER
12

호흡계통

Respiratory System

번역: 김대중 · 송우철

단원 구성

단원 학습목표

- 호흡계통을 구성하는 장기들을 열거하고, 그들의 위치와 기능을 설명할 수 있어야 한다.
- 호흡계통에 발생하는 대표적인 질환을 열거한다.
- 호흡 작용과 관련된 각종 용어들을 이해한다.
- 호흡계통에서 많이 사용되는 처치와 약어들을 구분할 수 있어야 한다.
- 새로운 지식들을 이용하여 진단서나 진료기록에 나오는 의학용어를 이해한다.

서론

사람들이 일반적으로 생각하는 **respiration**(호흡)은 lung(폐, 허파)에서 일어나는 가스 교환으로서 호흡의 두 가지 형태 중 **external respiration**(외호흡)에 해당한다. 외호흡 과정에서 inhaled air(흡기, 외부공기)가 폐의 폐포에 도착하면 공기의 21% 정도를 차지하는 산소는 즉시 폐포의 벽에 있는 모세혈관으로 옮겨지게 된다. 동시에 조직에서 대사의 결과로서 발생한 이산화탄소는 모세혈관으로부터 폐포로 이동하여 밖으로 배출된다.

외호흡이 외부공기와 폐의 모세혈관 사이에서 일어날 때 세포와 세포를 둘러싸는 모세혈관 사이에서 또 다른 형태의 호흡이 일어난다. 이 과정을 **internal respiration**(내호흡) 또는 **cellular respiration**(세포호흡)이라고 하고, 온몸의 세포에서 벌어지는 가스 교환을 말한다. 즉, 산소는 혈액으로부터 조직 세포로 옮겨지고 동시에 이산화탄소는 세포로부터 혈액으로 운반되어 결국 폐에서 몸 밖으로 배출된다.

호흡계통의 구조와 생리

아래 설명을 읽고 그림 12-1의 빈칸을 완성하시오.

공기는 **nose**(코) [1]에 있는 두 개의 구멍인 **nares**(nostril, 콧구멍)를 통해서 **nasal cavity**(코안, 비강) [2]로 들어온다. 코안은 **cilia**(섬모)라는 미세한 털을 갖고 있는 mucous membrane(점막)이 덮고 있기 때문에 외부에서 들어오는 이물질을 제거할 수 있을 뿐만 아니라 외부 공기를 촉촉하고 따뜻하게 만들기도 한다. **Paranasal sinus**(부비동, 코곁굴) [3]는 머리뼈 속에 위치하는 빈 공간으로서 공기가 차 있으며 코안과 연결된다. 부비동 역시 윤활유 역할을 하는 mucus(점액)를 분비하는 점막으로 덮여 있고 머리뼈의 무게를 줄여주며 목소리를 낼 때 울리는 역할을 한다.

코안은 **pharynx**(**throat**, 인두)와 연결된다. 인두는 세 부분으로 구성된다. 첫째 부분인 **nasopharynx**(코인두, 비인두) [4]는 림프조직의 덩어리인 **pharyngeal tonsil**(인두편도), 즉 **adenoid**(아데노이드) [5]를 포함하는데 이 편도는 특히 어린이의 경우 두드러져서 커질 경우 공기의 흐름을 막을 수 있다. 인두의 둘째 부분인 **oropharynx**(입인두) [6]는 코인두의 아래쪽으로 입과 가까운 부위이다. **Palatine tonsil**(목구멍편도) [7]은 입인두에서 볼 수 있는 두 개의 커다란 림프 조직이다. 인두의 셋째 부분인 **laryngopharynx**(후두인두) [8]는 입에서 오는 음식물과 코에서 오는 공기가 동시에 통과하는 부분으로서 이 마지막 부분은 **larynx**(**voice box**, 후두) [9], **esophagus**(식도) [10]와 각각 연결된다.

식도는 입과 stomach(위)을 연결하여 음식물의 소화에 관여하고 후두는 vocal cord(성대)가 있어 발성에 관여한다. 후두는 기도를 열어주는 역할을 하는 몇 개의 연골에 의해 둘러싸여 있으며, 흔히 Adam's apple(후두융기)이라고 하는 thyroid cartilage(갑상연골, 방패연골)는 후두 주위의 연골 중에서 가장 큰 연골이다. 목소리는 숨을 내쉴 때 공기가 후두를 통과하며 성대를 울려서 만들어지며, 성대의 긴장도를 변화시킴으로써 소리의 높고 낮음을 조절한다.

해부학적으로 입으로부터 오는 음식물과 코로부터 오는 공기가 인두를 동시에 통과하지만 음식물이 폐로 들어가는 것은 절대적으로 방지된다. 왜냐하면 비록 적은 양의 음식물일지라도 기도로 들어가면(aspiration, 흡입) 폐를 자극하여 호흡을 정지시킬 수도 있기 때문이다. **Epiglottis**(후두개) [11]는 혀의 뿌리 부분에 위치하는 연골판으로서 마치 후두의 입구를 덮는 마

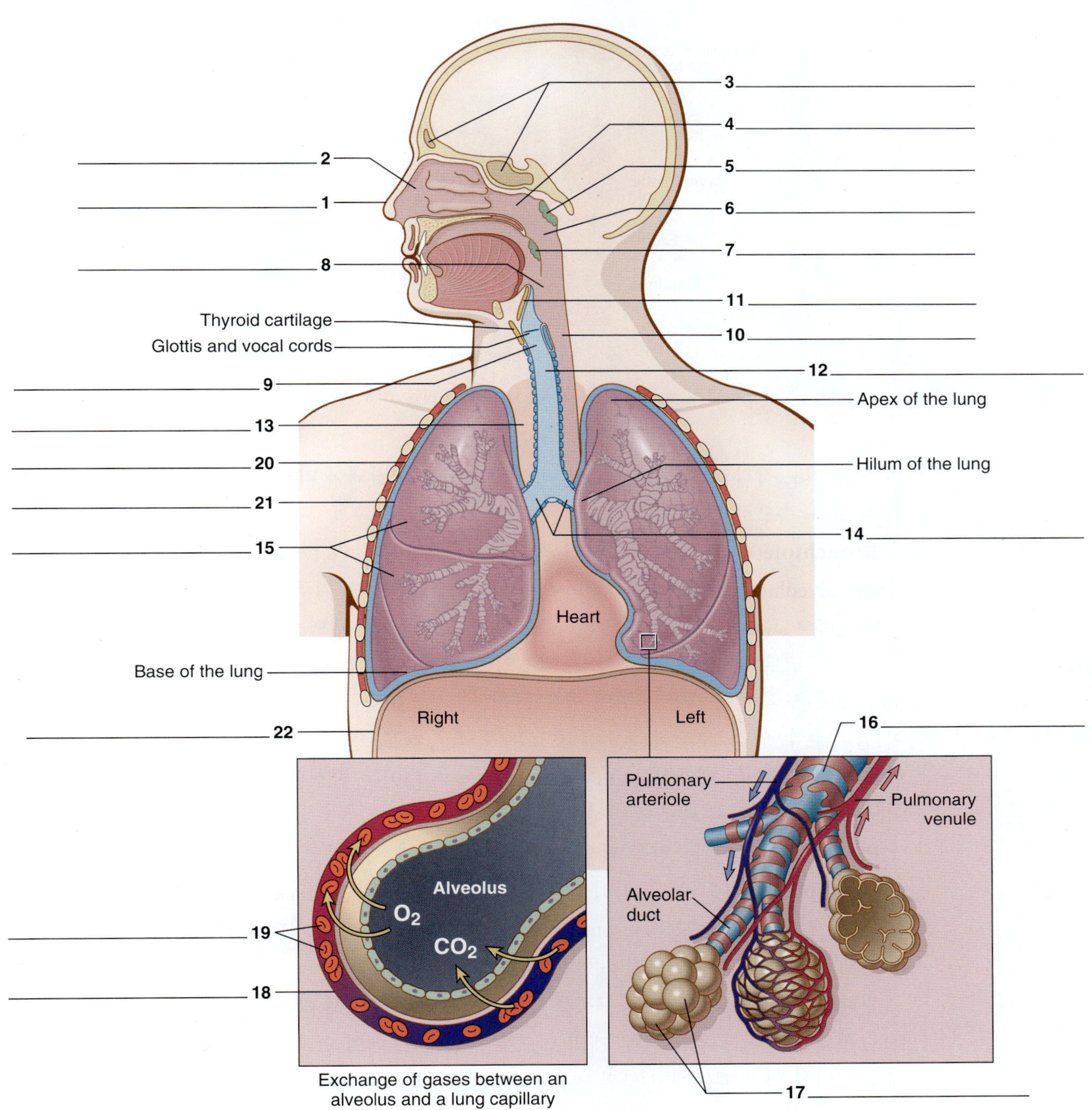

그림 12-1 호흡계통의 장기들.

개와 같아서 음식물이 기도 쪽으로 흡입되는 것을 막는 역할을 한다. 음식물을 삼킬 때에는 epiglottis가 후두의 입구를 막는다. 그림 12-2는 후두를 위에서 본 모습이다.

후두는 **trachea**(windpipe, 기관) [12]와 연결된다. 기관은 길이 약 12 cm, 직경 2.5 cm 정도의 관으로서 16~20개 정도의 C자형 연골로 지탱되어 항상 열린 상태로 유지된다. C자형 연골의 연골로 연결되지 않은 부분은 질긴 결합조직으로 탄탄하게 연결되어 있다.

기관은 **mediastinum**(세로칸, 종격) [13] 속에서 두 개의 **bronchi**(기관지, **bronchial tube**)[14] (단수형: bronchus)로 나뉜다. 기관지는 cartilage ring(연골고리)과 근육, 미세한 상피조직으로 구성된 관

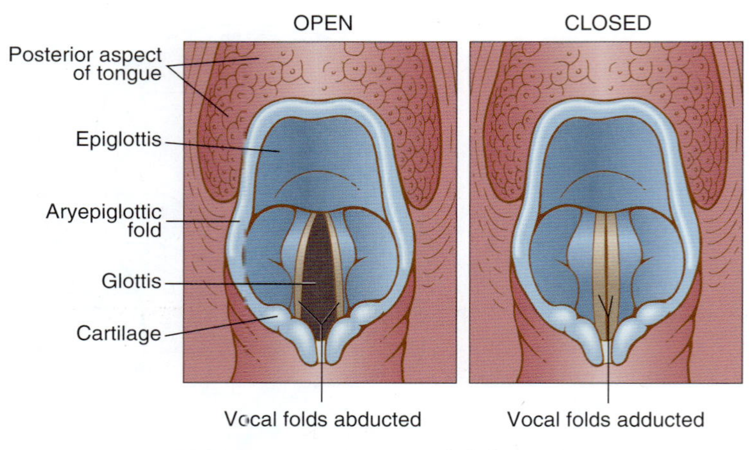

그림 12-2 **Larynx(후두)를 위에서 본 모습.**

12

의 모습이다. 각각의 기관지는 **lung**(폐, 허파) [15]과 연결되어 마치 나뭇가지처럼 점점 가늘어지며 폐 조직 속으로 퍼진다.

Bronchiole(세기관지)은 기관지의 작은 가지이다. 각각의 **terminal bronchiole**(종말세기관지) [16]은 alveolar duct(폐포관, 꽈리관)와 연결되고, 그 끝에서 공기주머니의 집합체인 **alveoli**(폐포, 허파꽈리; 단수형: **alveolus**) [17]와 연결된다. 양쪽 폐에는 약 3억 개의 폐포가 존재한다. 폐포의 표면적은 테니스 코트의 면적과 비슷하다. 폐포의 벽은 한 개의 세포 층으로 구성되어 매우 얇기 때문에 폐포에 도달한 공기와 폐포의 벽을 둘러싸는 **capillary**(모세혈관) [18] 사이에 쉽게 가스 교환이 일어날 수 있다. 모세혈관 속을 흐르는 혈액은 폐포 속의 공기로부터 산소를 받아들이고 동시에 이산화탄소를 배출한다. **Erythrocyte**(적혈구) [19]는 산소를 온몸 곳곳에 전달하고 반대로 이산화탄소를 모아서 폐로 운반하여 배출한다.

Pleura(가슴막, 흉막)는 양쪽 폐의 표면을 덮고 있다. 두 겹으로 이루어진 가슴막의 바깥막은 **parietal pleura**(벽가슴막) [20]이고 폐와 직접 닿는 속막은 **visceral pleura**(내장가슴막) [21]이다. 물과 같은 연한 농도의 serous secretion(장액성 분비물)이 분비되어 두 가슴막 사이를 적시고 thorax(가슴) 속에서 폐의 움직임을 원활하게 한다.

왼폐와 오른폐는 서로 다른 구조를 갖고 있다. 왼폐에 비해 다소 큰 오른폐는 세 개의 **lobe**(엽)로 구성되는 반면에 왼폐는 두 개의 엽으로 구성된다. 폐의 엽은 각각의 엽이 다른 엽과 완전하게 분리되어 있기 때문에 손상된 엽은 주위에 영향을 주지 않고 제거할 수 있다. 폐의 가장 꼭대기 부분을 **apex**(꼭대기)라 하고 바닥부위를 **base**(바닥)라고 한다. **Hilum**(폐문)은 폐의 중간 높이에 위치하며 폐에 분포하는 혈관, 신경, 림프조직, 기관지들이 들고 나는 곳이다.

폐는 thorax(가슴) 속에서 위로는 clavicle(빗장뼈, 쇄골), 아래로는 diaphragm(가로막, 횡격막) [22] 사이의 공간에 위치한다. 가로막은 가슴과 abdominal cavity(배안)를 나누는 근육성 격막으로서 숨을 쉴 때 중요한 기능을 한다. **Inhalation**(흡입) 또는 **inspiration**(들숨) 때에 가로막은 수축하며 내려간다. 가로막이 아래쪽으로 움직이면 thoracic cavity(가슴안)의 부피가 커질 뿐만 아니라 가슴안의 내부 압력 또한 내려간다. 압력이 내려가면 가슴안과 외부의 압력을 동일하게 유지하기 위해 마치 풍선을 부는 것처럼 폐 안으로 외부공기가 흘러 들어간다. 폐가 공기로 가득 차면 공기가 들어올 때의 반대 순서로 가로막이 움직인다. 가로막이 이완되어 가슴안 쪽으로 올라가면 자연히 가슴안의 부피가 작아지면서 내부 압력이 올라가고, 압력을 맞추기 위하여 폐 안의

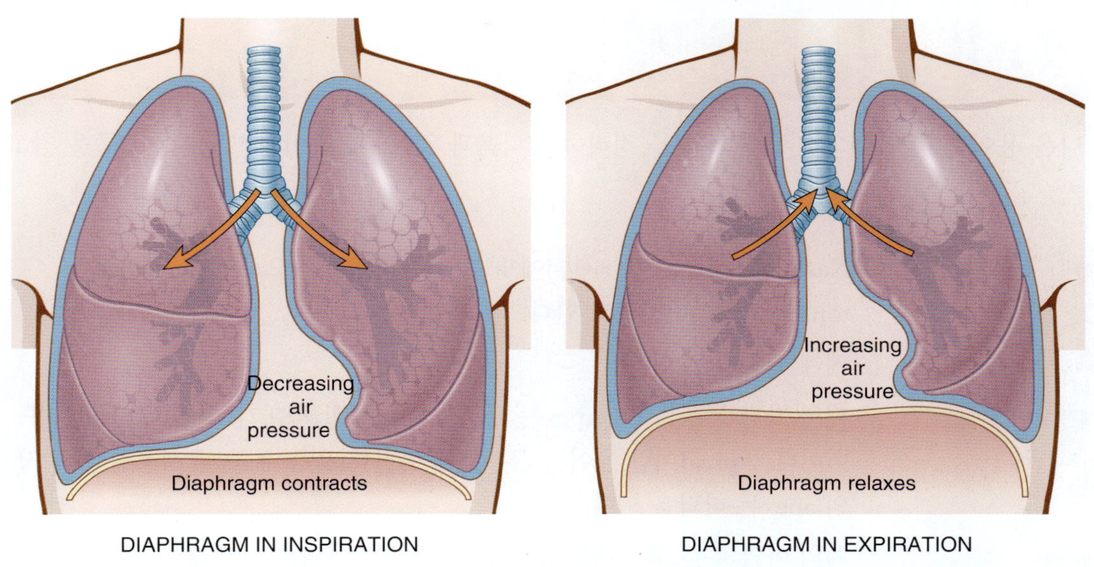

그림 12-3 **Inspiration**(들숨)과 **expiration**(날숨, 호기; 만기; 사망) **때 diaphragm**(가로막)**의 위치 변화.**

공기가 밖으로 흘러 나간다. 이렇게 공기가 폐 밖으로 흘러 나가는 과정을 exhalation(내쉼) 또는 **expiration**(날숨, 호기; 만기; 사망)이라고 한다.

숨쉴 때 가로막의 움직임은 그림 12-3과 같다.

코를 통해 몸 안으로 들어온 공기가 폐에서 가스 교환이 일어나기까지의 과정은 그림 12-4와 같다.

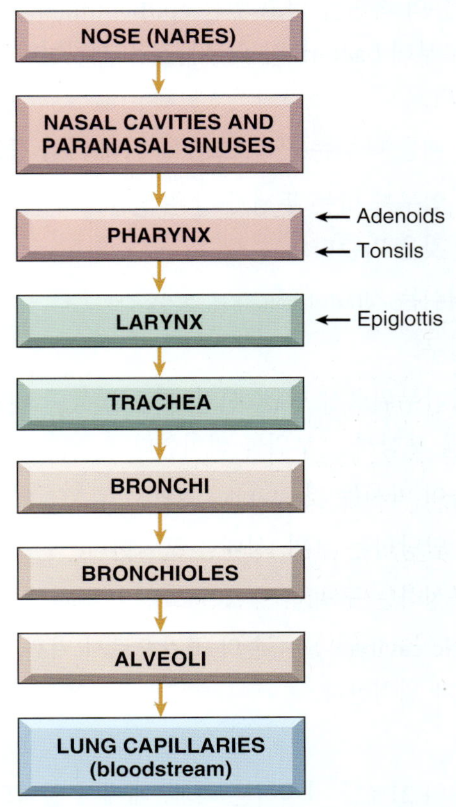

그림 12-4 **코에서 폐의 모세혈관에 이르는 공기의 흐름.**

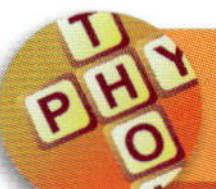

어휘

앞서 언급한 본문에 나온 용어와 각 용어의 간단한 정의를 정리하면 다음과 같다. 각 용어의 발음은 365쪽을 참고하라.

12

adenoids(아데노이드)	Nasopharynx(코인두, 비인두)에 모여 있는 림프조직으로서 pharyngeal tonsil(인두편도)이라고도 한다.
alveolus(복수형: *alveoli*, 폐포, 허파꽈리)	폐에 있는 공기주머니.
apex of the lung(폐꼭대기)	폐의 가장 높은 부분. Apex는 구조물의 뾰족한 꼭대기, 끝을 나타내는 용어이다. **Apical**이란 용어는 끝부분에 속한 것을 표현할 때 사용한다. 심장의 apex는 바닥을 의미.
base of the lung(폐바닥)	폐의 바닥 부분. *Basis*란 foundation(기반)을 의미하는 그리스어이다. **Basilar**란 바닥을 포함하는 부분을 표현할 때 사용한다.
bronchiole(세기관지)	Bronchus(기관지)의 가지 중에서 가장 직경이 작은 부분. Terminal bronchiole(종말세기관지)은 폐포와 연결된다.
bronchus(복수형: **bronchi**, 기관지)	위로는 trachea(기관)와 연결되며 작은 가지로 갈라져서 폐의 공기주머니와 연결되는 관.
carbon dioxide(CO_2, 이산화탄소)	세포로부터 발생하는 기체 성분. 정맥을 통해 심장으로 운반되고, 결국 폐를 통해 몸 밖으로 배출된다.
cilia(섬모)	호흡계통의 속면을 덮고 있는 epithelium(상피)의 점막에 붙어 있는 미세한 털. 폐로부터 bacteria와 외부물질을 제거한다. 담배 연기는 섬모의 운동을 방해한다.
diaphragm(가로막, 횡격막)	가슴과 배를 나누는 근육. 호흡을 위해 가장 중요한 근육이다.
epiglottis(후두개)	후두의 입구를 막는 뚜껑과 같은 연골로서 음식물이 후두와 기관으로 들어가는 것을 막는다.
expiration(날숨, 호기; 만기; 사망)	숨을 내쉬는 것(exhalation, 내쉼, 호기).
glottis(성문)	후두 입구.
hilum of lung(폐문)	폐의 중간부위로서 혈관, 신경, 기관지 등이 폐로 들고 나는 부위. **Hilar**는 hilum을 포함하는 부위를 의미한다.
inspiration(들숨, 흡기)	숨을 들이 마시는 것(inhalation, 흡입).
larynx(후두)	발성을 담당하는 부위. 성대를 포함한다.
lobe(엽)	폐를 구성하는 구획.
mediastinum(세로칸, 종격)	Thoracic cavity(가슴안) 속의 공간으로서 기관, 심장, 림프절, 대동맥, 식도, 기관지가 위치한다.
nares(콧구멍)	콧구멍.
oxygen(O_2)(산소)	공기 중의 21%를 차지하는 기체. 폐에서 혈액으로 확산되는 가스.

palatine tonsil(목구멍편도)	입인두에 위치하는 아몬드 크기의 림프조직으로 한 쌍이 있다. Palatine은 입천장을 포함하는 부위를 의미한다.
paranasal sinus(부비동, 코곁굴)	코와 가까운 머리뼈 속의 빈 공간.
parietal pleura(벽가슴막)	가슴막의 바깥쪽 막으로서 갈비뼈와 가슴의 벽에 가깝다.
pharynx(인두)	목구멍. Nasopharynx(코인두, 비인두), oropharynx(입인두), laryngopharynx(후두인두)의 세 부분으로 나뉜다.
pleura(가슴막, 흉막)	양쪽 폐를 싸고 있는 두 겹의 막.
pleural cavity(가슴막안, 흉막강)	두 겹의 가슴막 사이의 공간.
pulmonary parenchyma(폐실질)	폐로서의 기능을 수행하기 위한 핵심적인 세포들. 또는 가스 교환의 중요한 장소인 폐포와 bronchiole(기관지)을 의미한다.
respiration(호흡)	폐로 공기가 들고 나는 과정; breathing(호흡)
trachea(기관)	기관.
visceral pleura(내장가슴막)	두 겹의 가슴막 중 폐와 면하는 막.

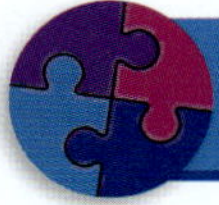

용어

빈칸에 용어의 뜻을 기입하라.

연결형

연결형	의미	용어	의미
adenoid/o	adenoid(샘모양; 아데노이드)	**adenoid**ectomy(아데노이드절제)	________
		adenoid hypertrophy(아데노이드비대증)	________
alveol/o	alveolus(폐포, 허파꽈리), 공기주머니	**alveol**ar	________
bronch/o **bronchi/o**	bronchial tube, bronchus(기관지)	**bronch**ospasm(기관지연축) 기관지가 좁아지는 것은 *asthma*(천식)와 *bronchitis*(기관지염)의 대표적인 특징.	________
		bronchiectasis(기관지확장증) 감염에 의해 기관지의 벽이 약해져서 발생한다.	________
		bronchodilator(기관지확장제) 기관지의 직경을 넓혀서 호흡을 원활하게 하는 약물. *Inhaler*(흡입기)를 이용하여 흡입하는 *albuterol*이 한 예이다.	________
		bronchopleural(기관지가슴막) ***Bronchopleural fistula***(기관지가슴막샛길)란 기관지와 가슴막안 사이에 만들어진 비정상적인 통로를 의미한다. 폐의 질환 또는 수술 후 합병증으로 발생하며 가슴막안으로 공기가 새어 나가게 된다.	________

연결형	의미	용어	의미
bronchiol/o	bronchiole(세기관지), small bronchus	**bronch**iolitis(세기관지염) *Bronchiolitis*는 *18*개월 이하의 영아에 일어나는 급성 바이러스성 감염이다.	______
capn/o	carbon dioxide	hyper**capn**ia(고이산화탄소혈증)	______
coni/o	dust	pneumo**coni**osis(진폐증) *354*쪽 참조.	______
cyan/o	blue	**cyan**osis(청색증) 혈액 내의 산소 농도가 낮아져서 발생한다.	______
epiglott/o	epiglottis(후두개)	**epiglott**itis(후두개염) 고열, *sore throat*(목앓이), 부어오른 후두개가 특징이다.	______
laryng/o	larynx(후두), voice box	**laryng**eal	______
		laryngospasm(성문연축) 후두의 경련성 닫힘.	______
		laryngitis(후두염)	______
lob/o	lobe of lung(폐의 엽)	**lob**ectomy(엽절제) 그림 *12-5* 참조. *4*가지 종류의 폐엽 절제 방법.	______
mediastin/o	mediastinum(세로칸, 종격)	**mediastin**oscopy(세로칸내시경술, 종격내시경술) 가슴의 작은 절개부위를 통하여 내시경을 세로칸으로 삽입한다.	______
nas/o	nose	para**nas**al sinus(부비동, 코곁굴) *para-*는 가깝다는 것을 의미한다.	______
		nasogastric intubation(코위삽관)	______
ortho/o	straight, upright	**orth**opnea(앉아숨쉬기, 좌위호흡) 앉아 있는 자세에서 숨쉬기*(-pnea)* 편하고 누우면 불편한 비정상적인 상태. *Congestive heart failure*(울혈심부전) 환자에서 나타난다(환자가 누우면 폐에 물이 찬다). 심한 정도는 환자가 편하게 잠들 수 있는 높이의 베개 수로 표시하기도 한다(예: *two-pillow orthopnea;* 베개 *2*개 정도의 높이에서 편안해지는 앉아숨쉬기).	______
ox/o	oxygen	hyp**ox**ia(저산소증) 조직의 산소공급량이 떨어지는 현상. *Cyanosis*(청색증)가 초래된다.	______
pector/o	chest	ex**pector**ation(가래배출) *Sputum*(가래)에는 점액, 혈액, 세포 덩어리, 고름, 미생물들이 섞여 있다.	______
pharyng/o	pharynx(인두), throat(목구멍)	**pharyng**eal(인두의)	______

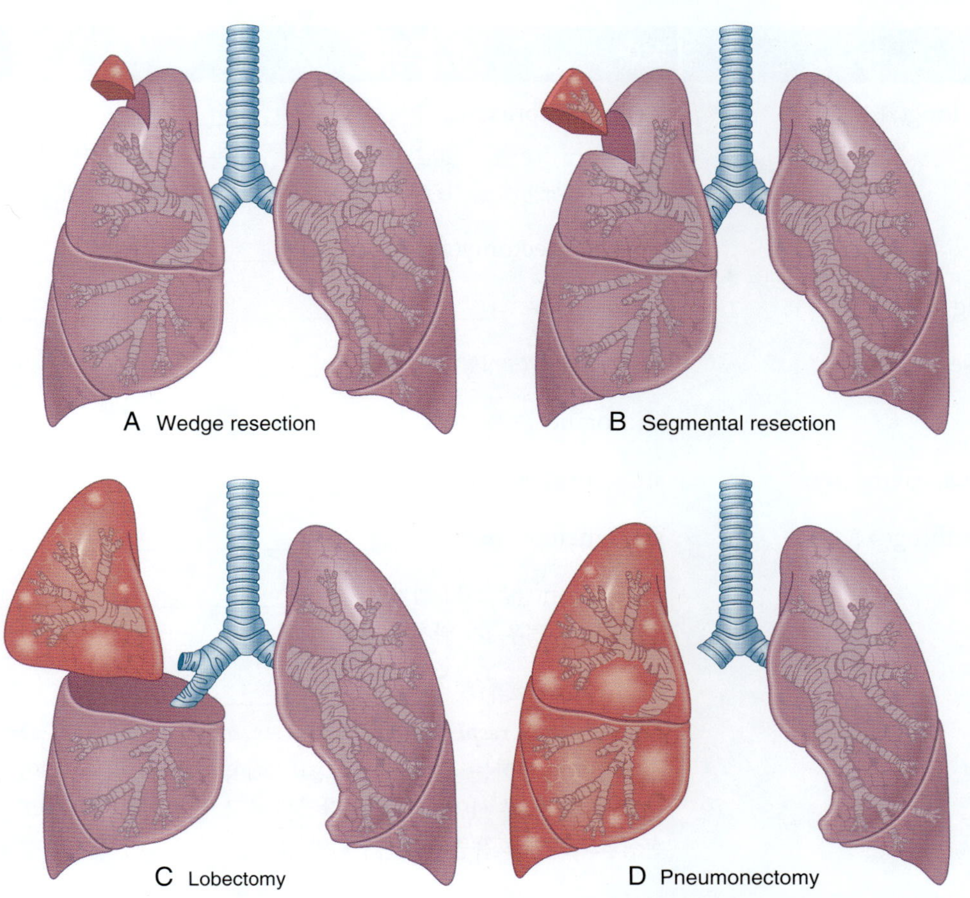

그림 12-5 폐의 절제. A, Wedge resection(쐐기절제)은 폐의 표면에 가까운 곳에서 병터 부위를 작게 절제하는 것을 의미하며 폐의 기능과 구조에는 영향을 미치지 않는다. **B, Segmental resection**(구역절제)은 하나의 기관지와 거기에 부속된 폐포들을 절제하는 것(한 개 또는 여러 개의 구역을 절제)을 의미하며 남아 있는 폐 조직이 절제된 부분을 메우게 된다. **C, Lobectomy**(엽절제)는 폐의 lobe(엽) 전체를 제거하는 것으로서 절제 후에는 남아 있는 폐 엽이 가슴안의 빈 공간을 채운다. **D, Pneumonectomy**(폐절제)는 한쪽의 폐 전체를 제거하는 것으로서 빈 공간을 줄이기 위하여 갈비뼈를 제거하고 가로막을 위로 올린다.

연결형	의미	용어	의미
phon/o	voice	dys**phon**ia(발성장애) ____________ 쉰목소리 또는 다른 발성 장애.	
phren/o	diaphragm(가로막, 횡격막)	**phren**ic nerve(가로막신경, 횡격막신경) ____________ 가로막의 운동신경.	
pleur/o	pleura(가슴막)	**pleur**odynia(가슴막통증) ____________ 접미사인 *-dynia*는 통증을 의미한다. 갈비사이근 또는 가슴막의 염증은 숨쉴 때 통증을 유발한다.	
		pleural effusion(가슴막삼출; 가슴막삼출액) ____________ ***Effusion***(삼출액)이란 혈액이나 림프로부터 몸 속 공간으로 스며 나온 액체를 의미한다.	

연결형	의미	용어	의미
pneum/o, pneumon/o	air, lung(폐, 허파)	**pneumo**thorax(기흉, 공기가슴증) ______ *-thorax*는 가슴을 의미한다. 폐에 난 구멍으로 공기가 새어나와 *pleural cavity*(가슴막안)에 공기가 차 있는 상태(그림 12-6).	
		pneumonectomy(폐절제) ______	
pulmon/o	lung	**pulmon**ary ______	
rhin/o	nose	**rhin**oplasty(코성형) ______	
		rhinorrhea(콧물, 비루) ______	
sinus/o	sinus, cavity(공간)	**sinus**itis(부비동염) ______	
spir/o	breathing(호흡)	**spir**ometer(폐활량계) ______	
		ex**pir**ation(날숨, 호기; 만기; 사망) ______ *x*로 시작할 경우 *s*가 빠지는 것에 유의	
		re**spir**ation(호흡) ______ ***Cheyne-Stoke respiration***(체인-스토우크스 호흡)의 특징은 규칙적으로 호흡의 깊이가 변하는 것이다(빠른 호흡과 이어지는 무호흡). 호흡의 깊이 변화는 45초에서 3분 사이의 다양한 간격을 두고 일어난다. 심부전 또는 뇌 손상으로 인해 호흡중추가 손상되어 일어난다.	
tel/o	complete	a**tel**ectasis(무기폐) ______ 폐의 불완전한 펴짐. 찌그러진 폐 (그림 12-7). 수술 후 통증에 의해 숨을 깊이 쉬지 못해서 일어날 수도 있다.	

12

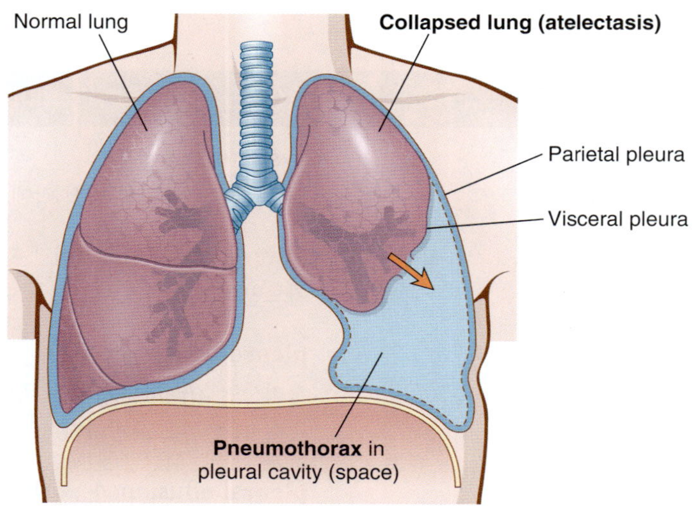

그림 12-6 **Pneumothorax**(기흉, 공기가슴증). Pleural cavity(가슴막안, 흉막강) 안에 공기가 차면 폐를 누르게 되고, 숨을 들이쉴 때 폐가 펴지는 것이 억제되며, 따라서 호흡이 곤란하게 된다. 기흉은 갑작스런 가슴의 통증과 함께 시작되어 호흡곤란이 일어난다.

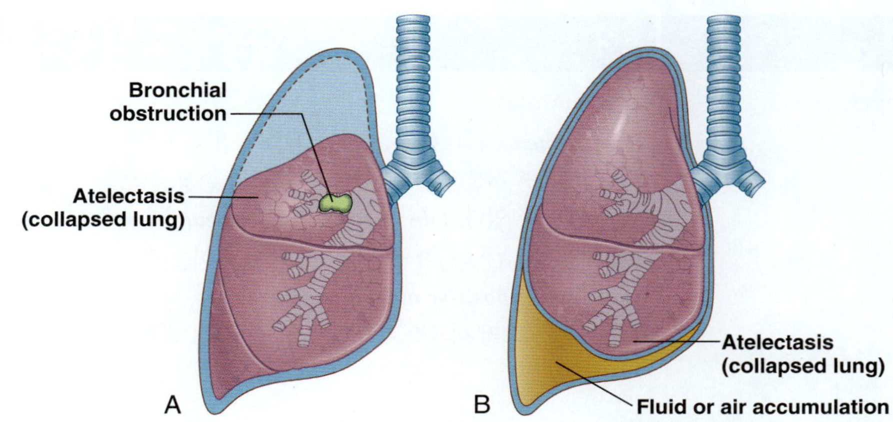

그림 12-7 **Atelectasis(무기폐)의 두 가지 형태. A, 기관지의 막힌 부분** 아래로 공기의 흐름이 차단되고 폐포는 찌그러진다. 이렇게 기관지를 막는 가장 흔한 원인은 mucus(점액)나 mucopurulent plug(점액고름마개)인데 수술 후에 발생할 수 있다. **B, 가슴막안에 액체, 혈액 또는 공기가 차서 폐를 누르는 경우이다.** 이런 경우는 congestive heart failure(울혈심부전) 환자에서 혈액 순환의 이상 때문에 스며 나온 조직액이나, pneumothorax(기흉, 공기가슴증) 환자에서 폐로부터 새어 나온 공기가 pleural cavity(가슴막안)에 차서 발생할 수 있다. 폐렴이나 외상의 경우에도 발생할 수 있다.

연결형	의미	용어	의미
thorac/o	chest	**thorac**otomy(가슴절개, 개흉)	______
		thoracic(가슴-)	______
tonsill/o	tonsils(편도)	**tonsill**ectomy(편도절제) *Palatine tonsil*(목구멍편도)의 제거.	______
trache/o	trachea(기관), windpipe	**trache**otomy(기관절개)	______
		tracheal stenosis(기관협착증) 외상, 화상, 심한 감염 등으로 기관이 손상될 경우 조직의 수축에 의해 공기의 흐름을 막을 수 있다. 예를 들어 *endotracheal tube*(기관내관)를 오래 삽입시켜 놓았을 경우 기관의 손상 또는 조직의 손상이 일어날 수 있다.	______

접미사

접미사	의미	용어	의미
-ema	condition(상태)	empy**ema**(농흉, 가슴고름집) *Em*-은 '안'을 의미한다. *Empyema*(pyothorax, 농흉, 가슴고름집)란 *pleural cavity*(가슴막안)에 고름이 찬 것을 뜻한다.	______
-osmia	smell(냄새)	an**osmia**(후각상실증)	______

12

접미사	의미	용어	의미
-pnea	breathing(호흡)	a**pnea**(무호흡)	______ *Sleep apnea*(수면무호흡)는 잠자는 도중에 갑자기 호흡이 멈추는 경우이다. 심하면 저산소증에 빠져 인지능력의 손상, 고혈압, 부정맥 등이 발생할 수 있다. ***Obstructive sleep apnea***(OSA, 폐쇄수면무호흡)는 *upper airway*(상기도)가 좁아지거나 또는 막히는 현상과 관련이 있다. ***Continuous positive airway pressure***(CPAP, 지속기도양압)는 기도를 계속 열어줌으로써 비교적 부드럽게 인공적으로 호흡을 시키는 기구이다 (그림 12-8).
		dys**pnea**(호흡곤란)	______ 접두사 *dys*-는 이 용어에서 잘못 사용되었고, 오히려 숨이 차다는 의미에 가깝다(*shortness of breath; SOB*). ***Paroxysmal*** *(sudden)* ***nocturnal*** *(at night)* ***dyspnea***(발작야간호흡곤란)는 *congestive heart failure*(울혈심부전) 환자가 침대에 누울 때 발생할 수 있다. 환자들은 "공기가 부족한 듯"이 느낀다.
		hyper**pnea**(과다호흡, 호흡항진)	______ 깊게 호흡하는 것으로 운동 후에는 정상적인 호흡이지만 산소가 모자랄 때도 비정상적으로 일어난다.
		tachy**pnea**(빠른호흡, 빈호흡)	______ 매우 빠른 낮은 호흡. *Hyperventilation*(과호흡).
-ptysis	spitting(뱉음)	hemo**ptysis**(객혈)	______ 기침할 때 기관지나 폐로부터 나온 혈액이 뱉어지는 현상. 기관지염이나 폐렴일 때 볼 수 있으며, 그밖에 결핵, 암, 기관지확장증, 폐색전증 등에서도 볼 수 있다.

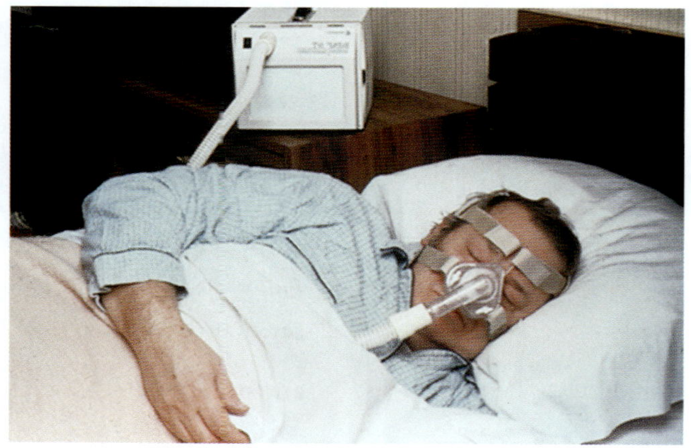

그림 12-8 **Nasal CPAP**(continuous positive airway pressure, 지속성기도양압)를 착용하고 잠자는 환자. 양압이 환자의 oropharynx(입인두)와 nasopharynx(코인두, 비인두)를 열어 준다.

접미사	의미	용어	의미
-sphyxia	pulse	a**sphyxia**(질식) 단어의 뜻만으로 풀이할 때 맥박이 없다는 의미이나 이 경우 심한 *hypoxia*(저산소증)를 의미하고 *hypoxemia*(저산소혈증), *hypercapnia*(고이산화탄소, 고탄산혈증), 의식상실, 죽음으로 이어진다.	______________
-thorax	pleural cavity(가슴막안), chest	hemo**thorax**(혈액가슴, 혈흉)	______________
		pyo**thorax**(농흉, 가슴고름집) 가슴안에 발생한 *empyema*(농흉, 가슴고름집).	______________

질환

진단과 관련된 용어

auscultation(청진)

신체 내의 소리를 들어서 진단하는 것.

청진기를 이용하여 폐를 출입하는 공기의 이동을 들어서 진단하는 방법이다. 폐, 가슴막, 심장, 배안의 이상을 진단할 수 있고, 임신 중인 태아의 상태를 확인할 수도 있다.

percussion(타진)

표면을 두드려 울리는 소리를 이용하여 몸속 구조물의 density(밀도)의 차이를 알아내는 방법.

아래에 있는 구조물이 딱딱한 경우에는 울림이 없는 소리가 나고, 폐와 같이 공기가 차 있는 구조물인 경우에는 울림이 풍부한 소리를 들을 수 있다. 만약 폐렴의 경우와 같이 폐나 가슴막안에 액체가 고이게 되면 정상보다 울림이 떨어지는 소리를 듣게 된다.

12

pleural rub(가슴막마찰음)

두 겹의 가슴막이 서로 긁히며 발생하는 소리.

Pleural rub(**friction rub**, 마찰음). 가슴막마찰음은 가슴막이 염증, scarring(흉터), neoplastic cell(암세포) 등에 의해 두꺼워졌을 때 발생한다. 청진상으로 들리며 손가락으로 가슴벽을 통해 느낄 수도 있다.

rale(**crackles**, 거품소리, 수포음)

숨을 들이쉴 때 들리는 비정상적인 끓는 소리로 폐포 속에 액체 성분이 차 있을 때 들린다.

딸깍거리거나 작은 물방울이 터지는 듯한 이 소리는 pneumonia(폐렴), bronchiectasis(기관지확장증), acute bronchitis(급성기관지염)를 갖는 환자에게서 들을 수 있다. 프랑스어가 어원인 *rale*은 덜컹거리다, 재잘거리다 등의 의미이다.

rhonchi(건성수포음, 단수형: **rhonchus**)

기관지가 가래 등으로 막혔을 경우에 커다랗게 "우르르" 하고 들리는 소리.

이 소리는 마치 코를 고는 듯한 소리이다. Rhonchi는 비교적 구경이 큰 기관지의 분비물 때문에 발생한다.

sputum(가래)

기침이나 재채기를 할 때 기관지, 폐, 상기도에서 배출되는 물질.

Purulent sputum(고름가래)은 종종 녹색이나 갈색을 띤다. 그런 색깔의 가래는 주로 감염에 의하여 발생하며 asthma(천식)의 경우에도 나타날 수 있다. 혈액이 비치는 가래의 경우에는 tuberculosis(결핵)나 malignancy(악성종양)를 의심할 수 있다. **Sputum culture**(가래배양, 객담배양)를 통해 병원균의 존재 유무를 알 수 있다. **Culture and sensitivity**(C&S, 배양과 감수성) 검사를 통해 가래에서 발견되는 병균의 종류를 가려내고, 나아가서 발견된 병균에 작용할 항생제를 선택할 수 있다.

stridor(협착음)

숨을 들이쉴 때 들리는 긴장된 높은 음의 소리로서 후두나 인두의 막힘과 관계가 있다.

Stridor의 가장 흔한 원인은 목구멍의 abscess(고름집, 농양), airway injury, croup(크루프), allergic reaction, epiglottitis(후두개염), laryngitis(후두염) 등이다.

wheezes(쌕쌕거림)

숨을 쉴 때 들리는 계속적인 피리 부는 듯한 소리.

직경이 좁아지거나 거의 막힌 기도를 공기가 통과할 때 들리게 된다. 대부분의 천식 환자와 emphysema(기종, 공기증) 환자에서 들을 수 있으며, 비교적 굵은 직경의 기도가 좁아지면서 발생한다.

12

UPPER RESPIRATORY DISORDER(상부 호흡기질환)

croup(크루프, 상기도막힘)

영아와 어린이에게 발생하는 급성 바이러스성 감염: 후두의 막힘으로 인해 개 짖는 소리 같은 기침, stridor(협착음) 등을 특징으로 하는 증상을 보인다.

가장 흔한 원인 바이러스는 influenza virus(인플루엔자바이러스), **respiratory syncytial virus**(RSV, 호흡기세포융합바이러스)이다.

diphtheria(디프테리아)

Diphtheria 박테리아(*Corynebacterium*)**에 의한 throat**(목구멍)**와 상기도의 acute infection**(급성감염)**.**

감염이 일어나면 인두와 기도의 벽에 불투명하고 질긴 막이 형성된다(그리스어로 *diphtheria*는 질긴 막을 의미한다).

디프테리아에 대한 면역력은 생후 6~8주 사이에 weak toxin(약화된 독소로 만든 백신)을 접종함으로써 만들어진다. 디프테리아 백신은 대부분 pertussis(백일해), tetanus(파상풍) 백신과 동시에 접종하므로 앞 글자를 따서 **DPT**라고 한다.

epistaxis(코피)

Nose bleeding(코피)**.**

*Epistaxis*는 그리스어로 dropping(방울방울 떨어짐)을 의미한다. 코피의 원인은 다양하지만 대개 코점막의 자극, 외상, 비타민 K 결핍, 혈액 응고 이상, 약물 복용(아스피린, warfarin 등), 고혈압 등이다.

pertussis(백일해)

인두, 후두, 기관의 세균감염. 원인균은 *Bordetella pertussis*로 전염력이 매우 강하다. Whooping cough라고도 한다.

백일해의 특징은 paroxysmal coughing(갑작스러운 심한 기침)으로서 기침의 끝에 커다랗게 숨을 들이마시는 것도 역시 특징적인 소견이다.

BRONCHIAL DISORDER(기관지질환)

asthma(천식)

Chronic bronchial inflammatory disorder(만성기관지염증성질환)로서 기관지의 edema(부종), constriction(협착), 분비물의 증가 등에 의한 기도의 막힘이 원인이다.

Dyspnea(호흡곤란), wheezing(쌕쌕거림), cough(기침) 등을 흔히 동반한다. 운동, 악취, 찬 공기, 스트레스, allergen(알레르기항원; 예: 담배연기, 애완동물의 비듬, 먼지, 곰팡이, 꽃가루, 음식), 약물(아스피린, beta-blocker) 등이 천식 발작의 원인이 될 수 있다.

Asthma의 치료는 다음과 같은 방법을 사용한다.

- 급성 증상의 완화를 위한 **기관지확장제**. Albuterol과 같은 효과 빠른 약물.
- 지속적으로 작용하는 약제로는 glucocorticoid 흡입, 먹는 스테로이드(항염증제재), montelukast(Singulair)와 같은 leukotriene blocker 등이 있다.

Gastroesophageal reflux(GERD, 위식도역류), sinusitis(부비동염), allergic rhinitis(알레르기비염), 약 복용 등이 천식을 악화시킬 수 있다.

bronchiectasis(기관지확장증)

감염에 의해 이차적으로 발생하는 만성적인 기관지의 확장.

만성적인 염증과 기관지의 탄력성 소실에 의해 기관지 안에 분비물이 고이고 밖으로 배출되지 못하게 된다. 기침과 열이 나고 좋지 않은 냄새의 **purulent** sputum(고름가래)을 배출하게 된다. 원인 치료는 불가능하며 항생제, mucolytics(점액용해제), 기관지확장제 등을 이용하여 증상을 완화시키는 것이 일반적이다(palliative therapy, 고식요법). 다른 치료방법이 효과가 없을 때 수술로 질환이 발생한 lobe(엽)를 제거할 수도 있다.

chronic bronchitis(만성기관지염)

만성적으로 진행되는 기관지염; Chronic obstructive pulmonary disease (COPD, 만성폐쇄폐질환).

감염과 흡연이 원인이다. 과도한 점액분비, productive cough(젖은기침; 가래가 동반된 기침), respiratory passage(숨길, 기도)의 막힘 등이 주요 증상들이다. Chronic bronchitis를 비롯하여 천식, emphysema(기종, 공기증; 폐포에서 가스교환의 심각한 장애가 일어나는 질병)와 같은 질병들은 **chronic obstructive pulmonary disease**에 포함된다.

12

cystic fibrosis(낭성섬유증)

Exocrine gland(외분비샘)의 유전적 이상으로부터 유래된 질병으로 정상적으로 배출되기 어려울 정도로 짙은 점액이 기도에 분비된다.

유전자 이상에 의한 질환으로서 신생아 시기에 혈액, 땀, 유전자 검사 등으로 진단 가능하다. 낭성섬유증은 호흡계통의 속면을 덮는 상피에 영향을 미치게 되고, 결국 만성적인 기관지 협착과 감염, 기관지확장증, respiratory failure(호흡부전) 등에 빠지게 된다. 이 질환의 영향을 받는 외분비샘에는 pancreas(췌장, 이자; 미성숙에 의한 효소의 부족한 분비), sweat gland(땀샘, 한선; 비정상적인 염분의 땀 분비)도 포함된다. 치료법은 없으나 항생제, 흡입제, chest physiotherapy(흉부물리요법), 이자의 효소 교체 등의 방법으로 치료한다. Ivacafter(Kalydeco)라는 새로운 약제가 폐의 점액 축적을 억제한다고 한다. 폐이식이 생명을 연장시킬 수 있다.

LUNG DISORDER(폐질환)

atelectasis(무기폐)

짜부라진 폐; 폐포가 잘 펴지지 않는 것(그림 12-7 참조, 347쪽).

무기폐에서는 세기관지와 폐포를 마치 바람 빠진 풍선에 비교할 수 있다.

emphysema(기종, 공기증)

폐포 벽의 손상을 동반하는 공기주머니의 과도한 hyperinflation(과다팽창)(그림 12-9A, B 참조).

폐포 벽의 손상과 탄력성의 감소는 날숨의 과정을 제약할 수 있다. 흡연이 상당한 영향을 미치는 요인이다. 폐 실질의 파괴가 진행되면 폐동맥의 압력이 높아지면서 심장 우심실의 작업량이 많아지고, 결과적으로 right ventricular hypertrophy(우심실비대)와 heart failure(심부전)에 빠진다. 이와 같은 경우를 **cor pulmonale**(폐심장증)라고 한다.

Emphysema와 chronic bronchitis(만성기관지염)는 **COPD**(만성폐쇄폐질환)의 양대 증상이다.

lung cancer(폐암)

폐와 기관지에서 유래한 암(그림 12-10).

흡연이 원인이 되기도 하는 이 종양들은 악성인 경우가 대부분이다. 폐암은 **non-small cell lung cancer**(NSCLC, 비소세포폐암)와 **small cell lung cancer**(SCLC, 소세포폐암)의 두 가지 형태가 있다.

폐암의 90%를 차지하는 NSCLC는 점액분비세포로부터 유래하는 adenocarcinoma(샘암종)와 상부 기도(airway) 속면을 덮고 있는 세포로부터 유래하는 squamous cell carcinoma(편평세포암종)의 두 종류로 분류된다. 암으로 확인되면 의사는 암의 크기와 발생 위치, 림프절 전이의 정도를 자료로 하여 *stage*(병기; 진행 정도를 판정할 때 이용하는 용어)를 판정하여 치료의 근거로 삼는다.

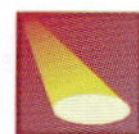

Atelectasis: 흔한 원인

- 기관지폐쇄—액체나 암에 의한 기관지 막힘
- 수술 합병증—통증에 의한 호흡 곤란
- 가슴 외상—가슴막안에 공기(pneumothorax, 기흉, 공기가슴증), 액체(pleural effusion, 가슴막삼출액), 혈액(hemothorax, 혈액가슴, 혈흉) 등이 차서 발생

12

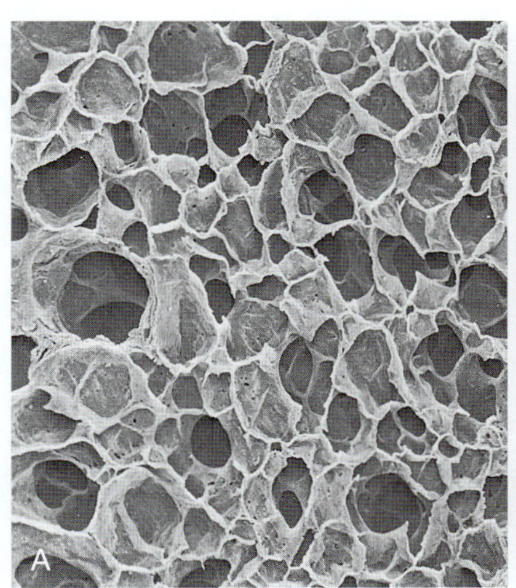

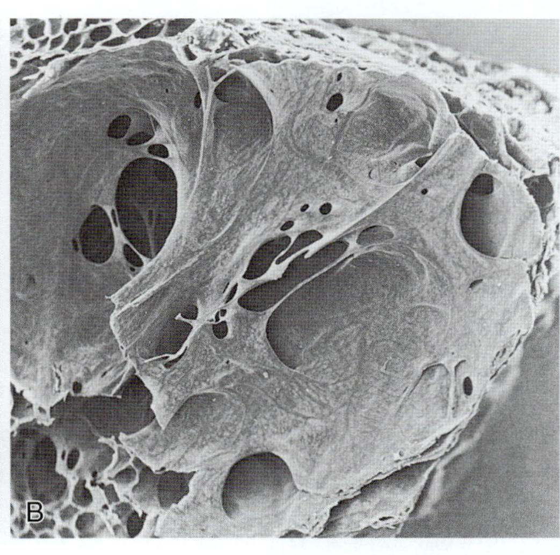

그림 12-9 **A, 정상 폐 조직. B, Emphysema**(폐공기증, 폐기종). 폐포벽의 파괴를 동반하는 폐포의 과다팽창에 주목.

전이되지 않은 경우 외과수술이 권유된다. NSCLC 병기의 판정은 세로칸림프절의 전이 여부가 중요하다. 만약 전이가 없을 경우 수술이 환자에게 좋은 치료방법으로 권유되지만 암이 세로칸림프절에 전이되었을 경우 화학(약물)치료와 방사선치료를 동시에 선택하는 복합치료를 시행하며, 이 경우 수술 여부는 경우에 따라 다르다. 간, 뇌, 뼈 등에 멀리 전이되었을 경우에는 화학치료와 방사선 치료를 이용한다.

비흡연자에서 진단되는 NSCLC는 폐조직의 돌연변이에 의해 발생할 수 있다. 이 돌연변이는 epidermal growth factor receptor(EGFR, 표피성장인자 수용체)와 관련이 있으며 이 경우에 EGFR 억제제인 Iressa, Tarceva에 민감하게 치료된다. 이와 같은 경우는 특정목표를 치료하는 항암제의 좋은 예이다. 돌연변이 된 세포를 억제함으로써 치료효과를 거두는 암의 종류가 점점 늘어나고 있다.

SCLC는 폐상피의 세포로부터 유래하며 매우 빠르게 자라고 빠르게 전이하는 특성이 있다. 수술, 화학치료, 방사선치료 등이 고려된다.

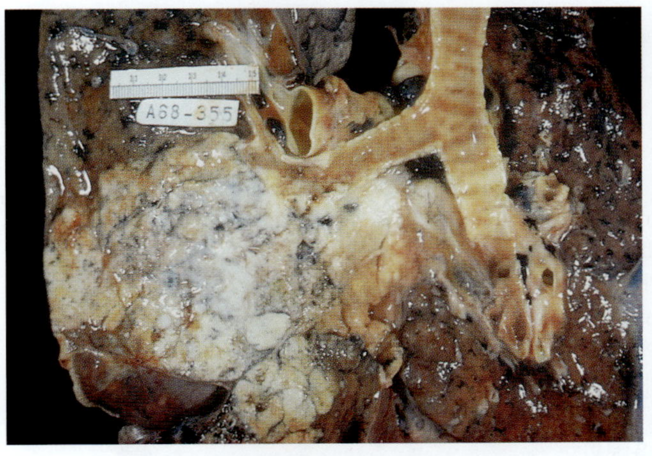

그림 12-10 **Lung cancer**(폐암). 밝은 회색의 암 조직이 폐의 조직에 침입해 있다. 종양은 squamous cell carcinoma(편평세포암종)로 주로 큰 기관지에서 유래하여 주변의 hilar lymph node(폐문림프절)로 전이한다.

pneumoconiosis(진폐증) **오랫동안 흡입된 먼지로 인한 폐의 질병. 흔히 만성 염증, 감염, 기관지염을 동반한다**(그림 12-11A).

Anthracosis(석탄가루증; 석탄입자, anthrac/o), **asbestosis**(석면증; 석면입자, asbest/o), **silicosis**(규폐증; 돌이나 수리의 입자, silic/o = rocks)와 같이 흡입한 먼지 입자의 종류에 따라 여러 가지 종류로 분류된다.

pneumonia(폐렴) **폐포의 급성감염으로서 이때 폐포의 속은 염증반응의 부산물로 채워지게 된다.** 원인균은 pneumococci, staphylococci를 비롯한 세균과 곰팡이, 바이러스 등이다. 염증은 폐포 벽을 파괴하여 **exudates**(사출물; 액체, 혈구세포, 조직 찌꺼기 등)가 폐포에 차면 폐포의 가스교환 능력이 떨어진다. **Infiltrate**(침윤)란 폐 속에 액체가 차 있는 부분을 의미하며, 단순흉부촬영이나 CT를 통해 진단된다. 폐의 한 lobe(엽) 전체에 염증이 퍼졌을 때를 **lobar pneumonia**(엽폐렴)라 하고(그림 12-11B 참조), 어린이와 노인이 잘 걸리는 **bronchopneumonia**(기관지폐렴)는 폐 실질에 국소적으로 일어난다. 항생제 투여를 통해 치료하고 때로는 산소호흡기를 이용하기도 한다.

Community-acquired pneumonia(원외폐렴, 지역사회획득폐렴)는 전염력이 강한 바이러스나 세균, *Mycoplasma*와 같은 원인균에 의해 발생한다. 대개의 경우 집에서 먹는 항생제로 치료된다.

Hospital-acquired pneumonia 또는 **nosocomial pneumonia**(병원내폐렴; 그리스어로 *nosokomeion*은 병원을 의미한다)는 병원에 입원한 환자에게 발생하는 폐렴이다. 예를 들어 인공호흡기를 사용하는 환자나 병원감염 등의 경우이다.

Aspiration pneumonia(흡인폐렴)는 토사물이나 음식물이 기관지와 폐로 흡입되어 발생한다. 노인이나 치매 환자, 뇌졸중 환자, 식도역류 환자, 관을 이용하여 음식을 공급받는 환자 등에서 특별히 위험하다.

폐렴 환자의 단순흉부촬영 영상은 그림 12-13을 참조하라.

12

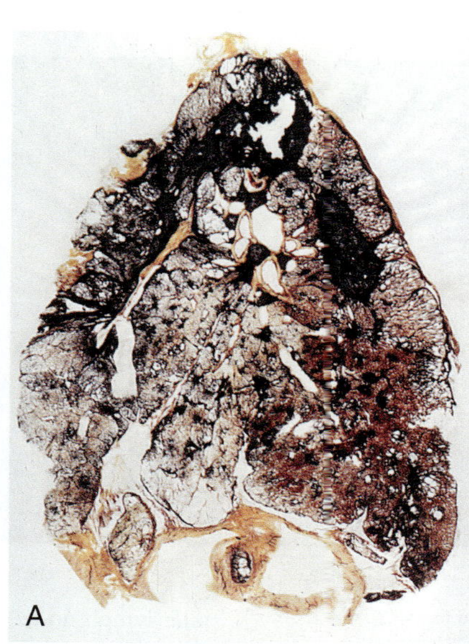

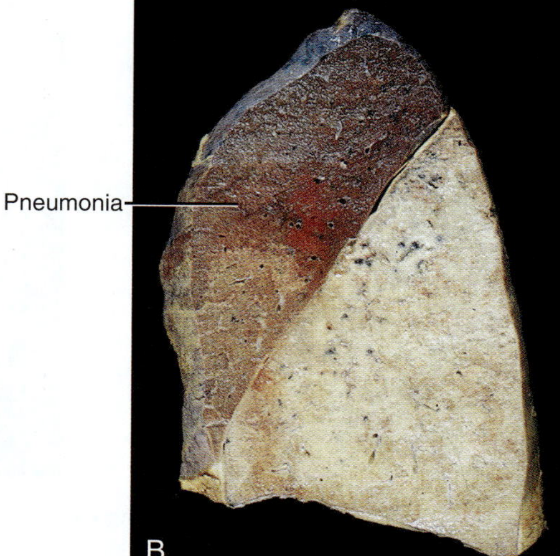

그림 12-11 **A, Anthracosis**(석탄가루증) 또는 black lung disease. 폐 조직 전체에 검은 석탄 가루가 침착되어 있음에 주목. **B, Lobar pneumonia**(엽폐렴; 부검소견). 폐의 lobe(엽) 전체에 폐렴이 퍼짐. 환자는 열, 오한, 기침, 어두운 색의 가래, 빠르고 낮은 호흡, 청색증 등의 증상을 보인다. 빠른 진단에 의한 항생제 치료가 효과적이다.

pulmonary abscess(폐농양)

세균 감염에 의해 폐 실질 속에 생긴 커다란 고름주머니.

pulmonary edema(폐부종)

Air sac(폐포)**과 bronchiole**(세기관지) **속에 체액이 고이는 현상.**
가장 흔한 원인은 심장의 기능 약화(congestive heart failure, 울혈심부전)이다. 혈액이 폐의 혈관에 정체하게 되면 거슬러 올라가 폐포와 세기관지에 모세혈관으로부터 스며 나온 조직액이 고이게 된다. 급성폐부종에 빠진 환자는 적절한 약물(이뇨제, 혈관확장제)과 인공호흡기를 통한 고농도의 산소 투여가 필요하며 정맥혈이 돌아와 심장에 부담이 되는 것을 방지하기 위해 환자는 앉아 있는 자세를 유지한다.

pulmonary embolism
(PE, 폐색전증)

Clot(thrombus, 혈전) **또는 다른 이물질이 폐의 혈관을 막는 것**(그림 12-12A, B)**.**
혈전은 대개 다리와 같이 심장에서 멀리 떨어진 곳에 위치하는 정맥에서 유래하며, 혈전에 의해 폐의 혈관이 막히면 폐의 조직이 괴사에 빠지는 **pulmonary infarction**(폐경색증)이 일어난다. PE 환자는 숨을 들이쉴 때 가슴에 통증을 호소하기도 하고, 혈액이 섞인 가래, 열, 호흡부전 등을 동반하기도 한다. CT angiography(CT 혈관조영술)가 PE 진단에 유용하다.

pulmonary fibrosis(폐섬유증)

폐의 결합조직에 scar tissue(상처조직)**가 형성되는 것.**
결핵, 폐렴, 진폐증과 같은 질환에 의해 유발되는 염증, 자극 등에 의해 발생할 수 있다.

sarcoidosis(유육종증)

폐와 주변의 림프절 또는 다른 장기에 원인을 알 수 없는 작은 nodule(결절)**이나 granuloma**(육아종)**가 발생하는 만성염증성질환.**
발생원인은 아직 알려지지 않았다. 폐의 hilum(문)에 양측성으로 발생하는 lymphadenopathy(림프절병증) 또는 폐에도 병증이 미치는 경우로 단순가슴 X선 촬영으로 진단된다. 많은 환자들은 특별한 증상 없이 정상적인 폐 기능을 유지하지만 증상이 심한 환자는 폐 기능이 떨어질 수 있다. 또 뇌, 심장, 간과 같은 다른 장기에도 영향을 미칠 수 있다. 증상의 악화를 막기 위하여 corticosteroid drug(코티코스테로이드 제제)를 투여한다.

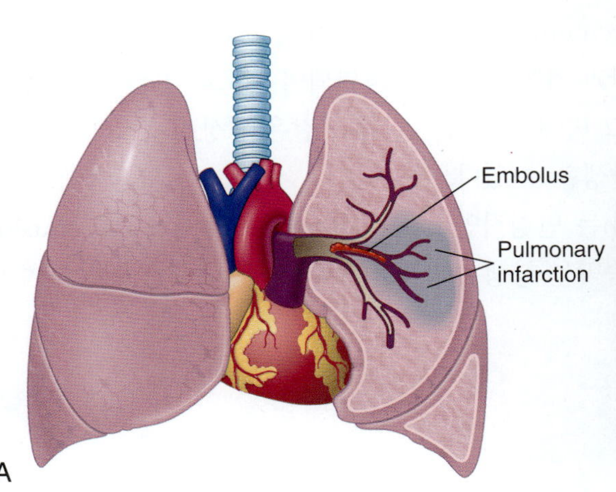

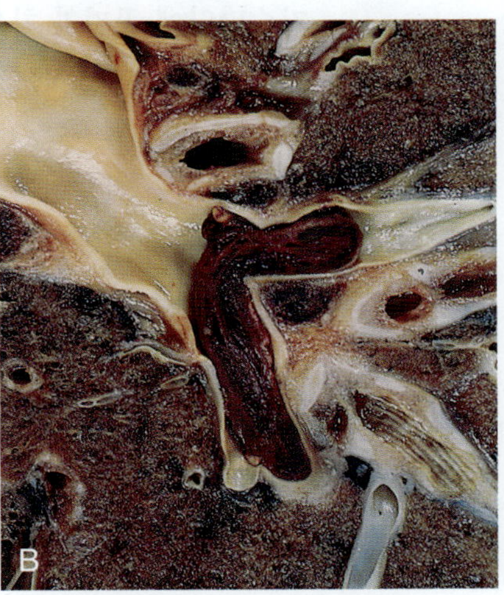

그림 12-12 Pulmonary embolism(A와 B; 폐색전증).

12

tuberculosis(TB, 결핵)

***Mycobacterium tuberculosis*에 의한 감염 질환; 주로 폐에 발병하나 다른 장기에도 발병할 수 있다.**

Bacilli(막대균)라고 하는 막대 모양의 세균에 감염되어 발병하며 폐 조직에 작은 tubercle(결절; 라틴어로 *tuber*란 붓는 것을 말함)을 만든다. 초기에는 한쪽 폐에만 발병하며 통상의 X선으로 쉽게 진단할 수 있다. 더욱 진전된 경우에는 잠자리에서 땀을 많이 흘리고, 기침, 체중감소, hemoptysis(객혈), pleuritic pain(가슴막 통증) 등의 증상이 나타난다. 대부분의 환자에서 antituberculosis chemotherapy(항결핵 화학요법, isoniazid, rifampin)가 효과가 있다. 그러나 immunocompromised patient(면역력이 약화된 환자)의 경우 흔히 이러한 통상의 약제에 대하여 내성을 갖고 있는 경우가 많으므로 몇 가지 약을 동시에 사용하는 치료방법이 필요하다.

TB는 전염력이 매우 높아서 특히 병원에서 근무하는 직원들은 PPD 피부 반응검사를 하여야 한다(363쪽 참조). 양성 반응이 나타나면 TB에 노출되었다는 것을 의미하며 폐 감염이 없더라도 isoniazid 복용이 필요하다.

PLEURAL DISORDERS(가슴막 질환)

12

mesothelioma(중피종)

가슴막에 드물게 발생하는 악성종양.

중피종은 가슴막의 표면을 덮고 있는 mesothelium(중피)에서 유래한다. asbestos(석면)와 관련이 있다.

pleural effusion
(가슴막삼출; 가슴막삼출액)

Pleural cavity(가슴막안)에 삼출액이 비정상적으로 고이는 현상.

가슴막에 고이는 삼출액은 암종, 감염 등과 같은 질환에서 유래되는 **exudate**(삼출액)와 congestive heart failure(울혈심부전), pulmonary embolism(폐색전증), cirrhosis(간경화) 등에 의해 발생하는 **transudate**(누출액)로 나눈다.

pleurisy(pleuritis, 가슴막염, 흉막염)

가슴막의 염증.

염증에 의해 pleurodynia(가슴막통증), dyspnea(호흡곤란)가 초래되고, 만성 염증이 되면 가슴막안에 삼출액이 차게 된다.

pneumothorax(기흉, 공기가슴증)

가슴막안에 공기가 차는 현상.

기흉은 emphysema, carcinoma, tuberculosis, lung abscess와 같은 질병을 갖고 있는 경우에 가슴막안과 가까운 병터가 파열되어 폐포나 기관지가 가슴막안과 연결되면 발생한다. 그 밖에 가슴벽의 관통과 같은 외상 또는 오랜 인공호흡기의 사용에 의해서도 발생할 수 있다.

Pleurodesis(가슴막유착)는 만성적인 pneumothorax 또는 pleural effusion을 방지하기 위하여 두 가슴막을 항생제나 talc powder(활석가루)를 이용하여 인위적으로 유착시키는 것이다.

용어 연구

각 용어의 철자를 암기하고 그 뜻을 이해하라.

anthracosis(석탄가루증)	폐 조직에 석탄 가루가 침착.
asbestosis(석면증)	폐 조직에 석면 가루가 침착.
bacilli(단수형: **bacillus**)	막대 모양으로 생긴 결핵의 원인균.
chronic obstructive pulmonary disease(COPD, 만성폐쇄폐질환)	폐와 기관지의 공기흐름을 막는 만성적인 질환. COPD의 원인은 흡연, 대기오염, 만성염증이고 간혹 천식 때문에 발생할 수도 있다. **Chronic bronchitis**(만성기관지염)가 심한 COPD 환자는 "blue bloaters"(청색증과 땅딸막한 체격이 특징)라고 부르기도 하고, 반면에 **emphysema**(기종, 공기증)가 심한 환자는 "pink puffers"(숨은 가쁘지만 혈액 중 산소분압은 정상에 가깝고 피부의 색도 변화가 없다)라고 부른다.
cor pulmonale(폐심장증)	폐의 질환으로 인해 우심실에서 충분한 혈액을 뿜어내지 못하는 경우.
exudates(삼출물)	세포막의 작은 균열을 통해 세포와 모세혈관으로부터 서서히 빠져나간 액체나 세포 또는 pus(고름, 농).
hydrothorax(물가슴증, 수흉증)	가슴막안에 액체가 차는 것.
infiltrate(침윤물)	체액이나 다른 물질이 폐에 침착되는 것. 단순흉부촬영, CT 등 각종 진단방사선 영상에서 관찰.
palliative(완화-, 경감-)	증상의 완화. 질병의 치료를 의미하지 않음.
paroxysmal(발작-)	Spam(연축), seizure(발작)의 갑작스런 발생. oxysm/o는 sudden을 의미.
pulmonary infarction (폐경색증)	폐에 necrotic tissue(괴사조직)가 만들어지는 것.
purulent(고름-, 농-)	고름을 포함하는.
silicosis(규폐증)	규소나 유리가루에 의한 폐 질환. 광부에서 발생한다.

12

처치

X선 검사

chest x-ray(CXR, 단순흉부촬영)

Thoracic cavity(가슴안)**의 방사선 소견.**

가슴의 방사선 촬영은 posteroanterior(PA, 앞뒤) 또는 anteroposterior(AP, 뒤앞) 방향으로 coronal plane(관상면)을 찍거나 lateral view(측면영상)로 sagittal view(시상면영상)를 촬영한다. 그림 12-13A, B는 정상 폐의 모습과 폐렴에 걸린 폐의 모습이다.

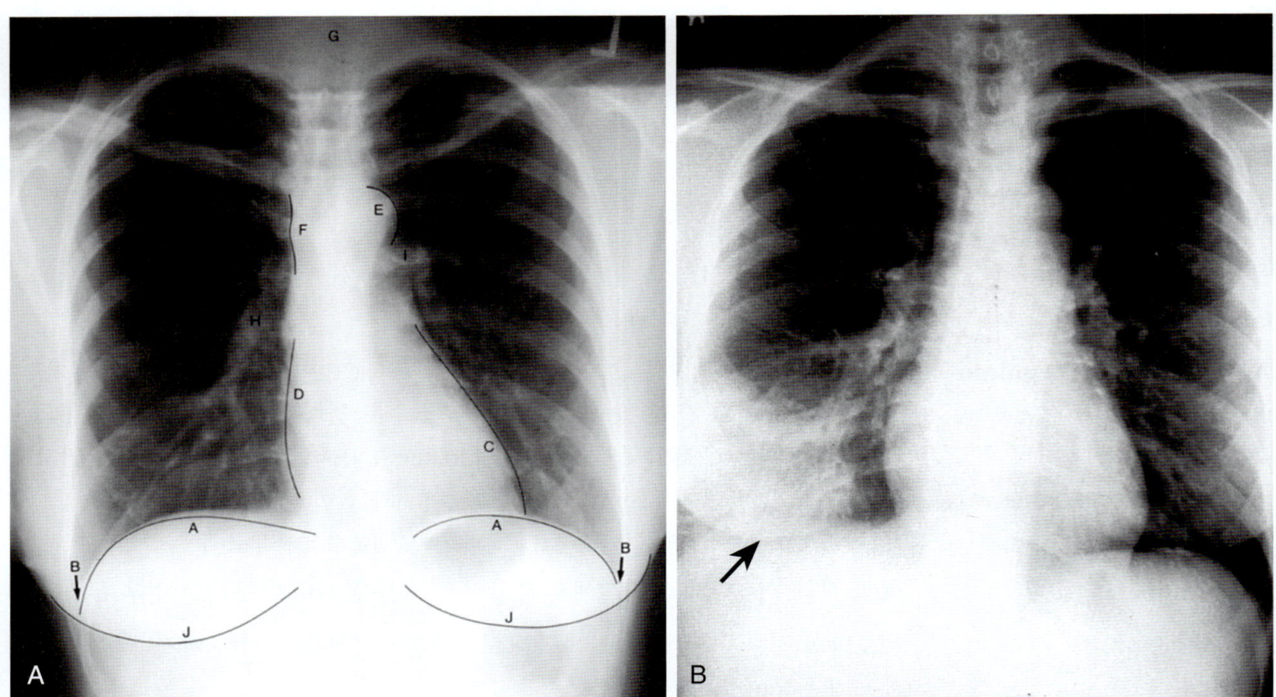

그림 12-13 **A, 정상적인 가슴 X선** 영상. 이 영상은 **posteroanterior** view(**PA** view, 뒤앞방향영상)이다(뒤에서 앞 방향으로 촬영). 오른쪽 위에 거꾸로 보이는 *L*은 환자의 왼쪽을 가리킨다. A, diaphragm(가로막, 횡격막); B, costophrenic angle(갈비가로막각); C, left ventricle; D, right atrium; E, aortic arch; F, superior vena cava; G, trachea; H, right bronchus; I, left bronchus; J, breast shadows(유방의 그림자). 공기가 찬 부분은 검은색으로 보인다. B, 오른폐의 **pneumonia**(폐렴) 소견.

12

computed tomography (CT) **scan of the chest**(컴퓨터단층촬영술)

컴퓨터를 이용하여 가슴안 구조물들의 단층 구조를 관찰.

통상적인 X선 촬영으로는 진단하기 어려운 lung(폐, 허파), mediastinum(세로칸, 종격), pleura(가슴막, 흉막)의 병변을 진단한다.

CT pulmonary angiography(**CTPA**, CT호흡기혈관조영술)는 컴퓨터단층촬영술과 혈관조영술을 결합한 기술이다. Pulmonary embolism의 진단에 유용하다.

MAGNETIC RESONANCE IMAGING(자기영상)

가슴의 magnetic resonance imaging(MRI, 자기공명영상)

자기장을 이용하여 가슴의 앞쪽, 가쪽, 단층의 영상을 얻는 방법.

CT scan으로 진단하기 어려운 Hodgkin disease(호지킨병; 악성림프종의 한 형태)와 같은 mediastinal tumors(세로칸종양)을 찾는 데 도움이 된다.

NUCLEAR MEDICINE TESTS(방사선동위원소를 이용한 검사)

positron emission tomography (**PET**, 양전자방출단층촬영술)

방사선동위원소를 주입하고 폐의 대사기능을 조사한다.

높은 대사활동을 하는 악성 암종의 진단에 활용한다. CT 촬영 결과 보이는 폐의 작은 nodule(결절)의 확인에도 유용하다.

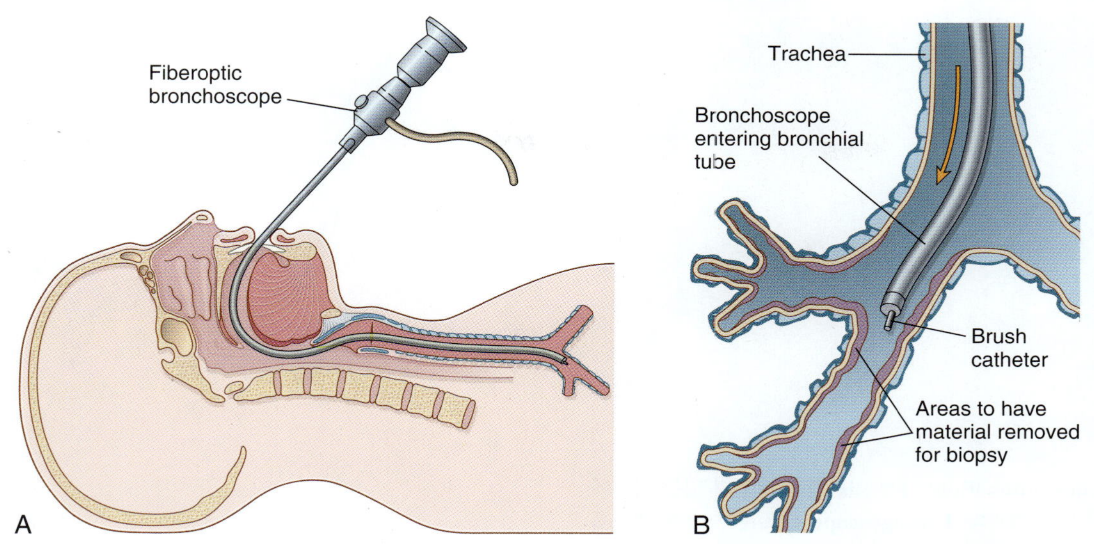

그림 12-14 **A, Fiberoptic bronchoscopy**(광섬유기관지내시경술). 기관지경은 nose, throat, larynx, trachea를 거쳐 bronchus에 이른다. **B,** Brush catheter(솔)가 부착된 **bronchoscope**(기관지경).

ventilation-perfusion(V/Q) scan
(환기-관류 스캔)

방사선동위원소를 주사하거나 적은 양의 radioactive gas(xenon, 방사성 가스)를 흡입한 후 기계를 이용하여 그 흐름을 조사한다.

폐에서 ventilation(환기)이나 혈액의 perfusion(관류)이 되지 않는 부분을 찾는 방법. 공기(V)와 혈액(Q)의 흐름이 서로 적합하지 않은 부위도 찾을 수 있다. 적절한 혈액의 흐름이 동반되지 않는 공기의 흐름은 pulmonary embolus(공기색전)을 의미한다.

12

기타 처치

bronchoscopy(기관지경술)

내시경을 이용한 기관지 내의 병터 진단방법.

검사자는 목구멍을 통해 기관지 내로 bronchoscope(기관지경)를 삽입하여 병터를 진단하거나 biopsy(생검) 또는 분비물을 수집한다. **Bronchoalveolar lavage**(기관지폐포세척)는 액체를 이용하여 기관지와 폐포 속을 세척하고 폐로부터 씻겨져 나온 여러 가지 세포 등을 검사하는 방법이다. **Bronchial brushing** 때는 솔 모양의 기구를 기관지경을 통해 집어 넣어 조직을 채취한다(그림 12-14).

Endobronchial ultrasound(EBUS, 기관지초음파내시경)은 기관지경을 삽입한 상태에서 암의 진단과 병기 결정을 위해 사용된다. EBUS를 이용해서 폐의 주변부에서 작은 조직 샘플(3 cm 이하)을 채취하기도 한다.

endotracheal intubation
(기관내삽관)

Tube(관)**를 인두, 후두를 거쳐 trachea**(기관)**에 삽입하여 airway**(기도)**를 확보하는 방법**(그림 12-15).

인공호흡기를 사용할 때도 이용된다.

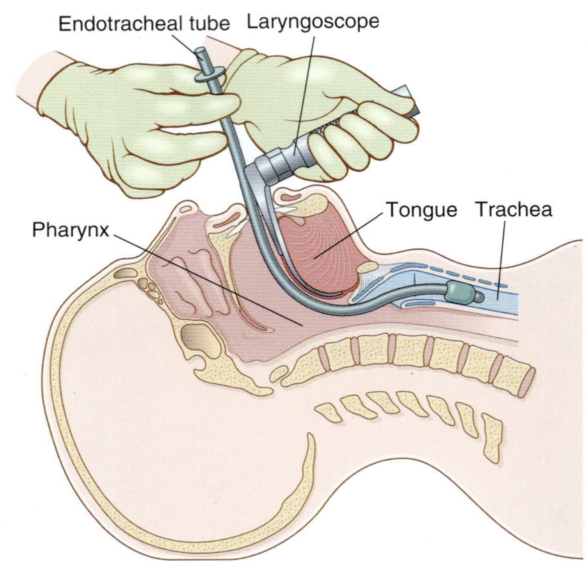

그림 12-15 **Endotracheal intubation**(기관내삽관). 환자는 누워 있는 자세에서 목을 뒤쪽으로 젖히며 입을 벌린다. **Laryngoscope**(후두경)를 이용해 기도를 열고 성대를 노출시킨 후 관을 기관으로 삽관한다.

12

laryngoscopy(후두내시경술)

기구를 이용하여 후두를 진찰하는 방법.

후두내시경은 조명장치가 부착된 유연한 기구로서 입이나 코를 통해 후두를 진찰한다.

lung biopsy(폐생검)

병리조직학적 검사를 위하여 폐의 조직을 조금 잘라내는 방법.

표본은 기관지내시경이나 thoracotomy(가슴절개, 개흉), 가슴벽을 통한 바늘생검, video-assisted thoracoscopic surgery(VATs, 비디오보조흉강경수술) 등의 방법을 이용하여 채취한다.

mediastinoscopy
(세로칸내시경술, 종격내시경술)

내시경을 이용하여 mediastinum(세로칸, 종격) **안을 진찰한다.**

Sternal manubrium(복장뼈자루, 흉골병)의 윗부분을 절개하고 이 부위를 통해 세로칸 안으로 내시경을 삽입하여 진찰하며, 림프절 등의 생검에 이용한다.

pulmonary function tests
(**PFTs**, 폐기능검사)

폐의 호흡능력을 검사하는 방법으로서 기도의 기능, 폐의 용적, 산소와 이산화탄소의 교환능력 등을 검사한다(그림 12-16)**.**

PFT의 목적은 다음과 같다. (1) Shortness of breath(SOB, 호흡곤란)의 원인 찾기, (2) 과거의 호흡계통 질환의 추적, (3) 장애판정, (4) 수술 전 환자의 호흡기 능력 검사. **Spirometer**(폐활량계)로 폐의 호흡기능을 검사한다.

PFT로 폐의 질환이 기도가 막혀서(obstructive) 발생하였는지 또는 폐의 움직임이 억눌려서(restrictive) 발생하였는지 여부를 감별할 수 있다. **Obstructive lung disease**(폐쇄폐질환)의 경우에는 기도가 좁아져서 공기의 흐름이 줄어들었으므로 PFT 검사상 expiratory flow rate(날숨의 양) 또는 **FEV$_1$**(forced expiratory volume in the first second; 1초간 강제날숨량) 값이 특징적으로 줄어든다. 이런 질환의 대표적인 예는 asthma(천식), COPD(만성폐쇄폐질환), bronchiectasis(기관지확장증), cystic fibrosis(낭성섬유증), bronchiolitis(세기관지염) 등이다.

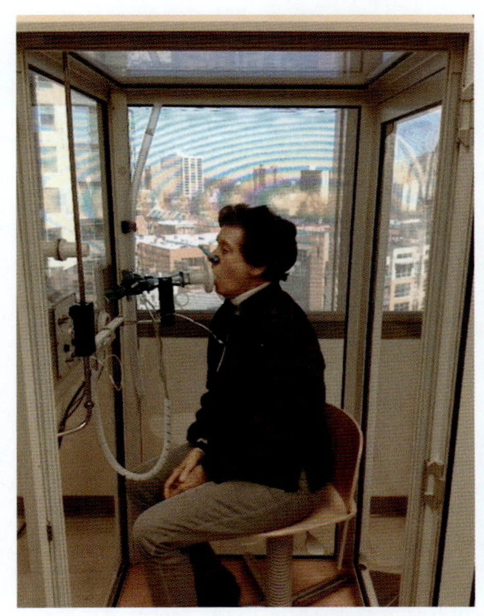

그림 12-16 폐기능검사 모습

Restrictive lung disease(제한폐질환)는 가슴벽, 가슴막의 질병 또는 폐 조직 자체의 이상으로 폐의 펴짐에 문제가 있는 경우이다. 따라서 PFT 검사상 **total lung capacity**(TLC, 총폐용량)이 줄어든다. 폐를 딱딱하게 만드는 질환의 예로는 pulmonary fibrosis(폐섬유증), radiation damage(방사능손상), pneumoconiosis(진폐증) 등이 있고, 호흡에 관여하는 근육계통의 질환들인 myasthenia gravis(중증근무력증), muscular dystrophy(근디스트로피), diaphragm(가로막)의 약화 또는 마비 역시 restrictive lung disease의 원인이다.

폐포의 벽에서 가스가 alveolar-capillary membrane(막)을 통해 확산되는 능력은 carbon monoxide(DL_{CO}, 일산화탄소 확산 능력)를 이용하여 측정한다. 환자는 소량의 일산화탄소(CO)를 흡입하고 일산화탄소가 혈액 중에 나타나는 데 걸리는 시간으로 측정한다.

12

thoracentesis(가슴막천자, 흉강천자)

Pleural space(가슴막안)**에 고인 액체를 제거하기 위해 가슴막안 구멍을 만드는 방법.**

진단이나 삼출액을 채취할 목적으로 pleural fluid(가슴막삼출액)를 뽑는 방법(그림 12-17).

thoracotomy(가슴절개, 개흉)

가슴의 수술.

절개부위가 넓고 뼈, 근육, 연골들을 자르는 큰 수술로서 폐조직 생검이나 lobectomy(폐엽절제), pneumonectomy(폐절제)와 같은 수술을 할 때 사용한다.

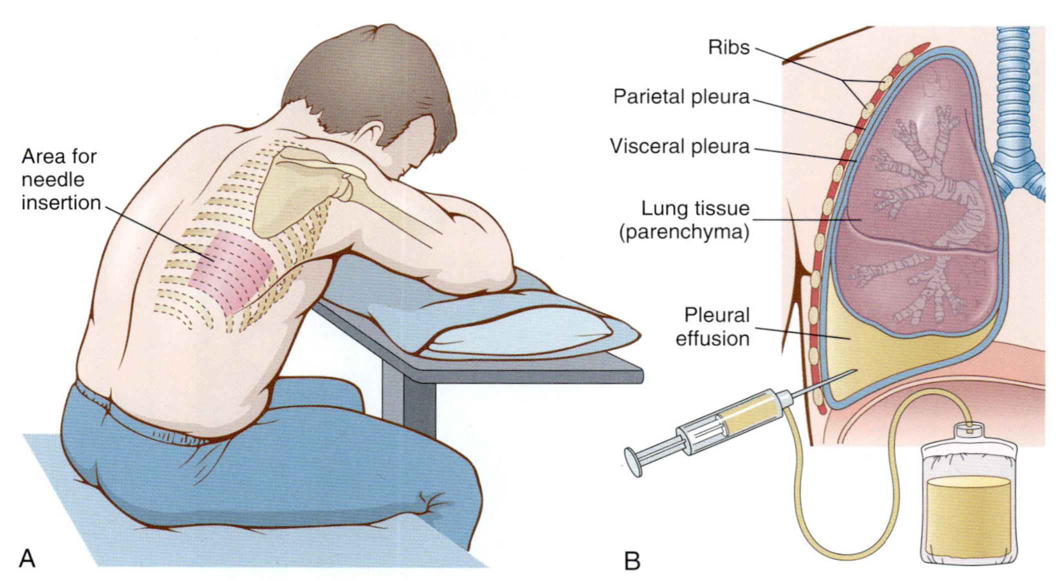

그림 12-17 **Thoracentesis**(가슴막천자, 흉강천자). **A,** 환자를 그림과 같은 자세로 앉히면 가슴벽이 벌어지는 상태를 얻을 수 있다. **B,** 바늘을 삼출액의 바닥 가까이 삽입하면 중력에 의해 삼출액이 배출된다. 이때 diaphragm(가로막)을 조심해야 한다. 바늘을 갈비뼈의 위로 찔러서 갈비뼈의 아랫부분으로 지나는 혈관과 신경이 상하는 것을 방지한다.

12

thoracoscopy
(thorascopy, 흉강경술)

가슴안을 내시경을 이용하여 진찰하는 방법.

외과의사는 **video-assisted thoracic surgery**(VATS, 비디오보조흉강경수술)를 이용하여 비디오 카메라로 보면서 폐, 가슴막, 세로칸을 모니터로 보면서 질병을 진단하거나 치료할 수 있다.

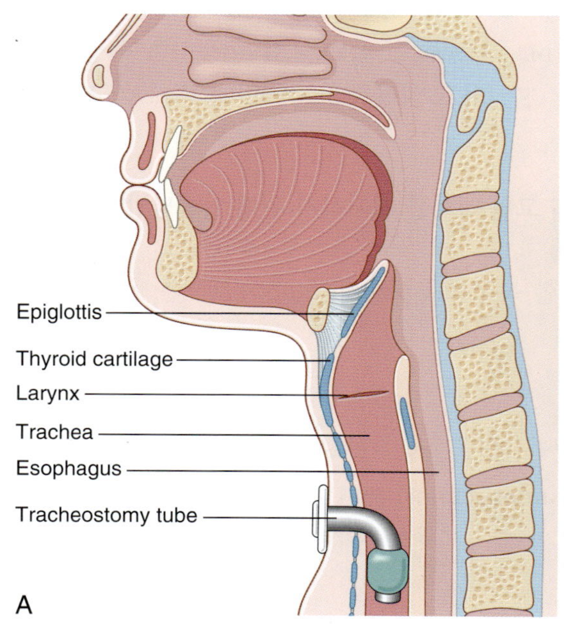

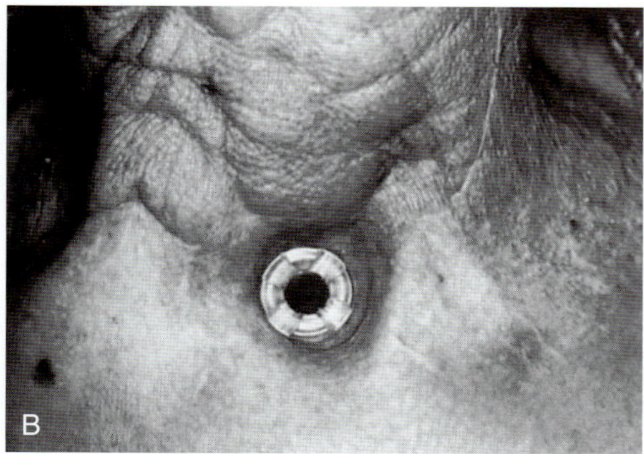

그림 12-18 **A, Tracheostomy**(기관절개) **관**이 삽입되어 있다. **B, Laryngectomy**(후두절제) 후에 **기관절개의 절개부위가 아문 모습.**

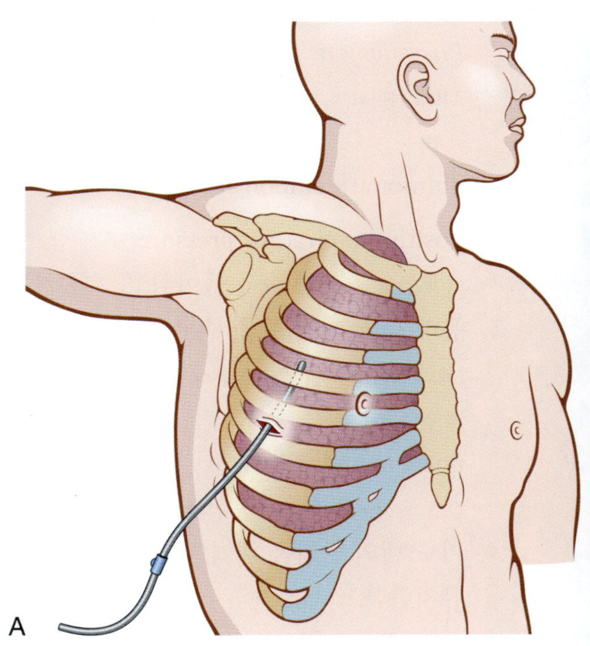

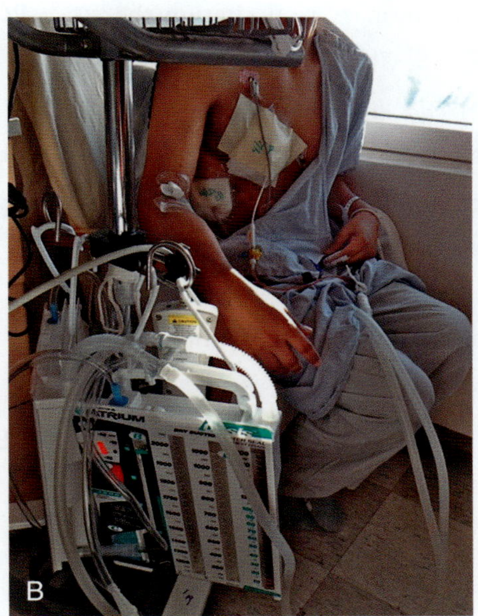

그림 12-19 A, Tube thoracostomy(관가슴절개). B, 두 개의 관을 관가슴절개로 넣은 환자.

12

tracheostomy(기관절개)
목의 피부를 통해 trachea(기관)에 구멍을 만들어 호흡을 위한 관을 삽입하는 것. 삽입하는 관은 응급처치를 위해 일시적으로 사용하거나 또는 오랜 기간 사용할 수도 있다(그림 12-18). Tracheotomy란 구멍을 만들기 위해 절개하는 것이다.

tuberculin test(투베르쿨린 검사)
피부반응을 이용하여 과거나 현재의 결핵 감염 여부를 확인하는 검사. 병균의 정제된 단백질(purified protein derivative; PPD)을 이용하는 **Mantoux test**와 **Heaf test**, **tine test**가 피부반응을 이용하는 대표적인 예이다.

tube thoracostomy
(관가슴절개)
유연한 플라스틱 튜브를 가슴막 공간에 삽입. 가슴막 공간에 고인 공기(pneumothorax), 삼출액(pleural effusion), 고름(empyema)을 연속적으로 제거하기 위해 사용하는 방법(그림 12-19 참조).

약어

ABGs	arterial blood gases(동맥혈가스)
AFB	acid-fast bacillus(항산막대균)—결핵을 유발하는 세균
ARDS	adult respiratory distress syndrome(성인호흡곤란증후군)—급성 폐질환에 의한 빠르고 심한 폐손상에 의해 발생
BAL	bronchioalveolar lavage(폐포, 기관지폐포세척)
Bronch	bronchoscopy(기관지경술)
CF	cystic fibrosis(낭성섬유증)
CO_2	carbon dioxide(일산화탄소)
COPD	chronic obstructive pulmonary disease(만성폐쇄폐질환; emphysema와 chronic bronchitis를 동반하고 기도가 막히는 질환)
CPAP	continuous positive airway pressure(지속성기도양압)

CPR	cardiopulmonary resuscitation(심폐소생술). 세 개의 기본과정(CAB): C, circulation(체외심장 마사지를 통한 혈액순환 유지). A, *a*irway(고개를 젖혀서 기도 확보). B, *b*reathing(입대입인공호흡을 통한 호흡 유지)
C&S	culture and sensitive(가래의 배양 및 감수성 검사)
CTPA	computed tomography pulmonary angiography(CT호흡기혈관조영술)
CXR	chest x-ray(단순흉부촬영)
DL_{CO}	diffusion in capacity of the lung for carbon monoxide(일산화탄소가 폐포에서 모세혈관으로 얼마나 용이하게 이동하는가를 측정하는 지표)
DOE	dyspnea on exertion(운동호흡곤란)
DPT	diphtheria, pertussis, tetanus(백신)—영유아 백신접종을 통해 세 가지 감염에 대한 면역능력 부여
FEV_1	forced expiratory volume in 1 second (1초간 강제날숨량)
FVC	forced vital capacity(강제폐활량)—깊이 들이마신 후 빠르고 강하게 내쉴 수 있는 최대 공기의 양
ICU	intensive care unit(중환자실)
LLL	left lower lobe (of lung)(폐의 왼아래엽)
LUL	left upper lobe (of lung)(폐의 왼위엽)
MDI	metered-dose inhaler(계량흡입기)—호흡기질환을 갖는 환자에게 약물을 분무의 형태로 주입하는 기구
NSCLC	non-small cell cancer(비소세포폐암)
O_2	oxygen(산소)
OSA	obstructive sleep apnea(폐쇄수면무호흡)
$PaCO_2$	carbon dioxide partial pressure(이산화탄소분압)—동맥혈 내의 이산화탄소 농도
PaO_2	oxygen partial pressure(산소분압)—동맥혈 내의 산소 농도
PCP	*Pneumocystis pneumonia*(폐포자충폐렴; AIDS 환자나 다른 면역저하 환자에서 볼 수 있는 폐렴)
PE	pulmonary embolism(폐색전증)
PEP	positive expiratory pressure(날숨양압, 호기양압)—환자가 숨을 들이쉬고, 호흡기를 통해 내쉴 때 저항을 주는 인공호흡방법(폐의 환기가 되지 않는 부분에 환기를 시킬 수 있게 한다)
PEEP	positive end-expiratory pressure(날숨끝양압, 호기말양압)—통상의 인공호흡기로 기도 내의 압력을 대기의 압력보다 높게 유지한다.
PFTs	pulmonary function tests
PND	paroxysmal nocturnal dyspnea(발작야간호흡곤란)
PPD	purified protein derivative(정제단백질)—tuberculosis test에 이용
RDS	respiratory distress syndrome(호흡곤란증후군)—신생아에서 폐의 팽창을 돕는 물질인 surfactant의 부족으로 생기는 질병. 심한 dyspnea와 cyanosis를 보이며 hyaline membrane disease라고도 한다.
RLL	right lower lobe (of lung)(폐의 오른아래엽)
RSV	respiratory syncytial virus(호흡기세포융합바이러스)—특히 어린이에서 bronchiolitis(세기관지염), bronchopneumonia(기관지폐렴), 감기의 흔한 원인이다.
RUL	right upper lobe (of lung)
RML	right middle lobe (of lung)
RV	residual volume(잔기량, 남은공기량)—최대로 숨을 내쉬었을 때 폐 속에 남은 공기의 양
SABA	short-acting beta agonist(짧게 작용하는 베타 수용체 작용제; 천식증상의 완화를 위해 사용)
SCLC	small cell lung cancer(소세포폐암)

12

SOB	shortness of breath(호흡곤란)	**VATS**	video-assisted thorascopy(비디오보조흉강경검사)
TB	tuberculosis(결핵)	**VC**	vital capacity(폐활량) = IRV(예비흡기량) + ERV(호기예비량) + VT(일회호흡량)
TLC	total lung capacity(총폐용량)—최대로 숨을 들이마셨을 경우 폐의 용적; VC+RV	**V/Q scan**	ventilation-perfusion scan; 방사선동위원소를 이용하여 폐의 환기와 혈액 순환을 조사하는 방법
URI	upper respiratory infection(상기도감염)		
V_T	tidal volume(일회호흡량)—보통의 호흡 시에 한번에 들이마시고 내쉬는 공기의 양		

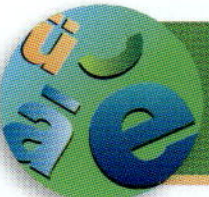

발음

이 장에 나오는 용어들을 얼마나 이해하고 있는지를 스스로 판단하기 위하여 아래 각 용어의 의미를 빈칸에 채워 넣으시오. 그 다음에 의미만을 보고 무슨 용어였는지를 적어보는 것도 공부에 도움이 될 것이다. 이때 철자법이 틀리지 않도록 주의하라. 각 용어 뒤에 첨부된 숫자는 정의나 용례가 적혀있는 페이지 번호를 가리킨다. 이 페이지를 확인하여 용어의 의미를 재확인하라.

발음기호 안내

ā: 에이 (예: āpe)	ă: 애 (예: ăpple)
ē: 이- (예: ēven)	ĕ: 에 (예: ĕvery)
ī: 아이 (예: īce)	ĭ: 이 (예: ĭnterest)
ō: 오우 (예: ōpen)	ŏ: 오 (예: pŏt)
ū: 유 (예: ūnit)	ŭ: 어 (예: ŭnder)

12

어휘, 용어

용어	발음	의미
adenoidectomy (343)	ăd-ĕ-noyd-ĔK-tō-mē	
adenoid hypertrophy (343)	ĂD-ĕ-noyd hī-PĔR-trō-fē	
adenoids (342)	ĂD-ĕ-noydz	
alveolar (343)	ăl-VĒ-ō-lăr	
alveolus; alveoli (342)	ăl-VĒ-ō-lŭs; ăl-VĒ-ō-lī	
anosmia (347)	ăn-ŎS-mē-ă	
apex of the lung (342)	Ā-pĕks of the lŭng	
apical (342)	Ā-pĭ-kăl	
apnea (348)	ĂP-nē-ă	
asphyxia (349)	ăs-FĬK-sē-ă	
atelectasis (346)	ă-tĕ-LĔK-tă-sĭs	
base of the lung (342)	bās of the lŭng	
bronchiectasis (343)	brŏng-kē-ĔK-tă-sĭs	

용어	발음	의미
bronchioles (342)	BRŎNG-kē-ōlz	
bronchiolitis (344)	brŏng-kē-ō-LĪ-tĭs	
bronchodilator (343)	brŏng-kō-DĪ-lā-tĕr	
bronchopleural (343)	brŏng-kō-PLOO-răl	
bronchospasm (343)	BRŎNG-kō-spăzm	
bronchus; bronchi (342)	BRŎNG-kŭs; BRŎNG-kī	
carbon dioxide (342)	KĂR-bŏn dī-ŎK-sīd	
cilia (342)	SĬL-ē-ă	
cyanosis (344)	sī-ă-NŌ-sĭs	
diaphragm (342)	DĪ-ă-frăm	
dysphonia (345)	dĭs-FŌ-nē-ă	
dyspnea (348)	DĬSP-nē-ă	
empyema (347)	ĕm-pī-Ē-mă	
epiglottis (342)	ĕp-ĭ-GLŎT-ĭs	
epiglottitis (344)	ĕp-ĭ-glŏ-TĪ-tĭs	
expectoration (344)	ĕk-spĕk-tō-RĀ-shŭn	
expiration (342)	ĕks-pĭr-RĀ-shŭn	
glottis (342)	GLŎ-tĭs	
hemoptysis (348)	hē-MŎP-tĭ-sĭs	
hemothorax (349)	hē-mō-THŌ-răks	
hilum of the lung (342)	HĪ-lŭm of the lŭng	
hilar (342)	HĪ-lăr	
hypercapnia (344)	hī-pĕr-KĂP-nē-ă	
hyperpnea (348)	hī-PĔRP-nē-ă	
hypoxia (344)	hī-PŎK-sē-ă	
inspiration (342)	ĭn-spĭ-RĀ-shŭn	
laryngeal (344)	lă-RĬN-jē-ăl *or* lăr-ĭn-JĒ-ăl	
laryngospasm (344)	lă-RĬNG-gō-spăzm	
laryngitis (344)	lă-rĭn-JĪ-tĭs	
larynx (342)	LĂR-ĭnks	
lobectomy (344)	lō-BĔK-tō-mē	
mediastinoscopy (344)	mē-dē-ă-stī-NŎS-kō-pē	

용어	발음	의미
mediastinum (342)	mē-dē-ă-STĪ-nŭm	
nares (342)	NĀ-rēz	
nasogastric intubation (344)	nā-zō-GĂS-trĭk ĭn-too-BĀ-shŭn	
orthopnea (344)	ŏr-THŎP-nē-ă	
oxygen (342)	ŎKS-ĭ-jĕn	
palatine tonsil (343)	PĂL-ĭ-tīn TŎN-sĭl	
paranasal sinus (343)	pă-ră-NĀ-zăl SĪ-nŭs	
parietal pleura (343)	pă-RĪ-ĕ-tăl PLOO-ră	
pharyngeal (344)	fă-RĬN-jē-ăl *or* făr-ĭn-JĒ-ăl	
pharynx (343)	FĂR-ĭnkz	
phrenic nerve (345)	FRĔN-ĭk nĕrv	
pleura (343)	PLOOR-ă	
pleural cavity (343)	PLOOR-ăl KĂ-vĭ-tē	
pleurodynia (345)	ploor-ō-DĬN-ē-ă	
pneumonectomy (346)	nū-mō-NĔK-tō-mē	
pneumothorax (346)	nū-mō-THŌ-răks	
pulmonary (346)	PŬL-mō-năr-ē	
pulmonary parenchyma (343)	pŭl-mō-NĀR-ē pă-RĔN-kĭ-mă	
pyothorax (349)	pī-ō-THŌ-răks	
respiration (343)	rĕs-pĭ-RĀ-shĕn	
rhinoplasty (346)	RĪ-nō-plăs-tē	
rhinorrhea (346)	rī-nō-RĒ-ăh	
sinusitis (346)	sī-nū-SĪ-tĭs	
spirometer (346)	spī-RŎM-ĕ-tĕr	
tachypnea (348)	tăk-ĬP-nē-ă	
thoracic (347)	thōr-RĂ-sĭk	
thoracotomy (347)	thōr-ră-KŎT-ō-mē	
tonsillectomy (347)	tŏn-sĭ-LĔK-tō-mē	
trachea (343)	TRĀ-kē-ă	
tracheal stenosis (347)	TRĀ-kē-ăl stĕ-NŌ-sĭs	
tracheotomy (347)	trā-kē-ŎT-ō-mē	
visceral pleura (343)	VĬS-ĕr-ăl PLOOR-ă	

12

질환, 검사실검사, 처치

용어	발음	의미
anthracosis (357)	ăn-thră-KŌ-sĭs	
asbestosis (357)	ăs-bĕs-TŌ-sĭs	
asthma (351)	ĂZ-mă	
atelectasis (352)	ă-tĕ-LĔK-tă-sĭs	
auscultation (349)	ăw-skŭl-TĀ-shŭn	
bacilli (357)	bă-SĬL-ī	
bronchoalveolar lavage (359)	BRŎNG-kō-ăl-vē-Ō-lar lă-VĂJ	
bronchiectasis (351)	brŏng-kē-ĔK-tă-sĭs	
bronchoscopy (359)	brŏng-KŎS-kō-pē	
chronic bronchitis (351)	KRŎ-nĭk brŏng-KĪ-tĭs	
chronic obstructive pulmonary disease (357)	KRŎ-nĭk ŏb-STRŬK-tĭv PŬL-mō-nă-rē dĭ-ZĒZ	
computed tomography (358)	kŏm-PŪ-tĭd tō-MŎG-ră-fē	
cor pulmonale (357)	kŏr pŭl-mō-NĂ-lē	
croup (350)	kroop	
cystic fibrosis (352)	SĬS-tĭk fī-BRŌ-sĭs	
diphtheria (350)	dĭf-THĔR-ē-ă	
emphysema (352)	ĕm-fī-ZĒ-mă	
endotracheal intubation (359)	ĕn-dō-TRĀ-kē-ăl ĭn-tū-BĀ-shŭn	
epistaxis (350)	ĕp-ĭ-STĂK-sĭs	
exudate (357)	ĔK-sū-dāt	
hydrothorax (357)	hī-drō-THŎR-ăks	
infiltrate (357)	ĬN-fĭl-trāt	
laryngoscopy (360)	lăr-ĭng-GŎS-kō-pē	
lung biopsy (360)	lŭng BĪ-ŏp-sē	
lung cancer (352)	lŭng KĂN-sĕr	
magnetic resonance imaging of the chest (358)	măg-NĔ-tĭk RĔ-zō-năns ĬM-ă-gĭng of the chĕst	
mediastinoscopy (360)	mē-dē-ă-stī-NŎS-kō-pē	
mesothelioma (356)	mĕz-ō-thē-lē-Ō-mă	
obstructive lung disease (360)	ŏb-STRŬK-tĭv lŭng dĭ-ZĒZ	

12

용어	발음	의미
palliative (357)	PĂL-ē-ă-tĭv	
paroxysmal (357)	păr-ŏk-SĬZ-măl	
percussion (349)	pĕr-KŬSH-ŭn	
pertussis (351)	pĕr-TŬS-ĭs	
pleural effusion (356)	PLOOR-ăl ĕ-FŪ-zhŭn	
pleural rub (349)	PLOOR-ăl rŭb	
pleurisy (356)	PLOOR-ĭ-sē	
pneumoconiosis (354)	nū-mō-kō-nē-Ō-sĭs	
pneumonia (354)	nū-MŌ-nē-ă	
pneumothorax (356)	nū-mō-THŎR-ăks	
positron emission tomography (358)	PŎS-ĭ-trŏn ē-MĬ-shŭn tō-MŎG-ră-fē	
pulmonary abscess (355)	PŬL-mō-nă-rē ĂB-sĕs	
pulmonary edema (355)	PŬL-mō-nă-rē ĕ-DĒ-mă	
pulmonary embolism (355)	PŬL-mō-nă-rē ĔM-bō-lĭzm	
pulmonary fibrosis (355)	PŬL-mō-nă-rē fī-BRŌ-sĭs	
pulmonary function tests (360)	PŬL-mō-nă-rē FŬNK-shŭn tĕsts	
pulmonary infarction (357)	PŬL-mō-nă-rē ĭn-FĂRK-shŭn	
purulent (357)	PŪ-rū-lĕnt	
rales (349)	răhlz	
restrictive lung disease (361)	rē-STRĬK-tĭv lŭng dĭ-ZĒZ	
rhonchi (349)	RŎNG-kī	
sarcoidosis (355)	săr-koy-DŌ-sĭs	
silicosis (357)	sĭ-lĭ-KŌ-sĭs	
sputum (350)	SPŪ-tŭm	
sputum culture (350)	SPŪ-tŭm KŬL-chŭr	
stridor (350)	STRĪ-dŏr	
thoracentesis (361)	thō-ră-sĕn-TĒ-sĭs	
thoracotomy (361)	thō-ră-KŎ-tō-mē	
thoracoscopy (thorascopy) (362)	thō-ră-KŎS-kō-pē (thō-RĂS-kō-pē)	
tracheostomy (363)	trā-kē-ŎS-tō-mē	

용어	발음	의미
tuberculin test (363)	too-BĔR-kū-lĭn tĕst	
tuberculosis (356)	too-bĕr-kū-LŌ-sĭs	
tube thoracostomy (363)	toob thŏr-ă-KŎS-tō-mē	
ventilation-perfusion scan (359)	vĕn-tĭ-LĀ-shŭn pĕr-FŪ-zhŭn scăn	
wheezes (350)	WĒZ-ĕz	

CHAPTER
13

혈액
Blood

번역: 윤호

단원 구성

단원 학습목표

- 혈액의 조성, 형성 과정 및 기능에 대한 용어를 익힌다.
- 4가지 주요 혈액형의 차이점을 구분한다.
- 혈액응고에 관한 용어를 익힌다.
- 혈액에 관한 용어의 연결형을 활용하여 단어를 만든다.
- 혈액과 관련된 여러 질환에 대해 공부한다.
- 혈액질환과 관련된 검사실검사, 처치 및 약어에 대해 공부한다.
- 새로 공부한 지식을 이용하여 진단서나 진료기록에 나오는 의학용어를 해석해 본다.

서론

혈액의 일차적인 기능은 신체 내부의 환경을 일정하게 유지하여 다른 조직의 기능을 돕는 것이다. 그리고 혈액은 체내 세포 사이의 영양소, 기체, 노폐물 운반을 담당한다. 음식에 포함된 영양소는 위와 소장에서 소화되어 소장의 상피세포를 지나 혈액으로 들어가며, 이들 영양소는 혈류를 타고 온몸의 세포로 전달된다. 산소는 폐포를 통해 체내로 들어와, 혈액세포에 의해 온몸으로 운반된다. 또한 혈액은 세포에서 나온 폐기물 제거에도 도움을 준다. 이산화탄소와 같은 기체 상태의 폐기물은 혈액에 의해 폐로 운반되며, urea(요소) 등의 폐기물은 신장으로 운반되어 소변을 통해 제거된다.

혈액은 갑상샘, 뇌하수체 등의 내분비샘에서 분비된 호르몬을 표적장기로 운반하여 성장, 생식기능, 에너지합성 등을 조절한다. 각각의 호르몬에 대해서는 내분비계통에서 자세히 다루게 된다.

또한 혈액에는 여러 종류의 단백질, 감염으로부터 신체를 보호하는 white blood cell(백혈구)과 antibody(항체), 혈액응고를 돕는 platelet(thrombocyte, 혈소판)과 단백질이 들어 있다.

혈액의 조성과 형성 과정

혈액은 **plasma**(혈장)라고 하는 담황색 액체와 **blood cell**(혈액세포, 혈구)로 구성되어 있다. 세포 성분은 혈액 부피의 45%를 차지하며 **erythrocyte**(red blood cell, 적혈구), **leukocyte**(white blood cell, 백혈구), **platelet**(thrombocyte, 혈소판)으로 구분된다. 나머지 55%를 차지하는 혈장은 물, 단백질, 당, 전해질, 호르몬, 지질, 비타민 등으로 구성되어 있다.

혈액세포

출생 후에는 모든 혈액세포들이 골수에서 생성된다. 산소 운반을 담당하는 적혈구와 감염에 대항하는 백혈구 모두 같은 **hematopoietic stem cell**(조혈줄기세포)로부터 만들어진다. 조혈줄기세포는 혈액 및 골수 내 여러 단백질의 영향을 받아 특정 세포로 **분화**한다. 분화가 진행되는 동안 세포의 크기는 점점 줄어들고 핵은 위축된다(적혈구의 경우 핵이 사라짐). 그림 13-1에 혈액세포의 형성 과정이 요약되어 있다. 혈액세포와 그 선조세포의 명칭을 익힐 때 이 그림을 참고하라.

ERYTHROCYTE(적혈구)

Erythroblast(적혈모구)에서 erythrocyte(적혈구)로 성숙되어 감에 따라, 핵이 사라지고 양면이 오목한 원반 모양의 세포가 된다. 이와 같은 형태에 의해 적혈구는 넓은 표면적을 갖게 되며, 이로 인해 산소와 이산화탄소의 운반이 원활히 일어나게 된다(그림 13-2A, B). 적혈구에는 **hemoglobin**(혈색소, 헤모글로빈)이라는 특수한 단백질이 들어 있다. 혈색소는 **heme**(헴)이라는 철분 함유 색소와 **globin**(글로빈)이라는 단백질로 이루어져 있다. 혈색소는 산소를 운반하는 기능을 하며, 산소와 결합하여 oxyhemoglobin(산화혈색소)이 되면 선홍색을 띤다.

적혈구는 bone marrow(골수)에서 만들어지는데, 그 형성 과정은 신장에서 분비된 **erythropoietin**(적혈구형성호르몬)에 의해 촉진된다(-poiesis는 "형성"이라는 뜻). 적혈구는 약 120일 동안 혈액을 따라 순환하며 기체운반 기능을 수행한다. 수명을 다한 적혈구는 지라, 간, 골수의 **macrophage**(대식세포, 큰포식세포)에 의해 파괴된다. 1초에 2백만~1천만 개의 적혈구가 파괴되지만, 파

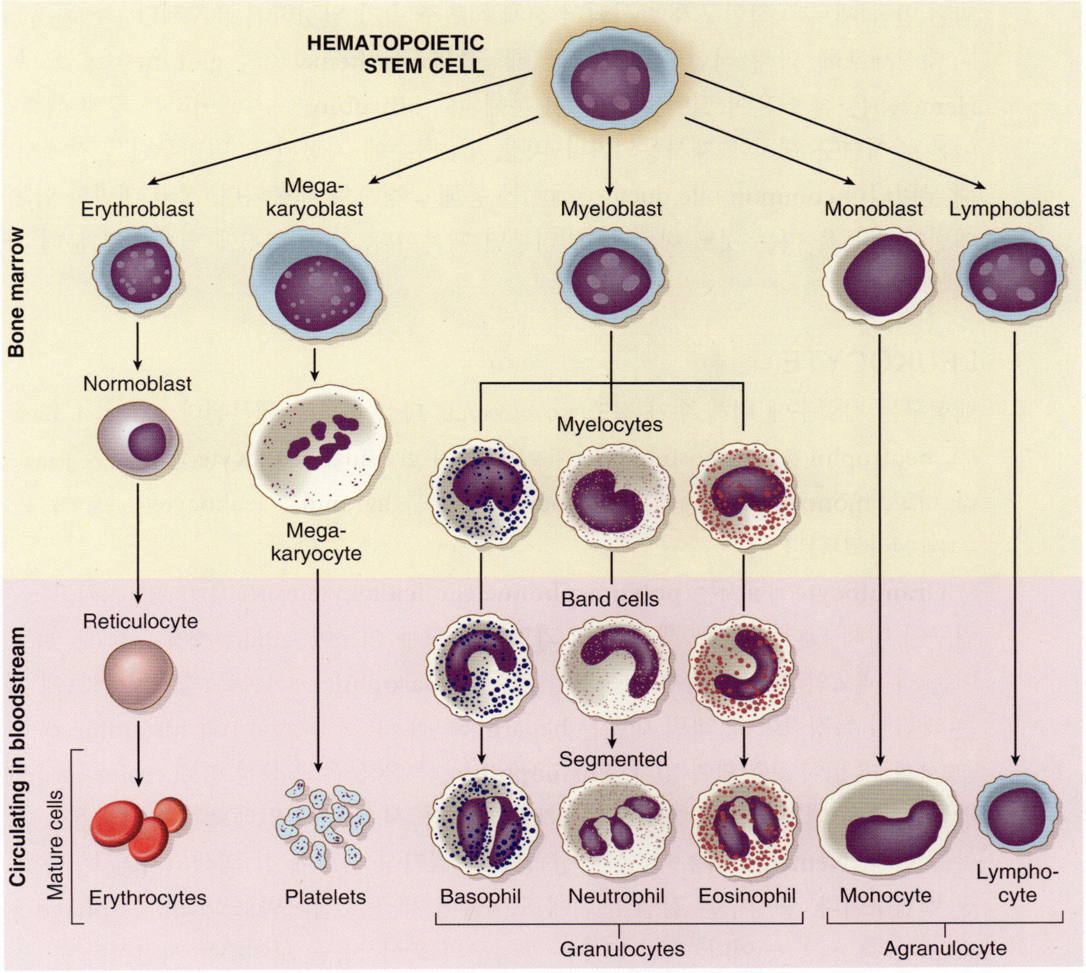

그림 13-1 혈액세포의 형성 과정 즉, hematopoiesis(조혈)의 각 단계. 모든 혈액세포는 **hematopoietic stem cell**(조혈줄기세포)에서 기원한다. 조혈줄기세포에서 여러 종류의 progenitor cell(선조세포)이 만들어진다. Myeloid progenitor cell(골수선조세포)은 **erythroblast**(적혈모구), **mega-karyoblast**(거대핵모세포), **myeloblast**(골수모세포), **monoblast**(단핵모세포)로 분화하고, lymphoid progenitor cell(림프구선조세포)은 **lymphoblast**(림프모구)로 분화한다. **-blast**는 미성숙세포를 나타내는 접미사이다. **Band cell**(띠중성구)은 핵이 뚜렷하게 분엽화되지 않아 U자 모양인 것을 제외하고는 중성구와 같은 세포이다.

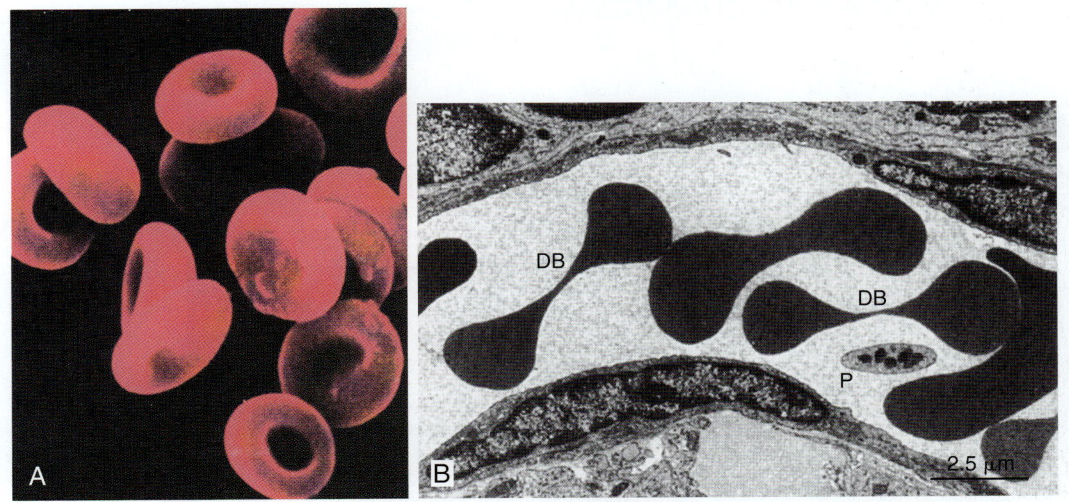

그림 13-2 A, 정상 erythrocyte(red blood cell, 적혈구). **B, 모세혈관을 순환하는 적혈구의 전자현미경 사진.** 적혈구 중앙이 잘리면, 양면이 오목한 형태 또는 아령 모양(DB)이 뚜렷하게 보인다. Platelet(P, 혈소판)도 관찰된다.

괴된 만큼 새로운 적혈구가 형성되어 전체 적혈구 수가 일정하게 유지된다(4백만~6백만/μL).

대식세포에 의해 적혈구가 파괴될 때, 혈색소는 heme(헴)과 globin(글로빈)으로 분리된다. Heme(헴)은 철 이온이 떨어져 나간 뒤 분해되어 **bilirubin**(빌리루빈)이라는 황색 색소가 된다. 철 이온은 적혈구 생성에 재사용되거나 비장, 간, 골수에 저장된다. 빌리루빈은 간에서 담즙을 통해 분비되어 common bile duct(온쓸개관)를 통해 소장으로 배출되며, 결국 대변과 함께 배설된다. 대변이 갈색을 띠는 것도 바로 이 빌리루빈 때문이다. 그림 13-3에 혈색소의 분해 과정이 요약되어 있다.

LEUKOCYTE(백혈구)

백혈구는 적혈구에 비해 수가 적고(7000~9000/μL) 다섯 종류로 세분된다(그림 13-4). Basophil(호염기구), neutrophil(중성구), eosinophil(호산구)을 합쳐 granular leukocyte(과립백혈구; granulocyte, 과립구)라 하고, monocyte(단핵구)와 lymphocyte(림프구)를 agranular leukocyte(무과립백혈구; agranulocyte, 무과립구)라고 한다.

Granulocyte(과립구)는 **polymorphonuclear leukocyte**(**PMNs**, 다형핵백혈구)라고도 하며, 무과립구에 비해 많다(약 60%). 세 종류의 과립구는 모두 이름이 -phil("친화성이 있다"는 뜻)로 끝나는데, 이는 각 세포의 염료 친화성에 근거한 것이다. **Basophil**(호염기구)은 염기성 염료에 짙게 염색되는 과립이 특징적이며, 과립 내에는 heparin(헤파린; 일종의 항응고인자)과 histamine(히스타민; 알레르기 반응의 매개물질)이 포함되어 있다. **Eosinophil**(호산구)은 붉은색 산성 염료 eosin(에오신)에 염색되는 과립을 가진 백혈구이다. 호산구는 알레르기반응 시 많아져 알레르기 유발물질을 제거하는 역할을 한다. **Neutrophil**(중성구)은 산성 염료나 염기성 염료에 잘 염색되지 않는 중성 과립을 가진 백혈구이다. 중성구는 감염 부위에 모여들어 세균을 잡아먹고 파괴하는 **phagocyte**(포식세포; **phag/o**는 "먹는다"는 뜻)이다. 그림 13-5는 중성구의 포식작용을 보여주는 사진이다.

골수에서 과립구가 생성되는 과정은 **colony-stimulating factor**(CSF, 집락자극인자)라고 하는 특수한 단백질의 조절을 받는다. **G-CSF**(granulocyte CSF, 과립구집락자극인자)와 **GM-CSF**(granulocyte-macrophage CSF, 과립구대식세포집락자극인자)는 과립구 생성을 촉진하는데, 암 환자의 치료를 위해 이런 물질을 투여하기도 한다. 이들 집락자극인자와 적혈구 생성을 촉진하는 **erythropoietin**(적혈구형성호르몬)은 재조합DNA기술로 합성할 수 있다.

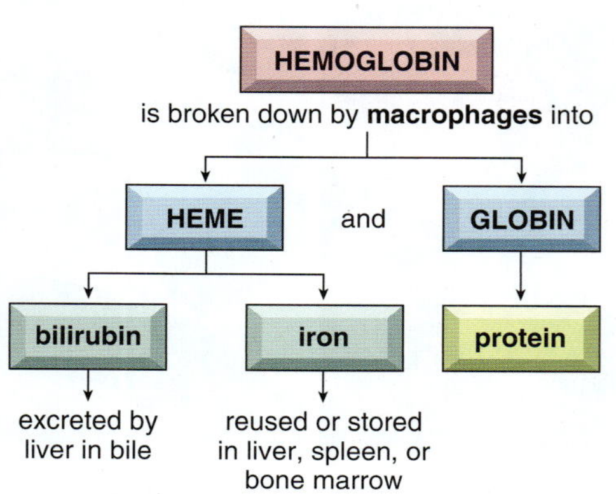

그림 13-3 **Hemoglobin**(혈색소)의 **분해 과정.**

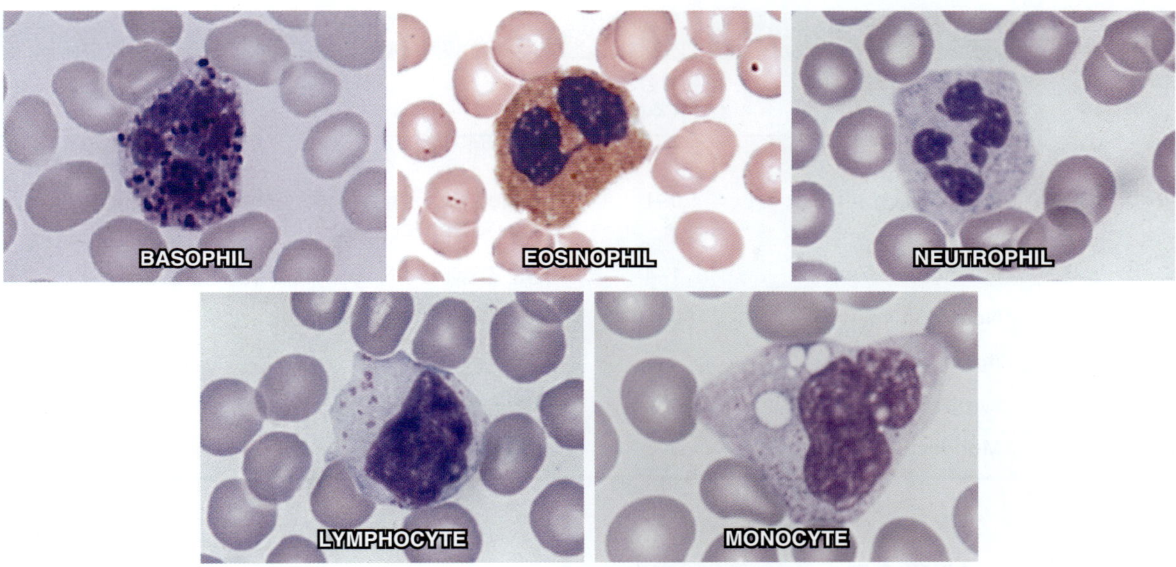

그림 13-4 Leukocyte(백혈구).

모든 과립구의 핵이 여러 개의 분엽을 이루고 있지만, 일반적으로 **polymorphonuclear granulocyte**("polys", 다형핵과립구)라고 하면 가장 많은 수를 차지하는 **중성구**를 가리킨다.

Agranulocyte(무과립구; mononuclear leukocyte, 단핵백혈구)의 세포질에는 과립이 많지 않으며, **lymphocyte**(림프구)와 **monocyte**(단핵구)로 나뉜다(그림 13-1). 림프구는 골수와 lymph node(림프절)에서 생성되어 혈관과 림프관을 통해 순환한다.

림프구는 **immune response**(면역반응)에서 중요한 역할을 하며, 감염으로부터 신체를 보호한다. 림프구는 이물질을 직접 공격하거나, **antibody**(항체)를 생성하여 **antigen**(항원; 세균이나 바이러스)을 중화시키고 파괴한다. **단핵구**는 질병과 싸우는 일종의 포식세포이다. 단핵구는 혈관 밖으로 나가 **macrophage**(대식세포, 큰포식세포)로 분화한 뒤, 죽은 세포와 조직파편을 포식하여 제거한다.

표 13-1에 각 백혈구 종류, 수, 기능이 요약되어 있다.

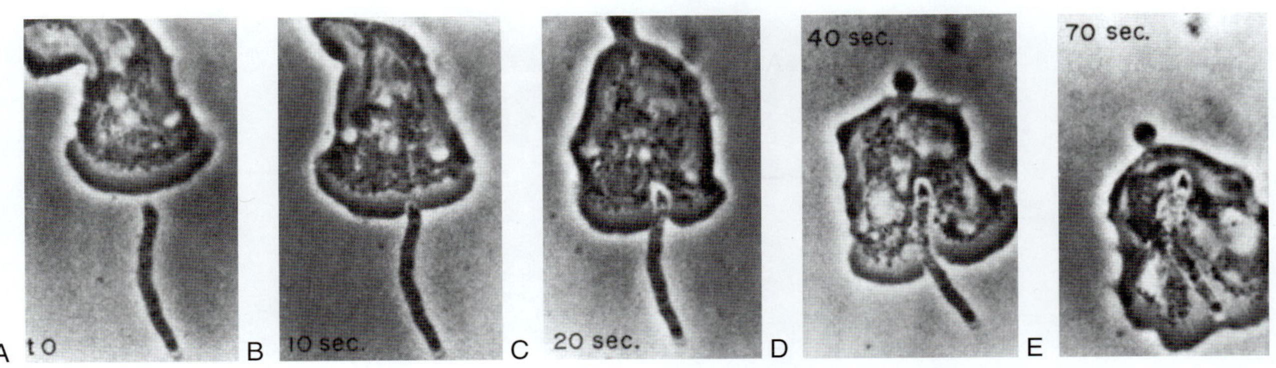

그림 13-5 Neutrophil(중성구)이 세균을 **phagocytosis**(포식)하는 모습.

표 13-1 Leukocyte(백혈구)

백혈구	혈액 내 정상 백혈구 수(%)	기능
***Granulocyte*(과립구)**		
Basophil(호염기구)	0~1	Allergen(알레르기항원)에 반응하여 heparin(헤파린)과 histamine(히스타민)을 분비한다.
Eosinophil(호산구)	1~4	기생충 감염에 반응하고, 알레르기 유발물질을 포식한다.
Neutrophil(중성구)	50~70	세균 감염에 대항하는 포식세포이다.
***Agranulocyte*(무과립구)**		
Lymphocyte(림프구)	20~40	면역반응을 조절하고 항체를 생산한다.
Monocyte(단핵구)	3~8	대식세포로 분화하여 세균과 조직파편을 제거한다.

PLATELET(THROMBOCYTE, 혈소판)

혈소판은 골수의 **megakaryocyte**(거대핵세포; 여러 분엽으로 이루어진 큰 핵을 가진 거대세포)로부터 생성된다(그림 13-6A, B). 혈소판은 거대핵세포에서 떨어져 나온 작은 파편이며, 혈액응고를 돕는 기능을 한다. 혈액응고에 관한 자세한 내용은 이 장의 뒷부분에 수록되어 있다.

13

PLASMA(혈장)

혈액의 액체성분을 말하며, 물과 이에 녹아 있는 단백질, 당, 폐기물 , 전해질, 호르몬 등의 물질로 이루어져 있다. 혈장단백질은 **albumin**(알부민), **globulin**(글로불린), **fibrinogen**(섬유소원), **prothrombin**(프로트롬빈) 등으로 구분된다(섬유소원과 프로트롬빈은 혈액응고와 관련된 단백질임).

Albumin(알부민)은 혈액 내 수분의 양을 일정하게 유지시키는 기능을 한다. 알부민은 모세혈관 벽을 통과하지 못하기 때문에 혈액 내에만 분포하며, 분자량이 작은 물질들을 표면에 붙여

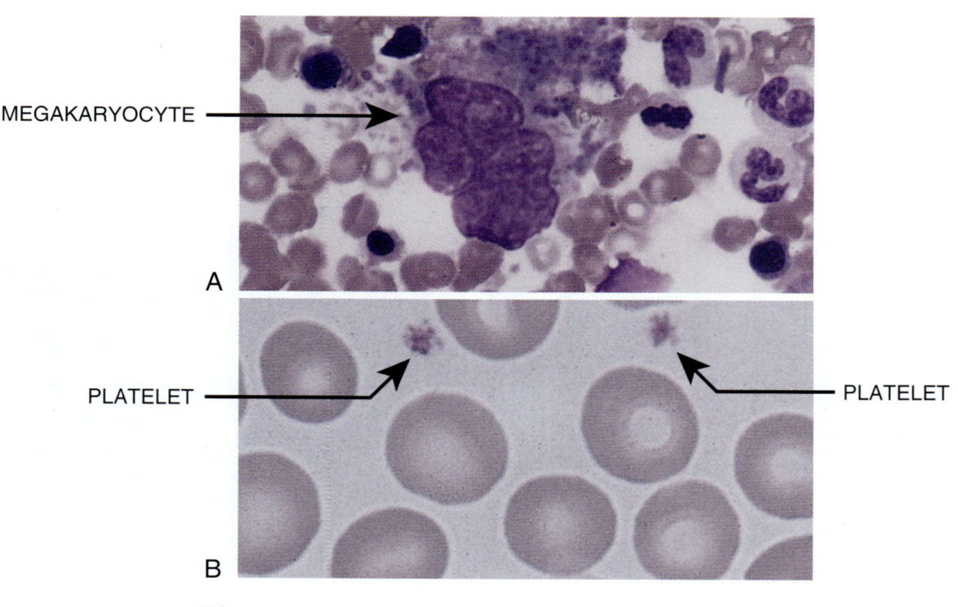

그림 13-6 A, Megakaryocyte(거대핵세포). B, Platelet(혈소판).

운반한다. 알부민은 수분이 혈관 밖으로 새어 나가려는 힘에 대항하여, 조직액을 혈관 안으로 끌어들이는 작용을 한다. 혈액의 액체 성분이 조직으로 누출되어 축적된 것을 **edema**(부종)라고 한다. 부종의 원인은 염분 과다섭취와 같이 경미한 것부터, 화상처럼 심각한 것에 이르기까지 매우 다양하다. 화상의 경우 손상된 모세혈관을 통해 알부민이 빠져나가 혈관 내 수분을 유지하는 힘이 약해지며, 많은 양의 혈장이 피부로 누출되어 혈액량이 감소하게 된다.

Globulin(글로불린)은 다시 알파글로불린, 베타글로불린, 감마글로불린으로 세분된다. 감마글로불린은 **immunoglobulin**(면역글로불린)이라고도 하며, 항원(이물질)과 결합하거나 이를 파괴하는 항체의 기능을 한다. 면역글로불린의 유형에는 **IgG**(혈장에 분포), **IgA**(젖, 침, 눈물, 기도의 점액 등에 분포), **IgM**, **IgD**, **IgE** 등이 있다. 면역글로불린은 **electrophoresis**(전기영동)에 의해 다른 혈장 단백질로부터 분리해 낼 수 있다. 전기영동이란 전하를 걸어, 이동속도의 차이에 따라 단백질을 분리하는 방법이다.

Plasmapheresis(혈장분리교환; **-apheresis**는 "제거한다"는 뜻)는 혈장과 혈액세포를 분리하여 환자 체내의 혈장을 제거하는 방법을 말한다. 전체 혈액을 원심분리기에 넣고 회전시키면 비중이 높은 혈액세포가 가라앉아 윗층의 혈장을 제거할 수 있게 된다.

그림 13-7에 혈액의 조성이 요약되어 있다.

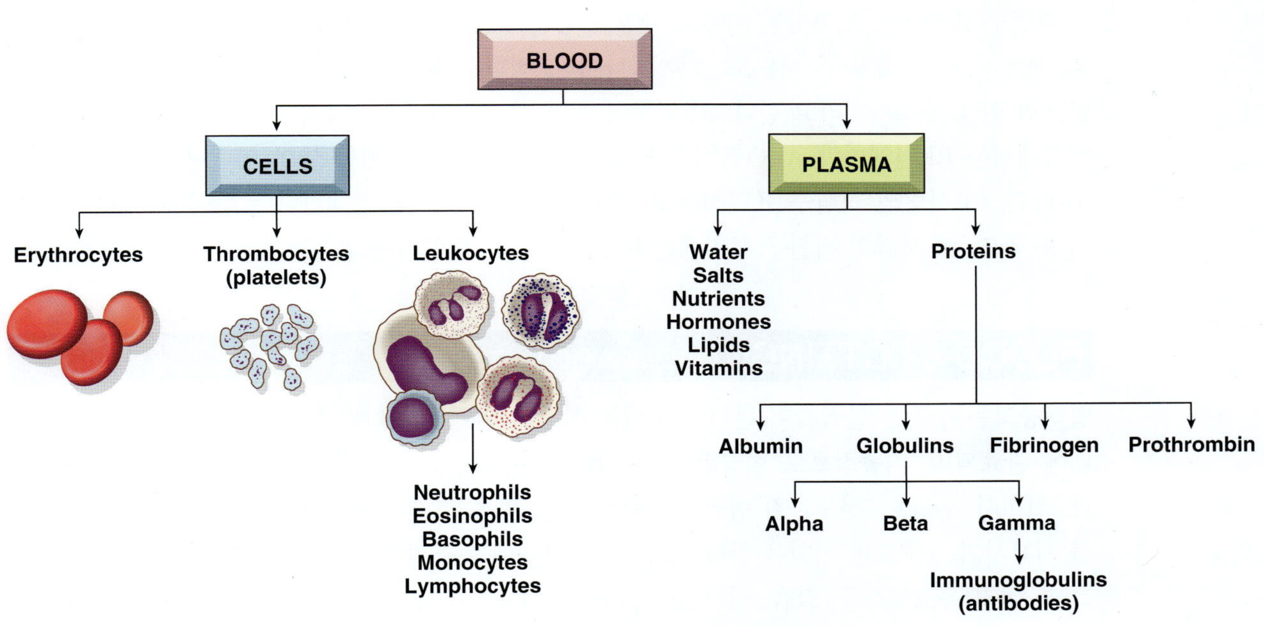

그림 13-7 혈액의 조성.

표 13-2	Blood Type(혈액형)		
혈액형	**한국인 백분율**	**적혈구에 발현된 항원**	**혈장에 존재하는 항체**
A	34	A	있음(항B항체)
B	27	B	있음(항A항체)
AB	11	A와 B	없음(항A항체, 항B항체 모두 없음)
O	28	A, B 모두 없음	있음(항A항체와 항B항체)

BLOOD TYPE(혈액형)

외상, 수술, 쇼크 등의 경우에 부족한 혈액을 보충하기 위해 whole blood(전혈, 혈액세포와 혈장)를 transfusion(수혈)한다. 반면 심한 빈혈로 인해 적혈구의 보충이 필요할 때는, **packed red cell**(농축적혈구, 전혈에서 대부분의 혈장을 제거한 것)을 수혈한다. 사람의 혈액은 적혈구 표면의 항원과 혈장 내 항체의 종류에 따라 A형, B형, AB형, O형의 네 가지 혈액형으로 분류된다(표 13-2).

수혈을 할 때, donor(기증자, 주는이)와 recipient(수용자, 받는이)의 혈액형이 다르면 문제가 발생할 수 있다. 따라서 수혈 전에 혈액을 기증자와 수용자의 혈액형을 검사하여 안전성을 확인해야 한다. 양쪽의 혈액형이 적합하지 않으면 **hemolysis**(용혈; 적혈구가 파괴되는 것)가 일어난다. 이때 혈관 내에서 혈액이 응고하는 **disseminated intravascular coagulation**(DIC, 파종혈관내응고)이 일어나기도 하는데, 이는 생명을 위협할 만큼 심각한 상황이다.

적혈구 표면에는 A, B항원 외에도 다양한 항원이 존재한다. **Rh factor**(Rh인자; Rhesus 원숭이에서 처음 발견되었기 때문에 붙여진 이름)도 그중 하나이다. 적혈구 표면에 Rh인자가 있으면 Rh양성(Rh+), 없으면 Rh음성(Rh−)이라고 한다. Rh인자에 대한 자세한 내용은 4장의 88쪽을 참조하라. 실제로 임상에서는 Rh혈액형과 ABO혈액형을 함께 표기하고 있다. 예를 들어 어떤 사람의 혈액형이 A+라면, 이 사람의 적혈구 표면에는 A항원과 Rh인자가 모두 존재한다는 뜻이다. 반면 혈액형이 B−라면, 이 사람의 적혈구 표면에는 B항원만 있고 Rh인자는 없다는 뜻이다.

BLOOD CLOTTING(COAGULATION, 혈액응고)

혈액응고는 수많은 물질들이 관련되어 있는 복잡한 일련의 화학반응이다. 전체 과정이 15분 이내에 완료되며, 최종적으로 혈장단백질인 **fibrinogen**(섬유소원)으로부터 **fibrin**(섬유소)이 생성된다. 접미사 -gen은 "전구물질"이라는 뜻이다. 혈소판은 조직이나 혈관이 손상됐을 때 혈액응고를 시작시키는 중요한 역할을 한다. 우선 손상 부위에 혈소판이 응집되어 혈액의 유출을 막는다. 그 후 여러 응고인자들, 칼슘, 비타민K, prothrombin, thrombin의 상호작용에 의해 fibrinogen이 fibrin으로 변환되어 fibrin clot(섬유소덩이; 그림 13-8)이 형성된다. Factor VIII(제8인자)은 중요한 응고인자들 중 하나이다. 제8인자가 선천적으로 결핍되면 hemophilia(혈우병)라는 질환이 생긴다. 일부 혈우병 환자는 제9인자 결핍이 원인일 수도 있다.

O형 혈액을 가진 사람이 "universal donor(만능공혈자)"인 이유는?

O형 혈액의 적혈구 표면에는 A항원과 B항원이 없어서, 어떤 사람에게 수혈해도 항체와 반응하지 않는다. 또한 O형 혈액 내 항A항체와 항B항체는 수혈받은 사람의 혈액에 의해 희석되어 부작용을 일으키지 않는다.

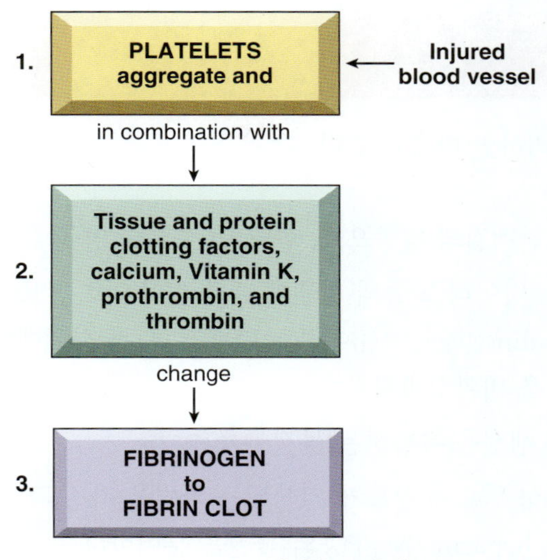

그림 13-8 혈액응고 과정.

Fibrin(섬유소)은 실 모양의 단백질로 적혈구를 얽어매어 clot(핏덩이, 피떡)을 형성한다(그림 13-9). 핏덩이는 시간이 지남에 따라 수축하여 단단해지고, **serum**(혈청)이라는 맑은 액체가 분리된다. 혈관이 손상되었거나 혈류의 장애가 있을 때를 제외하고는, 혈관 안에서 혈전이 형성되지 않는다. 혈액에 핏덩이 형성을 방지하는 **anticoagulant substance**(항응고물질)가 들어 있기 때문이다. **Heparin**(헤파린)은 생체조직(주로 간)에서 생성되는 대표적인 항응고물질이다. **Warfarin**(Coumadin, 와파린) 등의 약물은 **thromboembolic disease**(혈전색전성질환)을 앓는 환자에게 투여하는 항응고제이다. **Newer oral anticoagulants**(NOACs)는 thrombin 등의 응고인자를 억제하여 항응고 작용을 한다.

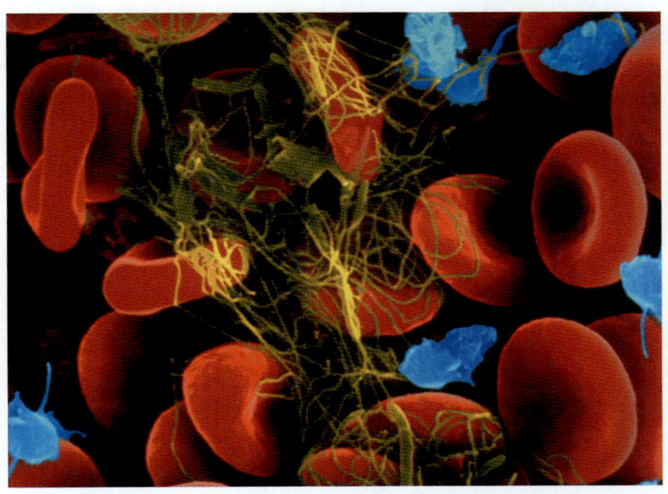

그림 13-9 Fibrin(섬유소) 그물에 적혈구가 걸려 있는 모습.

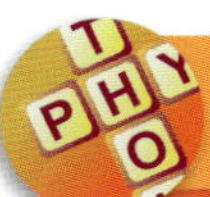

어휘

본문에 나온 용어와 각각의 간단한 정의를 정리하면 다음과 같다. 각 용어의 발음은 발음절을 참고하라.

albumin(알부민)	혈장단백질의 일종으로, 혈액 내 수분의 양을 유지시키는 기능을 한다.
antibody(Ab, 항체)	세균, 바이러스 등의 항원에 대한 반응으로 림프구에서 합성된 immunoglobulin(면역글로불린)이라는 단백질. 특정 항원에만 선택적으로 작용하여 항원을 비활성화시킨다.
antigen(항원)	항체 생성을 유발하는 물질(대개 이물질).
basophil(호염기구)	염기성 염료에 푸르게 염색되는 과립을 가진 과립백혈구. Histamine(히스타민), heparin(헤파린) 등의 물질을 분비한다.
bilirubin(빌리루빈)	담즙에 포함되어 있는 황갈색 색소. 파괴된 적혈구의 혈색소가 분해되어 생성된 물질이다.
coagulation(응고)	혈액이 응고되어 혈전이 형성되는 것.
colony-stimulating factor (CSF, 집락자극인자)	백혈구의 성장과 증식을 촉진하는 단백질.
differentiation(분화)	세포의 성숙 과정에서 나타나는 세포의 형태 및 기능 변화.
electrophoresis(전기영동)	전하를 걸어 혈장단백질을 분리하는 방법.
eosinophil(호산구)	산성 염료 eosin(에오신)에 붉게 염색되는 과립을 가진 과립백혈구. 알레르기반응과 관련이 있다.
erythroblast(적혈모구)	미성숙 적혈구.
erythrocyte(적혈구)	적혈구. 혈액 내 적혈구 수는 약 5백만/μL(또는 5백만/mm^3)이다.
erythropoietin(EPO, 적혈구형성호르몬)	신장에서 분비되어 적혈구 생성을 촉진시키는 호르몬.
fibrin(섬유소)	핏덩이(피떡)을 단드는 실 모양의 단백질.
fibrinogen(섬유소원)	혈장단백질의 일종. 혈액응고 시 섬유소로 변환된다.
globulin(글로불린)	혈장단백질의 일종. 알파글로불린, 베타글로불린, 감마글로불린(면역글로불린)으로 나뉜다.
granulocyte(과립구)	세포질 내에 과립을 포함한 백혈구. 호산구, 중성구, 호염기구로 나뉜다.
hematopoietic stem cell (조혈줄기세포)	모든 종류의 혈액세포로 분화할 수 있는 골수 내 미분화세포.
hemoglobin(혈색소, 헤모글로빈)	적혈구 내 산소 운반 단백질. 철분이 포함되어 있다.
heparin(헤파린)	혈액과 조직에 존재하는 항응고물질.
immune reaction(면역반응)	이물질 침입에 대한 면역체계의 반응.
immunoglobulin(면역글로불린)	항체의 작용을 하는 단백질(글로불린). IgG, IgM, IgA, IgE, IgD 등으로 세분된다. Immun/o는 "보호"라는 뜻이다.

leukocyte(백혈구) White blood cell(백혈구).

lymphocyte(림프구) 무과립구의 일종. 면역체계의 주 작동세포이다.

macrophage(대식세포, 큰포식세포) 단핵구가 혈관 밖으로 나와 분화한 세포. 이물질, 조직파편 등을 잡아먹는다. 간, 비장, 골수에서는 수명을 다한 적혈구를 파괴한다.

megakaryocyte(거대핵세포) 골수에 위치한 혈소판의 전구세포.

monocyte(단핵구) 하나의 큰 핵을 가진 무과립구. 혈관 밖으로 나가 대식세포로 분화한 뒤 이물질이나 조직파편을 잡아먹는다.

mononuclear(단핵-) 세포 내에 하나의 둥근 핵이 있다는 뜻. 림프구와 단핵구를 묶어 단핵백혈구라고 한다.

myeloblast(골수모세포) 과립구로 분화할 골수 내 미분화세포.

neutrophil(중성구) 산성 또는 염기성 염료에 잘 염색되지 않는 과립을 가진 과립구. 포식작용이 활발한 세포이다. **Polymorphonuclear leukocyte**(다형핵백혈구)라고 부르기도 한다.

plasma(혈장) 혈액의 액체성분. 물, 단백질, 전해질, 영양소, 지질, 호르몬, 비타민 등으로 구성되어 있다.

plasmapheresis(혈장분리교환) 혈액을 원심분리하여 혈장을 제거하는 방법. 혈액세포는 혈액을 뽑아낸 사람에게 다시 넣어 준다. 제거한 혈장 대신 fresh-frozen plasma(신선냉동혈장) 또는 전해질용액으로 대체해 준다.

platelet(혈소판) 혈액에 존재하는 작은 세포 파편. 혈관의 손상 부위에 응집하여 출혈을 막고 핏덩이(피떡) 형성을 시작시킨다.

polymorphonuclear(다형핵-) 여러 분엽으로 이루어진 핵을 가졌다는 뜻.

prothrombin(프로트롬빈) 혈액응고 시 thrombin(트롬빈)이 될 혈장단백질.

reticulocyte(그물적혈구) 미성숙 적혈구. 특수염색을 했을 때 세포 안에서 그물 구조가 보인다.

Rh factor(Rh인자) Rh+형 혈액의 적혈구 표면에 발현되어 있는 항원. Rhesus 원숭이의 혈액에서 처음 발견되었다.

serum(혈청) 혈액에서 세포와 응고인자가 제거된 액체. 혈액이 응고되고 남은 담황색 액체. 혈장과는 달리 단백질성 응고인자가 없다.

stem cell(줄기세포) 다양한 종류의 세포로 분화할 수 있는 미분화세포. **Hematopoietic stem cell**(조혈줄기세포)로부터 모든 종류의 혈액세포가 만들어진다.

thrombin(트롬빈) 혈액응고 시 fibrinogen(섬유소원)을 fibrin(섬유소)로 변환시키는 효소.

thrombocyte(혈소판) 혈소판.

13

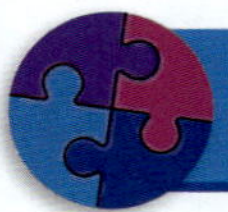

용어

빈칸에 용어의 뜻을 기입하라.

연결형

연결형	의미	용어	의미
bas/o	base(*alkaline*, 알칼리)	**bas**ophil(호염기구) 접미사 *-phil*은 "친화성이 있다"는 뜻. *Basophil*(호염기구)의 과립은 염기성 염료에 친화성이 있다.	____________
chrom/o	color(색)	hypo**chrom**ic(저색소-; 저혈색소-) *Hypochromic anemia*(저염색빈혈)는 적혈구의 혈색소 함량이 감소하여 발생한 빈혈이다.	____________
coagul/o	clotting(응고)	anti**coagul**ant(항응고제)	____________
		coagulopathy(응고병증)	____________
cyt/o	cell(세포)	**cyt**ology(세포학, 세포검사)	____________
eosin/o	red(붉은), rosy(담홍색의)	**eosin**ophil(호산구)	____________
erythr/o	red(붉은)	**erythr**oblast(적혈모구) *-blast*는 "미성숙세포"라는 뜻.	____________
granul/o	granule(과립)	**granul**ocyte(과립구)	____________
hem/o	blood(혈액)	**hem**olysis(용혈) 적혈구가 파괴되는 현상. 386쪽 *hemolytic anemia*(용혈빈혈) 참조.	____________
hemat/o	blood(혈액)	**hemat**ocrit(적혈구용적률) 혈액에서 적혈구가 차지하는 부피 백분율. 391쪽 참조. 접미사 *-crit*은 "분리한다"는 뜻.	____________
hemoglobin/o	hemoglobin(혈색소)	**hemoglobin**opathy(혈색소병증)	____________
is/o	same, equal(같은)	an**is**ocytosis(적혈구부동증) 적혈구의 크기가 일정하지 않은 상태. *-cytosis*는 "세포 수 증가"를 뜻한다.	____________
kary/o	nucleus(핵)	mega**kary**ocyte(거대핵세포)	____________
leuk/o	white(흰)	**leuk**openia(백혈구감소)	____________
mon/o	one, single(하나의)	**mon**ocyte(단핵구) 분엽을 이루지 않은 하나의 핵을 가진 세포.	____________
morph/o	shape, form(형태)	**morph**ology(형태학, 형태)	____________

13

연결형	의미	용어	의미
myel/o	bone marrow(골수)	**myelo**blast(골수모세포) ________ 접미사 *-blast*는 "미분화세포"를 뜻한다. **myel**odysplastic syndrome(골수형성이상증후군) ________ 일종의 *preleukemia*(백혈병전단계)이다.	
neutr/o	neutral(중성)	**neutro**penia(중성구감소) ________ 중성구의 수가 감소한 상태.	
nucle/o	nucleus(핵)	polymorpho**nucle**ar(다형핵-) ________	
phag/o	eat, swallow(먹다)	**phag**ocyte(포식세포) ________	
poikil/o	varied(다양한), irregular(불규칙한)	**poikil**ocytosis(변형적혈구증가증) ________ 적혈구의 형태가 불규칙하고 다양한 상태. 특정 유형의 빈혈에서 나타난다.	
sider/o	iron(철)	**sidero**penia(철결핍증) ________	
spher/o	globe, round(구형의)	**spher**ocytosis(공모양적혈구증, 구형적혈구증) ________ 적혈구의 형태가 구형이며 깨지기 쉽다.	
thromb/o	clot(덩이, 떡)	**thromb**ocytopenia(혈소판감소증) ________	

접미사

접미사	의미	용어	의미
-apheresis	removal, carrying away(제거하다)	plasm**apheresis**(혈장분리교환) ________ 원심분리를 이용하여 혈액으로부터 혈장을 제거하는 방법. leuk**apheresis**(백혈구성분채집) ________ platelet**pheresis**(혈소판성분채집) ________ *Apheresis*의 *a*가 생략되었다. 혈액으로부터 혈소판을 분리한 뒤, 나머지 혈액을 다시 수혈해 넣어준다. 분리해 낸 혈소판은 다른 환자에게 사용한다.	
-blast	immature cell (미성숙세포), embryonic cell(배아세포)	mono**blast**(단핵모세포) ________	
-cytosis	abnormal condition of cell(세포의 이상), increase in cells(세포 수 증가)	macro**cytosis**(큰적혈구증가증) ________ 비정상적으로 큰 적혈구를 *macrocyte*(큰적혈구)라고 한다.	

-apheresis와 -phoresis를 혼동하지 말자.

접미사 **-apheresis**는 혈액의 일부 성분을 제거하고 나머지를 다시 수혈해 넣어 주는 것을 의미한다(392쪽). 반면 접미사 **-phoresis**는 "이동"이라는 뜻의 접미사로, **electrophoresis**(전기영동, 전하를 걸어 이동속도의 차이에 따라 물질을 분리하는 방법) 등의 용어에 쓰인다.

접미사	의미	용어	의미
		micro**cytosis**(작은적혈구증) 비정상적으로 작은 적혈구를 *microcyte*(작은적혈구)라고 한다. 표 *13-3*에 적혈구의 형태이상과 관련된 용어가 정리되어 있다.	
-emia	blood condition (혈액의 상태)	leuk**emia**(백혈병) *388*쪽 참조.	
-gen	전구물질	fibrino**gen**(섬유소원) *Fibrin*(섬유소)은 혈전을 만드는 단백질이다.	
-globin	protein(단백질)	hemo**globin**(혈색소, 헤모글로빈)	
-globulin		immuno**globulin**(면역글로불린)	
-lytic	destruction(파괴)	thrombo**lytic** therapy(혈전용해요법) 혈전을 녹이기 위해 사용한다.	
-oid	originating from (기원한)	myel**oid**(골수-)	
-osis	abnormal condition (비정상 상태)	thromb**osis**(혈전증)	
-penia	deficiency(결핍)	granulocyto**penia**(과립구감소증)	
		pancyto**penia**(범혈구감소증)	
-phage	eat, swallow(먹다)	macro**phage**(대식세포, 큰포식세포) 수명을 다한 적혈구와 이물질 등을 제거하는 커다란 포식세포.	
-philia	attraction for(친화성이 있는), increase in cell numbers (세포 수 증가)	eosino**philia**(호산구증가)	
		neutro**philia**(중성구증가)	
-phoresis	carrying(운반), transmission(이동)	electro**phoresis**(전기영동)	
-poiesis	formation(형성)	hemato**poiesis**(조혈, 혈구형성)	
		erythro**poiesis**(적혈구형성) ***Erythropoietin***(적혈구형성호르몬)은 신장에서 분비되어 적혈구형성을 촉진시키는 물질이다.	
		myelo**poiesis**(골수혈구형성)	
-stasis	stop(중지), control(조절)	hemo**stasis**(지혈)	

표 13-3 적혈구의 형태이상

용어	설명
Anisocytosis(적혈구부동증)	크기가 **불규칙**한 상태
Hypo**chromia**(저혈색소증)	(혈색소 함량이 적어) 옅게 **염색**되는 상태
Macrocytosis(큰적혈구증가증)	크기가 **커진** 상태
Microcytosis(작은적혈구증)	크기가 **작아진** 상태
Poikilocytosis(변형적혈구증가증)	형태가 **불규칙**한 상태
Spherocytosis(구형적혈구증)	형태가 **구형**인 상태(원래의 원반 모양을 잃음)

질환

비정상적이거나 병적인 혈액의 상태를 blood **dyscrasia**(혈액질환)라고 한다. 혈액질환은 크게 적혈구질환, 혈액응고 장애, 백혈구질환, 골수질환으로 분류할 수 있다.

적혈구질환

anemia(빈혈)

적혈구 또는 혈색소가 부족한 상태.

가장 흔한 유형은 혈색소 생성에 필요한 철분이 부족하여 발생하는 **iron deficiency anemia**(철결핍빈혈; 그림 13-10)이다.

그 외의 빈혈 유형에는 다음과 같은 것들이 있다.

1. **aplastic anemia**
(재생불량빈혈, 골수무형성빈혈)

골수에서 혈액세포가 생성되지 않아 발생한 빈혈.

대개 원인불명인 경우가 많지만, chloramphenicol(클로람페니콜) 등의 항생제나 benzene(벤젠)에 의해 발병하는 경우도 있다. 줄기세포로부터 백혈구, 혈소판, 적혈구가 생성되지 못해 **pancytopenia**(범혈구감소증)가 초래된다. 골수의 조혈기능이 회복될 때까지 수혈이 필요하며, 감염을 막기 위해 항생제 치료를 해야 한다. 골수의 기능이 회복될 가능성이 없을 경우에는 bone marrow transplantation(골수이식; 면역억제 약물요법을 병행해야 함)으로 치료한다.

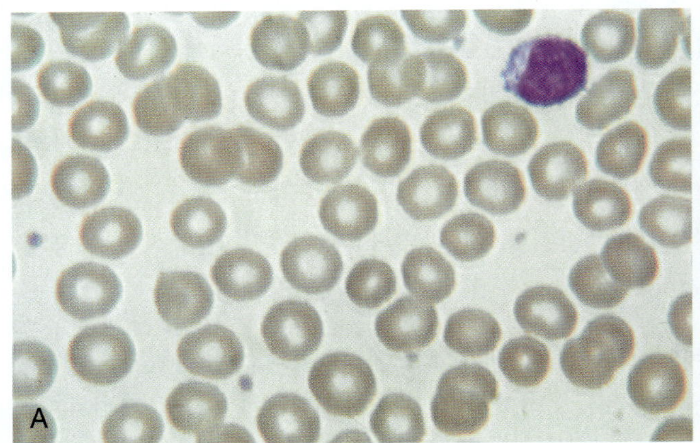

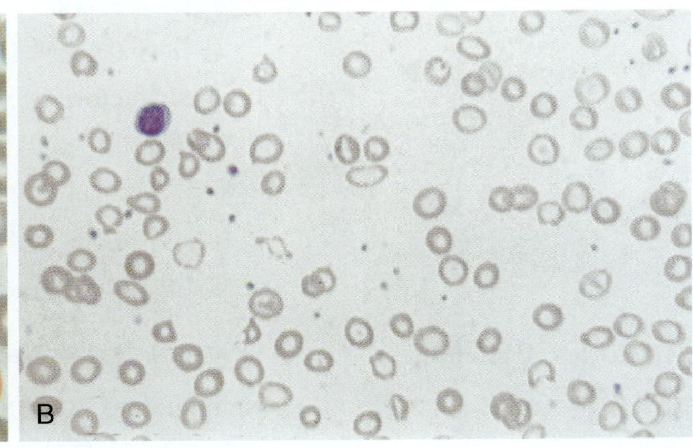

그림 13-10 **정상 혈액 및 iron deficiency anemia**(철결핍빈혈)**의 적혈구 형태. A, 정상 적혈구.** 적혈구의 크기와 모양이 일정하다. 정상적인 적혈구 크기(normocytic)와 혈색소 함량(normochromic)을 보인다. **B, 철결핍빈혈.** 적혈구의 크기가 작고(**microcytic**) 중앙의 흰 부위가 넓어 보인다(**hypochromic**). 또한 적혈구의 크기가 다양하고(**anisocytosis**, 적혈구부동증), 모양도 다양하다(**poikilocytosis**, 변형적혈구증가증).

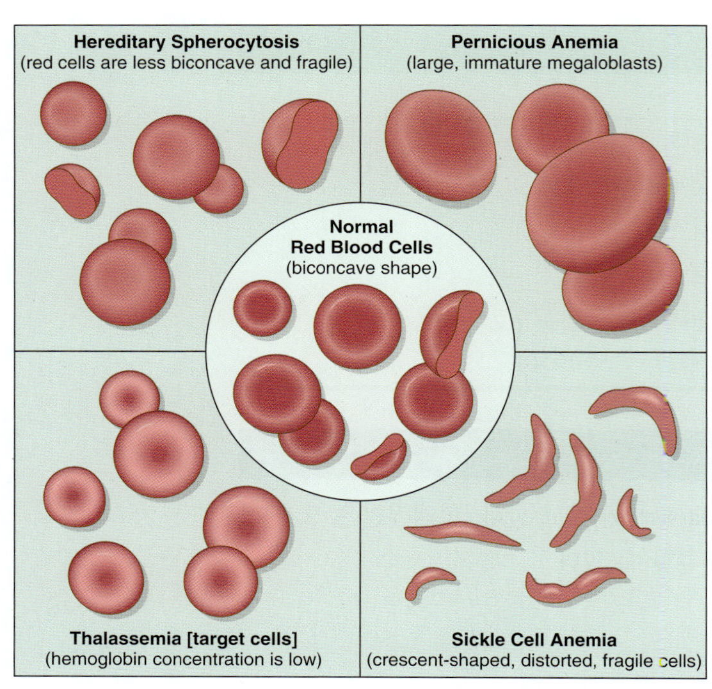

그림 13-11 정상 및 빈혈 환자의 적혈구 형태.

2. hemolytic anemia
(용혈빈혈)

적혈구의 과도한 파괴로 인한 빈혈.

용혈빈혈의 한 예로 **congenital spherocytic anemia**(선천구형적혈구빈혈; **hereditary spherocytosis**, 유전구형적혈구증)가 있다. 적혈구가 정상적인 양면이 오목한 원반 형태가 아니라 구형인 것이 특징이다. 이와 같은 구형의 적혈구는 깨지기 쉬워 hemolysis(용혈)가 잘 일어난다. 적혈구의 수명이 줄어든 것에 대한 보상작용으로 골수의 적혈구 생성률이 높아져 혈액 내 reticulocyte(그물적혈구) 수가 증가한다. 적혈구 파괴가 대부분 비장에서 일어나기 때문에, 비장을 제거하면 빈혈 증상을 완화시킬 수 있다. 그림 13-11에서 유전구형적혈구증의 적혈구 형태를 확인할 수 있다.

3. pernicious anemia
(악성빈혈)

비타민B_{12} 흡수장애로 인한 빈혈

비타민B_{12}는 적혈구 생성과 성숙과정에 필수적인 요소이다. 비타민B_{12}는 여러 음식(간, 신장, 정어리, 달걀 노른자, 굴)에 함유되어 있지만, 위액을 통해 분비되는 **intrinsic factor**(내인인자)가 부족하면 제대로 흡수되지 않는다. 악성빈혈은 내인인자 결핍 때문에 발생하며, 적혈구 성숙 과정의 장애로 골수에 커다란 미성숙 적혈구가 많아지고 혈액에도 macrocyte(큰적혈구)가 증가하게 된다. 치료방법은 장기간 비타민B_{12}를 투여하는 것이다. 그림 13-11에 악성빈혈의 적혈구 형태가 표시되어 있다. Pernicious는 "황폐한" 또는 "해로운"이라는 뜻이다.

4. sickle cell anemia
(낫적혈구빈혈)

낫 모양의 적혈구 형태이상과 용혈을 특징으로 하는 혈색소 유전질환.

Hemoglobin S(S혈색소)라고 하는 비정상 혈색소의 발현으로 인해 적혈구가 초승달 또는 낫 모양을 띠게 된다(그림 13-11). 변형되고 깨지기 쉬운 적혈구는 작은 혈관을 지나지 못하며, 그 결과 thrombosis(혈전증)와 infarction(경색증; 혈액 공급 부족으로 조직이 죽는 현상)이 초래된다. 관절통, 급작스런 복통, 사지의 궤양 등의 증상이 나타난다. 낫적혈구빈혈을 일으키는 유전결손(hemoglobin S 유전자를 가짐)은 흑인과 라틴아메리카인에 많으며, 개인에 따라 경중의 차이가 크다. 한쪽 염색체에만 hemoglobin S 유전자를 가진 경우에는 대개 증상이 나타나지 않는다.

5. thalassemia (지중해빈혈)

비정상 혈색소를 생성하여 hypochromia(저혈색소증)를 초래하는 유전병.

혈색소를 구성하는 단백질인 **globin**에 대한 유전자 결손이 원인이다. 지중해 연안 민족이나 아시아인에게 많다. 적혈구 내 혈색소 함량이 감소하여 hypochromic anemia(저염색빈혈)가 나타나며, 다양한 유형과 중증도를 보인다(그림 13-11). *Thalassa*는 "바다"를 뜻하는 그리스어이다.

hemochromatosis (혈색소증)

온몸에 철분이 침착되는 질환.

피부 색소침착, 관절통, 피로감 등이 주요 증상과 징후이다. 제때 치료하지 않으면 간경화증, 당뇨병, 심부전 등의 심각한 문제가 초래될 수 있다. 유전질환일 것으로 추정된다.

polycythemia vera (진성적혈구증가증, 참적혈구증가증)

적혈구의 수가 전반적으로 증가하는 질환. Erythremia(적혈병)라고도 한다.

적혈구 수가 크게 증가하여 혈액의 점성이 높아진다. 골수의 세포증식률이 높아져, 백혈구증가와 혈소판증가가 함께 나타나는 경우가 많다. Phlebotomy(정맥절개)를 하여 적혈구 수를 줄이고, 골수독성 약물로 혈액세포 생성을 억제하여 치료한다.

13

혈액응고 장애

hemophilia(혈우병)

혈액응고인자 중 한 가지(제8인자 또는 제9인자)의 결핍으로 인해 과다한 출혈이 일어나는 질환.

혈액응고인자 결핍으로 인해 응고시간이 지연된다. 혈중 혈소판 수는 정상이다. 발목이나 무릎과 같이 체중을 지탱하는 관절에 출혈이 일어나는 경우가 종종 있다(그림 13-12). 결핍된 응고인자를 투여하여 치료한다.

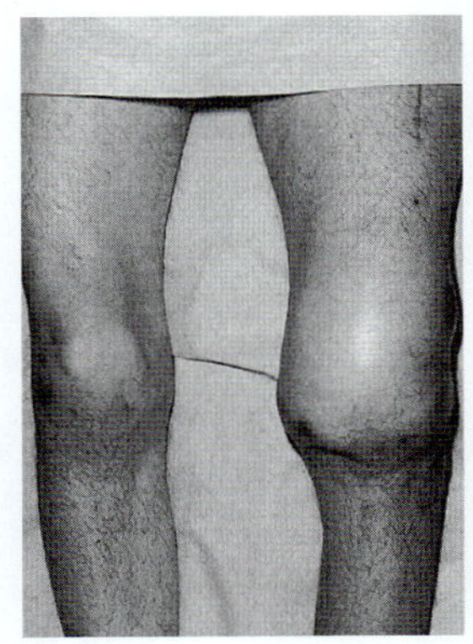

그림 13-12 남성 **hemophilia**(혈우병) 환자의 다리 사진. 왼쪽 무릎관절에 출혈이 반복되어 관절이 크게 부은 모습이다.

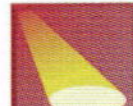

Hemophilia(혈우병) 환자의 대부분이 남성인 이유

제8인자와 제9인자의 유전자가 X염색체에 위치하므로, 혈우병은 남성에게 잘 생긴다. 남성은 X염색체가 하나밖에 없기 때문이다. 여성은 X염색체가 두 개이고, 그중 하나가 정상이면 다른 X염색체에 결함 유전자가 있어도 충분한 기능을 발휘하기 때문에 혈우병이 잘 생기지 않는다.

purpura(자반, 자반병)

피부에 수많은 점출혈이 나타나거나 피부밑조직에 피가 고인 상태 또는 질환.
출혈로 인해 피부와 점막이 적자색으로 변색된다. 출혈로 인해 피부에 작고 평평한 자주색 또는 붉은색의 점이 생기는 것을 **petechia**(출혈점)라고 한다. 이보다 더 크고 멍든 것처럼 푸르스름한 반점은 **ecchymosis**(반상출혈, 얼룩출혈)라고 부른다(그림 13-13). 혈소판 수가 심하게 감소하는 thrombocytopenia(혈소판감소증) 환자에서 자반이 생길 수 있다. 근본적인 원인이 면역체계의 문제(체내에서 혈소판을 파괴하는 인자가 만들어짐)일 때도 있다. 혈소판을 파괴하는 항체에 의해 자반이 생긴 경우 **immune thrombocytopenic purpura**(면역혈소판감소자반병)라고 한다. Bleeding time(출혈시간)이 길어지는 것이 주 증상이다. 지라절제(비장에서 혈소판이 파괴되므로)과 코티코스테로이드 투여 등으로 치료한다.

백혈구질환

leukemia(백혈병)

백혈구에서 기원한 암세포가 크게 증가하는 질환.
Acute leukemia(급성백혈병)의 경우 피로, 열, 출혈, 뼈통증, lymphadenopathy(림프절병증), splenomegaly(비장비대), hepatomegaly(간비대) 등의 증상이 급작스럽게 나타난다. 백혈병이 spinal canal(척주관) 속으로 퍼지면 두통, 구토 등의 증상이 나타나기도 한다. 또한 정상 혈액세포가 부족해져서 감염에 취약해진다.

백혈병은 다음과 같이 네 종류로 분류한다.

1. **Acute myeloid**(**myelocytic**) **leukemia**(AML, 급성골수세포백혈병). 미성숙 과립구인 myeloblast(골수모세포)가 주로 증가한다. 골수에 골수모세포가 가득 차 혈소판과 적혈구 수가 감소하게 된다(그림 13-14A).

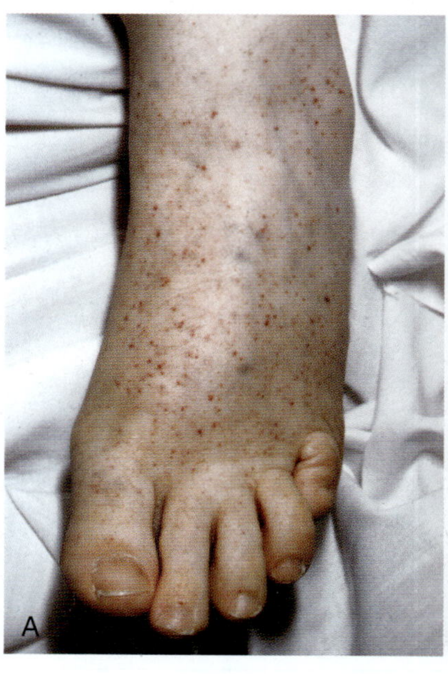

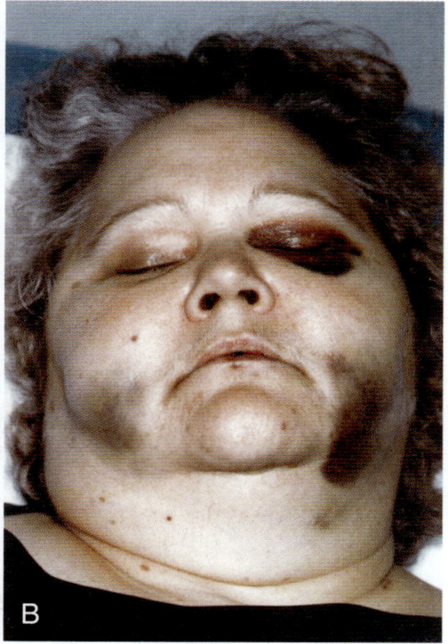

그림 13-13 **A, Petechia**(출혈점)는 모세혈관이나 작은 세동맥의 출혈에 의해 생긴다. **B, Ecchymosis**(반상출혈)는 출혈점보다 크고 출혈이 더 심한 상태이다.

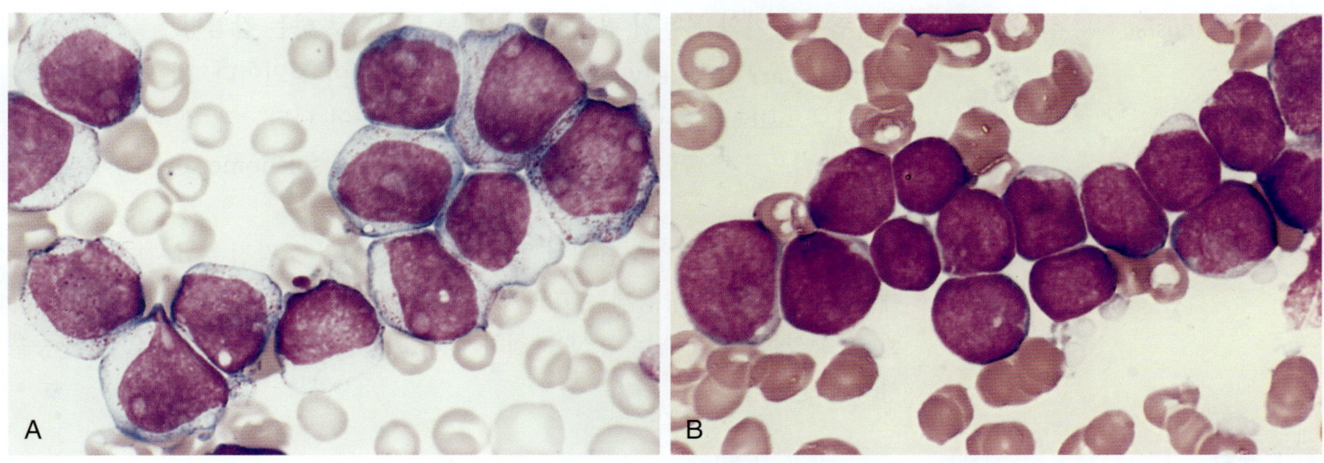

그림 13-14 **Acute leukemia**(급성백혈병). **A, Acute myeloid leukemia**(AML, 급성골수세포백혈병). 지름이 크고 세포질에 작은 과립이 있는 myeloblast(골수모세포, 미성숙 과립구)가 주로 증가한다. 급성골수세포백혈병은 주로 성인에서 발병한다. 집중적인 화학요법으로 remission(완화, 관해)에 이를 수 있지만 상당수에서 재발한다. 완치를 위해 조혈줄기세포이식을 하기도 한다. **B, Acute lymphoid leukemia**(ALL, 급성림프구백혈병). Lymphoblast(림프모구, 미성숙 림프구)가 주로 증가한다. 급성림프구백혈병은 주로 어린이나 청소년에게 발병한다. 대부분 화학요법으로 완치된다.

2. **Acute lymphoid**(lymphocytic) **leukemia**(ALL, 급성림프구백혈병). 미성숙 림프구인 lymphoblast(림프모구)가 주로 증가한다. 어린이와 사춘기 청소년에게 주로 발생하며, 급작스런 발병이 특징이다(그림 13-14B).
3. **Chronic myeloid**(myelocytic) **leukemia**(CML, 만성골수세포백혈병). 골수와 혈액에 성숙 과립구와 미성숙 과립구가 모두 증가한다. 주로 55세 이상의 성인에서 많이 발병하고 서서히 진행되는 양상을 보이며, 발병 이후에도 심각한 증상 없이 오래 생존하는 경우가 많다. 비정상 단백질을 공격하는 새로운 치료방법(Gleevec 등의 약물)이 개발되어 사용되고 있다.
4. **Chronic lymphoid**(lymphocytic) **leukemia**(CLL, 만성림프구백혈병). 골수, 림프절, 비장에 비교적 성숙도가 높은 림프구가 증가한다. 가장 발병률이 높은 백혈병이며, 주로 노년에 발병하여 서서히 진행하는 양상을 보인다. 시급한 치료가 필요 없는 경우도 종종 있다.

13

백혈병은 증식 속도가 빠른 세포를 선택적으로 파괴하거나 증식을 억제하는 약물을 이용한 화학요법으로 치료한다. 치료가 성공하여 질병의 증상과 징후가 사라진 것을 **remission**(완화, 관해)이라고 한다. 치료 후 **relapse**(재발)하여 증상과 징후가 다시 나타나면 추가적인 치료가 필요하다.

급성백혈병의 경우, 다른 사람의 정상 골수조직을 이식하여 좋은 치료효과를 거두기도 한다. 골수이식은 고용량 화학요법으로 암세포를 제거한 뒤 시행한다.

granulocytosis(과립구증가증)

혈액 내 과립구의 수가 크게 증가한 상태.

감염 또는 염증이 있을 때 혈액 내 중성구 수가 증가한다. Asthma(천식) 등의 알레르기질환이나 tapeworm(조충), pinworm(요충) 등의 기생충 감염 시 호산구가 증가하는데, 이를 **eosinophilia**(호산구증가)라고 한다. **Basophilia**(호염기구증가)는 호염기구의 수가 증가한 것을 말하며, 일부 백혈병에서 이런 변화가 나타난다.

mononucleosis(단핵구증)

무과립구 증가와 목부위 림프절의 비대를 특징으로 하는 감염병.

Epstein-Barr virus(**EBV**, 엡스타인-바바이러스) 감염이 원인이다. 림프절염과 함께 열, 피로, asthenia(무력증), pharyngitis(인두염) 등이 나타난다. 혈액, 간, 비장에 변형된 림프구가 출현하며 hepatomegaly(간비대)와 splenomegaly(비장비대)가 동반된다.

단핵구증은 주로 청소년에게 발병하며, 직접적인 구강접촉(키스할 때 침을 통해)에 의해 전염된다. 항생제는 효과가 없으며, 치료하지 않아도 자연적으로 치유된다. 증상이 심할 때는 휴식을 취하게 하고, 회복기에는 서서히 일상 활동을 시작하게 한다.

골수질환

multiple myeloma(다발골수종)

골수에 발생한 악성종양의 일종.

Plasma cell(형질세포)이라고 하는 림프구에서 기원한 암세포에 의해 뼈가 파괴되고 특정 면역글로불린이 과다 생성되는 것이 특징이다. 이때 면역글로불린 조각이 소변에서 검출되는데, 이를 **Bence Jones protein**(벤스존스단백질)이라고 한다. 다발골수종으로 인해 골용해, 고칼슘혈증, 빈혈, 신장 손상, 감염에 대한 취약성 증가 등이 초래될 수 있다. 진통제 투여, 방사선요법, 화학요법, 정형외과 처치 등으로 치료한다. Thalidomide, Velcade 등의 약물을 이용하여 증상을 완화시키고 병의 진행을 늦출 수 있다. 환자 자신의 줄기세포를 이용한 **autologous bone marrow transplantation**(ABMT, 자가골수이식)으로 치료 가능하다.

13

검사실검사와 처치

검사실검사

antiglobulin test
(**Coombs test**, 항글로불린검사)

적혈구를 파괴하는 항체가 적혈구 표면에 붙어 있는지 검사하는 방법.

Rh– 혈액형의 산모에게서 태어난 아기나 자가면역용혈빈혈 환자에게 적혈구를 파괴하는 항체의 유무를 검사한다.

bleeding time
(출혈시간)

작은 상처를 냈을 때, 출혈이 멎기까지 걸리는 시간.

8분 이내에 출혈이 멎으면 정상이다. 혈소판질환이 있거나 아스피린 복용 시 출혈시간이 지연된다.

coagulation time
(응고시간)

정맥혈액이 시험관 안에서 응고되는 데 걸리는 시간.

15분 이내에 응고되면 정상이다.

complete blood count
(**CBC**, 전체혈구계산)

혈액세포 수, 혈색소 농도, 적혈구용적률 및 MCH, MCV, MCHC 등의 적혈구 지수를 측정하는 검사(약어 절 참조).

erythrocyte sedimentation rate
(**ESR**, 적혈구침강속도, 혈침속도)

적혈구가 가라앉아 혈장이 분리되는 속도.
정맥혈액을 채취하여 항응고제를 처리한 후, 시험관에 담아 수직으로 세워 놓는다. 단위시간 동안 가라앉은 적혈구층의 두께가 곧 침강속도이다. 감염, 관절염, 종양 등의 경우 혈장 내 fibrinogen(섬유소원) 함량이 증가하기 때문에 침강속도가 빨라진다. 짧게 줄여서 sed rate라고도 한다.

hematocrit
(**Hct**, 적혈구용적률)

혈액에서 적혈구가 차지하는 부피 백분율.
채취한 혈액을 원심분리하여 적혈구를 가라앉힌 뒤 측정한다.

hemoglobin test
(**H, Hg, HGB**, 혈색소검사)

혈액 내 혈색소의 양을 측정하는 검사.

platelet count
(혈소판계산)

1 mm^3(또는 μL)의 혈액에 포함된 혈소판 수.
정상치는 15만~35만/mm^3.

prothrombin time
(**PT**, 프로트롬빈시간)

혈액응고 기능을 검사하는 방법.
Prothrombin(프로트롬빈)은 응고인자 중 하나(제2인자)로, 간에서 합성된다. 환자가 항응고제를 제대로 복용하고 있는지 알아보고자 할 때 이 검사가 많이 쓰인다. **Partial thromboplastin time**(PTT, 부분트롬보플라스틴시간)이라는 혈액응고 검사도 있는데, 이것은 다른 응고인자의 기능을 측정하는 것이다. 출혈성 질환이 있을 때 PT와 PTT를 함께 시행하는 경우도 많다.

red blood cell count
(**RBC**, 적혈구계산)

1 mm^3(또는 μL)의 혈액에 포함된 적혈구 수.
정상치는 4백만~6백만/mm^3.

red blood cell morphology
(적혈구형태)

혈액펴바른표본을 현미경으로 관찰하여 적혈구의 형태를 검사하는 방법.
형태의 비정상 소견으로 anisocytosis(적혈구부동증), poikilocytosis(변형적혈구증가증), sickle cell(낫적혈구) 등이 있다.

white blood cell count
(**WBC**, 백혈구계산)

1 mm^3(또는 μL)의 혈액에 포함된 백혈구 수.
자동화 기기에 의해 몇 초 안에 측정할 수 있다. 정상치는 5,000~10,000/mm^3.

white blood cell differential count(백혈구감별계산)

각 백혈구 수의 백분율을 측정하는 검사.
기계를 이용하여 자동으로 측정할 수도 있고, 펴바른표본을 염색하여 현미경으로 관찰하면서 수작업으로 측정할 수도 있다. 중성구, 호산구, 호염기구, 단핵구, 림프구 및 미성숙세포의 백분율을 측정한다. 정상치는 376쪽을 참고하라.

혈액 내 미성숙 중성구가 증가했을 때 **shift to the left**(좌측이동)라는 용어를 사용한다.

Shift to the Left(좌측이동)

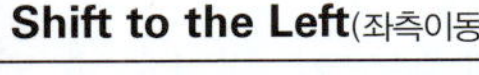

"좌측이동"이라는 표현은 옛날에 각 백혈구 수를 측정하여 보고서를 작성할 때 미성숙세포 수를 왼쪽, 성숙세포 수를 오른쪽에 기록하던 것에서 유래한 것이다. 심한 감염 시 미성숙중성구가 증가하면, 이것을 보고서 양식의 왼쪽 칸에 기록하였다. 따라서 "좌측이동"은 감염으로 인해 중성구가 많이 만들어지고 있음을 의미한다.

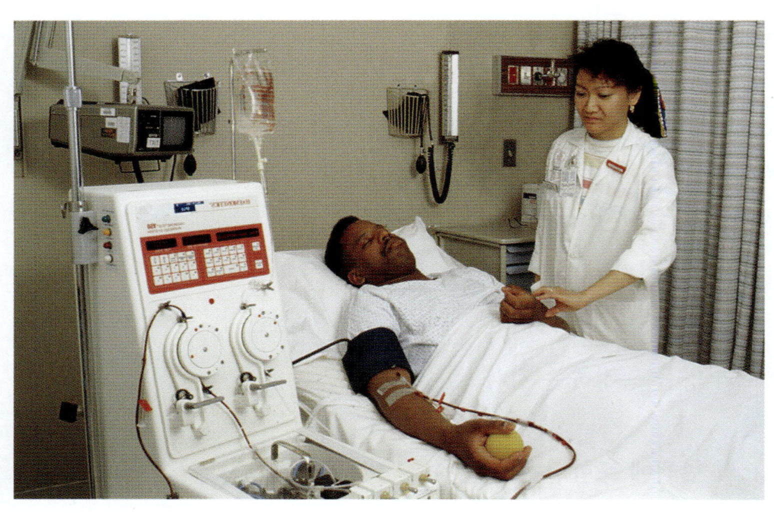

그림 13-15 **Leukapheresis**(백혈구성분채채집). 혈액세포를 분류해 주는 기계를 이용하여 환자의 혈액에서 대부분의 백혈구를 제거하고 적혈구, 혈소판, 혈장은 되돌려 넣어 준다.

처치

13

apheresis(성분채집)

혈액의 각 성분을 분리하여 특정 성분을 제거하는 방법.
혈액의 독소 또는 자가항체를 제거하거나, 특정 혈액세포를 채취하는 데 이용된다. Leukapheresis(백혈구성분채집), plateletpheresis(혈소판성분채집), plasmapheresis(혈장분리교환) 등이 있다(그림 13-15). 환자의 혈장을 제거하고 신선한 혈장을 수혈해 주는 것은 **plasma exchange**(혈장교환)라고 한다.

blood transfusion(수혈)

다른 사람의 혈액 또는 혈액세포를 환자에게 주입하는 방법.
적절한 검사를 통해 적혈구의 혈액형(A, B, AB, O형)을 맞춰 주어야 한다. 또한 간염바이러스, HIV(사람면역결핍바이러스, 후천면역결핍증후군의 원인 바이러스) 등의 유무도 검사해야 한다. 환자 자신의 혈액 또는 혈액세포를 채취해 놓았다가 필요할 때 다시 수혈하는 것을 **autologous transfusion**(자가수혈)이라고 한다. **Packed cell**(농축적혈구)은 혈액 내 적혈구만 분리해 놓은 것이다. 심한 빈혈 환자에게 농축적혈구를 투여하면, 혈액의 부피 증가를 최소화하면서 적혈구 수와 혈색소 농도를 높일 수 있다.

bone marrow biopsy(골수생검)

골수조직을 채취하여 현미경으로 검사하는 방법.
빈혈, 혈액세포 결핍, 백혈병 등의 진단에 이용된다. 골수조직을 주사기로 채취할 수도 있는데, 이를 **bone marrow aspiration**(골수흡인, 그림 13-16)이라고 한다.

hematopoietic stem cell transplantation
(조혈줄기세포이식)

다른 사람의 조혈줄기세포를 환자에게 주입하는 방법.
AML, ALL, CLL, CML, lymphoma(림프종), multiple myeloma(다발골수종) 등의 악성 혈액질환 환자에게 시행한다. 기증자에게 약물을 투여하여 줄기세포가 혈액으로 나오게 한다. 그 다음 백혈구성분채집(그림 13-15)과 같은 방법으로 줄기세포를 채취한다. 환자에게는 방사선조사 및 화학요법을 통해 악성 골수세포를 파괴하고, 거부반응이 일어나지 않도록 면역체계를 비활성화시킨다. 이렇게 준비된 환자의 정맥에 줄기세포를 주입하면, 골수에 들어가 생착하게 된다. 자신의 줄기세포를 보관해 놓았다가 강력한 화학요법 후 재주입하는 **autologous stem cell transplantation**(자가줄기세포이식)도 가능하다.

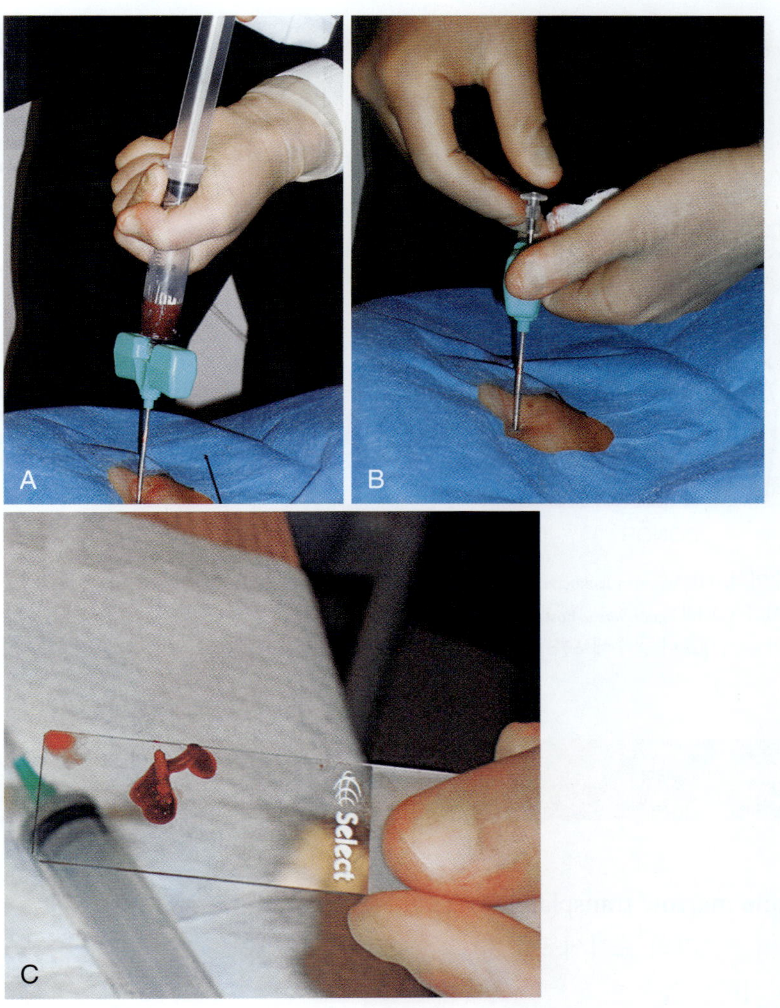

그림 13-16 **Bone marrow aspiration**(골수흡인)**과 bone marrow biopsy**(골수생검). **A,** Iliac crest(엉덩뼈능선)에 바늘을 찔러 넣고 골수를 뽑아낸다. **B,** 뼈에 trephine needle(천공바늘)을 찔러 넣고 고정시킨다. **C,** 바늘을 통해 골수 조각을 채취한다.

혈액 내 조혈줄기세포 대신 골수세포를 이용하는 경우, **bone marrow transplantation**(골수이식)이라고 한다(그림 13-17). 시술 후 중증감염, **graft-versus-host-disease**(GVHD, 이식편대숙주병), 기존 질환의 재발 등이 발생할 수 있다.

이식편대숙주병이란, 이식한 조직 내 면역세포가 수용자의 조직을 이물질로 인식하여 공격하는 것을 말한다. 수용자의 면역체계는 완전히 억제되어 있으므로, 이와 같은 공격에 대해 방어하지 못한다. **Allogeneic transplantation**(동종이식)을 할 때 다른 사람의 조직을 받을 환자는 cyclosporine, methotrexate, glucocorticoids, sirolimus(Rapamune), mycophenolate 등의 강력한 **immunosuppressive drug**(면역억제제)로 전처치를 한다(그림 13-17).

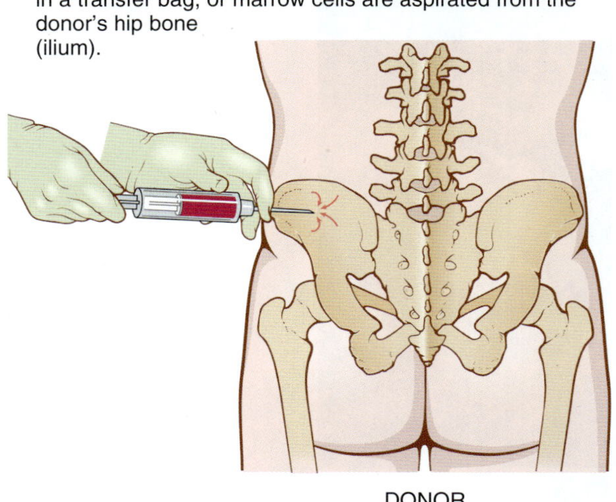

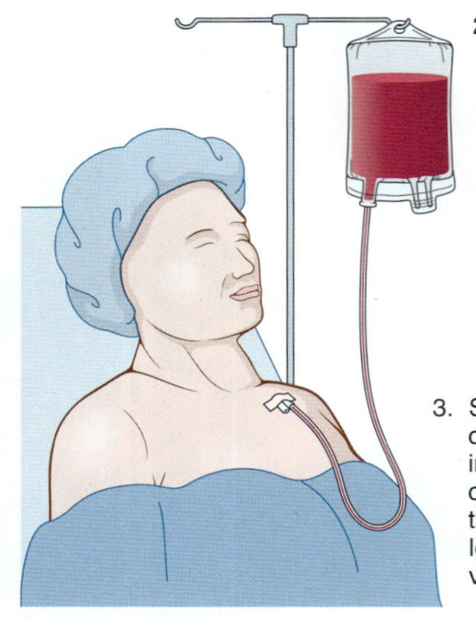

그림 13-17 조혈줄기세포이식과 골수이식. HLA(human leukocyte antigen, 사람백혈구항원)가 유사한 사람의 조직을 이식하는 일종의 **allogeneic transplantation**(동종이식; all/o는 "다르다"는 뜻)이다. GVHD(graft-versus-host disease, 이식편대숙주병) 등의 부작용에 대한 이환율과 사망률이 높은 위험한 시술이다. Remission phase(완화기)에 환자 본인의 줄기세포나 골수세포를 채취해 놓았다가, 집중적인 화학요법 후 보관 중인 세포를 재주입하는 **autologous transplantation**(자가이식) 방법도 있다.

13

약어

Ab	antibody(항체)
ABMT	autologous bone marrow transplantation(자가골수이식)—환자의 줄기세포를 자기 자신에게 이식하는 것
ABO	4가지 주요 혈액형—A, B, AB, O
ALL	acute lymphoid leukemia(급성림프구백혈병)
AML	acute myeloid leukemia(급성골수세포백혈병)
ANC	absolute neutrophil count(절대중성구계산)—백혈구 수에 bands와 segs 값을 곱한 수치. ANC가 1,500/μL 미만이면 neutropenia(중성구감소)이다.
ASCT	autologous stem cell transplantation (자가줄기세포이식)
bands	미성숙 과립구
baso	basophil(호염기구)
BMT	bone marrow transplantation(골수이식)
CBC	complete blood count(전체혈구계산)
CLL	chronic lymphoid leukemia(만성림프구백혈병)
CML	chronic myeloid leukemia(만성골수세포백혈병)
DIC	disseminated intravascular coagulation(파종혈관내응고)—혈관 안에서 혈액응고가 일어나고 응고인자가 고갈되어 출혈이 일어나는 질환
diff	white blood cell differential count(백혈구감별계산)
EBV	Epstein-Barr virus(엡스타인-바바이러스)—mononucleosis(단핵구증)의 원인 바이러스
eos	eosinophil(호산구)
EPO	erythropoietin(적혈구형성호르몬)
ESR	erythrocyte sedimentation rate(적혈구침강속도, 혈침속도)
Fe	iron(철)
G-CSF	granulocyte colony-stimulating factor(과립구집락자극인자)—neutrophil(중성구) 생성을 촉진

GM-CSF	granulocyte-macrophage colony-stimulating factor(과립구대식세포집락자극인자)—myeloid stem cell(골수세포)이 granulocyte(과립구)로 분화하는 과정을 촉진
g/dL	gram per deciliter(1 deciliter = 1/10 L)
GVHD	graft-versus-host disease(이식편대숙주병)—이식된 세포가 받는 이의 조직에 대해 면역반응을 일으키는 것
HCL	hairy cell leukemia(털세포백혈병)—골수에 비정상 림프구가 많아져 빈혈, 혈소판감소, 중성구감소, 감염이 일어나는 질환
Hct	hematocrit(적혈구용적률)
Hgb, HGB	hemoglobin(혈색소, 헤모글로빈)
H and H	hemoglobin(혈색소)과 hematocrit(적혈구용적률)
HLA	human leukocyte antigen(사람백혈구항원)
IgA, IgD, IgE, IgG, IgM	immunoglobulin(면역글로불린)의 종류
ITP	idiopathic thrombocytopenic purpura (특발혈소판감소자반병)
lymphs	lymphocyte(림프구)
MCH	mean corpuscular hemoglobin(평균적혈구혈색소)—적혈구 하나에 포함되어 있는 혈색소의 평균량
MCHC	mean corpuscular hemoglobin concentration(평균적혈구혈색소농도)—적혈구 하나의 평균 혈색소 농도. MCHC가 낮으면 저혈색소적혈구이다.
MCV	mean corpuscular volume(평균적혈구용적)—적혈구 하나의 평균 부피 또는 크기. MCV가 높으면 큰적혈구, 낮으면 작은적혈구이다.
μL	microliter—1/백만 L
MDS	myelodysplastic syndrome(골수형성이상증후군)—빈혈과 혈액세포 감소가 나타나고, AML로 진행될 수 있는 백혈병전단계
mm^3	cubic millimeter—1/백만 L
mono	monocyte(단핵구)
polys, PMNs, PMNLs	polymorphonuclear leukocyte(다형핵백혈구); neutrophil(중성구), eosinophil(호산구), basophil(호염기구)
PT, pro time	prothrombin time(프로트롬빈시간)
PTT	partial thromboplastin time(부분트롬보플라스틴시간)
RBC	red blood cell(적혈구), red blood cell count(적혈구계산)
sed rate	erythrocyte sedimentation rate(적혈구침강속도, 혈침속도)
segs	segmented, mature white blood cell(성숙 백혈구)
SMAC	Sequential Multiple Analyzer Computer(순차다중분석컴퓨터)—자동으로 혈청의 화학분석을 해 주는 기계
WBC	white blood cell(백혈구), white blood cell count(백혈구계산)
WNL	within normal limits(정상한계)

13

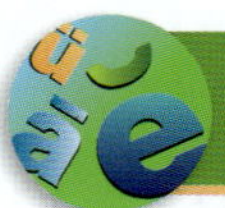

발음

이 장에 나오는 용어들을 얼마나 이해하고 있는지를 독자 스스로 판단하기 위하여, 아래 각 용어의 의미를 빈칸에 채워 넣어 보자. 그 다음에 의미만을 보고 무슨 용어였는지를 적어보는 것도 공부에 도움이 될 것이다. 이때 철자법이 틀리지 않도록 주의하라. 각 용어 뒤에 표시된 숫자는 정의나 용례가 적혀 있는 페이지 번호를 가리킨다. 이 페이지를 확인하여 자신이 제대로 알고 있는지를 확인하라.

발음기호 안내

ā: 에이 (예: āpe)	ă: 애 (예: ăpple)
ē: 이- (예: ēven)	ĕ: 에 (예: ĕvery)
ī: 아이 (예: īce)	ĭ: 이 (예: ĭnterest)
ō: 오우 (예: ōpen)	ŏ: 오 (예: pŏt)
ū: 유 (예: ūnit)	ŭ: 어 (예: ŭnder)

어휘와 용어

13

용어	발음	의미
albumin (380)	ăl-BŪ-mĭn	
anisocytosis (382)	ăn-ī-sō-sī-TŌ-sĭs	
antibody (380)	ĂN-tĭ-bŏd-ē	
anticoagulant (382)	ăn-tĭ-cō-ĂG-ū-lănt	
antigen (380)	ĂN-tĭ-jĕn	
basophil (380)	BĀ-sō-fĭl	
bilirubin (380)	bĭl-ĭ-ROO-bĭn	
coagulation (380)	kō-ăg-ū-LĀ-shŭn	
coagulopathy (382)	kō-ăg-ū-LŎP-ă-thē	
colony-stimulating factor (380)	KŎL-ō-nē STĬM-ū-lā-tĭng FĂK-tŏr	
cytology (382)	sī-TŎL-ō-jē	
differentiation (380)	dĭf-ĕr-ĕn-shē-Ā-shŭn	
electrophoresis (380)	ē-lĕk-trō-fō-RĒ-sis	
eosinophil (380)	ē-ō-SĬN-ō-fĭl	
eosinophilia (384)	ē-ō-sĭn-ō-FĬL-ē-ă	
erythroblast (380)	ĕ-RĬTH-rō-blăst	
erythrocyte (380)	ĕ-RĬTH-rō-sīt	
erythropoiesis (384)	ĕ-rĭth-rō-poy-Ē-sĭs	
erythropoietin (380)	ĕ-rĭth-rō-POY-ĕ-tĭn	
fibrin (380)	FĪ-brĭn	
fibrinogen (380)	fī-BRĬN-ō-jĕn	
globulin (380)	GLŎB-ū-lĭn	

용어	발음	의미
granulocyte (382)	GRĂN-ū-lō-sīt	
granulocytopenia (384)	grăn-ū-lō-sī-tō-PĒ-nē-ă	
hematopoiesis (384)	hē-mă-tō-poy-Ē-sĭs	
hematopoietic stem cell (380)	hē-mă-tō-poy-EH-tĭk stĕm sĕl	
hemoglobin (380)	HĒ-mō-glō-bĭn	
hemoglobinopathy (382)	hē-mō-glō-bĭn-ŎP-ă-thē	
hemolysis (382)	hē-MŎL-ĭ-sĭs	
hemostasis (384)	hē-mō-STĀ-sĭs	
heparin (380)	HĔP-ă-rĭn	
hypochromic (382)	hī-pō-KRŌ-mĭk	
immune reaction (380)	ĭm-MŪN rē-ĂK-shŭn	
immunoglobulin (380)	ĭm-ū-nō-GLŎB-ū-lĭn	
leukapheresis (383)	loo-kă-fĕ-RĒ-sĭs	
leukocyte (381)	LOO-kō-sīt	
leukopenia (382)	loo-kō-PĒ-nē-ă	
lymphocyte (381)	LĬM-fō-sīt	
macrocytosis (383)	măk-rō-sī-TŌ-sĭs	
macrophage (381)	MĂK-rō-fāj	
megakaryocyte (381)	mĕg-ă-KĀR-ē-ō-sīt	
microcytosis (384)	mī-krō-sī-TŌ-sĭs	
monoblast (383)	MŎN-ō-blăst	
monocyte (381)	MŎN-ō-sīt	
mononuclear (381)	mŏn-ō-NŪ-klē-ăr	
morphology (382)	mŏr-FŎL-ō-jē	
myeloblast (381)	MĪ-ĕ-lō-blăst	
myelodysplasia (383)	mī-ĕ-lō-dĭs-PLĀ-zhē-ă	
myeloid (384)	MĪ-ĕ-loyd	
myelopoiesis (384)	mī-ĕ-lō-poy-Ē-sĭs	
neutropenia (383)	noo-trō-PĒ-nē-ă	
neutrophil (381)	NOO-trō-fĭl	
neutrophilia (384)	noo-trō-FĬL-ē-ă	
pancytopenia (384)	păn-sī-tō-PĒ-nē-ă	

용어	발음	의미
phagocyte (383)	FĂG-ō-sīt	
plasma (381)	PLĂZ-mă	
plasmapheresis (381)	plăz-mă-fĕ-RĒ-sĭs	
platelet (381)	PLĀT-lĕt	
plateletpheresis (383)	plāt-lĕt-fĕ-RĒ-sĭs	
poikilocytosis (383)	poy-kĭ-lō-sī-TŌ-sĭs	
polymorphonuclear (381)	pŏl-ē-mŏr-fō-NOO-klē-ăr	
prothrombin (381)	prō-THRŎM-bĭn	
reticulocyte (381)	rĕ-TĬK-ū-lō-sīt	
Rh factor (381)	R-h FĂK-tŏr	
serum (381)	SĔ-rŭm	
sideropenia (383)	sĭd-ĕr-ō-PĒ-nē-ă	
spherocytosis (383)	sfĕr-ō-sī-TŌ-sĭs	
stem cell (381)	STĔM sĕl	
thrombin (381)	THRŎM-bĭn	
thrombocyte (381)	THRŎM-bō-sīt	
thrombocytopenia (383)	thrŏm-bō-sī-tō-PĒ-nē-ă	
thrombolytic therapy (384)	thrŏm-bō-LĬ-tĭk THĔR-ă-pē	
thrombosis (384)	thrŏm-BŌ-sĭs	

질환, 검사실검사, 처치

용어	발음	의미
acute lymphoid leukemia (389)	ă-KŪT LĬM-fŏyd loo-KĒ-mē-ă	
acute myeloid leukemia (388)	ă-KŪT MĪ-ĕ-lŏyd loo-KĒ-mē-ă	
anemia (385)	ă-NĒ-mē-ă	
antiglobulin test (390)	ăn-tē-GLŎB-ū-lĭn tĕst	
apheresis (392)	ă-fĕ-RĒ-sĭs	
aplastic anemia (385)	ā-PLĂS-tĭk ă-NĒ-mē-ă	
autologous transfusion (392)	ăw-TŎL-ō-gŭs trăns-FŪ-zhŭn	
bleeding time (390)	BLĒ-dĭng tīm	
blood transfusion (392)	blŭd trăns-FŪ-zhŭn	

13

용어	발음	의미
bone marrow biopsy (392)	bōn MĂ-rō BĪ-ŏp-sē	
chronic lymphoid leukemia (389)	KRŎ-nĭk LĬM-fŏyd loo-KĒ-mē-ă	
chronic myeloid leukemia (389)	KRŎ-nĭk MĪ-ĕ-lŏyd loo-KĒ-mē-ă	
coagulation time (390)	kō-ăg-ū-LĀ-shŭn tīm	
complete blood count (390)	kŏm-PLĒT blŭd kount	
dyscrasia (385)	dĭs-KRĀ-zē-ă	
ecchymosis (388)	ĕk-kĭ-MŌ-sēs	
erythrocyte sedimentation rate (391)	ĕ-RĬTH-rō-sīt sĕd-ĭ-mĕn-TĀ-shŭn rāt	
granulocytosis (389)	grăn-ū-lō-sī-TŌ-sis	
hematocrit (391)	hē-MĂT-ō-krĭt	
hematopoietic stem cell transplant (392)	hē-mă-tō-poy-Ĕ-tĭk stĕm sĕl TRĂNS-plănt	
hemochromatosis (387)	hē-mō-krō-mă-TŌ-sĭs	
hemoglobin test (391)	HĒ-mō-glō-bĭn tĕst	
hemolytic anemia (386)	hē-mō-LĬ-tĭk ă-NĒ-mē-ă	
hemophilia (387)	hē-mō-FĬL-ē-ă	
intrinsic factor (386)	ĭn-TRĬN-sĭk FĂK-tŏr	
leukemia (388)	loo-KĒ-mē-ă	
mononucleosis (390)	mŏ-nō-noo-klē-Ō-sĭs	
multiple myeloma (390)	MŬL-tĭ-pl mī-ĕ-LŌ-mă	
pernicious anemia (386)	pĕr-NĬSH-ŭs ă-NĒ-mē-ă	
petechiae (388)	pĕ-TĒ-kē-ā	
platelet count (391)	PLĀT-lĕt kount	
polycythemia vera (387)	pŏl-ē-sī-THĒ-mē-ă VĔR-ă	
prothrombin time (391)	prō-THRŎM-bĭn tīm	
purpura (388)	PŬR-pū-ră	
red blood cell count (391)	rĕd blŭd sĕl kount	
red blood cell morphology (391)	rĕd blŭd sĕl mŏr-FŎL-ō-jē	
relapse (389)	RĒ-lăps	
remission (389)	rē-MĬSH-ŭn	
sickle cell anemia (386)	SĬK-l sĕl ă-NĒ-mē-ă	

13

용어	발음	의미
thalassemia (387)	thāl-ă-SĒ-mē-ă	
white blood cell count (391)	wīt blŭd sĕl kount	
white blood cell differential count (391)	wīt blŭd sĕl dĭ-fĕr-ĔN-shŭl	

13

CHAPTER 14

림프계통 면역체계

Lymphatic and Immune System

번역: 김홍태

단원 구성

단원 학습목표

- Lymphatic system(림프계통)과 immune system(면역체계)에 속하는 구조물들을 확인하고 이들 계통이 어떻게 작용하는지 이해한다.
- 림프계통과 면역체계에 연관된 기본용어, 결합형, 단어성분을 익힌다.
- 림프계통과 면역체계의 구성성분과 관련된 질환들에 대한 용어들을 이해한다.
- 림프계통과 면역체계와 관련된 검사실검사와 처치, 약어들을 확인한다.
- 새로운 지식을 이용하여 진단서나 진료기록에 나오는 의학용어를 이해한다.

서론

이 단원에서 림프계통과 면역체계를 같이 다루는 이유는 우리 몸에서 이들 계통의 기능이 서로 밀접하게 관련되어 있기 때문이다.

Lymph(림프)는 맑고, 묽은 액체로 세포들 주위에 분포하고 있으며, 온몸에 퍼져 있는 벽이 얇은 lymphatic vessel(림프관, lymph vessel)들로 구성된 림프계통으로 흘러 들어간다.

Lymph는 blood(혈액, 피)와는 다르지만, 혈액계통과 밀접한 관계를 유지하고 있다. Lymph에는 erythrocyte(적혈구)나 platelet(혈소판)은 없지만, **lymphocyte**(림프구)와 **monocyte**(단핵구) 두 종류의 white blood cell(백혈구, leukocyte)은 많이 있다. Lymph의 액체성분은 혈액의 plasma(혈장)와 비슷해서 물, salt(염), sugar(당)뿐만 아니라 urea(요소), creatinine(크레아티닌) 같은 대사폐기물로 이루어져 있지만, 혈장에 비해 단백질성분은 적다. 실제로 lymph는 혈액에서 유래한 것으로, 아주 작은 capillary(모세혈관, 실핏줄)에서 세포 사이로 여과되어 나온 액체이다. 이 액체는 세포 주위에 분포하고 있어 **interstitial fluid**(사이질액)라고 한다. Interstitial fluid는 여러 조직들 사이를 지나는 벽이 얇은 특별한 관인 **lymphatic capillary**(림프모세관, **lymph capillary**)로 계속 흘러 들어간다(그림 14-1). Lymphatic capillary 속으로 흘러 들어온 액체를 interstitial fluid 대신에 **lymph**(림프)라고 하며, lymph는 점점 더 큰 lymphatic vessel로 흘러가고 lymphatic tissue(림프조직)가 뭉쳐 있는 **lymph node**(림프절)를 거쳐, 위쪽 가슴에 있는 큰 lymphatic vessel에 도달한다. 이 큰 림프관에 모인 림프는 bloodstream(혈류)으로 섞여 들어간다. 그림 14-2는 혈액계통과 림프계통 사이의 관련성을 보여주는 그림이다. 표 14-1에 혈액과 림프의 차이점이 요약되어 있다.

림프계통은 몇 가지 기능을 한다. 첫째, capillary에서 interstitial fluid로 새어나온 액체와 단백질을 운반하여 정맥을 통해 다시 bloodstream으로 돌려 보내는 drainage system(배액계통)으로서 기능을 한다. 둘째, intestine(장, 창자)에 있는 림프관은 small intestine(소장, 작은창자)으로부

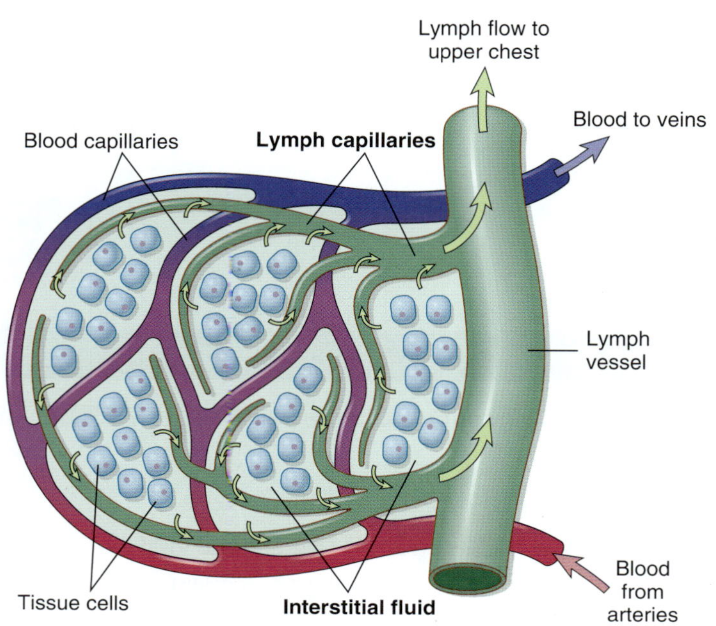

그림 14-1 **Interstitial fluid**(사이질액)**와 lymphatic capillary**(림프모세관, **lymph capillary**).

14

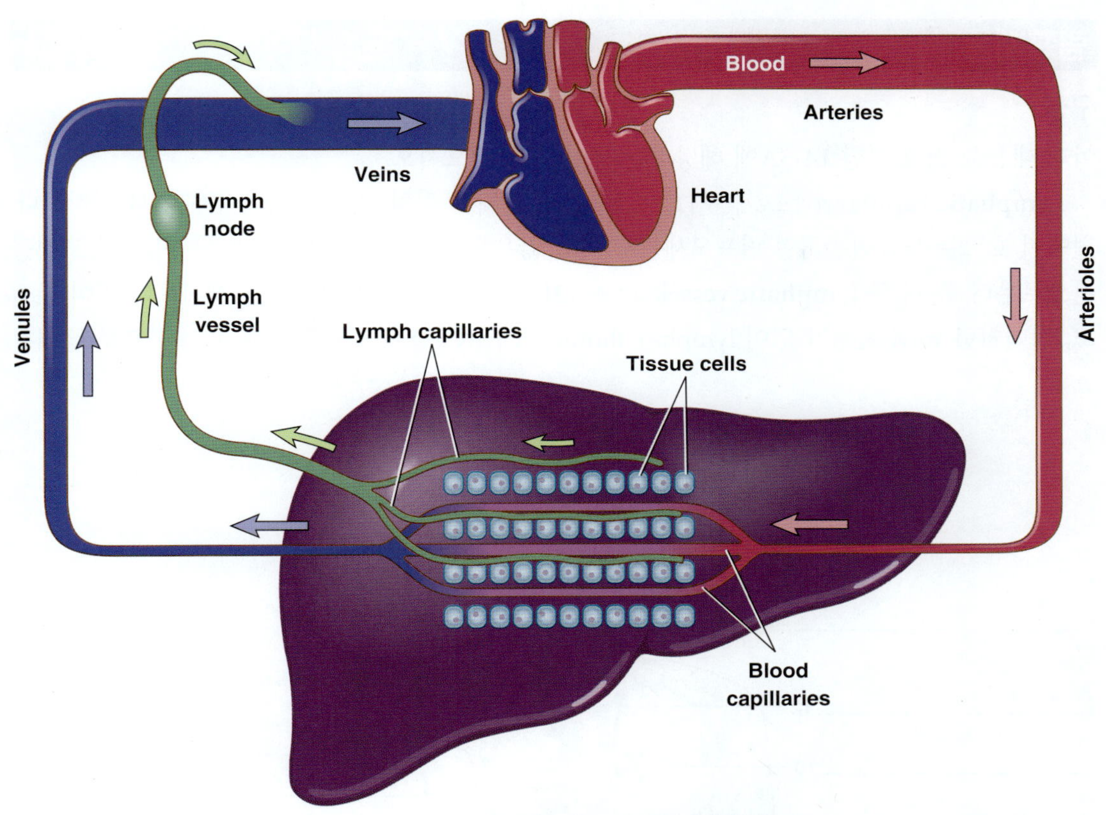

그림 14-2 혈액순환계통과 림프순환계통 사이의 관련성.

터 lipid(지질, 지방, fat)를 흡수하여 혈류로 보낸다.

림프계통의 세 번째 역할은 **immune system**(면역체계)과 관련된 것이다. 세균과 바이러스 같은 외부에서 들어온 이물질에 대항해서 우리 몸을 지킨다. Bone marrow(골수, 뼈속질)에서 기원한 lymphocyte와 monocyte 같은 세포들과 lymph node, spleen(비장, 지라), thymus gland(thymus, 가슴샘, 흉선) 같은 기관들은 외부에서 유래한 foreign cell(이종세포)들과 미생물들에게 세포수준의 공격을 하고, 항체를 생산하여 우리 몸을 보호한다.

표 14-1 LYMPH(림프)와 BLOOD(혈액)

LYMPH(무색)	**BLOOD**(붉은색)
펌프 없음 림프는 근육운동과 판막의 도움으로 이동	**펌프** 심장이 혈액을 혈관으로 밀어낸다
WHITE BLOOD CELL(백혈구) Lymphocyte(림프구) Monocyte(단핵구)	**모든 BLOOD CELL**(혈액세포) Erythrocyte(적혈구, 혈액이 붉은색을 띠게 한다) Leukocyte(백혈구) Platelet(혈소판)
INTERSTITIAL FLUID(사이질액) Water(물) 혈장보다 적은 양의 단백질과 기타 혈장성분 작은창자에서 온 지방	**PLASMA**(혈장) Water(물) Protein(단백질) Salt(염), nutrient(영양소), lipid(지질, 지방), waste(폐기물)

14

림프계통

구성

아래 내용을 읽고 그림 14-3A에 해당하는 용어를 써 넣으시오.

Lymphatic capillary(림프모세관) [1]는 우리 몸 전체에 걸쳐 세포들 사이 틈새에서 시작한다. 혈액이 흐르는 모세혈관처럼 림프모세관도 벽이 얇은 관 모양이다. 림프모세관은 림프를 조직공간으로부터 좀 더 큰 **lymphatic vessel**(림프관) [2]로 보낸다. 림프관은 림프모세관보다 벽이 두껍고, 정맥처럼 valve(판막)가 있어 lymph가 thoracic cavity(가슴안, 흉강)를 향해 한 방향으로 흘러갈

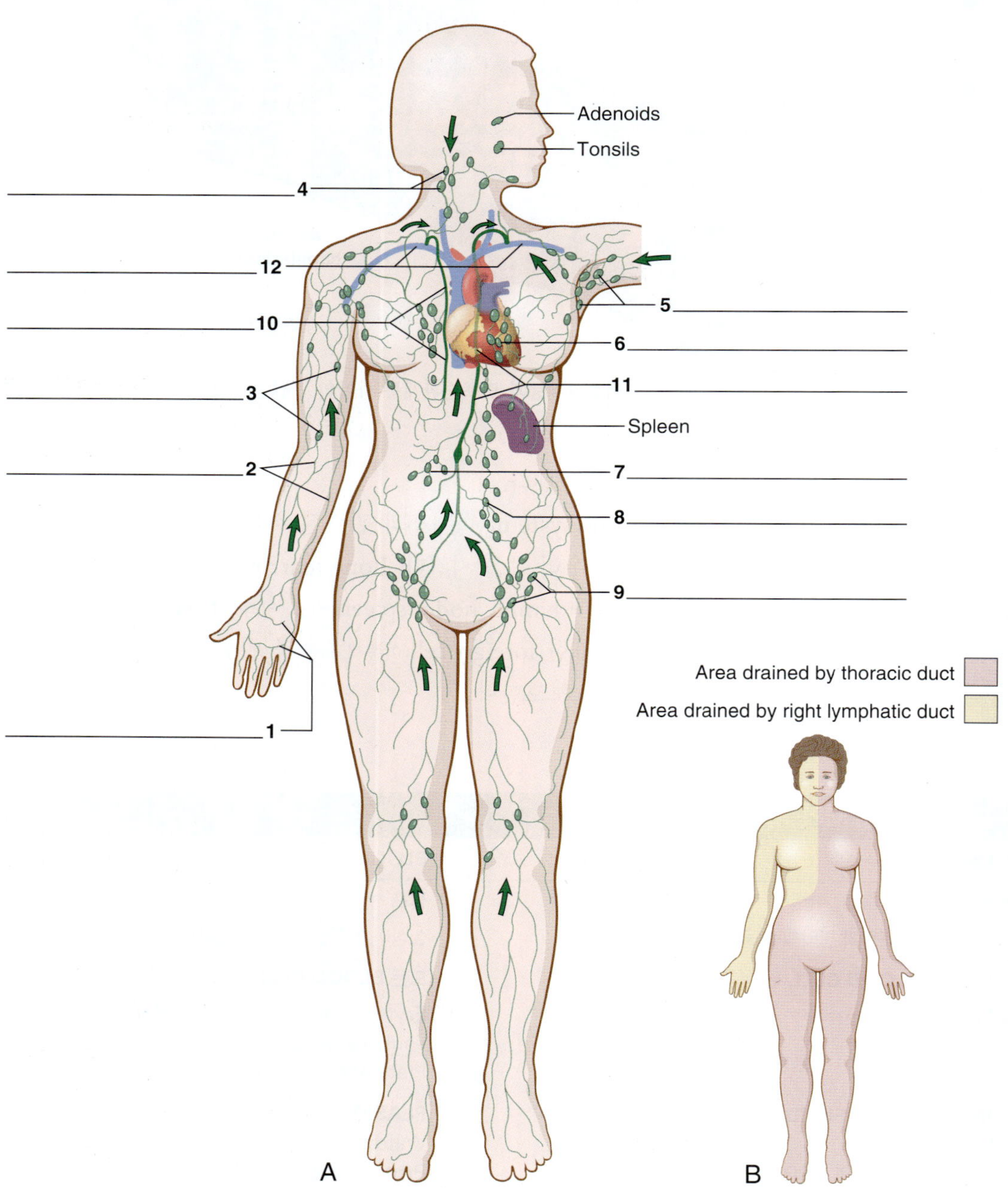

그림 14-3 **Lymphatic system**(림프계통). **A,** 본문의 내용을 읽고 그림에 표기하라. **B, Right lymphatic duct**(우림프관, 오른림프관)**와 thoracic duct**(가슴림프관, 흉관)**는 서로 다른 부위의 lymph를 배액한다**는 사실에 주목하라.

수 있도록 한다. 고정된 lymphatic tissue(림프조직)가 모여 있는 **lymph node**(림프절) [3]는 lymphatic vessel이 지나는 길을 따라 vessel들 중간 중간에 끼워져 있는 모양으로 자리잡고 있다.

우리 몸에서 lymph node들이 주로 모여 있는 곳이 그림 14-3A에 표시되어 있다. **Cervical**(목) [4], **axillary**(겨드랑-, 액와- armpit) [5], **mediastinal**(세로칸-, 종격-; 가슴) [6], **mesenteric**(장간막-, 창자간막-; intestinal, 창자) [7], **paraaortic**(대동맥곁-; lumbar, 허리) [8] **inguinal**(고샅-, 서혜-, groin) [9] 부위 등이 그런 곳이다. **Tonsil**(편도)은 입 뒤쪽 목구멍(oropharynx, 입인두) 주위에 lymphatic tissue가 뭉쳐 있는 것이며, **adenoid**(아데노이드)는 코 뒤쪽 목구멍(nasopharynx, 코인두, 비인두) 부위에 있는 큰 림프조직임을 기억하라.

Lymphatic vessel들은 모두 thoracic cavity(가슴안, 흉강)를 향해 모이며, 위쪽 가슴에서 두 개의 큰 림프관에 연결된다. 이것들은 각각 **right lymphatic duct**(우림프관, 오른림프관) [10]와 **thoracic duct**(가슴림프관, 흉관) [11]이다. Thoracic duct에는 몸통 아래부위, 머리와 가슴의 왼쪽 부분, 왼팔의 lymph가 모이며, right lymphatic duct에는 머리와 가슴의 오른쪽 부분, 오른팔(thoracic duct보다 훨씬 작은 영역)의 lymph가 모인다(그림 14-3B 참조). 이들 두 림프관은 목 양쪽에서 **큰 정맥** [12]에 연결되며, 이곳에서 lymph는 bloodstream(혈류)에 섞이게 된다.

Lymph node(림프절)는 lymphocyte(림프구)를 생산하고, 흘러 들어오는 lymph를 걸러서 암, 염증 혹은 감염이 있는 lesion(병터, 병변, 병소)에서 유래한 물질들을 붙잡는다. Lymph node뿐만 아니라 spleen, liver, lung 등에 있는 특별한 세포인 **macrophage**(대식세포, 큰포식세포)는 foreign body(이물, 이물질)를 집어 삼키는 phagocytosis(포식, 포식작용) 기능을 수행한다. 우리 몸 어느 부위에서 감염이 생겨 그곳의 lymph가 흘러 들어가는 lymph node에 세균이 나타나면, 모여든 세포와 이 세포들이 포식한 debris(조직파편, 부스러기)로 인해 lymph node는 붓고 만지면 아프게 된다. Lymph node에 있는 특수한 lymphocyte인 **B lymphocyte**(B림프구; **B cell**, B세포)가 antibody(항체)를 생산하면 림프절은 병에 맞서 싸우게 된다. 림프절에 있는 다른 림프구는 **T lymphocyte**(T림프구; **T cell**, T세포)이다. T세포는 이물질을 하나하나 정확히 알아내고 파괴함으로써 세균과 외부에서 유래한 세포들을 공격한다. T세포는 B세포의 항체 생산을 돕는다. 그림 14-4는 lymph node 구조를 설명하는 그림이다. B cell은 bone marrow(골수)에서 성숙하고, T cell은 thymus gland(thymus, 가슴샘, 흉선)에서 기원한다.

SPLEEN(비장, 지라)과 THYMUS GLAND(THYMUS, 가슴샘, 흉선)

Spleen과 thymus(thymus gland)는 lymphatic system을 구성하는 특수기관이다.

Spleen(그림 14-5A)은 abdomen(배, 복부)의 left upper quadrant(LUQ, 왼위사분역)에서, stomach 옆에 위치하고 있다. Spleen은 생명을 유지하는 데 필수적인 장기는 아니지만, 몇 가지 중요한 기능을 한다:

1. **Macrophage**(대식세포, 큰포식세포)**의 늙은 erythrocyte**(적혈구, red blood cell, RBC) **파괴.** Spleen의 느린 혈액흐름에서 파괴된 적혈구에서 빠져나온 hemoglobin(혈색소, 헤모글로빈)은 간에서 bilirubin(빌리루빈, 담적색소)으로 바뀌어 bile(담즙, 쓸개즙)로 배액된다.

2. **혈액 속 microorganism**(미생물)**과 foreign body**(이물질) **여과.**

3. **Lymphocyte 활성.** Activated B lymphocyte(활성B림프구)는 antibody(항체)를 생산한다. Activated T lymphocyte는 이물질을 공격한다.

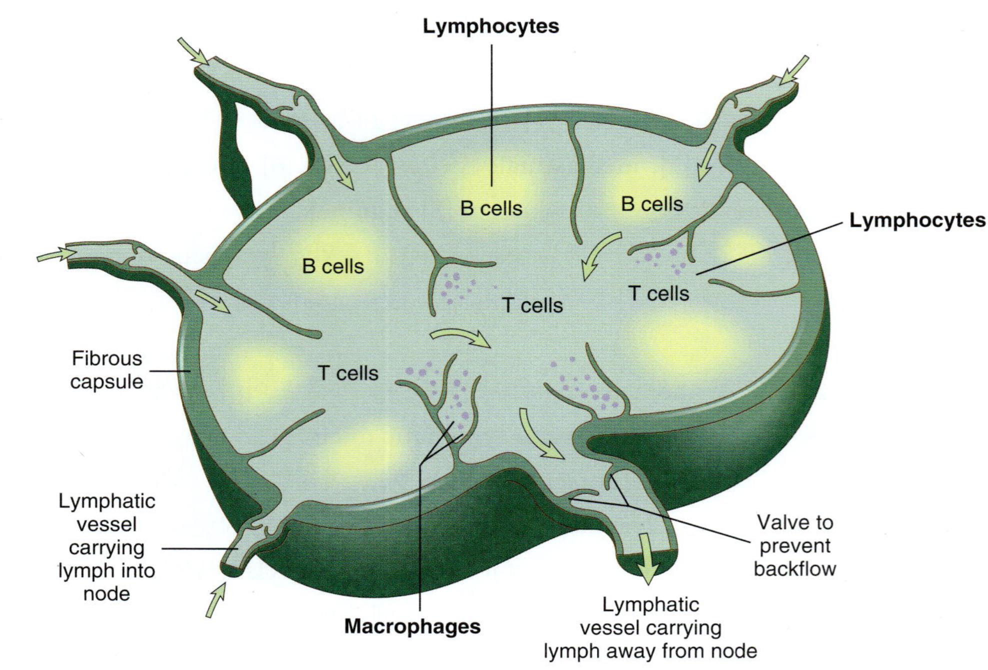

그림 14-4 **Lymph node**(림프절). **lymphocyte**(림프구, B cell과 T cell)와 **macrophage**(대식세포, 큰포식세포)가 있다.

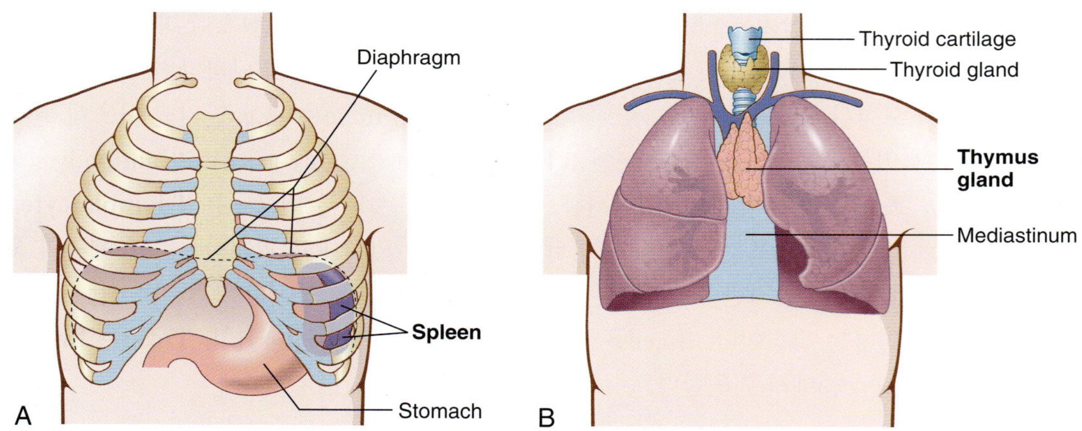

그림 14-5 **A, Spleen**(비장, 지라)과 주위 구조물. **B, Thymus gland**(thymus, 가슴샘, 흉선). 양쪽 lung(폐, 허파) 사이의 mediastinum(세로칸, 종격)에 자리잡고 있다.

4. **혈액 저장.** 특별히 erythrocyte와 platelet(혈소판)를 저장한다.

Spleen은 손상받기 쉬운 구조로 되어 있다. 위쪽 배 부분을 자동차 핸들에 강하게 부딪히는 것과 같은 강한 충격이 있으면 비장(지라)가 터질 수 있다. 이 경우 심한 hemorrhage(출혈)가 생길 수 있으며, 빨리 spleen을 제거하는 수술(splenectomy, 비장절제)이 필요할 수도 있다. 지라를 제거하면, liver, bone marrow(골수, 뼈속질), lymph node가 지라의 기능을 대신하게 된다.

Thymus gland(그림 14-5B 참조)는 양쪽 lung(폐, 허파) 사이 공간인 mediastinum(세로칸, 종격) 위쪽에 자리잡고 있는 lymphatic organ(림프기관)이다. 태아기와 소아기 동안에는 제법 크지만, 사춘기가 지나서부터는 점차 작아진다. Thymus는 connective tissue(결합조직) 뼈대 사이에 lymphoid cell(림프계세포, 림프모양세포)들이 떼를 지어 모여 있는 구조를 하고 있다. Thymus는 특히 태아기와 소아기 동안 질병으로부터 우리 몸을 스스로 방어하는 능력(immunity 면역; 면역성)을 가지게 되는 데 중요한 역할을 한다. 출생 후 일주일이 되지 않은 동물에서 thymus를 제거(thymectomy, 가슴샘절제, 흉선절제)하면, 이 동물은 세균이나 virus 같은 이물질에 대항하는 항체를 만들고, 면역세포를 생산하는 능력에 심각한 장애를 가지게 된다는 것은 잘 알려져 있다. 그러므로 가슴샘은 childhood(소아기, 아동기) 동안 효과적인 면역체계 발달에 중요한 역할을 한다.

발생초기, thymus에서 림프구들은 각각 고유한 항원을 "self(자기)" 혹은 자기편으로 인식하고 받아들이도록 배운다. 이러한 "self" antigen(자기항원)을 인정하는 것을 **tolerance**(허용, 관용; 내성, 견딤)라고 한다. Tolerance를 얻는 과정에 문제가 있으면, 면역세포들은 자신의 몸에 있는 정상세포들에게 대항하여 여러 가지 병(autoimmune disease 자가면역질환)을 일으킨다. 413쪽 **autoimmune disease**(자가면역질환; aut/o = self) 부분을 참조하라.

IMMUNE SYSTEM(면역체계)

Immune system은 toxin(독소), 세균단백질, 이종혈액세포 등과 같은 **antigen**(항원)으로부터 스스로 자기 몸을 지킬 수 있도록 특수화되어 있다. 이 계통은 **neutrophil**(중성구, 호중구), **monocyte**(단핵구), **macrophage**(대식세포, 큰포식세포) 같은 **leukocyte**(백혈구)를 포함하고 있으며, 이런 phagocyte(포식세포)들은 우리 몸 곳곳의 혈액과 조직에 분포한다. 그리고 lymph node, spleen, thymus, tonsil(편도) adenoid(아데노이드) 같은 **lymphoid organ**(림프기관)은 **lymphocyte**(림프구)와 **antibody**(항체)를 생산한다.

14

NATURAL IMMUNITY(자연면역)와 ADAPTIVE(ACQUIRED) IMMUNITY[적응(후천, 획득)면역]

Immunity(면역)는 조직이나 장기에 손상을 줄 수 있는 이물질과 독소에 대항하는 능력이다. **Natural immunity**(자연면역)는 **태어날 때부터 가지고 있는 저항력**이다. 이것은 항원(infectious agent, 감염체, 감염원)에 노출된 적이 있었느냐 하는 것과는 상관없다. 우리 몸이 세균감염을 처리하는 것이 자연면역의 보기가 될 수 있다. 백혈구는 침입한 항원에 즉각적으로 반응한다. **Neutrophil**(중성구)은 감염이 일어난 곳으로 이동하고, bacteria를 잡아먹는다. **Monocyte**(단핵구), **macrophage**(대식세포, 큰포식세포), **lymphocyte**[림프구, **natural killer cell (NK cell)** 자연살해세포] 같은 다른 백혈구들도 감염에 대항하는 우리 몸의 자연면역에 같이 참여한다. 일반적으로, 자연멱역에서는 immunological memory(면역기억; 항원이나 병원체를 기억하는 능력)는 없다.

Natural immunity와 더불어, 건강한 사람은 **adaptive(acquired) immunity**[적응(후천, 획득)면역]를 발달시킬 수 있다. 후천(획득)면역은 면역반응으로 특정한 antigen(항원)을 **인식하고 기억하는** 우리 몸의 능력이다. **Lymphocyte**(림프구, **T cell**과 **B cell**)는 후천면역에 관여한다. **T cell**들은 특정 항원을 **인식하고 기억해서** 같은 항원과 만날 때마다 더 강하게 공격한다. **B cell**들은 antigen에 대항하는 **antibody**(항체)를 분비한다. 당신이 viral antigen(바이러스항원)에 노출되어 cold(감기)나 flu(인플루엔자, 독감)에 걸렸을 때 생기는 일들에 대해 생각해 보자. 당신의 B cell들은 항체를 분비하고, 이 항체들은 virus를 파괴할 뿐만 아니라, 나중에 같은 virus의 재침입에 대비하도록 혈액 속에 남게 되고 당신은 virus에 대한 후천면역을 얻게 된다! 다른 경우의 후천면역은 **vaccination**(예방접종)으로 얻을 수 있다. 당신 몸에 killed virus(사멸바이러스; 예: poliovirus, 폴리오바이러스)를 주사하면 이 바이러스는 당신에게 질병을 일으키지는 않지만 당신의 B cell들이 이 바이러스에 대항하는 항체를 분비하도록 자극하여, 나중에 당신이 같은 바이러스의 감염에 대비할 수 있는 후천면역을 얻게 된다.

경우에 따라 보다 즉각적인 후천면역이 필요하다. 뱀독과 같은 poison(독물; toxin, 독소)이 빠르게 심각한 손상을 일으킬 때, **antitoxin**(항독소)이라고 하는 다른 생물체에서 생산된 ready-made antibody(기성항체)를 투여하여 해독할 수 있다. 다른 기성항체인 **immunoglobulin**(면역글로불린) 주사는 당신이 외국을 여행하기 전에 당신의 adaptive immunity[적응면역]를 증강시켜 줄 수 있다. Infant(영아)는 태어나기 전에 placenta(태반)를 통하거나, 태어나서 모유를 통해 **maternal antibody**(모체항체)를 받아 후천면역을 얻을 수 있다. 그림 14-6은 natural immunity와 acquired immunity의 일반적인 차이를 정리한 것이다.

Adaptive immunity[적응면역]에는 두 가지 방식이 있다: **humoral immunity**(체액면역)와 **cell-mediated immunity**(세포매개면역). Humoral immunity는 **B lymphocyte**(B림프구; **B cell**, B세포)가 관여하며, cell-mediated immunity는 **T lymphocyte**(T림프구; **T cell**, T세포)가 관여한다. **체액면역**에서 **B cell**은 virus와 bacteria 등의 특정 antigen(항원)에 노출되었을 때 **antibody**(항체)를 만든다. 이 과정에서 일어나는 일은 B cell이 성숙해서 **plasma cell**(형질세포)이라고 하는 다른 세포가 되는 것이다. Plasma cell은 항원의 영향을 차단하는 **immunoglobulin**이라고 하는 항체를 생산한다. Immunoglobulin(면역글로불린; **Ig = immunoglobulin**)의 종류에는 **IgM, IgA, IgG, IgE, IgD** 등이 있다. 모체면역글로불린 중에 하나인 **IgG**는 placenta를 건너가서 신생아에게 immunity를 제공한다. **IgE**는 allergic reaction(알레르기반응)을 일으키고, parasite infection(기생충감염)에 대항할 때 중요한 역할을 한다. 그림 14-7은 humoral immunity에서 B cell, plasma cell, immunoglobulin의 관계를 정리한 것이다.

Cell-mediated immunity(세포매개면역)에는 항체가 관여하지 않는다. 대신에, 서로 다른 기능을 하는 몇 종류의 **T cell**들이 관여한다. 예을 들어, **cytotoxic T cell**(세포독성T세포, **CD8+ T cell**)은 항원에 붙어 항원을 직접 죽인다. Cytotoxic cell은 **interferon**(인터페론)과 **interleukin**(인터루킨) 같은 **cytokine**(사이토카인)을 분비하여 다른 세포들이 항원을 파괴할 수 있도록 도와준다. **Helper T cell**(도움T세포, **CD4+ T cell**)은 B림프구의 항체 생산을 돕고 다른 T림프구의 항원 공격을 촉진한

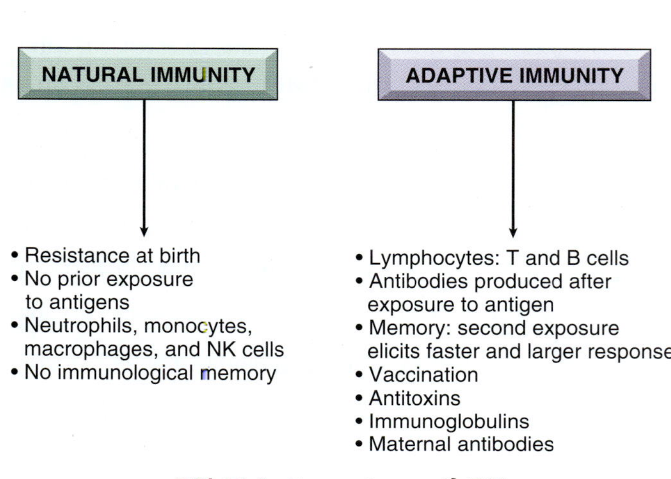

그림 14-6 Immunity(면역)의 종류.

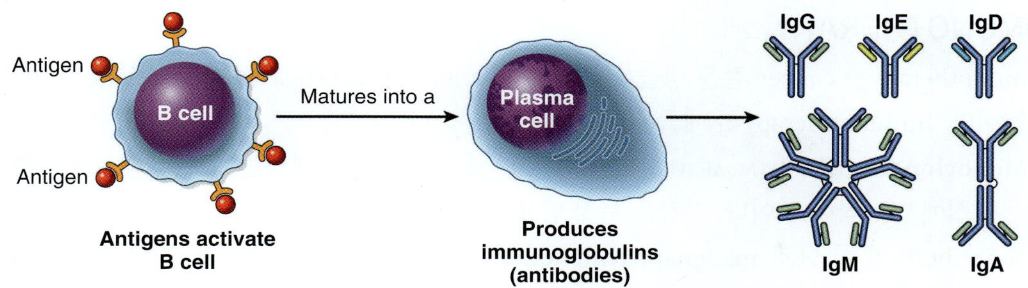

그림 14-7 **Humoral immunity**(체액면역)**: B cell, plasma cell**(형질세포)**, immunoglobulin**(면역글로불린)**.**

다. **Suppressor T cell**(억제T세포)은 **regulatory T cell**(Treg, 조절T세포)이라고도 하며, B cell과 T cell의 활성을 억제하여 우리 몸 자체 정상세포를 공격하는 것을 막는다. 그림 14-8은 세포매개 면역에 관여하는 T세포의 종류들을 정리한 것이다.

후천면역체계는 혈액에 존재하는 여러 세포들과 단백질의 도움을 받는다. 이들 중 **complement system**(보체계)은 단백질들의 무리이며 항체가 표적을 파괴하는 것을 도와준다. 또 다른 전사인 **dendritic cell**(가지돌기세포, 수상돌기세포)은 T세포와 B세포에게 대항해야 하는 항원을 정확하게 보여주는 과정인 antigen presentation(항원제시)으로 adaptive immunity를 시작한다. 몇몇 종류의 세포들이 T세포에 항원을 제시할 수 있지만, dendritic cell이 이 임무에 특히 효율적이다. 그림 14-9는 B cell, T cell, complement system, dendritic cell이 면역반응에서 어떤 역할을 하는지 정리한 것이다.

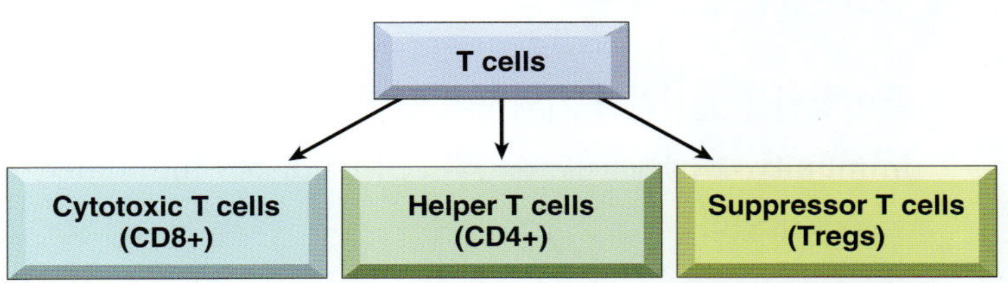

그림 14-8 **Cell-mediated immunity**(세포매개면역)**: T cell의 종류.**

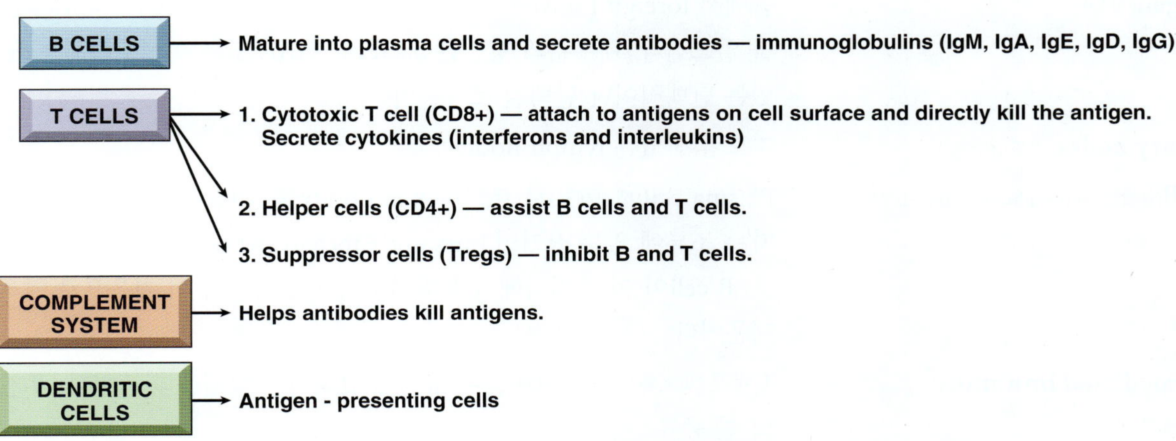

그림 14-9 **B cell, T cell, complement**(보체, 도움체)**, dendritic cell**(가지돌기세포, 수상돌기세포)**의 기능.**

IMMUNOTHERAPY(면역요법)

Immunotherapy는 cancer 같은 병을 치료하는 데 antibody, B cell(항체생산), T cell 등을 이용하는 것이다. Immunotherapy의 예들은 다음과 같다:

Monoclonal antibody(**MoAb**, 단클론항체)—이들 항체는 특별한 재생산(cloning, 클로닝)기술로 실험실에서 제작한 것이다. 각각은 특정 암세포를 공격하도록 디자인되어 있다. Monoclonal antibody의 한 예로 malignant lymphoma(악성림프종) 세포를 죽이도록 고안된 rituximab (Rituxan)이 있다. 이 항체에 다양한 toxin이나 radioactive particle(방사성입자)을 화학적으로 붙여 암세포로 보내면, 암세포를 죽이는 효과를 증가시킬 수 있다.

Vaccine(백신)—백신에는 환자 암세포에서 기원한 항원(단백질)이 포함되도록 만든 것도 있다. Vaccine을 주사하면, 백신은 환자의 T세포를 자극하여 암세포를 인식하고 죽이도록 한다. Vaccine은 주사하거나, 먹거나, nasal spray(코분무)로 투여할 수 있다.

Immune cell(면역세포) **이식**—Bone marrow transplantation(골수이식)으로 donor(기증자, 주는이)로부터 온 T lymphocyte가 환자의 면역체계를 암세포를 foreign cell(이종세포)로 인식하여 죽일 수 있는 새로운 세포로 구성되도록 교체할 수 있다.

단클론항체요법과 면역세포이식은 수동면역요법(면역인자를 환자에 투여)이며, 반면에 vaccination(예방접종)은 능동면역요법(환자 자신의 면역체계가 작동할 수 있도록 자극)이다.

14

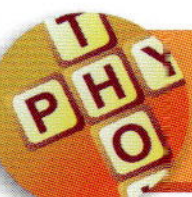

어휘

새롭게 소개된 어휘들의 목록을 정리하였다. 각 어휘들에 대한 짧은 정의는 이 용어들을 이해하는 데 도움을 줄 것이다. 낯설거나 어려운 단어를 익히는 데 422쪽 발음 절을 활용하라.

adaptive(acquired) immunity [적응(후천, 획득)면역]	특이항원을 인식하고 기억하며 항원을 공격할 수 있는 능력. Humoral immunity(체액면역; B세포 관여)와 cell-mediated immunity(세포매개면역; T세포 관여)가 있다.
adenoid(아데노이드)	Nasopharynx(코인두, 비인두)에 있는 림프조직 덩이.
antibody(항체)	B림프구가 만드는 antigen을 파괴하는 단백질.
antigen(항원)	몸에서 foreign body(이물질)로 인식되는 것들; immune response(면역반응)를 일으킨다. 대부분의 항원은 bacteria, virus 또는 이식조직세포 표면에 있는 단백질이나 단백질 조각들이다.
axillary nodes(겨드랑림프절)	겨드랑에 있는 lymph node(림프절).
B cell(B세포; **B lymphocyte**, B림프구)	Plasma cell(형질세포)로 분화하여 antibody를 분비하는 림프구. B cell의 B자는 조류에 있는 장기인 bursa of Fabricius(Fabricius주머니)에서 따온 것으로, B cell이 이 주머니에서 분화하고 성장한다는 것이 처음으로 알려졌기 때문이다.
cell-mediated immunity (세포매개면역)	T세포(세포독성, 도움, 억제)들이 항원에 반응하여 항원을 파괴한다; 후천면역의 한 종류.

cervical node(목림프절) 목 부위에 있는 lymph node.

complement system (보체계) 혈액단백질들의 무리이며 항체가 표적을 죽이도록 도와준다.

cytokine(사이토카인) Cytotoxic T cell에서 분비되는 단백질들이며 항원 파괴를 돕는다. Interferon(인터페론), interleukin(인터루킨)이 있다.

cytotoxic T cell(세포독성T세포) T림프구의 일종으로 antigen을 직접 파괴한다; (CD8+) T cell.

dendritic cell (가지돌기세포, 수상돌기세포) Antigen-presenting cell(항원제시세포). T세포와 B세포에게 공격할 대상을 보여준다.

helper T cell(도움T세포) B세포를 돕고 T세포를 자극하는 림프구. (CD4+) T cell.

humoral immunity(체액면역) B세포는 특이항원에 노출되면 항체를 생산한다; 후천면역의 한 종류.

immunity(면역, 면역성) 조직과 장기를 손상시키는 이물질이나 독소에 대항하여 우리 몸을 지키는 능력. Natural immunity(자연면역)와 adaptive immunity(적응면역)가 있다. Immunity라는 용어는 '~을 면제하다' 또는 '~로부터 지키다'라는 뜻의 라틴어 *immunis*에서 유래한 것이다.

immunoglobulins(면역글로불린) IgA, IgE, IgG, IgM, IgD 등의 항체; antigen에 반응하며, plasma cell(형질세포, 성숙B세포)에서 분비된다.

immunotherapy(면역요법) 면역세포, 항체 또는 백신 등을 이용하여 질병을 치료하거나 예방한다.

inguinal node(고샅림프절) 다리와 몸통이 만나는 부위인 groin region(고샅부위, 서혜부)에 있는 lymph node.

interferon(인터페론) T cell과 일부 세포들에서 분비하는 단백질(cytokine). 면역반응을 조절하고 돕는다.

interleukin(인터루킨) Cytokine의 일종인 단백질로 B림프구와 T림프구의 성장을 자극한다.

interstitial fluid(사이질액) 세포들 사이에 있는 body fluid(체액). 이것이 lymphatic capillary(림프모세관)로 들어가면 lymph가 된다.

lymph(림프) Lymphatic vessel(림프관)에 있는 묽은 액체로, 우림 몸 전체 조직에서 유래한다. 라틴어로 *lympha*는 '맑은 샘물'이라는 뜻이다.

lymph capillary(림프모세관, lymphatic capillary) 가장 작은 lymphatic vessel.

lymphoid organ(림프기관, lymphatic organ) Lymph node, spleen, thymus gland 등이 있다.

lymph node(림프절) Lymphatic vessel을 따라 배열된 고정된 lymphatic tissue; 감염에 대항해서 싸우는 림프구와 대식세포(큰포식세포) 같은 세포들이 있다.

lymph vessel(림프관, lymphatic vessel) 우리 몸의 lymph를 운반하는 관; 위쪽 가슴부위에서 정맥으로 lymph를 흘려보낸다.

macrophage(대식세포, 큰포식세포) Lymph node와 우리 몸 여러 조직에서 볼 수 있는 큰 phagocyte(포식세포). Phag/o는 '먹는다' 혹은 '삼키다'라는 뜻이다.

14

mediastinal node(세로칸림프절, 종격림프절) Thoracic (chest) cavity(가슴안, 흉강)에서 양쪽 허파 사이 공간인 mediastinum(세로칸, 종격)에 있는 lymph node.

mesenteric node(장간막림프절, 창자간막림프절) 창자의 mesentery(장간막, 창자간막)에 있는 림프절.

monoclonal antibody(단클론항체) 특정 antigen을 공격하고 foreign cell을 파괴하기 위해 실험실에서 만든 antibody. Immunotherapy에 유용하다.

natural immunity(자연면역) 개개인이 가진, 감염에 대항해서 싸울 수 있는 타고난 능력. Neutrophil, monocyte, macrophage, NK cell 등이 관여한다. 항원에 특이적이지 않으며 기억작용을 하지 않는다.

paraaortic node(대동맥곁림프절) 허리부위의 대동맥 주위에 있는 림프절.

plasma cell(형질세포) Antibody를 분비하는 림프구. B cell로부터 성숙한 림프구.

right lymphatic duct(우림프관, 오른림프관) 가슴에 있는 큰 림프관으로, 우리 몸의 오른쪽 위쪽부위에서 유래한 lymph가 모인다. 목에 있는 큰 정맥으로 림프를 흘려보낸다.

spleen(비장, 지라) 배의 왼위쪽사분역에 있는 장기이며, 늙은 적혈구 파괴, 림프구 활성, 혈액 저장 등의 기능을 한다.

suppressor T cell(억제T세포) B cell과 T cell 활성을 억제하는 T림프구. Treg(**regulatory T cell**, 조절T세포)라고도 한다.

14

T cell(T세포; **T lymphocyte**, T림프구) Antigen에 직접 작용하여 파괴하거나, antigen에 유독한 interleukin과 interferon 같은 cytokine을 생산하는 림프구.

tolerance(허용, 관용; 내성, 견딤) T림프구가 개개인의 고유한 항원을 "self(자기)" 혹은 자기편으로 인식하고 받아들이는 능력. Tolerance가 생기면, 면역체계는 자기 몸에 대항하여 반응하지 않는다.

thoracic duct(가슴림프관, 흉관) 가슴에 있는 큰 림프관으로, 우리 몸에서 diaphragm(가로막, 횡격막) 아래쪽 전체와 diaphragm 위쪽 왼쪽부위(머리, 목, 팔, 가슴)의 lymph가 모인다. 목부위에서 큰정맥으로 림프를 흘려보낸다.

thymus gland(thymus, 가슴샘, 흉선) Mediastinum에 있는 림프기관으로 T림프구가 foreign cell(이종세포)에 반응하도록 조절하며 면역반응을 돕는다.

tonsil(편도) 입 뒤쪽 목구멍 부위(oropharynx, 입인두)에 있는 lymphatic tissue 덩이.

toxin(독소) Poison(독물); 특정한 세균, 동물, 식물 등에서 만들어지는 단백질.

vaccination(예방접종) 개인이 이종단백질(항원)에 노출되면 면역반응이 유발된다. 이 반응은 세포표면에 항원을 가지고 있는 세포를 파괴하고 감염에 대항하여 우리 몸을 지킨다. 이 용어는 '소'라는 뜻의 라틴어인 *vacca*에서 따온 것으로, smallpox(두창, 마마)에 대한 면역을 얻기 위해 소에서 cowpox(우두)를 일으키는 virus를 사람 몸에 넣어준 것이 최초의 vaccination인 것에서 유래한 것이다.

vaccine(백신)	감염과 질병에 대한 immunity를 얻기 위해 우리 몸에 주입하는, 질병을 유발하지 못하도록 약화시키거나 죽인 microorganism(미생물), 독소 또는 단백질.

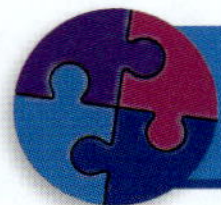

용어

빈칸에 용어의 의미를 기입하라.

연결형

연결형	의미	용어	의미
immun/o	보호	autoimmune disease(자가면역질환)	________________
		예로 *rheumatoid arthritis*(류마티스관절염)와 *systemic lupus erythematosus*(전신홍반루푸스) 등이 있다. 우리 몸의 정상 조직에 대항하는 비정상적인 *antibody*가 만들어져서 정상 조직을 망가뜨리는 만성병이다. 증상과 징후로는 관절의 *inflammation*(염증), *skin rash*(피부발진), *fever*(열) 등이 있다. *Glucocorticoid*(당질부신피질호르몬, 글루코코티코이드) 성분 약(*prednisone*)이나, *immunosuppressant*(면역억제제; *azathioprine, methotrexate*) 등이 치료에 효과적이긴 하지만, 이런 약물을 사용하는 환자는 감염에 취약하다.	
		immunoglobulin(면역글로불린)	________________
		immunosuppression(면역억제)	________________
		Corticosteroid(코르티코스테로이드) 같은 약물을 사용하거나, *AIDS*나 암 같은 질병에 의해서 면역억제가 일어날 수 있다. 면역억제 상태의 환자는 *fungus*(곰팡이, 진균)나 *Pneumocystis*(폐포자충) 혹은 다른 *pathogen*(병원체) 등에 쉽게 감염될 수 있다.	
lymph/o	lymph(림프)	**lymph**opoiesis(림프구형성)	________________

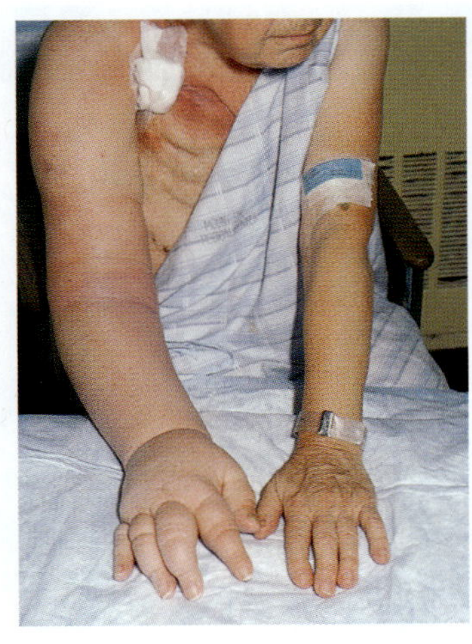

그림 14-10 **Lymphedema**(림프부종); Mastectomy(유방절제), lymphadenectomy(림프절절제), radiotherapy로 인해 이차적으로 생긴 오른팔의 lymphedema.

연결형	의미	용어	의미
		lymphedema(림프부종) ______ Lymphatic vessel과 lymph node가 막히면 interstitial fluid는 세포 사이 공간에 고이게 된다. 유방암치료에서처럼(그림 14-10) radiotherapy(방사선요법)는 lymphatic vessel을 파괴하고 lymphedema를 일으킬 수 있다.	
		lymphocytopenia(림프구감소) ______	
		lymphocytosis(림프구증가) ______	
		lymphoid(림프구-; 림프구모양-) ______ 접미사 -oid는 '닮은' 혹은 '어디에서 유래한'이라는 뜻이다. Lymphoid organ(림프기관)에는 lymph node, spleen, thymus가 있다.	
lymphaden/o	lymph node(gland)(림프절)	**lymphaden**opathy(림프절병증) ______	
		lymphadenitis(림프절염) ______	
splen/o	spleen(비장, 지라)	**splen**omegaly(비장비대) ______ Spleen을 뜻하는 연결형에는 e가 하나만 있음을 주의하라.	
		splenectomy(비장절제) ______	
		a**splen**ia(무비장) ______ Congenital(선천-) 경우나, 외과적으로 제거된 경우에 생길 수 있다.	
		hyper**splen**ism(비장항진증) ______ Blood cell destruction(혈액세포파괴, 혈구파괴), anemia(빈혈), leukopenia [leukocytopenia, 백혈구감소], thrombocytopenia[혈소판감소(증)] 등을 동반하는 splenomegaly가 특징인 syndrome.	
thym/o	thymus gland(thymus, 가슴샘, 흉선)	**thym**ectomy(가슴샘절제, 흉선절제) ______	
tox/o	poison(독약, 독물)	**tox**ic(독성-, 중독-) ______	

14

접두사

접두사	의미	용어	의미
ana-	다시, 새로이	**ana**phylaxis(급성중증과민증) ______ 접미사 -phylaxis는 '보호'라는 뜻이다. 이전에 우리 몸에 들어온 적이 있는 이물질에 대한 매우 심하고 비정상적인 hypersensitivity reaction(과민반응), 생명을 위협할 정도로 심각한 vasodilation(혈관확장)과 혈압저하가 일어난다.	
inter-	사이	**inter**stitial fluid(사이질액) ______ 접미사 -stitial은 '흐르지 않는, 고정된, -을 두다' 등의 뜻이다.	

질환

IMMUNODEFICIENCY(면역결핍)

일부 면역결핍병은 태어날 때 이미 생겨 있다. **Severe combined immunodeficiency disease**(SCID, 중증복합면역결핍병)가 그 예이다. 이 병에 걸린 신생아는 B세포와 T세포가 결핍된 상태로 태어나며, 이로 인해 면역결핍이 생긴다. Thymus는 작고, 환자는 감염에 대항하는 능력이 부족하거나 없다.

acquired immunodeficiency syndrome(후천면역결핍증후군, AIDS, 에이즈)

Immune system 억제와 연관된 임상증상과 징후들, opportunistic infection(기회감염)**, secondary neoplasm**(이차신생물)**, neurological disorder**(신경계 질환) **등이 특징이다.**

AIDS는 **human immunodeficiency virus**(HIV, 사람면역결핍바이러스) 감염으로 인해 생긴다. HIV는 **helper T cell**(도움T세포; **CD4+ cell**이라고도 한다. CD4 단백질항원이 있는)을 파괴한다. 이로 인해 immune response가 붕괴되어 감염이 쉽게 일어나게 된다. HIV가 면역기능을 떨어뜨려 정상적인 상태에서는 문제를 일으키지 않는 bacteria나 parasite(기생충, 기생생물)에도 쉽게 감염될 수 있기 때문에

표 14-2 AIDS와 관련된 OPPORTUNISTIC INFECTION(기회감염)

감염	설명
candidiasis(칸디다증)	*Candida*(칸디다)는 yeast(효모; 효모균)의 일종인 fungus(곰팡이, 진균)이며, 피부, 입, intestinal tract(장관, 창자길), vagina 등에 정상적으로 존재하는 것으로, 과다하게 자라면 입, 기도(숨길), 피부에 감염을 일으킨다. 입에 감염된 것을 thrush(아구창, 구강칸디다증)라고 한다.
cryptococcal infection (**Crypto**, 크립토코쿠스감염)	Yeast의 일종인 *Cryptococcus*는 lung, brain, 혈액에 감염을 일으킨다. 병원체는 비둘기 배설물이나 둥지, 공기, 물, 흙 등에서 발견된다.
cryptosporidiosis (와홀씨충증, 크립토스포리듐증)	Gastrointestinal tract(위장관, 위창자길), 뇌, spinal cord(척수)에 생기는 기생충감염. Pathogen인 *Cryptosporidium*(와홀씨충)은 가축에서 흔히 발견되는 단세포 미생물이다.
cytomegalovirus(**CMV**, 거대세포바이러스) **infection**	Enteritis(장염; 소장염)와 retinitis(망막염; 눈 뒤쪽 망막에 생긴 inflammation)를 일으킨다. 이 virus는 saliva(침, 타액), semen(정액), cervical secretion(자궁경부분비물), 오줌, 대변, 혈액, 모유 등에서 발견되지만, 대부분 면역기능이 손상되었을 때만 감염을 일으킨다.
herpes simplex (단순포진)	감염되면 입술이나 코의 피부 혹은 genitalia(생식기관, 생식기)에 작은 blister(물집)가 생긴다. Herpes simplex virus는 encephalitis(뇌염)를 일으킬 수도 있다.
histoplasmosis(**Histo**, 히스토플라스마증)	*Histoplasma capsulatum*에 오염된 먼지를 흡인하여 생기는 fungal infection으로 fever, chill(오한), 허파감염을 유발한다. 병원체는 새와 박쥐 배설물에서 발견된다.
***Mycobacterium avium-intracellulare* (MAI) complex**(마이코박테륨아비움인트라셀룰라레복합체) **infection**	허파와 혈액에 감염을 일으키며, fever, malaise(병감, 불쾌감), night sweat(야간땀, 야간발한), anorexia(식욕부진), diarrhea(설사), 체중감소 등의 증상이 생기는 세균감염병
***Pneumocystis* pneumonia** (**PCP**, 폐포자충폐렴)	단세포 미생물로 열, 기침, 가슴통증이 나타나는 허파감염을 유발한다. 이 병원체는 공기, 물, 흙에서 발견되며, 동물로부터 옮는다. 배합항생제인 trimethoprim-sulfamethoxazole(Bactrim)이나, pentamidine으로 감염을 치료한다. Pentamidine 분무제를 흡입하면 PCP를 예방할 수 있다.
toxoplasmosis(**Toxo**, 톡소포자충증)	Central nervous system(CNS, 중추신경계통)을 침범하는 기생충감염으로 열, 오한, visual disturbance(시력장애, 시각장애), confusion(혼동, 착란, 혼란), hemiparesis[반신불완전마비; 한쪽 몸이 약하게 paralysis(마비)된 상태], seizure(발작)를 일으킨다. 요리하지 않은 날 양고기나, 돼지고기, 소독하지 않은 음식물, 날달걀이나 생채를 먹으면 pathogen(*Toxoplasma*)에 감염될 수 있다.
tuberculosis(**TB**, 결핵; 폐결핵)	*Mycobacterium tuberculosis*(결핵균)가 허파, 뇌 그리고 여러 장기에 감염을 일으키는 세균병. 증상과 징후는 열, 기침, 체중감소, anorexia(식욕부진), 피가 섞인 sputum(가래) 등이다.

14

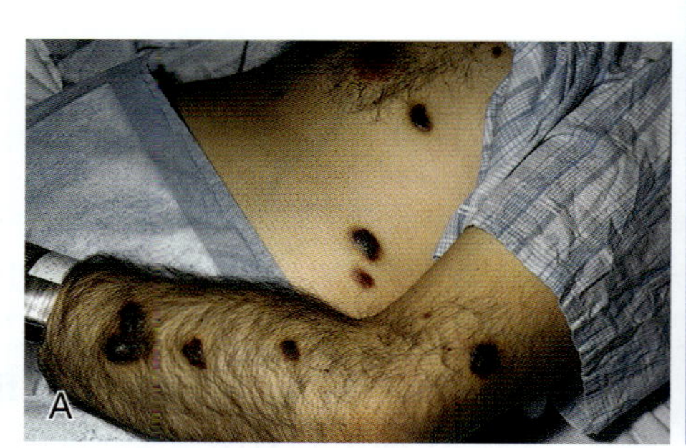
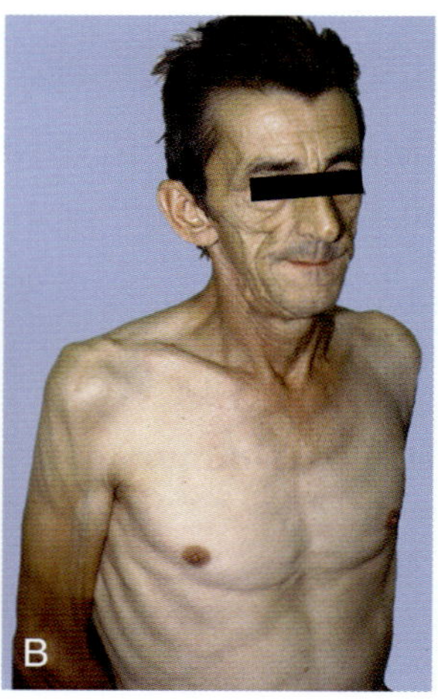

그림 14-11 **A, Kaposi sarcoma**(카포시육종). **B, Wasting syndrome**(스모증후군).

14

AIDS와 동반된 감염을 **opportunistic infection**이라고 한다. 표 14-2는 기회감염의 종류들을 정리한 것이다; 표를 참고자료로 활용하시오.

AIDS와 동반되는 악성종양에는, capillary 내층세포에서 발생하며 짙은 자줏빛을 띠는 피부결절이 특징인 **Kaposi sarcoma**(카포시육종)와 lymph node에 생기는 암인 **lymphoma**(림프종) 등이 있다. AIDS 환자에서 체중감소와 근육강도, appetite(식욕, 입맛), mental activity(정신활동) 등이 저하되는 **wasting syndrome**(소모증후군)도 생길 수 있다(그림 14-11A, 11B).

HIV에 노출되고 HIV에 대한 antibody를 가지고 있는 사람을 **HIV-positive**(HIV양성)라고 한다. HIV는 혈액뿐만 아니라, semen(정액), vaginal secretion(질분비물), cervical secretion(자궁경부분비물), saliva(침, 타액) 등과 다른 여러 body fluid(체액)에서 발견된다. HIV의 전파는 대개 다음의 세 가지 경로를 통해 이루어진다; Sexual contact(성접촉), HIV에 오염된 주사바늘을 같이 사용하거나 이것에 실수로 찔리는 경우와 오염된 혈액의 수혈이나 오염된 혈액으로 만든 혈액제제 투여 등에 의한 blood inoculation(혈액접종), 감염된 엄마로부터 신생아에게 HIV 전파. 표 14-3은 HIV의 흔한 전파경로를 정리한 것이다.

HIV에 감염된 환자라도 10년 가까이 증상 없이 지내는 경우도 있다. HIV 감염에 의한 증상과 징후로는 lymphadenopathy(림프절병증), neurologic disease, fungal infection에 의한 oral thrush(아구창, 구강칸디다증), night sweat(야간땀, 야간발한), fatigue(피로), opportunistic infection(기회감염) 등이 있다.

표 14-3 AIDS 바이러스의 일반적인 전파경로

경로	감염대상
구강성교와 항문성교	남성과 여성
질성교	여성
정맥내 약물투여자의 주사바늘과 기구 공유	남성과 여성
오염된 혈액(수혈용)이나 혈액제제	남성과 여성(혈우병환자)
엄마로부터—in utero(자궁내) 또는 모유수유 통해	Neonate(신생아)

AIDS 치료에 사용하는 약제들은 **reverse transcriptase**(RT, 역전사효소)라는 바이러스효소에 대한 inhibitor(억제제)이다. HIV가 helper T cell(CD4+ antigen이 있는)에 침입하면, 세포 속에서 virus의 성장과 증식에 필요한 역전사효소를 내어 놓는다. Zidovudine과 lamivudine(Epivir)이 **reverse transcriptase inhibitor**(RTI, RT inhibitor, 역전사효소억제제)이다. 다른 종류의 anti-HIV(항HIV) 약제에는 **protease inhibitor**(단백질분해효소억제제)가 있다. 이 약들은 바이러스의 다른 효소인 protease(단백질분해효소)를 억제한다. HIV가 자신의 구조를 재생하는 데 protease가 필요하다. Protease inhibitor (nelfinavir, amprenavir)와 RT inhibitor를 같이 사용하는 것을 **HAART (highly active antiretroviral therapy)**라고 한다. 이 치료를 받은 환자에서 viral infection의 징후가 없어진 경우가 많이 있다.

HYPERSENSITIVITY(과민성)

allergy(알레르기)

Antigen에 노출되었을 때 나타나는 비정상적인 hypersensitivity.

Allergic(all/o는 '다른 것'을 뜻한다) reaction(알레르기반응)은 allergy를 유발할 수 있는 물질인 **allergen**(알레르기항원, 알레르겐)에 노출된 적이 있는(sensitized, 민감화) 사람이 다시 같은 물질에 노출되었을 때 일어나는 격렬한 면역반응이다. 이러한 반응의 심한 정도는 hay fever[건초열; pollen(꽃가루)이나 동물의 dander(비듬)가 원인]나 **allergic rhinitis**(알레르기비염)부터 유별난 과민반응이 우리 몸 전체에 일어나는 **systemic anaphylaxis**(전신급성중증과민증)까지 다양하게 나타난다. Systemic anaphylaxis에 의해 hypotension(저혈압), shock(쇼크), respiratory distress(호흡곤란), larynx(후두)의 edema 등이 유발된다. Anaphylaxis는 경우에

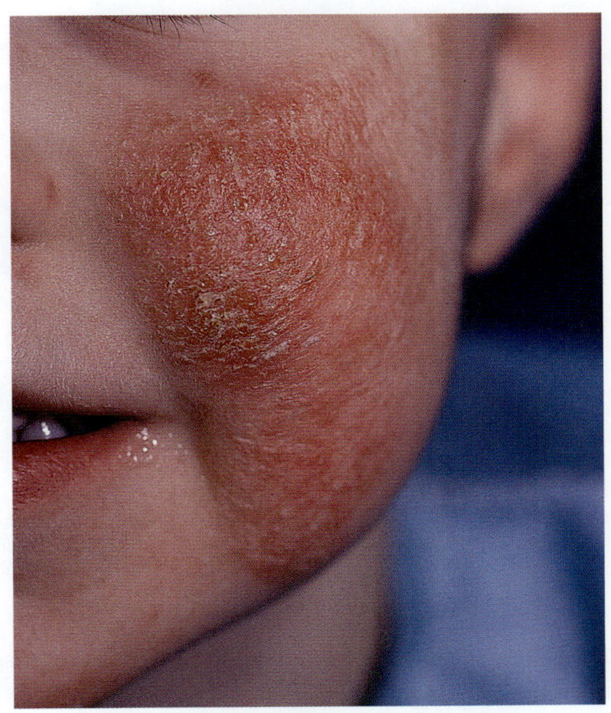

그림 14-12 **Atopic dermatitis**(아토피피부염).

따라 생명을 위협할 수도 있지만, airway(기도, 숨길)가 열려 있도록 하고, 즉시 epinephrine(에피네프린)이나 antihistamine(항히스타민제)으로 치료하면 대부분 생존할 수 있다.

이외에도 allergy에는 pollen(꽃가루), 먼지, mold(곰팡이) 등에 의한 **asthma**(천식), 음식이나 약물에 의한 **hives**(urticaria, 두드러기), 비누, 화장품, 화학물질 등에 의해 rash(발진)가 생기는 **atopic dermatitis**(아토피피부염) 등이 있다. 어떤 사람이 atopic하다는 것은 유전적으로 allergy를 잘 일으킬 수 있다는 것을 의미한다(그림 14-12).

악성종양, 암

lymphoma(림프종)

Lymph node(림프절)와 lymphatic tissue의 악성종양.

Lymphoma는 구성하는 세포와 differentiation(분화) 정도에 따라 여러 종류로 분류된다. 몇 가지 예는 다음과 같다:

Hodgkin lymphoma(호지킨림프종, Hodgkin disease)—Spleen과 lymph node의 lymphatic tissue에 생기는 악성종양. 특징적인 증상으로는 림프절이 커지는 **lymphadenopathy**(림프절병증), splenomegaly(비장비대), 열, weakness(쇠약, 허약), 체중감소, 식욕저하 등이 있다. Lymph node에서 **Reed-Sternberg cell**(리드-슈테른베르크세포)이라는 특이한 모양의 악성세포를 찾으면 이 병으로 진단할 수 있다. 병이 한 부분에 국한되어 있는 경우에는 radiotherapy

14

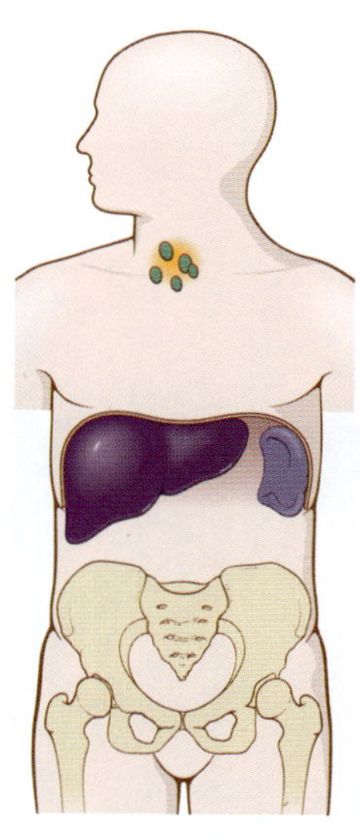

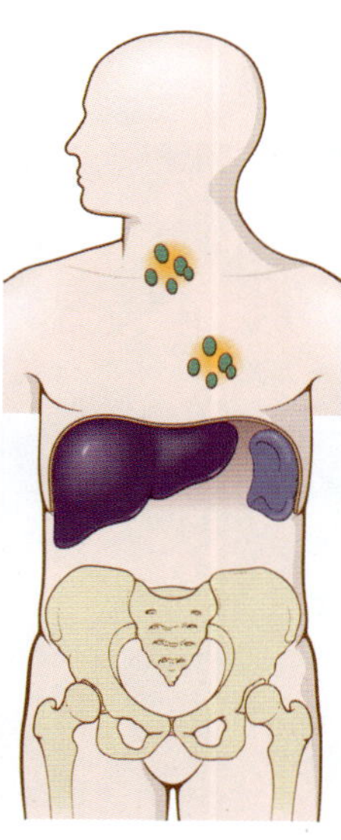

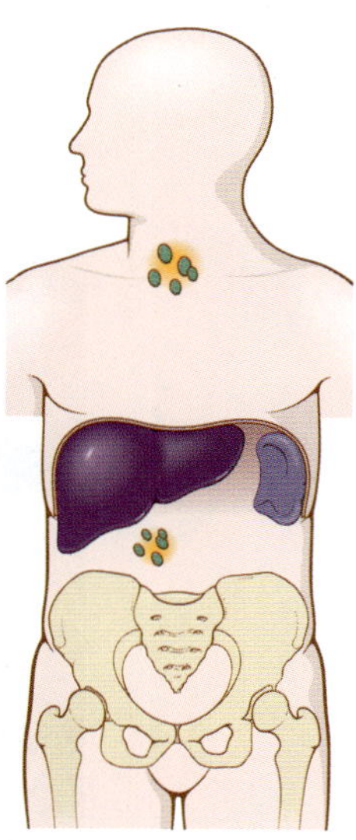

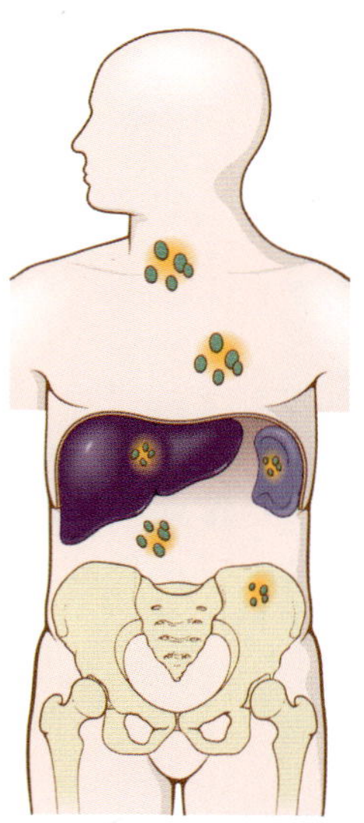

그림 14-13 Staging of Hodgkin lymphoma(호지킨림프종 병기결정; 병기분류); 병의 전파 정도를 평가하여 결정한다. Staging을 위해 lymph node biopsy, liver와 lymph node 생검을 위한 laparotomy(개복술, 배벽절개술), splenectomy를 하기도 한다.

나 chemotherapy로 치료한다. 병이 넓게 퍼져 있다면, chemotherapy로만 치료한다. 적절한 치료법으로 치료 가능성을 크게 높일 수 있다. 그림 14-13은 Hodgkin lymphoma의 staging(병기결정, 병기분류)을 설명한 것이다.

Non-Hodgkin lymphoma(비호지킨림프종)—이것에 포함되는 것으로 **follicular lymphoma**[소포림프종; 림프소포(소절)에 small lymphocyte가 모여 있다]와 **large cell lymphoma**(대세포림프종, 큰세포림프종; large lymphocyte가 림프절이나 림프조직에 넓게 침윤되어 있다) 등이 있다. Non-Hodgkin lymphoma는 대부분 B cell lymphoma이며, T cell malignancy는 드물다. Chemotherapy로 이 병의 진행을 멈추거나 치료할 수 있다.

multiple myeloma(다발골수종)

Bone marrow(골수, 뼈속질) **세포의 악성종양.**

Plasma cell(형질세포; 항체를 생산하는 B림프구)로 구성된 종양으로, 특정 immunoglobulin(면역글로불린, 주로 IgG)이 과다하게 만들어진다. **Waldenström macroglobulinemia**(발덴스트룀고분자글로불린혈증)는 다른 종류의 악성 B림프구 종양이다. 이 병은 B림프구의 이상에 의한 것으로, 면역글로불린 중에서 분자량이 가장 큰 IgM이 많이 만들어진다. IgM 농도의 증가는 혈액의 점성을 높여 뇌와 눈에 있는 모세혈관에서 혈액흐름의 장애를 유발하는 hyperviscosity syndrome(과다점성증후군)을 일으킨다.

thymoma(가슴샘종, 흉선종)

Thymus gland(thymus, 가슴샘, 흉선)**에 생기는 악성종양.**

Thymoma는 종종 neuromuscular disorder(신경근육장애)인 myasthenia gravis(중증근무력증)와 관련되어 있다. 많은 가슴샘종환자들은 systemic lupus erythematosus, rheumatoid arthritis, red cell aplasia(적혈구무형성) 같은 관련 자가면역질환을 가지고 있다.

Thymoma의 주된 치료는 수술이다. 종양이 퍼져 있는 경우에는 postoperative radiotherapy(수술후방사선요법)를 한다.

용어 연구

각 용어의 철자와 의미를 익혀라.

allergen(알레르기항원, 알레르겐)	특이적 과민반응을 일으킬 수 있는 물질; Antigen의 일종.
anaphylaxis(급성중증과민증)	이종단백질이나 이물질에 대한 과도하고 유별난 hypersensitivity.
atopy(아토피)	Inherited predisposition(유전소인)에 의해 유발되는 hypersensitivity나 allergy(알레르기). 그리스어로 'strangeness(이상함)'의 뜻인 *atopia*에서 유래한 것이다.
CD4+ cell	Helper T cell이며, 세포 표면에 CD4 단백질 항원을 가지고 있다. HIV는 CD4 항원에 붙어 이 단백질을 가지고 있는 T림프구를 감염시키고 세포를 죽인다. AIDS 환자는 CD4+ 세포 수가 충분하지 않다.

Hodgkin lymphoma(호지킨림프종)	림프절과 지라의 림프조직에 생기는 악성종양. Reed-Sternberg cell을 현미경으로 확인할 수 있다.
human immunodeficiency virus(**HIV**, 사람면역결핍바이러스)	AIDS를 일으키는 바이러스(retrovirus, 레트로바이러스).
Kaposi sarcoma(카포시육종)	AIDS와 연관되어 생기는 악성종양; 모세혈관의 lining(내층)에서 발생하며 피부에 붉은색, 자주색, 갈색 혹은 검은색 nodule(결절)이 생긴다.
non-Hodgkin lymphomas(비호지킨림프종)	Lymphoid tissue에 생기는 악성종양들. 예를 들면, follicular lymphoma(소포림프종)와 large cell lymphoma(대세포림프종, 큰세포림프종) 등이 있다.
opportunistic infections(기회감염)	AIDS와 연관해서 생기는 감염병; 정상상태에서는 감염을 일으키지 못하는 세균이나 기생충이라도 HIV 감염에 의해 면역기능이 손상된 상태에서는 쉽게 감염을 일으킬 수 있다.
protease inhibitor(단백질분해효소억제제)	HIV 증식을 위해 새로운 바이러스성분을 만드는 데 작용하는 proteolytic enzyme(단백질분해효소)인 protease 생산을 차단하여 AIDS를 치료하는 약.
reverse transcriptase inhibitor(**RTI**, 역전사효소억제제)	HIV가 복제되는 데 필수적인 효소인 reverse transcriptase를 차단하여 AIDS를 치료하는 약.
wasting syndrome(소모증후군)	AIDS와 연관되어 나타나는 체중감소와 근육강도, appetite(식욕, 입맛), mental activity(정신활동) 등의 감소.

14

검사실검사와 처치

검사실검사

CD4+ cell count(CD4+ 세포계산)

AIDS 환자 혈액에 있는 CD4+ T cell(helper T cell, 도움T세포) 수를 측정한다.
정상적으로 CD4+세포는 mm^{3}당 500~1500개 정도이다. CD4+세포가 200~250개 밑으로 떨어지면, 항HIV약으로 치료를 시작하기를 권한다.

ELISA(효소결합면역흡착측정법)

혈액에서 anti-HIV antibody를 찾는 screening test(선별검사).
HIV에 대한 항체는 HIV 감염 후 2주 안에 나타나기 시작한다. 이 검사에서 양성반응을 보이면, 좀 더 특이적인 **Western blot** 검사로 확정한다. ELISA는 enzyme-linked immunosorbent assay의 약자이다.

immunoelectrophoresis(면역전기영동)

Immunoglobulin(면역글로불린; IgM, IgG, IgE, IgA, IgD)들을 분리하는 검사.
Multiple myeloma(다발골수종)나 Waldenström macroglobulinemia(발덴스트룀고분자글로불린혈증) 환자에서 비정상적인 수치의 항체를 찾아내는 검사.

viral load test(바이러스부하검사)

혈액에서 AIDS virus(HIV)의 양을 측정하는 검사.
두 가지 viral load test로 PCR(polymerase chain reaction, 중합효소사슬반응) assay와 NASBA(nucleic acid sequence-based amplification, 핵산서열바탕증폭) test가 있다.

처치

computed tomography (CT) **scan**(컴퓨터단층촬영) — **해부학적 구조의 가로면과 다른 여러 면을 보여주는 x-ray imaging**(X선영상). Lymph node(림프절), spleen(비장, 지라), thymus(가슴샘, 흉선) 등의 lymphoid organ에 이상이 있는지 보여주는 X선 영상.

약어

AIDS	acquired immunodeficiency syndrome (후천면역결핍증후군, 에이즈)
CD4+ cell	helper T cell(도움T세포)
CD8+ cell	cytotoxic T cell(세포독성T세포)
CMV	cytomegalovirus(거대세포바이러스)—AIDS 관련 opportunistic infection을 일으킨다.
Crypto	*Cryptococcus*(크립토코쿠스)—AIDS 관련 opportunistic infection을 일으킨다.
ELISA	enzyme-linked immunosorbent assay(효소결합면역흡착측정)—anti-HIV antibody를 찾는 검사
G-CSF	granulocyte colony-stimulating factor(과립구집락자극인자)—neutrophil (중성구) 생산을 자극하는 cytokine(사이토카인)
GM-CSF	granulocyte-macrophage colony-stimulating factor(과립구대식세포집락자극인자)—macrophage에서 분비되는 cytokine으로, myeloid progenitor cell(골수선조세포)의 성장과 granulocyte(과립백혈구, 과립구)로 분화를 자극한다.
HAART	highly active antiretroviral therapy—AIDS 치료에 효과가 있는 약들을 혼합하여 사용
Histo	histoplasmosis(히스토플라스마증)—AIDS 환자에서 볼 수 있는 fungal infection(진균감염, 곰팡이감염)
HIV	human immunodeficiency virus(사람면역결핍바이러스)—AIDS를 일으킨다.
HSV	herpes simplex virus(단순포진바이러스)
IgA, IgD, IgE, IgG, IgM	immunoglobulin(면역글로불린)
IL1~IL38	interleukin(인터루킨)
KS	Kaposi sarcoma(카포시육종)
MAI	*Mycobacterium avium-intracellulare* (MAI) complex(마이코박테륨아비움인트라셀룰라레복합체)—immunocompromised patient(면역손상환자, 면역약화환자)에서 허파와 전신질환을 일으키는 pathogen(병원체) 집단
MoAb	monoclonal antibody(단클론항체)
NHL	non-Hodgkin lymphoma(비호지킨림프종)
PCP	Pneumocystis pneumonia(폐포자충폐렴) — AIDS 관련 opportunistic infection
PI	protease inhibitor(단백질분해효소억제제)
RTI	reverse transcriptase inhibitor(역전사효소억제제)—예, zidovudine (Retrovir), lamivudine (Epivir)
SCID	severe combined immunodeficiency disease(중증복합면역결핍병)
Treg	regulatory T cell(조절T세포, suppressor T cell, 억제T세포)
Toxo	toxoplasmosis(톡소포자충증)—AIDS와 연관된 기생충 감염

14

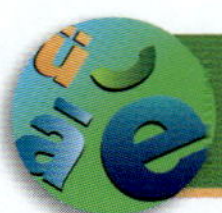

발음

이 장에 나오는 용어들을 얼마나 이해하고 있는지를 독자 스스로 판단하기 위하여 아래 각 용어의 의미를 빈칸에 채워 넣어 보자. 그 다음에 의미만을 보고 무슨 용어였는지를 적어보는 것도 공부에 도움이 될 것이다. 이때 철자법이 틀리지 않도록 주의하라. 각 용어 뒤에 표시된 숫자는 정의나 용례가 적혀 있는 페이지 번호를 가리킨다. 이 페이지를 확인하여 자신이 제대로 알고 있는지를 확인하라.

발음기호 안내

ā: 에이 (예: āpe)	ă: 애 (예: ăpple)
ē: 이- (예: ēven)	ĕ: 에 (예: ĕvery)
ī: 아이 (예: īce)	ĭ: 이 (예: ĭnterest)
ō: 오우 (예: ōpen)	ŏ: 오 (예: pŏt)
ū: 유 (예: ūnit)	ŭ: 어 (예: ŭnder)

어휘와 용어

용어	발음	의미
adaptive immunity (410)	ă-DĀP-tĭv ĭ-MŪ-nĭ-tē	
adenoids (410)	ĂD-ĕ-noydz	
anaphylaxis (414)	ăn-ă-fă-LĂK-sĭs	
antibody (410)	ĂN-tĭ-bŏ-dē	
antigen (410)	ĂN-tĭ-jĕn	
asplenia (414)	ā-SPLĒN-ē-ă	
autoimmune disease (413)	aw-tō-ĭ-MŪN dĭ-ZĒZ	
axillary nodes (410)	ĂKS-ĭ-lăr-ē nōdz	
B cell (410)	B sĕl	
cell-mediated immunity (410)	sĕl mē-dē-Ā-tĕd ĭ-MŪN -ĭ-tē	
cervical nodes (411)	SĔR-vĭ-kl nōdz	
complement system (411)	CŎM-plĕ-mĕnt SĭS-tĕm	
cytokines (411)	SĪ-tō-kĭnz	
cytotoxic T cell (411)	sī-tō-TŎK-sĭk T sĕl	
dendritic cell (411)	dĕn-DRĬ-tĭk sĕl	
helper T cell (411)	HĔL-pĕr T sĕl	
humoral immunity (411)	HŪ-mĕr-ăl ĭm-MŪN-ĭ-tē	
hypersplenism (414)	hī-pĕr-SPLĔN-ĭzm	
immunity (411)	ĭm-MŪN-ĭ-tē	
immunoglobulins (411)	ĭm-ū-nō-GLŎB-ū-lĭnz	
immunosuppression (413)	ĭm-ū-nō-sŭ-PRĔ-shŭn	

14

용어	발음	의미
immunotherapy (411)	ĭ-mū-nō-THĔR-ă-pē	
inguinal node (411)	ĬNG-gwĭ-năl nōd	
interferons (411)	ĭn-tĕr-FĒR-ŏnz	
interleukins (411)	ĭn-tĕr-LOO-kĭnz	
interstitial fluid (411)	ĭn-tĕr-STĬSH-ăl FLOO-ĭd	
lymph (411)	lĭmf	
lymphadenitis (414)	lĭm-făh-dĕ-NĪ-tĭs	
lymphadenopathy (414)	lĭm-făd-ĕ-NŎP-ăh-thē	
lymph capillaries (411)	lĭmf KĂP-ĭ-lă-rēz	
lymphedema (414)	lĭmf-ĕ-DĒ-mă	
lymph node (411)	lĭmf nōd	
lymphocytes (402)	LĬM-fō-sītz	
lymphocytosis (414)	lĭm-fō-sī-TŌ-sĭs	
lymphocytopenia (414)	lĭm-fō-sī-tō-PĒ-nē-ă	
lymphoid organs (411)	LĬM-foid ŎR-gănz	
lymphopoiesis (413)	lĭm-fō-poy-Ē-sĭs	
lymph vessel (411)	lĭmf VĔS-ĕl	
macrophage (411)	MĂK-rō-fāj	
mediastinal nodes (412)	mē-dē-ăs-TĪ-năl nōdz	
mesenteric nodes (412)	mĕs-ĕn-TĔR-ĭk nōdz	
monoclonal antibody (412)	mŏn-ō-KLŌ-năl ĂN-tĭ-bŏd-ē	
natural immunity (412)	NĂ-tū-răl ĭm-MŪ-nĭ-tē	
paraaortic nodes (412)	pă-ră-ā-ŎR-tĭk nōdz	
plasma cell (412)	PLĂZ-mă sĕl	
right lymphatic duct (412)	rīt lĭm-FĂ-tĭk dŭkt	
spleen (412)	splēn	
splenectomy (414)	splĕ-NĔK-tō-mē	
splenomegaly (414)	splĕ-nō-MĔG-ă-lē	
suppressor T cell (412)	sŭ-PRĔ-sŏr T sĕl	
T cell (412)	T sĕl	
thoracic duct (412)	thō-RĂ-sĭk dŭkt	

14

용어	발음	의미
thymectomy (414)	thī-MĔK-tō-mē	
thymus gland (412)	THĪ-mŭs glănd	
tolerance (412)	TŎL-ĕr-ăntz	
tonsils (412)	TŎN-sĭlz	
toxic (414)	TŎK-sĭk	
toxin (412)	TŎK-sĭn	
vaccination (412)	văk-sĭ-NĀ-shŭn	
vaccine (413)	văk-SĒN	

질환, 검사실검사

용어	발음	의미
acquired immunodeficiency syndrome (415)	ă-KWĪRD ĭm-ū-nō-dĕ-FĬSH-ĕn-sē SĬN-drōm	
allergen (419)	ĂL-ĕr-jĕn	
allergy (417)	ĂL-ĕr-jē	
atopy (419)	ĂT-ō-pē	
CD4+ cell (419)	CD4 PŎS-ĭ-tĭv sĕl	
ELISA (420)	ĕ-LĪ-ză	
Hodgkin lymphoma (420)	HŎJ-kĭn lĭm-FŌ-mă	
human immunodeficiency virus (420)	HŪ-măn ĭm-ū-nō-dĕ-FĬSH-ĕn-sē VĪ-rŭs	
immunoelectrophoresis (420)	ĭm-ū-nō-ē-lĕk-trō-phŏr-Ē-sĭs	
Kaposi sarcoma (420)	KĂ-pō-sē (*or* kă-PŌS-sē) săr-KŌ-mă	
lymphoma (418)	lĭm-FŌ-mă	
multiple myeloma (419)	MŬLT-ĭ-pl mī-ĕ-LŌ-mă	
non-Hodgkin lymphoma (420)	nŏn-HŎJ-kĭn lĭm-FŌ-ma	
opportunistic infections (420)	ŏp-pŏr-tū-NĬS-tĭk ĭn-FĔK-shŭnz	
protease inhibitors (420)	PRŌ-tē-ās ĭn-HĬB-ĭ-tŏrz	
reverse transcriptase inhibitors (420)	rē-VĔRS trăns-SCRĬPT-āz ĭn-HĬB-ĭ-tŏrz	

14

용어	발음	의미
severe combined immunodeficiency disease (415)	sĕ-VĒR kŏm-BĪND ĭm-ū-nō-dĕ-FĬSH-ĕn-sē dĭ-ZĒZ	
thymoma (419)	thī-MŌ-mă	
viral load test (420)	vī-răl lōd tĕst	
wasting syndrome (420)	WĀST-ĭng SĬN-drōm	
Western blot (420)	WĔS-tĕrn blŏt	

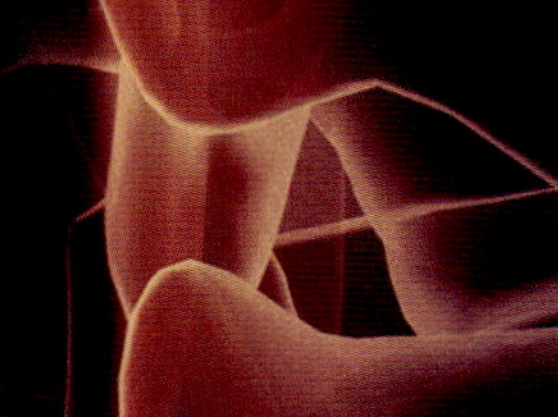

CHAPTER
15

근육뼈대계통(근골격계)
Musculoskeletal System

번역: 정순호 · 기승희

단원 구성

단원 학습목표

- 뼈, 관절, 근육의 구조와 기능에 관련된 용어를 정의한다.
- 뼈의 형성과 성장과정을 설명한다.
- 주요 뼈의 명칭을 열거하고, 위치를 설명한다.
- 뼈, 관절, 근육과 관련된 용어의 연결형, 접두사, 접미사의 의미를 파악한다.
- 각종 musculoskeletal disease(근육뼈대질환) 및 fracture(골절)와 관련된 용어를 설명한다.
- Musculoskeletal system(근육뼈대계통)과 관련된 주요 검사실검사와 처치 및 약어를 숙지한다.
- 새로운 지식들을 이용하여 진단서나 진료기록에 나오는 의학용어를 이해한다.

서론

Musculoskeletal system(근육뼈대계통, 근골격계)은 bone(뼈, 골), muscle(근육, 근) 및 joint(관절)로 구성된다. 우리 몸에서 이들은 각각 중요한 기능을 수행한다.

Bone(뼈, 골)은 몸의 틀을 이루며, 내장기관을 지지하고 보호한다. 또한 뼈는 근육이 부착하는 자리를 제공함으로써 몸을 움직일 수 있게 한다. 뼛속 중심부분에는 hematopoietic tissue[혈구형성조직, 조혈조직; red bone marrow(적색골수, 적색뼈속질); blood cell(혈액세포, 혈구)을 생산한다]가 자리하며, 뼈의 바깥부분은 calcium(칼슘), phosphorus(인)와 같이 성장에 필요한 무기질을 저장하는 장소가 된다.

Joint(관절)는 뼈와 뼈가 만나는 부위를 가리키며, 우리 몸에는 여러 유형의 관절이 존재한다. 해당관절에서 일어나는 운동이 어느 정도의 유연성을 필요로 하는가에 따라 특정부위의 관절유형이 결정된다.

뼈대에 부착하는 근육이건 내장기관 또는 blood vessel(혈관)을 구성하는 근육이건 관계없이 모든 **muscle**(근육, 근)은 운동기능에 관여한다. 몸속 내장기관의 운동은 내장근육의 수축이완에 의해, 신체부위의 움직임은 뼈에 부착한 근육의 수축이완을 통해 이루어진다. **Tendon**(힘줄, 건)은 근육과 뼈를, **ligament**(인대)는 뼈와 뼈를 연결하는 결합조직이다.

(내과 혹은 외과적으로) 뼈와 관절의 질환을 치료하는 의사를 **orthopedist**(정형외과의사, 정형외과전문의)라 한다. 정형외과(학)는 본래 소아기에 생긴 신체변형을 교정하는 의학분야를 지칭하는 것이었다(**orth/o**는 곧음, **ped/o**는 어린이를 의미한다). **rheumatologist**(류마티스학자, 류마티스전문의) arthritis(관절염)와 같은 관절병변을 (비수술적으로) 치료하는 전문의를 가리킨다. 액체의 흐름이란 의미를 지닌 **rheumat/o**(류마티스)는, 여기서는 joint fluid(관절액)를 지칭한다. **Physiatrist**(재활의학전문의)는 근육, 뼈, 신경에 질병이나 손상이 발생한 이후에 재활치료를 중점적으로 다루는 의사이다.

Medical doctor(MD, 의사)와 **osteopathic physician**(DO) 모두 orthopedics나 rheumatology(류마티스학) 분야의 전문의가 될 수 있다. MD 과정과 DO 과정은 유사한 의학교육프로그램으로 운영되며, MD와 DO 모두 약물처방과 수술적 치료를 할 수 있다. Osteopath(접골사)는 근육뼈대계통에 대한 훈련과정—건강증진을 위한 인체역학에 중점을 둔 훈련—을 마친 사람이다. **Chiropractor**(지압요법사; **chir/o**는 손을 의미한다)도 의사는 아니지만, spinal column(척주), joint 및 soft tissue(물렁조직, 연조직)를 물리적으로 교정하는 전문적인 훈련을 광범위하게 받은 사람을 가리킨다. Chiropractic medicine(척추지압요법)은 척수의 위치가 바로 놓이지 못해 신경이 압박되고 이로 인해 질병이 기인한다는 데 근간을 두고 있다.

의사의 진단에 따라 치료계획을 수립하는 석 · 박사급의 의료전문가를 **physical therapist**(물리치료사)라 한다. 물리치료, 물리요법은 기능회복, 통증완화 및 움직임을 호전시키는 데 목표를 두고 있다. **Athletic trainer**는 의사와 협력하여 운동선수들의 재활과 중재적 시술을 제공하는 의료전문가들이다. Athletic trainer는 학사나 석사과정 이후에 자격시험을 통과한 전문가들이다.

15

BONE(뼈, 골)

뼈의 형성과 구조

뼈의 형성

뼈는 connective tissue(결합조직)의 일종인 **osseous tissue**(bony tissue, 뼈조직, 골조직)를 주성분으로 하는 완전장기이며, 혈관 및 신경분포가 잘 발달되어 있다. Osseous tissue는 세포성분인 **osteocyte**(bone cell, 뼈세포, 골세포), 치밀결합조직섬유인 **collagen**(아교질, 콜라젠), 그리고 세포 사이의 **calcium salt**(칼슘염)로 구성된다.

발생중인 fetus(태아)의 뼈는 **cartilage**(연골)로 이루어져 있다. Cartilage는 osseous tissue와 매우 유사하지만, 세포사이공간에 들어있는 칼슘염의 함량이 낮아서 덜 치밀하고 부드러우며 훨씬 유연하다. 배아, 배, 씨눈의 발생이 진행되면 연골조직에는 점차 칼슘염이 침착되기 시작되며, 이 과정은 출생 후에도 일생 동안 지속된다. Cartilage cell(연골세포)과 세포사이물질이 점차 미성숙한 bone cell과 칼슘침착물로 대치되는 과정을 **ossification**(bone formation, 골화, 뼈형성)이라 한다.

Ossification에 필요한 뼈조직을 생산하여 연골을 대치하는 미성숙한 osteocyte를 **osteoblast**(뼈모세포, 골모세포)라 한다. **Osteoclast**(뼈파괴세포, 파골세포; **-clast**는그리스어로 파괴를 의미한다)는 뼈조직을 재흡수 혹은 소화하는 기능을 지닌 크기가 큰 세포이다. **Bone**(뼈, 골) **phagocyte**(포식세포)라고도 하는 osteoclast는 뼈의 속면에서 뼈조직을 녹여내어 inner bone cavity를 넓혀줌으로써 뼈가 과도하게 두꺼워지거나 무거워지는 것을 막아준다. 뼈가 부러지면, osteoblast는 뼈에 무기질성분(칼슘염)을 침착시키고 osteoclast는 과잉의 뼈조각을 제거하여 뼈를 매끈하게 만든다.

이 두 세포의 협동작용을 통해 모든 뼈에서는 일생 동안 뼈조직이 분해되고(osteoclast) 또한 재건된다(osteoblast). 즉 뼈는 살아 있는 조직으로, 물리적인 스트레스에 반응하여 끊임없이 스스로를 재건하고 새롭게 한다.

뼈형성이 원활하게 이루어지려면 적절한 양의 **calcium**(칼슘)과 **phosphorus**(인)가 뼈조직으로 공급되어야 한다. 또한 이들 무기질의 섭취는 충분한 양의 비타민 D 섭취와 함께 이루어져야 하는데, 이는 비타민 D가 (작은창자벽을 통해 혈액으로 이동하는) 칼슘의 흡수과정을 촉진하기 때문이다. 칼슘과 인이 뼈조직에 도달하면 osteoblast는 이를 calcium phosphate(인산칼슘)로 전환하는 효소를 생산한다. Calcium phosphate는 뼈를 구성하는 주된 칼슘염이며, 이 성분으로 인해 뼈는 특유의 단단함을 지니게 된다.

칼슘은 인과 결합된 형태로 뼈조직의 단단한 부분을 구성할 뿐 아니라, 뼈의 다른 부위에도 저장되며 혈액에도 소량 존재한다. 혈중의 칼슘량이 부족하면, nerve fiber(신경섬유)를 통한 자극전도가 효과적으로 근육에 전달되지 못한다. 그 결과 heart muscle(심장근, 심근)은 약화되고, 뼈대근육은 spasm(연축)을 일으킨다.

혈중 칼슘농도는 parathyroid gland(부갑상샘)의 작용에 의해 적정하게 유지된다. 이 gland에서 분비되는 hormone(호르몬)은 뼈에 저장된 칼슘을 유리시키는 신호를 보낸다. (종양 또는 다른 병변으로 인하여) 이 호르몬이 과다하게 분비되면 뼈의 칼슘성분이 혈중으로 유리되어 혈중 칼슘농도는 상승하고, 칼슘을 소실한 뼈는 약해진다.

15

뼈의 구조

인체는 다양한 유형의 뼈로 구성되며, 그 수는 206개에 이른다. **Long bone**(긴뼈)은 매우 견고하며, thigh(넓적다리, 대퇴), lower leg, upper arm(위팔), lower arm에서 관찰된다. 긴뼈의 넓은 표면은 근육이 부착하는 장소가 되며, 양끝부분은 넓어져서 다른 뼈와 관절을 이룬다.

작고 불규칙하게 생긴 **short bone**(짧은뼈)은 wrist(손목)와 ankle(발목)에서 관찰된다. **Flat bone**(납작뼈)은 연조직으로 이루어진 몸부위를 덮는 뼈로, skull(머리뼈, 두개골), shoulder blade(어깨뼈, 견갑골), rib(갈비뼈, 늑골), 및 pelvic(골반-) bone이 이에 속한다. 관절 주변에 위치하는 (참깨낟알 모양의) 작고 둥근 뼈를 **sesamoid bone**(종자뼈, 종자골)이라 한다. 이 뼈는 특정관절에서 근육의 효율성을 높여준다. Kneecap은 인체에서 가장 큰 sesamoid bone이다.

그림 15-1A는 thigh bone이나 upper arm bone과 같은 long bone의 해부학적 구조를 나타낸 것이다. 다음 글을 읽고 해당하는 구조의 명칭을 기입하라.

긴뼈의 몸통, 즉 중간부분을 **diaphysis**(뼈몸통, 골간) [1]라 하고, 양 끝을 **epiphysis**(뼈끝, 골단) [2]라 한다. 연골조직으로 이루어진 **epiphyseal line**(뼈끝선, 골단선) 즉 **epiphyseal plate**(뼈끝판, 골단판) [3]는 뼈가 성장함에 따라 지속적으로 새로운 뼈조직으로 대치된다. 이를 흔히 growth plate(성장판)라고도 하는데, 아동기와 청소년기에는 그 가장자리에 위치한 연골세포들이 새로운 뼈를 만들어감으로써 뼈가 길어지고 키가 자라게 된다. 뼈의 길이성장이 끝나면, epiphyseal plate는 석회화되어 소실된다. **Metaphysis**(뼈몸통끝, 골간단) [4]는 epiphysis와 diaphysis 사이에 놓인 부분으로 epiphyseal plate와 면하고 있다.

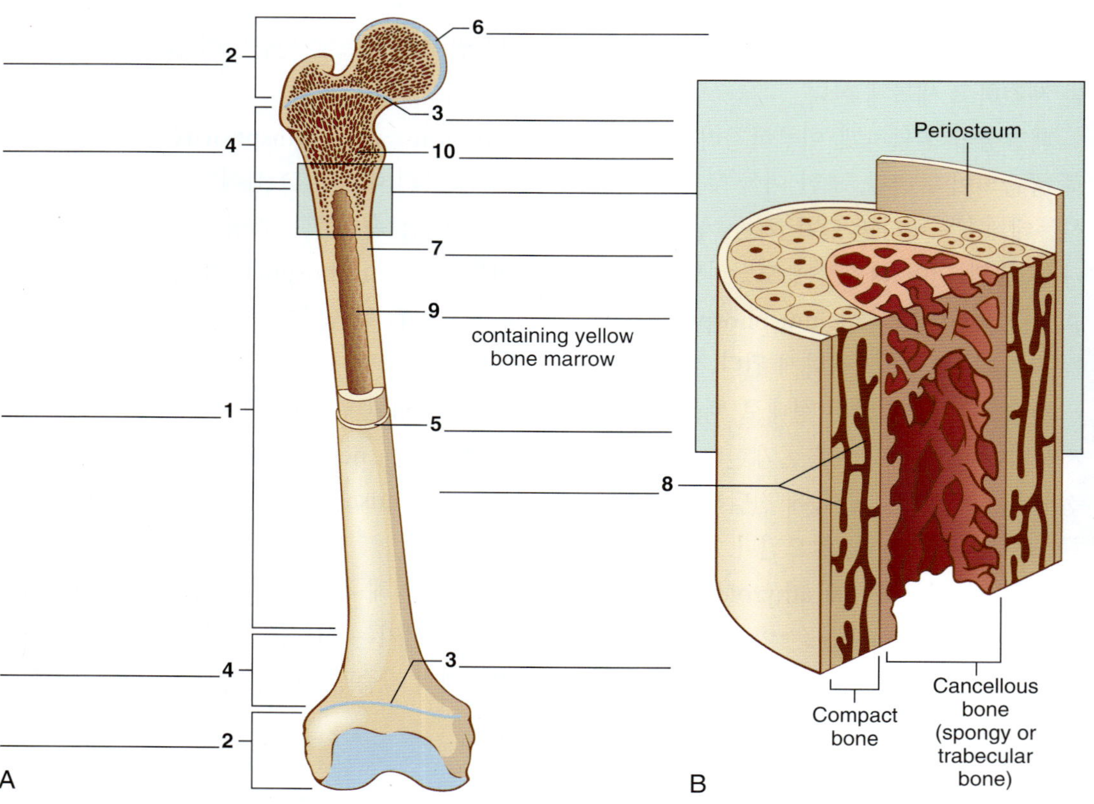

그림 15-1 A. 긴뼈의 각 구분과 내부구조. B. 치밀(겉질)뼈의 구성.

Epiphysis의 끝부분을 제외한 긴뼈의 표면 전체는 **periosteum**(뼈막, 골막) [5]이라는 질긴 섬유막으로 싸여 있다. Periosteum에는 혈관과 신경이 매우 잘 분포되어 있다. 긴뼈뿐 아니라 다른 유형의 뼈들도 periosteum으로 덮여 있다.

긴뼈의 양 끝, 그리고 뼈의 유형과 관계없이 다른 뼈와 만나 관절을 이루는 모든 뼈표면은 **articular cartilage**(관절연골) [6]로 덮여 있다. 두 뼈가 만나서 관절을 형성할 때 그 뼈들이 직접 서로 맞 닿지 않는다. Articular cartilage는 매우 견고하며 표면이 고르고 매끈하다. 이 연골조직은 관절에 가해지는 충격을 흡수함으로써 관절이 부드럽고 효율적으로 움직일 수 있게 한다. 뼈의 길이성장이 끝나면 소실되는 epiphyseal plate와 달리, articular cartilage는 일생 소실되지 않고 연골상태로 남아 있다.

Compact bone(치밀뼈, 치밀골), 즉 **cortical bone**(피질골, 겉질뼈) [7]은 단단하고 치밀한 뼈로 이루어진 층이다. Periosteum 바로 밑에 위치하며, 특히 긴뼈의 diaphysis 둘레를 따라 잘 발달되어 있다. Compact bone 내부에는 혈관이 지나는 작은 관계통이 발달되어 있으며, 이 혈관을 통해 산소와 영양소가 뼈로 운반되고 이산화탄소와 같은 노폐물이 제거된다. 그림 15-1B는 이 통로, 즉 compact bone의 **haversian canal**(하버스관) [8]을 나타낸 것이다. 긴뼈 몸통의 중심에는 터널 모양의 **medullary cavity**(골수공간, 골수강) [9]가 자리하며, 그 공간에는 **yellow bone marrow**(황색골수)가 들어 있다. Yellow marrow는 주로 fat cell(지방세포)로 구성된다.

Cancellous bone(해면뼈, 해면골) [10]은 **spongy bone** 또는 **trabecular bone**이라고도 불리는데, compact bone에 비해 조직이 덜 치밀하고 구멍이 훨씬 많다. 뼈의 무기질성분은 구멍이 많은 격자 모양을 한 뼈섬유에 침착되는데, 서로 얽혀있는 일련의 이 뼈섬유들을 **trabecula**(잔기둥, 소주; 복수형은 **trabeculae**)라 한다. 이들은 긴뼈의 epiphysis와 metaphysis에서 주로 관찰되며, 대부분의 다른 뼈에서도 중간부분에서 볼 수 있다. Cancellous bone의 속공간에는 **red bone**

표 15-1 뼈의 돌기와 오목

PROCESS(돌기) (그림 15-2 참조)	**DESCRIPTION**(설명)	
1. Bone head(뼈머리, 골두)	둥근 모양을 하는 뼈 끝부분	
2. Condyle(관절융기)	관절부위에 존재하는 knuckle(주먹결절) 모양의 둥근 돌기	
3. Epicondyle (위관절융기, 상과)	Condyle 위에 있는 작고 동그란 돌기	
4. Trochanter(돌기,전자)	Tendon(힘줄, 건)이 부착되는 크거나 작은 돌기	
5. Tuberosity(거친면, 조면) **Tubercle**(결절)	힘줄과 근육이 붙는 작고 둥글게 튀어나온 부분	
DEPRESSION(오목)	**DESCRIPTION(설명)**	**EXAMPLE(예)**
Fissure(틈새, 열)	좁고 깊은 틈 모양의 구멍	Eye socket(눈확, 안와)의 superior orbital fissure(위눈확틈새, 상완와열) (그림 15-5)
Foramen(구멍, 공)	혈관 또는 신경이 지나는 구멍	Skull(머리뼈, 두개골)의 foramen magnum(큰구멍, 대공) (그림 15-4)
Fossa(오목, 우묵, 와)	뼈의 속면 또는 표면에 있는 얕은 cavity(공동, 공간, 강, 안)	Humerus(위팔뼈)의 olecranon (elbow) fossa(팔꿈치오목) (그림 15-2)
Sinus(굴, 동)	뼈 속에 위치한 빈 공간.	Skull의 sinus (그림 15-6)

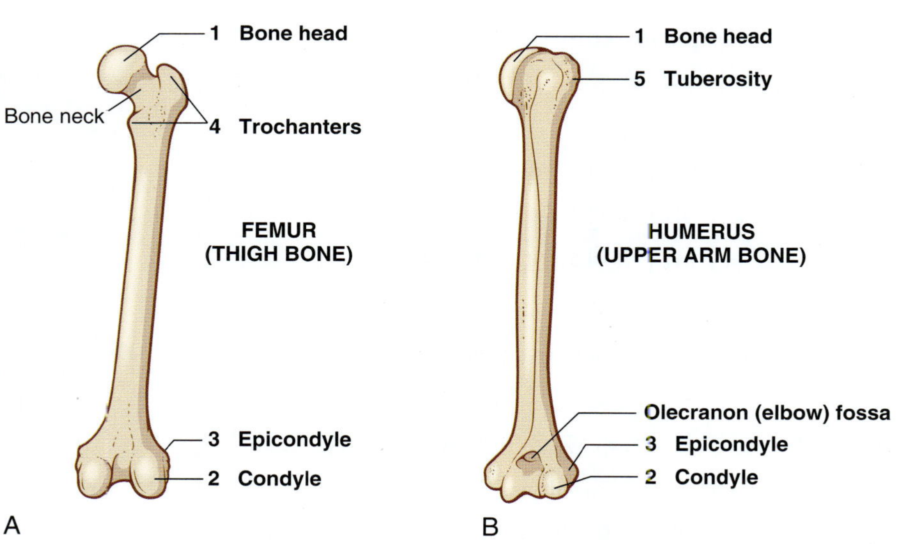

그림 15-2 넙적다리뼈(A)와 위팔뼈(B)에 있는 뼈돌기. **뼈목**은 뼈머리와 나머지 부분으로 나눈다. **오목**(우묵, fossa)은 뼈의 얕은 오목(depression) 또는 공간이다. 위팔뼈에 있는 오목은 팔꿈치를 펼 때 아래팔뼈에 있는 팔꿈치 머리의 돌기를 위한 공간이다.

marrow(적색골수)가 들어 있다. Red marrow는 다양한 발생단계의 미성숙한 또는 성숙된 blood cell(혈액세포, 혈구)들로 구성된다. 골수에서 여러 혈액세포가 만들어지는 것을 **hematopoiesis**(조혈, 혈구형성 -poiesis는 생성을 의미한다)라고 한다.

성인에서 red bone marrow는 rib, pelvic bone, sternum(복장뼈, 흉골), vertebra(척추, 척추뼈, 척추골) 및 긴뼈 뼈 끝의 cancellous tissue에 들어있다. 어린 소아에서는 긴뼈의 medullary cavity 내에 많은 양의 red marrow가 들어지만, 나이가 들면서 점차 그 양이 줄고 yellow marrow로 대치된다.

15

뼈의 PROCESS(돌기)와 DEPRESSION(오목, 함몰)

Bone process는 뼈가 돌출되어 약간 커진 부위를 가리키며, 근육과 tendon이 부착하는 자리가 된다. Bone depression은 뼈와 뼈가 연결되는 부위나 혈관이나 신경이 지나가는 파인 부위를 말한다. 표 15-1을 참고하여 우리 신체의 다양한 뼈돌기와 뼈오목을 확인한다.

CRANIAL BONE(머리뼈, 두개골)

Skull(cranium, 머리뼈, 두개골)은 brain(뇌), 그리고 sense organ(감각기관, 감각기)처럼 brain에 연결된 구조물들을 보호한다. 머리를 움직이는 근육들이나 음식물을 씹는 데 관여하는 근육들도 cranial bone에 부착되어 있다. Cranial bone들 사이의 관절을 **suture**(봉합; cranial suture, 두개봉합)라 한다.

Cranial bone들은 출생 당시에는 아직 완전히 융합되지 않은 상태이다. 따라서 신생아의 skull에는 ossification(골화, 뼈형성)이 진행되지 않은 조직으로 이루어진 틈새들이 존재한다. 이 틈새들을 soft spot 또는 **fontanelle** ("little fountain", 숫구멍, 천문)이라 하며, 이 부위에서는 피부 밑으로 지나는 혈관의 맥박을 느낄(만질) 수 있다.

그림 15-3은 cranium(머리뼈, 두개골)을 이루는 낱개머리뼈들을 나타낸 것이다. 다음 글을 읽고 빈칸에 해당하는 뼈의 명칭을 기입하라.

Frontal bone(이마뼈, 전두골) [1]—Forehead(이마), 그리고 (눈이 위치하는) 이마와 눈을 담는 뼈 확(소켓)의 천장이 된다.

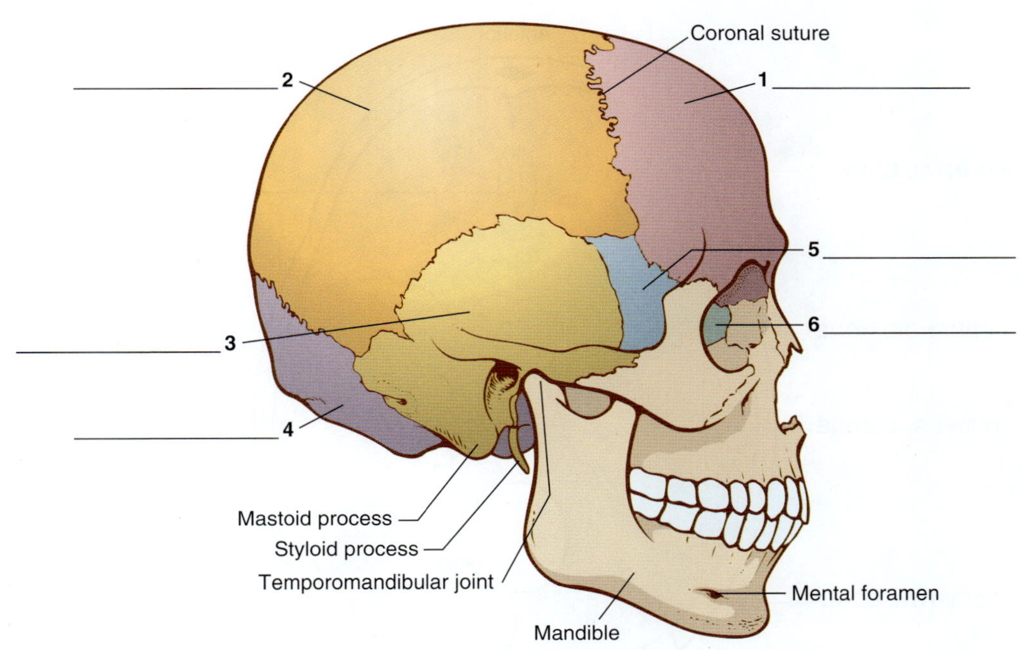

그림 15-3 **머리뼈**의 측면그림. **턱끝구멍**(ment/o = chin)은 혈관과 신경들이 드나드는 아래턱뼈에 있는 구멍이다. **관상봉합**은 두 개의 마루뼈와 이마뼈 사이에 걸쳐져 있는 머리뼈의 연결이다.

Parietal bone(마루뼈, 두정골) [2]—(머리뼈 좌우 하나씩) 두 개의 뼈가 cranium의 옆면 윗부분과 천장을 구성한다.

Temporal bone(관자뼈, 측두골) [3]—두 개의 뼈가 cranium의 옆면 아랫부분과 바닥을 이룬다. 양쪽 귀를 감싸며, mandible(lower jaw bone, 아래턱뼈, 하악골)과 관절을 이룬다. Temporal bone의 fossa(오목, 와, 오금)와 mandibular bone 사이의 연결부위를 **temporomandibular joint**(**TMJ**, 측두하악관절, 턱관절)라 한다. 귀 뒤쪽에 위치한 둥근 돌기를 **mastoid process**(꼭지돌기, 유돌기; **mast/o** 유방을 의미한다), 아래쪽으로 뻗는 돌기를 **styloid process**(붓돌기, 경상돌기; **styl/o**는 기둥 또는 말뚝을 의미한다)라 한다.

Occipital bone(뒤통수뼈, 후두골) [4]—Skull의 뒷부분과 바닥을 이루며, parietal bone 및 temporal bone과 suture로 연결된다. 이 뼈의 아랫부분에는 **foramen magnum**(큰구멍, 대공)이 있으며, 이 구멍으로는 spinal cord(척수)가 지난다(그림 15-4 참조).

Sphenoid bone(나비뼈, 접형골) [5]—눈 뒤쪽으로 뻗어 있는 박쥐 모양의 이 뼈는 머리뼈바닥의 일부를 구성한다. Frontal bone, occipital bone 및 ethmoid bone과 연결되어 이 머리뼈들을 단단히 붙잡아주는 고정장치와 같은 기능을 한다(**sphen/o**는 쐐기). 또한 이 뼈에는 **sella turcica**(안장, 터키안장; "Turkish saddle", 터키식 안장)라는 오목이 있으며, 여기에는 pituitary gland(뇌하수체)가 자리한다(그림 15-4 참조).

Ethmoid bone(벌집뼈, 사골) [6]—Nasal cavity(코안, 비강)를 지지하고 orbit(눈확, 안와)의 일부를 구성하는 이 뼈는 매우 얇고 섬세하다. 주로 cancellous bone으로 이루어져 있으며, 많은 수의 작은 구멍들이 뚫려 있다[**ethm/o**는 sieve(체)를 의미한다].

그림 15-4에 나오는 낱개머리뼈들의 명칭을 숙지하라. 이 그림은 cranial cavity(머리뼈안, 두개강)의 바닥을 위에서 내려다본 것이다.

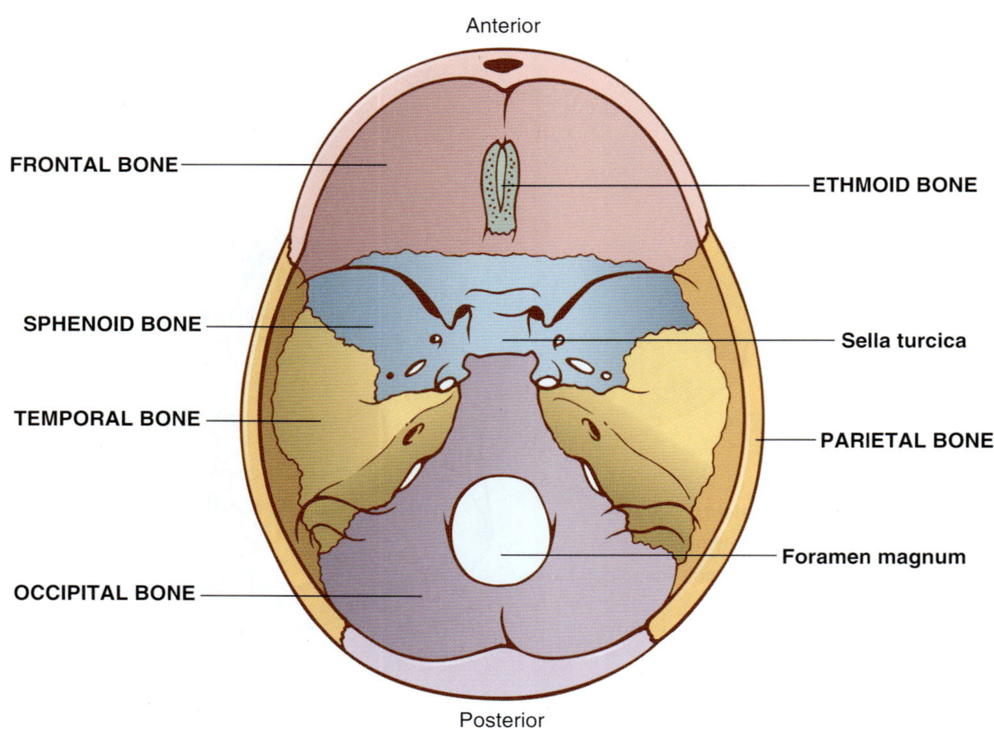

그림 15-4 **머리뼈**, 머리안(두개강)의 바닥을 위쪽에서 아래쪽으로 내려다본 그림이다.

15

FACIAL BONE(얼굴뼈, 안면골)

Facial bone은 mandible(아래턱뼈, 하악골)을 제외하고는 모두 봉합으로 연결되어 고정되어 있다 즉, mandible(lower jawbone)만이 유일하게 움직일 수 있는 facial bone이다. Mastication(chewing, 씹기, 저작)이나 speaking과 같은 기능은 mandible의 움직임을 통해 가능해진다.

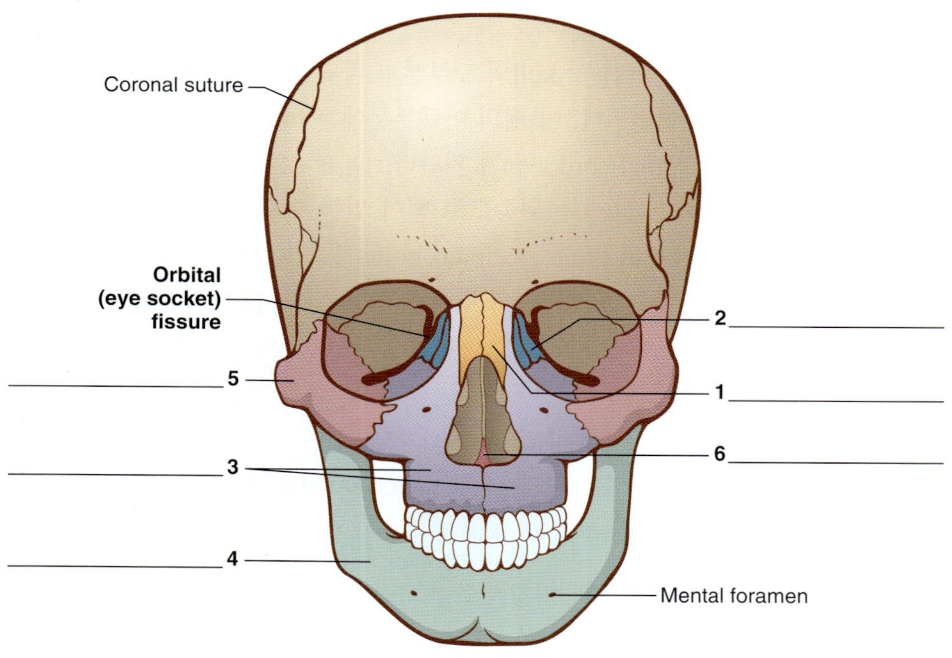

그림 15-5 **Facial bones**(얼굴뼈, 안면골).

그림 15-5는 facial bone을 나타낸 것이다. 다음 글을 읽고 빈칸에 해당하는 facial bone의 명칭을 기입하라.

Nasal bone(코뼈) [1]—콧등을 지지하는 두 개의 가느다란 뼈(**nas/o**는 코를 의미한다). Nasal septum(코중격, 코사이벽)의 일부를 구성하며, 위로는 frontal bone과 만난다.

Lacrimal bone(눈물뼈, 누골) [2]—양 눈의 모서리에 자리한 두 개의 작은 뼈(**lacrim/o**는 눈물을 의미한다). 얇은 이 뼈에는 lacrimal gland(tear gland, 눈물샘)가 위치하는 fossa와 lacrimal duct(눈물관, 누관)가 지나는 canal(관, 길)이 존재한다.

Maxillary bone(위턱뼈, 상악골) [3]—육중한 **maxilla**(위턱뼈, 상악골; 복수형은 **maxillae**)를 이루는 두 개의 큰 뼈. 좌우의 뼈가 median plane(정중면)에서 만나 봉합으로 연결된다. 출생 전에 정상적인 융합이 진행되지 않으면, **cleft palate**(입천장갈림증, 구개열)라는 기형을 초래한다.

Mandibular bone(아래턱뼈, 하악골, **mandible**) [4]—아래턱을 이루는 뼈(**mandible**). Maxilla와 mandible에는 치아(이)가 박혀있는 socket(확, 소켓)이 있으며, 이를 **alveolus**(이틀, 치조; 복수형은 **alveoli**)라 한다. Mandible은 skull의 temporal bone과 만나 관절을 이룬다. Skull의 양쪽 옆면에 형성되는 이 관절을 TMJ라 한다.

Zygomatic bone(광대뼈) [5]—얼굴 양쪽에 각각 하나씩 두 개의 뼈가 뺨의 가장 튀어나온 부분을 구성한다.

Vomer(보습뼈, 서골) [6]—Nasal septum의 아랫부분을 이루는 얇고 납작한 뼈. 쌍을 이루지 않는 단일뼈이다.

Cranial bone과 facial bone의 특정부위에는 **sinus**(air cavity, 굴, 동)가 들어있어 skull의 무게를 가볍게 한다. 또한 sinus를 지나면서 공기는 따뜻해지고 촉촉해진다. 그림 15-6에는 skull 속 sinus의 위치를 나타내었다.

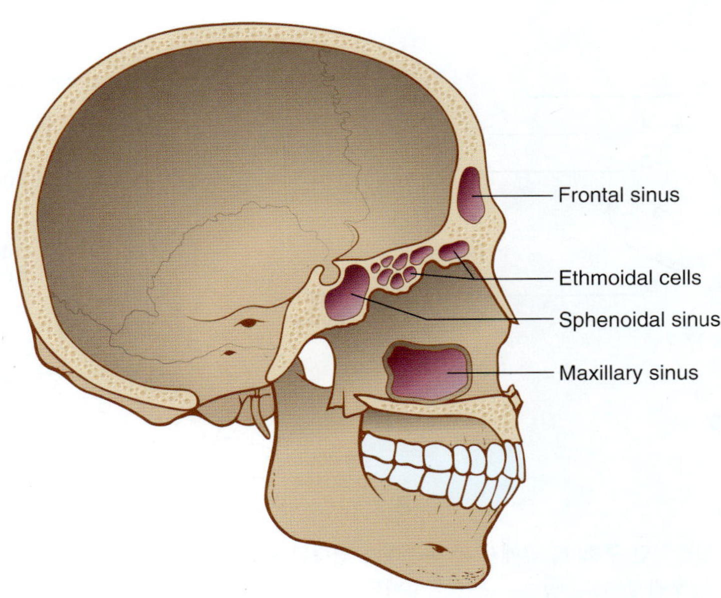

그림 15-6 머리뼈의 굴(동).

표 15-2 CRANIAL AND FACIAL BONES(머리뼈와 얼굴뼈)

CRANIAL BONES(머리뼈)	LOCATION(위치)
ethmoid bone	비강과 눈확을 지지한다
frontal bone	이마: 눈확의 일부분
occipital bone	머리뼈의 바닥과 뒤쪽
parietal bone	머리뼈의 꼭대기와 옆쪽
sphenoid bone	머리뼈의 바닥과 눈의 아래쪽(박쥐 모양을 한 뼈)
temporal bone	머리뼈의 아래쪽과 뒤쪽
FACIAL BONES(얼굴뼈)	**LOCATION(위치)**
lacrimal bone	각 눈의 모서리
mandibular bone	턱뼈의 아래쪽
maxillary bone	턱뼈의 위쪽
nasal bone	코의 날과 중격
vomer	코중격(얇고 편평)
zygomatic bone	뺨뼈

표 15-2에 머리뼈와 얼굴뼈를 구성하는 각 뼈와 그 뼈들의 위치를 정리하였다.

VERTEBRAL COLUMN(척주, 등골뼈)과 VERTEBRA(척추, 척추뼈, 척추골)의 구조

Vertebral column(spinal column)은 **vertebra**(복수형은 **vertebrae**)라 불리는 26개의 뼈로 구성되며, skull base(머리뼈바닥, 두개저)에서 tailbone에 이르기까지 총 다섯 부위로 구분된다. Vertebra들 사이에는 **intervertebral disk**(intervertebral disc, 척추(사이)원반, 추간판)라는 연골판이 들어있다.

그림 15-7A는 일반적인 vertebra의 구조를 나타낸 것이다. Vertebra의 구조는 부위별로 약간

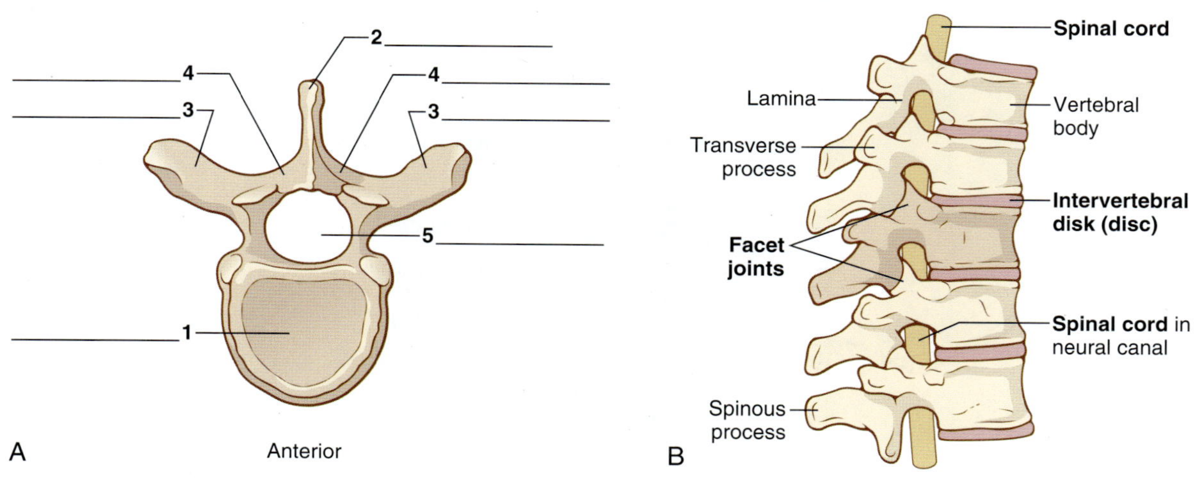

그림 15-7 **A**, 위쪽에서 내려다본 **척추뼈의 일반적인 구조. B**, 옆에서 본 **척추뼈가 연속된 모양**, 척수가 척추뼈몸통과 척추원반 뒤쪽으로 척주관을 통하여 주행하는 위치를 보여주고 있다. **후관절**(관절돌기면; FĀ-set)은 척추뼈를 다른 척추뼈와 서로 연결한다. 후관절은 척주의 움직임을 유도하거나 제한하는데 중요한 역할을 한다. 후관절에 염증이 생겨 관절염이 되면 척주관이 좁아지고 **척추관협착**(증)으로 진행된다.

차이를 보이지만, 공통적으로 다음과 같은 구조들로 이루어진다.

Vertebra의 두껍고 둥근 앞부분을 **vertebral body**(척추뼈몸통, 척추체) [1]라 한다. 위아래로 마주한 vertebral body들 사이에는 **intervertebral disk** (disc)가 위치한다. 이 연골판은 vertebral column의 움직임을 유연하게 하고 충격을 흡수한다(그림 15-7B 참조). Disc에 열상이 생겨 그 일부분이 신경관을 누르게 되면 spinal disk herniation(추간판탈출)이 발생한다.

Vertebra의 뒷부분(vertebral arch, 척추뼈고리, 척추궁)은 하나의 **spinous process**(가시돌기, 극돌기) [2], 그 양옆에 위치한 좌우의 **transverse process**(가로돌기, 횡돌기) [3] 및 이들 사이에 위치한 막대 모양의 **lamina**(판, 층) [4]로 구성된다. Vertebral body와 vertebral arch에 의해 형성되는 공간을 **neural canal**(신경관; **spinal canal, vertebral canal** 척주관) [5]이라 하는데, 이 공간으로는 spinal cord(척수)가 지난다. 그림 15-7B는 일련의 vertebra를 옆에서 바라본 것이다. Neural canal을 지나는

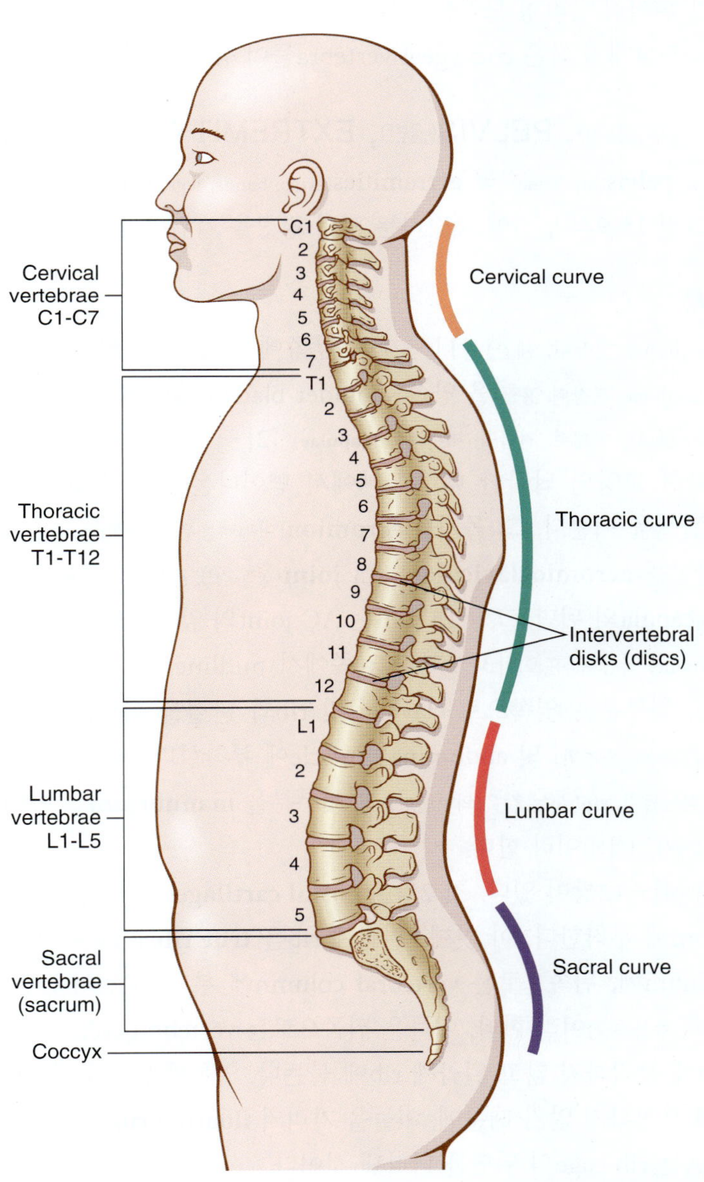

그림 15-8 척주. 척주의 4개의 곡선. 엉치뼈와 가슴뼈의 곡선은 출생 시부터 존재한다. 목뼈의 만곡은 영아기에 형성되어 머리의 정립을 유지한다. 허리뼈만곡은 직립과 걸음을 시작하는 영아기에 형성된다.

spinal cord의 위치에 주목하라.

그림 15-8은 vertebral column의 부위별 구분—cervical vertebra(목뼈, 경추), thoracic vertebra(등뼈, 흉추), lumbar vertebra(허리뼈, 요추), sacrum(엉치뼈, 천골), 및 coccyx(꼬리뼈, 미추)—을 나타낸 것이다.

Vertebral column을 이루는 첫 7개의 뼈를 **cervical vertebra**(C1~C7)라고 한다. 이들은 목의 뼈대를 구성하며, rib과는 관절을 이루지 않는다.

Cervical vertebra에 이은 12개의 vertebra를 **thoracic vertebra**(T1~T12)라 한다. 이들 vertebra는 12쌍의 rib과 관절을 형성한다.

5개의 vertebra로 이루어진 셋째 부위를 **lumbar vertebra**(L1~L5)라고 한다. 이들은 척추뼈 중 가장 크고 강하다. Cervical vertebra와 마찬가지로 이들도 rib과는 관절을 이루지 않는다.

Sacral vertebra(sacrum)는 처음에는 5개의 뼈로 분리되어 있으나 소아 초기에 융합된다. 성인의 sacrum은 약간 휘어진 삼각형 모양을 한다.

Coccyx(tailbone)도 4개의 작은 coccygeal vertebra들이 융합되어 형성된 뼈이다.

THORAX(가슴, 흉부, 흉곽), PELVIS(골반), EXTREMITY(팔다리, 사지)의 뼈

Thorax(chest cavity), pelvis(hip bone) 및 extremities(arms, hands, legs, and fee)를 이루는 뼈에 관한 다음 설명을 읽고, 그림 15-9의 빈칸에 해당하는 뼈의 명칭을 기입하라.

15

Thorax(가슴)의 뼈

Clavicle(collar bone; 빗장뼈, 쇄골) [1]—가슴 앞쪽에 좌우 하나씩 위치하는 가느다란 뼈. Sternum(breastbone; 복장뼈, 흉골)을 양쪽 shoulder blade(scapula; 어깨뼈, 견갑골)에 연결한다.

Scapula(shoulder blade, 어깨뼈, 견갑골; 복수형은 **scapulae**) [2]—가슴 뒤쪽, 즉 등에 좌우 하나씩 존재하는 삼각형 모양의 납작한 뼈. 이 뼈에서 뻗어나온 돌기가 shoulder(어깨) 위쪽에서 clavicle과 관절을 이룬다. 그 돌기를 **acromion**(어깨뼈봉우리, 견봉; **acr/o**는 팔다리, **om/o**는 어깨를 의미한다), 관절을 **acromioclavicular (AC) joint**(봉우리빗장관절, 견봉쇄골관절)라고 한다. 그림 15-10A는 scapula의 뒤면, 그림 15-10B는 AC joint의 앞부분을 보여준다.

Sternum(breastbone, 복장뼈, 흉골) [3]—가슴 앞쪽에서 midline(중간선)을 따라 아래로 뻗는 flat bone(납작뼈). 윗부분은 옆쪽으로 clavicle 및 rib과 관절을 이루고, 좁은 아랫부분은 rib, diaphragm(가로막, 횡격막) 및 abdominal muscle에 부착한다. 맨 아랫부분을 **xiphoid process**(칼돌기, 검상돌기; **xiph/o**는 칼을 의미한다), 맨윗부분을 **manubrium**(복장뼈자루, 흉골병; '손잡이'라는 뜻의 라틴어에서 기원함)이라 한다.

Rib(갈비뼈, 늑골) [4]—12쌍이 있다. 첫 7쌍은 **costal cartilage**(갈비연골, 늑연골)라 불리는 연골에 의해 sternum에 부착한다. 이 첫째~일곱째 rib을 **true rib**(참갈비뼈, 진늑골)이라 하며, 앞쪽으로는 sternum에, 뒤쪽으로는 vertebral column에 부착한다. 여덟째~열째 rib은 **false rib**(거짓갈비뼈, 가성늑골)이라 한다. 이들은 뒤쪽으로는 vertebral column에 부착하지만 앞쪽은 sternum에 부착하지 않고 일곱째 rib에 붙는다. 열한째와 열두째 rib은 앞쪽 끝부분이 다른 구조에 부착하지 않기 때문에, 이들을 가리켜 **floating rib**(뜬갈비뼈, 부유늑골)이라 한다. 그림 15-10A는 rib cage의 뒤면을 나타낸 것이다.

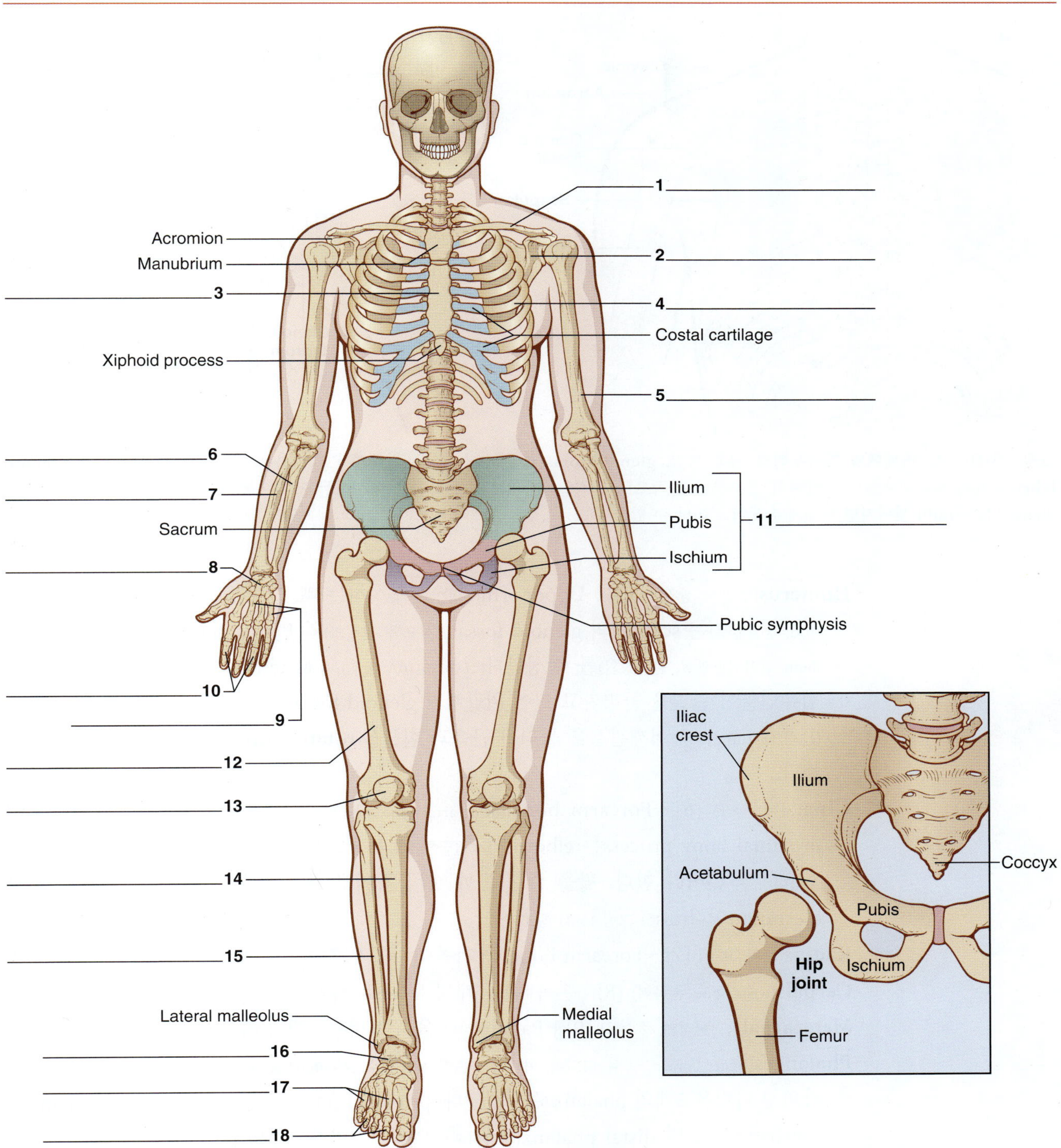

그림 15-9 가슴, 골반, 팔다리의 뼈.

Arm(팔)과 Hand(손)의 뼈

다음은 anatomical position—손을 양옆으로 늘어뜨리고 손바닥이 앞을 향한 채로 선 자세—을 기준으로 기술한 것이다.

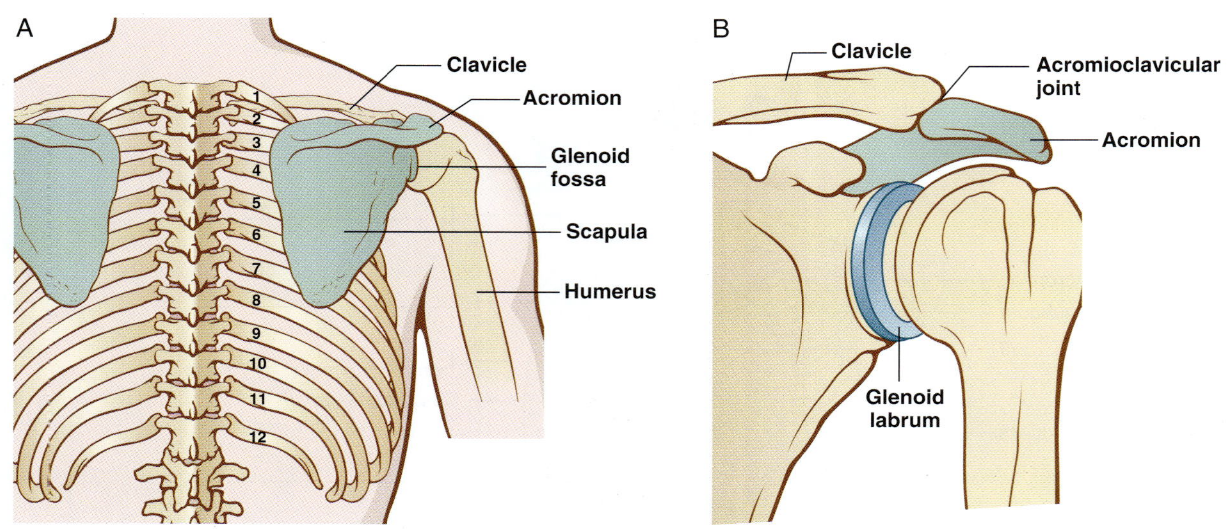

그림 15-10 **A, 어깨뼈와 가슴우리의** 뒤쪽 모양. **glenoid fossa**(접시오목, 관절와)은 위팔뼈를 고정하는 어깨뼈의 오목이다. **B, glenoid labrum**(접시테두리, 관절순)는 위팔뼈의 끝부분이 안쪽으로 움직일 수 있도록 흡착판을 형성하는 접시오목에 있는 연골의 가장자리이다. **glenoid labrum이 찢어지면** 어깨에 손상이 일어날 수 있다.

Humerus(위팔뼈, 상완골) [5]—Upper arm(위팔)을 구성하는 뼈. 크고 둥근 humeral head(위팔뼈머리, 상완골두)는 scapula의 glenoid fossa(접시오목, 관절와)와 만나 shoulder joing(glenohumeral joint, 접시위팔관절, 관절상완)를 형성한다(그림 15-10A 참조). Labrum(테두리, 입술, 순)이라고 하는 섬유연골이 관절을 둘러싸고 있어 위팔뼈가 glenoid fossa 안에서 잘 움직일 수 있게 한다(그림 15-10B 참조). 어깨관절을 둘러싼 근육과 힘줄을 **rotator cuff**(회전근개, 돌림근띠)라고 일컫는다.

Ulna(자뼈, 척골) [6]—Forearm bone(lower arm bone, 아래팔뼈) 중 안쪽에 위치한 뼈. 이 뼈의 proximal bony process는 elbow(팔꿉, 팔꿈치)에 위치하는데, 이를 **olecranon**(elbow bone, 팔꿈치머리, 주두)이라 한다. 팔을 굽혔을 때, 팔꿈치에서 뾰족하게 만져지는 뼈부위가 바로 olecranon이다(468쪽 그림 15-31 참조).

Radius(노뼈, 요골) [7]—Forearm bone 중 가쪽에 (즉, 엄지손가락과 같은 선상에) 위치한 뼈.

Carpals(wrist bone, 손목뼈) [8]—손목뼈는 4개씩 두 줄로 배열한다.

Metacarpals(손허리뼈, 중수골) [9]—Palm(손바닥)을 구성하는 5개의 뼈.

Phalanges(finger bone, 가락뼈, 마디뼈, 여기서는 손가락뼈; **단수형은 phalanx**) [10]—(엄지손가락을 제외한) 각각의 손가락은 3개의 phalanx로 구성된다: proximal phalanx(첫마디뼈), middle phalanx(중간마디뼈, 중지골) 및 distal phalanx(끝마디뼈). 엄지손가락은 2개의 phalanx만으로 구성된다: proximal phalanx와 distal phalanx.

Pelvis(골반)의 뼈

Pelvic girdle(다리이음뼈, 골반이음구조) [11]—Pelvis(골반). Trunk(몸통)를 받쳐주며, femur(넓적다리뼈, 넙다리뼈, 대퇴골)와 만나 hip joint(엉덩관절, 고관절)를 형성한다. 성인의 pelvis는 3쌍의 뼈—ilium(엉덩뼈, 장골), ischium(궁둥뼈, 좌골), pubis(두덩뼈, 치골)—가 융합되어 형성된다. Pelvis는 뒤쪽으로 sacrum(천골, 엉치뼈)과 관절을 이룬다.

Ilium(엉덩뼈, 장골)—Pelvis를 구성하는 뼈 중 가장 크고 가장 위쪽에 자리한 뼈. 양쪽 ilium은 뒤쪽에서는 서로 만나지 않고, 각각 sacrum의 양쪽 옆면에 sacroiliac joint(엉치엉덩관절, 천장관절)를 형성한다. Iliac bone과 sacrum 사이의 이 연결은 매우 견고해서 거의 움직임이 없다. Ilium의 윗부분을 **iliac crest**(엉덩뼈능선, 장골능선)라고 하며, 이 부위에는 적색골수가 들어있다. 또한 이 부위에는 abdominal wall muscle과 엉덩이와 궁둥이 근육들 부착한다.

Ischium(궁둥뼈, 좌골)—Pelvis의 아래쪽 또는 아랫부분을 이루는 뼈. 앉은 자세에서 바닥에 닿는 부분이 바로 ischium, 그리고 이에 부착하는 근육과 힘줄들이다.

Pubis(두덩뼈, 치골)—Pelvis의 앞부분을 이루는 뼈. 좌우의 pubic bone은 연골원반에 의해 서로 연결되며, 이 연결을 **pubic symphysis**(두덩결합, 치골결합)라 한다. Sacroiliac joint와 마찬가지로 이 연결도 매우 견고하다.

Pelvic cavity(골반안, 골반강)—고리 모양을 하는 pelvic girdle에 둘러싸인 안쪽 공간. 이 공간에 위치한 장기들—rectum(곧창자, 직장), sigmoid colon(구불잘록창자, 구불창자, 구불결장), bladder(방광), female reproductive organ(여성생식기관)—은 pelvic girdle에 의해 보호된다. 2장, 46쪽에 나오는 male pelvis와 female pelvis의 비교를 참조하라.

Leg(다리)와 Foot(발)의 뼈

Femur(thigh bone, 넙다리뼈, 넓적다리뼈, 대퇴골) [12]—인체에서 가장 긴뼈다. 몸쪽 끝의 둥근 head는 pelvis의 오목인 **acetabulum**(절구, 비구)에 자리한다. 이 오목이 acetabulum이라는 명칭을 갖게 된 것은 그 모양이 로마인들이 식초(*acetum*)를 담을 때 사용하던 둥근 컵과 닮은 데서 기인하였다. Femur head와 acetabulum은 **hip joint**라는 ball and socket joint(둥근관절)를 형성한다. 그림 15-9 삽입그림 참조.

Patella(kneecap, 무릎뼈, 슬개골) [13]—이 작고 납작한 sesamoid bone은, femur와 (lower leg bone 중 하나인) tibia(정강뼈, 경골) 사이의 관절 앞쪽에 자리한다. 주위의 힘줄들은 이 뼈를 보호하는 기능을 하고, 부착한 근육들은 이 뼈를 제자리에 붙잡아준다. Patella는 femur, tibia와 함께 knee joint(무릎관절, 슬관절)를 구성한다.

Tibia(정강뼈, 경골) [14]—두 lower leg bone 중 큰 뼈. 다리 앞면의 피부 밑을 지난다. 이 뼈는 위로는 femur 및 patella와 관절을 이루고, 아래쪽 끝(ankle, 발목)은 나팔꽃 모양으로 벌어져 ankle 안쪽면에 융기(medial **malleolus**, 안쪽복사)를 형성한다. Tibia를 흔히 **shin**(정강이) **bone**이라 부른다.

Fibula(종아리뼈, 비골) [15]—두 lower leg bone 중 작은 뼈. 이 가느다란 뼈는 다리근육 깊숙이 파묻혀 있으며, tibia와 평행하게 달린다. 이 뼈의 아래쪽 끝도 나팔꽃 모양으로 벌어져서 ankle 가쪽면에 융기(lateral **malleolus**, 가쪽복사)를 형성한다. Tibia, fibula 및 **talus**(목말뼈, 거골, 첫째발목뼈)가 만나 **ankle joint**(발목관절)를 형성한다.

Tarsals(발목뼈, 족근골) [16]—발의 뒷부분, 즉 발의 중간과 뒷부분을 이루는 뼈. 7개의 이 짧은 뼈는 손목의 carpal bone(손목뼈)과 유사한 모양을 하나 크기는 더 크다. **Calcaneus**(발꿈치뼈, 종골)가 가장 크며, 이를 **heel**(발뒤꿈치) **bone**이라고도 부른다(그림 15-11). **Talus**(목말뼈, 거골)는 ankle joint를 구성하는 세 뼈 중 하나이다.

15

Metatarsals(발허리뼈, 중족골) [17]—Midfoot(발의 중간부분)을 이루는 뼈. 5개의 metatarsal bone은 손의 metacarpal bone과 유사한 형태를 한다. 각 발가락의 phalanx(발가락뼈)로 이어진다.

Phalanges of the toe(발가락뼈) [18]—Forefoot(발의 앞부분)을 이루는 뼈. 손가락과 마찬가지로 엄지발가락은 2개의 phalanx로, 나머지 발가락은 3개의 phalanx로 구성된다.

그림 15-11은 foot bone(발뼈)들을 나타낸 것이다. 표 15-3은 각각의 뼈 또는 뼈돌기의 일반명칭들을 정리한 것이다.

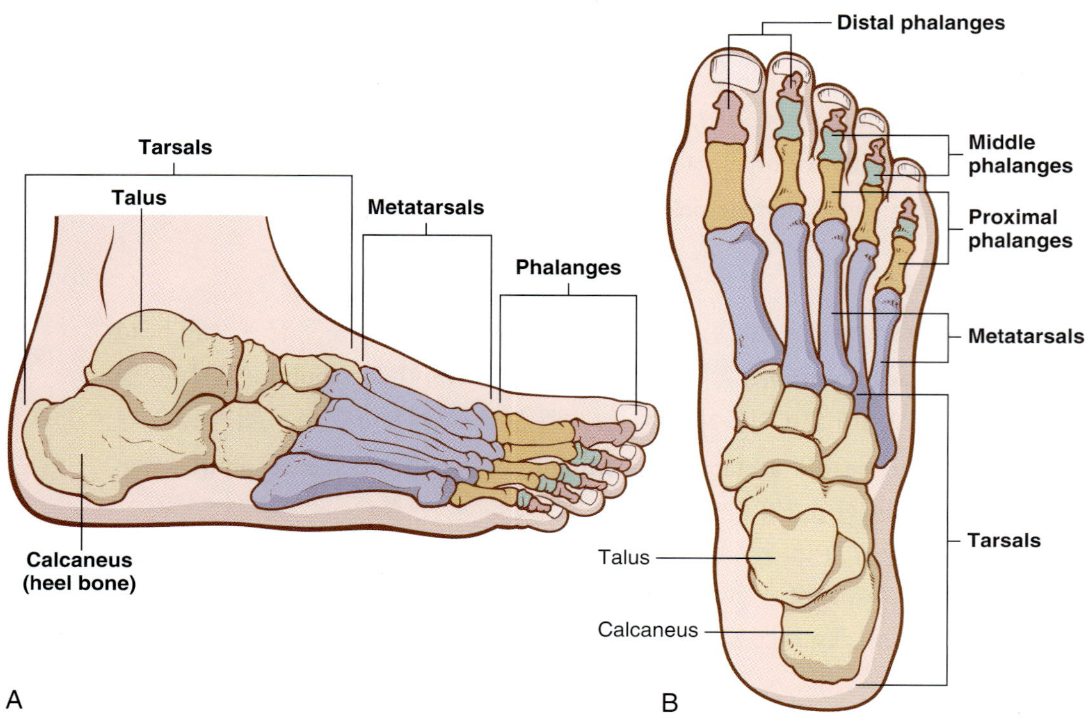

그림 15-11 **A, 발의 뼈**, 측면 모양. **B, 발의 뼈**, 위에서 아래로 본 모양. **엄지발가락**은 첫마디뼈와 끝마디뼈 두 개만 있다.

표 15-3 뼈 또는 돌기와 일반용어

Bone or process(뼈 또는 돌기)	Common name(일반명)	Bone or process(뼈 또는 돌기)	Common name(일반명)
Acetabulum(절구, 비구)	Hip socket	Metacarpals(손허리뼈, 중수골)	Hand bones
Calcaneus(발꿈치뼈, 종골)	Heel	Metatarsals(발허리뼈, 중족골)	Mid foot bones
Carpals(손목뼈, 수근골)	Wrist bone	Olecranon(팔꿈치머리, 주두)	Elbow
Clavicle(빗장뼈, 쇄골)	Collar bone	Patella(무릎뼈, 슬개골)	Kneecap
Coccyx(꼬리뼈)	Tail bone	Phalanges(가락뼈, 마디뼈)	Finger and toe bones
Cranium(두개골, 머리뼈)	Skull	Pubis(두덩뼈, 치골)	Anterior part of the pelvic bone
Femur(넙다리뼈, 넓적다리뼈, 대퇴골)	Thigh bone	Radius(노뼈, 요골)	Forearm bone—thumb side
Fibula(종아리뼈, 비골)	Smaller of the two lower leg bones	Scapula(어깨뼈, 견갑골)	Shoulder blade
Humerus(위팔뼈, 상완골)	Upper arm bone	Sternum(복장뼈, 흉골)	Breast bone
Ilium(엉덩뼈, 장골)	Upper part of pelvic bone	Tarsals(발목뼈, 족근골)	Hindfoot and midfoot boned
Ischium(궁둥뼈, 좌골)	Inferior or lower part of the pelvic bone	Tibia(정강뼈, 경골)	Shin bone—larger of the two lower leg bones
Malleolus(복사, 과)	Ankle	Ulna(자뼈, 척골)	Forearm bone—little finger side
Mandible(아래턱뼈, 하악골)	Lower jawbone	Vertebra(척추뼈, 척추골)	Backbone/spine
Maxilla(위턱뼈, 상악골)	Upper jawbone		

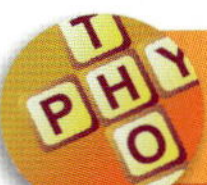

어휘—뼈

본문에 나온 뼈와 관련된 새로운 용어들을 열거하고 이해를 돕기 위하여 정의도 간략하게 달았다. 478쪽의 발음 절을 참고하여 정확한 발음을 익히도록 한다.

acetabulum(절구, 비구)	Pelvis(골반)에 위치한 둥근 오목으로, femur(thigh bone, 넙다리뼈)와 만나 hip joint(엉덩관절, 고관절)를 형성한다.
acromion(봉우리, 견봉)	Scapula(어깨뼈)에서 뻗어나온 돌기로 어깨끝을 형성한다. 어깨관절 위쪽에서 clavicle(빗장뼈)과 관절을 이룬다.
bone(뼈)	Skeleton(뼈대)을 구성하는, 단단하고 치밀한 connective tissue(결합조직), long bone(긴뼈, 장골; femur, 넙다리뼈, 넓적다리뼈, 대퇴골), short bone(짧은뼈, 단골; carpal bone, 손목뼈, 수근골), flat bone(납작뼈, 편평골; scapula, 어깨뼈, 견갑골), sesamoid bone(종자뼈; patella, 무릎뼈, 슬개골)등으로 구분한다.
bone depression(뼈오목)	뼈의 연결부위나 혈관, 신경이 지나가는 파인 부분이나 빈 공간. **Fissure**(틈새, 균열), **foramen**(구멍, 공), **sinus**(굴, 동)가 이에 속한다.

15

bone process(뼈돌기)	근육, 힘줄, 인대가 부착하는 뼈의 융기된 부분. **Bone head**, **condyle**(관절융기), **epicondyle**(위관절융기, 상과), **trochanter**(넓적다리돌기, 전자), **tubercle**(결절), **tuberosity**(거친면, 조면)등이 있다.
calcium(칼슘)	뼈의 무기질성분 중의 하나. 뼈의 칼슘염은 주로 calcium phosphate(인산칼슘)의 형태로 존재한다.
cancellous bone(갯솜뼈, 해면뼈)	뼈의 속부분을 이루는 구멍이 많은 뼈조직.
cartilage(연골)	유연하고 탄력 있는 connective tissue(결합조직). 미성숙뼈대, epiphyseal growth plate(뼈끝성장판, 골단성장판) 및 관절표면(articular cartilage, 관절연골)에서 관찰된다.
collagen(아교질, 콜라젠)	뼈를 비롯한 여러 조직에서 관찰되는 dense connective tissue를 구성하는 단백질 섬유
compact bone(치밀뼈, 치밀골)	단단하고 치밀한 뼈조직. 대개 뼈의 바깥부분을 이룬다.
cranial bone(머리뼈, 두개골)	Skull bone: **ethmoid bone**(벌집뼈, 사골), frontal bone(이마뼈, 전두골), **occipital bone**(뒤통수뼈, 후두골), **parietal bone**(마루뼈, 두정골), **sphenoid bone**(나비뼈, 접형골) 및 **temporal bone**(관자뼈, 측두골)이 이에 속한다.
diaphysis(뼈몸통, 골간)	긴뼈의 중간부분, 즉 shaft(몸통).
disk(disc, 원반, 디스크)	둥글고 납작한 판 모양의 구조물. Intervertebral disk(척추원반, 추간판)는 두 척추뼈 사이에 놓인 fibrocartilaginous structure(섬유연골성구조)를 가리킨다.
epiphyseal plate(뼈끝판, 골단판)	긴뼈 끝부분에 위치한 연골부위로 미성숙한 뼈대에서 뼈의 길이 성장이 일어나는 부위.
epiphysis(뼈끝, 골단)	Epiphyseal plate를 넘어선 긴뼈의 양쪽 끝부분.
facial bone(얼굴뼈, 안면골)	얼굴을 구성하는 뼈: **lacrimal bone**(눈물뼈, 누골), **mandible**(아래턱뼈, 하악골), **maxilla**(위턱뼈, 상악골), **nasal bone**(코뼈), **vomer**(보습뼈, 서골) 및 **zygomatic bone**(광대뼈)이 이에 속한다.
fontanelle(숫구멍, 천문)	영아에서 머리뼈 사이에 뼈형성이 불완전하여 말랑말랑한 부분.
foramen magnum(큰구멍, 대공)	Occipital bone(뒤통수뼈, 후두골)에 있는 spinal cord(척수)가 지나는 구멍.
haversian canal(하버스관)	Compact bone(치밀뼈)에서 혈관이 지나는 미세한 공간.
ligament(인대)	뼈와 뼈를 연결하는 fibrous connective tissue(섬유성 결합조직). 관절 주위나 관절 내에 띠 형태로 존재한다.
malleolus(복사, 과)	발목관절의 양쪽 옆면으로 난 둥근 돌기. Lateral malleolus(가쪽복사)는 fibula(종아리뼈, 비골), medial malleolus(안쪽복사)는 tibia(정강뼈, 경골)에 의해 형성된다.
manubrium(복장뼈자루, 흉골병)	Sternum(복장뼈, 흉골)의 윗부분. Clavicle(빗장뼈, 쇄골)의 안쪽면과 관절을 이룬다.
mastoid process(꼭지돌기, 유양돌기)	Temporal Bone(관자뼈, 측두골)에서 귀 뒤쪽으로 뻗어나온 둥근 돌기.
medullary cavity(골수공간, 골수강)	긴뼈 몸통 중심에 있는 빈 공간.

metaphysis(뼈몸통끝, 골간단) 긴뼈에서 diaphysis(shift, 뼈몸통)와 epiphyseal plate(뼈끝판) 사이에 위치한 나팔꽃 모양으로 벌어진 부분(meta-는 사이를 의미한다)

olecranon(팔꿈치머리, 주두) Ulna(자뼈, 척골)의 몸쪽 끝부분에 있는 큰 돌기. 팔꿈치에 있는 자뼈의 몸쪽 끝부분에 있는 큰 돌기.

orthopedist(정형외과의사, 정형외과전문의) 뼈, 근육, 관절을 전문적으로 다루는 의사.

osseous tissue(골조직, 뼈조직) Bone tissue.

ossification(뼈형성, 골화) Bone formation 과정.

osteoblast(뼈모세포, 골모세포) 뼈조직의 형성과정을 돕는 뼈세포.

osteoclast(뼈파괴세포, 파골세포) 불필요한 뼈조직을 흡수하여 제거하는 뼈세포.

periosteum(뼈막, 골막) 뼈를 둘러싼 막. 혈관과 신경이 잘 발달되어 있다.

phosphorus(인) 칼슘과 결합된 형태로 존재하는 뼈의 무기질성분.

physiatrist(재활의학전문의) Rehabilitation(재활)을 전문으로 하는 의사(physi/o는 function, 기능을 의미한다)

pubic symphysis(두덩결합, 치골결합) Pelvis(골반)를 이루는 좌우의 pubic bone(두덩뼈, 치골)이 만나 연결되는 부분. Fibrocartilaginous disk(섬유연골 성분의 원반)에 의해 결합된다(sym-는 '함께', -physis는 '자라다'를 의미한다).

red bone marrow(적색골수, 적색뼈속질) Cancellous bone(해면뼈)에서 관찰되는 hematopoiesis(조혈, 혈구형성)가 일어나는 곳.

ribs(갈비뼈, 늑골) 흉벽을 이루는 12쌍의 휜 뼈. 첫 7쌍은 true rib(참갈비뼈, 진성 늑골), 8번째~10번째 쌍은 false rib(거짓갈비뼈, 가성 늑골), 11번째와 12번째 쌍은 floating rib(뜬 갈비뼈, 부유늑골)이라고 한다.

sella turcica(안장, 터키안장) Sphenoid bone(나비뼈, 접형골)에 있는 오목으로, pituitary gland(뇌하수체)가 자리한다.

sinus(굴, 동) 뼈 내부의 속이 비고 공기로 채워진 공간.

styloid process(붓돌기, 경상돌기) Temporal bone(관자뼈, 측두골)의 양 옆면에서 아래쪽으로 뻗는 말뚝 모양의 돌기.

suture(봉합) 뼈 사이의 immovable joint(부동관절). Skull(cranium, 머리뼈)에서 관찰된다.

temporomandibular joint(측두하악관절, 턱관절) 머리뼈의 temporal bone(관자뼈, 측두골)과 mandible(아래턱뼈, 하악골) 사이의 연결부위. 머리의 양쪽 옆면에서 관찰된다.

tendon(힘줄, 건) 뼈와 근육을 연결하는 fibrous connective tissue(섬유성 결합조직).

trabecula(기둥, 잔기둥, 소주; 복수형은 **trabeculae**) Cancellous bone(spongy bone, 해면뼈)을 지지하는 뼈섬유 다발.

vertebra(척추뼈, 척추골) Spine(척추, 척주)을 구성하는 개개의 뼈. Neural canal(척주관)을 둘러싸며, vertebral body(척추뼈 몸통, 척추체), vertebral arch(척추뼈 고리, 척추궁), spinous process(가시돌기, 극돌기), transverse process(가로돌기, 횡돌기) 및 lamina(판, 층)로 이루어진다.

xiphoid process(칼돌기, 검상돌기) Sternum(복장벼, 흉골)의 아랫부분으로 폭이 좁다.

yellow bone marrow(황색골수) 성인에서 대부분의 긴뼈 속 medullary cavity(골수공간)에 들어있는 지방조직.

15

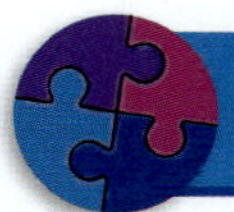

용어—뼈

뼈 전반에 걸친 일반용어와 특정뼈와 연관된 용어로 나눈다. 빈칸에 용어의 뜻을 기입하라.

General Terms(일반용어)

연결형

연결형	의미	용어	의미
Cal/o, calci/o	calcium(칼슘)	hyper**calc**emia(고칼슘혈증)	______
		de**calc**ification(칼슘제거, 탈칼슘) *de*-는 부족 또는 결여를 의미한다; *-fication*는 되어가는 과정.	______
kyph/o	humpback, hunchback (척주후만증, 척주뒤굽음증); thoracic region(가슴부위)이 뒤쪽으로 굽은 상태	**kyph**osis(척주후만증, 척주뒤굽음증) ('언덕' 또는 '산'을 의미하는 그리스어에서 기원한) 이 용어는 등이 혹처럼 뒤쪽으로 튀어나온 상태를 가리킨다. 키가 작아지고, *spinal cord(척수)*나 *peripheral nerve(말초신경)*의 압박증상이 나타날 수 있다*(그림 15-12)*.	______
lamin/o	lamina(판, 층); vertebral arch(척추뼈고리)의 일부분	**lamin**ectomy(척추후궁절제, 척추고리판절제) *Lamina*와 *spinous process(가시돌기)*를 제거하는 수술법이다. *Spinal cord(척수)* 또는 *spinal nerve root(척수신경뿌리)*가 압박되어 나타나는 증상을 호전시킬 목적으로 시행한다.	______
lord/o	curve(곡선), swayback(척추전만증, 척추앞굽음증); lumbar region(허리부위)가 앞쪽으로 굽은 상태	**lord**osis(척주앞굽음증, 척주전만증) *Lumbar spine(허리뼈)*의 정상적인 *anterior curvature*가 과도해진 상태를 가리킨다*(그림 15-12 참조)*. *Lordosis*란 용어는 '귀족처럼 상체를 뒤로 젖힌 거만한 자세를 한 사람'을 의미하는 그리스어에서 기원한다.	______

15

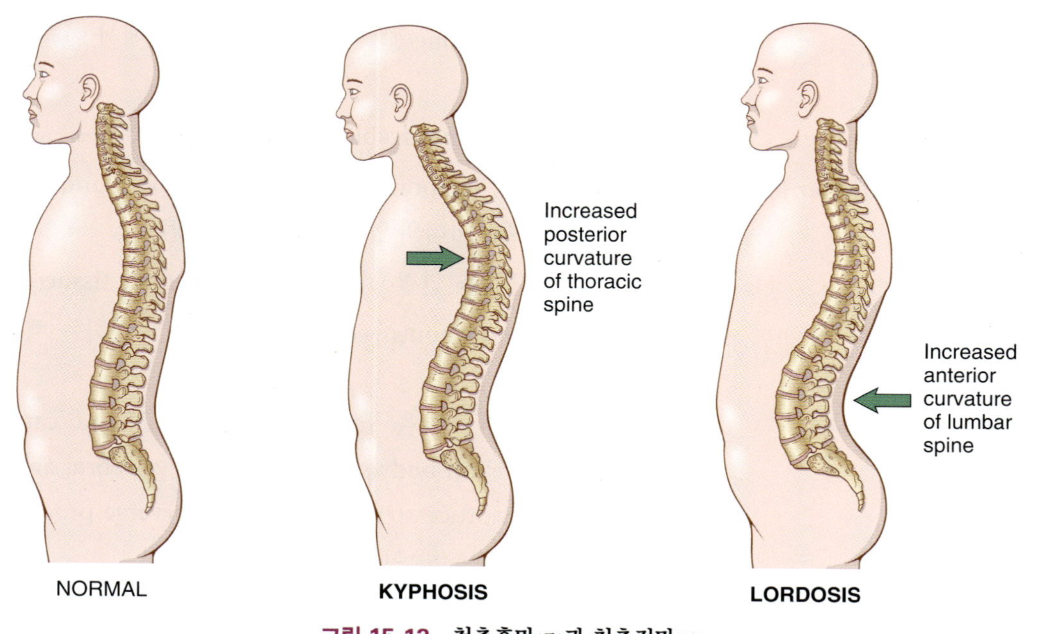

그림 15-12 척추후만(증)과 척추전만(증).

연결형	의미	용어	의미
lumb/o	loins, lower back(허리)	**lumbar**(허리-, 요부-, 요추-) **허리통증**(*lumbago*)은 허리통증(*요통, low back pain*)을 설명하는 데 사용되는 용어이다.	________
		lumbosacral(허리엉치-, 요천골-)	________
myel/o	bone marrow(골수, 뼈속질)	**myelopoiesis**[골수(혈구)형성]	________
orth/o	straight(곧은)	**orthopedics**(정형외과학) *Ped/o*는 소아를 의미한다.	________
oste/o	bone(뼈)	**osteitis**(뼈염, 골염) ***Osteitis deformans***(변형뼈염)는 ***Paget's disease***(파제트병)로 더 잘 알려져 있다. 뼈, 특히 *spine*(척추), *skull*(머리뼈), *pelvis*(골반) 및 다리뼈가 약해지고 통증을 유발한다.	________
		osteodystrophy(골형성장애)	________
		osteogenesis(뼈형성, 골형성) ***Osteogenesis imperfecta***(불완전골형성증)는 뼈발생과정의 결함을 초래하는 유전질환이다. 뼈는 무르고 약하여 쉽게 부러진다. 매우 경미한 *trauma*(외상)로도 *fracture*(골절)가 생긴다.	________
scoli/o	crooked, bent(삐뚤어진, 굽은); lateral curvature(척주가 가쪽으로 굽은 상태)	**scoliosis**(척주옆굽음증, 척추측만증) *Spinal column*(척주)이 비정상적으로 옆으로 굽은 상태를 가리킨다. 청소년기 여아에서 가장 흔히 볼 수 있는 *spinal deformity*(척추변형)이다(그림 15-13).	________

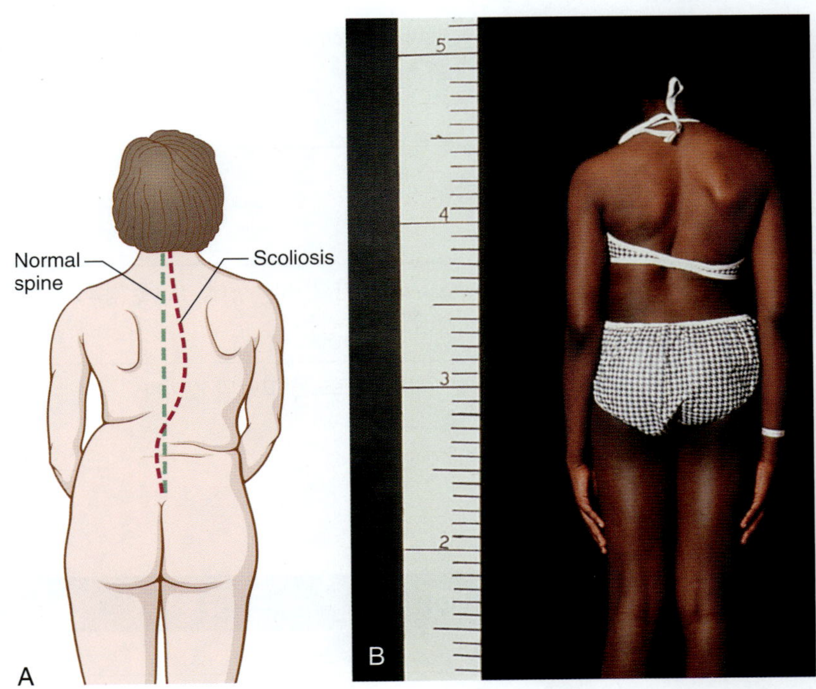

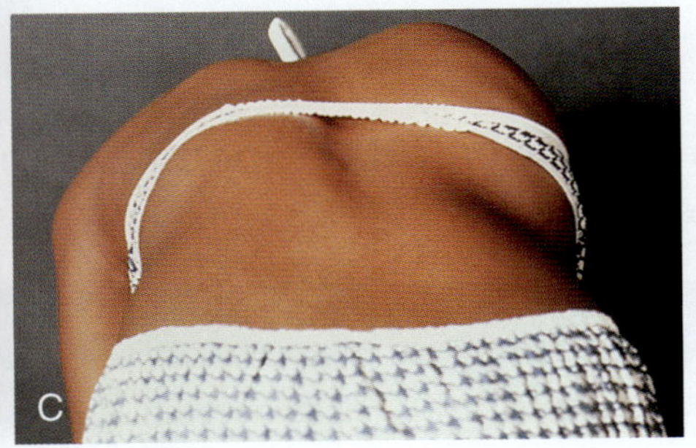

그림 15-13 **중등도 가슴 특발청소년척주옆굽음증. A, 정상 척주**와 **척주옆굽음증. B,** 곧게 선 자세에서의 **어깨비대칭**. 이것은 척주와 척주에 부착된 가슴우리의 회전에 의한 결과이다. **C,** 앞으로 구부리면 경등도의 갈비혹기형이 드러난다.

연결형	의미	용어	의미
spondyl/o [척추구조(vertebra structure)의 상태와 관련된 단어에 사용]	vertebra(척추뼈)	**spondyl**osis(척추증, 척추관절강직증)	목, 가슴, 허리부위의 *intervertebral disk*(척추원반)에 *degeneration*(변성)이 발생한 것이다. 통증, 운동제한 등의 증상 및 징후를 보인다.
vertebr/o (vertebra 자체를 기술할 때 사용)	vertebra(척추뼈)	**vertebr**oplasty(척추성형)	*Vertebra*의 압박골절로 인한 통증은 *percutaneous vertebroplasty*(경피적척추성형술) 시술로 완화시킬 수 있다. 골절로 인한 틈새를 *medical cement*(의료용시멘트)로 메워 뼈를 강화하는 수술법이다.

접미사

접미사	의미	용어	의미
-blast	embryonic cell(배아세포) 또는 immature cell(미성숙세포)	osteo**blast**(뼈모세포, 골모세포)	아교질*(collagen)*과 단백질*(protein)*을 합성하여 뼈조직을 형성하는 세포이다.
-clast	분해하다	osteo**clast**(뼈파괴세포, 파골세포)	뼈를 분해하여 뼈조직을 제거하는 세포이다.
-listhesis	미끄러짐	spondylo**listhesis**(척추전방전위증)	발음: *spŏn-dĭ-lō-lĭs-THĒ-sĭs*. 척추뼈가 바로 밑의 척추뼈에 비해 앞으로 미끄러진*(subluxation,* 불완전탈구*)* 상태.
-malacia	무르게 함, 약화시킴	osteo**malacia**(골연화증)	비타민 *D*의 결핍으로 인해 뼈의 *decalcification*(탈석회화)이 초래된 상태. 어린이에서는 *rickets*(구루병)라 한다.
-physis	자라다	epi**physis**(뼈끝, 골단) pubic sym**physis**(두덩결합, 치골결합)	
-porosis	pore(구멍), passage(통로)	osteo**porosis**(골다공증)	뼈조직이 소실되어 *bone mass*(뼈질량)가 감소된 상태. 453쪽 참조.
-tome	절단용 기구	osteo**tome**(골절단기)	이 *surgical chisel*(외과용 끌)은 뼈를 자르도록 고안된 것이다.

Terms Related to Specific Bones(특정 뼈와 연관된 용어)

연결형

연결형	의미	용어	의미
acetabul/o	acetabulum(hip socket, 절구, 비구)	**acetabul**ar(절구-, 비구-)	

연결형	의미	용어	의미
calcane/o	calcaneus(heel, 발꿈치뼈, 종골)	**calcaneal**(발꿈치뼈-, 종골-) *Calcaneus*는 *tarsal bone*(발목뼈, *hindfoot*) 중 하나이다.	______
carp/o	carpal bone(wrist bone, 손목뼈, 수근골)	**carpal**(손목-, 수근-, 손목뼈-)	______
clavicul/o	clavicle(collar bone, 빗장뼈, 쇄골)	supra**clavicular**(빗장위-, 쇄골위-) *Supra*-는 -보다 위를 의미한다.	______
cost/o	rib(갈비뼈, 늑골); true rib(참갈비뼈), false rib(거짓갈비뼈), floating rib(뜬갈비뼈)	sub**costal**(갈비밑-, 늑골밑-) chondro**costal** *Rib*에 부착된 연골.	______ ______
crani/o	cranium(skull, 머리뼈)	**crani**otomy[머리뼈절개(술), 개두(술)] **crani**otome	______ ______
femor/o	femur(thigh bone, 넙다리뼈, 대퇴골)	**femor**al(넓적다리-, 넙다리-, 대퇴-)	______
fibul/o	fibula(종아리뼈, 비골)	**fibul**ar[종아리(뼈)-, 비골-, 종아리쪽-] *Perone/o* 참조.	______
humer/o	humerus(upper arm bone, 위팔뼈, 상완골)	**humer**al(위팔-, 위팔뼈-, 상완-)	______
ili/o	ilium(엉덩뼈, 장골); pelvic bone(골반뼈)의 윗부분	**ili**ac(엉덩-, 엉덩뼈-, 장골-)	______
ischi/o	ischium(궁둥뼈, 좌골); pelvic bone의 뒷부분	**ischi**al(궁둥-, 궁둥뼈-, 좌골-)	______
malleol/o	malleolus(복사, 과); 발목 양쪽 옆면으로 난 돌기	**malleol**ar(복사-, 과-) *Medial malleolus*(안쪽복사)는 *tibia*(정강뼈, 경골)의 아래쪽 끝에, *lateral malleolus*(가쪽복사)는 *fibula*(종아리뼈, 비골)의 아래쪽 끝에 위치한다.	______
mandibul/o	mandible(lower jawbone, 아래턱뼈, 하악골)	**mandibul**ar(아래턱뼈-, 아래턱-, 하악-)	______
maxill/o	maxilla(upper jaw bone, 위턱뼈, 상악골)	**maxill**ary(위턱뼈-, 위턱-, 상악-)	______
metacarp/o	metacarpals(hand bones, 손허리뼈, 중수골)	**metacarp**ectomy[중수골절제(술)]	______
metatars/o	metatarsals(foot bones, 발허리뼈, 중족골)	**metatars**algia(발허리통증, 중족골통증)	______
olecran/o	olecranon(팔꿈치머리, 자뼈팔꿈치돌기); elbow(팔꿉, 팔꿈치)	**olecran**al(팔꿈치-)	______

연결형	의미	용어	의미
patell/o	patella(kneecap, 무릎뼈, 슬개골)	**patell**ar(무릎-, 슬개-)	____________
pelv/o	pelvis(hipbone, 골반)	**pelv**imetry(골반측정)	____________
perone/o	fibula(종아리뼈, 비골)	**perone**al(종아리-)	____________
phalang/o	phalanges(손가락뼈 또는 발가락뼈)	**phalang**eal(손가락- 또는 발가락-)	____________
pub/o	pubis(두덩뼈, 치골); pelvic bone의 앞부분	**pub**ic(두덩-, 치골-)	____________
radi/o	radius(노뼈, 요골); 엄지손가락 쪽의 forearm bone	**radi**al(노-, 노쪽-, 요골-)	____________
scapul/o	scapula(shoulder blade, 어깨뼈, 견갑골)	**scapul**ar(어깨-, 어깨뼈-, 견갑-)	____________
stern/o	sternum(breastbone, 복장뼈, 흉골)	**stern**al(복장-, 복장뼈-, 흉골-)	____________
tars/o	tarsal bone(발목뼈,족근골); hindfoot을 이루는 뼈	**tars**ectomy(발목뼈절제)	____________
tibi/o	tibia(shin bone, 정강뼈, 경골)	**tibi**al(정강뼈-, 정강-, 정강쪽-, 경골-)	____________
uln/o	ulna(자뼈, 척골); 새끼손가락 쪽의 forearm bone	**uln**ar(자-, 자쪽, 척골-, 척골측-)	____________

질환—뼈

Ewing sarcoma(유잉육종)

드물게 발생하는 malignant bone tumor(악성뼈종양)**. 소아기에 호발한다.** 통증과 부종을 수반한다. 이러한 증상은 특히 종양이 긴뼈의 몸통—medullary cavity(골수공간)—을 침범한 경우 흔하게 나타난다. 대개 소아(5~15세)에 발생하며, surgery(수술), radiotherapy(방사선치료) 및 chemotherapy(화학요법)를 병행하면 치유효과가 가장 좋다[metastasis(전이)가 없는 경우 약 60~70%의 환자에서 치유를 기대할 수 있다].

Peroneal/Peritoneal/Perineal

Peroneal은 fibula(종아리뼈, 비골; lower leg를 이루는 뼈 중 작은 뼈)를 의미한다. Peritoneum(복막, 배막; 배 안 장기를 싸는 막)을 의미하는 ***peritoneal***, 여성의 rectum(직장, 곧창자)과 vagina(질) 사이의 공간, 남성에서는 rectum과 scrotal sac(음낭) 사이의 공간을 일컫는 ***perineal***(샅, 회음)과 혼동하지 않도록 주의한다.

exostosis(뼈돌출증, 외골증, 뼈연골종)

뼈 표면으로부터 [benign(양성)인] 뼈가 자라난 상태.

(연골과 뼈로 이루어진) **Osteochondroma**(골연골종)는 대개 epiphyseal plate(뼈끝판)에 면한 metaphysis(뼈몸통끝, 골간단) 부위에 발생하는 benign **exostosis**(복수형은 exostoses)이다(ex-는 바깥, -ostosis는 뼈의 상태).

Bunion(엄지건막류)은 엄지발가락의 metatarsophalangeal joint(발허리발가락관절, 중족지관절)에 생긴 swelling(부기, 종창)을 가리킨다. 첫째발허리뼈의 먼쪽/안쪽면에 뼈와 이를 덮는 soft tissue(물렁조직, 연조직)가 형성된다.

fracture(골절)

Trauma(외상)로 인해 뼈가 부러진 상태.

Simple (closed) fracture(단순골절, 폐쇄골절)는 피부에 open wound(열린상처, 개방창) 없이 뼈만 부러진 경우를 말하며, **compound (open) fracture**(복합골절, 개방골절)는 부러진 뼈조각이 피부의 open wound를 통해 노출된 경우를 가리킨다(그림 15-14A 참조). **Crepitus**(비빔소리)란 뼈끝끼리 또는 뼈끝이 거칠어진 연골에 스치면서 나는 날카로운 소리이다. 다음은 fracture의 몇 가지 예이다(그림 15-14B).

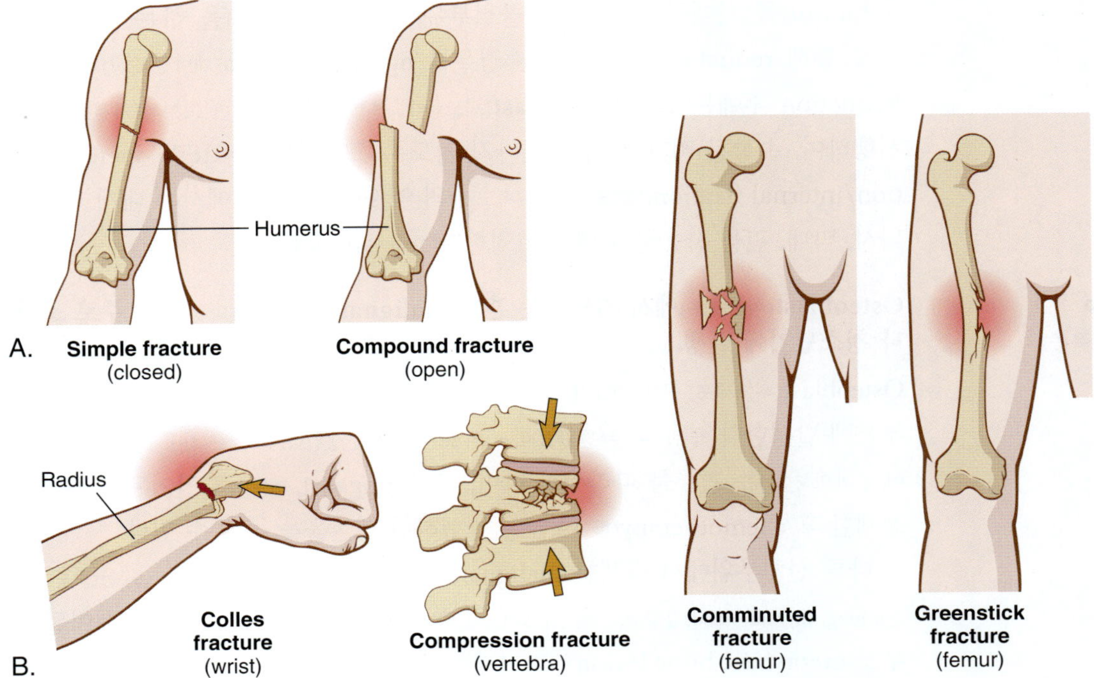

그림 15-14 **A, Simple**(단순골절, 폐쇄골절)과 **compound freacture**(복합골절, 개방골절). **B, Type of fracture**(골절의 종류); **pathologic fracture**(병적골절)는 종양(tumor), infection(감염), osteoporosis(골다공증) 등의 질환으로 뼈가 약화되어 골절이 발생한 것으로 부러진 부위가 치유되면서 cartilage(연골)이 생긴다.

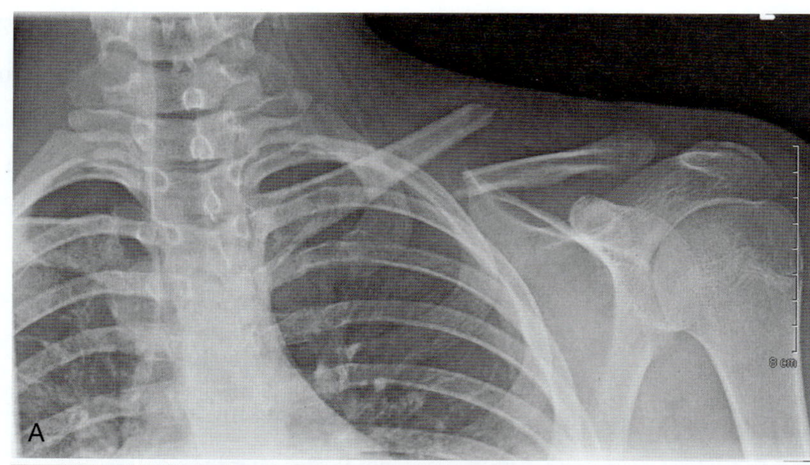

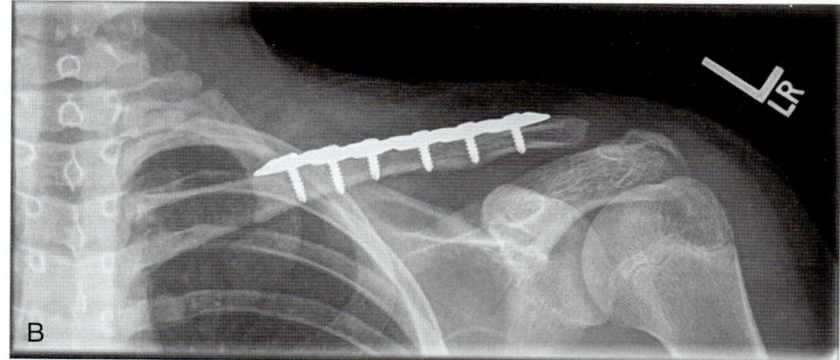

그림 15-15 **Clavicle fracture**(빗장뼈골절, 쇄골골절). **A,** 17세 럭비선수의 쇄골골절 x-ray. **B, ORIF; open reduction**(개방정복술)/**internal fixation**(내부고정)을 시행한 x-ray.

15

골절의 치료는 골절된 뼈를 정상위치로 되돌리는 것으로, 이를 **reduction**(정복)이라 한다. **Closed reduction**(폐쇄정복)은 수술을 시행하지 않고 수기로만 reduction을 시행하는 것이고, 골절부위에 incision(절개)을 하는 수술적 접근을 통해 reduction을 시행하는 경우를 **open reduction**(개방정복)이라 한다. Reduction 후에는 골절부위에 **cast**[석고붕대, 몸부위의 모양을 딴 고형의 거푸집(틀)]를 시행하여, 손상된 뼈가 다시 어긋나지 않도록 고정한다. ORIF란 open reduction/internal fixation(개방골절정복/속고정)의 약자이다. ORIF에서는 대개 금속판, 나사, 막대, 핀을 사용하여 뼈를 고정한다(그림 15-15 참조).

osteogenic sarcoma
(osteosarcoma, 뼈육종, 골육종)

Osteoblast(뼈모세포)**에서 기원하는 흔한 malignant tumor**(악성종양)**. 주로 소아나 청소년기에 발생.**

Osteoblast(뼈모세포, 골모세포)가 증식하여 큰 뼈종양을 형성한다. 특히 긴뼈의 끝부분에 발생한다(약 반수는 무릎관절 바로 위 또는 아래에 생긴다. 그림 15-16). Metastasis(전이; 종양의 전파)는 혈류를 따라 일어나며, 흔히 lung(허파, 폐)으로 전이된다. 종양을 절제한 후 chemotherapy(화학요법)를 병행하면 생존율을 높일 수 있다.

다른 신체부위에서 발생한 malignant tumor[breast(유방, 젖), prostate(전립샘, 전립선), lung, thyroid gland(갑상샘, 갑상선), kidney(콩팥, 신장)]가 이차적으로 뼈로 전이된 경우를 **metastatic bone lesion**이라고 한다.

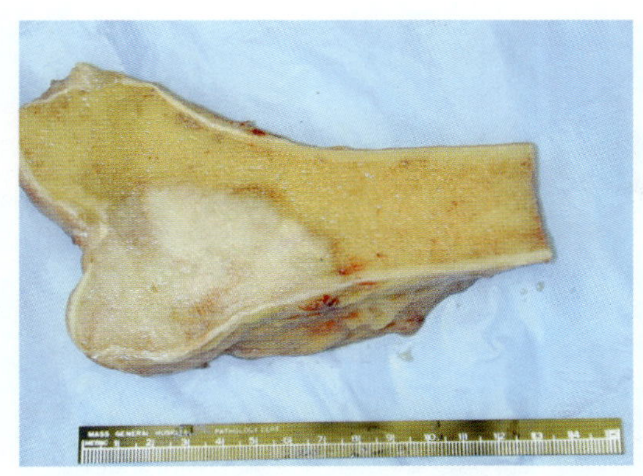

그림 15-16 **Osteosarcoma**(뼈육종, 골육종). 뼈의 겉질로부터 종양이 자라나 periosteum(골막, 뼈막)이 들린 사진.*(Courtesy Dr. Francis Hornicek, Department of Orthopedics, Massachusetts General Hospital, Boston.)*

osteomalacia(골연화증)

뼈의 무기질(칼슘) 함량이 부족하여, 뼈가 물러진 상태.

Osteomalacia는 영아기나 소아기에 주로 발생하는 질병으로, **rickets**(구루병)라고도 한다. 뼈로 공급되는 칼슘과 인의 양이 충분치 못하여 뼈가 물러진다. 뼈가 쉽게 휘어지고 변형된다.

식사를 통해 섭취하는 비타민 D의 양이 부족하면, 창자에서 칼슘과 인의 흡수가 제대로 일어나지 못하여 osteomalacia가 발생한다. 비타민 D는 햇빛의 작용으로 [cholesterol(콜레스테롤)과 같은] 피부의 특정화합물로부터 합성되기도 한다. 따라서 rickets는 공해가 심한 대도시에서 특히 겨울철에 많이 발생한다.

고용량의 비타민 D를 복용하고, 음식물을 통한 칼슘과 인의 섭취를 늘리는 치료법을 시행한다.

15

osteomyelitis(골수염)

Infection(감염)으로 인해 뼈와 bone marrow(골수, 뼈속질)에 이차적으로 발생한 inflammation(염증).

세균은 피부상처를 통해 침입하여 뼈로 퍼진다. 소아에 흔하며, 대개 팔다리의 긴뼈 끝부분 근처에 호발한다. 성인에서도 발생할 수 있으며, 이 경우 대개는 open fracture(개방골절)가 원인이 된다.

Lesion(병변)은 pus(고름, 농)를 동반한 inflammation으로 시작된다. Pus는 안쪽의 medullary cavity(골수공간)나 바깥쪽의 periosteum(뼈막, 골막)으로 퍼진다. 조기에 감염치료를 시작하면 antibiotic(항생제) 투여만으로도 치유가 가능하지만, 치료시기가 늦어지면 **abscess**(고름집, 농양)가 생길 수 있다. 일단 abscess가 형성되면 감염부위가 벽으로 둘러싸여 항생제가 거의 침투하지 못한다. Abscees는 대개 surgical drainage(수술적 배농)를 필요로 한다.

osteoporosis(골다공증)

Bone density(뼈밀도, 골밀도), 즉 bone mass(뼈질량)가 감소되어 뼈가 가늘어지고 약해진 상태.

Osteopenia(골감소증)는 뼈의 무기질밀도가 정상보다 낮아진 상태를 의미하며, 일부에서는 osteoporosis로 진행한다. Osteoporosis는 마치 철강으로 만들어진 건물의 골조가 녹슬어 부식되듯이 뼈의 내부구조가 줄어든 상태이다

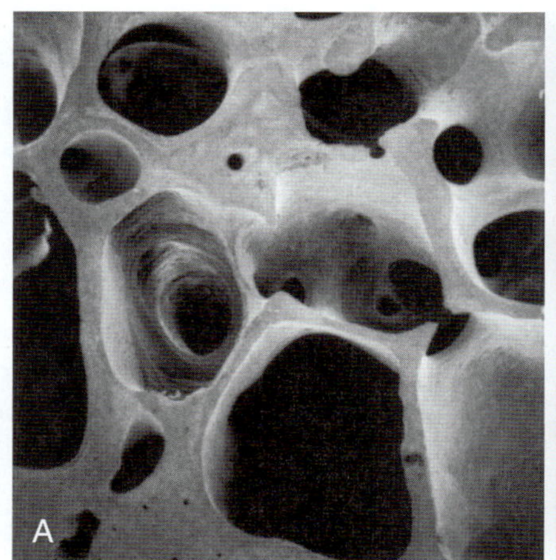

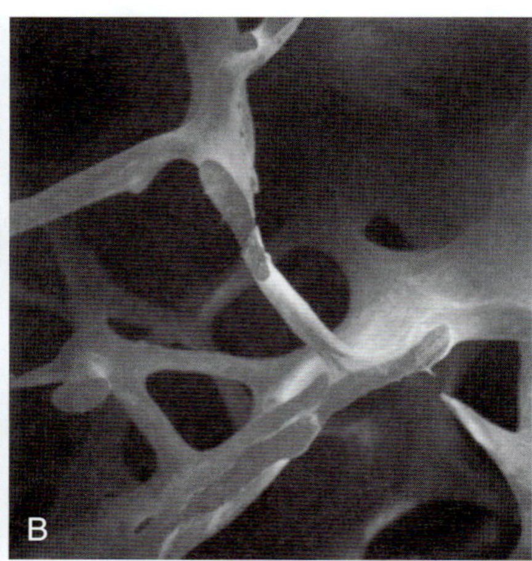

그림 15-17 정상뼈(A)와 osteoporosis가 있는 뼈(B)의 전자현미경 사진; 골다공증이 있는 뼈는 뼈의 trabecula(잔기둥, 소주)가 얇아지고 엉성해져 있다.

(그림 15-17). 이 병은 중년 이후 여성에 흔히 발생하며, menopause(폐경)에 따른 estrogen(여성호르몬, 에스트로겐) 결핍이 그 원인이다. Estrogen이 결핍되면 bone resorption(뼈흡수; osteoclast activity, 뼈파괴세포의 활성)은 과도하게 일어나는 반면 bone deposition(뼈침착)은 감소한다. 뼈는 약해지고 [hip joint(엉덩관절) 등이] 쉽게 골절된다. Vertebra(척추뼈)가 압박되어(눌려서) 키가 작아지고 kyphosis(척주후만증, 척주뒤굽음증)가 생긴다(그림 15-18).

Osteoporosis는 오랜 기간 cast(석고붕대)를 한 팔다리 또는 누워만 지내거나 paraplegia(하반신마비)가 발생한 환자의 다리에서처럼 disuse atrophy(불용위축)에 동반되어 나타난다. 남성에서는 노화과정의 일환으로 생기기도 한다. 오랜 기간 corticosteroid[코티코스테로이드, 코르티코스테로이드; adrenal gland(부신, 콩팥위샘)에서 만들어지며, 염증질환의 치료에 사용되는 호르몬]를 투여받은 환자에서도 나타날 수 있다.

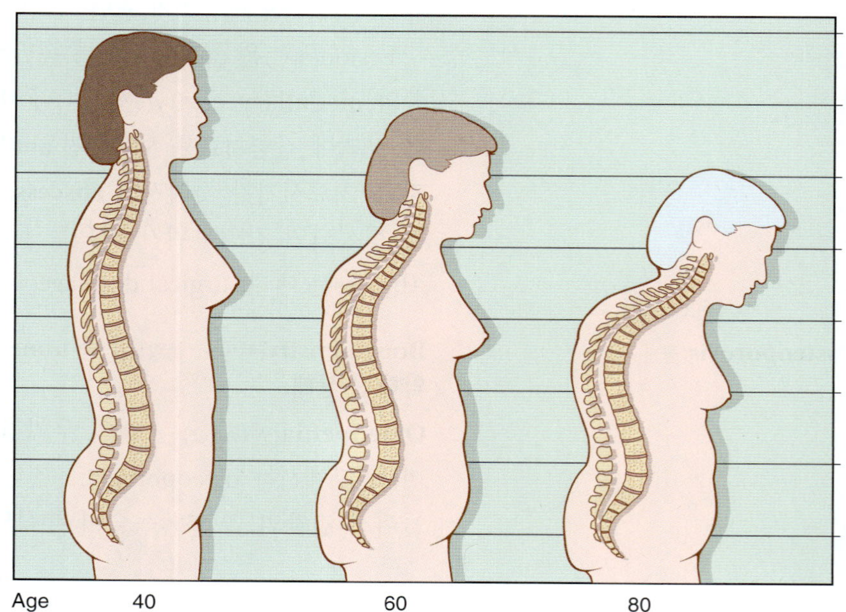

그림 15-18 Kyphosis(척주후만증, 척주뒤굽음증) osteoporosis(뼈엉성증, 골다공증)로 인해 뼈질량이 감소되어 thoracic region(가슴부위)의 척추가 뒤쪽으로 굽는다. 40세 정상여성과 60세 및 80세의 골다공증 변화가 온 여성의 척추를 그림으로 나타낸 것이다. 척추의 변화로 키가 6~9인치 작아질 수 있다.

뼈를 강화하고 spine(척추), hip(엉덩관절), wrist(손목) 등에 골절이 생기는 것을 미연에 방지하려면 osteoporosis 를 치료하고 예방하는 것이 매우 중요하다.

talipes(휜발, 만곡족)

[**talus**(목말뼈, 거골)**를 침범하는**] **Hindfoot**(후족부)**의 congenital abnormality.**
Talipes(라틴어 *talus* = 발목, *pes* = 발)는 congenital anomaly이다. **Talipes equinovarus**[발꿈치안쪽휜들린발, 내반첨족; **equin/o** = horse(말)], 즉 **clubfoot**(휜발, 만곡족)가 가장 흔하다. 영아는 발바닥을 편평하게 바닥에 대고 서지 못한다. 영아 초기에는 orthopedic casts(정형외과용 석고붕대)으로 교정치료를 시도하나, 효과가 없으면 수술치료를 시행해야 한다.

JOINT(관절)

관절의 유형

Joint(**articulation**, 관절)는 2개 또는 그 이상의 뼈가 만나는 부분을 가리킨다. Skull bone(머리뼈) 사이에 존재하는 **suture joint**(봉합관절)처럼 전혀 움직일 수 없는 관절도 있고, vertebra(척추뼈) 사이의 관절처럼 제한적인 움직임만 가능한 관절도 있다. 그러나 대부분의 관절에서는 상당한 범위의 운동이 가능하며, 이처럼 자유롭게 움직일 수 있는 관절을 **synovial joint**(윤활관절)라 한다. Synovial joint에는 ball-and-socket type[등근관절; hip joint(엉덩관절, 고관절)와 shoulder joint(어깨관절, 견관절)]와 hinge type[경첩관절; elbow joint(팔꿉관절, 주관절), knee joint(무릎관절, 슬관절) 및 ankle joint(발목관절, 족관절)]가 있다. Synovial joint에 대한 다음 글을 읽고, 그림 15-19의 빈칸에 해당하는 구조의 명칭을 기입하라.

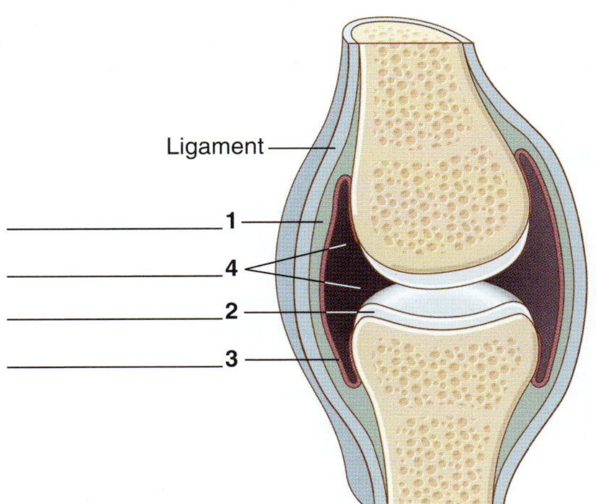

그림 15-19 Synovial joint(윤활관절)**의 구조.**

Osteoporosis 예방법

뼈엉성증을 예방하는 방법에는 다음과 같은 것들이 있다.

- Calcium과 비타민 D가 풍부한 균형잡힌 식사를 한다.
- Weight-bearing execise(체중부하운동) 및 resistance exercise(저항운동)를 한다.
- 흡연 및 음주량을 줄인다.
- DEXA 검사로 뼈의 무기질밀도(골밀도, bone mineral density; BMD)를 측정한다(475쪽 참조).
- 필요한 경우 약물요법—bisphophosnate(비스포포스네이트; Fosamax, Bovina), selective estrogen modulators(SERMs, 선택적 에스트로겐수용체 조절물질—Raloxifen, Evista) 및 hormone replace therapy(호르몬대치요법, HRT)를 시행한다.

Synovial joint에서 뼈는 섬유조직인 **joint capsule**(관절주머니, 관절낭) [1]로 둘러싸여 있다. **Ligament**(인대; 두터운 결합조직 섬유띠)는 뼈와 뼈를 연결함으로써 주요부위의 joint capsule을 보강해준다. 관절을 이루는 뼈부위는 매끈하고 광택이 나는 흰색의 **articular cartilage**(관절연골) [2]로 덮여 있다. Joint capsule의 안쪽, 뼈와 뼈 사이의 공간인 **synovial cavity**(윤활공간) [4]의 속면은 **synovial membrane**(윤활막, 활막) [3]으로 덮여 있다. **Synovial cavity**는 이 막에서 생산되는 특수한 윤활액으로 채워져 있다. Synovial fluid(윤활액, 활액)라 불리는 이 액체는 수분과 영양소를 함유하여 관절에 영양을 공급하고, 윤활작용을 통해 articular cartilage에 대한 마찰을 최소화한다.

Meniscus(반달연골)은 crescent-shaped(초승달 모양의) fibrocartilaginous(섬유연골) 구조물로 무릎관절 내 공간을 구분하고 충격을 흡수하여 관절을 보호하는 역할을 한다. 이것은 무릎에서 볼 수 있는 구조물이다(그림 15-20 참조).

BURSA(윤활주머니, 윤활낭)

Bursa(윤활주머니, 윤활낭; **복수형은 bursae**)는 synovial fluid로 채워진 밀폐된 주머니로, 그 속면은 synovial membrane으로 덮여 있다. Bursa는 관절 자체가 아니라 관절 주변에 위치한다. 두 가지 유형의 조직이 매우 근접하게 마주하며, 가능한 한 서로 간에 저항 없이 미끄러지는 운동이 일어나야 하는 곳이라면 어디에나 bursa가 존재한다. 즉 bursa는 조직 사이의 윤활층으로 작용한다. 주로 **tendon**(힘줄; 근육을 뼈에 연결하는 결합조직)과 뼈 사이, **ligament**(인대; 뼈와 뼈를 서로 연결하는 결합조직)와 뼈 사이 또는 뼈가 돌출된 부위의 뼈와 피부 사이에 존재한다.

흔히 bursa가 관찰되는 관절로는 팔꿉관절(olecranon bursa, 팔꿈치머리 윤활낭), 무릎관절(prepatellar bursa, 무릎앞윤활낭, 슬개전낭) 및 어깨관절(subacromial bursa, 봉우리밑윤활낭, 견봉하낭)이 있다. 그림 15-20B는 무릎관절을 앞에서 본 그림으로, 관절을 안정시키는 ligament들을 나타낸 것이다.

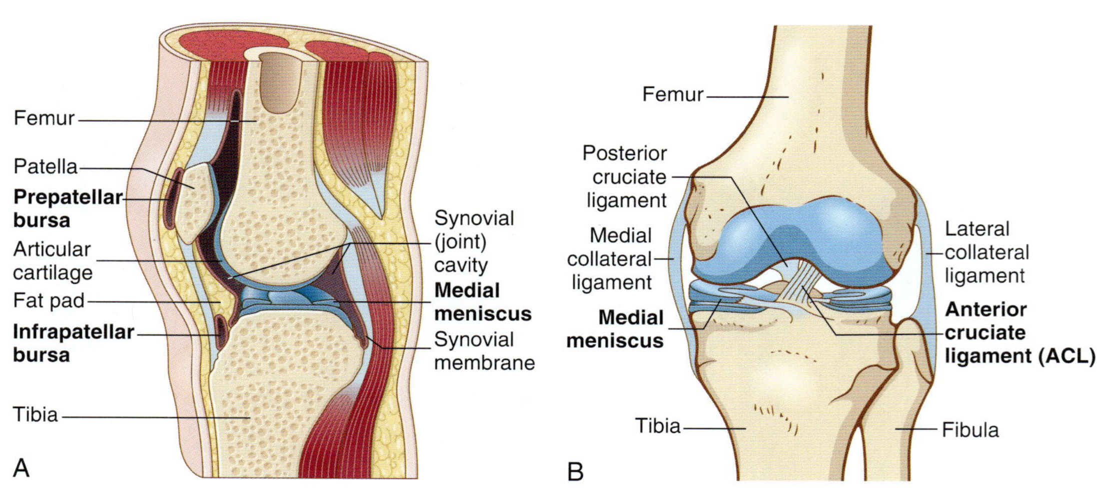

그림 15-20 A, 무릎의 saggital section: medial meniscus(안쪽반달, 내측반달연골; 복수형 menisci)**와 bursa**(윤활주머니, 윤활낭; 복수형 bursae)**를 포함한 주요 구조물을 표시하였다.** 무릎연골파열("torn cartilage" in the knee)이란 meniscus가 손상된 것을 말하며, 대개 arthroscopic surgery(관절경수술)를 통해 복원한다. **B, 무릎관절의 앞면. Anterior cruciate ligament**(ACL, 앞십자인대, 전십자인대)는 무릎을 다쳤을 때 손상받을 수 있다. ACL 손상의 재건술은 매우 큰 수술이며, 정상기능을 회복하기까지 수개월에 걸친 물리치료를 필요로 하기도 한다.

15

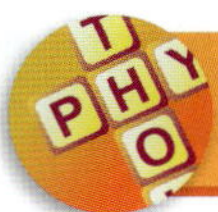

어휘—관절

본문에 나온 관절과 관련된 새로운 용어들을 열거하고, 이해를 돕기 위하여 정의도 간략하게 달아놓았다. 482쪽의 발음절을 참고하여 정확한 발음을 익히도록 한다.

articular cartilage(관절연골)	관절 표면을 덮는 흰색의 매끈하고 광택 있는 조직.
articulation(관절)	모든 유형의 관절(joint).
bursa(윤활주머니, 윤활낭; 복수형 **bursae**)	관절 주변의 액체주머니. 조직과 조직 사이에서 부드럽게 미끄러지는 운동이 일어날 수 있게 한다.
ligament(인대)	섬유뼈와 뼈를 연결하는 결합조직의 띠(connective band). 관절의 안정성을 높이고 지지, 강화한다.
meniscus(반달연골, 반달)	무릎관절에 있는 초승달 모양의 섬유연골(crescent-shaped fibrocartilaginous) 구조물.
suture joint(봉합관절)	머리뼈 사이의 관절처럼 운동이 불가능한 관절.
synovial cavity(윤활공간)	윤활관절(synovial joint)의 뼈 사이 공간. 윤활막에서 생산된 윤활액으로 채워져 있다.
synovial fluid(윤활액, 활액)	윤활공간을 채우고 있는 점성을 띤 액체. 달걀 흰자와 유사한 점도를 지니며, synovial fluid라는 명칭도 이러한 특성에서 기인하였다(syn- = 유사한, ov/o = 달걀)
synovial joint(윤활관절)	움직임이 자유로운 관절.
synovial membrane(윤활막, 활막)	윤활공간의 속면을 덮는 막. 윤활액을 생산한다.
tendon(힘줄, 건)	근육을 뼈에 연결하는 섬유성 결합조직(fibrous connective tissue).

15

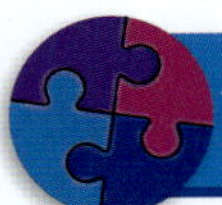

용어—관절

빈칸에 각 의학용어의 의미를 기입하라.

연결형

연결형	의미	용어	의미
ankyl/o	stiff(경직된)	**ankyl**osis(관절굳음, 관절강직)	______________

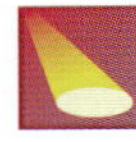

Ankylosis/Alkalosis

*Ankylosis*는 관절이 굳어져 운동성이 소실되는 상태를 가리킨다. 혈액이나 조직의 pH가 높아지는(알카리성이 증가하는) *akalosis*와 혼동하지 않도록 주의한다.

연결형	의미	용어	의미
arthr/o	joint(관절)	**arthro**plasty(관절성형) ____________ *Replacement arthroplasty*(대치관절성형술)란 관절을 구성하는 한쪽 또는 양쪽 뼈끝부분을 플라스틱이나 금속으로 만든 *prosthesis*(*artificial part*, 인공삽입물)로 대체하는 수술법이다(474쪽 참조). 엄지손가락의 *basal joint*(바닥관절)에 *arthritis*(관절염)가 생긴 경우에는 *carpometacarpal arthroplasty*(손목손허리관절성형술, 수근중수관절성형술)를 시행한다.	
		arthrotomy(관절절개) ____________	
		hem**arthr**osis(혈관절증) ____________	
		hydr**arthr**osis(물관절증) ____________ 관절 내에 비정상적으로 많은 양의 *synovial fluid*(윤활액)가 고인 상태를 가리킨다.	
		poly**arthr**itis(다관절염) ____________	
articul/o	Joint(관절)	**articul**ar cartilage(관절연골) ____________	
burs/o	bursa(윤활주머니, 윤활낭)	**burs**itis(낭염, 주머니염) ____________ 관절 주위에 발생하는 이 질환은 *gout*(통풍)나 *rheumatoid arthritis*(류마티스관절염)와 같은 질병 또는 *bursa*에 가해지는 스트레스(부하)가 원인이 된다. 염증으로 인해 관절을 움직일 때마다 통증이 유발되고 운동도 제한된다. 휴식을 취하게 하고 *bursa* 내로 *corticosteroid*(코티코스테로이드, 코르티스테로이드)를 주사하거나 *splint*(부목, 덧대)로 고정해 주면 도움이 된다.	
chondr/o	cartilage(연골)	a**chondr**oplasia(연골무형성증) ____________ 연골형성 및 뼈형성 결함으로 인하여 팔다리뼈가 정상적으로 성장하지 못하는 유전질환이다. 머리와 몸통의 크기는 정상이나 팔다리가 짧은 *dwarfism*(왜소증)이 발생한다. *61*쪽 참조.	
		chondrosarcoma(연골육종) ____________	
		chondromalacia[연골연화(증)] ____________ ***Chondromalacia patellae***(무릎뼈연골연화증)는 *patella*(무릎뼈)를 덮는 관절연골면이 물러지고 거칠어지는 질환이다. 관절을 움직일 때마다 통증이 유발되고 삐걱거리는 느낌 또는 *patella* 뒤쪽으로 뭔가 "걸리는" 느낌이 든다.	
ligament/o	ligament(인대)	**ligament**ous(인대-) ____________	
rheumat/o	watery flow(액체의 흐름)	**rheumat**ologist(류마티스전문의) ____________ *Joint space* 내에 액체가 고이는 현상은, 다양한 유형의 *arthritis*(관절염)에서 관찰되는 공통적인 특성이다.	
synov/o	synovial membrane(윤활막)	**synov**itis(윤활막염, 활막염) ____________	

15

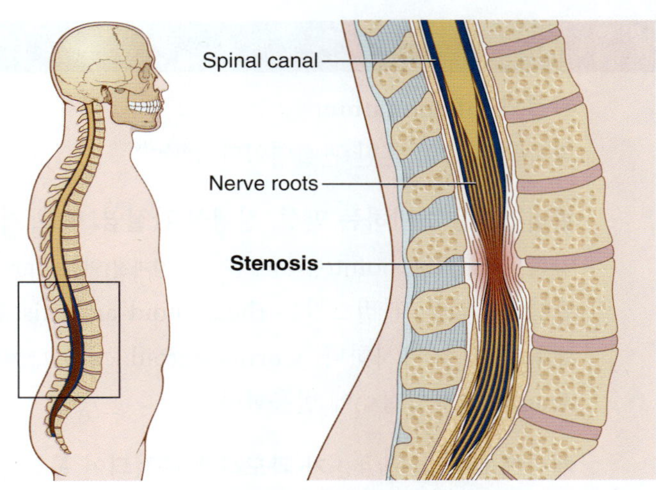

그림 15-21 **Spinal stenosis**(척추관협착증, 척주관협착증). 나이가 들면서 wear-and-tear effect(반복된 마모와 손상)에 의해 spinal canal(neural canal, 척주관)이 좁아지면서 발생한다.

연결형	의미	용어	의미
ten/o	tendon(힘줄, 건)	**ten**orrhaphy(힘줄봉합)	______
		tenosynovitis(힘줄윤활막염, 건초염) ______ 여기서 *synov/o*는 *tendon*을 싸는 *sheath(covering,* 집)를 가리킨다.	
tendin/o	tendon(힘줄, 건)	**tendin**itis(tendonitis, 힘줄염, 건염) ______ *Tendonitis*로 표기하기도 한다.	

접미사

접미사	의미	용어	의미
-desis	to bind, tie together(결합하다)	arthro**desis**(관절유합술) ______ *Joint space*를 가로질러 뼈와 뼈를 융합시키는 수술이다*(artificial ankylosis,* 인공관절굳음). 관절통이 매우 심하거나 관절이 불안정한 경우 또는 만성적으로 감염된 경우에 시행한다.	
-stenosis	narrowing(좁아짐)	spinal **stenosis**(척추관협착증) ______ *Lumbar spine*(허리뼈)의 *neural canal(spinal canal,* 척주관)이 좁아진 상태를 가리킨다. *[pain*(통증), *paresthesia*(감각이상), *urinary retention*(소변정체, 요정체), *bowel incontinence*(대변찔끔증, 대변실금)와 같이*]* 출현하는 임상증상은 *cauda equina*(말총, 마미; 척수의 아래쪽 끝에서 말꼬리 모양으로 퍼지는 신경)가 눌려서 초래된 것이다*(그림 15-21 참조).*	

질환—관절

arthritis(관절염)

관절의 inflammation(염증).

다음은 비교적 흔한 관절염이다.

1. ankylosing spondylitis (강직척추염)

관절경직을 동반하는 만성, 진행성 관절염. 주로 척추를 침범한다.

양쪽 sacroiliac joint(엉치엉덩관절, 천장관절)에 sclerosis(경화, 굳음)가 나타나면 확진할 수 있다. 관절소견은 rheumatoid arthritis(류마티스관절염)에서 볼 수 있는 변화와 매우 유사하다. Corticosteroid(코르티코스테로이드)와 anti-inflammatory drug(항염증제, 소염제)에 반응한다.

2. gouty arthritis (**gout**, 통풍관절염)

체내에 uric acid(요산)가 과도하게 축적되어 통증을 동반한 관절부종과 inflammation이 생기는 질환.

Uric acid(요산) 대사의 선천결함으로 인해, 혈액(**hyperuricemia**, 고요산혈증), 관절, 그리고 관절 주변의 연조직에 uric acid가 과도하게 축적된다. "뾰족한" uric acid crystal(요산결정, 요산염)에 의해 articular cartilage(관절연골)가 파괴되고 synovial membrane(윤활막, 활막)이 손상되어, 참기 어려운 통증을 동반한다. 주로 엄지발가락관절을 침범하므로, 흔히 이 병을 **podagra**(발통증; pod/o = 발, -agra = 과도한 통증)라고도 한다. 약물요법과 식이요법을 병행하는 치료를 시행한다. Uric acid의 생성을 줄이고(allopurinol, 알로퓨리놀) inflammation을 예방할 수 있는 약물[colchicine(콜히친)과 indomethacin(인도메타신)]을 투여하고, 붉은 고기, 적포도주, 발효시킨 치즈 등 uric acid 함량이 높은 음식을 피하는 특수식단을 처방한다.

3. osteoarthritis (**OA**, 골관절염)

관절면의 articular cartilage(관절연골)가 소실되고 뼈의 hypertrophy[비대; osteophyte(골증식), 즉 bony spur(골극, 뼈돌기)의 형성]가 진행되는 degenerative joint disease(퇴행관절병).

Degenerative joint disease라고도 하는 이 질환은 노년층에서 주로 발생한다. 대개 척추, 엉덩관절과 무릎관절을 침범하며, (연골 소실로 인해) 관절공간이 좁아지는 특징적인 소견을 보인다. 염증과 통증을 가라앉히기 위해 aspirin(아스피린)이나 기타 nonsteroidal anti-inflammatory drug(NSAID, 비스테로이드소염제, 비스테로이드항염증제)를 투여하고, physical therapy(물리치료, 물리요법)를 통해 손상된 관절을 풀어준다. 그림 15-22는 osteoarthritis나 rheumatoid arthritis(류마티스관절염)에서 나타나는 특징적인 관절변화를 정상관절과 비교한 것이다.

Joint replacement surgery(total joint arthroplasty, 전관절대치술, 전관절성형술)를 요하는 가장 흔한 원인질환이 바로 말기 osteoarthritis이다.

4. rheumatoid arthritis (**RA**, 류마티스관절염)

Joint tissue(관절조직), 특히 synovial membrane(윤활막, 활막)에 대한 autoimmune reaction(자가면역반응)이 원인이 되어 발생하는 만성 관절질환. 염증과 통증을 수반한다.

초기에는 주로 손발의 작은 관절을 침범하지만, 점차 큰 관절에도 변화가 나타

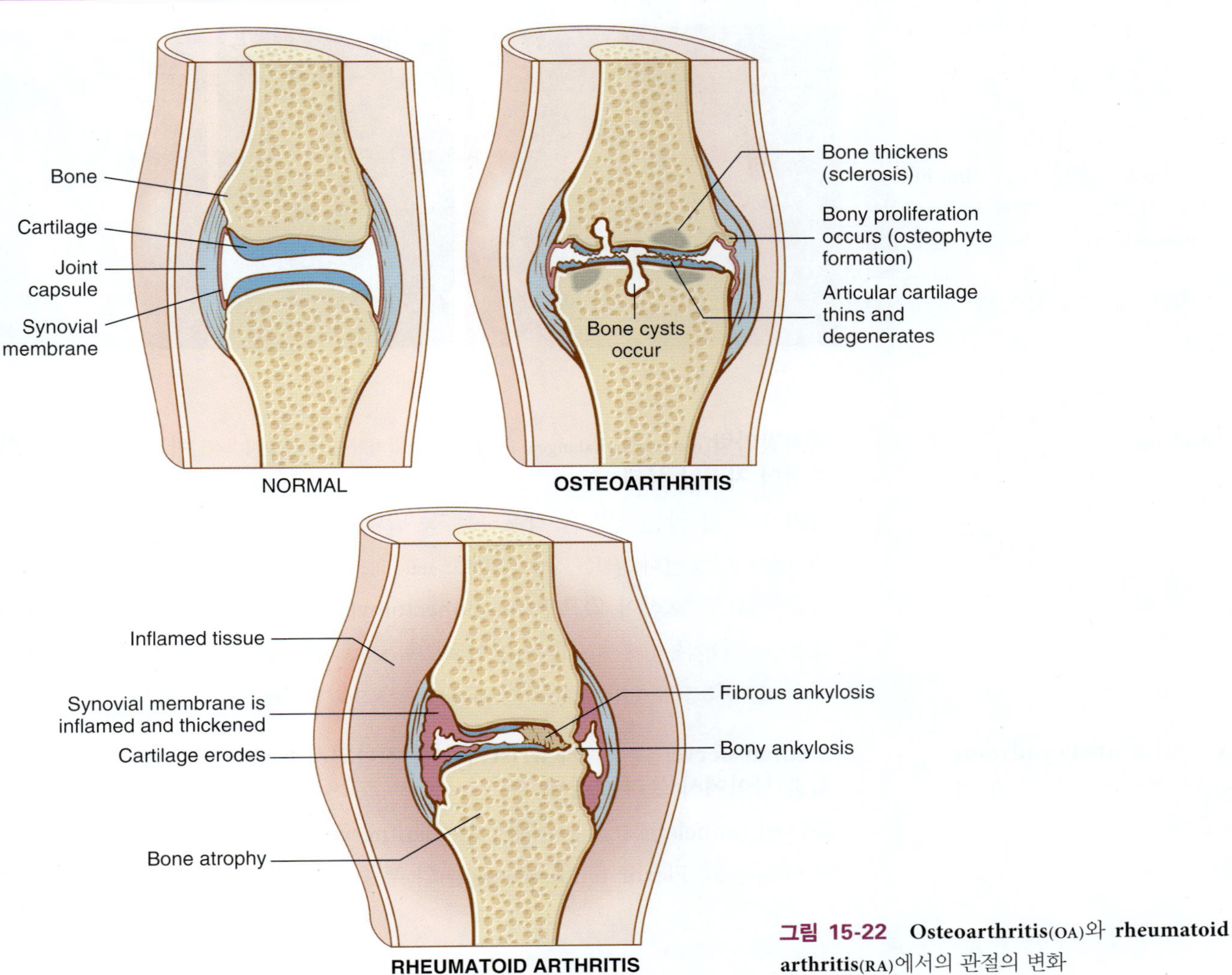

15

그림 15-22 Osteoarthritis(OA)와 **rheumatoid arthritis**(RA)에서의 관절의 변화

난다. 여성에서 훨씬 흔하다. 염증으로 인해 synovial membrane이 두꺼워지고, articular cartilage(관절연골)가 손상되면서 관절을 유연하게 움직이지 못한다(그림 15-22 참조). 때때로 섬유조직이 형성되고 calcification(석회화)이 진행되어 **bony ankylosis**(관절강직; pathologic union, 병적 유합) 상태를 초래하며, 이 경우 전혀 관절을 움직일 수 없게 된다. 임상증상으로는 **pyrexia**(**fever**, 발열, 열)를 동반한 관절부위의 통증과 부종이 나타난다.

진단은 임상기준, 혈액검사, X선 검사에서 해당 관절 주변에 특징적인 변화가 보이는 것으로 할 수 있다. 염증과 통증을 경감시키기 위해 관절 부위에 더운 찜질을 해주고, aspirin을 비롯한 NSAID(비스테로이드소염제) 또는 corticosteroid를 투여한다. Disease-modifying antirheumatic drug(DMARD, 항류마티스제)인 methotrexate(메토트렉세이트)나 gold salt(금염, 금화합물)를 처방하기도 한다. 최근에는 유활 조직의 면역반응에 관여하는 biologic medication(생물학적 약물)을 사용하기도 한다.

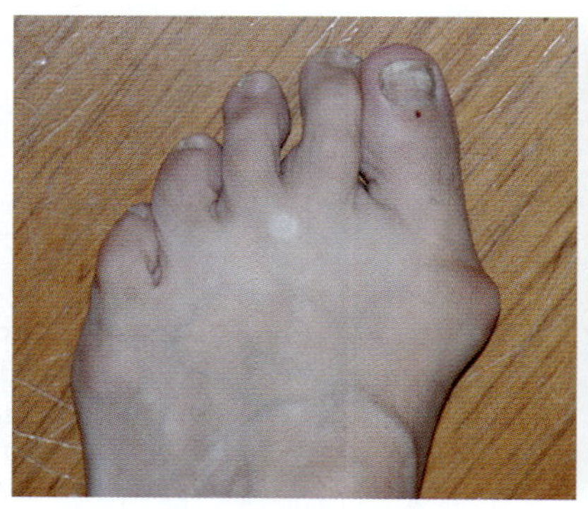
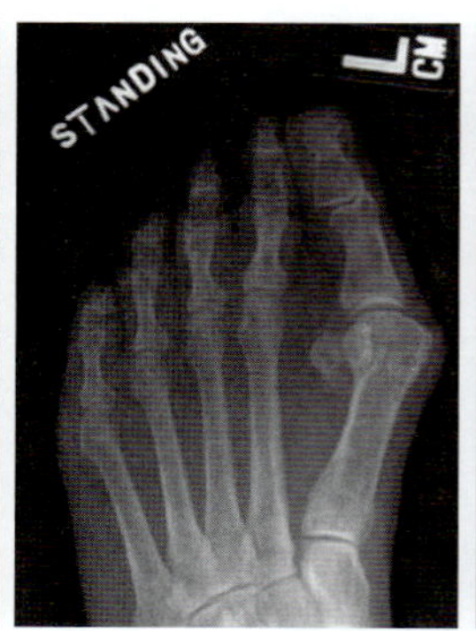

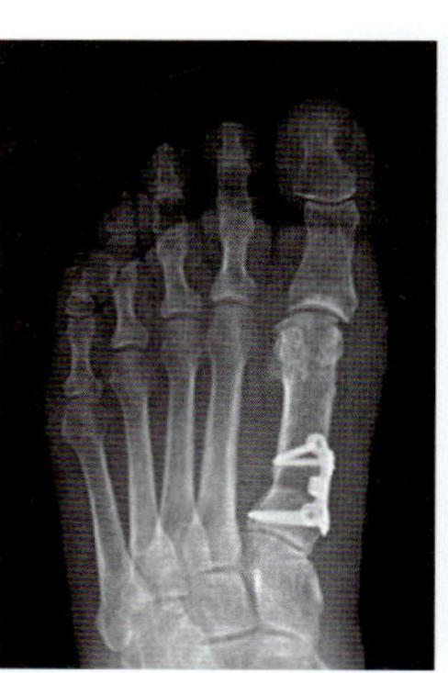

그림 15-23 왼발에 생긴 **bunion**(엄지건막류) 사진이다. 첫 번째 x-ray 사진은 **bunionectomy**(엄지건막류절제) 전에 촬영한 것이고, 두 번째 사진은 수술로 조직을 제거하고 뼈를 재배열한 후의 사진이다.

bunion(엄지건막류)

엄지발가락(metatarsophalangeal joint, 발허리발가락관절, 중족지관절) **바닥의 주위로 뼈나 조직이 자라난 상태.**

장기간 맞지 않는 신발을 착용하는 등 발에 만성적인 자극이 가해지면 연조직과 뼈가 형성된다. [편한 신발로 바꾸고 anti-inflammatory agent(항염증제)를 투여하는 등의] 다른 치료로 호전이 없으면, bunionectomy[엄지건막류절제; bony exostosis(돌출된 뼈)와 동반된 연조직을 함께 제거]를 시행한다(그림 15-23 참조). Bunion을 **hallux valgus**(엄지발가락가쪽휨증, 무지외반증; 엄지발가락이 비정상적으로 휜 상태)라고도 한다.

15

carpal tunnel syndrome (CTS, 손목굴증후군, 수근관증후군)

Median nerve(정중신경)**가 wrist 부위를 지나면서 transverse ligament와 뼈, 힘줄 사이에서 눌리는 상태.**

Carpal tunnel(손목굴, 수근관)에서 median nerve가 압박되어 CTS가 초래된다(그림 15-24 참조). Flexor tendon(굽힘힘줄)의 부종 및 염증으로 인해 신경이 눌린다.

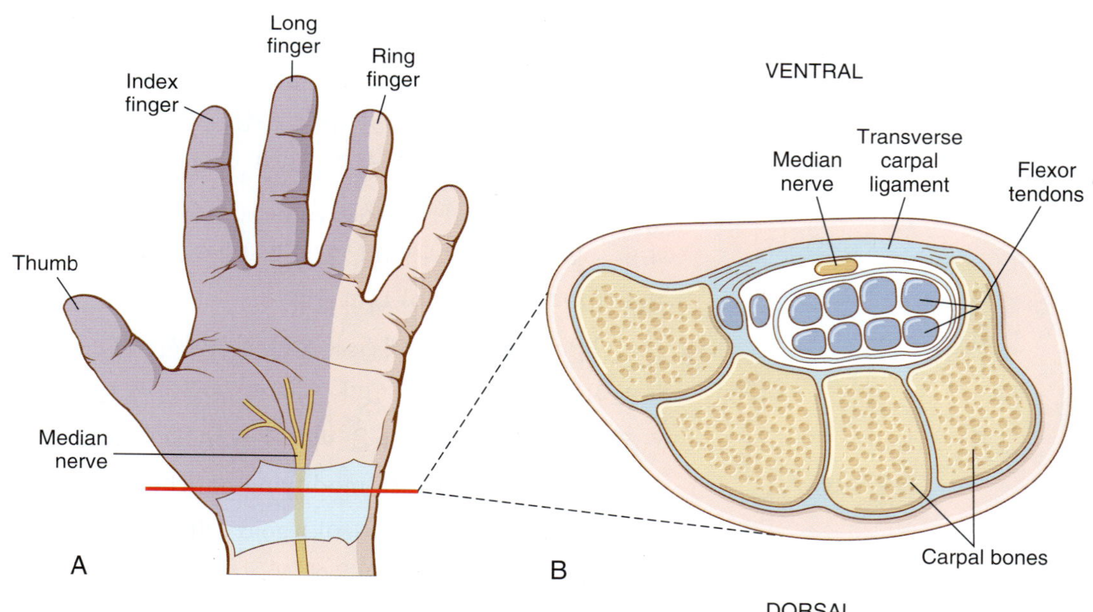

그림 15-24 **Carpal tunnel syndrome**(CTS, 손목굴증후군, 수근관증후군) **A,** Median nerve(정중신경)의 감각성분은 엄지손가락, 집게손가락, 가운데손가락 및 손바닥에 분포한다. **B,** 왼손의 가로단면. **A**에 표시된 부위를 지나는 단면이다. Carpal ligament(손목인대)와 손목뼈, 힘줄 사이를 지나는 정중신경의 주행을 주목하라.

엄지손가락, 집게(둘째)손가락과 가운데(셋째)손가락 및 반지(넷째)손가락의 노뼈쪽 절반에서 이상감각(저림)이 나타난다.

잘 때는 손목을 splint로 고정해주고, anti-inflammatory medication(항염증약물을 투여)하며 carpal tunnel 내로 cortisone(코티손) 같은 corticosteroids를 주사하는 치료를 시행한다. 이러한 치료에도 호전이 없으면 transverse carpal ligament를 외과적으로 절개하는데, 대개의 경우 효과가 있다.

dislocation(탈구, 어긋남, 전위, 이탈)

관절로부터 뼈가 displacement(변위, 전위)**된 상태.**
일단 dislocation이 일어나면 뼈는 더 이상 관절을 이루지 못한다. Dislocation의 가장 흔한 원인은 trauma(외상)이다. **Shoulder dislocation**[어깨탈구; humeral head(위팔뼈머리, 상완골두)와 scapula(어깨뼈, 견갑골)의 glenoid fossa(접시오목, 관절오목) 사이의 관절이 와해됨], 및 **hip dislocation**[엉덩이탈구; femoral head(넙다리뼈머리, 대퇴골두)와 pelvis(골반)의 acetabulum(절구, 비구) 사이의 관절이 와해됨]을 예로 들 수 있다.

치료는 **reduction**(정복)을 통해 어긋난 뼈들을 정상위치로 복원시키는 것이다. 부분적으로 혹은 불완전하게 dislocation이 일어난 경우를 **subluxation**(불완전탈구, 아탈구)이라 한다.

ganglion cyst(신경절낭, 결절종낭)

Joint capsule(관절주머니, 관절낭) **또는 힘줄에 생긴 액체로 찬 주머니**(fluid-filled sac)**.**
손목에 가장 흔하게 발생하지만, 손, 어깨, 무릎, 엉덩이 또는 발목부위에도 생길 수 있다(그림 15-25 참조). 치료로 cyst(낭, 주머니, 물혹)가 생긴 부위를 고정하여 움직이지 않거나, 낭 속의 액체를 흡인할 수 있고, 필요 시에는 수술로 제거할 수 있다.

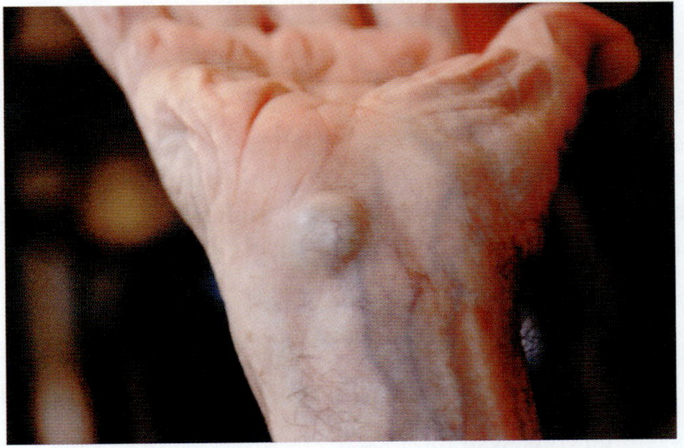

그림 15-25 손목의 **ganglion cyst**(신경절, 결절종). 과거에 치료로 cyst를 터트리기 위해 성경책을 cyst 위로 떨어뜨렸다고 하여 "Bible cyst"라고도 한다. 이런 치료의 효과는 일시적이며 시간이 지나면 cyst는 재발하게 된다.

15

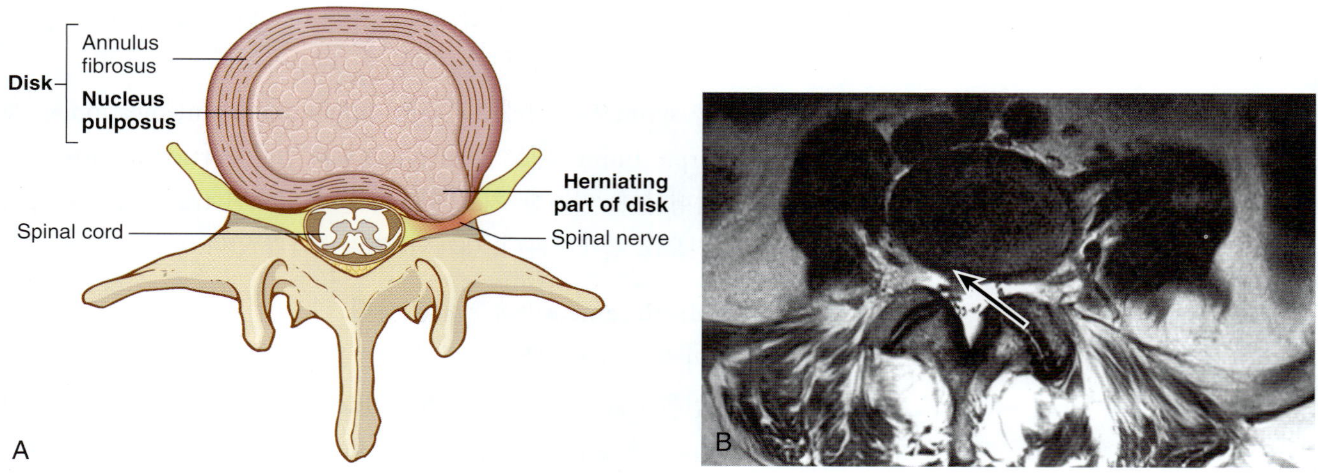

그림 15-26 **A, Herniation of an intervertebral disk/disc**(원반탈출, 추간판탈출)(척추뼈를 위에서 내려다 본 그림). 원반 속의 nucleus pulposus(속질핵)가 밀려나와 spinal nerve를 누르고 있는 모습이다. 이런 상태를 **herniated nucleus pulposus**(HNP, 탈출수핵)이라고도 한다. **B, Sciatic nerve root**(좌골신경뿌리, 궁둥신경뿌리) **부위의 추간판 탈출증 MRI 소견**.

15

herniation of an intervertebral disk/disc(원반탈출, 추간판탈출)

Intervertebral disk[척추(사이)원반, 추간판]**가 비정상적으로 spinal canal**(척주관) **속이나 spinal nerve**(척수신경) **위로 돌출된 상태.**

흔히 "**slipped disk**"라고 한다. 돌출된 disk(원반)의 안쪽 부위(nucleus pulposus, 속질핵)에 의해 spinal nerve 또는 spinal cord(척수)가 눌려 통증이 유발된다(그림 15-26A 참조). Lumbar spine(허리뼈, 요추)을 침범한 경우에는 low back pain(허리통증, 요통)과 **sciatica**(좌골신경통; 다리로 뻗치는 통증)가 나타난다(그림 15-26B 참조). 한편, cervical spine(목뼈, 경추)에 발생하면 목부위 통증과 작열감이 나타난다. 통증은 목에만 국한되지 않고 팔로 뻗치는 것이 특징적이다. 초기에는 진통제를 투여하고 경막외 코티손 투여(epidural cortisone injection)와 physical therapy(물리치료)를 병행하는 것만으로도 증상의 호전을 기대할 수 있다. 그러나 재발하거나 만성으로 진행한 경우에는, **microdiskectomy**[돌출된 원반 부위를 제거하는 수술(diskectomy, 추간판절제)]를 시행할 수 있다(그림 15-27A 참조). Microendoscopic diskectomy는 fiberoptic scope을 이용하는 것으로, 피부를 통해 관을 삽입한 뒤 이 관을 통해 disk를 흡입하여 제거하는 수술법이다.

Lyme disease(Lyme arthritis, Lyme 병)

Arthritis(관절염)**, myalgia**(근육통) **및 malaise**(권태감)**를 특징으로 하는 질환. Tick**(진드기)**에 의해 전파되는 세균이 원인이 된다.**

미국 코네티컷 주 Old Lyme 지방에서 처음 보고된 질환으로, 지금은 미국 동부의 해안지방 전역에서 발생한다. 진드기에 물린 부위에서 "Bull's eye" 발진을 볼 수 있다(그림 15-27B 참조). Antibiotic(항생제) 투여로 치료가 가능하다. 어떤 경우에는 nervous system(신경계통, 신경계)을 침범하는 경우도 있다.

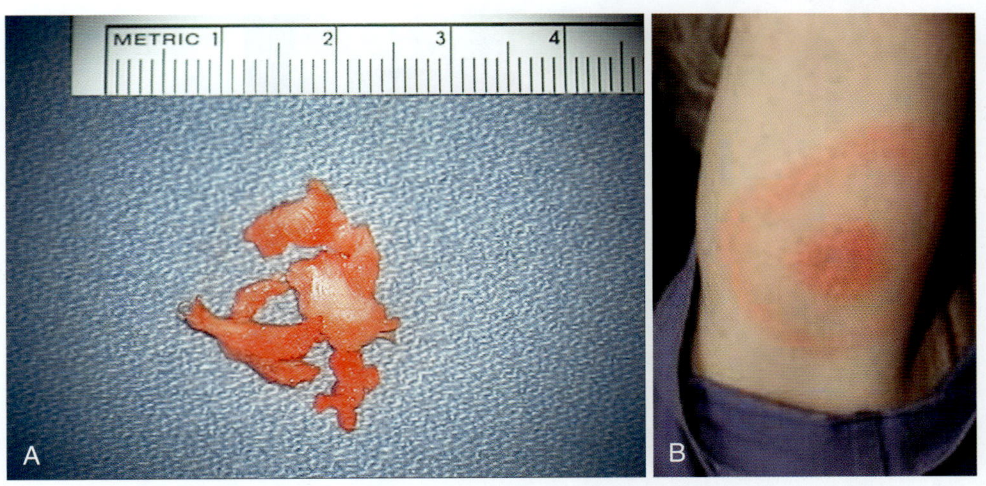

그림 15-27 **A, Microdiskectomy**를 통해 제거한 원반 조각. **B, Lyme disease에서 볼 수 있는 "Bull's eye" 발진 소견.**

sprain(삠, 염좌)

부종을 동반한 관절의 외상과 인대의 손상.

Strain은 근육이 과도하게 늘어난 손상을 가리킨다. Sprain이나 strain이 생겼을 때, 발생한 관절부위에 compressive wrap(압박붕대)을 가볍게 감아주는 초기 치료로 통증이나 부종을 많이 경감시킬 수 있다. 손상된 부위에 냉찜질을 하고 그 부위를 다른 신체 부위보다 높게 위치시키고 물리치료를 하는 것도 도움이 된다.

15

systemic lupus erythematosus
(SLE, 전신홍반루푸스)

관절, 피부, 신장, central nervous system(CNS, 중추신경계통)**, 심장 및 폐를 침범하는 chronic inflammatory autoimmune disease**(만성 염증성 자가면역질환)**.**

전신의 힘줄, 인대, 뼈 및 연골의 결합조직[특히 단백질성분인 **collagen**(아교질, 콜라젠)]을 침범하는 autoimmune disease(자가면역질환)이다. 특징적으로 코와 뺨 언저리에 비늘처럼 붉은 발진("butterfly" rash, 나비발진)이 일어난다(그림 15-28). 주로 여성에 발병하며, 동시에 여러 관절에 통증(polyarthralgia, 다발관절통)이 나타나고, pyrexia(fever, 발열), kidney inflammation(신장염), malaise(병감, 권태) 등의 증상도 출현한다. 혈액검사에서 비정상적인 antibody(항체)와 함께 LE cell(LE 세포)이라는 특징적인 백혈구가 발견되면 확진할 수 있다. 치료약물로는 corticosteroid(겉질스테로이드)를 투여한다. 이 약물은 adrenal gland(부신, 콩팥위샘)에서 정상적으로 합성되는 호르몬으로 염증질환의 치료에 주로 사용된다. 최근에는 immune system(면역체계)을 조절하는 새로운 약들이 개발되어 사용되기도 한다.

늑대를 의미하는 "lupus(루푸스)"라는 병명은 13세기경부터 사용되어 왔는데, 이는 SLE를 오래 앓은 환자의 피부 병변이 늑대에 공격당한 상처를 연상시킨다고 해서 붙여진 이름이다.

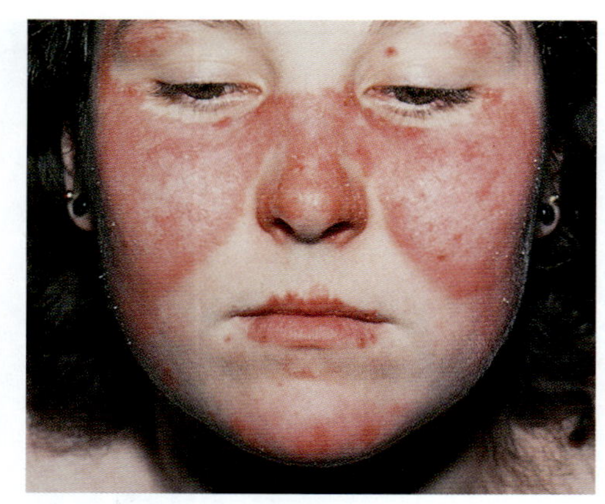

그림 15-28 전신홍반루푸스때 나타날 수 있는 **나비발진**.

MUSCLE(근육)

근육의 유형

근육은 다음 3가지 유형으로 구분한다. 아래의 설명을 읽고 그림 15-29의 빈칸에 알맞은 근육의 유형을 기입하라.

Striated muscle(가로무늬근육, 횡문근) [1]은 얼굴표정을 짓거나 안구를 움직이는 근육, 그리고 뼈를 움직이는 모든 근육을 가리키며, **voluntary muscle**(맘대로근육, 수의근), 즉 **skeletal muscle**(뼈대근육, 골격근)을 구성한다. 이 근육은 central nervous system(중추신경계통)과 peripheral

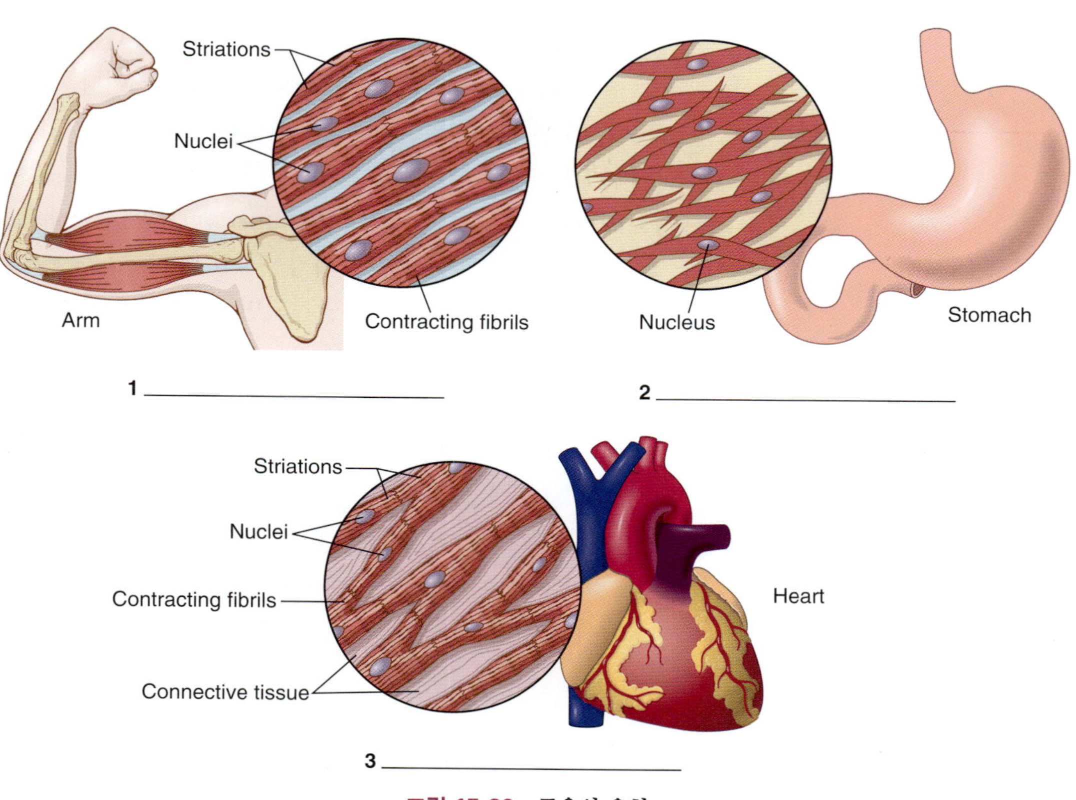

그림 15-29 **근육의 유형.**

nervous system(말초신경계통)을 통해 의지대로 조절이 가능하다. Striated muscle fiber(가로무늬근육섬유, striated muscle cell, 가로무늬근육세포)의 세포질에는 어두운 띠와 밝은 띠가 교대로 나타나는 fibril(원섬유)이 들어 있다. 각각의 근육을 둘러싸서 다른 근육과 경계를 지어주는 섬유조직을 **fascia**(근막)라 한다.

Smooth muscle(민무늬근육, 평활근) [2]은 **involuntary muscle**(제대로근육, 불수의근), 즉 **visceral muscle**(내장근육)을 구성하며, digestive tract(소화관), 혈관벽, gland(샘, 선)의 secretory duct(분비관)와 같은 내장기관을 움직이는 근육이다. 이 근육들은 의지와 상관없이 불수의적으로 조절되며, 세포질 내에 어두운 띠와 밝은 띠를 지닌 fibril이 없어 smooth muscle이라 부른다. 다발을 이루어 배열하는 skeletal muscle fiber와 달리, smooth muscle은 tube(관)나 혈관을 둘러싸는 판의 형태로 존재한다.

심장을 구성하는 **cardiac muscle**(심장근육) [3]은 형태학적으로는 striated muscle이지만, 기능적으로는 smooth muscle의 특성을 지닌다. 이 근육의 운동은 의지대로 조절할 수 없다. Cardiac muscle fiber(심장근육섬유)는 분지하는 특성을 보인다.

SKELETAL MUSCLE(뼈대근육)의 작용

(인체에 600개 이상 존재하는) Skeletal muscle, 즉 striated muscle은 뼈를 움직이는 근육이다. 그림 15-30에 머리, 목, 몸통, 그리고 다리 뒤쪽의 skeletal muscle 일부를 나타내었다. 한 근육이 수축할 때, 그 근육이 부착하는 뼈 중 하나는 움직임이 없이 그대로 정지해 있다. 그 이유는 그 뼈에 부착하는 다른 근육들이 이 뼈를 제자리에 붙들어 주기 때문이다. 이처럼 어떤 근육이 수축할 때 그대로 정지해 있는 뼈에 그 근육이 부착하는 부위를 해당 근육의 **origin**(이는곳, 기원;

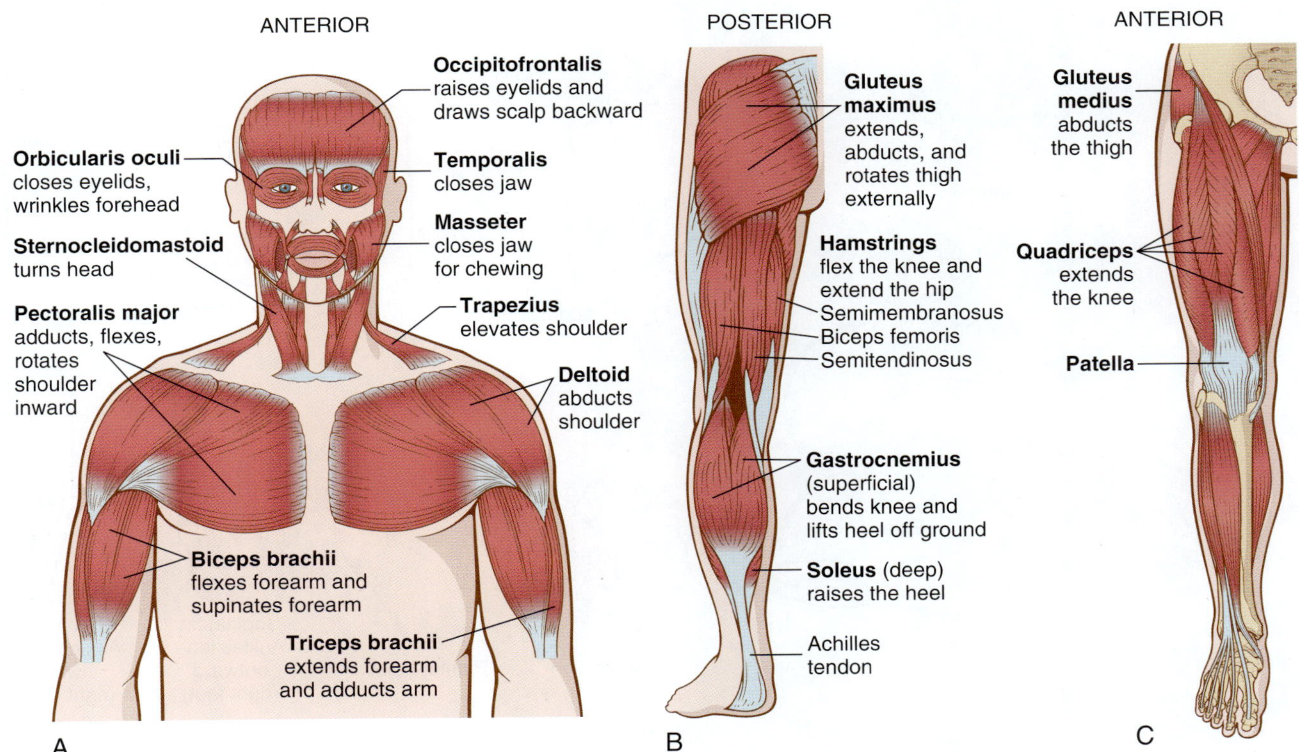

그림 15-30 A, 머리, 목, 몸통 및 팔의 근육들. B, 다리의 뒷면과 앞면의 근육.

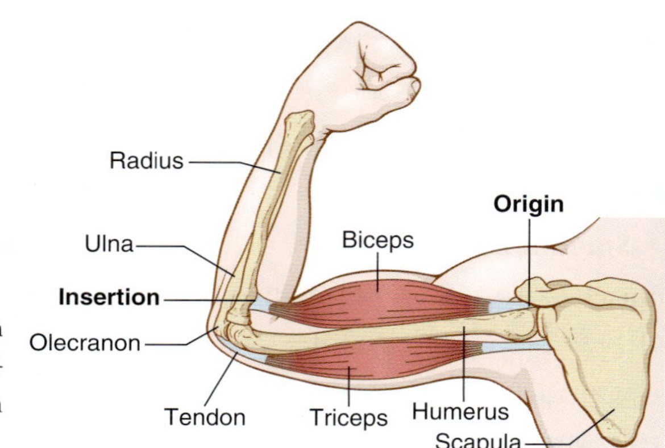

그림 15-31 위팔두갈래근(biceps in the arm)**의 origin과 insertion.** 위팔세갈래근(triceps muscle)의 origin은 scapula이고, insertion은 ulna(자뼈, 척골)의 olecrenon이다.

beginning, 기시)이라 한다. 한편 그 근육이 부착하는 또 다른 뼈는 이 근육이 수축함에 따라 움직이게 되는데, 이때 해당 근육이 이 뼈에 부착하는 부위를 그 근육의 **insertion**(닿는곳, 부착)이라 한다. 흔히, 한 근육에서 origin은 insertion에 비해 skeleton(뼈대, 골격)의 proximal(몸쪽, 근위)에 위치한다.

그림 15-31은 위팔의 biceps muscle(두갈래근, 이두근)과 triceps muscle(세갈래근, 삼두근)을 나타낸 것이다. Biceps의 한 갈래는 scapula(어깨뼈, 견갑골)에서 일어나 radius(노뼈, 요골)에 닿는다. 근육을 뼈에 연결하는 끈 모양의 결합조직을 tendon(힘줄, 건)이라 한다.

근육은 다양한 작용을 수행한다. 근육작용과 관련된 용어들을 각각의 특정 운동유형별로 간단한 설명과 함께 나열하였다(그림 15-32 참조).

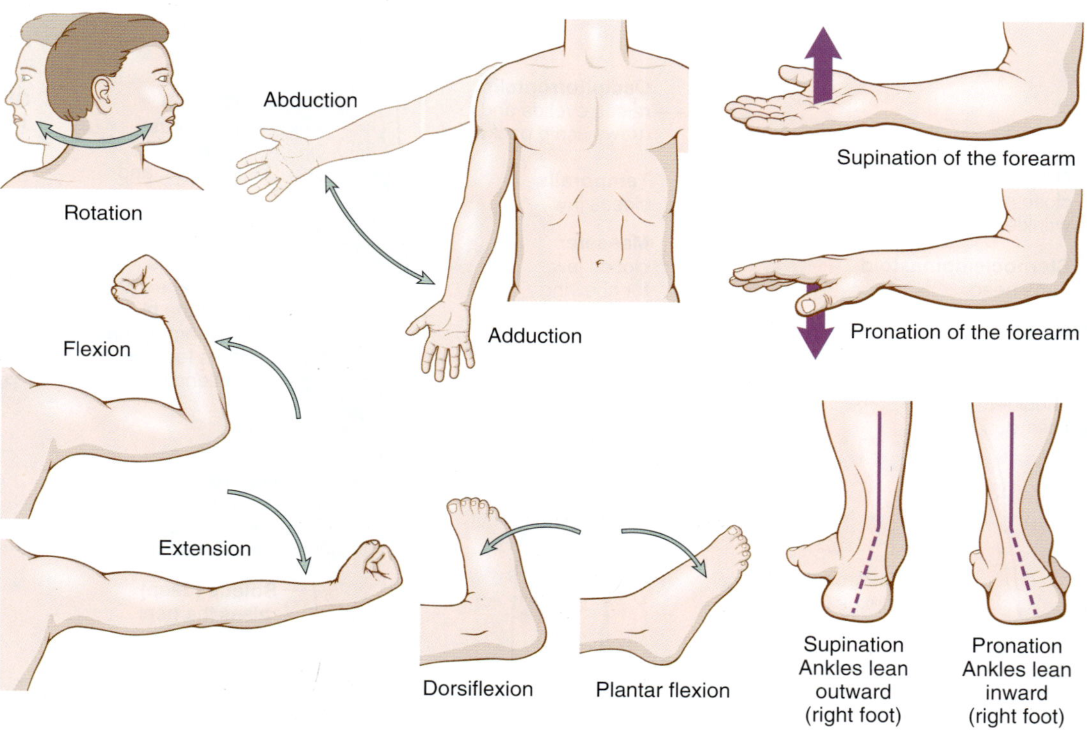

그림 15-32 근육의 움직임의 유형.

작용	의미
flexion(굽힘, 굴곡)	두 뼈가 이루는 각이 작아짐; 팔다리를 구부림.
extension(폄, 신전)	두 뼈가 이루는 각이 커짐; 팔다리를 뻗음.
abduction(벌림, 외전)	몸의 midline(중간선)에서 멀어지는 운동.
adduction(모음, 내전)	몸의 midline을 향하는 운동.
rotation(돌림, 회전)	Axis(축, central point, 중심점) 주위로 도는 원형운동. Internal rotation(안쪽돌림, 내회전)은 몸의 중간(center of the body)을 향하고, external rotation(가쪽돌림, 외회전)은 몸의 중간에서 멀어진다.
dorsiflexion [(손발)등쪽굽힘, 후방굽힘]	Ankle joint(발목관절)가 이루는 각이 작아지는, 즉 발이 위쪽으로, 무릎쪽으로 향하게 된다. 운전 중에 가속페달을 밟을 때와 반대되는 운동이다.
plantar flexion (발바닥쪽굽힘)	발끝으로 가리키거나 또는 가속페달을 밟을 때처럼, 발끝을 바닥을 향해 아래로 쭉 펴는 운동이다. Plant/o = 발바닥.
supination (뒤침, 회외)	손과 forearm(아래팔)에서는 palm(손바닥)이 위쪽을 향하도록 돌리는 작용을 의미한다. 발에서는 정상적인 범위 내에서 발이 바깥쪽으로 돌아가는 것을 의미한다.
pronation(엎침, 회내)	손과 forearm에서는 palm이 아래쪽을 향하도록 돌리는 작용을 의미한다. 발에서는 정상적인 범위 내에서 발/발목이 안쪽으로 돌아가는 것을 의미한다.

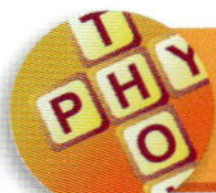

어휘—근육

본문에 나온 근육과 관련된 새로운 용어들을 열거하고 간단히 정의하였다. 482쪽의 발음 절을 참고하여 정확한 발음을 익히도록 한다.

abduction(벌림, 외전)	몸의 midline(중간선)에서 멀어지는 운동.
adduction(모음, 내전)	몸의 midline을 향하는 운동.
dorsiflexion(발등굽힘)	발목관절을 움직여 발을 위쪽으로 굽힘.
extension(폄, 신전)	굽힘 상태의 팔다리를 폄. 관절을 이루는 뼈 사이의 각도가 커짐.
fascia(근막)	근육들을 둘러싸서 경계 짓는 fibrous membrane(섬유막).
flexion(굽힘, 굴곡)	팔다리를 구부림; 뼈 사이의 각도가 작아짐.
insertion of a muscle(근육의 닿는곳)	움직이는 뼈에 근육이 부착하는 부분; 보통 골격의 distal(먼쪽, 원위부)에 위치.

15

origin of a muscle[근육의 이는곳(기원)]	정지된 뼈에 근육이 부착하는 부분; 보통 골격의 proximal(몸쪽, 근위부)에 위치.
plantar flexion(발바닥쪽굽힘)	발목관절을 움직여 발을 아래로 향하게 함.
pronation(엎침, 회내)	손바닥이 아래쪽을 향하도록 돌림.
rotation(회전, 돌림)	한 중심점 주위를 도는 원형운동. Internal rotation(안쪽돌림, 내회전)은 몸의 중간(center of the body)을 향하고, external rotation(가쪽돌림, 외회전)은 몸의 중간에서 멀어진다.
striated muscle(가로무늬근육, 횡문근)	뼈에 연결된 근육; Voluntary(수의근, 맘대로근) 또는 skeletal muscle(뼈대근육, 골격근).
supination(뒤침, 회외)	손바닥이 위쪽을 향하도록 돌림.
visceral muscle(내장근육)	내장기관에 연결된 근육; Involuntary muscle(불수의근, 제대로근) 또는 smooth muscle.

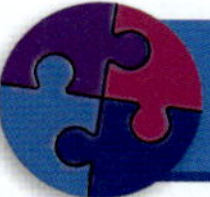

용어—근육

빈칸에 각 용어의 의미를 기입하라.

15

연결형

연결형	의미	용어	의미
fasci/o	fascia[근막; 근육을 싸는 sheath(집)를 형성한다]	**fasci**otomy(근막절개) ______ 근육에 가해지는 긴장과 압력을 덜어주기 위해 근막을 절개하는 것(그림 15-33 참조).	
fibr/o	fibrous connective tissue(섬유결합조직)	**fibr**omyalgia(섬유근통) ______ 근육, 관절 및 섬유조직에 만성적인 통증과 *stiffness*(경직)를 말하는 것으로 특히 등, 어깨, 목, 엉덩이 및 무릎부위에 증상이 잘 나타난다. 대개 *fatigue*(피로감)를 호소한다. 원인은 밝혀지지 않았으며, 치료로 물리치료, 스트레스 완화요법과 *Cymbalta*(*duloxetine*), *Lyrica*(*pregabalin*) 등의 약물을 처방한다.	
leiomy/o	내장기관의 벽을 이루는 smooth muscle(민무늬근육, 평활근), 즉 visceral muscle[내장근(육)]	**leiomy**oma(평활근종) ______ **leiomy**osarcoma(평활근육종) ______	
my/o	muscle(근육)	**my**algia(근육통) ______ electro**my**ography(EMG, 근전도검사) ______ **my**opathy(근육병증) ______	

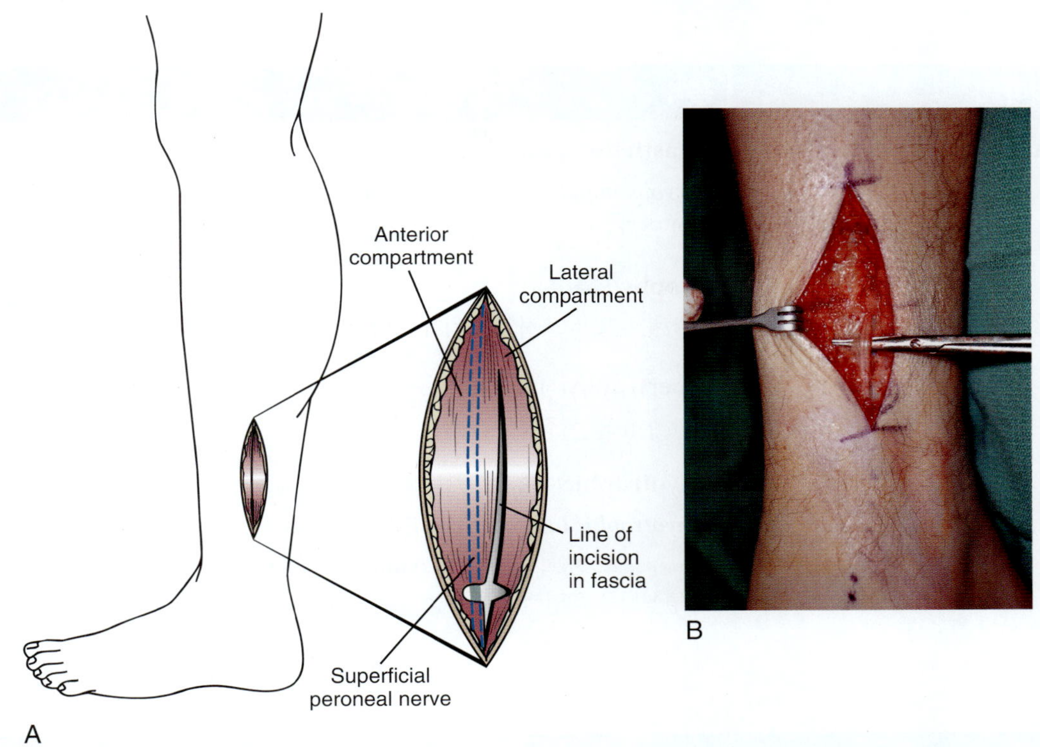

그림 15-33 A, **Fasciotomy**(근막절개술) **compartment syndrome**(구획증후군)의 치료. 구획증후군은 몸의 닫힌 공간(compartment)에서 근육, 혈관, 신경들이 압박을 받는 것으로 주로 하지에서 생긴다. **B, 근막절개술 시행 후 사진. Superficial peroneal nerve**(얕은종아리신경, 표재비골신경)**을 볼 수 있다.**

15

연결형	의미	용어	의미
myocardi/o	heart muscle(심장근육, 심근)	**myocardi**al(심장근육-, 심근-)	______
myos/o	muscle(근육)	**myos**itis[근(육)염]	______
plant/o	sole of foot(발바닥, 족저)	**plant**ar flexion(발바닥쪽굽힘)	______
rhabdomy/o	뼈에 연결된 skeletal muscle(뼈대근육, 골격근; striated muscle, 가로무늬근육, 횡문근)	**rhabdomy**oma(횡문근종)	______
		rhabdomyosarcoma(횡문근육종)	______
sarc/o	muscle(근육)과 flesh(살)	**sarc**openia(근육감소, 근감소증) ______ 노화과정과 관련하여 근육량과 근력이 소실되는 것. 근육량을 유지하고 늘리는 데 있어 운동과 근력강화훈련은 모든 연령층에서 도움이 된다.	

접미사

접미사	의미	용어	의미
-asthenia	lack of strength(힘이 부족함)	myasthenia gravis(중증근무력증) ______ *Nervous impulse*(신경자극)가 신경에서 근육세포로 전달되지 못하여 근력이 약화된다.	
-trophy	development(발달), nourishment(영양)	atrophy[위축(증)] ______ 기관(장기) 또는 조직의 크기가 작아짐. hypertrophy(비대) ______ 기관(장기) 또는 조직의 크기가 커짐. amyotrophic(근육위축-, 근위축-) ***Amyotrophic lateral sclerosis***(*ALS*, 근위축측삭경화증, 근위축측삭경화증; *Lou Gehrig disease*, 루게릭병)는, 하위 *brain*(뇌)과 *spinal cord*(척수)에 위치한 신경이 변성됨으로 인해 근육증상[*paralysis*(마비)가 일어난다]이 나타나는 병이다.	

접두사

접두사	의미	용어	의미
ab-	away from(떨어져, 멀리)	abduction(벌림, 외전) ______ *Duct/o* = 이끌다(*lead*).	
ad-	toward(-쪽으로, 가까이)	adduction(모음, 내전) ______	
dorsi-	back(뒤, 등)	dorsiflexion(발등굽힘, 손등굽힘, 후방굽힘) ______	
poly-	many, much(다수의, 많은)	polymyalgia(다발근육통) ______ ***Polymyalgia rheumatica***(류마티스다발근육통증, 류마티스여러근육통증)는 어깨나 엉덩이 또는 목부위의 통증과 *morning stiffness*(아침경직, 아침강직)가 *1*개월 이상 지속되는 *autoimmune disorder*(자가면역질환)이다.	

질환—근육

muscular dystrophy(근육디스트로피) **근육섬유의 weakness**(쇠약, 허약)**와 degeneration**(변성, 퇴행)**이 진행성으로 나타나는 유전질환군. Nervous system**(신경계통)**은 이상이 없다.**

Duchenne muscular dystrophy(뒤센느근디스트로피)가 가장 흔하다. (수축기능을 지닌) 근육세포가 변성, 위축되고 지방으로 대치되면서 근육의 크기는 오히려 커져 보인다(pseudohypertrophy, 거짓비대, 가성비대). 출생 직후부터 muscle weakness(허약, 쇠약)가 나타나며, Muscle biopsy(근육 생검)와 electromyography(근전도검사) 소견으로 진단한다. 압도적으로 남성에서 많이 발병한다. 근육이 쇠약해져 비틀거리거나 잘 넘어지고 lordosis(척주앞굽음증, 척주전만증)와 winged scapulae(prominent scapulae)가 나타나며 심장에도 문제가 생긴다.

polymyositis(다발근육염)

만성 염증성 myopathy(근육병증, 근병증).
대칭적으로 나타나는 muscle weaknes와 통증이 특징적이며, 흔히 눈 주위, 얼굴 및 팔다리에 rash(발진)를 동반한다. Autoimmune disorder(자가면역질환)임을 시사하는 증거들이 점차 늘고 있으며, 일부 환자들은 immunosuppressive therapy(면역억제요법)로 완치되기도 한다.

검사실검사와 처치

검사실검사

antinuclear antibody test (ANA, 항핵항체검사)

Systemic lupus erythematosus(SLE, 전신홍반루푸스)**나 다른 자가면역질환 환자의 serum**(혈청)**에 존재하는 antibody**(항체)**를 검출한다.**

erythrocyte sedimentation rate(ESR, 적혈구침강속도, 혈침속도)

Erythrocyte(적혈구)**가 시험관 바닥에 가라앉는 데 걸리는 시간을 측정한다.**
Rheumatoid arthritis(류마티스관절염), 종양, 감염과 같은 inflammatory disorder(염증질환) 또는 뼈나 연조직의 chronic infection(만성감염)에서 상승한다.

rheumatoid factor test (RF, 류마티스인자검사)

Rheumatoid arthritis 환자의 serum에서 발견되는 antibody의 존재유무를 검사한다.

serum calcium(Ca, 혈청칼슘)

Serum 내 칼슘치를 측정한다.
Parathyroid gland disorder(부갑상샘질환) 또는 뼈대사에 영향을 미치는 malignancy(암) 등에서 hypercalcemia(고칼슘혈증)가 유발될 수 있다. Hypocalcemia(저칼슘혈증)는 화상, sepsis(패혈증), acute renal failure(급성신부전) 등으로 매우 위중한 환자에서 나타난다.

serum creatine kinase (CK, 혈청크레아틴키나아제)

Serum 내 creatine kinase 효소의 양을 측정한다.
이 효소는 skeletal muscle과 cardiac muscle에 정상적으로 존재한다. Muscular dystrophy(근육디스트로피)나 polymyositis(다발근육염) 또는 외상으로 근육이 손상된 경우 상승한다.

uric acid test(요산검사)

Serum 내 uric acid(요산)**의 양을 측정한다.**
Gouty arthritis(통풍관절염) 환자에서 증가한다.

처치

arthrocentesis(관절천자)

Joint space(관절공간) **속의 액체를 뽑아내기 위해 시행하는 surgical puncture**(수술적천자, 수술적뚫기)**.**
윤활액을 분석하기 위하여 바늘과 주사기를 사용하여 채취한다.

arthrography(관절조영)

관절 내로 contrast material(조영제)**을 주입한 후 x-ray**(X선) **영상을 얻는 촬영법.**

15

arthroplasty(관절성형)

관절의 surgical repair(복원수술) **또는 replacement**(대치술, 치환술).

Total hip arthroplasty(전체엉덩관절성형), 즉 **total hip replacement**(전체엉덩관절치환, 전체고관절치환)는 femoral head(넙다리뼈머리)와 acetabulum(절구)을 prosthesis(인공삽입물, 보형물)로 치환하는 수술이다. Prosthesis는 뼈에 단단히 박아 고정한다(그림 15-34).

Total knee replacement(TKR, 전슬관절치환술, 전무릎관절치환술)에서는 금속재질의 prosthesis로 femur(넙다리뼈)의 끝부분을 씌우고, tibia(정강이뼈) 끝에는 금속과 플라스틱으로 제작된 tibial component를 사용한다.

Arthroplasty의 다른 예로는 **resection arthroplasty**[절제관절성형술; 관절을 복원하기 위하여 작은 뼛조각을 제거하는 수술; 흔히 acromioclavicular joint(어깨봉우리빗장관절)에 시행한다], **interposition arthroplasty**[삽입관절성형술, 간치관절성형술; 다른 부위의 조직을 떼어내어 elbow joint(팔꿉관절, 주관절)의 손상부위에 삽입한다] 및 **revision arthroplasty**(교정관절성형술; 인공관절이 기능을 하지 못하는 경우 인공관절을 교체하는 수술)가 있다.

arthroscopy(관절경검사)

비디오모니터에 영상을 비추어 주는 arthroscope(관절내시경술)**으로 관절내부를 보는 검사.**

관절(무릎, 어깨, 발목, 손목, 엉덩관절) 내로 작은 수술기구를 삽입하여 손상된 조직을 진단하고 제거하거나 복구한다(그림 15-35 참조). Orthopedist(정형외과의사)가 시행한다.

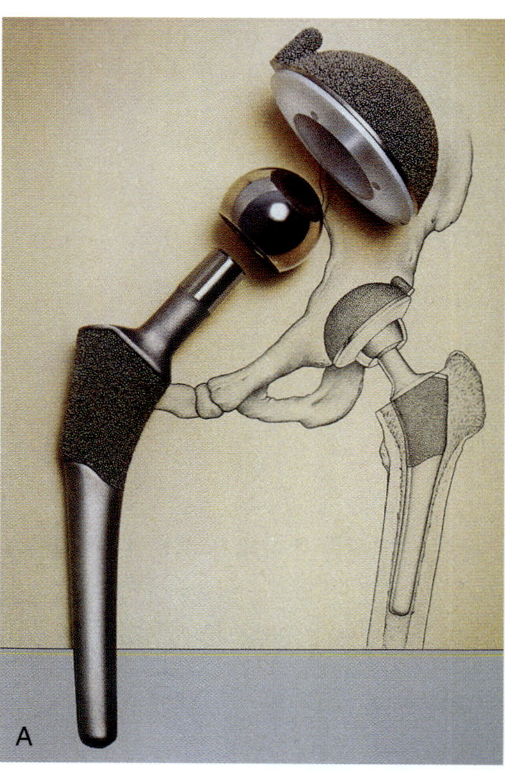

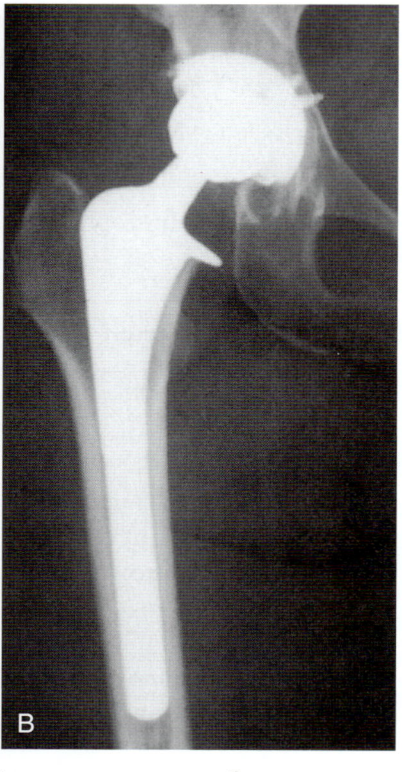

그림 15-34 **A, Total hip arthroplasty**(전고관절성형술)**에 사용되는 acetabular component**(절구부품)**와 femoral component**(넙다리뼈부품). **B,** 방사선 촬영사진은 cementless Harris-Galante implant로 관절을 치환한 엉덩이를 보여주고 있다. 뼈는 다공성 금속 안으로 자라서 뼈대(골격)를 안정시킨다.

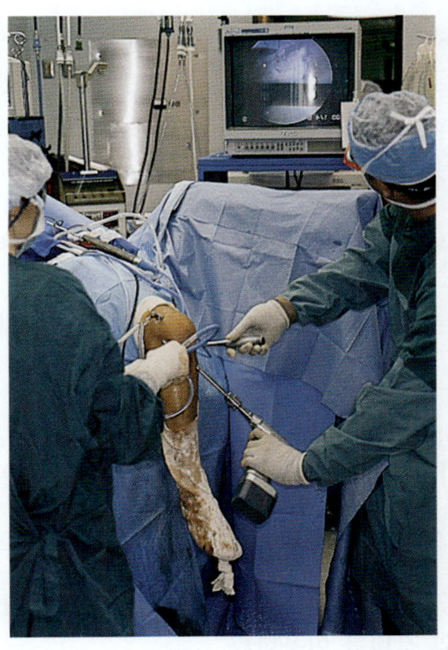

그림 15-35 무릎관절경 검사를 시행하고 있는 사진. 뒤에 보이는 모니터를 주목하라. Arthroscope(관절경)은 관절부위의 병적 변화를 진단하는 데뿐만 아니라 치료하는 데에도 사용된다.

bone density test(bone densitometry, 뼈밀도검사, 골밀도검사)

척주, 골반 및 손목뼈에서 흡수되는 low-energy x-ray(저에너지X선)**의 양을 통해 bone mass**(뼈질량)**를 측정한다.**

X-ray detector(X선 검출기)를 이용하여 뼈의 x-ray 투과량을 측정한다(그림 15-36). Density가 감소된 곳이 osteopenia(골감소증) 및 osteoporosis(골다공증)가 발생한 부위이다. 이 검사를 **dual-energy x-ray absorptiometry**(DEXA, DXA, 이중에너지방사선흡수계측법)라고도 한다.

15

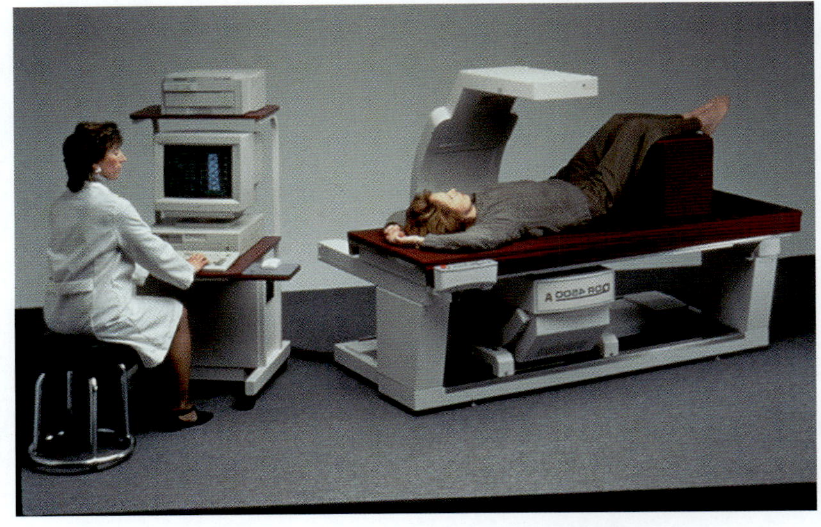

그림 15-36 Bone density test(뼈밀도검사), **dual-energy x-ray absorptiometry**(DEXA, DXA, 이중에너지방사선흡수계측법)를 받고 있는 환자.

bone scan(뼈스캔)

뼈로 uptake(섭취, 흡수)**되는 radioactive substance**(방사성물질)**의 양을 측정한다.**
특수스캐닝장비를 이용하여 uptake(섭취)가 증가된 부위[종양, 감염, 염증, stress fracture(긴장골절, 피로골절)]를 찾아낸다(그림 15-37). Nuclear medicine physician(핵의학과의사)이 시행한다.

computed tomography
(CT; 컴퓨터단층촬영술)

X-ray beam(X선 빔)**과 컴퓨터를 이용하여 cross-sectional image**(가로단면영상) **및 기타 영상들을 얻는다.**
CT scan을 통해 연조직이나 뼈의 이상, 근육뼈대계통의 외상 등을 찾아낼 수 있다.

diskography
(추간판조영)

Nucleus pulposus(속질핵) **내로 (즉, 척추원반 속으로) contrast**(조영제)**를 주입한 후, 목 또는 허리부위의 intervertebral disk**(척추원반)**를 x-ray로 촬영한다.**

electromyography(EMG; 근전도검사)

전기자극에 의해 유발되는 근육수축의 강도를 기록한다.

magnetic resonance imaging
(MRI; 자기공명영상)

Soft tissue(연부조직, 물렁조직)**의 고해상도 영상을 얻기 위하여 강한 magnetic field**(자기장)**와 장비를 이용한다.**

muscle biopsy(근육생검, 근생검)

Microscopic examination(현미경검사)**을 위해 근육조직을 떼어낸다.**

15

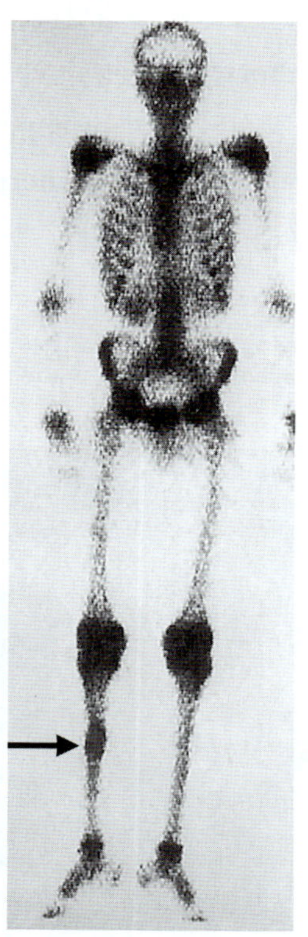

그림 15-37 **Skeleton**(뼈대)**의 technetium 99m bone scan**(테크네튬-99m 뼈스캔). 오른정강뼈(화살표)에서 방사능섭취가 증가된 부위가 보인다. 뼈종양을 시사하는 징후이다.

약어

AC acromioclavicular (joint)(봉우리빗장관절, 견봉쇄골관절)

ACL anterior cruciate ligament of the knee(무릎의 앞십자인대, 전십자인대)

ANA antinuclear antibody(항핵항체)—systemic lupus erythematosus(전신홍반루프스)의 표지물질

BKA below-knee amputation(하퇴절단, 슬하부절단)

BMD bone mineral density(골무기질밀도)

C1~C7 cervical vertebra(목뼈, 경추)

Ca calcium(칼슘)

CK creatine kinase(크레아틴인산화효소)—근육질환에서 상승하는 효소

CMC carpometacarpal(joint)[손목손허리(관절), 수근중수(관절)]

DEXA *or* DXA dual-energy x-ray absorptiometry(이중에너지방사선흡수계측법)—bone mineral density 검사

DMARD disease-modifying anti-rheumatic drug(항류마티스제)

DTRs deep tendon reflex(깊은힘줄반사, 심부건반사)

DO doctor of osteopathy(정골의학, 뼈병증)

EMG electromyography(근전도)

ESR(sed rate) erythrocyte sedimentation rate(적혈구침강속도, 혈침속도)—염증을 의미한다.

HNP herniated nucleus pulposus(수핵탈출증, 탈출수핵)

IM intramuscular(근육내-)

L1~L5 lumbar vertebra(허리뼈, 요추)

NSAID nonsteroidal anti-inflammatory drug(비스테로이드소염제)—흔히 근육뼈대질환의 치료약제로 처방한다.

OA osteoarthritis(골관절염)

ORIF open reduction (of fracture)/internal fixation[개방(골절)정복/내(부)고정]

ortho orthopedics, orthopaedics(정형외과학)

OT occupational therapy(작업요법)—환자가 일상적인 활동을 수행하고 작업(직업)과 관련된 환경에 적응하도록 돕는다.

P phosphorus(인)

PT physical therapy(물리치료)—손상 또는 수술 후에 근육과 관절을 다시 사용할 수 있도록 돕는다.

RA rheumatoid arthritis(류마티스관절염)

RF rheumatoid factor(류마티스인자)

ROM range of motion(운동범위)

SLE systemic lupus erythematosus(전신홍반루푸스)

T1~T12 thoracic vertebra(등뼈, 흉추)

TKR total knee replacement/arthroplasty (전슬관절치환술/관절성형술, 전무릎관절치환술/관절성형술)

THR total hip replacement/arthroplasty (전체엉덩관절치환, 전체고관절치환/관절성형술)

TMJ temporomandibular joint(측두하악관절, 턱관절)

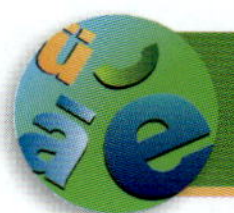

발음

이 장에 나오는 용어들을 얼마나 이해하고 있는지를 독자 스스로 판단하기 위하여 아래 각 용어의 의미를 빈칸에 기입하라. 그 다음에 의미만을 보고 무슨 용어였는지를 적어보는 것도 공부에 도움이 될 것이다. 이때 철자법이 틀리지 않도록 주의하라. 각 용어 뒤에 표시된 숫자는 정의나 용례가 적혀 있는 페이지 번호를 가리킨다. 이 페이지를 조사하여 자신이 제대로 알고 있는지를 확인하라.

발음기호 안내

ā: 에이 (예: āpe)	ă: 애 (예: ăpple)
ē: 이- (예: ēven)	ĕ: 에 (예: ĕvery)
ī: 아이 (예: īce)	ĭ: 이 (예: ĭnterest)
ō: 오우 (예: ōpen)	ŏ: 오 (예: pŏt)
ū: 유 (예: ūnit)	ŭ: 어 (예: ŭnder)

뼈와 관련된 용어들

용어	발음	의미
acetabular (448)	ă-cē-TĂB-ū-lăr	
acetabulum (443)	ăs-ĕ-TĂB-ū-lŭm	
acromion (443)	ă-KRŌ-mē-ŏn	
articular cartilage (444)	ăr-TĬK-ū-lăr KĂR-tĭ-lăj	
bone (443)	BŌN	
bone depression (443)	BŌN dē-PRĔ-shŭn	
bone process (444)	BŌN PRŎ-sēs	
calcaneal (449)	kăl-KĀ-nē-ăl	
calcaneus (449)	kăl-KĀ-nē-ŭs	
calcium (444)	KĂL-sē-ŭm	
cancellous bone (444)	KĂN-sĕ-lŭs bōn	
carpals (449)	KĂR-pălz	
cartilage (444)	KĂR-tĭ-lăj	
cervical vertebrae (438)	SĔR-vĭ-kăl VĔR-tĕ-brā	
chondrocostal (449)	kŏn-drō-KŎS-tăl	
clavicle (449)	KLĂV-ĭ-kl	
coccyx (438)	KŎK-sĭks	
collagen (444)	KŎL-ă-jĕn	
compact bone (444)	KŎM-păkt bōn	
cranial bones (444)	KRĀ-nē-ăl bōnz	
craniotome (449)	KRĀ-nē-ō-tōm	

15

용어	발음	의미
craniotomy (449)	krā-nē-ŎT-ō-mē	
crepitus (451)	KRĔP-ĭ-tŭs	
decalcification (446)	dē-kăl-sĭ-fĭ-KĀ-shŭn	
diaphysis (444)	dī-ĂF-ĭ-sĭs	
disk (444)	dĭsk	
epiphyseal plate (444)	ĕp-ĭ-FĬZ-ē-ăl plāt	
epiphysis (444)	ĕ-PĬF-ĭ-sĭs	
ethmoid bone (433)	ĔTH-moyd bōn	
Ewing sarcoma (450)	Ū-ĭng săr-KŌ-mă	
exostosis (451)	ĕk-sŏs-TŌ-sĭs	
facial bones (444)	FĀ-shăl bōnz	
femoral (449)	FĔM-ŏr-ăl	
femur (449)	FĒ-mŭr	
fibula (449)	FĬB-ū-lă	
fibular (449)	FĬB-ū-lăr	
fontanelle (444)	fŏn-tă-NĔL	
foramen magnum (444)	fōr-Ā-mĕn MĂG-nŭm	
fracture (451)	FRĂK-shur	
frontal bone (432)	FRŎN-tăl bōn	
haversian canals (444)	hă-VĔR-zhăn kă-NĂLZ	
humeral (449)	HŪ-mĕr-ăl	
humerus (449)	HŪ-mĕr-ŭs	
hypercalcemia (446)	hī-pĕr-kăl-SĒ-mē-ă	
iliac (449)	ĬL-ē-ăk	
ilium (449)	ĬL-ē-ŭm	
ischial (449)	ĬSH-ē-ăl *or* ĬS-kē-ăl	
ischium (449)	ĬSH-ē-ŭm *or* ĬS-kē-ŭm	
kyphosis (446)	kī-FŌ-sĭs	
lacrimal bones (435)	LĂ-krĭ-măl bōnz	
lamina (437)	LĂM-ĭ-nă	
laminectomy (446)	lăm-ĭ-NĔK-tō-mē	

용어	발음	의미
lordosis (446)	lŏr-DŌ-sĭs	
lumbar vertebrae (438)	LŬM-băr VĔR-tĕ-brā	
lumbosacral (447)	lŭm-bō-SĀ-krăl	
malleolar (449)	mă-LĒ-ō-lăr	
malleolus (444)	măl-LĒ-ō-lŭs	
mandible (449)	MĂN-dĭ-bl	
mandibular (449)	măn-DĬB-ū-lăr	
manubrium (444)	mă-NOO-brē-ŭm	
mastoid process (444)	MĂS-toyd PRŎS-ĕs	
maxilla (449)	măk-SĬL-ă	
maxillary (449)	măk-sĭ-LĂR-ē	
medullary cavity (444)	MĔD-ū-lăr-ē KĂ-vĭ-tē	
metacarpals (449)	mĕt-ă-KĂR-pălz	
metacarpectomy (449)	mĕt-ă-kăr-PĔK-tō-mē	
metaphysis (445)	mĕ-TĂ-fĭ-sĭs	
metatarsalgia (449)	mĕt-ă-tăr-SĂL-jă	
metatarsals (449)	mĕt-ă-TĂR-sălz	
myelopoiesis (447)	mī-ĕ-lō-poy-Ē-sĭs	
nasal bones (435)	NĀ-zăl bōnz	
occipital bone (433)	ŏk-SĬP-ĭ-tăl bōn	
olecranal (449)	ō-LĔK-ră-năl	
olecranon (445)	ō-LĔK-ră-nŏn	
orthopedics (447)	ŏr-thō-PĒ-dĭks	
osseous tissue (445)	ŎS-ē-ŭs TĬSH-ū	
ossification (445)	ŏs-ĭ-fĭ-KĀ-shŭn	
osteitis (447)	ŏs-tē-Ī-tĭs	
osteoblast (445)	ŎS-tē-ō-blăst	
osteoclast (445)	ŎS-tē-ō-klăst	
osteodystrophy (447)	ŏs-tē-ō-DĬS-trō-fē	
osteogenesis imperfecta (447)	ŏs-tē-ō-JĔN-ĕ-sĭs ĭm-pĕr-FĔK-tă	

용어	발음	의미
osteogenic sarcoma (452)	ŏs-tē-ō-JĔN-ĭk săr-KŌ-mă	
osteomalacia (453)	ŏs-tē-ō-mă-LĀ-shă	
osteomyelitis (453)	ŏs-tē-ō-mī-ĕ-LĪ-tĭs	
osteopenia (453)	ŏs-tē-ō-PĒ-nē-ă	
osteoporosis (453)	ŏs-tē-ō-pŏr-Ō-sĭs	
osteotome (448)	ŎS-tē-ō-tōm	
parietal bone (433)	pă-RĪ-ĕ-tăl bōn	
patella (450)	pă-TĔL-ă	
pelvic (449)	PEL-vic	
periosteum (445)	pĕ-rē-ŎS-tē-ŭm	
peroneal (450)	pĕr-ō-NĒ-ăl	
phalangeal (450)	fă-lăn-JĒ-ăl	
phalanges (450)	fă-LĂN-jēz	
phosphorus (445)	FŎS-fō-rŭs	
physiatrist (445)	fĭ-ZĪ-ă-trĭst	
pubic (450)	PŪ-bĭk	
pubic symphysis (445)	PŪ-bĭk SĬM-fĭ-sĭs	
pubis (450)	PŪ-bĭs	
radial (450)	RĀ-dē-ăl	
radius (450)	RĀ-dē-ŭs	
red bone marrow (445)	rĕd bōn MĂ-rō	
reduction (452)	rē-DŬK-shŭn	
ribs (445)	rĭbz	
sacral vertebrae (438)	SĀ-krăl VĔR-tĕ-brā	
scapula (450)	SKĂP-ū-lă	
scapular (450)	SKĂP-ŭ-lăr	
scoliosis (447)	skō-lē-Ō-sĭs	
sella turcica (445)	SĔ-lă TŬR-sĭ-kă	
sinus (445)	SĪ-nŭs	
sphenoid bone (433)	SFĒ-noyd bōn	
spondylolisthesis (448)	spŏn-dĭ-lō-lĭs-THĒ-sĭs	

15

용어	발음	의미
spondylosis (448)	spŏn-dĭ-LŌ-sĭs	
sternum (450)	STĔR-nŭm	
styloid process (445)	STĪ-loyd PRŎS-ĕs	
subcostal (449)	sŭb-KŎS-tăl	
supraclavicular (449)	soo-pră-klă-VĬK-ū-lăr	
suture (445)	SOO-tŭr	
talipes (455)	TĂL-ĭ-pēz	
tarsals (450)	TĂR-sălz	
tarsectomy (450)	tăr-SĔK-tō-mē	
temporal bone (433)	TĔM-pōr-ăl bōn	
temporomandibular joint (445)	tĕm-pŏr-ō-măn-DĬB-ŭ-lăr joynt	
thoracic vertebrae (438)	thō-RĂS-ĭk VĔR-tĕ-brā	
tibia (450)	TĬB-ē-ă	
tibial (450)	TĬB-ē-ăl	
trabeculae (445)	tră-BĔK-ū-lē	
ulna (450)	ŬL-nă	
ulnar (450)	ŬL-năr	
vertebra; vertebrae (445)	VĔR-tĕ-bră; VĔR-tĕ-brā	
vertebroplasty (448)	vĕr-TĒ-brō-plăs-tē	
vomer (435)	VŌ-mĕr	
xiphoid process (445)	ZĬF-oyd PRŎS-ĕs	
yellow bone marrow (445)	YĔ-lō bōn MĂ-rō	
zygomatic bones (435)	zī-gō-MĂ-tĭk bōnz	

관절, 근육과 관련된 용어들

용어	발음	의미
abduction (469)	ăb-DŬK-shŭn	
achondroplasia (458)	ā-kŏn-drō-PLĀ-zē-ă	
adduction (469)	ă-DŬK-shŭn	
amyotrophic lateral sclerosis (472)	ā-mī-ō-TRŌ-fĭk LĂT-ĕr-ăl sklĕ-RŌ-sĭs	

용어	발음	의미
ankylosing spondylitis (460)	ăng-kĭ-LŌ-sĭng spŏn-dĭ-LĪ-tĭs	
ankylosis (457)	ăng-kĭ-LŌ-sĭs	
arthrodesis (459)	ăr-thrō-DĒ-sĭs	
arthrotomy (458)	ăr-THRŎT-ō-mē	
articular cartilage (457)	ăr-TĬK-ū-lăr KĂR-tĭ-lăj	
articulation (457)	ăr-tĭk-ū-LĀ-shŭn	
atrophy (472)	ĂT-rō-fē	
bunion (462)	BŬN-yŭn	
bursa; bursae (457)	BŬR-să; BŬR-sē	
bursitis (458)	bŭr-SĪ-tis	
carpal tunnel syndrome (462)	KĂR-păl TŬN-nĕl SĬN-drōm	
chondrosarcoma (458)	kŏn-drō-SAR-cōma	
chondromalacia (458)	kŏn-drō-mă-LĀ-shă	
dislocation (463)	dĭs-lō-KĀ-shŭn	
dorsiflexion (469)	dŏr-sē-FLĔK-shŭn	
extension (469)	ĕk-STĔN-shŭn	
fascia (469)	FĂSH-ē-ă	
fasciotomy (470)	făsh-e-ŎT-tō-mē	
fibromyalgia (470)	fī-brō-mī-ĂL-jă	
flexion (469)	FLĔK-shŭn	
ganglion cyst (463)	GĂNG-lē-ŏn sĭst	
gouty arthritis (460)	GŎW-tē ăr-THRĪ-tĭs	
hemarthrosis (458)	hĕm-ăr-THRŌ-sĭs	
herniation of a intervertebral disk (464)	hĕr-nē-Ā-shŭn of a ĭn-tĕr-vĕr-TĒ-brăl dĭsk	
hydrarthrosis (458)	hī-drăr-THRŌ-sĭs	
hypertrophy (472)	hī-PĔR-trō-fē	
hyperuricemia (460)	hī-pĕr-ŭr-ĭ-SĒ-mē-ă	
leiomyoma (470)	lī-ō-mī-Ō-mă	
leiomyosarcoma (470)	lī-ō-mī-ō-săr-KŌ-mă	
ligament (457)	LĬG-ă-mĕnt	

용어	발음	의미
ligamentous (458)	lĭg-ă-MĔN-tŭs	
Lyme disease (464)	līm dĭ-ZĒZ	
meniscus (457)	mĕ-NĬS-kŭs	
muscular dystrophy (472)	MŬS-kū-lăr DĬS-trŏ-fē	
myalgia (470)	mī-ĂL-jă	
myasthenia gravis (472)	mī-ăs-THĒ-nē-ă GRĂ-vĭs	
myopathy (470)	mī-ŎP-ă-thē	
myositis (471)	mī-ō-SĪ-tĭs	
osteoarthritis (460)	ŏs-tē-ō-ăr-THRĪ-tĭs	
plantar flexion (471)	PLĂN-tăr FLĔK-shun	
podagra (460)	pō-DĂG-ră	
polyarthritis (458)	pŏl-ē-ărth-RĪ-tĭs	
polymyalgia (472)	pŏl-ē-mī-ĂL-jă	
polymyositis (473)	pŏl-ē-mī-ō-SĪ-tĭs	
pronation (470)	prō-NĀ-shŭn	
pyrexia (461)	pī-RĔK-sē-ă	
rhabdomyoma (471)	răb-dō-mī-Ō-mă	
rhabdomyosarcoma (471)	răb-dō-mī-ō-săr-KŌ-mă	
rheumatoid arthritis (460)	ROO-mă-toyd ăr-THRĪ-tĭs	
rheumatologist (458)	roo-mă-TŎL-ō-jĭst	
rotation (470)	rō-TĀ-shŭn	
sarcopenia (471)	săr-kō-PĒ-nē-ă	
spinal stenosis (459)	SPĪ-năl stĕ-NŌ-sĭs	
sprain (465)	sprān	
strain (465)	strān	
striated muscle (470)	STRĪ-ā-tĕd MŬS-l	
subluxation (463)	sŭb-lŭk-SĀ-shŭn	
supination (470)	soo-pĭ-NĀ-shŭn	
suture joint (457)	SOO-chŭr joint	
synovial cavity (457)	sĭ-NŌ-vē-ăl KĂV-ĭ-tē	
synovial fluid (457)	sĭ-NŌ-vē-ăl FLOO-ĭd	

용어	발음	의미
synovial joint (457)	sĭ-NŌ-vē-ăl joint	
synovial membrane (457)	sĭ-NŌ-vē-ăl MĔM-brān	
synovitis (458)	sĭn-ō-VĪ-tĭs	
systemic lupus erythematosus (465)	sĭs-TĔM-ĭk LOO-pŭs ĕ-rĭ-thĕ-mă-TŌ-sŭs	
tendinitis (459)	tĕn-dĭ-NĪ-tĭs	
tendon (457)	TĔN-dŭn	
tenorrhaphy (459)	tĕn-ŎR-ă-fē	
tenosynovitis (459)	tĕn-ō-sĭ-nō-VĪ-tĭs	
visceral muscle (470)	VĬS-ĕr-ăl MŬS-l	

검사실검사와 처치

용어	발음	의미
antinuclear antibody test (473)	ăn-tē-NŪ-klē-ăr ĂN-tĭ-bŏd-ē tĕst	
arthrocentesis (473)	ăr-thrō-sĕn-TĒ-sĭs	
arthrography (473)	ăr-THRŎG-ră-fē	
arthroplasty (474)	ăr-thrō-PLĂS-tē	
arthroscopy (474)	ăr-THRŎS-kō-pē	
bone density test (475)	bōn DĔN-sĭ-tē tĕst	
bone scan (476)	bōn skăn	
diskography (476)	dĭsk-ŎG-ră-fē	
electromyography (476)	ē-lĕk-trō-mī-ŎG-ră-fē	
erythrocyte sedimentation rate (473)	ĕ-RĬTH-rō-sīt sĕd-ĭ-mĕn-TĀ-shŭn rāt	
muscle biopsy (476)	MŬS-l BĪ-ŏp-sē	
rheumatoid factor test (473)	ROO-mă-tŏyd FĂK-tŏr tĕst	
serum calcium (473)	SĔR-ŭm KĂL-sē-ŭm tĕst	
serum creatine kinase (473)	SĔR-ŭm KRĒ-ă-tĭn KĪ-nās	
uric acid test (473)	ŪR-ĭk ĂS-ĭd tĕst	

15

CHAPTER

16

피부

Skin

번역: 윤호

단원 구성

단원 학습목표

- 피부의 층과 부속구조의 이름을 익힌다.
- 피부과학에 관한 용어의 연결형을 활용하여 단어를 만든다.
- 피부와 관련된 병터, 증상과 징후, 질환을 파악한다.
- 피부와 관련된 검사실검사, 처치 및 약어에 대해 설명한다.
- 새로 공부한 지식을 이용하여 진단서나 진료기록에 나오는 의학용어를 해석해 본다.

서론

Integumentary system(피부계통)은 skin(피부)과 부속구조—hair(털), nail(손발톱), gland(샘)—로 구성되어 있다. Integument는 "외피, 덮개"라는 뜻이다. 피부는 신체의 바깥면을 덮는 조직으로, 성인의 경우 그 무게는 3.5~4.5 kg 정도이며 표면적은 약 2.0 m^{2}이다. 그러나 피부는 단순한 덮개가 아니라 여러 가지 물질을 분비하는 샘, 자극을 전달하는 신경, 체온조절을 돕는 혈관 등이 포함된 복잡한 구조이다.

피부의 주요 기능은 다음과 같다.

첫째, 피부는 몸 전체를 둘러싸 수분과 전해질 손실을 막고 체온을 유지하며, 병원체와 독소의 침입을 방지한다. 피부에 분포하는 Langerhans cell(랑게르한스세포)은 항원의 존재를 감지하여 면역반응을 유발한다.

둘째, 피부에는 두 종류의 샘이 발달해 있는데, 각각 **sebaceous gland**(기름샘, 피지샘)와 **sweat gland**(땀샘, 한선)라고 한다. 기름샘은 **sebum**(피부기름, 피지)이라고 하는 지성 분비물을, 땀샘은 **sweat**(땀)이라고 하는 수성 분비물을 분비한다. 피부기름과 땀은 duct(관)를 통해 운반되어 피부 표면의 pore(구멍)를 통해 배출된다. 피부기름은 피부 표면을 매끄럽게 하고, 땀은 증발하면서 체온을 낮춰 준다.

셋째, 피부에는 감각신경섬유가 분포하여 통각, 온도감각, 압각, 촉각 등을 감지한다. 피부신경을 통해 들어온 감각자극은 척수와 뇌로 전달되며, 그에 따른 적절한 반응을 통해 환경변화에 대응한다.

넷째, 피부는 체온을 조절하는 역할을 한다. 뇌의 체온조절중추는 체온의 변화를 감지하고 신경을 통해 피부로 신경자극을 내보낸다. 이 신경자극은 피부혈관을 확장시켜 신체 표면으로 향하는 혈류량을 늘리고, 땀 분비를 촉진시켜 체온을 낮추는 작용을 한다.

16

피부의 구조

그림 16-1A는 피부의 세 층을 나타낸 모식도이다. 각 층의 이름을 표면 쪽부터 순서대로 나열하면 다음과 같다.

Epidermis(표피) [1]—얇은 세포층. Keratin(각질)이 포함되어 있다.

Dermis(진피) [2]—섬유성 치밀결합조직층. Collagen(아교질, 콜라젠)이 많다.

Subcutaneous layer(피부밑층, 피하층) [3]—두꺼운 지방조직층

EPIDERMIS(표피)

표피는 피부 표면의 세포층이며 **squamous epithelium**(편평상피)으로 이루어져 있다. 신체의 바깥면과 내면을 덮는 조직을 epithelium(상피)이라고 하는데, 상피세포의 형태가 납작한 비늘 모양인 경우 편평상피라고 부른다. 표피는 이와 같은 납작한 세포들이 여러 층으로 배열된 **stratified squamous epithelium**(중층편평상피)이다.

표피에는 혈관과 림프관이 분포하지 않으며, 진피에 발달한 모세혈관망으로부터 영양분을 공급받는다. 진피의 모세혈관 밖으로 나온 산소와 영양분은 조직액을 통해 확산되어 표피의 바닥층으로 들어간다.

표피는 그림 16-1B와 같이 여러 층의 세포로 구성되어 있다. 표피의 가장 아래쪽 층을 **basal**

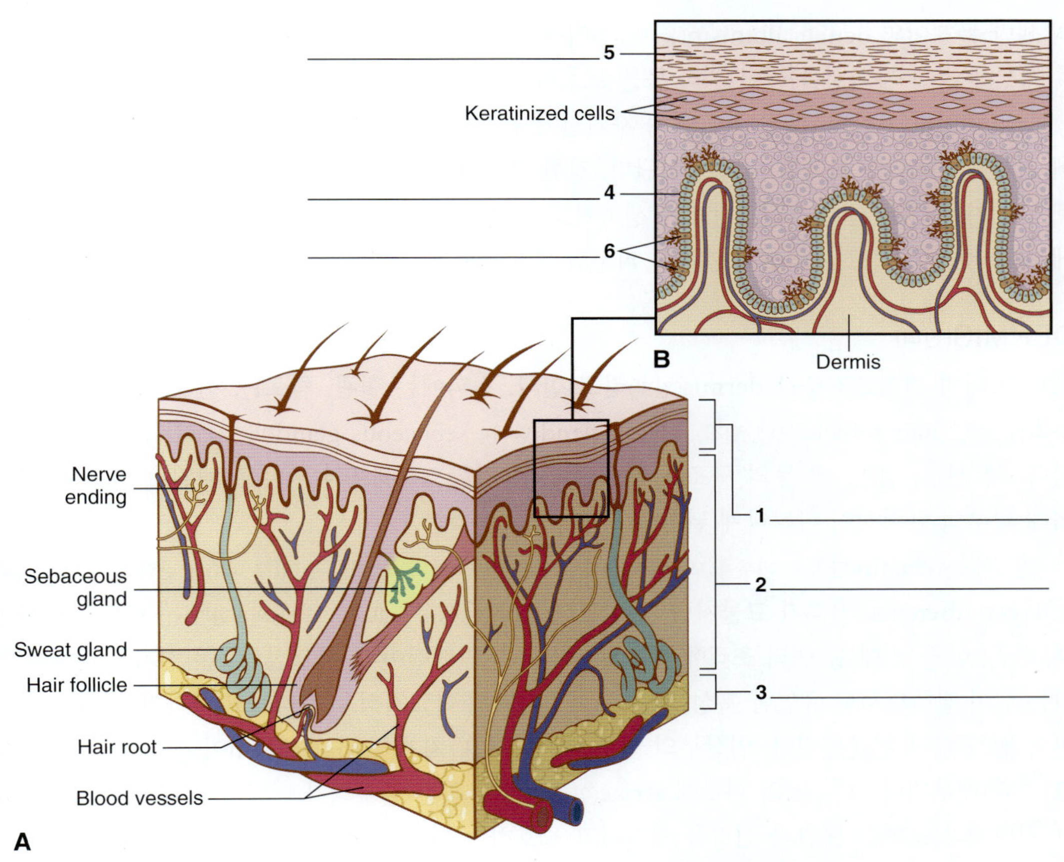

그림 16-1 **Skin**(피부). **A, 피부의 세 층. B, Epidermis**(표피).

layer(바닥층) [4]라고 한다. 바닥층의 세포는 일정한 속도로 분열하며, 분열한 세포들은 표면 쪽으로 밀려 올라가 표피의 나머지 층을 이룬다. 표피의 가장 위층은 **stratum corneum**(각질층) [5]이라고 한다. 바닥층에서 분열한 세포들이 각질층으로 이동하는 동안, 세포의 형태가 납작해지고 핵이 사라지며 세포질은 **keratin**(각질)이라고 하는 단단한 단백질로 가득 차게 된다. 이 세포들을 keratinocyte(각질세포)이라고 부른다. 표피의 바닥층에서 분열한 지 3~4주 후, 각질세포는 피부 표면에서 떨어져 나간다. 표피는 일정한 속도로 세포분열이 일어나고 같은 속도로 세포사멸이 일어나기 때문에, 끊임없이 재생되는 조직이라 할 수 있다. 이 과정은 나이가 들수록 점점 느려진다.

표피의 바닥층에는 **melanocyte**(멜라닌세포) [6]라고 하는 특수한 세포가 포함되어 있다. 멜라닌세포는 흑갈색의 **melanin**(멜라닌) 색소를 합성하여 표피의 다른 세포에게 전달하며, 그 결과 피부가 색을 띠게 된다. ▣ 멜라닌세포의 수는 인종과 상관없이 일정하지만, 각 멜라닌세포의 색소 합성량 차이에 따라 피부색이 달라진다. 즉, 피부색이 짙은 사람은 멜라닌세포가 많은 것이 아니라 멜라닌세포 안에 들어 있는 멜라닌의 양이 많은 것이다. 선천적으로 멜라닌이 합성되지 않는 사람을 **albino**(백색증환자, 흰둥이)라고 한다. 백색증환자는 피부와 머리털이 희다. 또한, 환자의 iris(홍채)에 분포하는 멜라닌의 양에 따라 홍채가 붉은색, 푸른색, 갈색 등 다양한 색을 띤다. 홍채, 피부, 털의 색에 문제가 있으면 oculocutaneous albinism(눈피부백색증)이라 하고, 홍채

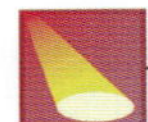

Melanin(멜라닌)**의 종류: Eumelanin**(진성멜라닌)**과 Pheomelanin**(갈색멜라닌)

가장 흔한 **eumelanin**은 흑갈색 색소이고, **pheomelanin**은 적황색 색소이다. 피부색이 짙은 사람일수록 eumelanin이 많고, 피부색이 옅은 사람일수록 pheomelanin이 많다. Pheomelanin은 유해한 자외선을 차단하지 못한다. 따라서 피부색이 옅은 사람(특히 머리털이 붉은 사람)은 피부암에 취약하다.

의 색만 문제이면 ocular albinism(눈백색증)이라고 한다.

피부에 강한 자외선을 쬐면 우리 몸을 보호하기 위해 멜라닌 합성이 증가하는데, 이를 suntan(햇빛그을림)이라고 한다. 멜라닌에 의해 자외선이 완전히 흡수되지 못하면 sunburn(햇빛화상)을 입어 피부에 염증(발적, 부기, 통증)이 일어난다. 강한 햇빛에 오랜 기간 노출되면 피부에 주름이 지고 색소가 침착되며, 심지어 피부암이 발생하기도 한다. 피부색이 짙은 인종은 멜라닌이 많기 때문에 피부 주름이 적고 자외선과 연관된 피부암 발생률도 낮다.

DERMIS(진피)

표피 아래의 결합조직층을 dermis(진피)라고 한다. 진피에는 혈관, 림프관, 신경, 그리고 피부의 부속구조인 hair follicle(모낭, 털집), sweat gland(땀샘), sebaceous gland(기름샘, 피지샘)가 포함되어 있다. 이 신경, 혈관, 샘 등의 구조들 사이 공간은 결합조직세포와 섬유로 채워져 있으며, 이에 의해 피부의 탄력성이 나타나게 된다.

진피에는 **elastin**(탄력소, 피부를 꼬집어 당겼다 놓았을 때 원래대로 돌아갈 수 있게 해주는 탄력 있는 단백질)과 **collagen fiber**(아교질섬유)가 그물처럼 얽혀 있다. 아교질섬유(**colla**는 아교를 의미한다)는 피부뿐 아니라 뼈, 연골, 힘줄, 인대 등 여러 조직에 분포하는 섬유성 단백질이다. 아교질섬유는 질기고 장력에 견디는 힘이 강하면서도 유연한 특성을 띤다. 어린아이의 아교질섬유는 가늘고 약하지만, 나이가 들면서 점차 굵고 튼튼해진다. 임산부의 경우 피부가 지나치게 늘어나 elastin이 손상될 수 있으며, 그 결과 배부위나 다른 곳의 피부에 **striae**(임신선)라고 하는 줄무늬가 나타나게 된다. 아교질섬유는 진피에 분포하는 혈관과 신경을 지지하고 보호하는 역할을 한다. Collagen disease(아교질병)는 전신의 결합조직에 영향을 미치며, 그 대표적인 예로 scleroderma(피부경화증) 등의 질환이 있다.

SUBCUTANEOUS LAYER(피부밑층)

피부밑층은 진피 밑의 결합조직층이며, 많은 **adipocyte**(fat cell, 지방세포)을 포함하고 있다. (피부밑층에 대응하는 말로, 표피와 진피를 합하여 cutaneous layer라고 부르기도 한다.) 지방세포는 지방을 합성하여 세포 내에 저장하는데, 신체 부위 또는 개인에 따라 지방 축적량에 큰 차이를 보인다. 피부밑층은 신체 깊은 곳의 여러 조직을 보호하고 열손실을 막아 주며, 여분의 에너지를 저장하는 역할을 한다.

피부의 부속구조

HAIR(털)

털은 **keratin**(각질)이라는 단단한 단백질로 가득 찬 세포들이 단단하게 결합하여 이루어진 구조이다. 털의 성장 과정은 표피와 매우 비슷하다. Hair root(털뿌리, 그림 16-2)의 세포로부터 각질세포가 생성되고, 이들이 **hair follicle**(모낭, 털집; 털을 둘러싸고 있는 주머니)을 따라 위로 이동하여 털이 자라게 된다. 모낭 아랫부분에 분포하는 melanocyte(멜라닌세포, 그림 16-2)는, 멜라닌색소를 합성하여 털의 각질세포에게 전달한다.

털의 색은 어떤 성분 때문에 나타날까?

Eumelanin과 pheomelanin 함량에 따라 아래와 같이 다양한 털의 색이 나타나게 된다.

- 검은색 털 = 검은색 eumelanin 함량이 높다.
- 갈색 털 = 갈색 eumelanin 함량이 높다.
- 금색 털 = 검은색 eumelanin 함량이 낮다.
- 붉은색 털 = pheomelanin 함량이 높다.
- 회색 털 = eumelanin과 phemelanin 함량이 낮다.

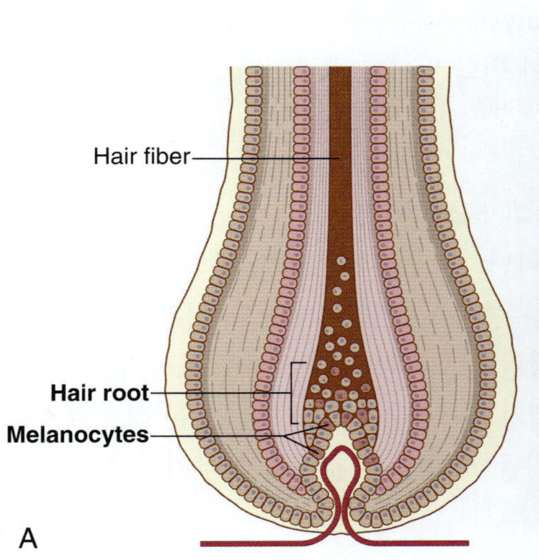

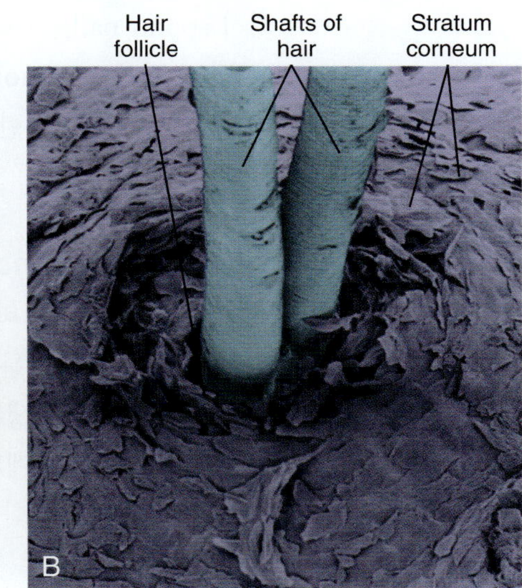

그림 16-2 **A, Hair follicle**(모낭)을 확대한 그림. **B,** 모낭에서 뻗어 나온 **hair shaft**(털줄기)의 주사전자현미경 사진.

온몸의 털은 약 500만 개이며, 그중 10만 개 정도가 머리털이다. 머리털은 한 달에 약 1.3 cm 정도 자란다. 머리털을 자르는 것은 성장속도에 아무런 영향을 미치지 않는다.

NAIL(손발톱)

손발톱은 각질로 이루어진 딱딱한 판으로, 손가락과 발가락 끝마디뼈의 등쪽면을 덮고 있다. 손발톱은 수많은 keratinocyte(각질세포)이 단단히 결합된 구조이며, 자르거나 부러지지 않는 한 끝없이 자란다. Nail plate(손발톱판)의 몸쪽 부위에는 nail matrix(손발톱바탕질)라는 구조가 있는데, 이곳의 세포분열에 의해 손발톱의 길이 및 두께 성장이 일어난다.

손톱은 일주일에 1 mm 정도 길어지며, 손톱 전체가 새로 나는 데 3~5개월이 걸린다. 발톱은 손톱에 비해 성장속도가 느리며, 발톱 전체가 새로 나려면 12개월 정도가 소요된다.

손발톱판 몸쪽의 흰 부위를 **lunula**(초승달)라고 한다. 대개 엄지손가락에는 초승달이 뚜렷이 나타나지만, 다른 손가락이나 발가락의 초승달은 사람마다 많은 차이를 보인다. 이 부위가 흰색을 띠는 것은, 각질 사이에 공기가 들어 있고 핵을 가진 세포가 많이 분포하기 때문이다. 손발톱판의 몸쪽 끝과 가쪽 부위는 피부 각질층으로 덮여 있는데, 이 각질층을 **cuticle**(겹질, 각피)이라고 한다. **Paronychium**(손발톱주위허물)은 손발톱 모서리 주위의 연조직을 말한다. 그림 16-3A는 손발톱의 구조를 나타낸 모식도이다.

전신질환이 있을 때 손발톱의 모양과 성장속도에 변화가 나타날 수 있다. 예를 들어 고열이나 중병이 있을 경우 손발톱에 고랑이 나타날 수 있고, 철결핍빈혈의 경우에는 손발톱판이 평평

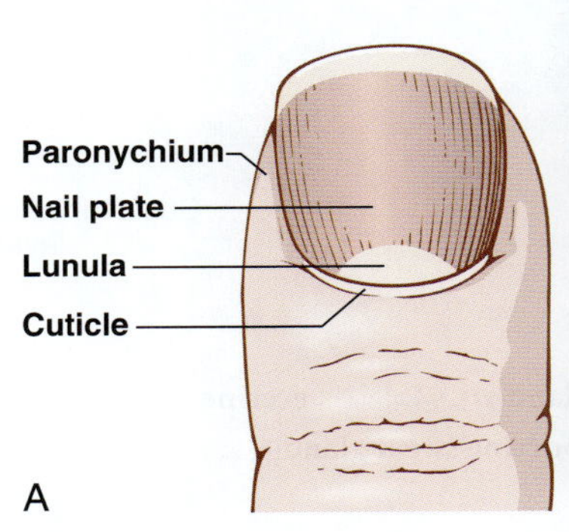

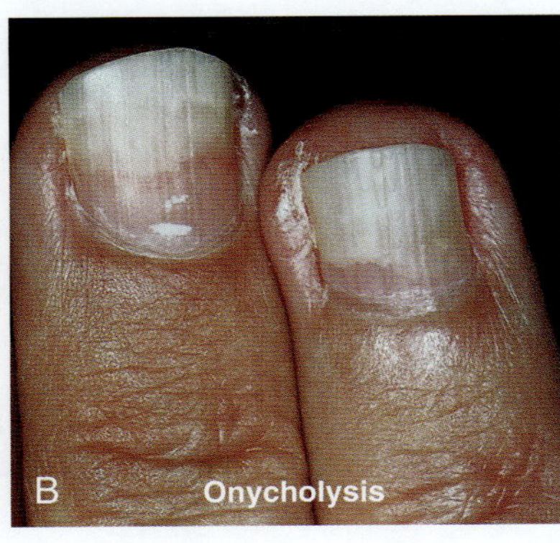

그림 16-3 **A, Nail**(손발톱)**의 구조. B, Onycholysis**(손발톱분리증). 감염이나 외상에 의해 nail plate(손발톱판)가 nail bed(손발톱바닥)로부터 분리될 수 있다.

해져 spoon nail(숟가락손발톱)이 된다. 손발톱판이 nail bed(손발톱바닥)로부터 분리되어 빠지기 쉽게 되는 것을 **onycholysis**(손발톱분리증, **onych/o** = nail)라고 하며, 손발톱의 감염 질환이나 psoriasis(건선) 환자에서 이런 변화가 나타나곤 한다(그림 16-3B).

GLAND(샘)

Sebaceous Gland(기름샘, 피지샘)

기름샘은 손바닥, 발바닥, 입술을 제외한 온몸의 피부 진피층에 분포하며 **sebum**(피부기름, 피지)을 분비한다. 피부기름은 지질 성분이 많아서, 피부를 매끄럽게 하고 수분 손실을 막아 준다. 기름샘은 모낭에서 파생된 구조이며, 피부기름을 배출하는 관은 모낭 속으로 열린다. 그림 16-4에 모낭과 기름샘의 관계가 잘 나타나 있다. 기름샘은 성호르몬의 영향을 받아, 사춘기에 커졌다가 노년에 위축되는 변화를 보인다. 사춘기에 피부기름이 과다분비되어 acne(여드름, comedo 면포)의 원인이 되기도 한다.

Sweat Gland(땀샘)

땀샘—주로 **eccrine sweat gland**(에크린땀샘)—은 온몸의 피부에 분포하는 작은 coiled gland(나선샘)로, 전체 땀샘의 수는 약 200만 개 정도이다. 특히 손바닥(3,000개/inch^2)과 발바닥의 피부에는 다른 부위에 비해 많은 땀샘이 발달해 있다. 그림 16-4에 표시되어 있는 것과 같이, 나선형으로 꼬인 에크린땀샘의 분비부분은 진피 깊은 층에 위치하며 분비관은 표면 쪽으로 곧게 뻗어 표피를 관통한다. 땀샘 분비관이 피부 표면으로 열리는 부위를 **sweat pore**(땀구멍)라고 한다.

Sweat(땀)은 물과 미량의 전해질(1% 미만)로 이루어진 무색무취의 액체이다. 피부에 땀이 차 있으면 냄새가 나곤 하는데, 이는 세균 증식에 의한 결과이다.

땀은 증발할 때 피부의 열을 빼앗아 체온을 낮추는 기능을 한다. Perspiration(땀남, 발한)은 교감신경계통의 조절을 받는다. 땀샘에 분포하는 교감신경섬유는 hypothalamus(시상하부)에 위치한 체온조절중추의 자극을 받아 땀 분비를 촉진한다.

생식기관 주위, 겨드랑 등의 부위에는 특수한 유형의 땀샘이 있는데, 이 땀샘은 일반적인 땀샘에 비해 크고 사춘기 이후에 분비작용을 시작하는 특징을 보인다. 이런 땀샘을 **apocrine**

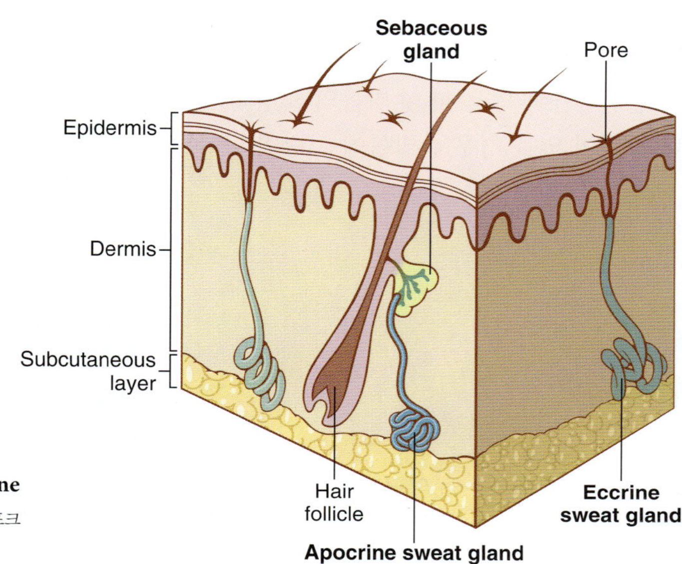

그림 16-4 **Sebaceous gland**(기름샘, 피지샘), **eccrine sweat gland**(에크린땀샘), **apocrine sweat gland**(아포크린땀샘).

16

sweat gland(아포크린땀샘)라고 하며, 일반적인 땀샘과 마찬가지로 냄새가 없는 땀을 분비한다. 아포크린땀샘의 분비물은 세균이 증식하기 좋아서, 이들 세균의 대사산물에 의해 특징적인 체취가 나게 된다. Mammary gland(젖샘, 유선)는 일종의 변형된 아포크린땀샘으로, 출산 후에 milk(젖)를 분비한다.

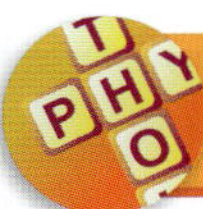

어휘

본문에 나온 용어와 각 용어의 간단한 정의를 정리하면 다음과 같다. 각 용어의 발음은 발음 절을 참고하라.

adipocyte(지방세포)	지방세포.
albino(백색증환자, 흰둥이)	피부에 멜라닌 색소가 없는 사람.
apocrine sweat gland(아포크린땀샘)	겨드랑 및 생식기관 주위의 피부 진피층에 분포하는 큰 외분비샘. 분비된 땀에 세균이 자라 체취를 만들어낸다.
basal layer(바닥층)	표피의 가장 아래층. 바닥층 세포가 분열하여 표피의 다른 층을 형성한다.
collagen(아교질, 콜라젠)	피부와 결합조직에 분포하는 구조단백질.
cuticle(껍질, 각피)	손발톱판 몸쪽끝과 가쪽 부위를 덮는 표피 각질층.
dermis(진피)	피부의 중간층.
eccrine sweat gland(에크린땀샘)	가장 흔한 유형의 땀샘.
epidermis(표피)	피부의 바깥층.
epithelium(상피)	신체의 바깥면과 내면을 덮는 세포층.
hair follicle(모낭, 털집)	털을 둘러싸는 주머니 같은 구조.
integumentary system(피부계통)	피부 및 털, 손발톱 등의 부속구조.
keratin(각질)	표피, 털, 손발톱 등에 분포하는 단단한 단백질. Keratin은 horn(뿔)을 의미하며, 여러 동물의 뿔에 케라틴이 들어 있다.
lunula(초승달)	손발톱 몸쪽끝에 위치한 반달 모양의 흰 부위.
melanin(멜라닌)	피부의 색을 결정하는 색소. 표피의 melanocyte(멜라닌세포)에 의해 합성된다. **Eumelanin**은 흑갈색이고 **pheomelanin**은 적황색이다.
paronychium(손발톱주위허물)	손발톱 모서리를 둘러싸는 연조직.
pore(구멍)	피부 표면으로 열린 작은 구멍.
sebaceous gland(기름샘, 피지샘)	모낭에서 파생된 기름분비샘으로, 진피층에 위치한다.
sebum(피부기름, 피지)	기름샘에서 분비된 지성 분비물.
squamous epithelium(편평상피)	납작한 비늘 모양의 세포로 이루어진 상피.
stratified(중층)	여러 층으로 배열되어 있음.
stratum(층, 복수형: strata)	층(세포층).
stratum corneum(각질층)	표피의 표면층. 납작한 keratinocyte(각질세포)로 이루어져 있다.
subcutaneous layer(피부밑층)	피부의 가장 깊은 층. 지방조직으로 이루어져 있다.

16

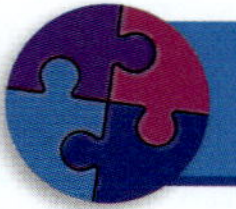

용어

빈칸에 용어의 뜻을 기입하라.

연결형

연결형	의미	용어	의미
adip/o	fat(지방, **lip/o** 및 **steat/o** 참조)	**adip**ose(지방-)	______
albin/o	white(흰)	**albin**ism(백색증) 표 *16-1*에 색을 나타내는 용어의 연결형과 각 연결형의 활용 예가 정리되어 있다.	______
caus/o	burn(타다), burning (타는 듯한)	**caus**algia(작열통) 신경손상 시 피부와 근육에 나타나는 화끈거리는 불쾌감.	______
cauter/o	heat(가열하다), burn(타다)	electro**cauter**y(전기지짐, 전기지짐기) 수술 시 조직을 지지는 전기 침. 출혈 시 지혈 효과가 좋아 유용하게 쓰인다.	______
cutane/o	skin(피부, **derm/o** 참조)	sub**cutane**ous(피부밑-, 피하-) 표피와 진피를 합쳐서 *cutaneous layer*(피부층)라고 한다.	______
derm/o, dermat/o	skin(피부)	epi**derm**is(표피)	______
		dermatitis(피부염)	______
		dermatologist(피부과의사, 피부과전문의)	______
		dermabrasion(박피) *Abrasion*은 깎아낸다는 뜻이다. *Dermabrasion*은 여드름흉터나 미세한 주름 등을 제거하기 위한 시술이다.	______
		epi**derm**olysis(표피박리증) 외상이나 질환에 의해 표피가 박리되어 커다란 물집이 생긴 것.	______
diaphor/o	profuse sweating (땀이 많이 남, **hidr/o** 참조)	**diaphor**esis(땀남, 발한) 쉬운 말로는 *sweating*(땀남, 발한)이라고 한다.	______
erythem/o, erythemat/o	redness(발적)	**erythem**a(홍반) 홍조. 피부 넓은 영역이 붉어진 상태. 형용사형은 ***erythematous***.	______
hidr/o	sweat(땀)	an**hidr**osis(땀없음증) *hydr/o*(물)와 혼동하지 않도록 주의!	______
ichthy/o	scaly(비늘 모양의), dry(건조한)	**ichthy**osis(비늘증) 각질화 장애로 인해 피부가 건조해지고 거친 비늘 모양이 되는 질환으로, 대개는 유전병이다. *Lymphoma*(림프종), *multiple myeloma*(다발골수종) 등의 악성종양과 동반하여 후천적으로 나타나는 경우도 있다. Ichthys는 그리스어로 물고기라는 뜻이다(*그림 16-5A*).	______
kerat/o	hard(단단한)	**kerat**osis(각화증) *506쪽 참조.*	______

표 16-1 색

연결형	의미	용어
albin/o	White(흰)	albinism(백색증)
anthrac/o	Black(검은, 석탄 같은)	anthracosis(석탄가루증)
chlor/o	Green(녹색의)	chlorophyll(엽록소)
cirrh/o	Tawny yellow(황갈색의)	cirrhosis(경화증)
cyan/o	Blue(파란)	cyanosis(청색증)
eosin/o	Rosy(담홍색의)	eosinophil(호산구)
erythr/o	Red(붉은)	erythrocyte(적혈구)
jaund/o	Yellow(노란)	jaundice(황달)
leuk/o	White(흰)	leukoderma(백색피부증, 백피증)
lute/o	Yellow(노란)	corpus luteum(황체)
melan/o	Black(검은)	melanocyte(멜라닌세포)
poli/o	Gray(회색의)	poliosis(흰털증, 백모증)—머리털, 눈썹, 속눈썹의 멜라닌이 감소한 상태
xanth/o	Yellow(노란)	xanthoma(황색종)

연결형	의미	용어	의미
leuk/o	white(흰)	**leuk**oplakia(백색판) ______ 접미사 *-plakia*는 "판*(plaque)*"이라는 뜻*(그림 16-5B)*.	
lip/o	fat(지방)	**lip**oma(지방종) ______	
		liposuction(지방흡인) ______ 피부를 조금 절개하고, 이 부위로 관을 넣어 피부밑 지방조직을 흡입하여 제거하는 방법.	
melan/o	black(검은)	**melan**ocyte(멜라닌세포) ______	
		melanoma(흑색종) ______ 악성 피부종양. *508쪽 참조.*	

16

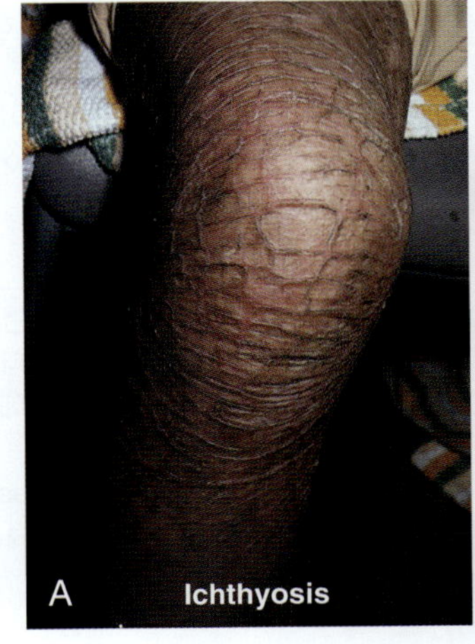

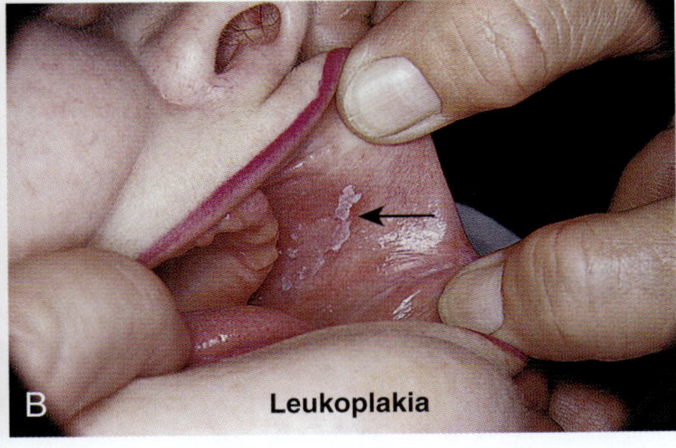

그림 16-5 A, Ichthyosis(비늘증). B, Leukoplakia(백색판).

연결형	의미	용어	의미
myc/o	fungus(곰팡이,진균) —yeast(효모), mold(곰팡이), mushroom(버섯) 포함	**mycosis**(진균증) 대표적인 예로 ***tinea pedis***(*athlete's foot*, 무좀)를 들 수 있다(그림 16-6A). 그 밖에 *tinea corporis*(몸백선, *ringworm* 버짐)도 진균증의 일종이다. 505쪽 참조.	
onych/o	nail(손발톱, **ungu/o** 참조)	**onych**olysis(손발톱분리증) 진균감염이나 외상에 의해 손발톱판이 손발톱바닥에서 분리되는 것. 491쪽의 그림 16-3 참조. *Psoriasis*(건선) 때문에 손발톱박리증이 생기는 경우도 있다. **onych**omycosis(손발톱진균증) 손발톱에 진균이 감염되어 두껍고 불투명하며 부서지기 쉬워진다. par**onych**ia(손발톱주위염) *Par-*는 "근처" 또는 "곁"이라는 뜻이다. 손발톱 주위 연조직의 염증을 말하며, *cuticle*(껍질, 각피)이 너덜너덜해지고 손발톱이 살 속으로 파고든다(그림 16-6B).	
phyt/o	plant(식물)	dermato**phyt**osis(백선증) 진균이 감염된 *mycosis*(진균증)의 일종(그림 16-6A).	
pil/o	hair(털, **trich/o** 참조), hair follicle(털집)	**pil**osebaceous(털기름샘-) *Sebace/o*는 *sebum*(피부기름)을 분비하는 샘을 뜻한다. *Hair follicle*(모낭)과 *sebaceous gland*(기름샘)를 합쳐서 *pilosebaceous unit*(털기름샘단위)이라고 부르기도 한다.	
py/o	pus(고름)	**py**oderma(고름피부증) 피부에 고름이 찬 상태. ***Impetigo***(고름딱지증, 농가진)는 세균감염에 의해 피부에 고름이 차는 질환이다. 503쪽 참조.	
rhytid/o	wrinkle(주름)	**rhytid**ectomy(주름제거, 주름성형) 주름이나 늘어진 피부를 제거하는 성형수술. *Rhytidoplasty*(주름제거, 주름성형) 또는 *face lift*(얼굴주름성형)라고도 한다. 주름을 희미하게 만들기 위해 레이저, ***Botox***(보톡스, 정제한 보툴리눔독소) 주사, *filler*(충전제) 주입 등의 방법도 활용된다.	
seb/o	sebum(피부기름, 피지; 기름샘의 분비물)	**seb**orrhea(기름흐름, 지루) 기름샘의 과다 분비. ***Seborrheic dermatitis***(기름흐름피부염, 지루피부염)를 쉬운 말로 ***dandruff***(비듬)라고 한다.	
squam/o	scale-like(비늘 모양의)	**squam**ous epithelium(편평상피) 납작한 비늘 모양의 세포로 이루어진 상피.	

Botox 시술은 안전한가?

Botox(보톡스, onabotulinumtoxin A)는 이마나 얼굴의 주름살을 없애는 미용 약물로 2002년 FDA 승인을 받았다. 지금까지 백만 명 이상의 사람들이 보톡스 시술을 받았지만, 심각한 부작용이나 영구적인 문제가 발생했다는 보고는 없다. 보톡스는 신경과 근육 사이의 연계를 차단하여 근육이 수축하지 못하게 함으로써 피부 주름을 완화시키는 약물이다. 소량의 보톡스를 근육에 주사하면 그 근육에 의해 생긴 주름살이 희미해지고, 이런 효과가 몇 개월 동안 지속된다.

또한 깊게 패인 피부 주름을 메우기 위한 Restylane, Perlane, Juvederm, Radiesse, Belotero Balance, Voluma 등의 filler(충전제)도 FDA 승인을 받았다. 또한 보톡스와 유사한 새로운 신경조절물질인 Xeomin(incobotulinumtoxin A), Dysport(abobotulinumtoxin A)도 개발되어 쓰이고 있다.

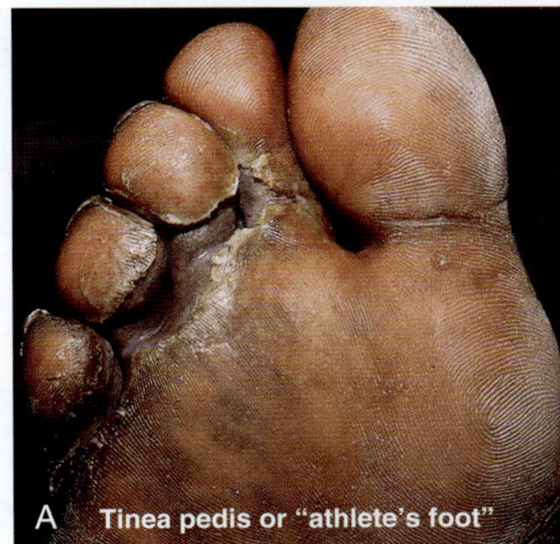

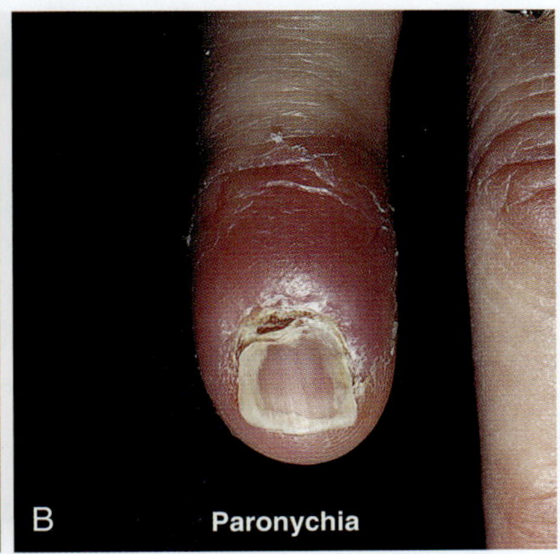

그림 16-6 **A, Mycosis**(진균증). **B, Acute paronychia**(급성손발톱주위염)는 손발톱을 물어뜯거나, 손가락을 빨거나, 매니큐어를 너무 심하게 바르거나, 외상을 입었을 때 잘 생긴다. 가장 흔히 감염되는 세균은 *Staphylococcus aureus*(황색포도알균)이다.

연결형	의미	용어	의미
steat/o	fat(지방)	**steat**oma(피지낭종) 기름샘 내에 피부기름이 축적되어 형성된 주머니 구조이며, 감염이 동반된 경우도 있다. ***Sebaceous cyst***(기름샘낭)라고도 한다. 그림 *16-7A* 참조.	____________
trich/o	hair(털)	hyper**trich**osis(털과다증, 다모증)	____________
ungu/o	nail(손발톱)	sub**ungu**al(손발톱밑-)	____________
xanth/o	yellow(노란)	**xanth**oma(황색종) 피부밑층에 지방이 침착되어 형성된 *nodule*(결절). 대개 혈중 콜레스테롤 농도가 높은 사람에게 발생한다. 눈꺼풀에 형성된 황색종을 ***xanthelasma***(황색판종, *-elasma*는 "납작한 판"이라는 뜻)라고 한다(그림 *16-7B*).	____________
xer/o	dry(마른, 건성의)	**xer**osis(마름증, 건조증) 피부가 매우 건조한 상태.	____________

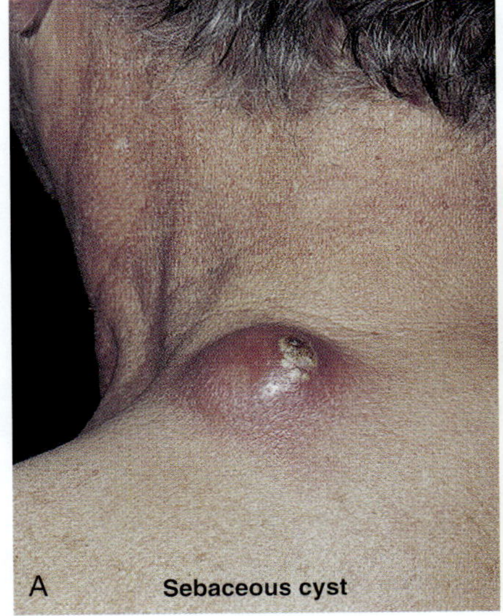

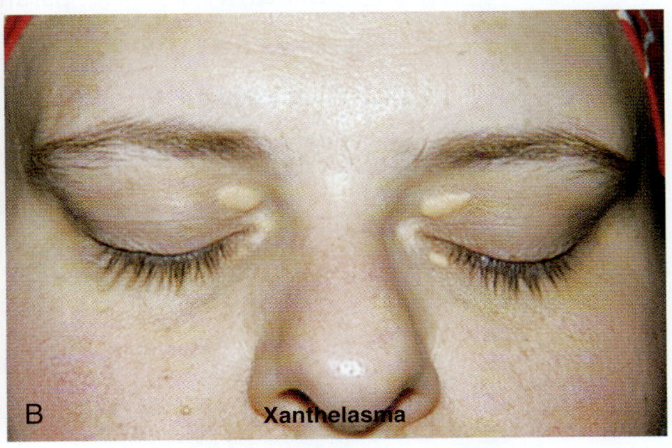

그림 16-7 **A, Sebaceous cyst**(기름샘낭). **B, Xanthelasma**(황색판종).

질환

피부의 병터

질병 또는 외상에 의해 조직이 손상된 부위를 **lesion**(병터, 병변)이라고 한다. 피부의 병터를 기술하는 데 사용되는 주요 용어는 다음과 같다. 각 병터의 모양은 그림 16-8A~L을 참고하라.

A. crust(딱지)
혈청과 조직파편이 말라붙은 것.
Scab이라고도 한다. Eczema(습진), impetigo(고름딱지증, 농가진), seborrhea(기름흐름, 지루) 등의 질환에서 삼출물이 말라붙어 딱지를 형성한다.

B. cyst(낭, 물혹, 주머니)
두꺼운 벽으로 둘러싸인 주머니 안에 액체나 반고형 물질이 들어 있는 것.
Pilonidal cyst(털둥지낭, 모발둥지낭)는 등의 엉치부위 정중면상에 나타나며, 주머니 속에 털이 포함되어 있다(**pil/o**는 "털", **nid/o**는 "둥지"를 뜻한다). **Sebaceous cyst**(기름샘낭)는 노란 피부기름 덩어리가 들어 있는 주머니이며 주로 scalp(두피, 머리덮개), vulva(외음), scrotum(음낭) 등의 부위에 나타난다.

C. erosion(미란, 까짐)
표피가 까지거나 떨어져 나간 것.
조직 손상이 dermoepidermal junction(진피표피경계)보다 표면 쪽에 국한되어 있다. 염증이나 외상에 의해 발생하며, 흉터를 남기지 않고 치유된다.

16

D. fissure(열창)
조직이 갈라진 것 같은 형태의 궤양.
Anal fissure(치열)는 anal canal(항문관)을 덮는 피부가 갈라진 것을 말한다.

E. macule(반, 반점)
지름 1 cm 이하의 평평한 병터.
대표적인 예로 freckle(주근깨), tattoo mark(문신), flat mole(편평기태) 등이 있다. 지름 1 cm 이상의 커다란 반점은 **patch**(반)라고 부른다.

F. nodule(결절)
둥그스름하게 융기된 지름 1 cm 이상의 고형 병터.
림프절이 커진 경우나 조직의 과다증식도 결절에 포함된다.

G. papule(구진, 솟음)
지름 1 cm 이하의 융기된 고형 병터.
대표적인 예로 **pimple**(여드름)을 들 수 있다. 수많은 papule(구진)이 합쳐져서 **plaque**(판, 평평한 형태로 융기된 병터)를 형성하는 경우도 있다.

H. polyp(용종)
점막 표면에서 솟아나온 버섯 모양의 병터.
용종은 nasal cavity(코안, 비강), paranasal sinus(부비동, 코곁굴), colon(결장, 잘록창자), urinary bladder(방광), uterus(자궁) 등의 부위에 잘 생긴다.

I. pustule(고름물집, 농포)
고름이 차 피부가 융기된 병터.
피부에 발생한 작은 **abscess**(고름집, 농양)이다.

J. ulcer(궤양)
피부 또는 점막의 손상으로 상피 아래의 조직이 노출된 것.
오랜 시간 한 자세로 누워있을 때, 특정 부위가 눌려 **decubitus ulcer**(욕창궤양, bedsore 욕창)가 발생할 수 있다(*decubitus*는 "눕다"라는 뜻의 라틴어). 이렇게 압력에 의해 궤양이 생긴 경우, 조직 손상과 함께 고름이나 삼출물이 동반된다.

K. vesicle(잔물집, 소수포)
맑은 액체(혈청)가 모여 형성된 물집. Blister도 같은 뜻의 용어이다.
Burn(화상), allergy(알레르기), dermatitis(피부염) 등의 경우 잔물집이 흔히 나타난다. 지름인 큰 경우는 **bulla**(물집, 복수형: bullae)라고 부른다.

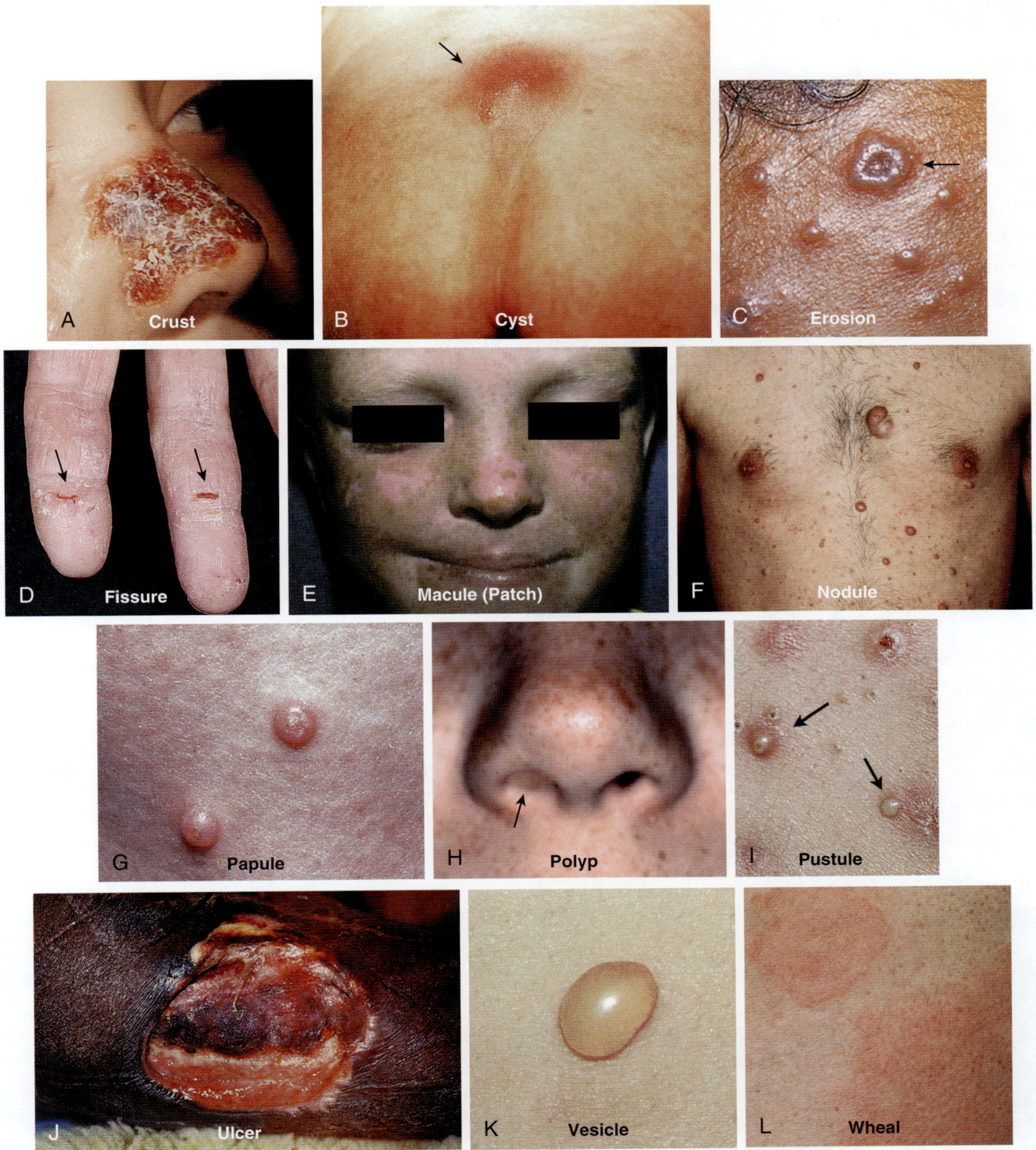

그림 16-8 **피부의 병터. A, Crust**(딱지). **B, Cyst**(낭, 물혹, 주머니)—pilonidal cyst(털둥지낭). **C, Erosion**(미란, 까짐)—varicella(chickenpox, 수두)의 물집이 터진 것. **D, Fissure**(열창). **E, Macule**(반, 반점)—freckle(주근깨). **F, Nodule**(결절). **G, Papule**(구진, 솟음). **H, Polyp**(용종)—nasal polyp(코용종). **I, Pustule**(고름물집, 농포)—acne(여드름). **J, Ulcer**(궤양)—decubitus ulcer(욕창궤양). **K, Vesicle**(잔물집, 소수포)—bulla(물집). **L, Wheal**(두드러기)—urticaria(두드러기).

L. wheal(두드러기)

주위 피부보다 붉거나 창백하며, 살짝 융기된 부종성 papule(구진) **또는 plaque**(판). 모기에 물린 상처처럼 국소적인 경우도 있고, 알레르기반응처럼 광범위하게 나타나는 경우도 있다. Wheal(두드러기)은 hives(두드러기), anaphylaxis(급성중증과민증) 또는 곤충에 물렸을 때 나타나며 itching(가려움, 소양감)을 동반하는 경우가 많다.

16

증상과 징후

alopecia(탈모)

원래 털이 있던 부위에서 털이 빠진 것.

Alopecia(탈모, baldness 대머리)는 유전적인 경우도 있고(남성 머리털의 진행성 탈모) 질환, 외상, 치료(화학요법), 노화에 의해 일어나는 경우도 있다. **Alopecia areata**(원형탈모)는 염증이나 흉터 없이 반점 형태로 탈모가 일어나는 자가면역질환이다(그림 16-9A).

ecchymosis
(반상출혈, 얼룩출혈, 복수형: **ecchymoses**)

피부에 생긴 푸르스름한 반점.

Ecchymosis(반상출혈, **ec-**는 "바깥", **chym/o**는 "흘러 나온다"는 뜻)는 피부의 혈관 손상에 의한 출혈 또는 자연적인 혈액누출로 인해 일어난다(그림 16-9B).

petechia(출혈점, 복수형: **petechiae**)

작은 점 모양의 출혈.

작은 크기의 ecchymosis(반상출혈)이다(그림 16-9C). 반상출혈과 출혈점 모두 **purpura**(자반)의 일종이다.

pruritus(가려움)

가려움, 소양감.

Dermatitis(피부염) 등의 여러 피부질환에서 나타나는 증상이다. 알레르기반응 시 유리된 화학물질, 혈액 내 물질, 외부에서 들어온 이물질 등에 의해 피부신경이 자극을 받아 일어난다.

16

질환

acne(여드름)

피부기름의 분비 증가가 특징인 구진성(papular)**, 고름물집성**(pustular) **피부 발진.**

Acne vulgaris(보통여드름, *vulgaris*는 "보통"이라는 뜻)는 털구멍에 피부기름과 각질이 차서 생기는 피부 질환이다. 이때 털구멍에 끼어 있는 피지 덩어리를 **blackhead**

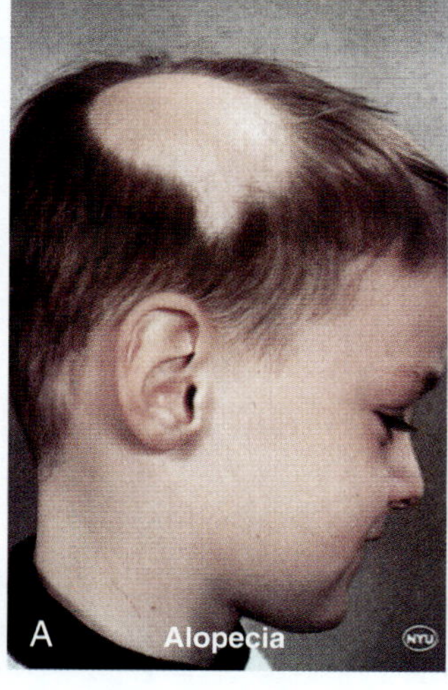

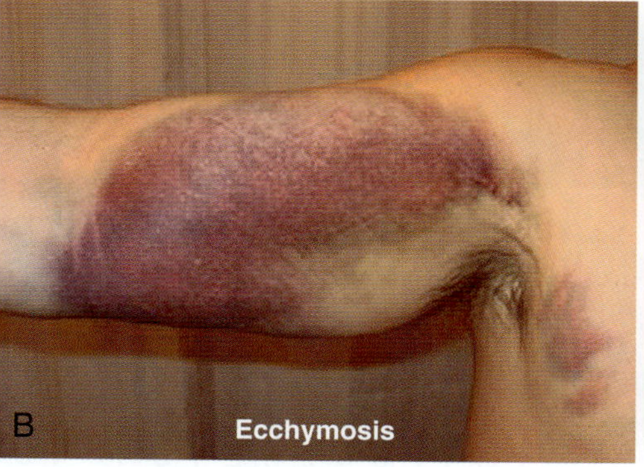

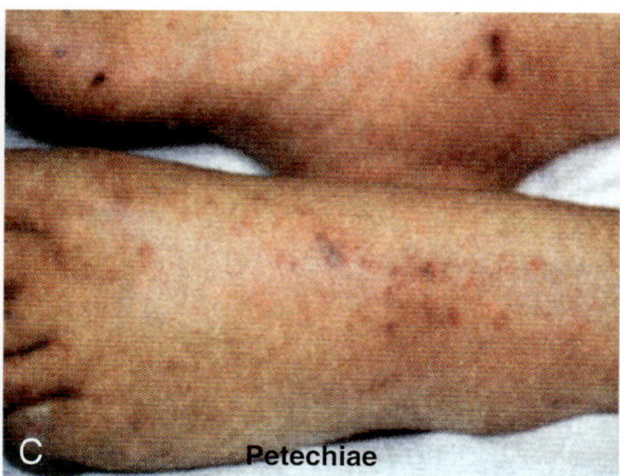

그림 16-9 **A, Alopecia areata**(원형탈모증). **B, Ecchymosis**(반상출혈). 오른쪽 pectoralis major muscle(큰가슴근)의 근육힘줄이음부 파열. **C, Petechia**(출혈점).

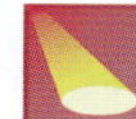

Pruritus(가려움증)

철자에 유의하라. "-itis"가 아니라 "-itus"이므로 염증을 뜻하는 용어가 아니다.

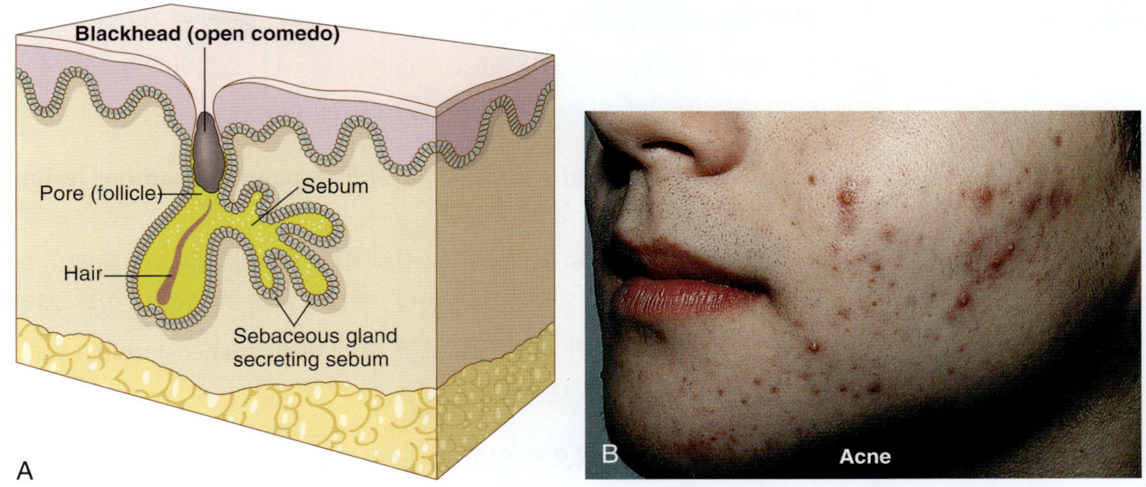

그림 16-10 A, 확장된 털구멍에 산화된 피지와 세균이 가득 찬 **blackhead**(흑색면포, **comedo** 면포)가 형성된 상태. **B,** 얼굴에 생긴 **acne vulgaris**(보통여드름).

(개방면포) 또는 **comedo**(면포, 여드름집, 복수형: **comedones**)라고 한다(그림 16-10A). 털구멍이 완전히 막혀 있는 경우에는 **whitehead**(폐쇄면포)라고 한다. 피부기름이 세균에 의해 분해되면 주위 조직에 염증을 일으키며, 그 결과 papule(구진), pustule(고름물집, 농포), cyst(낭, 물혹) 등이 형성된다. 여드름은 피부의 염증을 가라앉히는 약물과 항생제로 치료한다. 또한 면포 형성을 방지하기 위하여 benzoyl peroxide와 tretinoin(Retin-A)을 투약하며, 심한 cystic acne(낭포여드름)와 난치성 여드름의 경우에는 isotretinoin(Accutane)을 사용한다.

16

burn(화상)

열에 의한 조직 손상.

불, 증기, 뜨거운 액체, 화학물질, 번개, 전기, 복사열 등에 의해 화상을 입을 수 있다. 화상은 다음과 같이 세분된다.

first-degree burn(일도화상)—표피에 국한된 조직 손상. erythema(홍반)와 hyperesthesia(감각과민)가 나타나며 blister(물집)는 생기지 않는다.

second-degree burn(이도화상)—표피와 진피에 걸친 조직 손상. erythema(홍반), blister(물집), hyperesthesia(감각과민)가 나타난다(그림 16-11A).

third-degree burn(삼도화상)—표피와 진피의 파괴(피부괴사) 및 피부밑층의 손상. 피부가 숯처럼 까맣게 타고 다양한 색으로 변색된다(그림 16-11B).

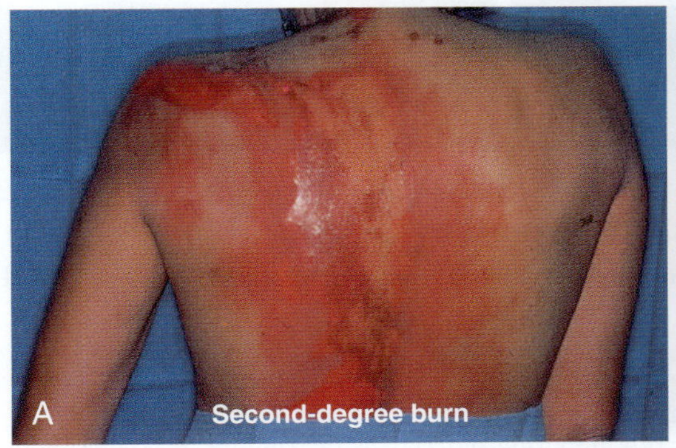

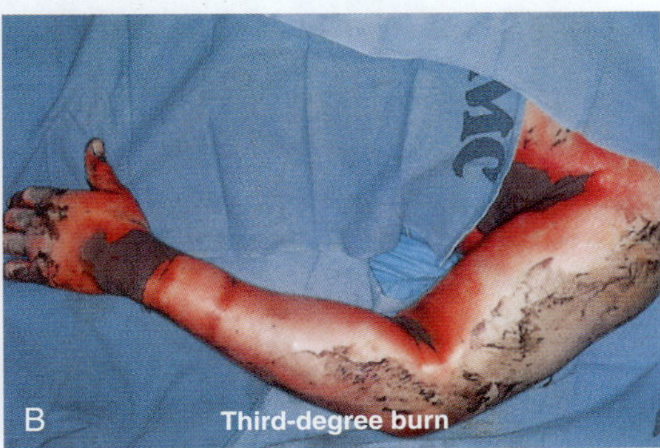

그림 16-11 **Burn**(화상). **A, 이도화상.** 화상 부위의 통증이 심하고 촉각이 매우 예민해져 있다. **B, 삼도화상.** 화상 부위가 다양한 색(암적색, 흰색, 검은색, 갈색)으로 나타나며, 감각을 느끼지 못한다(바늘로 찔러도 아무 반응을 보이지 않음).

cellulitis(연조직염)

피부 넓은 영역에 걸친 급성감염으로 발열, 발적, 통증, 부기가 나타난다.

항생제를 투여하지 않으면 abscess(고름집, 농양)나 조직파괴가 초래될 수 있다. 림프 배출 장애가 있는 부위에 잘 생긴다(그림 16-12A).

eczema(습진)

Erythema(홍반)**, papulovesicle**(구진수포) **또는 papulosquamous lesion**(구진비늘병터)**이 나타나는 염증성 피부질환.**

급성 또는 만성 **atopic dermatitis**(아토피피부염)의 양상(얼굴, 목, 팔꿉, 무릎의 발진)을 띠며 가려움증을 동반하기도 한다. 알레르기의 가족력이 있는 사람에게 잘 발병한다. 원인에 따라 적절한 치료를 해야 하며, corticosteroid(코티코스테로이드)와 보습제를 사용하기도 한다.

exanthematous viral diseases (피진바이러스병)

피부의 바이러스 감염으로 인한 rash(발진, **exanthem** 피진)**.**

대표적인 예로 **rubella**(German measles, 풍진), **rubeola**(measles, 홍역), **varicella**(chickenpox, 수두) 등이 있다. 예방접종 프로그램 덕분에 어린이들은 이런 병에 걸리는 일이 흔치 않게 됐다. 하지만 **erythema infectiosum**(fifth disease, 감염홍반)은 비교적 흔한 질환이다(그림 16-13A). **Hand-foot-and-mouth disease**(손발입병, 수족구병)는 어린이에게 흔한 바이러스 질환이다(그림 16-13B).

16

gangrene(괴저)

혈액공급 장애로 인한 조직 괴사.

외상, 염증, 동상, 당뇨병, 동맥경화증 등의 경우 ischemia(허혈)로 인한 조직괴사와 이차적인 세균 침입으로 인한 조직의 부패(세균에 의한 단백질 분해)가 일어날 수 있다. 그림 16-14 참조.

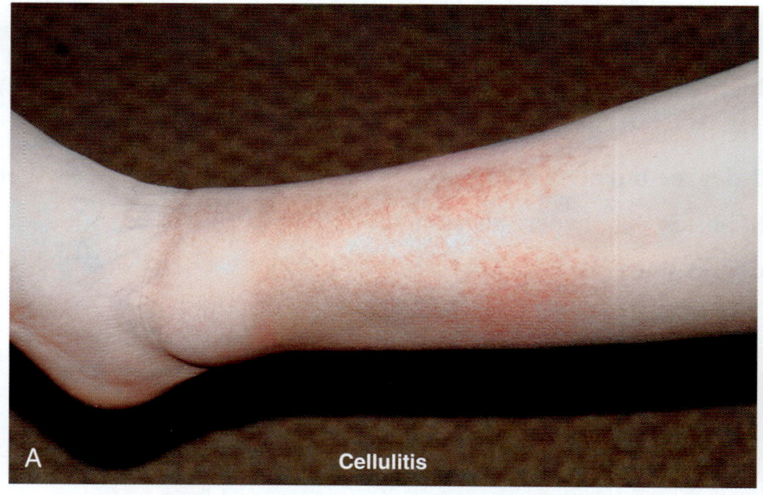

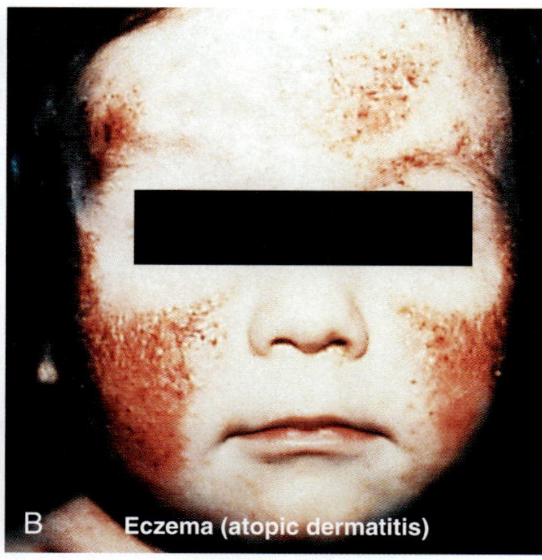

그림 16-12 **A, Cellulitis**(연조직염). 아프리카 보츠와나에서 사파리 여행을 하던 63세 여성의 종아리가 아프고 벌겋게 부었다. 지역 의사의 처방으로 항생제를 복용하고 여행을 중단한 뒤, 종합병원에 입원하여 항생제를 정맥주사했더니 1주일 안에 완치되었다. **B,** 어린아이의 **eczema**(습진, **atopic dermatitis** 아토피피부염). 환자의 70% 이상에서 allergic rhinitis(알레르기비염), hay fever(건초열), asthma(천식) 등의 가족력이 있다.

Atopic Dermatitis(아토피피부염)

Atopic(a = no, top = place)은 "딴곳의" 또는 "이상한"이라는 뜻이다. 아토피피부염은 과민성 알레르기 질환이며, 유전적 요인과 알레르기항원 접촉에 의해 발생한다.

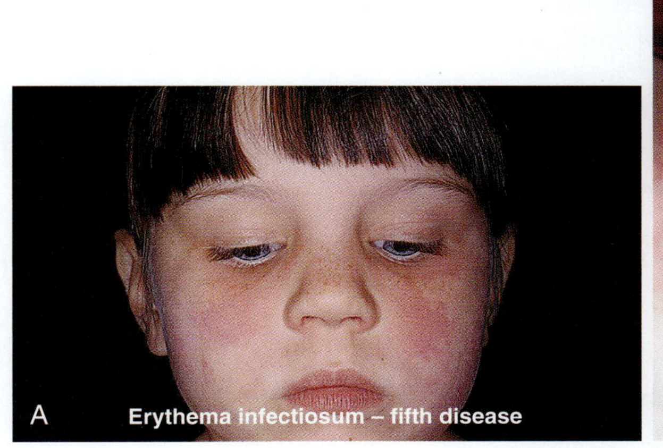

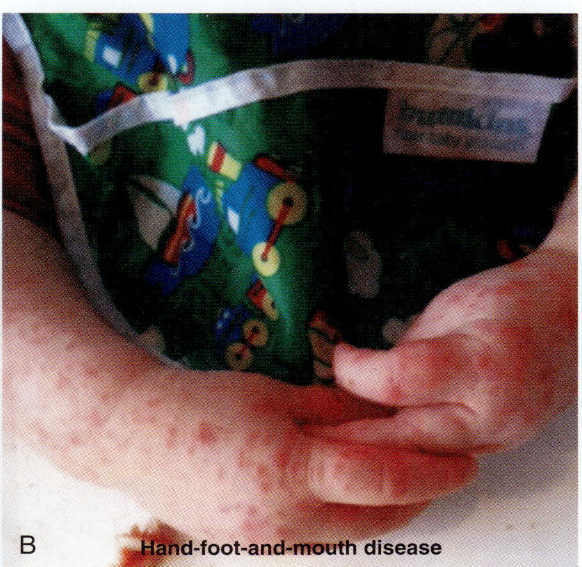

그림 16-13 **A, Erythema infectiosum**(fifth disease, 감염홍반). 열이 나고 얼굴에 뺨 맞은 것 같은 모양의 홍반성 발진이 나타나며 이후 위팔, 궁둥이, 몸통으로 퍼진다. Parvovirus(파르보바이러스)가 원인이다. **B, Hand-foot-and-mouth disease**(손발입병, 수족구병). Enterovirus(엔테로바이러스)가 원인이다.

impetigo(고름딱지증, 농가진)

세균 감염으로 인한 염증성 피부질환으로 vesicle(잔물집), pustule(고름물집) 및 병터를 덮는 crust(딱지)가 특징이다.

접촉에 의해 전염되는 **pyoderma**(고름피부증, **py/o**는 "고름"이란 뜻)이며, 대개 원인균은 staphylococcus(포도알균) 또는 streptococcus(사슬알균)이다. 효과적인 치료를 위해서는 항생제를 전신투여하고 병터를 깨끗이 해주어야 한다. 그림 16-14B 참조.

16

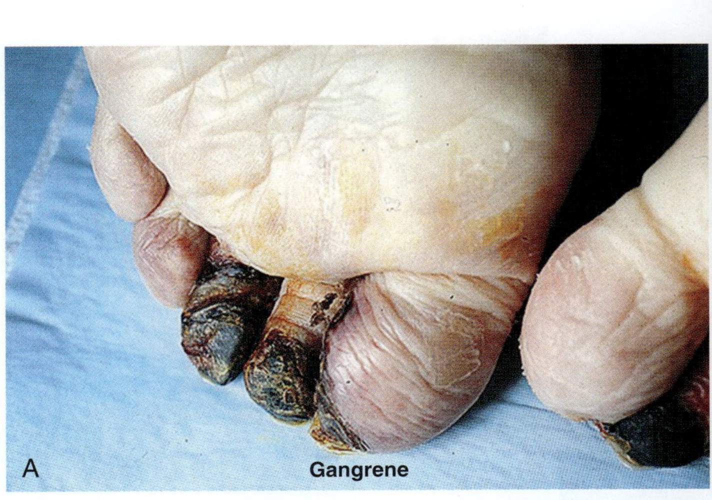

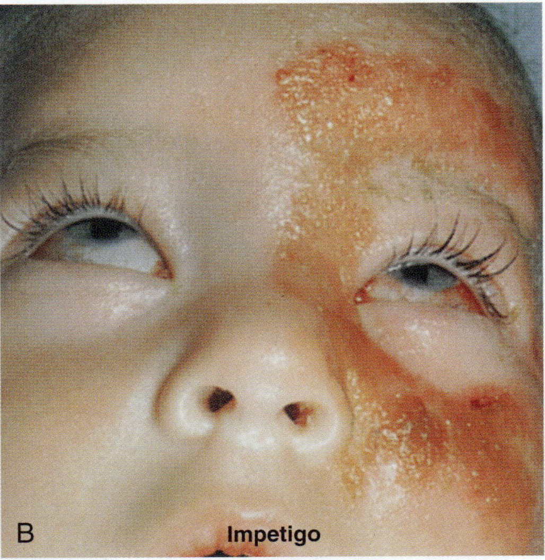

그림 16-14 **A, Gangrene**(괴저). **B, Impetigo**(고름딱지증, 농가진).

16

psoriasis(건선, 마른비늘증)

은회색 껍질로 덮인 붉은 plaque(판)와 가려움증이 특징인 만성 재발성 피부병(그림 16-15A).

아래팔, 무릎, 종아리, 두피 등의 부위에 잘 생긴다. 표피 바닥층 세포의 과다성장에 의해 발생하며, 감염성 질환이 아니기 때문에 전염되지는 않는다. 일종의 자가면역질환이며, 가족력이 있는 사람에게 잘 생긴다. 윤활제, 각질용해제, 스테로이드 등을 국소도포하는 **palliative** treatment(완화치료, 증상을 경감시키는 치료)를 한다. 전신치료법으로는 psoralen-ultraviolet A(PUVA) 자외선요법, immunomodulator(면역조절제) 등이 있다.

scabies(옴)

기생충 감염에 의한 피부질환으로, 접촉에 의해 전염되며 심한 가려움증이 특징이다(그림 16-15B).

Scabies(옴, *scabere*는 "긁다"라는 뜻의 라틴어)는 고샅부위, 젖꼭지, 손가락 사이의 피부 등에 잘 생긴다. Scabies mite(옴진드기)를 죽이는 크림을 발라 치료한다.

scleroderma(피부경화증)

결합조직의 경화와 수축을 특징으로 하는 만성 진행성 피부, 내장 질환(그림 16-16A).

피부에 섬유성 흉터조직이 생기고 심장, 폐, 신장, 식도 등의 장기에도 비슷한 변화가 나타날 수 있다. 피부가 두껍고 딱딱해지며, 탈색되거나 색소가 침착된 반점이 나타난다. 일종의 자가면역질환이며 면역억제제, 항염증제, 항섬유화제, 물리치료 등을 이용하여 완화치료를 한다.

systemic lupus erythematosus (**SLE**, 전신홍반루푸스)

아교질에 대한 자가면역으로 인해 피부, 관절, 내장기관에 발생하는 만성 염증 질환.

뺨과 코의 피부에 특징적인 나비 모양의 홍반이 나타난다. Lupus(루푸스)는 "늑대 같다"는 뜻으로, 홍반이 나타난 환자의 얼굴이 늑대를 닮았다고 해서 붙여진 이름이다(그림 16-16B). 심한 경우에는, 노출된 피부 전역에 홍반이 나타나기도 한다. 루푸스는 자가면역질환에 속하며, 주로 여성에게 발병한다. 환자의 혈액을 검사해 보면 특정 항체가 검출된다. 증상을 완화시키기 위해 코티코스테로이드와 면역억제제를 사용한다.

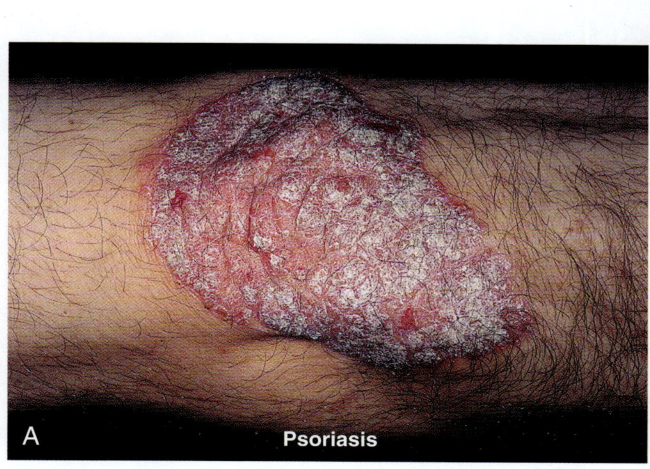

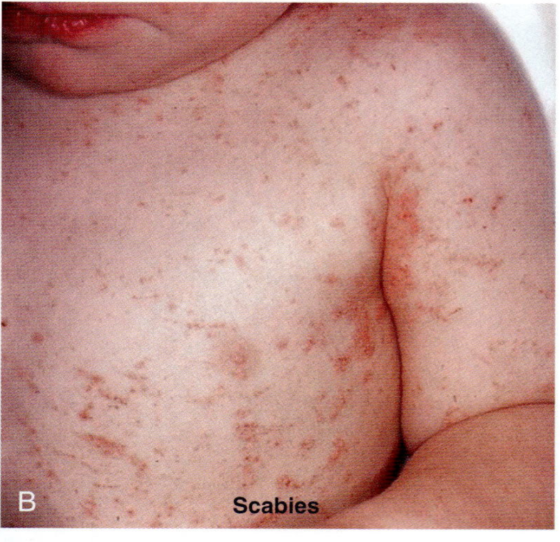

그림 16-15 **A, Psoriasis**(건선, 마른비늘증). 은회색 껍질로 덮인, 두껍고 붉으며 경계가 명확한 plaque(판)이 특징이다. **B, Scabies**(옴).

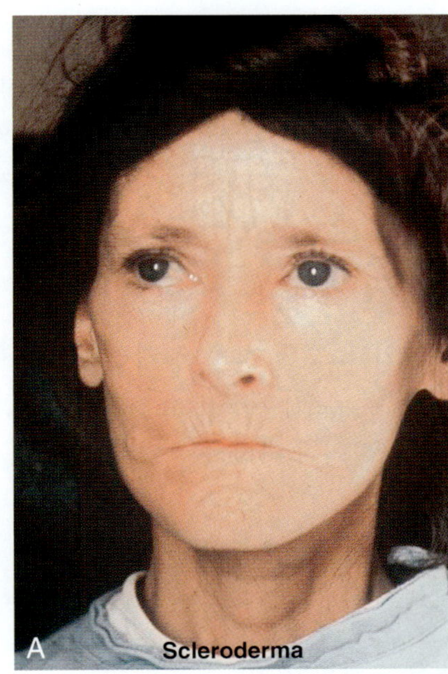

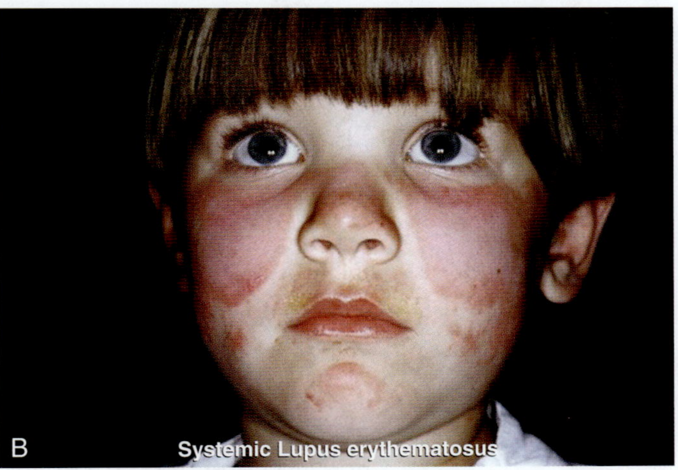

그림 16-16 A, Scleroderma(피부경화증). B, Systemic lupus erythematosus(전신홍반루푸스).

전신홍반루푸스와 비슷한 질환으로 **discoid lupus erythematosus**(DLE, 원반모양홍반루푸스)가 있다. 이 병은 얼굴, 두피, 귀, 가슴, 팔, 등 피부에 판 모양의 광민감성 피부발진이 생기는 비교적 가벼운 질환이다. 홍반이 치유된 부위에는 흉터가 남는다. 전신홍반루푸스는 피부결핵을 지칭하는 **lupus vulgaris**(보통루푸스)와는 다른 질환이므로 혼동하지 말아야 한다.

16

tinea(백선증)

피부의 fungus(곰팡이, 진균) **감염.**

Tinea corporis(몸백선, ringworm 버짐)는 병터가 동그란 고리 모양(그림 16-17A)인 것이 특징이며, 전염성이 높고 심한 가려움증을 일으킨다. 발가락 사이 피부의 진균 감염은 **tinea pedis**(athlete's foot, 무좀), 두피의 감염은 **tinea capitis**(머리백선), 수염 난 부위의 감염은 **tinea barbae**(수염백선), 손발톱의 감염은 **tinea unguium**(손발톱백선, 그림 16-17B)이라고 한다. 항진균제로 치료한다. *Tinea*는 "벌레, 좀"이라는 뜻의 라틴어이다. 로마 사람들은 백선증을 피부에 "좀먹은" 것으로 여겼던 것 같다.

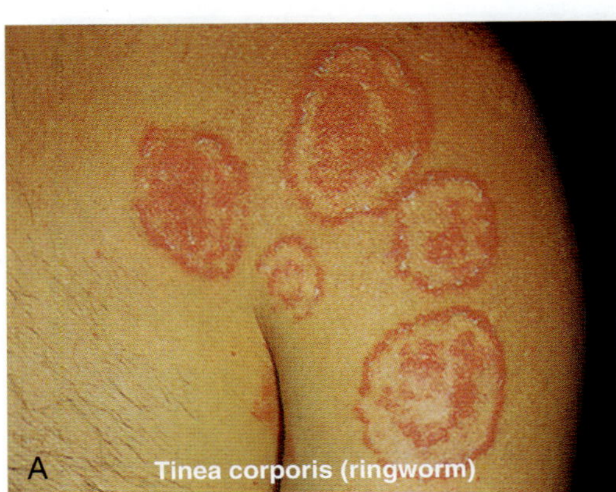

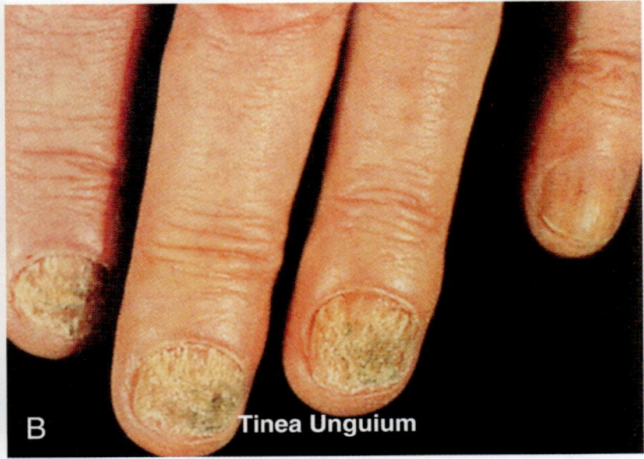

그림 16-17 A, Tinea corporis(몸백선, ringworm 버짐). B, Tinea unguium(손발톱백선). 손발톱에 진균이 감염되면 손발톱판 끝부위가 희거나 노랗게 변색된다. 각화 과다로 인해 손발톱이 부스러지고, 결국에는 손발톱판이 빠지는 **onycholysis**(손발톱분리증)가 일어난다.

urticaria(**hives**, 두드러기)

피부에 붉은 원형의 wheal(두드러기)**이 나타나는 급성알레르기반응.**

갑각류, 딸기 등의 음식이나 약물에 의해 일어나는 경우가 많다. Histamine(히스타민)이 혈액으로 방출되어 **가려움증**과 **부종**을 유발한다. 얼굴 부위에 **angioedema**(혈관부종)가 나타날 수 있다. 그 외에 동물의 비듬, 벌레에 물거나 쏘임, 꽃가루 등도 원인이 될 수 있다. 그림 16-18A 참조.

vitiligo(백반증)

피부의 일부분이 흰 반점 모양으로 탈색되는 병.

Leukoderma(백색피부증, 백피증)의 일종이다(그림 16-18B). 자가면역에 의해 피부가 탈색되는 병이다. Thyroiditis(갑상샘염), hyperthyroidism(갑상샘항진증), diabetes mellitus(당뇨병) 등의 자가면역질환과 관련되어 나타나는 경우가 많다.

피부종양

Benign Neoplasm(양성종양)

callus(굳은살)

압력 또는 마찰로 인해 표피 각질층이 두꺼워진 것.

발(그림 16-19A)과 손에 잘 생긴다. **Corn**(티눈)은 굳은살의 일종으로, 중앙에 희고 딱딱한 심지가 있다.

16

keloid(흉터종, 켈로이드)

외상 또는 수술 뒤에 생긴 두꺼운 비후흉터.

Keloid(그림 16-19B)는 결합조직이 재생될 때 아교질이 과다형성되어 발생한다. 원래의 상처 범위를 넘어 더 크게 흉터가 생기는 것이 특징이다. "흠, 결점"을 뜻하는 그리스어 *kelis*에서 유래한 용어이다. 수술로 잘라내 치료하며, 병터 부위에 스테로이드를 주사하거나 레이저치료를 병행하기도 한다.

상처가 치유된 후에 남은 정상적인 흉터는 **cicatrix**(흉터, SĬK-ă-trĭks)라고 한다.

keratosis(각화증)

표피가 두껍고 우툴두툴해진 것. 대개 노화나 피부손상에 의해 일어남.

Actinic keratosis(빛각화증)는 오랜 기간 자외선에 노출됐을 때 생기는 precancerous lesion(전암병터)이며, 나중에 squamous cell carcinoma(편평세포암종, 16-20A)로 발전할 수 있다. **Seborrheic keratosis**(기름흐름각화증, 지루각화증)는 표피세포의 과다증식에 의해 형성된 짙은 색 병터로, 피부암과는 무관한 양성질환이다.

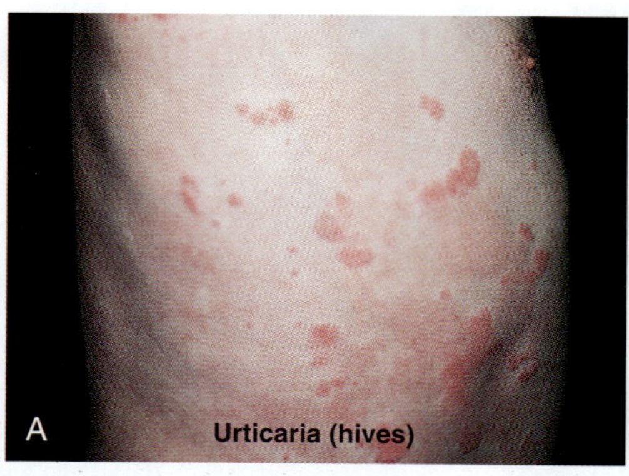

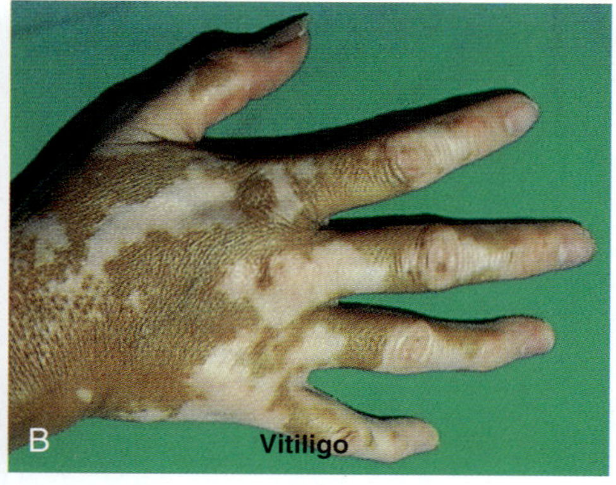

그림 16-18 **A, Urticaria**(**hives**, 두드러기). 둥그스름한 홍반성 부종성 판이 나타난다. **B,** 손에 발생한 **vitiligo**(백반증, "티, 흠"을 뜻하는 라틴어 *vitium*에서 유래한 용어). 자가면역 기전에 의해 탈색된 부위의 melanocyte(멜라닌세포)이 사멸되어 없어진 상태이다.

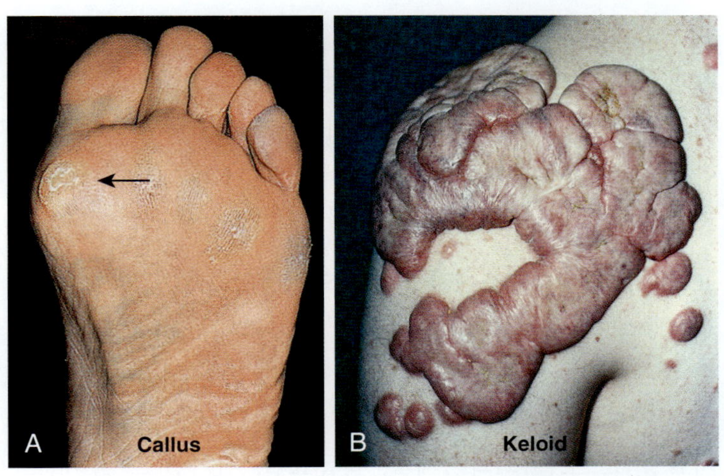

그림 16-19 **A, 발바닥의 callus**(굳은살). **B, Keloid**(흉터종, 켈로이드).

leukoplakia(백색판)

혀, 뺨 등의 점막에 생긴 두꺼운 흰색 반점. 495쪽의 그림 16-5B 참조. 흡연자에게 많이 나타나는 precancerous lesion(전암병터)이다. 만성염증에 의해 발생하는 경우도 있다.

nevus(모반, 점, 복수형: **nevi**)

피부에 색소가 침착되어 생긴 병터. 그림 16-20B 참조. 태어날 때부터 점이 있는 경우가 많지만, 나중에 생기는 점도 있다.

Dysplastic nevus(이형성모반)는 비정형 세포로 이루어진 점이며, 피부암의 일종인 melanoma(흑색종, **malignant melanoma** 참조)로 진행될 수 있다.

16

verruca(사마귀, 복수형: **verrucae**)

바이러스 감염으로 인한 표피 증식. Wart라고도 한다. 가장 흔한 유형은 **verruca vulgaris**(common wart, 보통사마귀)이다(그림 16-20C). **Plantar wart**(발바닥사마귀)는 발바닥에, juvenile wart(소아사마귀)는 어린이의 손과 얼굴에, venereal wart(성병사마귀)는 생식기 및 항문 주위에 생긴다. 산, 액체 질소를 이용한 cryosurgery(냉동수술), 면역요법 등의 방법으로 제거한다. 바이러스가 남아 있는 경우 재발하기 쉽다.

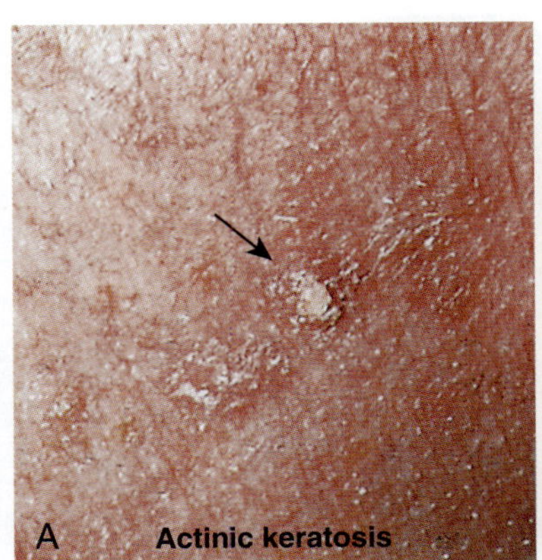

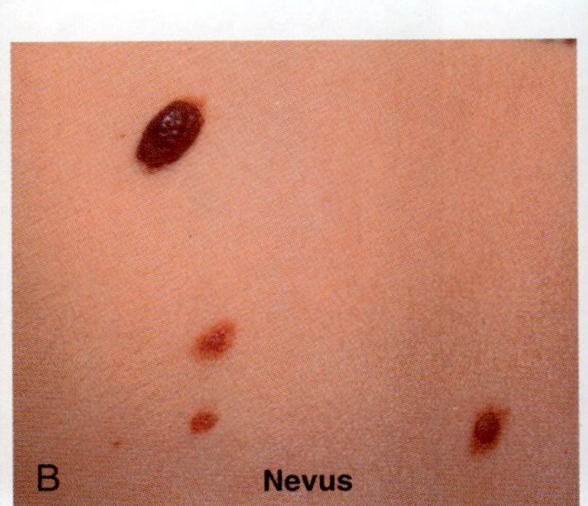

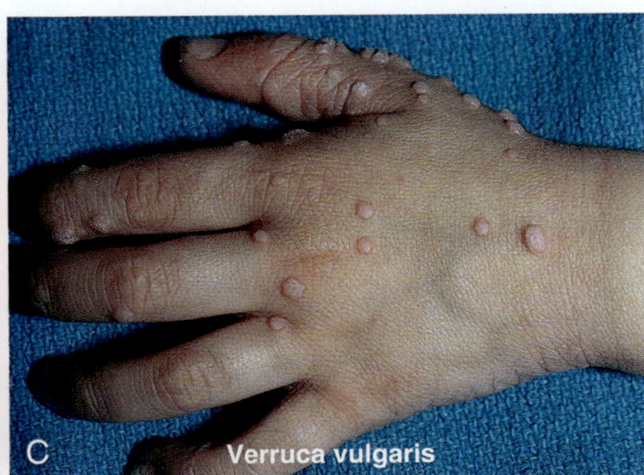

그림 16-20 **A, Actinic keratosis**(빛각화증). **B, Nevus**(모반, 점). **C, Verruca vulgaris**(보통사마귀). 수많은 papule(구진)이 생겨나 피부 표면이 자갈밭같이 되었다.

Cancerous Lesion(암 병터)

basal cell carcinoma
(바닥세포암종, 기저세포암종)

표피 바닥층 세포에서 기원한 악성종양.

피부암 중에서 발병률이 가장 높다. 오랜 기간 햇빛에 노출된 피부(특히 코 또는 코 주위의 피부)에 발생하는 경우가 많고 성장속도는 느린 편이다(그림 16-21A). 다른 곳으로 전이되는 경우는 거의 없다.

squamous cell carcinoma
(편평세포암종)

표피의 편평상피세포에서 기원한 악성종양.

피부 이외에 편평상피가 분포하는 다른 부위(입안, 후두, 방광, 식도, 허파)에도 발생할 수 있다. **Actinic keratosis**(빛각화증)는 강한 햇빛에 의해 손상된 피부에 생기는 전암병터로, 잘라내지 않으면 편평세포암종으로 진행될 수 있다(그림 16-21B). 치료방법으로는 외과절제술, 냉동요법, 전기건조, 긁어냄, 방사선요법 등이 있다.

malignant melanoma
(악성흑색종)

멜라닌세포에서 기원한 악성종양.

자외선에 많이 노출된 사람에서 발생률이 높고, 유전적인 요인도 발병에 영향을 미친다. 초기에는 대개 얼룩덜룩하고 경계가 불분명한 갈색 또는 검은색 반점으로 나타난다(그림 16-22). 악성흑색종이 진행되면서 붉은색, 푸른색, 흰색 등으로 변색되거나 표면에 딱지가 지기도 하며, 출혈이 일어나는 경우도 있다. 흑색종은 기존의 dysplastic nevus(이형성모반)로부터 발생하는 경우가 많으며 등 윗부분, 종아리, 팔, 머리, 목의 피부에 잘 생긴다.

확진을 위해서는 biopsy(생검)를 해야 하며, 예후는 대개 종양의 두께에 비례한다.

흑색종은 폐, 간, 뼈, 뇌 등의 부위로 전이된다. 치료방법으로는 종양의 절제, 림프절 절제, 화학요법, 면역요법, 방사선요법 등이 있다.

Kaposi sarcoma(카포시육종)

피부 결절이 특징인 혈관 기원 악성종양.

다리에 발생하는 경우가 많으며 피부 결절은 짙은 분홍색, 짙은 청색, 자주색 등 다양한 색을 띤다. Acquired immunodeficiency syndrome(AIDS, 후천면역결핍증후군) 환자에서 발병률이 높다. 416쪽의 그림 14-11 참조.

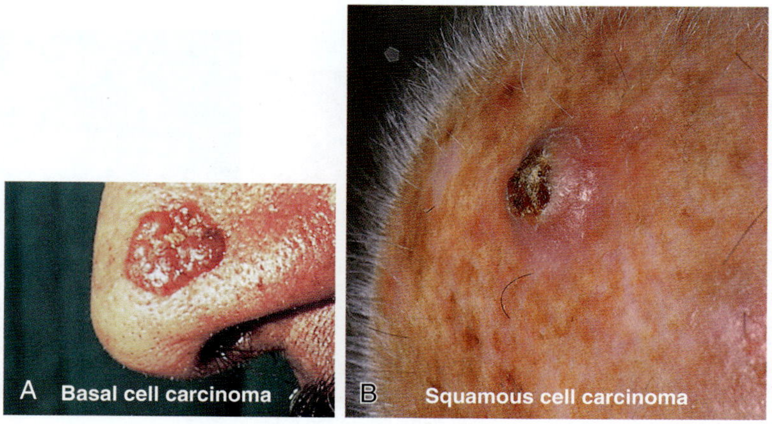

A Basal cell carcinoma
B Squamous cell carcinoma

그림 16-21 A, Basal cell carcinoma(바닥세포암종, 기저세포암종). B, Squamous cell carcinoma(편평세포암종). 병터가 결절 또는 궤양의 형태로 나타난다.

16

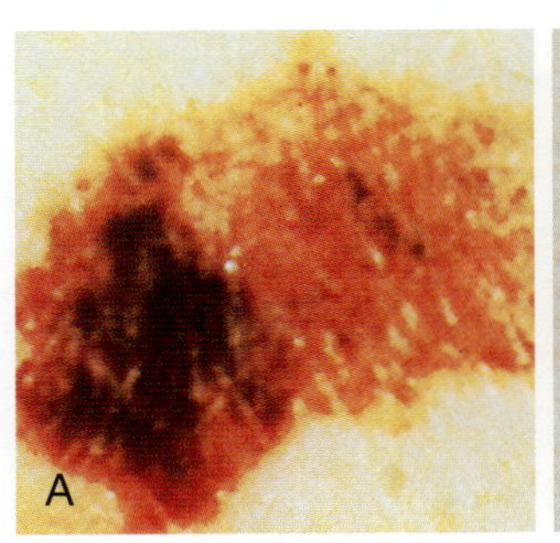

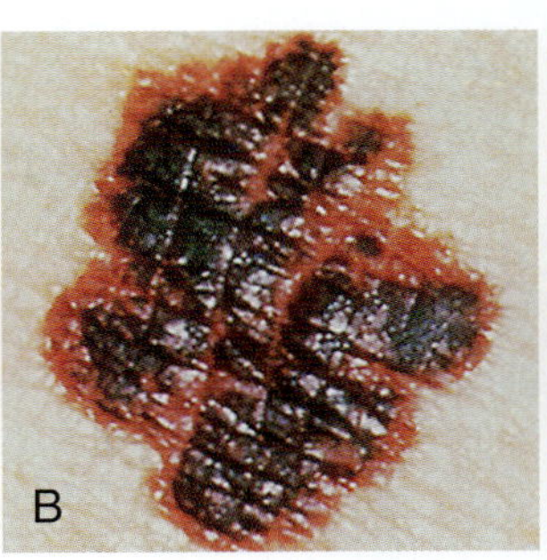

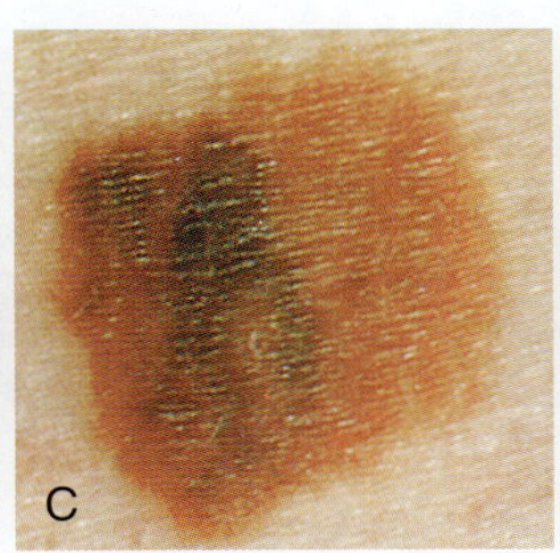

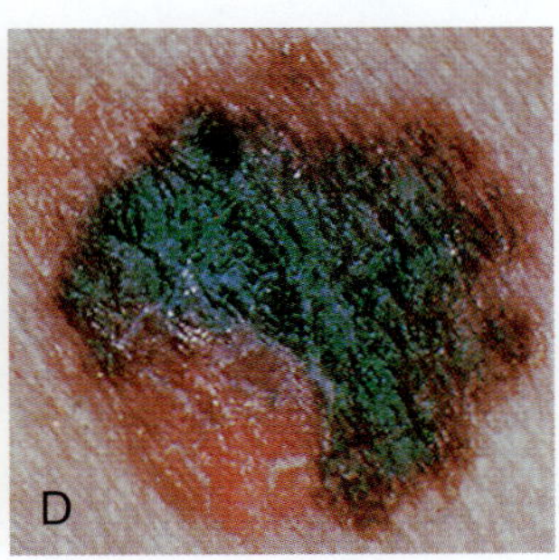

그림 16-22 Melanoma(흑색종)**의 특징.**
Asymmetry: 모양이 비대칭이다.
Border: 경계가 불규칙하거나 불분명하다.
Color: 부위마다 색이 다양하게 나타나며 황갈색, 갈색, 검은색, 흰색, 붉은색, 푸른색 등 다양한 색을 띤다.
Diameter: 대개 지름이 6 mm 이상이다.
Evolution: 병터의 모양이 점점 변한다.

검사실검사와 처치

LABORATORY TEST(검사실검사)

bacterial analysis(세균검사)
피부 표본을 검사실로 보내 미생물의 유무를 검사한다.
고름이나 삼출물(고인 액체)을 검사물로 사용하는 경우가 많다.

fungal test(진균검사)
피부 병터를 긁은 면봉, 털, 손발톱 조각을 배양하여 현미경으로 관찰한다.
검사물을 potassium hydroxide(KOH, 수산화칼륨)로 처리한 뒤 현미경으로 관찰하는 경우도 있다. 수산화칼륨검사에 양성반응이 나타나면 진균이 감염된 것으로 해석한다.

16

CLINICAL PROCEDURES(처치)

cryosurgery(냉동수술)
액체질소로 조직을 급속냉동시켜 파괴한다.

curettage(긁어냄, 소파술)
날카로운 curet(curette, 소파기)**로 병터를 긁어낸다.**
소파기는 숟가락 또는 주걱 모양의 기구이다.

electrodesiccation(전기건조)
전기불꽃으로 조직을 태워 파괴한다.
작고 경계가 분명한 암 병터를 제거할 때, 긁어냄(소파술)과 병행하여 사용한다.

Mohs surgery(모즈수술)
얇게 퍼진 악성종양을 절제하고, 모든 조직절편을 현미경으로 관찰하여 제대로 잘라냈는지 확인한다.
Basal cell carcinoma(바닥세포암종)와 squamous cell carcinoma(편평세포암종) 등을 치료하기 위한 특수 절제술이다. 얼굴처럼 광범위한 절제가 곤란한 부위의 수술이거나 피부암이 매우 클 때 정상 조직을 최대한 보존하려는 목적으로 이용된다. 그림 16-23 참조.

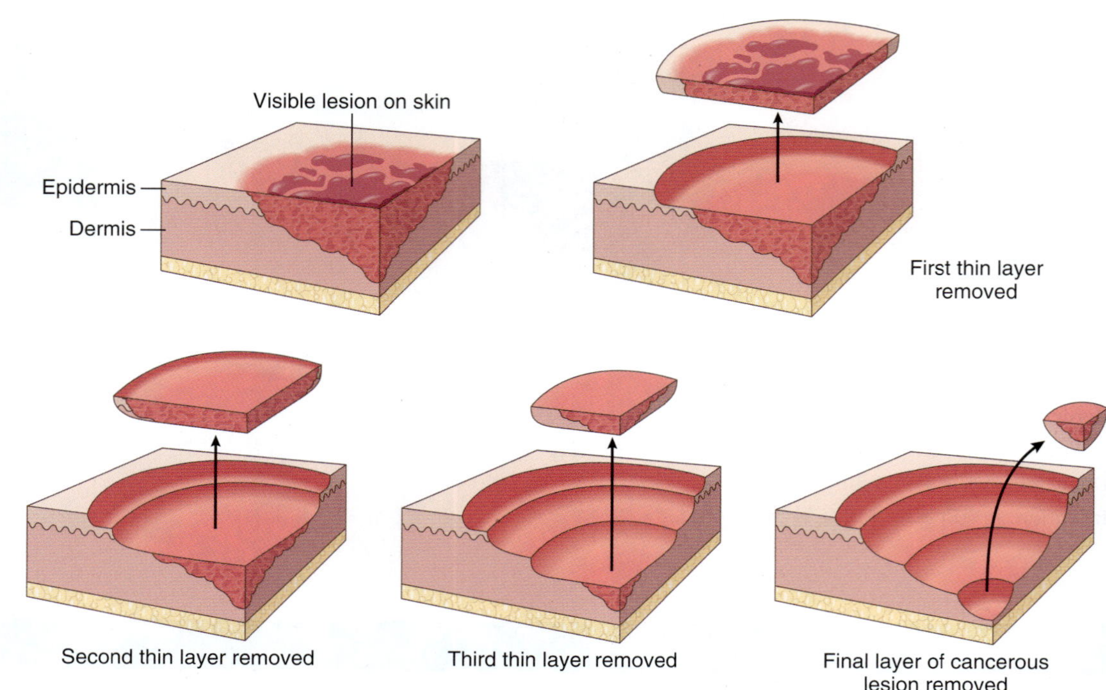

그림 16-23 현미경 검사로 피부암 절제 부위를 조절하면서 진행하는 Mohs surgery(모즈수술).

16

skin biopsy(피부생검)

악성종양이 의심되는 피부 병터를 절제하거나 샘플을 채취한 뒤, 병리학 실험실로 보내 현미경으로 검사한다.

Punch biopsy(찍어냄생검, 펀치생검)는 날 끝이 회전하는 기구를 사용하여 병터 중심부의 조직을 채취하는 방법이다. **Shave biopsy**(표층생검)는 조직을 피부 표면에 평행한 방향으로 베어내는 방법이다.

skin test(피부검사)

특정 물질을 진피내주사 또는 국소도포하고 피부에 나타나는 반응을 관찰한다.

알레르기 등의 질환을 진단하기 위해 피부검사를 시행한다. **Patch test**(피부접촉검사, 첩포검사)는 알레르기항원이 처리된 거즈나 여과지를 피부에 붙이는 방법이다. 피부가 붉어지거나 부어오르면 양성반응으로 판정한다. **Scratch test**(긁은자국검사)는 피부를 긁은 뒤, 긁힌 부위에 미량의 시약을 투여해보는 방법이다. 그 외의 피부검사로 diphtheria(디프테리아)를 검사하는 Schick test(시크검사), tuberculosis(결핵)를 검사하는 Mantoux test(망투검사)와 purified protein derivative test(PPD test, 정제단백질유도체검사) 등이 있다.

약어

Bx	biopsy(생검)	**PUVA**	psoralen-ultraviolet A 자외선요법—psoriasis(건선, 마른비늘증) 등의 피부질환 치료법
Derm	dermatology(피부과학)		
DLE	discoid lupus erythematosus(원반홍반루푸스)	**SLE**	systemic lupus erythematosus(전신홍반루푸스)
PPD	purified protein derivative(정제단밸질유도체)—tuberculosis(결핵)의 피부검사	**SC**	subcutaneous(피부밑-, 피하-)

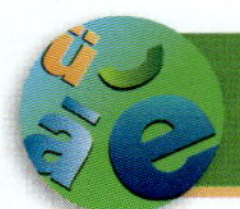

발음

이 장에 나오는 용어들을 얼마나 이해하고 있는지를 독자 스스로 판단하기 위하여, 아래 각 용어의 의미를 빈 칸에 채워 넣어 보자. 그 다음에 의미만을 보고 무슨 용어였는지를 적어보는 것도 공부에 도움이 될 것이다. 이때 철자법이 틀리지 않도록 주의하라. 각 용어 뒤에 표시된 숫자는 정의나 용례가 적혀 있는 페이지 번호를 가리킨다. 이 페이지를 확인하여 자신이 제대로 알고 있는지를 확인하라.

발음기호 안내

ā: 에이 (예: āpe)	ă: 애 (예: ăpple)
ē: 이- (예: ēven)	ĕ: 에 (예: ĕvery)
ī: 아이 (예: īce)	ĭ: 이 (예: ĭnterest)
ō: 오우 (예: ōpen)	ŏ: 오 (예: pŏt)
ū: 유 (예: ūnit)	ŭ: 어 (예: ŭnder)

용어

용어	발음	의미
adipocyte (493)	ĂD-ĭ-pō-sīt	
adipose (494)	ĂD-ĭ-pōs	
albinism (494)	ĂL-bĭ-nĭzm	
albino (493)	ăl-BĪ-nō	
anhidrosis (494)	ăn-hī-DRŌ-sĭs	
apocrine sweat gland (493)	ĂP-ō-krĭn swĕt glănd	
basal layer (493)	BĀ-săl LĀ-ĕr	
causalgia (494)	kăw-ZĂL-jă	
collagen (493)	KŎL-ă-jĕn	
cuticle (493)	KŪ-tĭ-kl	
dermabrasion (494)	dĕrm-ă-BRĀ-zhŭn	
dermatitis (494)	dĕr-mă-TĪ-tŭs	
dermatologist (494)	dĕr-mă-TŎL-ō-jĭst	
dermatophytosis (496)	dĕr-mă-tō-fī-TŌ-sĭs	
dermis (493)	DĔR-mĭs	
diaphoresis (494)	dī-ă-fŏr-RĒ-sĭs	
eccrine sweat gland (493)	Ĕ-krĭn swĕt glănd	
electrocautery (494)	ē-lĕk-trō-KĂW-tĕr-ē	
epidermis (493)	ĕp-ĭ-DĔR-mĭs	
epidermolysis (494)	ĕp-ĭ-dĕr-MŎL-ĭ-sĭs	
epithelium (493)	ĕp-ĭ-THĒL-ē-ŭm	

16

용어	발음	의미
erythema (494)	ĕr-ĭ-THĒ-mă	
erythematous (494)	ĕr-ĭ-THĒ-mă-tŭs	
hair follicle (493)	hār FŎL-ĭ-kl	
hypertrichosis (497)	hī-pĕr-trĭ-KŌ-sĭs	
ichthyosis (494)	ĭk-thē-Ō-sĭs	
integumentary system (493)	ĭn-tĕg-ū-MĔN-tăr-ē SĬS-tĕm	
keratin (493)	KĔR-ă-tĭn	
keratosis (494)	kĕr-ă-TŌ-sĭs	
leukoplakia (495)	loo-kō-PLĀ-kē-ă	
lipoma (495)	lī-PŌ-mă *or* lĭ-PŌ-mă	
liposuction (495)	lī-pō-SŬK-shun	
lunula (493)	LŪ-nū-lă	
melanin (493)	MĔL-ă-nĭn	
melanocyte (495)	mĕ-LĂN-ō-sīt	
mycosis (496)	mī-KŌ-sĭs	
onycholysis (496)	ŏn-ĭ-KŎL-ĭ-sĭs	
onychomycosis (496)	ŏn-ĭ-kō-mī-KŌ-sĭs	
paronychia (496)	păr-ō-NĬK-ē-ă	
paronychium (493)	păr-ŏn-NĬK-ē-um	
pilosebaceous (496)	pī-lō-sĕ-BĀ-shŭs	
pore (493)	PŎR	
pyoderma (496)	pī-ō-DĔR-mă	
rhytidectomy (496)	rĭt-ĭ-DĔK-tō-mē	
sebaceous gland (493)	sĕ-BĀ-shŭs glănd	
seborrhea (496)	sĕb-ō-RĒ-ă	
seborrheic dermatitis (496)	sĕb-ō-RĒ-ĭk dĕr-mă-TĪ-tĭs	
sebum (493)	SĒ-bŭm	
squamous epithelium (493)	SKWĀ-mŭs ĕp-ĭ-THĒ-lē-ŭm	
steatoma (497)	stē-ă-TŌ-mă	
stratified (493)	STRĂT-ĭ-fīd	
stratum; 복수형 strata (493)	STRĂ-tŭm; STRĂ-tă	

용어	발음	의미
stratum corneum (493)	STRĂ-tŭm KŎR-nē-ŭm	
subcutaneous layer (493)	sŭb-kū-TĀ-nē-ŭs LĀ-ĕr	
subungual (497)	sŭb-ŬNG-wăl	
xanthoma (497)	zăn-THŌ-mă	
xerosis (497)	zĕr-Ō-sĭs	

질환; 검사실검사, 처치

용어	발음	의미
abscess (498)	ĂB-sĕs	
acne (500)	ĂK-nē	
alopecia areata (500)	ăl-ō-PĒ-shē-ă ăr-ē-ĂT-ă	
atopic dermatitis (502)	ā-TŎP-ĭk dĕr-mă-TĪ-tĭs	
bacterial analysis (509)	băk-TĒR-ē-ăl ă-NĂL-ĭ-sēz	
basal cell carcinoma (508)	BĀ-săl sĕl kăr-sĭ-NŌ-mă	
bulla; 복수형 bullae (498)	BŬL-ă; BŬL-ē	
burns (501)	bŭrnz	
callus (506)	KĂL-ŭs	
cellulitis (502)	sĕl-ū-LĪ-tĭs	
cicatrix (506)	SĬK-ă-trĭks	
comedo; 복수형 comedones (501)	KŎM-ĕ-dō; kŏm-ĕ-DŌNĒZ	
crust (498)	krŭst	
cryosurgery (509)	krī-ō-SŬR-gĕr-ē	
curettage (509)	kū-rĕ-TĂZH	
cyst (498)	sĭst	
decubitus ulcer (498)	dē-KŪ-bĭ-tŭs ŬL-sĕr	
dysplastic nevi (507)	dĭs-PLĂS-tik NĒ-vī	
ecchymosis; 복수형 ecchymoses (500)	ĕk-ĭ-MŌ-sĭs; ĕk-ĭ-MŌ-sēz	
eczema (502)	ĔK-zĕ-mă	
electrodesiccation (509)	ĕ-lĕk-trō-dĕ-sĭ-KĀ-shun	
erosion (498)	ĕ-RŌ-zhŭn	

용어	발음	의미
exanthematous viral disease (502)	ĕg-zăn-THĔM-ă-tŭs VĪ-răl dĭ-ZĒZ	
fissure (498)	FĬSH-ŭr	
fungal tests (509)	FŬNG-ăl tĕsts	
gangrene (502)	găng-GRĒN	
impetigo (503)	ĭm-pĕ-TĪ-gō	
Kaposi sarcoma (508)	KĂH-pō-sē săr-KŌ-mă	
keloid (506)	KĒ-loyd	
keratosis (506)	kĕr-ă-TŌ-sĭs	
macule (498)	MĂK-ūl	
malignant melanoma (508)	mă-LĬG-nănt mĕ-lă-NŌ-mă	
Mohs surgery (509)	mōz SŬR-jĕ-rē	
nevus; 복수형 nevi (507)	NĒ-vŭs; NĒ-vī	
nodule (498)	NŎD-ūl	
papule (498)	PĂP-ūl	
petechia; 복수형 petechiae (500)	pĕ-TĒ-kē-ă; pĕ-TĒ-kē-ī	
pilonidal cyst (498)	pī-lō-NĪ-dăl sĭst	
polyp (498)	PŎL-ĭp	
pruritus (500)	proo-RĪ-tŭs	
psoriasis (504)	sō-RĪ-ă-sĭs	
purpura (500)	PŬR-pŭr-ă	
pustule (498)	PŬS-tūl	
rubella (502)	roo-BĔL-ă	
rubeola (502)	roo-bē-Ō-lă	
scabies (504)	SKĀ-bēz	
scleroderma (504)	sklĕr-ō-DĔR-mă	
sebaceous cyst (497)	sĕ-BĀ-shŭs sĭst	
skin biopsy (510)	skĭn BĪ-ŏp-sē	
skin test (510)	skĭn tĕst	
squamous cell carcinoma (508)	SKWĀ-mŭs sĕl kăr-sĭ-NŌ-mă	

용어	발음	의미
systemic lupus erythematosus (504)	sĭs-TĔM-ĭk LOO-pŭs ĕr-ĭ-thē-mă-TŌ-sŭs	
tinea (505)	TĬN-ē-ă	
ulcer (498)	ŬL-sĕr	
urticaria (506)	ŭr-tĭ-KĀ-rē-ă	
varicella (502)	văr-ĭ-SĔL-ă	
verruca; 복수형 verrucae (507)	vĕ-ROO-kă; vĕ-ROO-kē	
vesicle (498)	VĔS-ĭ-kl	
vitiligo (506)	vĭt-ĭl-Ī-gō	
wheal (499)	wēl	

16

CHAPTER 17

감각기관: 눈과 귀

Sense Organs: The Eye and the Ear

번역: 윤호

단원 구성

단원 학습목표

- 눈과 귀의 구조와 기능을 이해한다.
- 눈과 귀 각 부위에 대한 용어의 연결형, 접두사, 접미사를 익힌다.
- 눈과 귀에 발생할 수 있는 질환을 설명한다.
- 안과학 및 이과학 분야와 관련된 처치에 대해 공부한다.
- 새로 공부한 지식을 이용하여 진단서나 진료기록에 나오는 의학용어를 해석해 본다.

서론

Eye(눈)와 **ear**(귀)는 skin(피부), taste bud(맛봉오리), **olfactory region**(후각부위) 등과 함께 우리 몸의 sense organ(감각기관)에 속한다. 이들 부위에는 외부 또는 내부 환경으로부터 자극을 받아 활성화되는 특수한 감각세포가 있다. 눈과 귀의 감각세포는 자극에 반응하여 신경자극을 내보내며, 이 신경자극은 감각신경섬유를 통해 뇌로 전달된다.

주어진 자극의 종류와는 상관없이, 최종적으로 자극을 전달받은 뇌의 부위가 어디냐에 따라 정해진 감각을 느끼게 된다. 따라서 눈과 귀의 감각세포에 기계적인 손상이 가해졌을 때, 시각(섬광)과 청각(귀울림)의 증상이 나타나게 된다. 만약 귀의 감각세포와 뇌의 시각영역을 연결하는 신경섬유가 있다면, 소리를 볼 수도 있을 것이다.

그림 17-1에 눈과 귀에 빛과 소리의 자극이 주어졌을 때 일어나는 일련의 반응이 요약되어 있다.

EYE(눈)

구조와 기능

아래 글을 읽고 그림 17-2의 빈칸을 채워 보라.

Pupil(동공) [1]은 **iris**(홍채)로 둘러싸인 눈 중앙의 검은 부위로, 이곳을 통해 눈으로 빛이 들어간다. Eyelid(눈꺼풀) 내면과 eyeball(안구) 앞면의 흰자위를 덮는 막을 **conjunctiva**(결막) [2]라고 한다. 결막은 혈관이 확장되었을 때를 제외하고는 무색투명한 조직이다. 먼지나 연기 등의 자극으로 결막의 혈관이 확장되면 붉게 충혈되어 보인다. 또한 눈이 미생물에 감염되었거나 알레르기반응으로 인해 염증이 일어났을 때도 결막의 혈관이 확장되곤 하는데, 이런 상태를 conjunctivitis(결막염)라고 부른다.

빛이 동공을 통해 안구로 들어갈 때 제일 처음 지나는 구조는 **cornea**(각막) [3]이다. 각막은 돔처럼 생긴 투명한 섬유조직으로, 동공과 홍채 앞을 덮고 있다. 각막은 빛을 **굴절**시켜 안구 뒤쪽에 위치한 감각세포에 초점이 맺힐 수 있게 한다. 정상 각막에는 혈관이 없으며, 각막과 **sclera**(공막, 희고 불투명한 부위) [4]의 경계에 있는 혈관으로부터 산소와 영양분을 공급받는다. 각막이 손상되었거나 혼탁해진 사람에게 다른 사람의 각막을 이식할 수 있는 것은, 각막에 혈관이 없어서 거부반응을 일으키는 면역세포나 항체가 도달하지 못하기 때문이다. 공막은 각막 가장자리부터 안구 뒤쪽의 optic nerve(시신경)에 이르기까지 안구의 표면을 덮고 있는 질긴 섬유결합조직이다.

공막 속의 흑갈색 막을 **choroid**(맥락막) [5]라고 한다. 맥락막에는 많은 혈관이 분포하며, 이를 통해 안구에 영양분이 공급된다. 맥락막의 앞쪽 끝은 색소가 침착되어 있는 **iris**(홍채) [6] 및 **ciliary body**(섬모체) [7]와 이어져 있다. 맥락막, 홍채, 섬모체를 합쳐 **uvea**(포도막)라고 부른다.

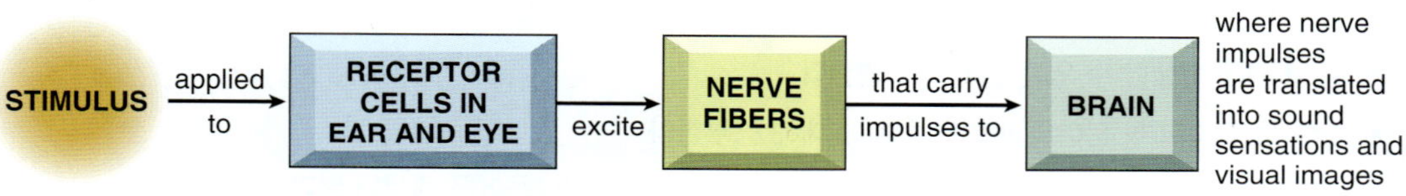

그림 17-1 감각기관에 자극이 주어졌을 때 나타나는 일련의 반응.

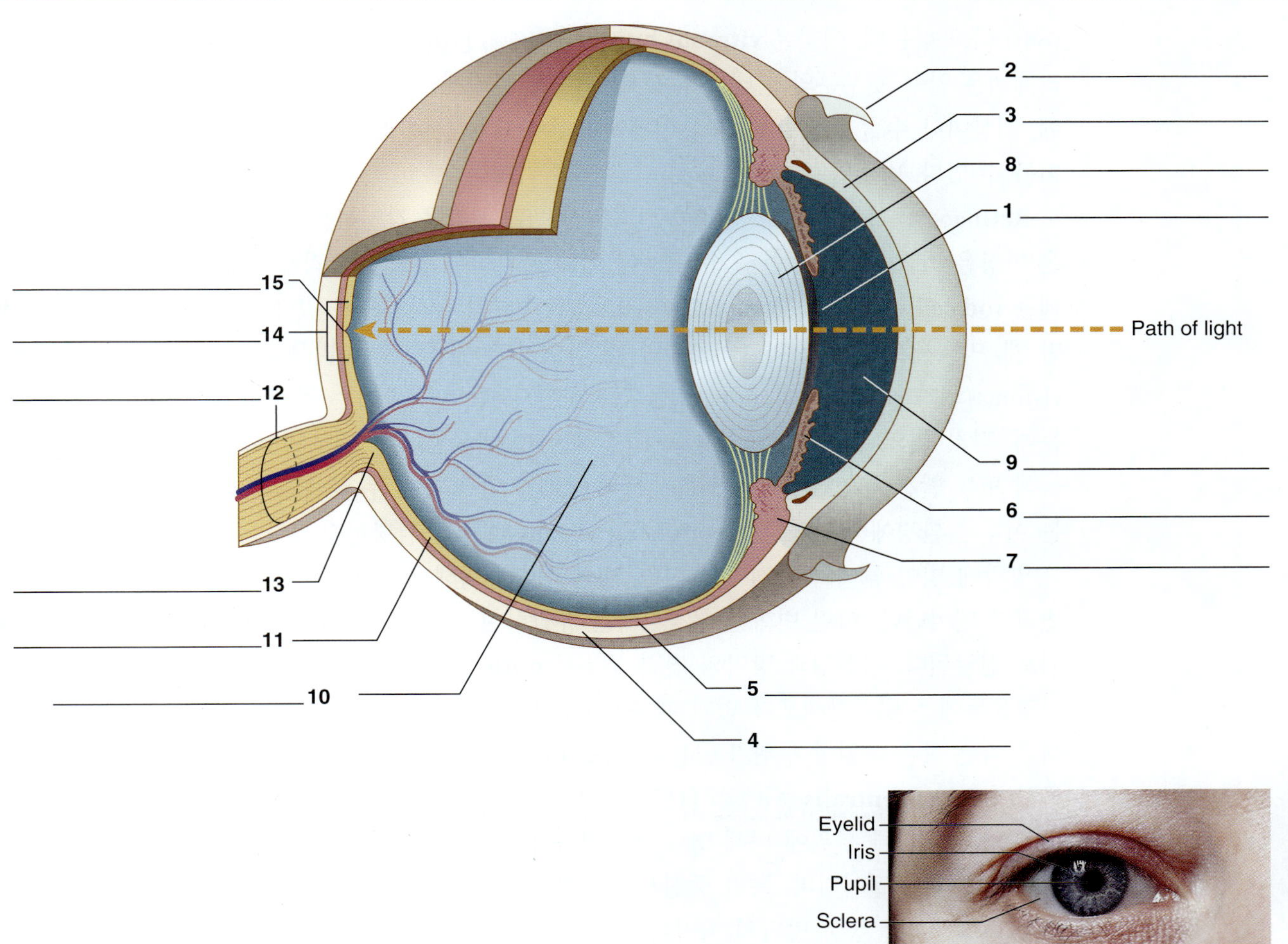

그림 17-2 눈의 구조.

홍채는 동공 주위를 둘러싸는 고리 모양의 구조이며 사람에 따라 푸른색, 녹색, 엷은 갈색, 회색, 짙은 갈색 등 다양한 색을 띠고 있다. 홍채에는 근육이 발달해 있어서, 밝을 때는 동공을 오므리고 어두울 때는 넓게 확장시켜 눈으로 들어가는 빛의 양을 조절한다.

섬모체는 **lens**(수정체) [8] 주위를 고리 모양으로 둘러싸고 있다. 수정체는 zonular fiber(섬모체 띠섬유)라고 하는 실 같은 구조에 의해 섬모체에 고정되어 있어서, 섬모체의 근육이 수축하면 수정체의 모양과 두께가 변하게 된다. 이와 같은 수정체의 형태 변화는 빛의 굴절률을 변화시키는 작용을 한다. **Refraction**(굴절)이란 빛이 각막, 수정체 등의 조직을 지날 때 방향이 꺾이는 것을 말한다. 섬모체근의 작용으로 수정체가 납작해지면 먼 거리의 사물에 초점이 맞춰지고, 반대로 수정체가 두꺼워지면 가까운 물체를 볼 수 있게 된다. 이렇게 빛의 굴절률이 변화되는 기전을 **accommodation**(조절)이라 한다. 나이가 들면 눈의 조절 능력이 감퇴하기 때문에 가까운 물체를 보거나 책을 읽을 때 돋보기가 필요해진다.

섬모체는 수정체의 모양을 조절할 뿐만 아니라 **aqueous humor**(방수)라는 액체를 분비하여 안구의 **anterior chamber**(앞방, 전방) [9]를 채워 준다. 방수는 안구 앞부분의 형태를 유지시키고, 이 부위의 구조에 영양분을 공급해 준다. 방수는 일정한 속도로 계속 분비되며, 관을 통해 안구 밖으로 배출되어 혈관으로 유입된다. 수정체 뒤쪽의 넓은 안구 속 공간을 **vitreous chamber**(유리체방)라고 하는데, 이곳은 **vitreous humor**(유리체액) [10]라는 젤리 같은 물질로 채워져 있다. 유리체액은 안구 뒷부분의 형태를 유지시켜 준다. 유리체액은 계속 생성되는 물질이 아니기 때문에, 외상이나 수술 등으로 인해 유리체액이 손실되면 눈에 심각한 손상이 초래되어 실명에까지 이를 수 있다. 방수와 유리체액도 빛의 굴절에 기여한다.

Retina(망막) [11]는 얇고 섬세한 신경조직으로, 시각을 감지하는 부위이다. 눈으로 들어온 빛은 파장은 각막, 수정체, 안구 속 액체에 의해 굴절되어 망막의 감각세포에 초점을 맺는다. 망막에는 **rod cell**(막대세포)와 **cone cell**(원뿔세포), 두 종류의 감각세포가 있다. 원뿔세포의 수는 약 650만 개, 막대세포의 수는 약 1억 2천만 개 정도이다. 원뿔세포는 밝은 환경에서 작동하며, color vision(색각)과 central vision(중심시)을 담당한다. 사람의 망막에는 세 종류의 원뿔세포가 존재하는데, 각각 빛의 삼원색(빨강, 녹색, 파랑) 중 하나에 반응한다. Color blindness(색맹)의 경우 대개 녹색 또는 빨간색을 감지하는 원뿔세포에 장애가 발생하여, 두 색을 구분하지 못한다. 막대세포는 어두운 환경에서 작동하며 peripheral vision(주변시)을 담당한다.

망막에 빛이 들어와 초점이 맺히면, 빛에너지에 의해서 막대세포와 원뿔세포 내부에 화학적 변화가 일어난다. 이런 변화는 신경자극을 유발하며, 이 자극은 **optic nerve**(시신경) [12]를 통해 뇌로 전달된다. 시신경과 망막의 연결 부위를 **optic disc**(시신경유두, 시신경원반) [13]라고 한다. 시신경유두에는 빛감각세포가 없기 때문에 blind spot(맹점)이라 부른다. 시신경유두 옆에는 노란색을 띠는 작은 타원형 부위가 있는데, 이를 **macula**(황반) [14]라고 한다. 황반의 중앙 부위는 오목하여 **fovea centralis**(중심오목) [15]라고 부르는데, 이 부위에는 원뿔세포가 많이 분포하기 때문에 망막의 다른 부위에 비해 명료한 시각을 감지할 수 있다. 중심오목 또는 황반의 일부가 손상되면 시력이 떨어지며, 특히 중심시가 크게 영향을 받는다. 그림 17-3은 ophthalmoscope(검안경)으로 관찰한 정상 망막의 사진이다. 이와 같이 검안경으로 볼 수 있는 안구 내면 뒷부분을 **fundus**(안저, 눈바닥)라고 한다.

그림 17-4는, 우리가 어떤 물체를 볼 때 체내에서 무슨 일이 일어나는지를 나타낸 그림이다.

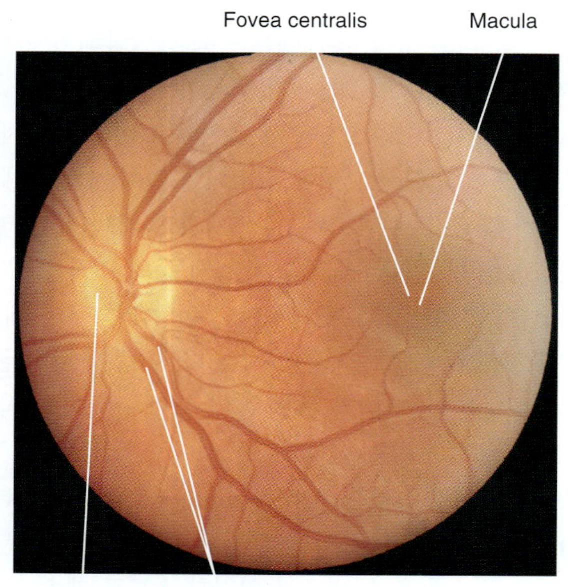

그림 17-3 안구 내면 뒷부분의 망막 즉, **fundus**(안저)를 ophthalmoscope(검안경)으로 관찰한 모습.

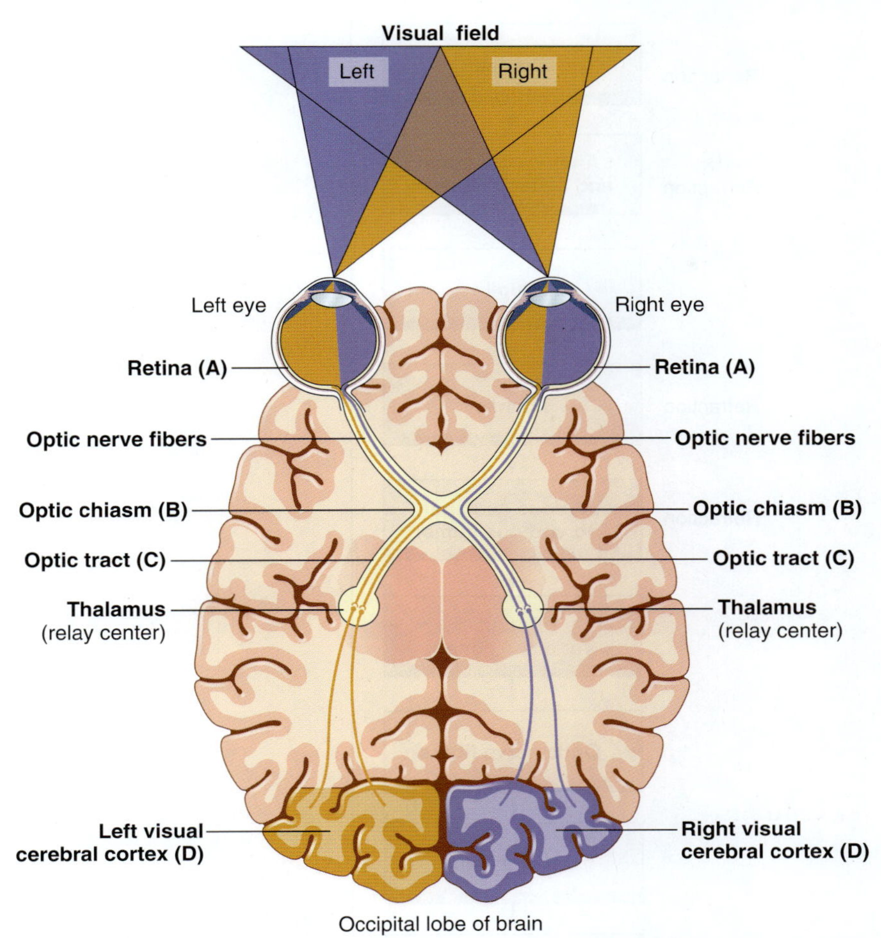

그림 17-4 망막(A)**에서 대뇌피질**(후두엽, D)**까지의 시각경로.** 왼쪽 시야의 시각정보는 오른쪽 시각피질로, 오른쪽 시야의 시각정보는 왼쪽 시각피질로 전달된다.

왼쪽 시야(보라색)에 위치한 물체의 영상은 **망막**(A) **오른쪽** 부분의 빛감각세포(막대세포, 원뿔세포)를 자극한다. 반대로, **오른쪽 시야**(주황색)에 위치한 물체의 영상은 망막 왼쪽 부분의 빛감각세포를 자극한다. 양쪽 눈의 망막에서 나온 시신경은 정중면에서 만나 **optic chiasm**(시신경교차, 시각교차 B)을 형성한다. 망막의 안쪽(코쪽) 부분에서 나온 시신경섬유들은 이곳에서 반대쪽으로 교차하지만, 망막의 가쪽(귀쪽) 부분에서 나온 시신경섬유들은 교차하지 않는다. 양쪽 눈의 망막 오른쪽 부분에서 온 신경섬유(보라색)는 오른쪽 **optic tract**(시각로, C)를 이루며, **thalamus**(시상)에서 연접한 뒤 **오른쪽 visual cortex**(시각피질, D)로 연결된다. 마찬가지로 양쪽 눈의 망막 왼쪽 부위에서 온 신경섬유(주황색)가 만나 왼쪽 시각로를 이루고, 시상에서 연접을 거쳐 **왼쪽 시각피질**(D)로 연결된다. Occipital lobe(후두엽, 뒤통수엽)에 위치한 시각피질에서는 양쪽 눈으로 들어온 시각정보가 합쳐져 하나의 3차원 영상이 인식되는데, 이를 **binocular vision**(두눈보기, 양안시)이라고 한다.

뇌졸중 등으로 인해 오른쪽 시각피질의 신경세포가 손상되면, 왼쪽 시야(보라색)의 시각에 장애가 생긴다. 마찬가지로 왼쪽 시각피질이 손상된 경우에는 오른쪽 시야(주황색)의 시각장애가 발생한다. 이와 같이 손상 반대쪽 시야의 시각에 장애가 생기는 것을 **hemianopsia**(반맹, 반시야결손, **hemi-**는 "절반", **an-**는 "없음", **-opsia**는 "시각"을 뜻한다)라고 한다.

그림 17-5에 각막에서 대뇌피질까지 시각이 전달되는 경로가 요약되어 있다.

17

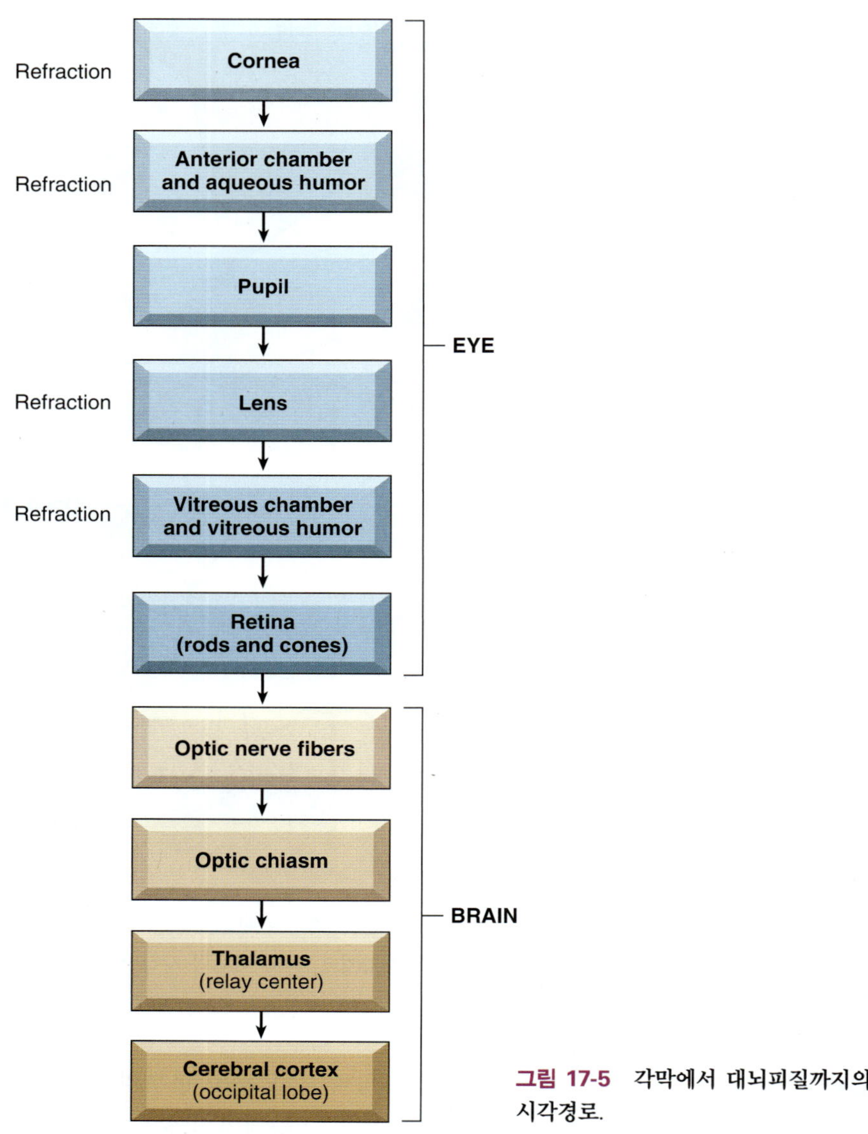

그림 17-5 각막에서 대뇌피질까지의 시각경로.

어휘: 눈

본문에 나온 용어와 각각의 간단한 정의를 정리하면 다음과 같다. 각 용어의 발음은 발음 절을 참고하라.

accommodation(조절)	가까운 거리의 물체에 초점이 맞춰지게 하는 눈의 조절작용. 섬모체에 의해 수정체가 두꺼워지고 동공이 수축한다. 먼 곳을 볼 때는 섬모체에 의해 수정체가 납작해지고 동공이 확장된다.
anterior chamber(앞방, 전방)	각막의 뒤쪽, 수정체와 홍채의 앞쪽 공간. 방수로 채워져 있다.
aqueous humor(방수)	섬모체에서 생성되어 안구의 앞방을 채우고 있는 액체. Humor(*humidus*는 "축축하다"는 뜻의 라틴어)는 혈액과 림프를 포함한 체액을 뜻한다.
biconvex(양볼록)	양쪽 면이 구면의 일부와 같이 둥글게 솟아 있는 것. 수정체는 양볼록렌즈이다.

choroid(맥락막)	안구의 벽을 이루는 세 층의 가운데 층. 망막과 공막 사이의 혈관층이다.
ciliary body(섬모체)	수정체 주위를 둘러싸는 구조로, 맥락막과 홍채를 연결해 준다. Ciliary muscle(섬모체근)의 작용으로 수정체의 모양을 조절하고, 방수를 분비하는 기능을 한다.
cone cell(원뿔세포)	빛에너지를 신경자극으로 변환시키는 망막의 빛감각세포. Color vision(색각) 및 central vision(중심시)을 담당한다.
conjunctiva(결막)	눈꺼풀 내면과 안구 앞면을 덮는 부드러운 막.
cornea(각막)	안구 앞부분을 덮는 투명한 섬유조직층. "뿔 모양"이라는 뜻의 라틴어 *corneus*에서 파생된 용어이다. 각막이 앞쪽으로 튀어나와 있기 때문에 뿔처럼 생겼다고 여겼던 것 같다.
fovea centralis(중심오목)	망막의 작은 함몰부. 가장 명료하게 시각을 감지하는 부위이다.
fundus of eye(안저, 눈바닥)	안구 내면의 뒷부분. Ophthalmoscope(검안경)으로 관찰할 수 있다.
iris(홍채)	동공을 둘러싸는 색을 띤 부위. 동공을 벌리거나 오므려 눈으로 들어가는 빛의 양을 조절한다. 홍채 중앙의 구멍을 pupil(동공)이라고 한다.
lens(수정체)	동공 뒤에 위치한 투명한 양볼록렌즈. 눈으로 들어온 빛을 굴절시켜 망막에 초점이 맺히게 한다.
macula(황반)	망막의 시각신경유두 가쪽(약간 아래)에 위치한 노르스름한 부위. 황반 중앙의 함몰부인 fovea centralis(중심오목)는 가장 명료한 시각을 감지하는 곳이다.
optic chiasm(시신경교차, 시각교차)	좌우의 시신경섬유가 교차하는 부위(*chiasma*은 "교차한다"는 뜻의 라틴어).
optic disc(시신경유두, 시신경원반)	안구 뒤쪽에서 시신경과 망막이 연결되는 곳. 이 부위에는 신경섬유만 있고 막대세포나 원뿔세포가 없어서 시각을 감지하지 못하는 맹점이 된다.
optic nerve(시신경, 시각신경)	망막에서 뇌(대뇌피질)로 신경자극을 전달하는 뇌신경.
pupil(동공)	홍채로 둘러싸인 검은 부위. 이곳을 통해 빛이 눈으로 들어간다.
refraction(굴절)	각막, 수정체, 안구 속 액체에 의해 빛의 방향이 꺾이는 것을 말하며, 그 결과 망막에 초점이 맺히게 된다. Re-는 "다시", -fract는 "꺾는다"는 뜻이다.
retina(망막)	시각을 감지하는 안구의 신경조직층으로, 빛감각세포(막대세포, 원뿔세포)를 포함하고 있다.
rod cell(막대세포)	망막의 빛감각세포. 어두운 환경에서의 시각과 peripheral vision(주변시)을 담당한다.
sclera(공막)	안구 바깥을 둘러싸는 질기고 흰 섬유막.
thalamus(시상)	뇌의 중계핵. 시신경섬유는 시상의 중계를 거쳐 대뇌피질로 연결된다.
vitreous humor(유리체액)	수정체 뒤쪽의 유리체방을 채우고 있는 젤리 같은 물질. 안구의 형태를 유지시키는 역할을 한다.

17

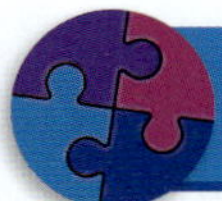

용어: 눈

빈칸에 용어의 뜻을 기입하라.

연결형: 구조

연결형	의미	용어	의미
aque/o	water(물)	**aque**ous humor(방수)	______
blephar/o	eyelid(눈꺼풀, **palpebr/o** 참조)	**blephar**itis(눈꺼풀염) 그림 *17-6A* 참조.	______
		blepharoptosis(눈꺼풀처짐) ***Ptosis***라고도 한다. 눈꺼풀 근육의 이상 또는 신경 장애로 인해 발생한다.	______
conjunctiv/o	conjunctiva(결막)	**conjunctiv**itis(결막염) 꽃가루 같은 알레르기항원, 세균 감염, 바이러스 감염 등으로 인해 결막의 혈관이 확장된 상태. 흔히 *pinkeye*(급성접촉결막염; 감염각막결막염)라고 부른다*(그림 17-6B)*.	______
cor/o	pupil(동공, **pupill/o** 참조)	aniso**cor**ia(동공부등) *Anis/o*는 "같지 않다"는 뜻이다. 신경의 손상 또는 질환을 나타내는 징후이다*(그림 17-7A)*.	______
corne/o	cornea(각막, **kerat/o** 참조)	**corne**al abrasion(각막찰과상)	______
cycl/o	안구의 ciliary body(섬모체) 또는 ciliary muscle(섬모체근)	**cycl**oplegic(조절마비-, 섬모체근마비-)	______
dacry/o	tears(눈물), tear duct(눈물관, **lacrim/o** 참조)	**dacry**oadenitis(눈물샘염) 그림 *17-7B*에 *lacrimal gland*(눈물샘)와 *lacrimal duct*(눈물관)가 표시되어 있다.	______

17

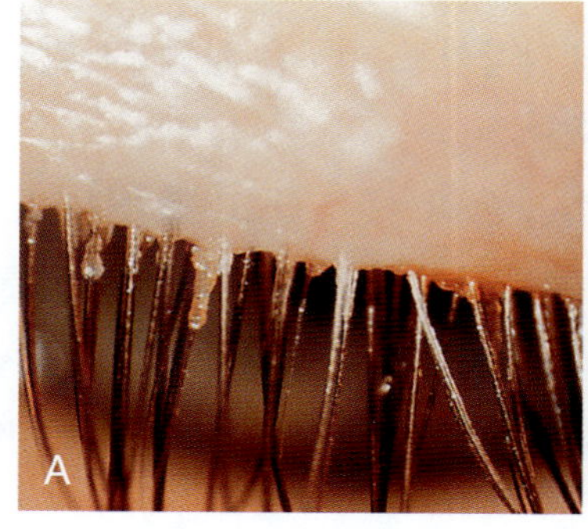

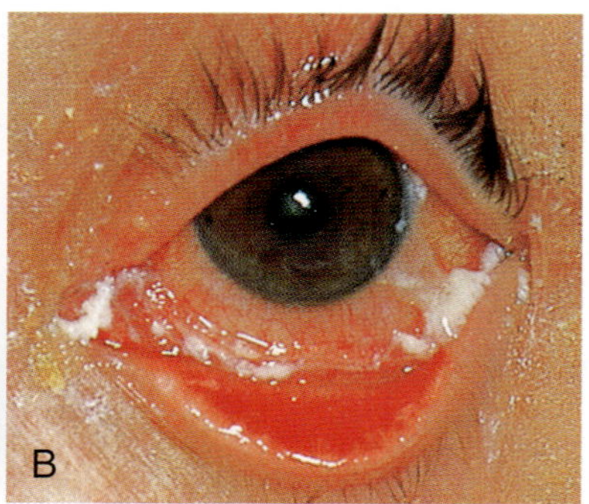

그림 17-6 **A, Blepharitis**(눈꺼풀염). 눈꺼풀과 속눈썹에 딱지가 앉은 것이 관찰된다. **B, Acute bacterial conjunctivitis**(급성세균결막염). 전염성이 매우 높은 질환이며 고름이 차는 것이 특징이다.

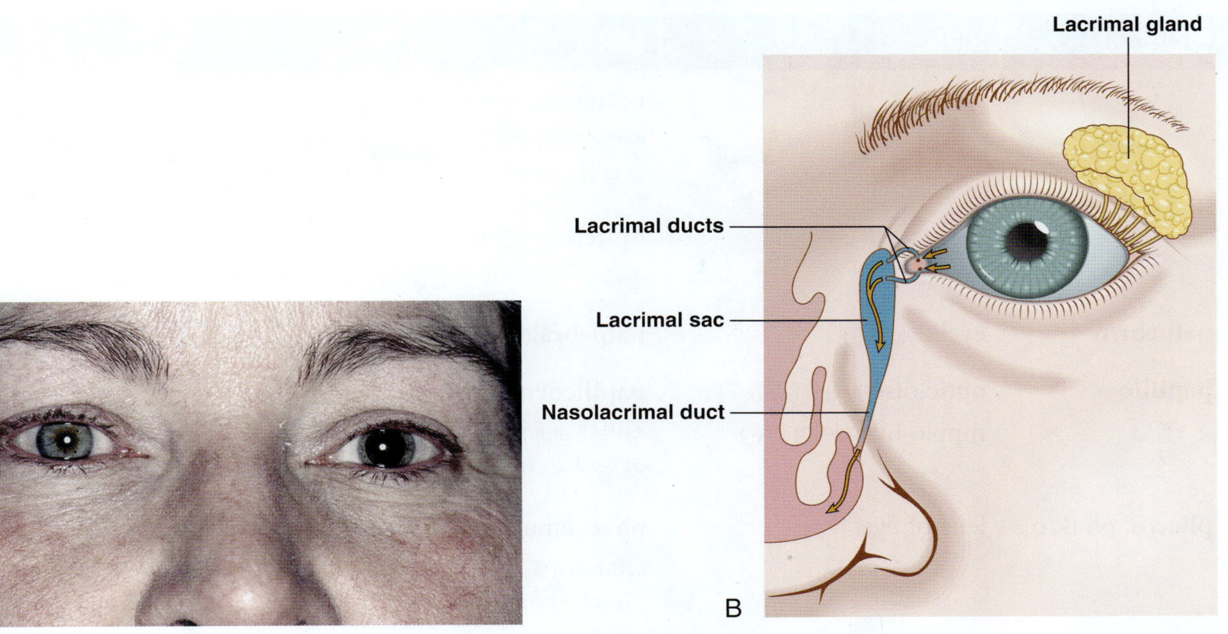

그림 17-7 A, Ansisocoria(동공부등). B, Lacrimal gland(눈물샘)와 lacrimal duct(눈물관).

연결형	의미	용어	의미
ir/o, irid/o	iris(홍채)	**ir**itis(홍채염) 통증, 빛과민반응,눈물흘림 등의 증상이 나타난다. 염증을 가라앉히기 위해 코티코스테로이드를 사용한다.	___
		iridic(홍채-)	___
		iridectomy(홍채절제) 방수의 배출을 돕거나 이물질을 제거하기 위해 홍채의 일부를 제거하는 수술.	___
kerat/o	cornea(각막)	**kerat**itis(각막염) 여기서 *kerat/o*는 피부에 많은 단백질 *keratin*(각질)을 뜻하는 것이 아니다.	___
lacrim/o	tears(눈물)	**lacrim**al(눈물-, 눈물샘-)	___
		lacrimation(눈물흘림, 눈물분비)	___
ocul/o	eye(눈)	intra**ocul**ar(안구내-)	___
ophthalm/o	eye(눈)	**ophthalm**ologist(안과의사, 안과전문의) 눈의 질환을 전문적으로 치료하는 의사.	___
		ophthalmic(눈-, 안구-)	___
		ophthalmoplegia(안근마비, 눈근육마비)	___
opt/o, optic/o	eye(눈), vision(시력)	**opt**ic(눈-, 시각-)	___

연결형	의미	용어	의미
		optometrist(눈측정사) 시력검사와 안경처방을 할 수 있는 사람. *Doctor of optometry(O.D.)*라고 부르기도 한다.	
		optician(안경사) 렌즈를 가공하고 안경을 맞추는 사람. 처방은 할 수 없다.	
palpebr/o	eyelid(눈꺼풀)	**palpebr**al(눈꺼풀-)	
papill/o	optic disc(시신경유두), nipple-like(젖꼭지 같은)	**papill**edema(시신경유두부종) 접미사 *-edema*는 "부종"이라는 뜻이다. *Intracranial pressure(두개내압)*이 높아져 시신경유두 부위가 충혈되었을 때 발생한다.	
phac/o, phak/o	lens of eye(수정체)	**phac**oemulsification(수정체유화) *Cataract(백내장)* 수술 시, 초음파진동을 이용하여 수정체를 분쇄한 뒤 흡입하여 제거하는 방법.	
		a**phak**ia(무수정체증) 선천적인 경우도 있지만, 대개는 백내장으로 인해 혼탁해진 수정체를 제거하고 인공수정체를 삽입하지 않아 발생한다.	
pupill/o	pupil(동공)	**pupill**ary(동공-)	
retin/o	retina(망막)	**retin**itis(망막염) ***Retinitis pigmentosa****(망막색소변성, 색소망막염)*는 망막의 막대세포가 파괴되고 색소성 흉터조직이 형성되는 유전병이다. 시력이 저하되고 *night blindness(nyctalopia, 야맹)*가 초래된다.	
		hypertensive **retin**opathy(고혈압망막병증) 안저검사에서 세동맥 협착, *microaneurysm(미세동맥류)*, 출혈, ***exudate****(삼출물)* 등의 소견이 관찰된다.	
scler/o	sclera(공막)	corneo**scler**al(각공막-)	
		scleritis(공막염)	
uve/o	uvea(포도막); 눈의 혈관층(홍채, 섬모체, 맥락막)	**uve**itis(포도막염)	
vitre/o	glassy(유리 같은)	**vitre**ous humor(유리체액)	

Palpebral(눈꺼풀-)/Palpable(촉지-)

*Palpebral*과 "만질 수 있는"이란 뜻의 *palpable*을 혼동하면 안된다.

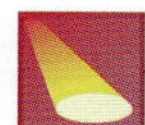

scler/o

연결형 scler/o는 **scler**oderma(피부경화증, 피부가 두껍고 딱딱해진 상태), arterio**scler**osis(동맥경화증, 동맥 벽에 판이 형성되어 딱딱해진 상태) 등의 경우처럼 " 딱딱하다"는 뜻으로 쓰이기도 한다.

연결형: 상태

연결형	의미	용어	의미
ambly/o	dull(무딘), dim(흐린)	**ambly**opia(약시) ______ 접미사 *-opia*는 시력을 뜻한다. 한쪽 또는 양쪽 눈의 시력이 크게 저하된 상태를 약시라고 한다. 사시, 굴절이상 등의 질환이 있을 때 *7~10*세 이전에 제대로 교정을 하지 않으면 약시가 될 수 있다.	
dipl/o	double(이중의)	**dipl**opia(복시, 겹보임) ______	
glauc/o	gray(회색의)	**glauc**oma(녹내장) ______ 여기서 *-oma*는 덩어리 또는 액체(방수)가 고인 것을 말한다. 중증 환자의 눈이 옅은 녹회색을 띠는 데서 유래한 용어이다. *530*쪽 참조.	
mi/o	smaller(작은), less(적은)	**mi**osis(동공수축, 축동) ______ 동공의 수축. 동공 수축을 유발하는 약물(예: *pilocarpine*)을 ***miotics***(동공축소제, 축동제)라고 한다.	
mydr/o	widen(넓어지다), enlarge(커지다)	**mydr**iasis(동공확대, 산동) ______ 동공의 확장. *Tropicamide, atropine, cocaine* 등의 약물은 동공의 확장을 유발한다.	
nyct/o	night(밤)	**nyct**alopia(야맹) ______ *-opia*는 시력을 뜻하며, *-al*은 시력상실을 의미하는 그리스어 *ala*에서 파생되었다. 낮에는 정상이지만 밤이 되면 시력이 떨어지는 것을 야맹이라고 한다. 비타민*A* 결핍 때문에 생기는 병이다.	
phot/o	light(빛)	**phot**ophobia(눈부심, 빛공포증) ______ 빛에 대한 과민반응.	
presby/o	old age(노령)	**presby**opia(노안) ______ *528*쪽 참조.	
scot/o	darkness(어두움)	**scot**oma(암점) ______ 망막의 특정 부위만 시력이 저하되어 *blind spot*(맹점)이 나타나는 것. 망막 또는 시신경의 손상이 원인이다.	
xer/o	dry(건조한)	**xer**ophthalmia(눈마름증, 안구건조증) ______	

17

접미사

접미사	의미	용어	의미
-opia	vision(시력, 시각)	hyper**opia**(원시) *Hypermetropia*라고도 한다.	________________
-opsia	vision(시력, 시각)	hemian**opsia**(반맹, 반시야결손) 시야 반쪽의 시각장애. 뇌졸중 환자의 상당수에서 한쪽 대뇌반구의 시각 피질이 손상되어, 양쪽 눈의 오른쪽 또는 왼쪽 시야에 시각장애가 초래된다.	________________
-tropia	to turn(방향을 바꿈)	eso**tropia**(내사시) 눈이 안쪽(*eso-*)을 향해 쏠림. 가쪽으로 쏠린 것은 ***exotropia***(외사시)라고 한다. 이와 같이 안구근육의 장애로 인해 양쪽 눈이 동시에 한 점을 응시하지 못하게 된 것을 ***strabismus***(사시)라고 한다.	________________

굴절이상

astigmatism(난시)

각막 또는 수정체의 곡률이 일정하지 않은 것.

빛이 일정하게 굴절되지 않아 망막에 정확히 초점을 맺지 못하며, 결과적으로 물체의 상이 왜곡된다. 적절한 방향의 cylindrical lens(원주렌즈)로 교정할 수 있다(그림 17-8A).

hyperopia(**hypermetropia**, 원시)

먼 곳은 잘 보이지만 가까운 물체는 잘 보이지 않는 것.

그림 17-8B와 같이, 안구의 앞뒤축이 너무 짧거나 수정체의 굴절력이 약한 것이 원인이다. 평행광선이 눈으로 들어갔을 때 망막보다 뒤쪽에 초점이 맺히기 때문에 물체가 흐릿하게 보인다. 볼록렌즈를 이용하여 각막 앞에서 빛을 모아주면 망막에 초점이 맺히게 할 수 있다.

myopia(근시)

가까운 물체는 잘 보이지만 먼 곳은 잘 보이지 않는 것.

안구의 앞뒤축이 너무 길거나 수정체의 굴절력이 커서 망막보다 앞쪽에 초점이 맺히기 때문에 물체가 희미하게 보인다. 오목렌즈를 이용하여 각막 앞에서 빛을 퍼뜨려주면 망막에 초점이 맺히게 할 수 있다(그림 17-8C).

presbyopia(노안)

노화에 의한 시력 저하.

나이가 듦에 따라 수정체의 탄력성이 감소하여, 가까운 곳(6 m 이내)을 볼 때 수정체가 충분히 두꺼워지지 못한다. 결과적으로 초점이 망막보다 뒤쪽에 맺히게 된다. 그러므로 6 m 이내의 물체를 볼 때 볼록렌즈를 사용해야 한다.

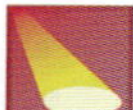

Myopia(근시)/**Miotics**(동공축소제, 축동제)

My-는 "닫는다"는 뜻의 그리스어 *myein*에서 파생된 것으로, 근시인 사람이 사물을 응시할 때 실눈을 뜨는(눈을 반쯤 감은 상태) 데서 유래한 용어이다. 동공을 수축시키는 약물을 뜻하는 **miotics**와 혼동하면 안된다.

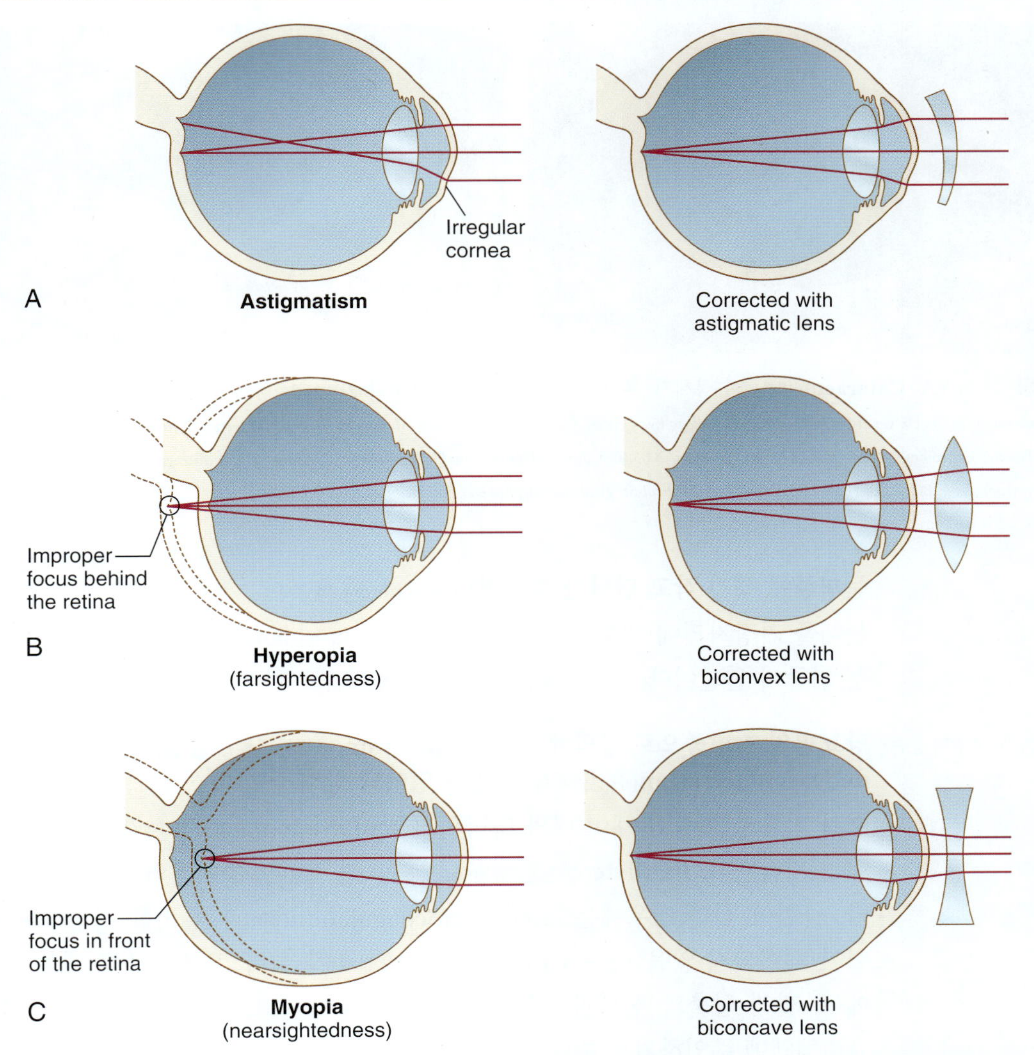

그림 17-8 굴절 이상. A, Astigmatism(난시) 및 난시의 교정. **B, Hyperopia**(원시) 및 원시의 교정. **C, Myopia**(근시) 및 근시의 교정. **B**와 **C**의 점선은 정상 안구의 윤곽을 나타낸 것이다.

17

질환: 눈

cataract(백내장)

수정체가 혼탁해져 시력이 저하되는 것(그림 17-9A).

퇴행성 안구질환(수정체의 단백질이 뭉쳐 불투명해짐)의 일종으로, 노화에 의해 발생하는 senile cataract(노년백내장)가 대부분이다. 그러나 선천적인 백내장도 있고 당뇨병, 안구의 외상, 고농도 코티코스테로이드의 장기투여 등으로 인해 발생하는 경우도 있다. 수정체가 뿌옇기 때문에 사물이 희미하게 보이며, 수정체 혼탁과 더불어 시력 저하가 점점 심해진다. 검안경 또는 맨눈으로 혼탁해진 수정체를 쉽게 관찰할 수 있다. 치료방법은 수정체를 제거하고 홍채 뒤쪽에 인공수정체를 삽입하는 것이다. 안구 속에 인공수정체를 넣을 수 없는 경우에는 안경이나 콘택트렌즈를 사용할 수도 있다.

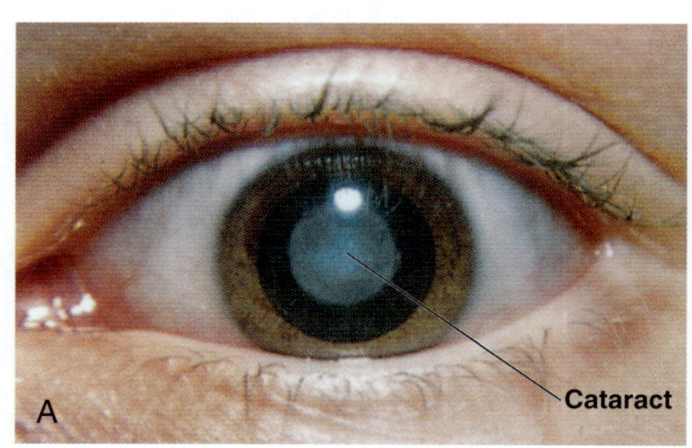

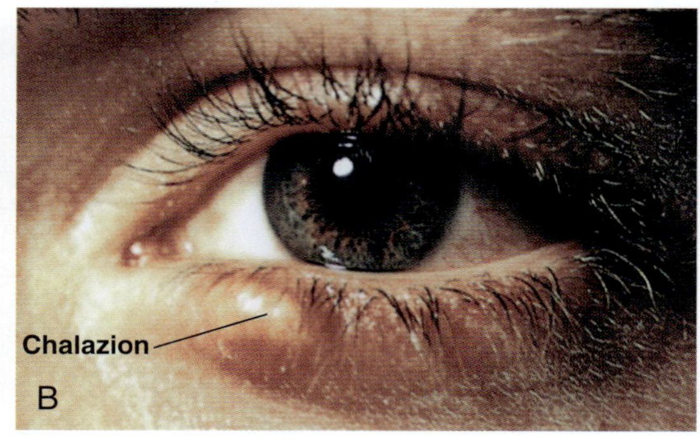

그림 17-9 **A, Cataract**(백내장). 수정체가 혼탁해진 상태이다. **B, Chalazion**(콩다래끼, 산립종). (*A, Courtesy Ophthalmic Photography at the University of Michigan, WK Kellogg Eye Center, Ann Arbor. From Black JM, Hawks JH: Medical-Surgical Nursing: Clinical Management for Positive Outcomes, 7th ed., Philadelphia, Saunders, 2005. B, Courtesy Ophthalmic Photography at the University of Michigan, WK Kellogg Eye Center, Ann Arbor. From Black JM, Hawks JH, Keene AM: Medical-Surgical Nursing, 5th ed., Philadelphia, Saunders, 1997.*)

chalazion(콩다래끼)

눈꺼풀에 생긴 작고 단단한 혹주머니(granuloma, 육아종).

눈꺼풀 가장자리에 위치한 기름샘인 meibomian gland(마이봄샘, 눈꺼풀판샘)의 만성 염증이 원인이다(그림 17-9B). 절개 및 배농이 필요한 경우가 많다.

diabetic retinopathy(당뇨병망막병증)

당뇨병의 합병증으로 망막에 microaneurysm(미세동맥류)**, 출혈, 정맥 확장, neovascularization**(신생혈관증식) **등이 일어난 상태.**

혈관 밖으로 혈장이 새어 나와 망막의 **macular edema**(황반부종)가 일어나고 시력이 저하된다. **Exudate**(삼출물, 혈관에서 새어 나온 액체)는 황백색의 점으로 나타난다. 출혈이 심한 경우에는 laser photocoagulation(레이저빛응고)을 시행하며, 출혈이 제어되지 않을 때는 vitrectomy(유리체절제)를 한다. 황반부종이 있을 경우에는, 혈액 삼출과 신생혈관증식을 막기 위해 코티코스테로이드 등의 약물을 유리체액에 주입하기도 한다.

glaucoma(녹내장)

Intraocular pressure(안압) **상승으로 인한 망막과 시신경의 손상.**

방수가 안구 밖 혈관으로 배출되지 못해 안압이 높아진다. 정상 안구의 경우, 방수는 섬모체에서 분비되어 앞방으로 흘러 들어간 뒤, 각막과 홍채 경계 부위를 통해 안구 밖으로 배출된다. 방수 분비량이 너무 많거나 배출에 장애가 있으면 앞방의 압력이 높아진다(그림 17-10).

녹내장은 **tonometry**(안압측정, 535쪽 참조)로 진단한다. 국소마취 후 안구 바깥에 기구를 대고 압력을 측정하는 방법이다. 급성녹내장의 경우 심한 눈통증, 시력저하, 안구충혈, 동공확장 등의 증상이 나타나며, 적절한 치료를 받지 못하면 실명하게 된다. 만성녹내장의 경우에는 초기 증상이 없다. 주변시가 서서히 저하되고 두통이 생기며, 밝은 빛 주위에 테가 보이는 등의 증상이 나타나기도 하지만 아무 증상을 느끼지 못하는 경우도 있다.

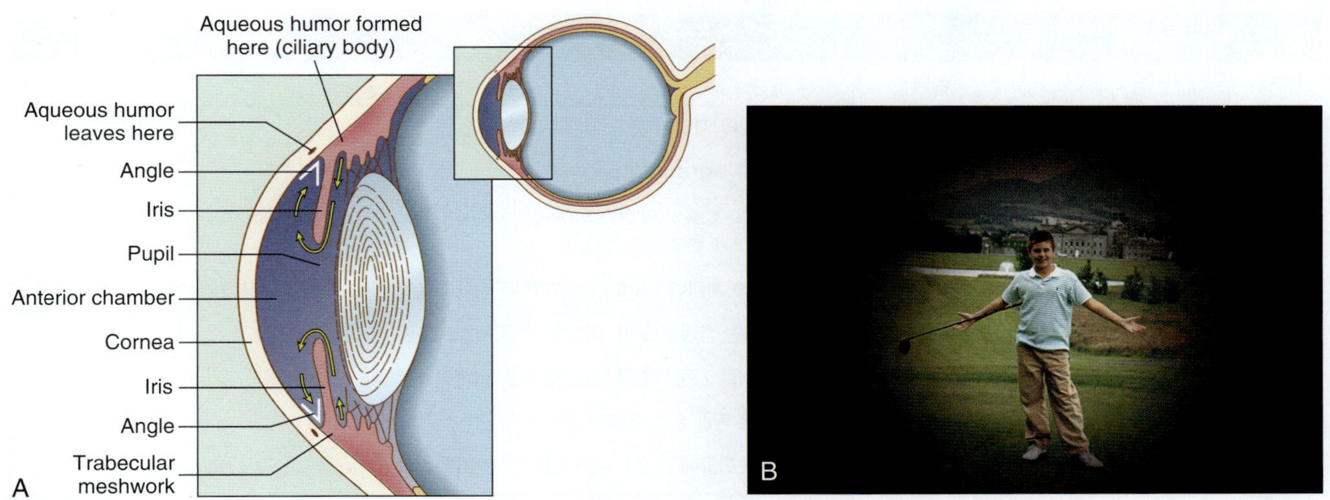

그림 17-10 **A, Aqueous humor**(방수)**의 순환과 glaucoma**(녹내장)**.** 녹내장의 경우 방수의 순환장애로 인해 앞방에 방수가 축적되어 안압이 높아진다. 녹내장 중 가장 흔한 유형은 anterior chamber angle(전방각)은 열려 있지만 방수가 잘 흘러나가지 않거나 방수 생산량이 너무 많은 **open-angle glaucoma**(개방각녹내장)이다. **B, 녹내장 환자의 시력을 나타낸 사진.** 시신경이 손상되면 시야의 주변부터 안 보이게 된다. *(B, Courtesy Solomon J. Thompson.)*

안압을 낮추는 약물을 투여하거나, 레이저치료를 한다. Narrow-angle glaucoma(좁은전방각녹내장) 환자의 홍채 가장자리에 레이저로 구멍을 내는 iridotomy(홍채절개)를 하면, 방수의 순환을 개선시켜 안압을 낮출 수 있다. 또한 open-angle glaucoma(개방각녹내장) 환자에게 **trabeculoplasty**(섬유주성형)라는 레이저치료를 하면 홍채각막각에 흉터가 생겨 방수의 배출이 촉진되고, 그 결과 안압이 낮아진다. **Argon laser trabeculoplasty(ALT)**, **selective laser trabeculoplasty(SLT)** 등의 방법이 활용되고 있다. SLT는 저출력 레이저를 사용하기 때문에 흉터 형성 능력이 낮아 여러 번 조사해야 하지만, 치료 효과는 ALT와 동일하다.

17

hordeolum(stye, 다래끼) **눈꺼풀의 기름샘에 발생한 화농성 staphylococcus**(포도알균) **감염.**
온찜질을 해주면 감염의 확산방지 및 배농에 도움이 된다. 절개를 해서 배농을 해야 하는 경우도 있다. *Hordeolum*(hŏr-DĒ-ō-lŭm)은 라틴어로 "보리알"이란 뜻이다. 표 17-1에 흔한 눈꺼풀 질환이 요약되어 있다.

Trabeculoplasty(섬유주성형)
Trabecul/o는 "작은 기둥, 막대"라는 뜻.

표 17-1 눈꺼풀 질환

용어	설명
Blepharitis(눈꺼풀염)	눈꺼풀의 염증. 눈꺼풀 가장자리가 붓고 빨개지며 딱지가 앉는다.
Chalazion(콩다래끼)	염증이 생긴 기름샘 주위에 granuloma(육아종)가 형성된다.
Dacryocystitis(눈물주머니염, 누낭염)	Nasolacrimal duct(코눈물관, 비루관)와 lacrimal sac(눈물주머니, 누낭)이 막혀 염증이 생긴 것으로, 아래눈꺼풀과 코 사이가 붓고 빨개진다.
Ectropion(눈꺼풀겉말림, 안검외번)	눈꺼풀이 바깥쪽으로 늘어지거나 뒤집혀 눈물분비에 장애가 발생하며, 각막건조 및 궤양이 초래된다.
Entropion(눈꺼풀속말림, 안검내번)	눈꺼풀이 속으로 말려 속눈썹이 안구에 닿게 된다. 각막 찰과상이 일어날 수 있다.
Hordeolum(stye, 다래끼)	기름샘의 감염으로, 눈꺼풀 가장자리를 따라 작고 흰 결절이 생긴다.
Ptosis(눈꺼풀처짐)	신경 또는 근육의 장애로 인해 위눈꺼풀이 밑으로 처진다.
Xanthelasma(황색판종)	지질대사 장애로 인해 눈꺼풀에 융기된 황색판이 나타난다(xanth/o = 노란, -elasma = 판).

macular degeneration(황반변성) **망막 황반의 진행성 손상.**

노년기 실명의 대표적인 원인 중 하나로, 중심시가 크게 저하되는 것이 특징이다(그림 17-11). 황반 이외의 망막 부위에서 담당하는 주변시는 손상되지 않는다.

황반변성은 "건성"과 "습성"으로 구분된다. 건성황반변성은 전체의 85%를 차지하는데, 망막 세포의 위축 및 조직파편 또는 **drusen**(결정체, 드루젠)의 침착이 특징이다. 습성황반변성의 경우에는, 황반 근처에 신생 혈관이 자라나 이로부터 삼출물이 새어 나온다.

건성황반변성은 비타민과 무기질 보충제 복용, 금연 등으로 병의 진행을 늦추는 노력을 하는 것 외에 치료방법이 없다. 습성황반변성은 신생혈관에 대한 laser photocoagulation(레이저빛응고)과 비정상적인 혈관을 위축시키는 약물을 유리체액에 주입하는 방법으로 치료할 수 있다. 불행하게도 습성황반변성이 더 심한 시각장애를 일으키는 경우가 많으며, 치료 성공률도 낮다.

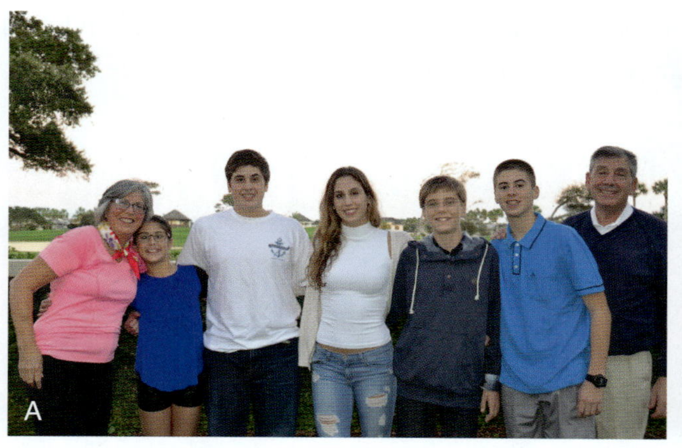

그림 17-11 **A, 정상 시각**을 나타낸 사진. **B, Macular degeneration**(황반변성) 환자의 시각을 나타낸 사진.

nystagmus(안진, 눈떨림)

한쪽 또는 양쪽 눈의 반복적인 율동운동.

뇌종양이나 내이(속귀)의 질환이 있을 때 나타나는 증상이다. 정상 신생아에서도 안진이 나타날 수 있다.

retinal detachment(망막박리)

망막의 두 층이 서로 분리되는 것.

안구와 머리의 외상, 출혈, 감염에 의한 흉터형성, 유리체액의 위축 등으로 인해 망막이 찢어져 두 층이 분리된다. 환자는 번쩍하는 섬광이 느껴지는 **photopsia**(빛보임증, 광시증)를 겪거나 검은 점이 떠다니는 것이 보이곤 하는데, 이는 망막에서 떨어져 나온 유리체 덩어리의 **부유물**이다. 나중에는 시야에 커튼이 드리워진 것처럼 느껴지기도 한다. 망막이 찢기거나 박리될 때 떨어져 나온 색소세포나 출혈로 인해 부유물이 형성되는 경우도 있다.

망막이 찢어진 부위가 작을 경우에는, photocoagulation(빛응고)이나 cryotherapy(냉동요법)로 망막에 미세한 화상을 입혀 찢긴 부위를 흉터조직으로 붙여준다. 찢어진 부위가 클 경우에는, 실리콘으로 만든 **scleral buckle**(공막버클, 537쪽 참조)을 공막에 봉합하여 분리된 망막의 두 층을 밀착시키는 방법도 사용된다.

또한 유리체방에 공기방울을 주입하여 분리된 망막을 눌러주는 pneumatic retinopexy(기체망막유착)도 간혹 시행되는 치료법이다.

strabismus(사시)

눈이 비정상적인 방향으로 편향되어 있는 것.

안구 움직임을 조절하는 근육의 장애로 인해, 두 눈이 동시에 같은 방향을 주시하지 못하는 상태이다(그림 17-12). 한쪽 눈이 안쪽으로 편향된 경우 **esotropia**(내사시), 가쪽으로 편향된 경우 **exotropia**(외사시), 위로 편향된 경우 **hypertropia**(상사시), 아래로 편향된 경우를 **hypotropia**(하사시)라고 한다. 점안약 투여, 안경 착용, 정상 안구를 가리고 안구운동하기, 교정수술 등의 다양한 치료방법이 있다.

어린이의 경우, 사시로 인해 **amblyopia**(약시, 시력이 크게 저하된 상태)가 초래될 수 있다. 망막이 완전히 성숙되는 7~10세 이전에 생긴 약시는 적절한 치료를 통해 좋아질 수 있다. 성인에서 사시가 발생한 경우에는 **diplopia**(복시, 겹보임)가 가장 흔히 나타나는 증상이다.

17

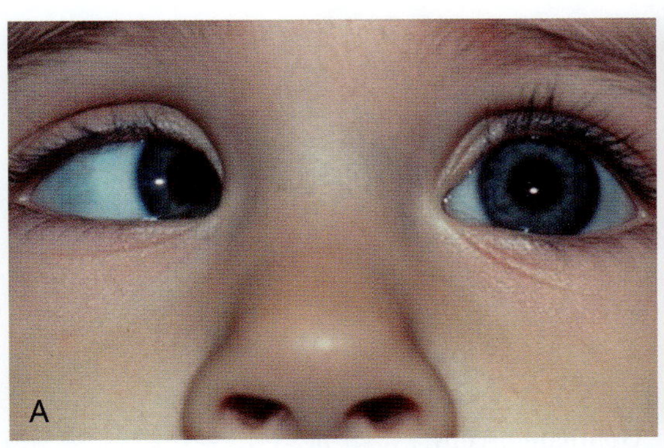

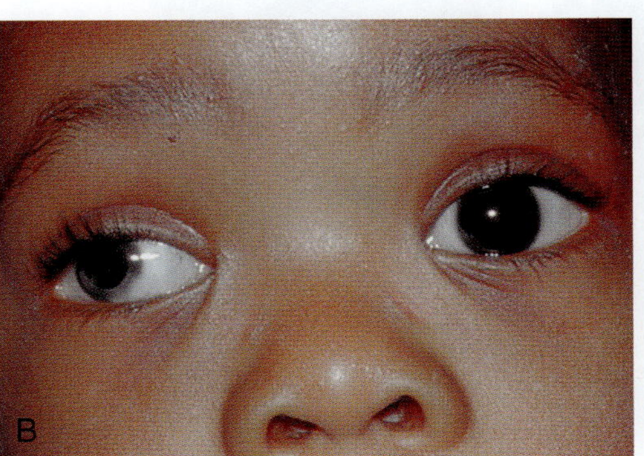

그림 17-12 Strabismus(사시). **A, Esotropia**(내사시). **B, Exotropia**(외사시).

Optic disc

Macula

Retinal blood vessels

그림 17-13 정상 안구의 fluorescein fundus angiogram(형광안저조영상).

처치: 눈

진단

fluorescein fundus angiography(형광안저조영)

형광물질을 정맥주사하고 확장된 동공을 통해 망막을 촬영한다.
이 검사를 통해 망막의 혈액순환, 당뇨병망막병증 또는 고혈압망막병증의 혈관 변화, 황반의 병터 등을 관찰할 수 있다(그림 17-13).

ophthalmoscopy(검안경검사)

안구 내부를 관찰하는 검사.
동공을 확장시킨 상태에서, 환자의 눈에 검안경을 대고 조명을 비춰 안저를 관찰한다(그림 17-14). Slit lamp(세극등)에 특수렌즈를 장착하여 검안경검사를 할 수도 있다.

slit lamp microscopy(세극등현미경검사)

현미경을 통해 안구 앞부분의 구조를 검사하는 방법.
결막, 공막, 각막, 앞방, 홍채, 수정체, 유리체액을 확대하여 관찰할 수 있다. Slit lamp(세극등)가 장착된 검사기구는 넓은 범위를 관찰할 수 있도록 고안되어 있

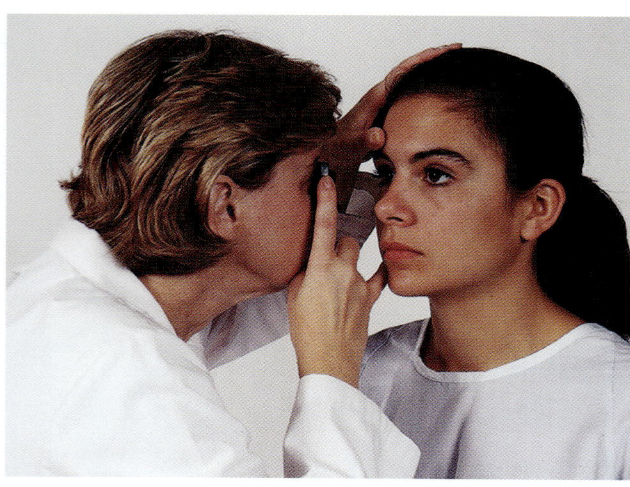

그림 17-14 Ophthalmoscopy(검안경검사). 각막, 수정체, 유리체액의 투명도뿐 아니라, 안저의 혈관과 망막의 변성 등을 관찰할 수 있다.

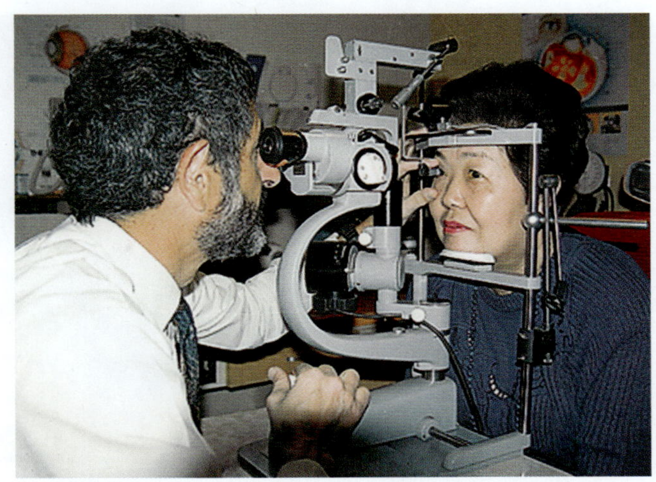

그림 17-15 Slit lamp examination(틈새등검사)**으로 안압을 측정하는 모습.**

다. **Tonometry**(안압측정, ton/o = 장력)는 녹내장을 진단하기 위해 안압을 측정하는 검사이다(그림 17-15 참조). 특수한 렌즈를 장착하면 direct ophthalmoscope(직립상검안경)처럼 안저의 검사도 가능하다.

visual acuity test(시력검사)

시력을 측정하는 검사(그림 17-16A).

20 feet(약 6 m) 떨어진 거리에서 시력검사표의 글씨나 도형을 읽는다. 시력은 20/20과 같이 상대적인 비율로 표시한다. 앞의 숫자는 환자와 검사표 사이의 거리이며, 뒤의 숫자는 같은 글자를 정상 시력을 가진 사람이 읽을 수 있는 거리를 나타낸다. 환자의 시력이 20/200이라면, 눈이 좋은 사람이 200 feet 밖에서 읽을 수 있는 글자를 이 환자는 20 feet 거리로 가까이 와야 읽을 수 있다는 뜻이다.

거울을 사용하여 20 feet보다 짧은 거리에서 시력을 측정하는 방법도 있다. 이렇게 해도 시력 측정 결과는 동일하다.

visual field test(시야검사)

시야의 범위를 측정하는 검사(그림 17-16B 참조).

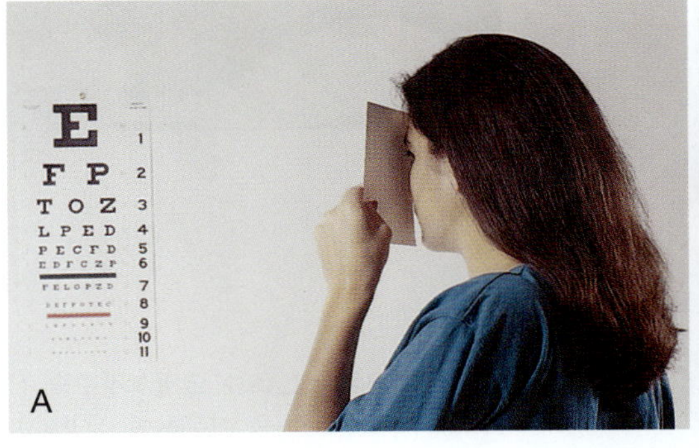

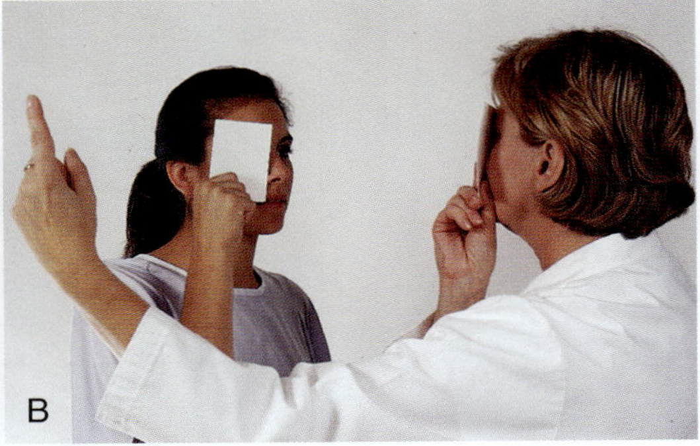

그림 17-16 A, 시력검사표. B, 시야검사. 머리와 눈을 고정하고 정면을 주시하면서 시야의 범위를 검사한다.

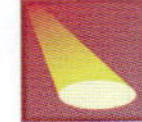

Direct Ophthalmoscopy(직립상검안경검사)**와 Slit Lamp Microscopy**(세극등현미경검사)

두 가지 모두 흔히 사용되는 안구 검사 방법이다. **직립상검안경검사**는 안저와 안구 내부를 검사할 때 쓰이고, **세극등현미경검사**는 안구 앞부분의 구조를 관찰할 때 쓰인다.

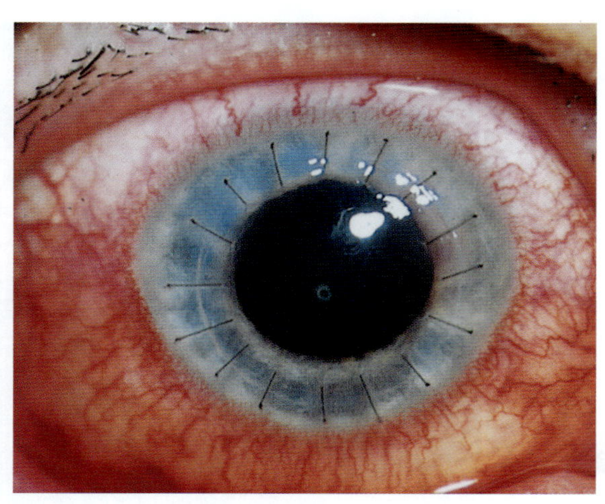

그림 17-17 **Keratoplasty**(각막이식)**를 시행한 눈의 모습.**

치료

enucleation(안구적출)

안구 전체를 제거하는 수술.

눈에 생긴 melanoma(흑색종, 맥락막의 색소세포에서 기원한 악성종양)의 치료를 위해, 또는 외상이나 녹내장 등의 질환에 의해 실명되었을 때 통증을 없애기 위해 시행한다.

keratoplasty(각막이식)

각막의 손상을 복구해 주는 수술.

Corneal transplant(각막이식) 또는 **penetrating keratoplasty**(전체층각막이식)라고도 한다. 손상되었거나 혼탁해진 각막을 제거하고, 그 자리에 다른 사람의 각막을 봉합하여 고정시킨다(그림 17-17).

17

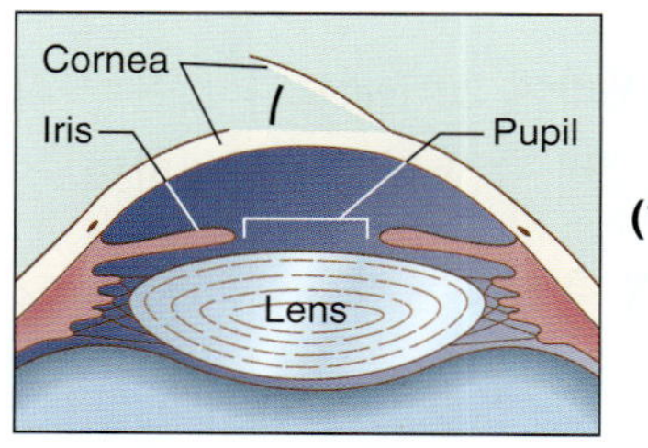

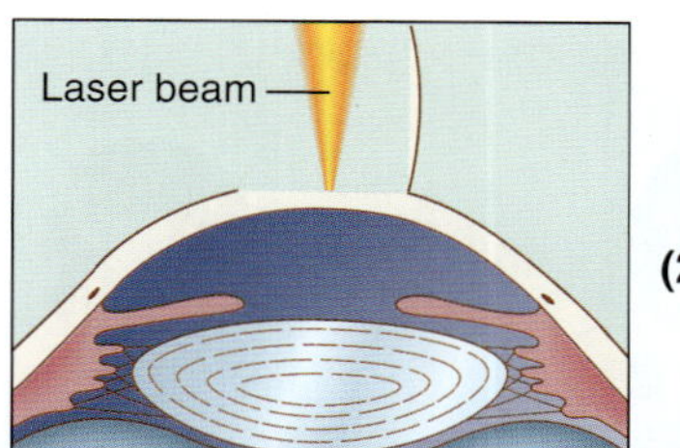

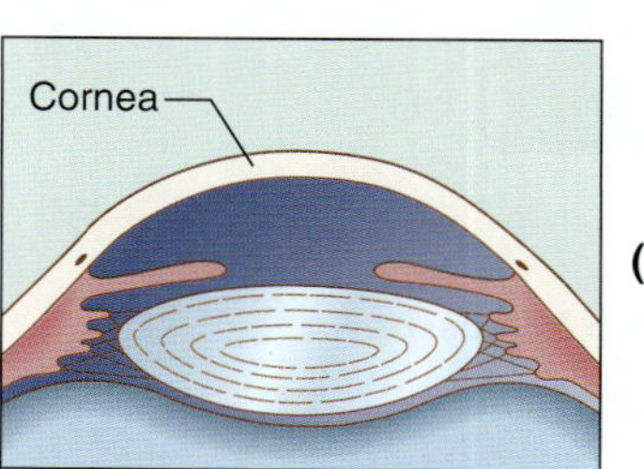

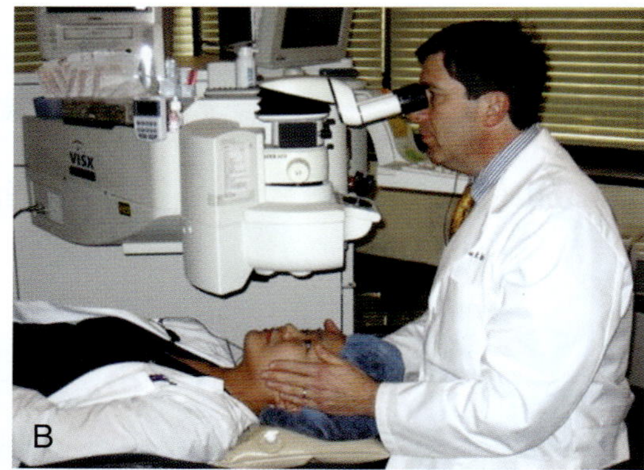

그림 17-18 **A, LASIK 굴절교정수술.** (1) Microkeratome(각막미세절개칼)을 이용하여 각막피판을 만들어 젖혀 올린다. (2) Excimer laser(엑시머레이저)로 각막을 깎아 굴절률을 교정한다. (3) 각막피판을 원래 위치로 복원한다. **B,** LASIK 수술은 외래진료실에서 시행한다. 환자는 수술 당일 퇴원하며, 다음 날이면 시력이 정상으로 돌아온다.

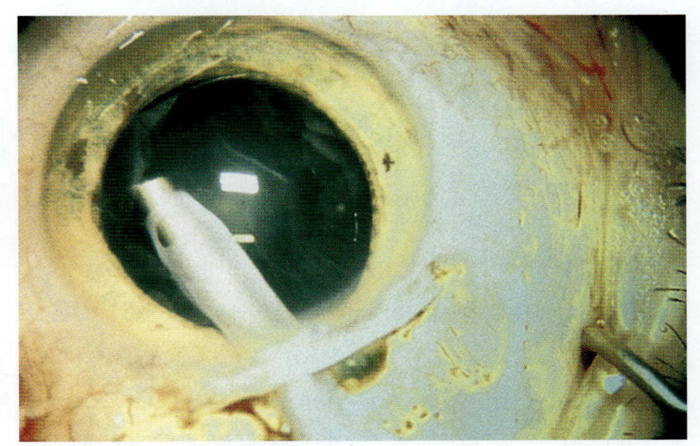

그림 17-19 Phacoemulsification(수정체유화). 작은 공막 절개 부위로 기구를 넣어 백내장이 생긴 수정체를 제거하는 모습.

laser photocoagulation (레이저빛응고)

좁은 부위에 초점을 맞춘 강한 광선(argon laser, 아르곤레이저)으로 염증을 일으켜 망막이 찢긴 곳이나 망막혈관에서 혈장이 유출되는 것을 치료하는 방법.

망막박리, 당뇨병망막병증, 습성황반변성 등의 치료에 이용된다. **힌트**: Laser는 light amplification by stimulated emission of radiation의 머릿글자를 딴 약자이다.

LASIK(라식)

Excimer laser(엑시머레이저)를 이용한 굴절이상(근시, 원시, 난시) 교정법.

환자의 눈을 국소마취한 뒤, 각막의 표면층을 들어내고 레이저로 각막을 깎는다. 그 후 들어낸 corneal flap(각막피판)을 다시 덮어 준다. LASIK은 laser in situ keratomileusis(레이저각막절삭성형)의 머릿글자를 딴 약자이다(그림 17-18).

phacoemulsification(수정체유화)

Ultrasonic vibration(초음파진동)으로 수정체를 분쇄한 뒤, 흡입하여 제거하는 수술법(그림 17-19).

백내장이 생긴 **수정체를 제거**하는 수술법이다. 환자의 공막 또는 각막을 조금 절개하고 수정체를 제거한 뒤 intraocular lens(IOL, 인공수정체)를 넣어 준다.

scleral buckle(공막버클)

망막이 박리된 부위를 감싸 봉합해 주는 용도로 쓰이는 실리콘밴드.

박리된 망막의 두 층이 실리콘밴드에 의해 밀착된다(그림 17-20).

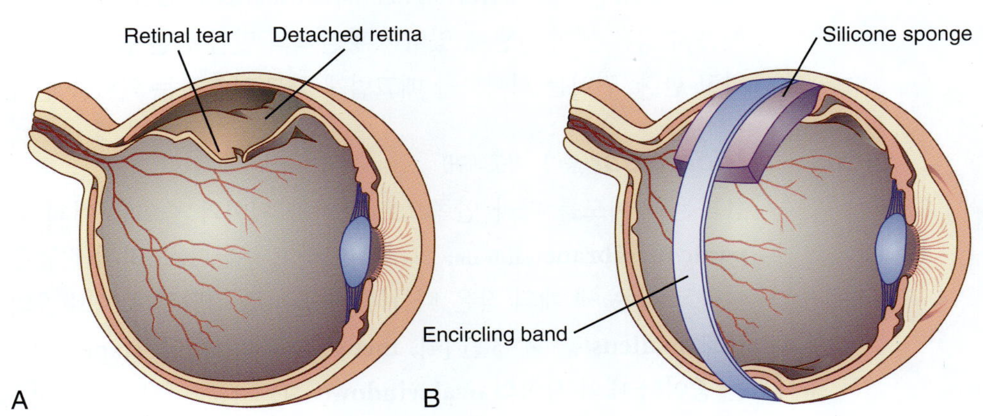

그림 17-20 A, 망막이 박리된 모습. B, Retinal detachment(망막박리)를 치료하기 위해 **scleral buckling(공막죔밀착술)을 시행**한 모습.

17

vitrectomy(유리체절제) **유리체액을 제거하는 시술.**
유리체액에 출혈 또는 흉터조직(당뇨병망막병증의 합병증)이 생겼을 때, 유리체액을 제거하고 맑은 액체로 대체해 준다.

약어: 눈

ALT	argon laser trabeculoplasty(아르곤레이저 섬유주성형)	**PERRLA**	pupils equal, round, reactive to light and accommodation(양쪽 동공이 둥글고 크기가 같으며, 빛반사와 조절반사가 정상임)
AMD	age-related macular degeneration(노년황반변성)	**POAG**	primary open-angle glaucoma(일차개방각녹내장)
HEENT	head, eyes, ears, nose, and throat	**PRK**	photorefractive keratectomy(굴절교정레이저각막절제)—근시 교정을 위해 레이저로 각막을 깎아내는 방법
IOL	intraocular lens(인공수정체)		
IOP	intraocular pressure(안압)		
LASIK	laser in situ keratomileusis		
OD	오른쪽 눈(라틴어, *oculus dexter*)	**SLT**	selective laser trabeculoplasty
OS	왼쪽 눈(라틴어, *oculus sinister*)	**VA**	visual acuity(시력)
OU	양쪽 눈(라틴어, *oculus uterque*)	**VF**	visual field(시야)

17

EAR(귀)

구조와 기능

외이로 들어온 음파에 의해 귀 속의 감각세포가 흥분되고, 이 자극이 신경섬유를 통해 대뇌피질의 청각영역으로 전달되어 청각을 느끼게 된다.

귀의 해부와 생리에 대한 다음 글을 읽고 그림 17-21의 빈 칸을 채워 보라.

귀는 external ear(외이, 바깥귀), middle ear(중이, 가운데귀) 및 internal ear(내이, 속귀)의 세 부위로 나뉜다. 외이와 중이는 음파를 전달하는 기능을 하고, 내이는 음파를 받아 뇌로 정보를 보내는 역할을 한다.

External Ear(외이, 바깥귀)

음파는 바깥으로 돌출된 부위, 즉 **auricle**(**pinna,** 귓바퀴, 이개) [1]을 통해 들어온다. 귓바퀴로부터 안쪽으로 뻗은 관을 **external acoustic meatus**(**auditory canal,** 외이도, 바깥귀길) [2]라고 한다. 외이도에는 수많은 샘이 발달해 있어서 황갈색의 밀랍 같은 물질을 분비하는데, 이를 **cerumen**(귀지)이라고 한다. 귀지는 외이도를 매끄럽게 하고 보호하는 역할을 한다.

Middle Ear(중이, 가운데귀)

음파는 외이도를 따라 안쪽으로 들어가 외이와 중이 사이의 막을 진동시킨다. 이 막을 **tympanic membrane**(**eardrum,** 고막) [3]이라고 부른다. 고막의 진동은 **auditory ossicle**(이소골, 귓속뼈)이라고 하는 세 개의 작은 뼈를 통해 중이로 전달된다. 이소골의 이름은 음파가 전달되는 순서대로 **malleus**(망치뼈, 추골) [4], **incus**(모루뼈, 침골) [5], **stapes**(등자뼈, 등골) [6]라고 부른다. 등자뼈는 중이와 내이 사이의 **oval window**(타원창, 난원창) [7]를 진동시켜, 음파를 내이로 전달한다.

소리가 전달되는 경로와 내이에서 감지되는 기전에 대해 이야기하기 전에, 중이의 구조에 대해 조금 더 살펴보도록 하겠다. 중이는 **auditory tube**(귀관, **eustachian tube** 이관, 귀관) [8]을 통해 인두와 연결되어 있다. 이관은 평상시에는 닫혀 있다가 음식이나 침을 삼킬 때 일시적으로 열린다. 이관은 아래와 같은 기전에 의해 고막의 손상을 방지하고 중이와 내이를 충격으로부터 보호한다. 평상시에는 외부환경과 중이의 기압이 같다. 그러나 비행, 등산 또는 고속 엘리베이터 탑승 시 대기압이 낮아지면, 중이의 기압은 외이에 비해 상대적으로 높아지게 된다. 이렇게 고막 안팎의 기압 차이가 생기면 고막이 바깥쪽으로 불룩해지며, 심한 경우에는 파열될 수도 있다. 이때 침을 삼키면 이관이 열려, 중이의 공기가 인두로 빠져나와 중이의 기압과 대기압이 같아지게 된다. 그 결과 고막이 원래 상태로 돌아가 파열의 위험에서 벗어나게 된다.

Internal Ear(내이, 속귀)

고막의 진동은 이소골을 통해 중이와 내이 사이의 타원창으로 전해지고, 타원창의 진동에 의해 내이로 음파가 전달된다. 내이는 미로와 같은 구조로 되어 있기 때문에 **labyrinth**(미로)라고도 부른다. 타원창에서 안쪽으로 뻗은 달팽이집처럼 생긴 뼈미로를 **cochlea**(달팽이, 와우) [9]라고 한다. 달팽이 속에는 **perilymph**(바깥림프, 외림프)와 **endolymph**(속림프, 내림프)라고 하는 특수한 액체가 들어 있으며, 이를 통해 음파의 진동이 전달된다. 또한 달팽이 속에는 **organ of Corti**(코르티기관, 나선기관)라고 부르는 감각수용기가 발달해 있다. 나선기관에 분포하는 hair cell(털세포)은 속림

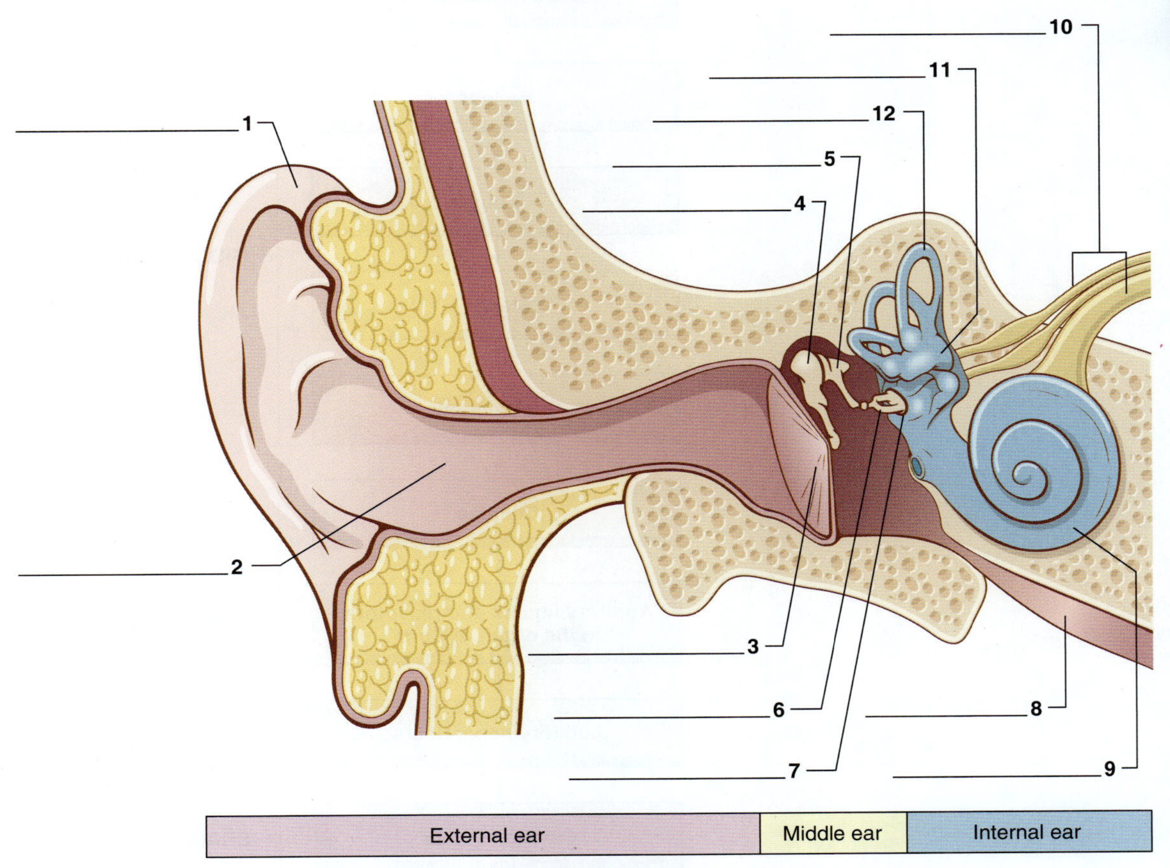

그림 17-21 귀의 구조.

프의 진동을 감지하며, 이 자극은 **auditory nerve fiber**(속귀신경섬유) [10]를 통해 대뇌피질의 청각영역으로 전달된다.

그림 17-22에 외이에서 뇌까지 청각의 전도경로가 요약되어 있다.

귀는 청각뿐 아니라 평형감각에도 중요한 역할을 한다. 그림 17-21을 보면 청각을 담당하는 달팽이는 **vestibule**(안뜰, 전정) [11]에 의해 세 **semicircular canal**(반고리뼈관) [12]과 연결되어 있는데, 이 부위에서 평형기능을 담당한다. 안뜰에 위치한 saccule(둥근주머니, 구형낭)과 utricle(타원주머니, 타원낭), 그리고 semicircular duct(반고리관)에는 속림프와 털세포가 들어 있어서 머리의 움직임을 감지한다. 속림프의 움직임을 감지한 털세포에서 뇌로 신경자극이 전달되며, 뇌는 다시 온몸의 근육으로 운동명령을 내보내 신체의 평형을 유지하게 한다.

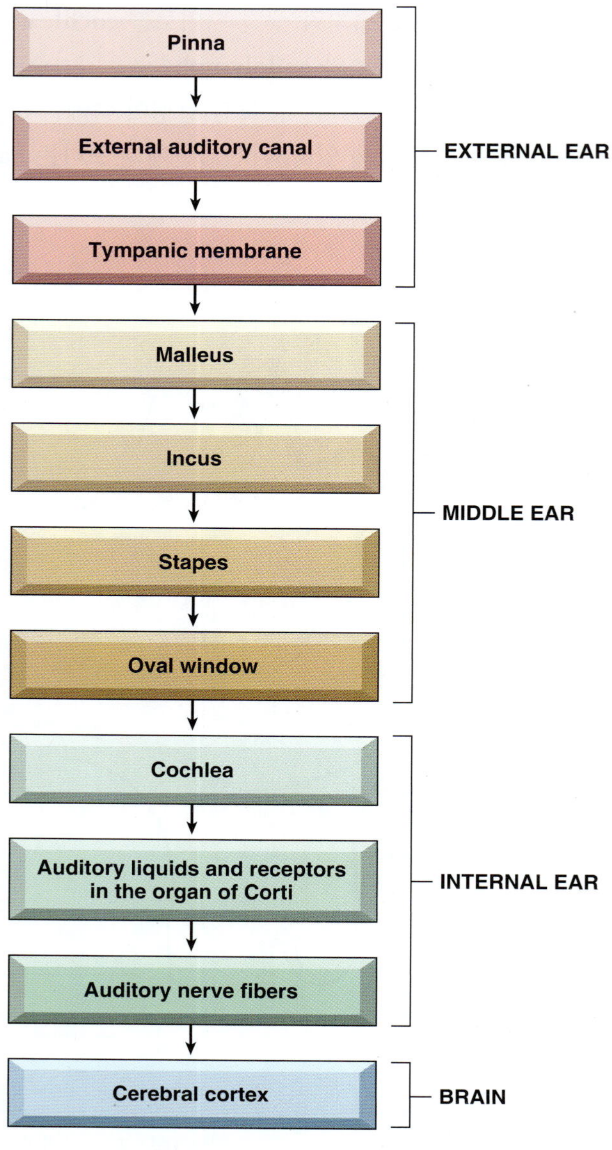

그림 17-22 외이에서 뇌(대뇌겉질)**로 청각이 전달되는 경로.**

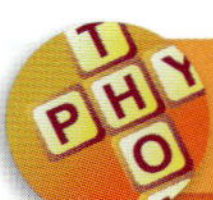

어휘: 귀

본문에 나온 용어와 각각의 간단한 정의를 정리하면 다음과 같다. 각 용어의 발음은 발음 절을 참고하라.

auditory canal(외이도, 바깥귀길)	귓바퀴에서 고막까지 뻗어 있는 통로.
auditory nerve fiber(속귀신경섬유)	속귀에서 뇌(대뇌겉질)로 자극을 전달하는 신경. Vestibulocochlear nerve(cranial nerve VIII, 안뜰달팽이신경, 전정와우신경)를 이룬다.
auditory ossicle(이소골, 귓속뼈)	중이에 위치한 작은 뼈. Malleus(망치뼈, 추골), incus(모루뼈, 침골), stapes(등자뼈, 등골)의 세 뼈를 합쳐 부르는 용어이다.
auditory tube(이관, 귀관)	중이와 코인두를 연결하는 관. **Eustachian tube**라고 부르기도 한다.
auricle(귓바퀴, 이개)	외이의 돌출된 부분. **Pinna**라고 부르기도 한다.
cerumen(귀지) 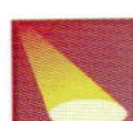	외이에서 분비된 밀랍 같은 물질. **Earwax**라고 부르기도 한다.
cochlea(달팽이, 와우)	내이의 한 부분. 달팽이집 형태의 나선형 구조이다. 청각을 감지하는 감각세포가 포함되어 있다.
endolymph(속림프, 내림프)	내이의 미로 속에 들어 있는 액체.
eustachian tube(이관, 귀관)	Auditory tube.
external acoustic meatus(외이도, 바깥귀길)	Auditory canal.
incus(모루뼈, 침골)	중이의 세 이소골 중 중간에 있는 것. Incus는 "**모루**(대장간에서 불린 쇠를 올려놓고 두드릴 때, 받침으로 쓰는 쇳덩이)"라는 뜻이다.
labyrinth(미로)	내이를 이루는 복잡한 형태의 관. Cochlea(달팽이), vestibule(안뜰), semicircular canal(반고리뼈관)로 구분된다.
malleus(망치뼈, 추골)	중이의 세 이소골 중 첫 번째 것. Malleus는 "**망치**"라는 뜻이다.
organ of Corti(코르티기관, 나선기관)	내이의 달팽이에 위치한 청각수용기.
oval window(타원창, 난원창)	중이와 내이 사이의 막.
perilymph(바깥림프, 외림프)	내이의 미로 속에 들어 있는 액체.
pinna(귓바퀴, 이개)	Auricle.
semicircular canal(반고리뼈관)	내이의 일부분. 평형감각을 담당하는 관 모양의 구조이다.
stapes(등자뼈, 등골)	중이의 세 이소골 중 세 번째 것. Stapes는 "**등자**(말을 탈 때 두 발을 디디는 제구)"라는 뜻이다.
tympanic membrane(고막)	외이와 중이 사이의 막. **Eardrum**이라고 부르기도 한다.
vestibule(안뜰, 전정)	미로의 중앙 부위. 반고리뼈관과 달팽이를 이어준다. 평형감각을 담당하는 **saccule**(둥근주머니)과 **utricle**(타원주머니)이 여기에 속한다.

Cerumen(귀지)

외이도의 외분샘에서 분비된 왁스 같은 물질이다. 귀지는 먼지, 물, 감염 등으로부터 귀를 보호하는 기능을 한다. 하지만 귀지가 너무 많이 분비되면 오히려 감염의 위험이 증가하며, 심할 경우 청각장애가 발생할 수도 있다.

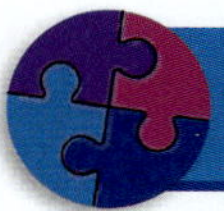

용어: 귀

빈칸에 용어의 뜻을 기입하라.

연결형

연결형	의미	용어	의미
acous/o	hearing(청각)	**acous**tic(청각-, 소리-)	________
audi/o	hearing, sense of hearing(청각)	**audi**ogram(청력도)	________
		audiologist(청각학자) 난청 환자의 진단과 치료를 전문으로 하는 의료인.	________
audit/o	hearing(청각)	**audit**ory(청각-)	________
aur/o, auricul/o	ear(귀, **ot/o** 참조)	**aur**al(귀-)	________
		post**auricul**ar(귓바퀴뒤-)	________
cochle/o	cochlea(달팽이)	**cochle**ar(달팽이-)	________
mastoid/o	mastoid process(꼭지돌기, 유양돌기)	**mastoid**itis(꼭지돌기염, 유돌염) ***Mastoid process***(꼭지돌기)는 *temporal bone*(측두골, 관자뼈)의 뒷부분에서 외이도 뒤아래쪽으로 솟은 돌기. 꼭지돌기염은 중이의 세균감염이 퍼져 발생한다.	________
myring/o	eardrum, tympanic membrane(고막, **tympan/o** 참조)	**myring**otomy(고막절개)	________
		myringitis(고막염)	________
ossicul/o	ossicle(이소골, 귓속뼈)	**ossicul**oplasty(귓속뼈성형)	________
ot/o	ear(귀)	**ot**ic(귀-)	________
		otomycosis(귀진균증)	________
		otopyorrhea(귀고름)	________
		otolaryngologist(이비인후과의사, 이비인후과전문의) 귀, 코, 인두의 병을 전문으로 하는 의사를 이비인후과의사라고 한다.	________
salping/o	eustachian tube, auditory tube(이관, 귀관)	**salping**opharyngeal(귀관인두-) 여성생식계통에서는 *salping/o*가 *fallopian tube*(자궁관, 난관)라는 뜻으로 쓰인다.	________
staped/o	stapes(등자뼈, 등골)	**staped**ectomy(등자뼈절제) 이 시술 후 보철물을 넣어 모루뼈와 타원창 사이를 연결해 준다(그림 17-23). 545쪽, *otosclerosis*(귀경화증) 참조.	________

Audiogram(청력도)**/Audiometry**(청력검사)

환자의 청각기능을 검사하는 것을 **audiometry**(청력검사)라 하고, 그 검사 기록을 **audiogram**(청력도)이라고 한다(546쪽 참조).

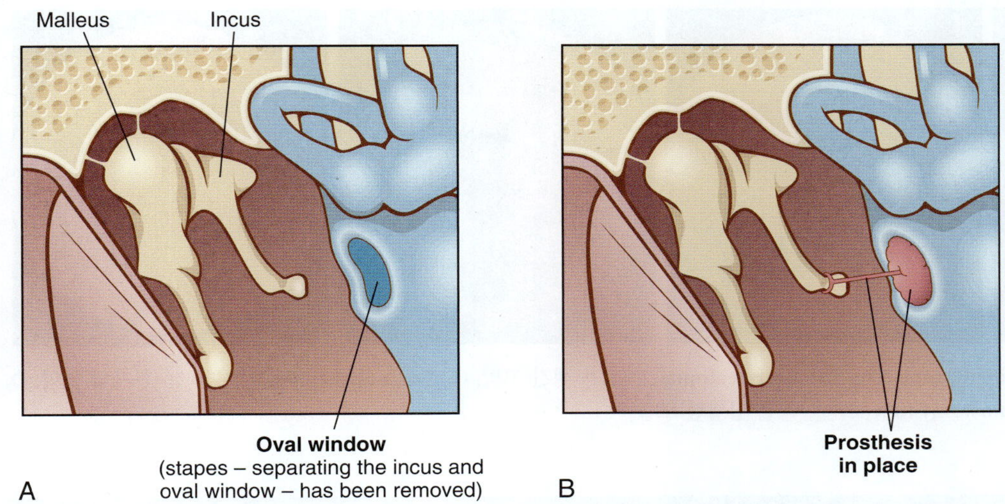

그림 17-23 **A, Stapedectomy**(등자뼈절제). 미세수술기법과 레이저를 이용하여 중이의 등자뼈를 제거하였다. **B,** Oval window(타원창)가 있던 자리와 incus(모루뼈) 사이에 **보철물**(철사, 테플론, 금속)을 삽입하였다.

연결형	의미	용어	의미
tympan/o	eardrum, tympanic membrane(고막)	**tympan**oplasty(고실성형) ____ 중이의 이소골을 재건하여 고막과 타원창을 연결해 주는 수술. 그림 *17-24*는 정상 고막의 사진이다.	
vestibul/o	vestibule(안뜰)	**vestibul**ocochlear(안뜰달팽이-, 전정와우-) ____	

접미사

접미사	의미	용어	의미
-acusis, -cusis	hearing(청각)	hyper**acusis**(청각과민) ____ 소리에 대해 비정상적으로 예민해지는 것.	
		presby**cusis**(노년난청) ____ 노화로 인한 감각신경난청.	
-meter	측정하는 기구	audio**meter**(청력계) ____	
-otia	ear condition(귀의 상태)	macr**otia**(큰귀증) ____ 비정상적으로 귀가 큰 선천성 기형.	

17

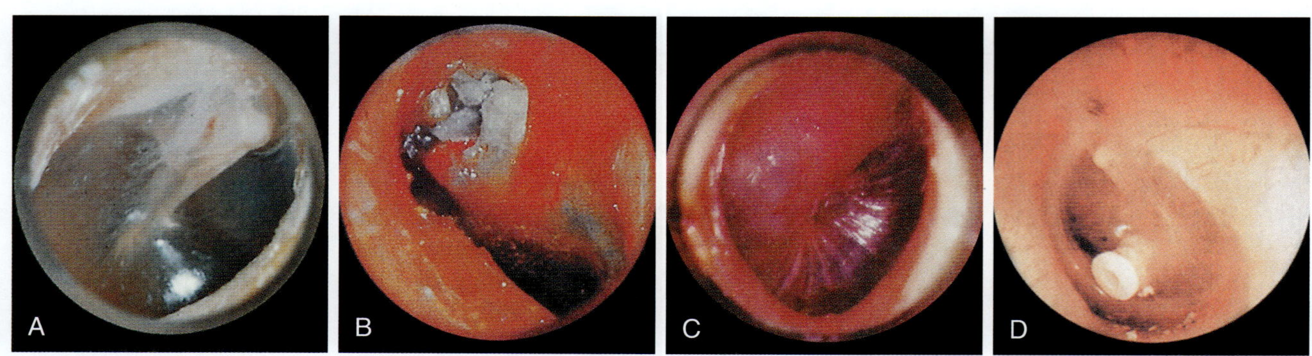

그림 17-24 A, 정상 tympanic membrane(고막). B, Cholesteatoma(진주종)가 생긴 고막. C, Acute otitis media(급성중이염) 환자의 고막. D, Myringotomy(고막절개) 후 tympanostomy tube(고막천공관)를 삽입한 모습.

질환: 귀

17

acoustic neuroma(청신경종, 속귀신경종)

안뜰달팽이신경(여덟째뇌신경)에서 발생한 양성종양.

초기에는 tinnitus(귀울림, 이명), vertigo(현기증, 현훈), 청력저하 등의 증상이 나타난다. 종양의 크기가 작은 경우, 미세수술 또는 방사선수술(칼 대신 강한 X선을 이용함)로 제거한다.

cholesteatoma(진주종)

가운데귀에 생긴 피부세포와 콜레스테롤을 포함한 혹주머니.

악취 나는 진물이 특징이며, 대개 만성중이염의 합병증으로 생기는 경우가 많다. 고막천공을 동반한다(그림 17-24B).

deafness(난청)

청력을 잃음.

달팽이 또는 안뜰달팽이신경의 손상에 의한 경우를 **nerve deafness**(**sensorineural hearing loss**, 감각신경난청)라고 한다. 반면, 중이의 이소골과 고막의 손상에 의한 경우는 **conductive deafness**(전도난청)라고 한다. 두 유형의 난청 모두 보청기를 사용하여 청력을 향상시킬 수 있다. 보청기는 소리를 받아들이는 마이크, 음량을 증가시키는 증폭기, 증폭된 소리를 내보내는 스피커로 구성되어 있다. 그림 17-25 참조.

Ménière disease(속림프수종, 내림프수종)

달팽이와 반고리뼈관의 속림프압이 증가하는 병. 달팽이의 문제이면 cochlear hydrops, 반고리뼈관의 문제이면 vestibular hydrops라고 한다.

귀울림, 큰 소리에 대한 과민증, 진행성 청력저하, 두통, 구역(메스꺼움), 현기증 등의 증상이 나타난다. 이 증상들은 급작스럽게 시작되어 몇 분에서 몇 시간 동안 지속된다. 원인은 알려져 있지 않으며, 치료방법은 환자를 눕혀 안정시키고 구역과 현기증을 완화하는 약물을 투여하는 것이다. 과잉의 속림프를 빼내기 위하여 수술을 하는 경우도 있다.

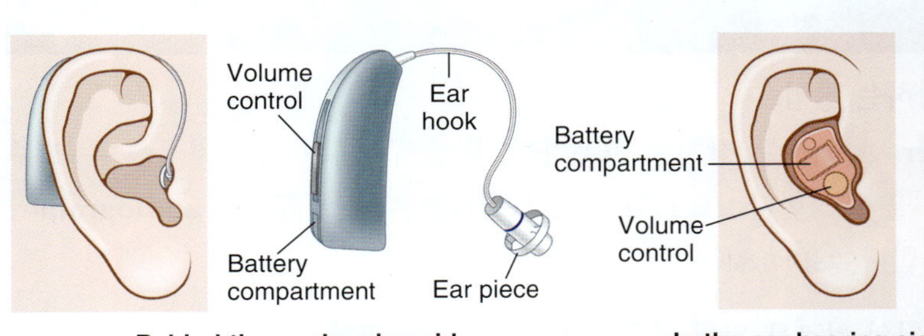

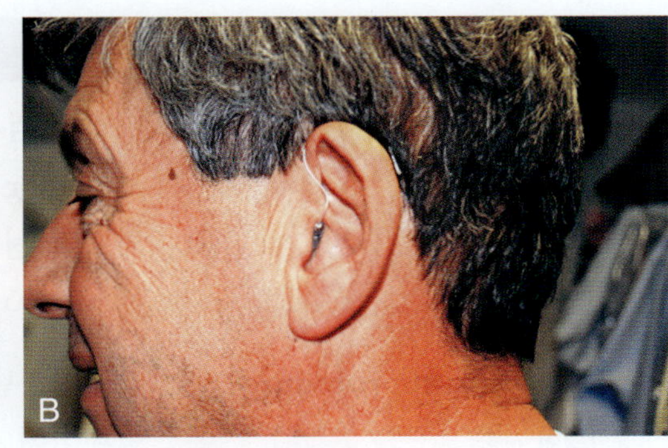

그림 17-25 보청기: A, 두 종류의 보청기. B, Behind-the-ear hearing aid를 장착한 모습.

otitis media(중이염)

중이의 염증.

Acute otitis media(급성중이염)는 상기도감염의 합병증으로 생기는 경우가 많다. 고막이 빨개지고 잘 움직이지 않으며, 통증과 발열을 동반한다(그림 17-24C). 중이에 세균이 침입하면 고름이 차는데, 이런 상태를 **suppurative otitis media**(화농중이염)라고 한다. 화농중이염은 항생제로 치료하며, 만성화된 경우에는 myringotomy(고막절개)를 해서 공기가 통하게 만들기도 한다.

세균 감염 없이 중이에 맑은 액체가 고인 경우에는 **serous otitis media**(장액중이염)라고 한다. 장액중이염은 이관의 폐쇄로 인해 발생하는 경우가 많으며, 고막절개로 고인 액체를 배출시키고 tympanostomy tube(고막천공관)를 삽입하여 중이의 환기를 돕는 치료를 한다(그림 17-24D).

otosclerosis(귀경화증)

이소골이 단단하게 굳어져 움직이지 못하게 되는 것.

타원창 주위에 생성된 뼈로 인해 등자뼈가 고정되어 움직이지 않게 된다. 이소골을 통한 진동 전달이 차단되어 전도난청이 초래된다. Stapedectomy(등자뼈절제) 후 **보철물**을 넣어줌으로써 청력을 회복시킬 수 있다(그림 17-23, 543쪽 참조). 이 수술을 하기 위해서는 레이저를 이용하여 타원창을 **잘라내야** 한다.

tinnitus(귀울림, 이명)

귓속에서 나는 잡음(윙윙거리는 소리, 휘파람 소리, 쾅 소리 등).

내이의 털세포가 자극을 받아 일어나는 증상으로 presbycusis(노년난청), Ménière disease(속림프수종), otosclerosis(귀경화증), chronic otitis(만성이염), labyrinthitis(미로염) 등의 질환에서 나타난다. 귀울림이 매우 심하고 지속적으로 나타나 일상생활에 지장을 초래하는 경우도 있다. 스트레스와 불안에 의해 악화되는 경우, 약물과 biofeedback(생체되먹임)을 이용한 치료로 환자를 안정시킴으로써 증상을 완화시킬 수 있다. Tinnitus는 라틴어에서 파생된 용어로, "딸랑딸랑 울린다"는 뜻이다.

vertigo(현기증, 현훈)

자기 자신 또는 주위의 물체가 빙빙 도는 느낌.

내이의 질환이나 반고리관에서 뇌로 자극을 전달하는 신경의 질환이 있을 때 나타나는 증상이다. 평형감각의 장애와 구역(메스꺼움)이 동반될 수 있다.

Tinnitus(귀울림, 이명)

철자에 주의하라! 염증을 뜻하는 "-itis"가 아니라 상태를 의미하는 "-itus"이다.

처치: 귀

audiometry(청력검사)

청각을 검사하는 방법.

Audiometer(청력계)라는 장치를 사용하여, 특정 주파수의 청각자극을 주고 주파수별 청력을 측정한다(그림 17-26A). 검사결과를 나타낸 도표는 **audiogram**(청력도)이라고 한다(그림 17-26B).

cochlear implant procedure (인공달팽이 시술)

감각신경난청의 치료를 위해 인공장치를 이식하는 방법.

달팽이에 삽입한 수많은 전극을 이용하여 안뜰달팽이신경에 직접 전기신호를 보낸다. 외이에 부착한 마이크와 speech processor(언어처리기)가 소리를 감지하여, 이를 전기신호로 변환시킨다(그림 17-27A).

ear thermometry(귀온도측정)

적외선 감지기를 이용하여 고막의 온도를 측정하는 방법.

외이도를 통해 장치를 삽입하여 온도를 측정하며, 측정결과는 2초 이내에 얻어진다. 고막의 온도는 체온을 의미한다.

otoscopy(이경검사)

Otoscope(이경)**을 이용하여 외이도를 관찰하는 방법**(그림 17-27B 참조)**.**

tuning fork test(소리굽쇠검사)

소리굽쇠의 진동을 이용하여 소리의 전도를 검사하는 방법.

진동 중인 소리굽쇠를 외이도 앞(공기전도)에 가까이 대거나 소리굽쇠 바닥을 꼭지돌기(뼈전도)에 대는 방법을 **Rinne test**(린네검사)라고 한다. 또한 소리굽쇠의 바닥을 이마 중앙에 대고 검사하는 방법은 **Weber test**(웨버검사)라고 한다. 청력이 정상인 경우, 양쪽 귀에 들리는 소리의 크기가 같다.

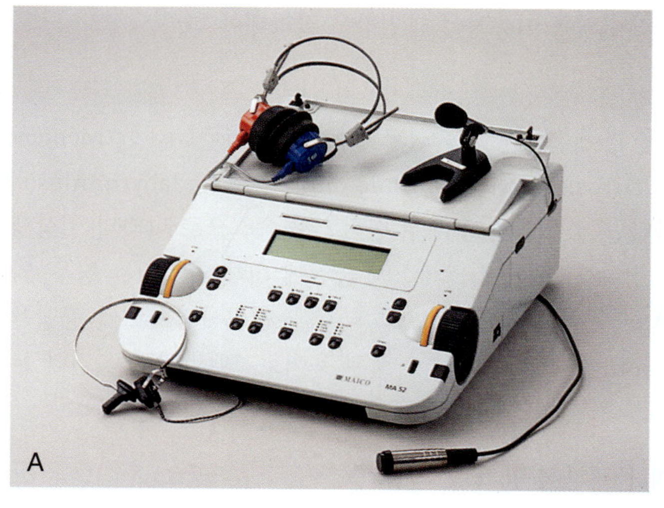

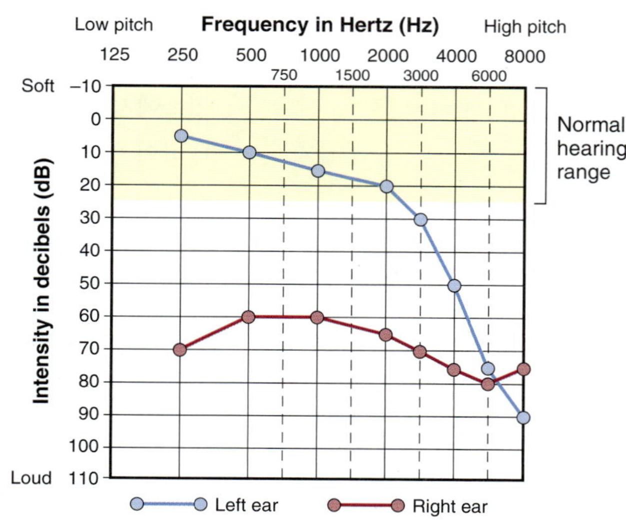

그림 17-26 **A, Pure-tone audiometer**(순음청력계). **B,** 저주파음에 대한 왼쪽 귀 청력이 정상인 사람의 **audiogram**(청력도). **파란색 선**이 아래쪽으로 기울어져 있는 것은, 왼쪽 귀에 고주파음에 대한 난청이 있음을 의미한다. 오른쪽 귀에는 꽤 심한 난청이 있다. 우리가 들을 수 있는 가장 작은 소리의 크기(decibel, dB)를 threshold(문턱값, 역치)라고 한다. 성인의 경우, 문턱값이 0~25 dB(노란색 구역)이면 정상이다.

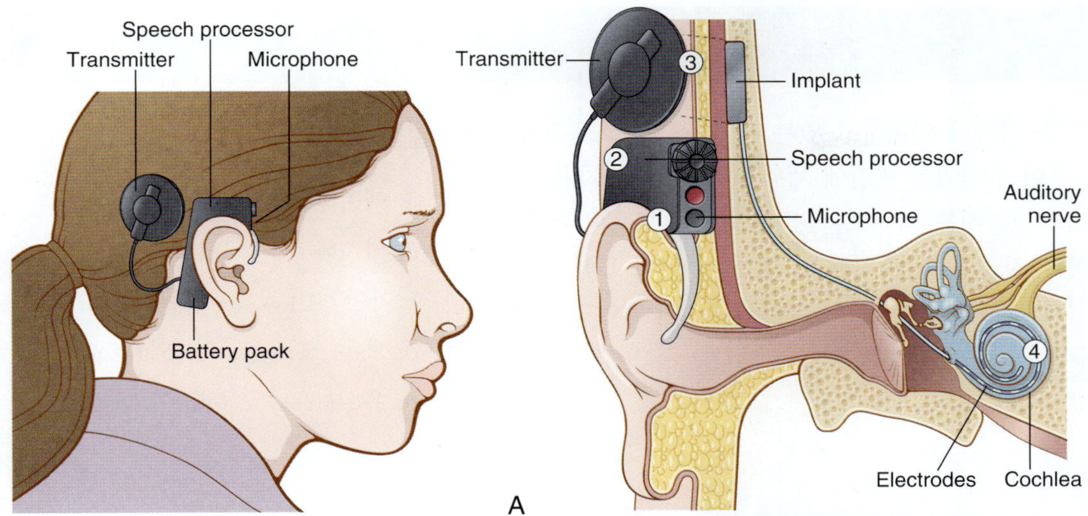

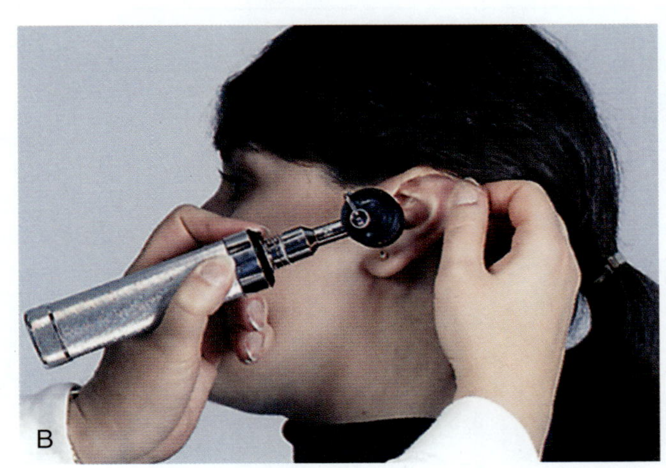

그림 17-27 **A, Cochlear implant**(인공달팽이). (1) 마이크가 소리를 받아들인다. (2) Speech process(언어처리기)가 소리를 디지털신호로 변환한다. (3) Transmitter(전파체)는 이 신호를 implant(삽입물)로 보내고, 이곳에서 전기자극이 생성된다. (4) 전극은 달팽이 안의 신경세포를 자극하고, 이 자극은 안뜰달팽이신경을 통해 뇌로 전달된다. **B, Otoscopic examination**(이경검사). 귓바퀴를 뒤위쪽으로 잡아당긴다. 이경을 잡은 손은 환자의 얼굴에 대서 움직이지 않게 한다.

약어: 귀

AD	오른쪽 귀(라틴어, *auris dextra*)
AOM	acute otitis media(급성중이염)
AS	왼쪽 귀(라틴어, *auris sinistra*)
EENT	eyes, ears, nose, and throat(안이비인후과)
ENG	electronystagmography(전기안진검사)—눈의 움직임을 통해 내이의 평형감각 기능을 검사하는 방법(**nystagmus**는 안구의 빠른 진동운동을 뜻함)
ENT	ears, nose, and throat(이비인후과)
ETD	eustachian tube dysfunction (이관기능장애)
HEENT	head, eyes, ears, nose, and throat
PE tube	pressure-equalizing tube(압력평형관)—고막을 뚫고 삽입하여 환기를 돕는 폴리에틸렌 관(자꾸 재발하는 급성중이염 치료에 쓰임)
SOM	serous otitis media(장액중이염)

발음

이 장에 나오는 용어들을 얼마나 이해하고 있는지를 독자 스스로 판단하기 위하여, 아래 각 용어의 의미를 빈칸에 채워 넣어 보자. 그 다음에 의미만을 보고 무슨 용어였는지를 적어보는 것도 공부에 도움이 될 것이다. 이때 철자법이 틀리지 않도록 주의하라. 각 용어 뒤에 표시된 숫자는 정의나 용례가 적혀 있는 페이지 번호를 가리킨다. 이 페이지를 확인하여 자신이 제대로 알고 있는지를 확인하라.

발음기호 안내

ā: 에이 (예: āpe)	ă: 애 (예: ăpple)
ē: 이- (예: ēven)	ĕ: 에 (예: ĕvery)
ī: 아이 (예: īce)	ĭ: 이 (예: ĭnterest)
ō: 오우 (예: ōpen)	ŏ: 오 (예: pŏt)
ū: 유 (예: ūnit)	ŭ: 어 (예: ŭnder)

어휘, 용어: 눈

17

용어	발음	의미
accommodation (522)	ă-kŏm-ō-DĀ-shŭn	
amblyopia (527)	ăm-blē-Ō-pē-ă	
anisocoria (524)	ăn-ī-sō-KŌ-rē-ă	
anterior chamber (522)	ăn-TĒ-rē-ŏr CHĀM-bĕr	
aphakia (526)	ă-FĀ-kē-ă	
aqueous humor (522)	ĂK-wē-ŭs *or* Ā-kwē-ŭs HŪ-mŏr	
astigmatism (528)	ă-STĬG-mă-tĭzm	
biconvex (522)	bī-KŎN-vĕks	
blepharitis (524)	blĕf-ă-RĪ-tĭs	
blepharoptosis (524)	blĕf-ă-rŏp-TŌ-sĭs	
cataract (529)	KĂT-ă-răkt	
chalazion (530)	kă-LĀ-zē-ŏn	
choroid (523)	KŎR-oyd	
ciliary body (523)	SĬL-ē-ăr-ē BŎD-ē	
cone (523)	kōn	
conjunctiva (523)	kŏn-jŭnk-TĪ-vă	
conjunctivitis (524)	kŏn-jŭnk-tĭ-VĪ-tĭs	
cornea (523)	KŎR-nē-ă	
corneal abrasion (524)	KŎR-nē-ăl ă-BRĀ-zhŭn	
corneoscleral (526)	kŏr-nē-ō-SKLĒ-răl	
cycloplegic (524)	sī-klō-PLĒ-jĭk	

용어	발음	의미
dacryoadenitis (524)	dăk-rē-ō-ăd-ĕ-NĪ-tĭs	
diabetic retinopathy (530)	dī-ă-BĔT-ĭk rĕ-tĭn-NŎP-ă-thē	
diplopia (527)	dĭp-LŌ-pē-ă	
enucleation (536)	ē-nū-klē-Ā-shun	
esotropia (528)	ĕs-ō-TRŌ-pē-ă	
exotropia (533)	ĕk-sō-TRŌ-pē-ă	
fluorescein angiography (534)	floo-ō-RĔS-ē-ĭn ăn-jē-ŎG-ră-fē	
fovea centralis (523)	FŌ-vē-ă sĕn-TRĂ-lĭs	
fundus of the eye (523)	FŬN-dŭs of the ī	
glaucoma (530)	glaw-KŌ-mă	
hemianopsia (528)	hĕ-mē-ă-NŎP-sē-ă	
hordeolum (531)	hŏr-DĒ-ō-lŭm	
hyperopia (528)	hī-pĕr-Ō-pē-ă	
hypertensive retinopathy (526)	hī-pĕr-TĔN-sĭv rĕ-tĭ-NŎP-ă-thē	
intraocular (525)	ĭn-tră-ŎK-ū-lăr	
iridectomy (525)	ĭr-ĭ-DĔK-tō-mē	
iridic (525)	ĭ-RĪD-ĭk	
iris (523)	Ī-rĭs	
iritis (525)	ī-RĪ-tĭs	
keratitis (525)	kĕr-ă-TĪ-tĭs	
keratoplasty (536)	kĕr-ă-tō-PLĂS-tē	
lacrimal (525)	LĂK-rĭ-măl	
lacrimation (525)	lă-krĭ-MĀ-shŭn	
laser photocoagulation (537)	LĀ-zĕr fō-tō-kō-ăg-ū-LĀ-shŭn	
lens (523)	lĕnz	
macula (523)	MĂK-ū-lă	
macular degeneration (532)	MĂK-ū-lăr dē-jĕn-ĕ-RĀ-shŭn	
miosis (527)	mī-Ō-sĭs	
miotic (527)	mī-ŎT-ĭk	
mydriasis (527)	mĭ-DRĪ-ă-sĭs	
myopia (528)	mī-Ō-pē-ă	

용어	발음	의미
nyctalopia (527)	nĭk-tă-LŌ-pē-ă	
nystagmus (533)	nĭ-STĂG-mŭs	
ophthalmic (525)	ŏf-THĂL-mĭk	
ophthalmologist (525)	ŏf-thăl-MŎL-ō-jĭst	
ophthalmoplegia (525)	ŏf-thăl-mō-PLĒ-jă	
ophthalmoscopy (534)	ŏf-thăl-MŎS-kō-pē	
optic chiasm (523)	ŎP-tĭk KĪ-ăzm	
optic disc (523)	ŎP-tĭk dĭsk	
optician (526)	ŏp-TĬSH-ăn	
optic nerve (523)	ŎP-tĭk nĕrv	
optometrist (526)	ŏp-TŎM-ĕ-trĭst	
palpebral (526)	PĂL-pĕ-brăl	
papilledema (526)	păp-ĭ-lĕ-DĒ-mă	
phacoemulsification (537)	făk-ō-ĕ-mŭl-sĭ-fĭ-KĀ-shŭn	
photophobia (527)	fō-tō-FŌ-bē-ă	
presbyopia (528)	prĕz-bē-Ō-pē-ă	
pupil (523)	PŪ-pĭl	
pupillary (526)	PŪ-pĭ-lăr-ē	
refraction (523)	rē-FRĂK-shŭn	
retina (523)	RĔT-ĭ-nă	
retinal detachment (533)	RĔ-tĭ-năl dē-TĂCH-mĕnt	
retinitis pigmentosa (526)	rĕt-ĭ-NĪ-tĭs pĭg-mĕn-TŌ-să	
rod (523)	rŏd	
sclera (523)	SKLĔ-ră	
scleral buckle (537)	SKLĔ-răl BŬ-kl	
scleritis (526)	sklĕ-RĪ-tĭs	
scotoma (527)	skō-TŌ-mă	
slit lamp microscopy (534)	slĭt lămp mī-KRŎS-kō-pē	
strabismus (533)	stră-BĬZ-mŭs	
thalamus (523)	THĂL-ă-mŭs	
tonometry (535)	tō-NŎM-ĕ-trē	

17

용어	발음	의미
trabeculoplasty (531)	tră-bĕk-ū-lō-PLĂS-tē	
uveitis (526)	ū-vē-Ī-tĭs	
visual acuity test (535)	VĬZ-ū-ăl ă-KŪ-ĭ-tē tĕst	
visual field test (535)	VĬZ-ū-ăl fēld tĕst	
vitrectomy (538)	vĭ-TRĔK-tō-mē	
vitreous humor (523)	VĬT-rē-ŭs HŪ-mŏr	
xerophthalmia (527)	zĕr-ŏf-THĂL-mē-ă	

어휘, 용어: 귀

용어	발음	의미
acoustic (542)	ă-KOOS-tĭk	
acoustic neuroma (544)	ă-KOOS-tĭk nū-RŌ-mă	
audiogram (546)	ĂW-dē-ō-grăm	
audiologist (542)	ăw-dē-ŎL-ō-gĭst	
audiometer (546)	ăw-dē-ŎM-ĕ-tĕr	
audiometry (546)	ăw-dē-ŎM-ĕ-trē	
auditory canal (541)	ĂW-dĭ-tō-rē kă-NĂL	
auditory nerve fibers (541)	ĂW-dĭ-tō-re nĕrv FĪ-bĕrz	
auditory ossicle (541)	ĂW-dĭ-tō-rē ŎS-ĭ-kl	
auditory tube (541)	ĂW-dĭ-tō-rē toob	
aural (542)	ĂW-răl	
auricle (541)	ĂW-rĭ-kl	
cerumen (541)	sĕ-ROO-mĕn	
cholesteatoma (544)	kō-lē-stē-ă-TŌ-mă	
cochlea (541)	KŎK-lē-ă	
cochlear (542)	KŎK-lē-ăr	
deafness (544)	DĔF-nĕs	
ear thermometry (546)	ēr thĕr-MŎM-ĕ-trē	
endolymph (541)	ĔN-dō-lĭmf	
eustachian tube (541)	ū-STĀ-shŭn toob	
hyperacusis (543)	hī-pĕr-ă-KŪ-sis	

17

용어	발음	의미
incus (541)	ĬNG-kŭs	
labyrinth (541)	LĂB-ĭ-rĭnth	
macrotia (543)	măk-RŌ-shē-ă	
malleus (541)	MĂL-ē-ŭs	
mastoiditis (542)	măs-toy-DĪ-tĭs	
Ménière disease (544)	mĕn-ē-ĀR dĭ-ZĒZ	
myringitis (542)	mĭr-ĭn-JĪ-tĭs	
myringotomy (542)	mĭr-ĭn-GŎT-ō-mē	
organ of Corti (541)	ŎR-găn of CŎR-tē	
ossiculoplasty (542)	ŏs-ĭ-kū-lō-PLĂS-tē	
otic (542)	Ō-tĭk	
otitis media (545)	ō-TĪ-tĭs MĒ-dē-ă	
otolaryngologist (542)	ō-tō-lă-rĭn-GŎL-ō-jĭst	
otomycosis (542)	ō-tō-mī-KŌ-sĭs	
otopyorrhea (542)	ō-tō-pī-ō-RĒ-ă	
otosclerosis (545)	ō-tō-sklĕ-RŌ-sĭs	
otoscopy (546)	ō-TŎS-kō-pē	
oval window (541)	Ō-văl WĬN-dō	
perilymph (541)	PĔR-ĭ-lĭmf	
pinna (541)	PĬN-ă	
postauricular (542)	pōst-aw-RĬK-ū-lăr	
presbycusis (543)	prĕz-bē-KŪ-sĭs	
salpingopharyngeal (542)	săl-pĭng-gō-fă-RĬN-gē-ăl	
semicircular canals (541)	sĕ-mē-SĔR-kū-lăr kă-NĂLZ	
stapedectomy (542)	stā-pĕ-DĔK-tō-mē	
stapes (541)	STĀ-pēz	
tinnitus (545)	TĬN-nĭ-tŭs	
tuning fork tests (546)	TOO-nĭng fŏrk tĕst	
tympanic membrane (541)	tĭm-PĂN-ĭk MĔM-brān	
tympanoplasty (543)	tĭm-pă-nō-PLĂS-tē	
vertigo (545)	VĔR-tĭ-gō	

17

용어	발음	의미
vestibule (541)	VĚS-tĭ-būl	
vestibulocochlear (543)	vĕs-tĭb-ū-lō-KŌK-lē-ăr	

CHAPTER 18

내분비계통

Endocrine System

번역: 조경제

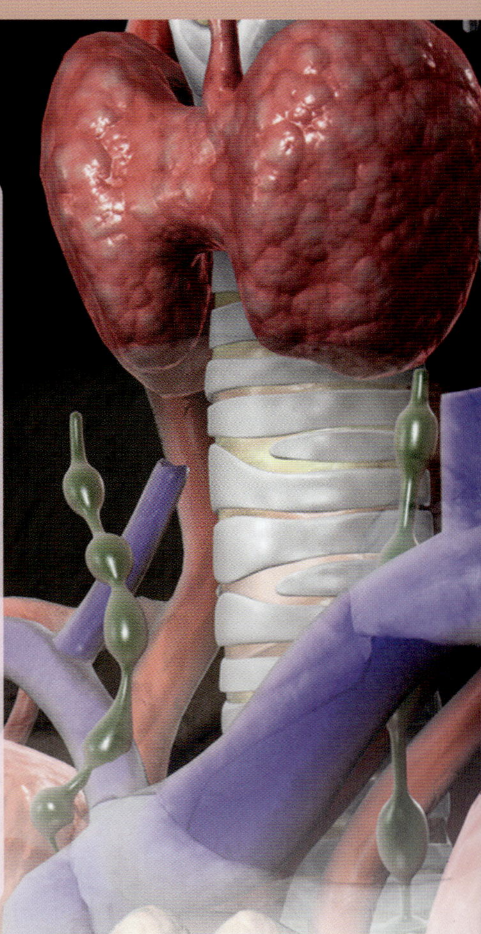

단원 구성

단원 학습목표

- Endocrine glands(내분비샘)와 내분비샘에서 분비되는 호르몬을 열거한다.
- Hormone(호르몬)이 우리 몸에서 담당하는 기능을 이해한다.
- Endocrine gland와 그 hormone에 관련된 의학용어를 분석한다.
- Endocrine gland의 분비과다 또는 분비저하로 인해 발생하는 비정상적인 상황에 대해 기술한다.
- Endocrinology(내분비학) 분야에서 사용되는 검사실검사와 처치를 기술하고 관련된 약어를 열거한다.

서론

Endocrine system(내분비계통)은 nervous system(신경계통)처럼 정보를 전달하는 계통이다. 다만 nervous system은 nerve(신경)를 이용하여 정보를 전달하고, endocrine system은 혈관을 이용하여 정보를 전달하는 차이가 있다. 인체의 여러 부위에 위치한 **gland**(샘, 선)들은 **hormone**(호르몬)이라 불리는 특수한 화학전달물질을 혈류에 분비하고(hormone은 '주장하다'는 뜻의 그리스어인 *hormōn* 에서 유래), 분비된 hormone은 생명체의 수많은 기능을 조절한다. 예를 들어 어떤 hormone은 뼈의 성장을 자극하고, 다른 어떤 hormone은 생식기관과 생식세포의 성숙을 유발하며, 또 다른 hormone은 인체의 모든 세포에서 metabolic rate(대사율)를 조절한다. 그 밖에, 뇌 아래에 존재하는 하나의 강력한 endocrine gland는 매우 다양한 hormone들을 분비하는데, 이 hormone들은 혈류를 통해 다른 endocrine gland에 전달되어 그 활성을 조절한다.

Hormone은 **receptor**(수용체)와 결합함으로써 작용을 나타낸다. Receptor는 hormone이 작용하는 다양한 **target tissue**(표적조직)에 존재하며, hormone을 인식하여 결합한다. Hormone과 결합한 receptor는 저마다 정해진 작용을 유발한다. 따라서 hormone마다 고유한 receptor가 존재하며, hormone이 receptor에 결합하는 과정은 열쇠로 자물쇠를 푸는 과정과 매우 비슷하다고 할 수 있다.

Endocrine gland(내분비샘)는 생산한 hormone을 직접 혈류 속으로 분비한다. 반면에 **exocrine gland**(외분비샘)는 duct(분비관)를 통해 분비물(땀, 젖, 침, 눈물, 점액 등)을 몸 밖으로 내보낸다. 따라서 exocrine gland의 예에는 sweat gland(땀샘), mammary gland(젖샘), salivary gland(침샘), lacrimal gland(눈물샘), mucous gland(점액샘) 등이 있다.

Duct가 없고, 분비물을 혈류로 분비하는 **endocrine gland**의 예는 다음과 같다. 각 endocrine gland의 위치를 그림 18-1에 표시하시오.

[1] thyroid gland(갑상샘)
[2] parathyroid gland(부갑상샘) (대개 4개가 존재한다)
[3] adrenal gland(부신)(한 쌍)
[4] pancreas(췌장, 이자)의 islet of Langerhans(췌장소도, 이자섬)
[5] pituitary gland(뇌하수체)
[6] ovary(난소)(여성, 한 쌍)
[7] testis(고환)(남성, 한 쌍)
[8] pineal gland(솔방울샘, 송과체)

위에 열거한 endocrine gland 중에서 맨 마지막에 있는, **pineal gland**(솔방울샘)는 내분비기관으로서의 기능은 잘 알려진 것은 없으나 duct가 없기 때문에 endocrine gland에 포함된다. Pineal gland는 뇌의 한가운데 위치하며 **melatonin**(멜라토닌)을 분비한다. Melatonin은 인체의 "biological clock(생체시계)" 기능을 보조하며 수면을 유도하는 호르몬으로 생각된다. Pineal gland는 **seasonal affective disorder**(SAD, 계절정동장애)라 불리는 정신질환과 관련이 있다. 이 병에 걸린 사람은 겨울에 depression(우울증)에 빠진다. 빛이 차단되면 melatonin 분비가 늘어나고 햇빛을 받으면 줄어든다. Pineal gland는 calcification(석회화)이 일어날 수 있기 때문에 뇌의 X선 등의 영상에서 중요한 기준 구조로 삼을 수 있다.

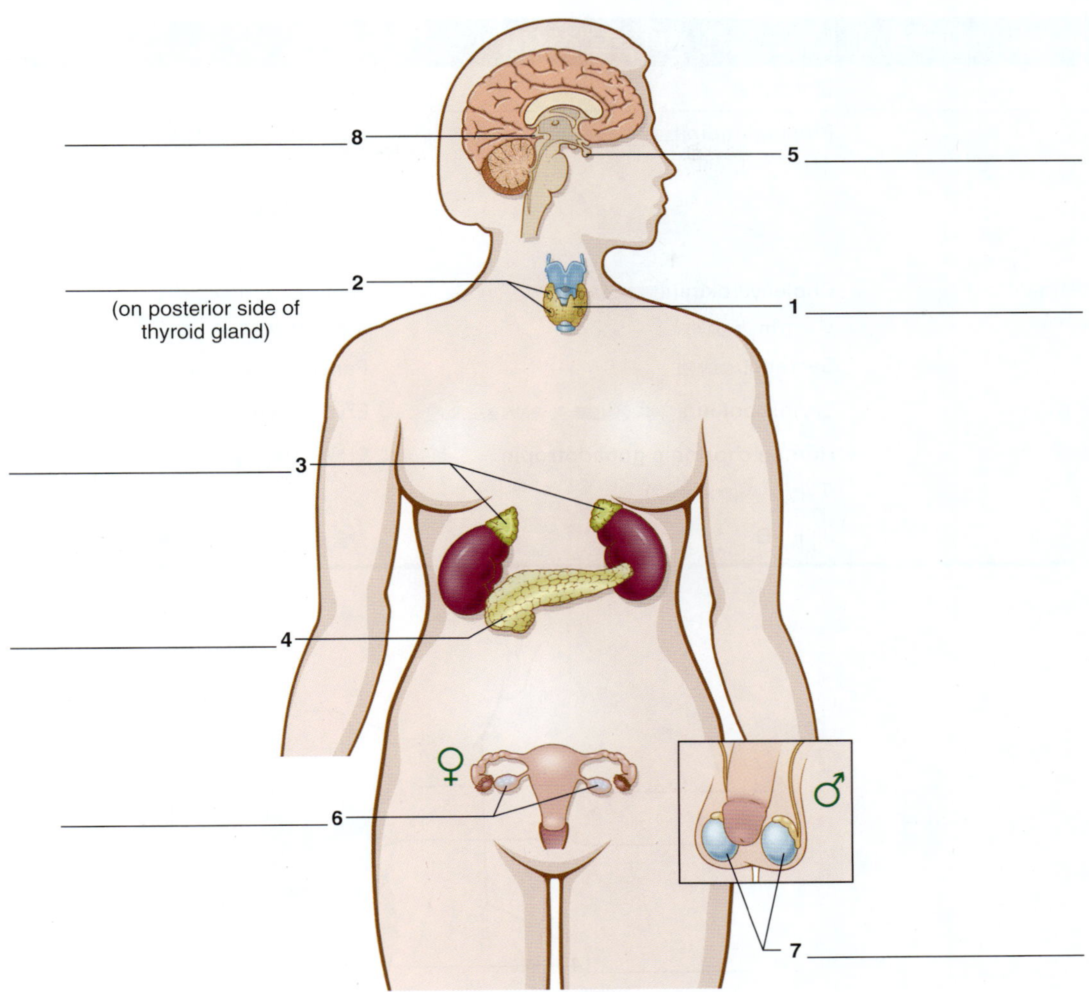

그림 18-1 **Endocrine system**(내분비계통).

이상에 열거한 주요 내분비샘 이외의 endocrine tissue(내분비조직)에서도 hormone이 분비된다. Kidney(신장, 콩팥)의 **erythropoietin**(EPO, 적혈구형성호르몬, 에리트로포이에틴), placenta(태반)의 **human chorionic gonadotropin**(사람융모생식샘자극호르몬), gallbladder(쓸개)의 **cholecystokinin**(CCK, 콜레시스토키닌) 등이 그 예이다. **Prostaglandin**(PG, 프로스타글랜딘)은 호르몬과 유사한 물질이며, 여러 방식을 통해 인체에 영향을 미친다. Prostaglandin은 prostate gland(전립샘) 등에서 만들어진 semen(정액)에서 처음 발견되었지만 현재는 인체 곳곳의 세포에서 확인되고 있으며, 다음과 같은 세 가지의 기능을 가진다. : (1) uterus(자궁)가 수축하도록 자극하고, (2) 체온, platelet aggregation(혈소판응집), 위산 분비 등을 조절하며, (3) 혈압을 내리는 등의 작용을 한다.

대표적인 내분비샘 이외의 내분비조직에 대해서는 표 18-1을 참조하라.

THYROID GLAND(갑상샘)

위치와 구조

그림 18-2에 표시된 구조물의 명칭을 기입하시오.

Thyroid gland [1]는 **trachea**(기관) [2]의 양옆에서 right lobe(오른엽)과 left lobe(왼엽)으로

18

표 18-1 내분비조직(주요 내분비샘 제외): 위치, 분비 호르몬, 작용

위치	분비 호르몬	작용
몸세포	Prostaglandin(프로스타글란딘)	Platelet(혈소판) 응집 Uterus(자궁) 수축 위산 분비 저하 혈압 내림
Gastrointestinal tract (위장관, 위창자길)	Cholecystokinin(콜레시스토키닌) Gastrin(가스트린) Secretin(세크레틴)	Gallbladder(쓸개) 수축 위산 분비 자극 Pancreatic enzyme(이자효소) 분비 자극
Kidney(신장, 콩팥)	Erythropoietin(적혈구형성호르몬, 에리트로포이에틴)	Erythrocyte(적혈구) 생산 자극
Placenta(태반)	Human chorionic gonadotropin (사람융모생식샘자극호르몬)	임신을 지속시킴
피부	비타민 D	칼슘 흡수에 영향을 미침

18

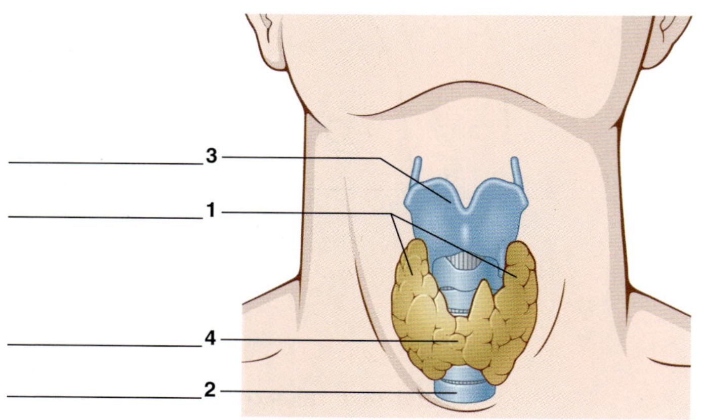

그림 18-2 **Thyroid gland**(갑상샘)를 앞에서 본 모습. Thyroid gland가 방패처럼 trachea를 덮고 있음을 확인하라 (*thyr/o* = 방패).

존재하며, **thyroid cartilage**(갑상연골, 방패연골) [3]라 불리는 큰 연골의 바로 아래에 위치한다. Thyroid cartilage는 사람의 목에서 larynx(후두)의 앞쪽에서 "Adam's apple(아담사과, 후두융기)"을 이루며 돌출되어 있다. Thyroid gland의 **isthmus**(갑상샘잘록) [4]는 trachea의 앞면에서 좌우 lobe(엽)을 연결하는 잘록한 샘조직이다.

기능

Thyroid gland에서 분비되는 대표적인 두 호르몬은 (1) **thyroxine**(타이록신), 즉 **tetraiodothyronine**(T4, 테트라아이오도타이로닌)과 (2) **triiodothyronine**(T3, 트라이아이오도타이로닌)이다. 이 호르몬들은 thyroid gland에서 **iodine**(요오드)과 아미노산의 하나인 tyrosine(타이로신)을 재료로 이용하여 합성된다(iodine은 혈액에서 얻는다). 두 호르몬 중에서 T4(네 개의 요오드 원자를 가짐)의 혈중 농도가 훨씬 더 높지만, 세포 대사에 미치는 작용은 T3(세 개의 요오드 원자를 가짐)가 훨씬 더 강력하다. 대부분의 thyroid hormone(갑상샘호르몬)은 혈액 속에서 단백질에 결합된 상태로 운반된다.

T4와 T3는 사람 몸의 모든 세포들이 metabolism(대사)을 정상 수준으로 유지하는 데 꼭 필요

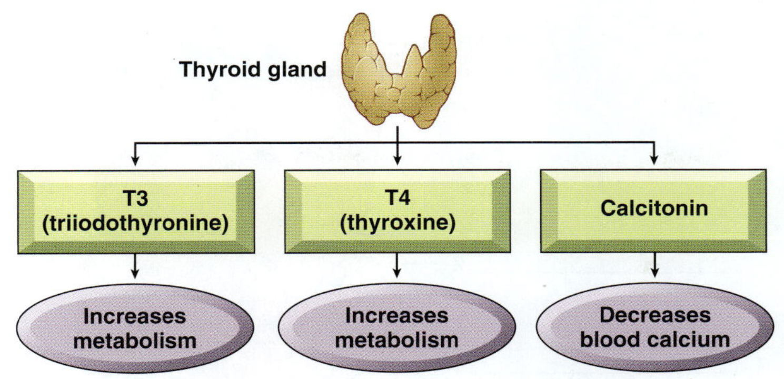

그림 18-3 Thyroid gland(갑상샘)의 호르몬과 작용.

하다. 세포의 여러 대사작용에는 산소가 필요한데, 그중 한 예가 음식물을 산화시켜 그 속에 저장된 에너지를 내거나 저장하는 것이다. Thyroid hormone은 세포의 산소 섭취를 도움으로써 체내 metabolic rate(대사율)를 향상시킨다. Thyroid hormone을 사람이나 동물에 투여하면 metabolic rate가 상승한다. 반면에 어떠한 이유로 사람이나 동물에서 thyroid gland가 제거되면 몸 속 thyroid hormone의 양이 감소하기 때문에 metabolic rate가 저하되고, 열손실이 일어나며, 육체 및 정신 발달이 늦어진다.

Thyroid gland에서 분비되는 또 하나의 호르몬이 **calcitonin**(칼시토닌)이다. Calcitonin은 혈중 칼슘 농도가 높을 때 분비된다. 이 호르몬은 칼슘이 혈액을 떠나 뼈로 들어가는 과정을 촉진하기 때문에 혈중 칼슘 농도가 정상으로 회복된다. Calcitonin을 코에 분무하여 osteoporosis(골다공증)를 치료하는 데 이용하기도 한다. Calcitonin은 뼈에 저장되는 칼슘의 양을 증가시켜 뼈조직을 강화하고 뼈가 골절되지 않도록 막아준다. 그림 18-3에 thyroid gland에서 분비되는 세 가지 호르몬의 작용을 요약했다.

PARATHYROID GLAND(부갑상샘)

위치와 구조

그림 18-4의 빈칸에 해당 구조물의 명칭을 기입하시오.

Parathyroid gland [1]는 **thyroid gland** [2]의 뒷면에 붙어 있는 콩알 모양의 작은 분비샘으로, 보통 4개가 존재한다.

기능

Parathyroid hormone(PTH, 부갑상샘호르몬)은 parathyroid gland에서 분비된다. 이 호르몬은 **parathormone**(부갑상샘호르몬)이라고도 불리며 뼈에서 혈액으로 **calcium**(칼슘)을 이동시킨다. 칼슘은 인체 조직, 특히 근육이 적절한 기능을 수행하는 데 필요하다. 음식에 포함된 칼슘은 대개 창자에서 흡수된 후 혈액을 거쳐 뼈에 저장된다. 이러한 혈중 칼슘 농도 조절과정은 호르몬이 인체의 **homeostasis**(항상성)를 유지하는 조절방식을 공부할 수 있는 대표적인 예이다. Homeostasis란 인체의 내부 환경이 평형 상태를 유지함을 뜻한다. 만일 임신이나 비타민 D 결핍 등으로 인해 혈중 칼슘 농도가 낮아지면, parathyroid hormone이 더 많이 분비되어 뼈에서 혈류로 이동하는 칼슘의 양이 많아진다. 그 결과 혈중 칼슘 농도는 정상으로 회복된다(그림 18-5).

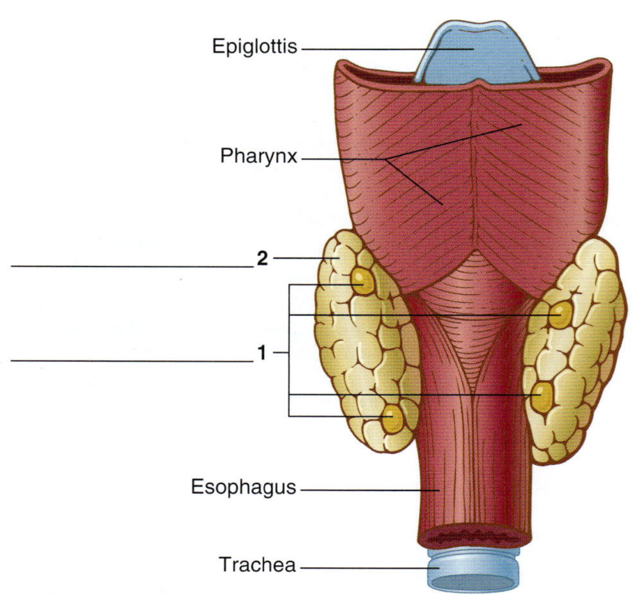

그림 18-4 **Parathyroid gland**(부갑상샘)를 뒤에서 본 그림. 접두사 para-는 near(가까이) 또는 alongside(나란히)를 의미한다.

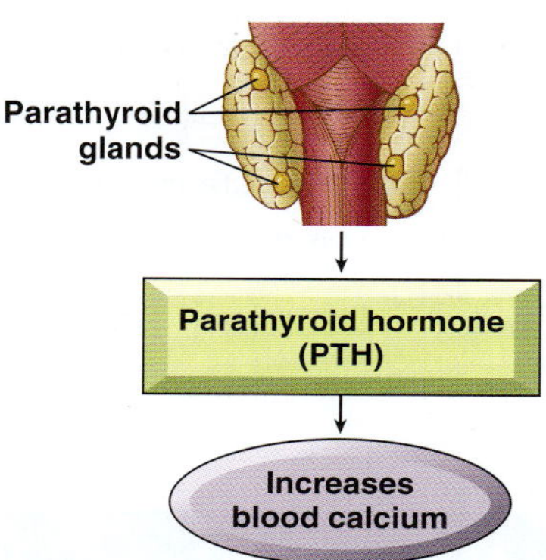

그림 18-5 **Parathyroid gland(부갑상샘)의 호르몬과 작용.**

ADRENAL GLAND(부신)

위치와 구조

그림 18-6의 빈칸에 주요 구조물의 명칭을 기입하시오.

Adrenal gland(suprarenal gland, 부신)는 한 쌍의 작은 분비샘으로 각각 좌우 **kidney**(신장, 콩팥) [1] 위에 놓여 있다. 각 adrenal gland는 바깥 부분인 **adrenal cortex**(부신피질, 부신겉질) [2]와 속부분인 **adrenal medulla**(부신수질, 부신속질) [3]로 구성된다. Adrenal cortex와 adrenal medulla는 한 기관 속에 독립적으로 존재하는 두 분비샘으로, 각각 서로 다른 호르몬을 분비한다. Adrenal cortex는 **steroids**(스테로이드), 즉 **corticosteroids**(코티코스테로이드)를 분비하고, adrenal medulla는 **catecholamines**(카테콜아민)을 분비한다. Corticosteroid는 콜레스테롤에서 유래한 화합물이고, catecholamine은 아미노산에서 유래한 화합물이다.

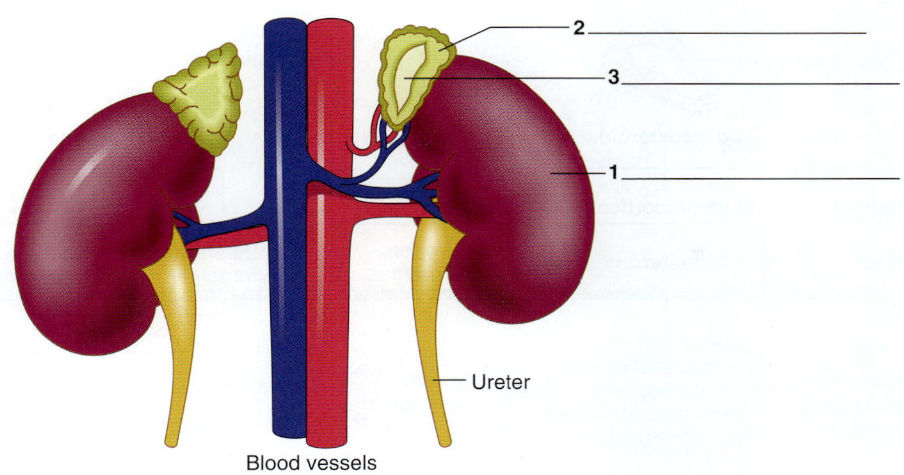

그림 18-6 **Adrenal gland**(suprarenal gland, 부신). 접두사 ad-는 '-를 향한다'는 의미이다; Adrenal gland는 kidney를 '향한다'는 의미 또는 '가까이 있다'는 뜻이다.

기능

Adrenal cortex(부신피질)에서는 세 종류의 **corticosteroids**(코티코스테로이드)가 분비된다.

1. **Glucocorticoid**(당질부신피질호르몬, 글루코코티코이드)—이 steroid hormone은 모든 세포의 당, 지방, 단백질 대사에 중요한 영향을 미치며 강력한 anti-inflammatory(항염증) 작용을 나타낸다.

   Glucocorticoid의 하나인 **cortisol**(코티솔)은 포도당, 지방, 단백질 대사 조절을 돕는다. Cortisol은 스트레스에 대한 반응의 일환으로 혈중 포도당 농도를 높인다. **Cortisone**(코티손)은 cortisol과 매우 유사한 호르몬으로, 인공 합성할 수 있다. Cortisone은 rheumatoid arthritis(류마티스관절염) 등의 염증 질환을 치료하는 데에도 이용된다.
2. **Mineralocorticoid**(무기질부신피질호르몬, 미네랄코티코이드)—대표적인 mineralocorticoid는 **aldosterone**(알도스테론)이다. Aldosterone은 체내 **salts**(염류), 즉 **electrolyte**(전해질) 농도를 조절한다. Aldosterone은 kidney에 작용하여 중요한 **전해질** 중 하나인 **sodium**(소듐, 나트륨)과 물을 재흡수하고, 또 다른 중요한 **전해질**인 **potassium**(포타슘, 칼륨) 배설을 촉진한다. 그 결과 aldosterone은 혈액 부피 및 혈압과 전해질 농도를 조절한다.
3. **Sex hormone**(성호르몬)—**Androgen**(남성호르몬, 안드로젠)인 testosterone(테스토스테론)과 여성호르몬인 **estrogen**(에스트로젠)이 소량 분비되어 청소년에서 pubic hair(음모)와 겨드랑털 등과 같은 secondary sex characteristics(이차성징)에 영향을 미친다. Menopause(폐경) 뒤 여성의 난소에서 estrogen 분비량이 감소하면 부신에서 분비된 androgen 때문에 체모가 많아지는 등의 masculinization(남성화) 현상이 나타날 수 있다.

Adrenal cortex(부신피질)에서 분비되는 호르몬은 "세 가지의 S"로 기억하라. **S**ugar를 조절하는 cortisol, **s**alt를 조절하는 aldosterone, **s**ex에 영향을 미치는 androgen과 estrogen이 그것이다.

Adrenal medulla(부신수질)에서는 다음과 같은 두 가지 **catecholamines**(카테콜아민)이 분비된다.

1. **Epinephrine**(에피네프린; **adrenaline**, 아드레날린)—Heart rate(심장박동수)와 혈압을 높이며, bronchus(기관지)를 확장시키고, 인체가 더 많은 에너지 생산을 위해 glucose(포도당)가 필요

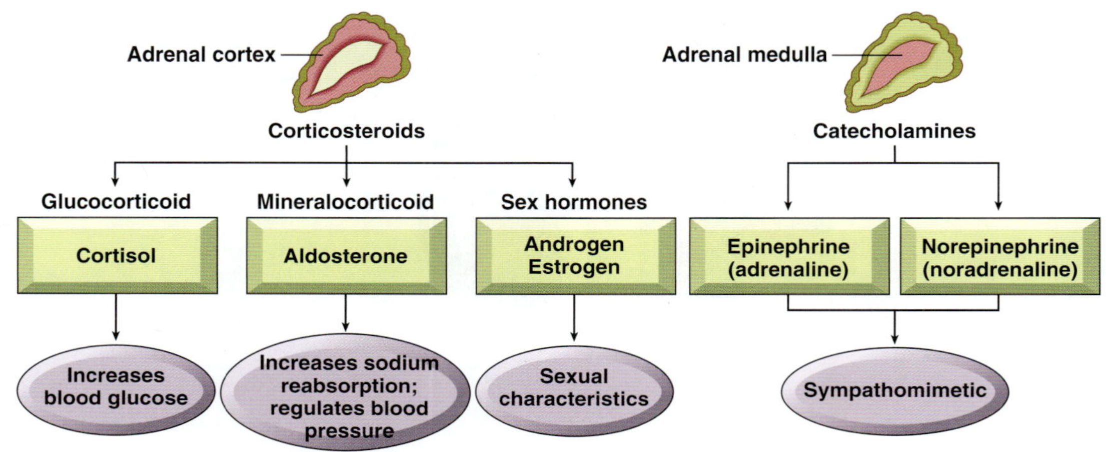

그림 18-7 **Adrenal cortex**(부신피질)**와 adrenal medulla**(부신수질)**의 호르몬과 작용.**

하면 저장된 glycogen(당원, 글리코겐)을 분해하여 glucose가 방출되도록 자극한다.

2. **Norepinephrine**(노르에피네프린; **noradrenaline**, 노르아드레날린)—혈관을 수축시키고 혈압을 높인다.

Epinephrine과 norepinephrine은 모두 sympathetic nervous system(교감신경계통)의 작용과 비슷한 효과를 나타내기 때문에 **sympathomimetic agent**(교감신경작용제)라고도 불린다. 이 호르몬들은 사람이 스트레스를 받으면 교감신경계통이 자극되어 그에 대한 반응으로 adrenal medulla에서 분비된다.

그림 18-7에는 adrenal gland에서 분비되는 호르몬들과 그 작용이 요약되어 있다.

PANCREAS(췌장, 이자)

위치와 구조

그림 18-8의 빈칸에 주요 구조의 명칭을 기입하라.

Pancreas [1]는 첫째 및 둘째 lumbar vertebra(허리뼈) 높이에서 **stomach**(위) [2]의 뒤에 위치한다. Pancreas의 내분비조직은 **islet of Langerhans** 또는 **islet cells**(췌장소도, 이자섬) [3]라 불리는 특수한 호르몬분비세포 집단들로 구성되어 있다. 하지만 pancreas는 98% 이상이 exocrine tissue(외분비조직)로 구성되어 외분비샘과 분비관을 이룬다. 외분비샘 세포는 소화효소를 만들어 gastrointestinal tract(위장관)에 분비한다.

기능

Islet of Langerhans의 beta cell(베타세포)은 **insulin**(인슐린)을, alpha cell(알파세포)은 **glucagon**(글루카곤)을 생산한다. 두 호르몬 모두 혈액 중 **glucose**(포도당) 농도 조절에 중요한 역할을 한다. 혈당이 상승할 때 beta cell에서 분비된 insulin은 glucose가 세포 속으로 들어가도록 촉진하여 에너지 생산을 위한 연료로 사용되게 한다. 또한 insulin은 liver(간)에서 **glucose**가 **glycogen**(당원, 글리코겐), 즉 저장형태로 변환되도록 만듦으로써 혈당을 낮춘다. 반대로 혈중 glucose 농도가

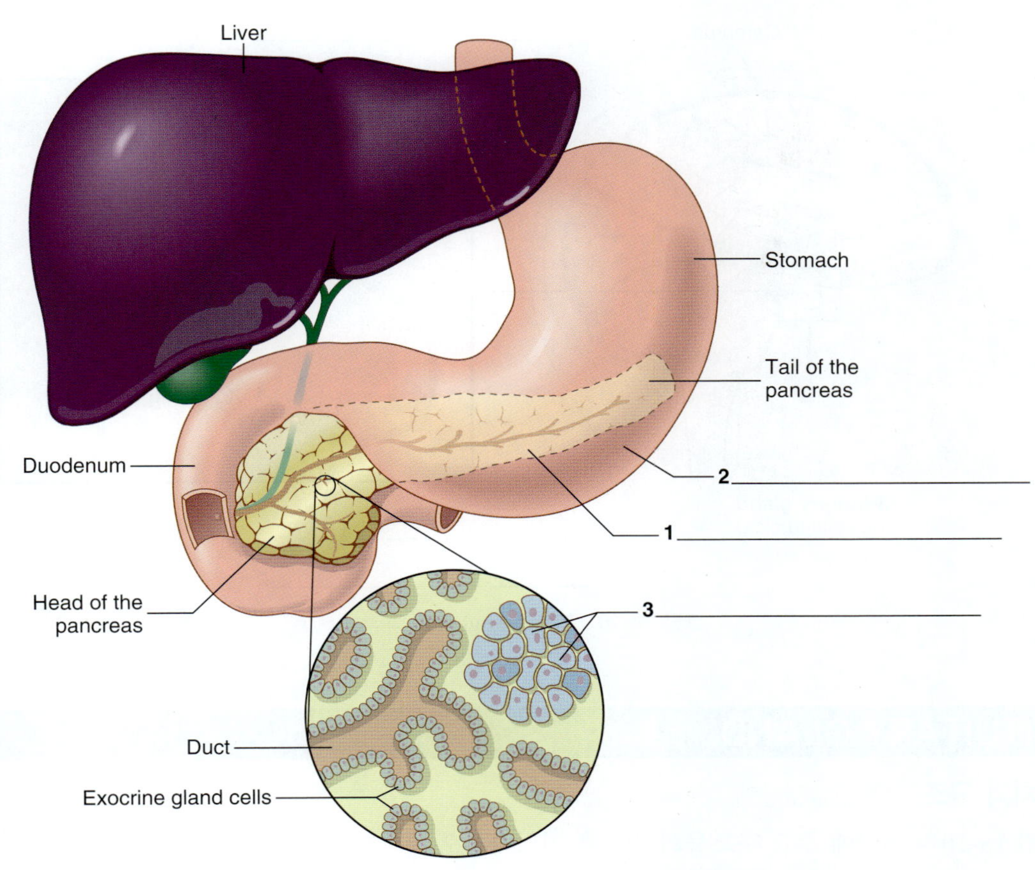

그림 18-8 Pancreas(췌장, 이자)와 그 주위 기관.

18

낮아지면 glucagon이 간세포에 작용하여 glycogen이 glucose로 분해되도록 자극하고, 그 결과 혈당이 높아진다. 따라서 pancreas의 내분비 기능은 인체의 내부환경을 조절하여 안정을 유지할 수 있는 능력인 **homeostasis**(항상성)의 또 다른 예이다.

그림 18-9에서 islet of Langerhans(췌장소도)에서 분비되는 호르몬과 그 작용을 복습하시오.

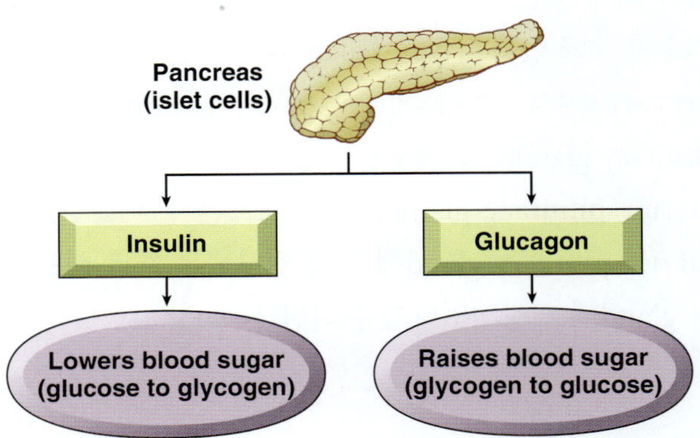

그림 18-9 Pancreas(췌장)**의 islet of Langerhans**(췌장소도)**에서 분비되는 hormone과 그 작용.** Insulin(인슐린)은 혈당을 낮추는 유일한 호르몬이다.

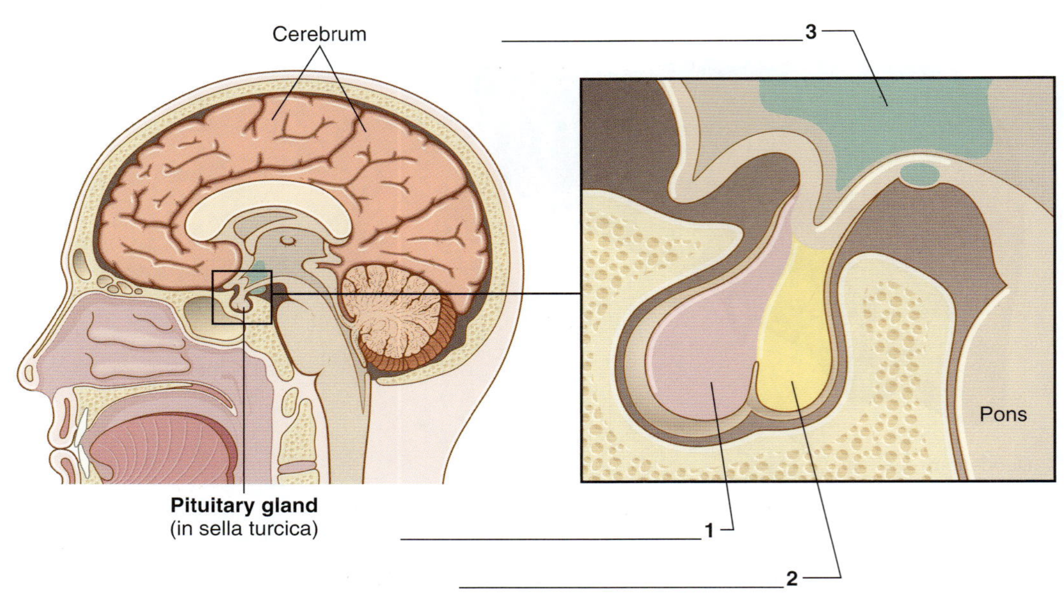

그림 18-10 **Pituitary gland**(뇌하수체).

PITUITARY GLAND(뇌하수체)

위치와 구조

그림 18-10의 빈칸에 주요 구조물의 명칭을 기입하시오.

Pituitary gland(hypophysis, 뇌하수체)는 완두콩 크기의 작은 분비샘으로, 뇌의 바닥에 위치하며 **sella turcica**(안장)라 불리는 머리뼈 바닥의 작은 오목 속에 들어 있다. Pituitary gland는 주위 구조물들의 보호를 받고 있으며, 그 위에는 뇌가, 아래에는 nasal cavity(코안)가 존재한다. 고대 그리스인들은 pituitary gland의 기능이 *pituita*(콧물) 생산이라고 오해했었다.

Pituitary는 샘상피조직으로 구성된 **anterior lobe**(앞엽, 전엽), 즉 **adenohypophysis**(샘뇌하수체) [1]와 신경조직으로 구성된 **posterior lobe**(뒤엽, 후엽), 즉 **neurohypophysis**(신경뇌하수체) [2]라는 서로 다른 두 부분으로 이루어져 있다. **Hypothalamus**(시상하부) [3]는 thalamus(시상)의 아래 및 pituitary gland의 위에 있는 뇌의 한 부분이다. Hypothalamus에서 시작된 신호가 pituitary gland의 분비 작용을 조절한다. Hypothalamus에 있는 특수한 신경내분비세포에서 분비된 releasing hormone(분비호르몬, 유리호르몬, 방출호르몬)과 inhibiting hormone(억제호르몬)이 모세혈관을 통해 anterior pituitary gland(뇌하수체앞엽)에 전달된다.

이 호르몬들은 anterior pituitary gland에서의 호르몬 분비를 자극하거나 억제한다. 또한 hypothalamus는 posterior pituitary gland에 직접 전달되는 호르몬도 생산하는데, 이 호르몬들은 posterior pituitary gland에 저장되었다가 분비된다(그림 18-11).

기능

Pituitary gland(뇌하수체)는 크기가 완두콩 정도에 불과하지만 다른 여러 내분비샘을 조절하는 화합물을 만들기 때문에 "**master gland**(우두머리내분비샘)"라 불리기도 한다.

Anterior pituitary gland(뇌하수체앞엽)에서 분비되는 대표적 호르몬은 다음과 같다.

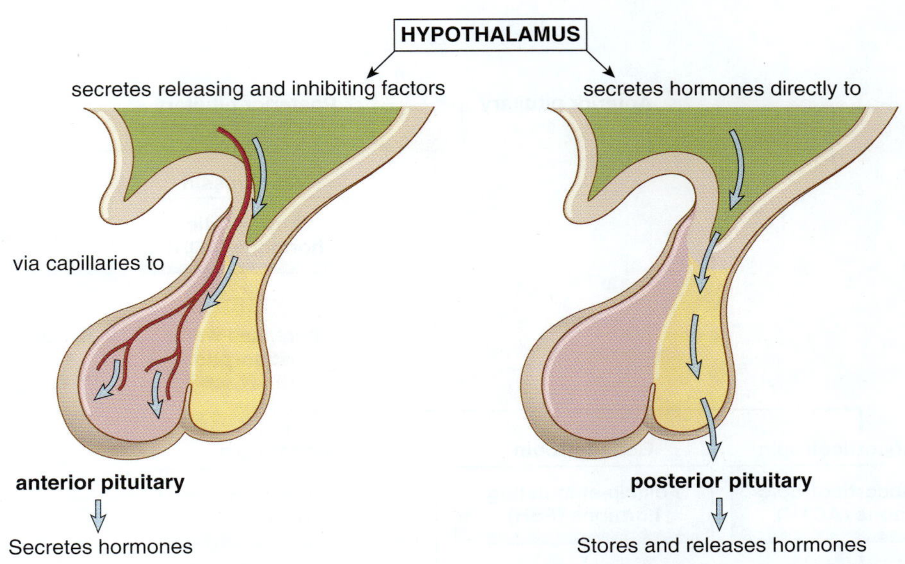

그림 18-11 Anterior pituitary gland(뇌하수체앞엽)**와 posterior pituitary gland**(뇌하수체뒤엽)**에 대한 hypothalamus**(시상하부)**의 관계.**

1. **Growth hormone**(GH, 성장호르몬), 일명 **somatotropin**(STH, 성장호르몬, 소마토트로핀)—단백질 합성을 촉진하여 뼈, 근육, 기타 조직이 성장하게 만든다. GH은 또한 liver를 자극하여 insulin-like growth factor(IGF, 인슐린유사성장인자)를 합성하게 하며, 인슐린유사성장인자는 뼈 성장을 자극한다. GH는 blood glucose(혈당) 수치를 높이며, 운동할 때나 잠잘 때나 hypoglycemia(저혈당)일 때 분비된다.
2. **Thyroid-stimulating hormone**(**TSH, thyrotropin,** 갑상샘자극호르몬)—Thyroid gland의 성장과 thyroxine(T4, 타이록신) 및 triiodothyronine(T3, 트라이아이오도타이로닌) 분비를 자극한다.
3. **Adrenocorticotropic hormone**(**ACTH, adrenocorticotropin,** 부신피질자극호르몬)—Adrenal cortex의 성장을 자극하여 스테로이드 호르몬의 분비를 증가시킨다. 이때 주로 분비되는 스테로이드 호르몬은 cortisol(코티솔)이다.
4. **Gonadotropic hormone**(생식샘자극호르몬)—여성의 ovary(난소)와 남성의 testis(고환)의 성장 및 호르몬 분비에 영향을 미치는 몇 가지 생식샘자극호르몬들이 있다.

   여성에서는 **follicle-stimulating hormone**(**FSH,** 난포자극호르몬)과 **luteinizing hormone** (**LH,** 황체형성호르몬)이 ovary를 자극하여 난자의 성장, 호르몬 생산, ovulation(배란)이 일어나게 한다. 남성에서는 FSH가 정자 생산에 영향을 미치고, LH는 interstitial cell-stimulating hormone(사이질세포자극호르몬)으로서 testis를 자극하여 testosterone(테스토스테론)을 생산하게 한다.
5. **Prolactin**(**PRL,** 프로락틴, 젖분비호르몬)—임신기간 동안 유방이 발달하도록 자극하고 출산 후에 젖 생산을 지속시킨다.

Posterior pituitary gland(뇌하수체뒤엽)는 hypothalamus에서 합성된 다음과 같은 두 가지 중요한 호르몬을 저장했다가 분비한다.

1. **Antidiuretic hormone**(**ADH,** 항이뇨호르몬), 일명 **vasopressin**(바소프레신)—Kidney의

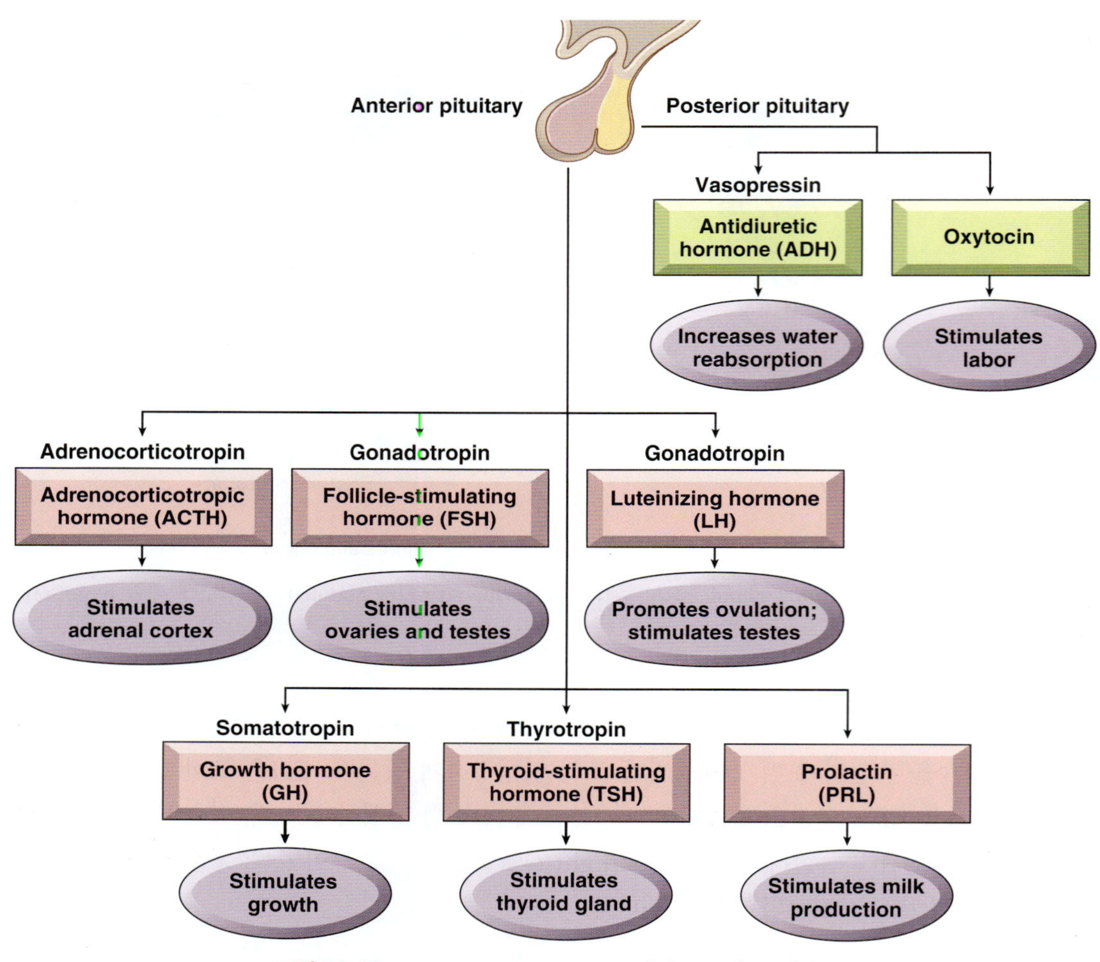

그림 18-12 Pituitary gland(뇌하수체)의 호르몬과 그 작용.

tubule(세관)에서 수분이 재흡수되도록 자극한다. 그 밖에 ADH는 arteriole(세동맥)을 수축시켜 혈압을 올린다.

2. **Oxytocin**(OT, 옥시토신)—출산할 때 uterus(자궁)가 수축하도록 자극하고 labor(분만)가 계속 진행되도록 한다. Oxytocin은 또한 아기가 젖을 빨면 자극을 받아 분비되어 mammary gland(젖샘)에서 젖이 생산되게 한다.

그림 18-12에서 pituitary gland에서 분비되는 호르몬과 그 기능을 복습하시오.

OVARY(난소)

위치와 구조

Ovary(난소)는 여성 골반의 좌우에 위치한 한 쌍의 작은 기관이다. Ovary는 여성 성징을 발달시키고 menstrual cycle(월경주기)을 조절하는 호르몬을 생산할 뿐 아니라 여성 gamete(생식자, 생식세포, 배우자)인 ovum(난자)도 생산한다.

기능

난소호르몬에는 **estrogen**(에스트로젠)과 **progesterone**(황체호르몬, 프로제스테론)이 있다. Estrogen에는 **estradiol**(에스트라다이올)과 estrone(에스트론)이 포함된다. Estrogen은 털과 유방의 발달 등과 같은 이차성징의 발달과 유지를 담당한다. Progesterone은 uterus(자궁)가 임신에 대비하고 임신을 유지하게 한다.

TESTIS(고환)

위치와 구조

Testis(고환)는 한 쌍의 작은 달걀 모양으로, 남성의 inguinal region(고샅부위)에서 spermatic cord(정삭)에 매달려 있으며 scrotum(음낭)이 그 겉을 둘러싸고 있다(testis의 복수형은 testes). Testis는 남성호르몬인 **testosterone**(테스토스테론)과 남성 gamete인 spermatozoa(정자)를 생산한다.

기능

Testosterone은 남성 스테로이드 호르몬인 **androgen**(남성호르몬, 안드로젠)의 일종으로, 정자 발생을 자극하고 남성에서 이차성징이 발현되도록 촉진한다(낮은 목소리, 수염과 음모의 발달 등).

표 18-2 대표적인 내분비샘과 그 호르몬 및 작용

내분비샘	호르몬	작용
Thyroid(갑상샘, 갑상선)	• Thyroxine(T4, 타이록신); triiodothyronine(T3, 트라이아이오도타이로닌) • Calcitonin(칼시토닌)	• 인체 세포의 대사를 항진시킴 • 혈액의 칼슘 농도를 낮춤
Parathyroid(부갑상샘)	• Parathyroid hormone(부갑상샘호르몬)	• 혈액의 칼슘 농도를 높임
Adrenal(부신)		
Cortex(피질)	• Cortisol(코티솔): glucocorticoid(당질부신피질호르몬, 글루코코티코이드)의 일종 • Aldosterone(알도스테론): mineralocorticoid(무기질부신피질호르몬)의 일종 • 성호르몬: androgen(남성호르몬), estrogen(에스트로젠)	• 혈당 상승 • 나트륨 재흡수 증가 • 이차성징
Medulla(수질)	• Epinephrine(에피네프린, adrenaline, 아드레날린) • Norepinephrine(노르에피네프린, noradrenaline 노르아드레날린)	• 교감신경작용 • 교감신경작용
Pancreas(췌장, 이자)		
Islet cell(췌장소도)	• Insulin(인슐린) • Glucagon(글루카곤)	• 혈당 저하: 포도당을 글리코겐(당원)으로 • 혈당 상승: 글리코겐을 포도당으로
Pituitary(뇌하수체)		

Anterior lobe(앞엽)	• Growth hormone(GH, somatotropin, 성장호르몬)
	• Thyroid-stimulating hormone(TSH, 갑상샘자극호르몬)
	• Adrenocorticotropic hormone(ACTH, 부신피질자극호르몬)
	• Gonadotropin(생식샘자극호르몬)
	  • Follicle-stimulating hormone(FSH, 난포자극호르몬)
	  • Luteinizing hormone(LH, 황체형성호르몬)
	• Prolactin(PRL, 프로락틴)
		• 뼈와 조직의 성장 증가
		• Thyroid gland를 자극하여 thyroxine(타이록신) 생산
		• Adrenal cortex 호르몬 분비를 자극, 특히 cortisol 분비를 자극
		• Oogenesis(난자발생)와 spermatogenesis(정자발생)
		• Ovulation(배란) 촉진; testosterone 분비
		• 유방조직의 성장과 젖 분비 촉진

Posterior lobe(뒤엽)	• Antidiuretic hormone(ADH, 항이뇨호르몬) (vasopressin, 바소프레신) • Oxytocin(옥시토신)	• Kidney의 세관에서의 수분 재흡수 촉진 • 분만과 출산 때 uterus(자궁) 수축 자극
Ovaries(난소)	• Estrogen(에스트로젠) • Progesterone(황체호르몬, 프로제스테론)	• 난자 성장 촉진, 여성의 이차성징 발달 • Uterus의 임신 대비, 임신 유지
Testis(고환)	• Testosterone(테스토스테론)	• 정자 발생과 남성 이차성징 촉진

18

Ovaries
Estrogen
Estradiol
Progesterone
Female sexual characteristics
Maintains pregnancy
Testes
Androgen
Testosterone
Male sexual characteristics

그림 18-13 **Ovary**(난소) **및 testis**(고환)**에서 분비되는 호르몬과 그 작용.**

그림 18-13에서 ovary와 testis에서 분비되는 호르몬을 복습하시오. 표 18-2에 대표적인 내분비샘과 그 호르몬 및 작용들을 요약하였다.

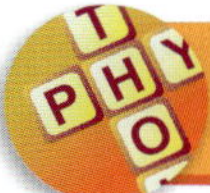

어휘

이 장에 처음 등장하는 용어들을 정리한 것이다. 각 용어마다 간단한 정의를 첨부하여 이해도를 높이고자 하였다. 발음하기 어려운 용어는 589쪽 발음 절을 참조하라.

대표적 내분비샘	
adrenal cortex(부신피질, 부신겉질)	Adrenal gland(부신)의 바깥부분. Cortisol(코티솔), aldosterone(알도스테론), 성호르몬을 분비함.
adrenal medulla(부신수질, 부신속질)	Adrenal gland의 속부분. Epinephrine(에피네프린)과 norepinephrine(노르에피네프린)을 분비함.
ovaries(난소)	여성 골반에 위치한 한 쌍의 기관; 난자를 생산하고 estrogen(에스트로젠) 및 progesterone(황체호르몬, 프로제스테론)을 분비함.
pancreas(췌장, 이자)	Stomach(위)의 뒤에 위치함. Islet of Langerhans(췌장소도)에서 호르몬을 분비함. 외분비세포도 포함함. 외분비조직이 분비한 효소는 분비관을 통해 작은창자로 분비되어 소화를 도움.
parathyroid gland(부갑상샘)	Thyroid gland의 뒷면에 위치한 작은 내분비샘. 보통 3~5개가 있음.
pituitary gland(**hypophysis**, 뇌하수체)	뇌의 바닥에서 sella turcica(안장)에 들어 있는 내분비샘; **anterior lobe**(앞엽)인 **adenohypophysis**(샘뇌하수체)와 **posterior lobe**(뒤엽)인 **neurohypophysis**(신경뇌하수체)로 구성. 무게는 약 1.5 gm, 지름은 약 1~1.5 cm.
testes(고환)	남성의 scrotum(음낭)에 들어 있는 한 쌍의 내분비샘; 정자를 생산하고 testosterone(테스토스테론)을 분비함.
thyroid gland(갑상샘)	목에서 기관의 양옆에 위치; thyroxine(타이록신), triiodothyronine(T3, 트라이아이오도타이로닌)과 calcitonin(칼시토닌)을 분비함.

HORMONE(호르몬)	
adrenaline(아드레날린; **epinephrine**, 에피네프린)	Adrenal medulla(부신수질)에서 분비; 심장박동수와 혈압을 높임.
adrenocorticotropic hormone (ACTH, 부신피질자극호르몬)	Pituitary gland(뇌하수체)의 anterior lobe(앞엽)에서 분비; 일명 **adrenocorticotropin**. ACTH는 adrenal cortex(부신피질)를 자극함.
aldosterone(알도스테론)	Adrenal cortex에서 분비; 나트륨 재흡수를 증가시킴.
androgen(남성호르몬, 안드로젠)	Testis(고환)에서 주로 분비되며 adrenal cortex에서도 소량 분비되는 남성호르몬; 그 예로 testosterone이 있음.
antidiuretic hormone(**ADH**, 항이뇨호르몬)	Pituitary gland의 posterior lobe(뒤엽)에서 분비; 일명 **vasopressin**(바소프레신). **ADH**는 kidney에서 수분 재흡수를 증가시킴.
calcitonin(칼시토닌)	Thyroid gland(갑상샘)에서 분비; 혈중 칼슘 농도를 낮춤.
cortisol(코티솔)	Adrenal cortex에서 분비; 혈당을 높임. 스트레스에 반응하여 분비되며, 항염증작용이 있음.
epinephrine(에피네프린; **adrenaline**)	Adrenal medulla에서 분비; 심장박동수와 혈압을 올리고 기도를 확장하는 sympathomimetic(교감신경작용제). 위급한 상황에 처했을 때 인체가 맞서 싸우거나 도피하도록 대비하는 반응("fight or flight")의 일부임.
estradiol(에스트라다이올)	Ovary(난소)에서 분비되는 여성호르몬인 estrogen의 일종.
estrogen(에스트로젠)	Ovary에서 주로 분비되고 adrenal cortex에서도 소량 분비되는 여성호르몬. 그 예로는 estradiol과 estrone(에스트론)이 있음.
follicle-stimulating hormone(**FSH**, 난포자극호르몬)	Pituitary gland의 anterior lobe에서 분비; **FSH**는 ovary에서 호르몬 분비와 난자발생을 자극하고 testis에서 정자발생을 자극함.
glucagon(글루카곤)	Pancreas(췌장, 이자)의 alpha islet cell(알파세포)에서 분비되는 호르몬; glycogen(당원, 글리코겐)을 포도당으로 분해하여 혈당을 높임.
growth hormone(**GH**, **somatotropin**, 성장호르몬)	Pituitary gland의 anterior lobe에서 분비; 뼈와 기타 조직이 성장하도록 자극함.
insulin(인슐린)	Pancreas의 beta islet cell(베타세포)에서 분비. Insulin(라틴어 *insula*는 섬이라는 뜻)은 포도당을 세포 속으로 이동시키고 glycogen으로 변환함으로써 혈당을 낮춤.
luteinizing hormone(**LH**, 황체형성호르몬)	Pituitary gland의 anterior lobe에서 분비; 여성에서 ovulation(배란)을 자극하고, 남성에서 testosterone 분비를 자극함.
norepinephrine(노르에피네프린)	Adrenal medulla에서 분비됨; 심장박동수와 혈압을 올리는 sympathomimetic. Nor-는 이 물질을 기반으로 또 다른 화합물이 형성됨을 의미하는 화학용어. Noradrenaline으로도 불림.
oxytocin(**OT**, 옥시토신)	Pituitary gland의 posterior lobe에서 분비; 분만 과정에서 uterus(자궁)의 수축을 촉진.
parathormone(**PTH**, 부갑상샘호르몬)	Parathyroid gland(부갑상샘)에서 분비; 혈중 칼슘 농도를 높임.

18

progesterone(황체호르몬, 프로제스테론)	Ovary에서 분비; uterus를 임신에 대비시킴.
prolactin(PRL, 프로락틴)	Pituitary gland의 anterior lobe에서 분비; 젖 분비 촉진.
somatotropin(STH, 성장호르몬, 소마토트로핀)	Pituitary gland의 anterior lobe에서 분비; **growth hormone**으로도 불림.
testosterone(테스토스테론)	Testis에서 분비되는 남성호르몬.
thyroid-stimulating hormone(TSH, thyrotropin, 갑상샘자극호르몬)	Pituitary gland의 anterior lobe에서 분비. TSH는 thyroid gland에 작용하여 그 기능을 촉진시킴. **힌트**: Thyroid gland에서 생산되는 호르몬이 아님에 주의하라.
thyroxine(T4, 타이록신)	Thyroid gland에서 분비; 일명 **tetraiodothyronine**(테트라아이오도타이로닌). T4는 세포의 대사를 증가시킴.
triiodothyronine(T3, 트라이아이오도타이로닌)	Thyroid gland에서 분비; T3는 세포의 대사를 증가시킴. **힌트**: -thyronine(THĪ-rō-nēn)의 n 덕분에 두 모음(o와 i)이 섞이지 않는다.
vasopressin(바소프레신)	Pituitary gland의 posterior lobe에서 분비; **antidiuretic hormone**(ADH)으로도 불림. 콩팥에서 물의 재흡수를 증가시켜 혈압을 올림.

18

관련 용어	
catecholamine(카테콜아민)	아미노산에서 유래한 호르몬으로, adrenal medulla(부신수질)에서 분비됨. Epinephrine(에피네프린)이 대표적인 catecholamine이다.
corticosteroid(코티코스테로이드)	Adrenal cortex(부신피질)에서 생산된 스테로이드 호르몬. 혈당을 높이는 cortisol(코티솔), 콩팥에서 소듐 재흡수를 촉진하는 aldosterone(알도스테론), 성호르몬인 androgen(남성호르몬) 및 estrogen(에스트로젠) 등이 있음.
electrolyte(전해질)	혈액, 조직 등에 들어 있는 무기염류로 세포가 활동하는 데 꼭 필요함; 소듐, 포타슘, 칼슘 등이 있음.
glucocorticoid(당질부신피질호르몬, 글루코코티코이드)	Adrenal cortex에서 분비되는 스테로이드 호르몬; 포도당, 지방, 단백질 대사를 조절함. 대표적 glucocorticoid인 cortisol은 스트레스에 대한 반응으로 분비되어 혈당을 올림.
homeostasis(항상성)	생명체가 일정한 내부환경을 유지하려는 성향.
hormone(호르몬)	내분비샘에서 분비된 물질로서, 혈액을 따라 운반되어 멀리 떨어진 기관이나 분비샘에 도달한 후 그 구조와 기능에 영향을 미침.
hypothalamus(시상하부)	Thalamus(시상)의 아래, pituitary gland(뇌하수체)의 위에 위치한 뇌의 일부분. Pituitary gland를 조절하는 호르몬을 생산함.
mineralocorticoid(무기질부신피질호르몬, 미네랄코티코이드)	Adrenal cortex에서 분비되는 스테로이드 호르몬으로, 전해질과 수분의 평형을 조절함. Aldosterone이 대표적 예.
receptor(수용체)	세포질이나 핵 속에 있는 단백질로서, 호르몬과 결합하여 반응을 일으킬 수 있음.
sella turcica(안장)	Pituitary gland가 들어 있는 머리뼈 속의 작은 공간.

sex hormone(성호르몬)	Adrenal cortex 등에서 분비되는 남성이나 여성 성징 등에 영향을 미치는 스테로이드 호르몬(androgen이나 estrogen).
steroid(스테로이드)	지방과 관련된 화합물로, 이를 재료로 많은 호르몬이 만들어짐. Cholesterol 등의 sterol에서 유래함. 그 예로 estrogen, androgen, glucocorticoid, mineralocorticoid 등이 있음. Ster/o는 단단함을, **-ol**은 oil(기름)을 뜻함.
sympathomimetic(교감신경작용-, 교감신경작용제)	Sympathetic nervous system(교감신경계통)과 유사한 작용을 나타냄. Adrenaline(epinephrine)은 혈압과 심장박동수를 높이고 기도를 확장하는 sympathomimetic hormone임.
target tissue(표적조직)	특정 호르몬에 의하여 영향을 받거나 자극을 받는 기관의 세포.

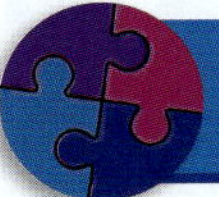

용어

빈칸에 각 의학용어의 뜻을 기입하라.

연결형: GLAND(분비샘)

연결형	의미	용어	의미
aden/o	gland(분비샘)	**aden**itis(샘염, 선염)	________________
adrenal/o	adrenal gland(부신)	**adrenal**ectomy(부신절제술)	________________
gonad/o	sex gland(생식샘, 성선, 생식선)	**gonad**otropin(생식샘자극호르몬, 생식선자극호르몬) ________ *-tropin*은 '-에 작용하는, -을 작동시키는' 등의 뜻이다. *Gonadotropin*은 *gonad*(생식샘)에 작용하여 이를 자극한다. 그 예에는 뇌하수체에서 분비되는 *FSH*와 *LH*가 있다.	
		hypo**gonad**ism(생식샘저하증) ________ *Gonadotropin*이 부족하면 *hypogonadism*이 유발될 수 있다.	
pancreat/o	pancreas(췌장, 이자)	**pancreat**ectomy(췌장절제)	________________
parathyroid/o	parathyroid gland(부갑상샘)	**parathyroid**ectomy(부갑상샘절제)	________________
pituitar/o	pituitary gland(hypophysis, 뇌하수체)	hypo**pituitar**ism(뇌하수체저하증) ________ *Pituitary dwarfism*(뇌하수체난쟁이증)의 원인은 *hypopituitarism*이다(585쪽 참조).	
thyr/o, thyroid/o,	thyroid gland(갑상샘)	**thyr**otropic hormone(갑상샘자극호르몬) ________ *Thyroid-stimulating hormone*(TSH, 갑상샘자극호르몬)은 뇌하수체에서 분비하는 *thyrotropic hormone*이다.	

18

연결형	의미	용어	의미
		thyroiditis(갑상샘염) 세균이나 바이러스의 감염 또는 *autoimmune reaction*(자가면역반응)에 의해 일어날 수 있다. 그 증상에는 목의 통증, 부종, *tenderness*(압통), *hyperthyroidism*(갑상샘항진증)의 징후 등이 있다. 병이 진행되면 *thyroid gland*가 파괴되어 *hypothyroidism*(갑상샘저하증)이 일어날 수도 있다. ***Hashimoto disease***(하시모토병), 즉 ***autoimmune thyroiditis***(자가면역갑상샘염)는 항체 때문에 *lymphocyte*(림프구)가 *thyroid gland*의 *follicular cell*(소포세포)을 파괴하여 *hypothyroidism*이 일어나는 병이다.	

연결형: 관련 용어

연결형	의미	용어	의미
andr/o	male(남성)	**andr**ogen(남성호르몬, 안드로젠) *Androgen*은 남성의 *testis*(고환)나 남녀 모두의 *adrenal cortex*(부신피질)에서 만들어진다.	
calc/o, calci/o	calcium(칼슘)	hyper**calc**emia(고칼슘혈증)	
		hypo**calc**emia(저칼슘혈증)	
		hyper**calc**iuria(고칼슘뇨)	
cortic/o	cortex(피질, 겉질), 바깥부분	**cortic**osteroid(코티코스테로이드)	
crin/o	분비하다	endo**crin**ologist(내분비전문의, 내분비학자)	
dips/o	갈증	poly**dips**ia(다음증, 다음다갈증) *Poly-*는 많거나 증가를 의미함. 조절되지 않은 *diabetes mellitus*(당뇨병)나 *diabetes insipidus*(요붕증)는 갈증을 증가시킨다. *581*쪽 참조.	
estr/o	female(여성)	**estr**ogenic(에스트로젠)	
gluc/o	당	**gluc**agon(글루카곤) *-agon*은 합친다는 뜻이다. *Glucagon*은 *glycogen*(당원, 글리코겐)이 분해되도록 자극함으로써 포도당을 혈류에 방출하여 혈당을 상승시킨다.	
glyc/o	당	hyper**glyc**emia(고혈당증)	
		glycemic(혈당-) *Diabetes mellitus* 환자는 *glycemic control*(혈당조절)을 받아야 한다.	
		glycogen(당원, 글리코겐) *Glycogen*은 *glucagon*에 의하여 *glucose*(포도당)로 분해되는 동물성 *starch*(녹말, 전분)이다. *Glucagon*은 *glycogenolysis*(당원분해)를 촉진한다.	
home/o	동일함	**home**ostasis(항상성) 접미사 *-stasis*는 조절을 의미한다.	

연결형	의미	용어	의미
hormon/o	호르몬	**hormon**al(호르몬-)	______
kal/i	potassium(포타슘, 칼륨) 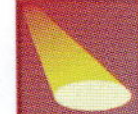	hypo**kal**emia(저칼륨혈증) 이 상황은 *dehydration*(탈수)이나 심한 구토와 설사 때 나타날 수 있다. 특히 심장이 *potassium* 손실에 민감하다.	______
lact/o	젖	pro**lact**in(프로락틴, 젖분비호르몬) 접미사 *-in*은 물질을 뜻한다.	______
myx/o	mucus(점액)	**myx**edema(점액부종) *Mucus*와 비슷한 물질이 피부 밑에 축적된다. *576*쪽 참조.	______
natr/o	sodium(소듐, 나트륨)	hypo**natr**emia(저나트륨혈증) *Adrenal cortex*의 호르몬 분비가 부족해서 염분과 수분이 몸 밖으로 빠져나갈 때 일어난다.	______
phys/o	성장하는	hypo**phys**ectomy(뇌하수체절제) *Hypophysis*는 *pituitary gland*의 다른 이름이다; 뇌의 아랫면*(hypo-)*에서 자라나오기 때문에 붙여진 이름이다*(그림 18-14)*.	______

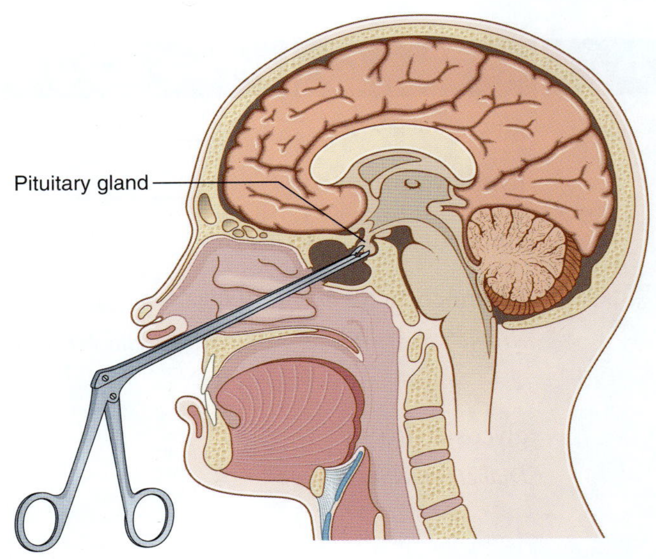

그림 18-14 Hypophysectomy(뇌하수체절제). 비정상적인 pituitary gland(뇌하수체)를 nasal cavity(코안)와 sphenoid bone(나비뼈)을 통해 제거하는 수술이다. Transsphenoidal hypophysectomy(나비굴경유 뇌하수체절제). 뇌하수체를 제거하는 이유는 뇌하수체 종양을 제거하거나 뇌하수체 호르몬에 영향을 받는 악성 종양의 성장 속도를 늦추기 위해서이다. 뇌하수체를 파괴하는 다른 치료법으로는 radiation therapy(방사선치료), radioactive implant(방사성물질 이식), cryosurgery(냉동수술) 등이 있다.

Potassium(포타슘, 칼륨)**과 Sodium**(소듐, 나트륨)

진료기록을 작성할 때 potassium은 약자로 **K**라 쓰고, sodium은 약자로 **Na**라 쓴다. Potassium과 sodium의 electrolyte(전해질)는 각각 **K^+**와 **Na^+**라 쓴다.

연결형	의미	용어	의미
somat/o	몸	**soma**totropin(성장호르몬, 소마토트로핀) *Growth hormone(성장호르몬).*	______
ster/o	단단한 구조	**ster**oid(스테로이드) *Sterol(스테롤)*과 구조가 닮은 복잡하고 치밀한 고리 모양의 물질. *Sterol*의 예에는 *cholesterol(콜레스테롤)*이 있다. *Androgen, estrogen, glucocorticoid, mineralocorticoid* 등의 호르몬이 *steroid*에 속한다.	______
toc/o	출산	oxy**toc**in(옥시토신) *Oxy-*는 빠르다, 날카롭다 또는 급성을 의미한다.	______
toxic/o	poison(독)	thyro**toxic**osis(갑상샘항진증) *Thyroid gland*의 활성이 지나쳐서 *thyroid hormone*이 과다분비되어 일어나는 현상. 땀분비 증가, 체중 감소, *tachycardia(빈맥, 빠른맥)*, 신경과민 등의 증상이 나타난다.	______
ur/o	urine(소변)	antidi**ur**etic hormone(항이뇨호르몬) *Posterior pituitary(뇌하수체뒤엽)*에서 분비되는 호르몬. *Kidney*에 작용하여 수분손실을 줄인다.	______

18

접미사

접미사	의미	용어	의미
-agon	조립하다, 합치다	gluc**agon**(글루카곤)	______
-emia	혈액 상태	hypoglyc**emia**(저혈당)	______
-in, -ine	물질	epinephr**ine**(에피네프린)	______
-tropin	기능을 자극하다(작동시키다)	adrenocortico**tropin**(부신피질자극호르몬) *-tropic*으로 끝나면 형용사형이다. *Adrenocorticotropic hormone(부신피질자극호르몬).*	______
-uria	urine(소변)의 상태	glycos**uria**(당뇨) *Diabetes mellitus(당뇨병)*의 징후.	______

접두사

접두사	의미	용어	의미
eu-	양호, 정상	**eu**thyroid(정상갑상샘-, 정상갑상선-)	______
hyper-	지나친; 위의	**hyper**kalemia(고칼륨혈증) *Acute renal failure(급성콩팥기능상실, 급성신부전)*, 심한 *trauma(외상)*, 큰 *burn(화상)*일 때 나타남.	______

접두사	의미	용어	의미
hypo-	부족한; 밑의; 아래의; 정상보다 적은	**hypo**insulinism(저인슐린증) ____ *Pancreas*(췌장)의 *insulin*(인슐린) 분비 부족.	
oxy-	빠른, 예리한, 산성	**oxy**tocin(옥시토신) ____	
pan-	모든	**pan**hypopituitarism(범뇌하수체저하증) ____	
poly-	많은 또는 증가된	**poly**uria(다뇨) ____ 이것은 조절되지 않은 *diabetes mellitus*(당뇨병)나 *diabetes insipidus*(요붕증)의 한 징후이다.	
tetra-	넷	**tetra**iodothyronine(테트라아이오도타이로닌) ____ *Iod/o*는 *iodine*(요오드)을 뜻한다.	
tri-	셋	**tri**iodothyronine(트라이아이오도타이로닌) ____	

질환

THYROID GLAND(갑상샘)

Thyroid gland가 커지는 것을 **goiter**(갑상샘종, 갑상선종, 고이터)라 부른다(그림 18-15A). **Endemic goiter**(풍토갑상샘종)는 음식 중에 **iodine**(요오드)이 부족한 특정 지역 주민들에서 일어난다(**en-**은 '속', **dem/o**는 '사람들'을 뜻한다). 요오드가 부족하여 혈중 T3와 T4의의 농도가 낮아지면 hypothalamus(시상하부)와 adenohypophysis(샘뇌하수체)에 feedback(되먹임)이 가해져서 이 내분비샘들이 thyrotropin-releasing hormone(갑상샘자극호르몬분비호르몬)과 TSH(갑상샘자극호르몬)를 분비한다. 이어서 TSH는 thyroid gland가 T3와 T4를 분비하도록 자극하지만, 요오드가 모자라기 때문에 thyroid gland의 크기만 증가하여 goiter가 된다. 이 병은 요오드를 첨가한 소금 등을 이용하여 식사에 요오드 공급을 늘려주면 치료된다.

그 밖의 goiter에는 **nodular goiter**(결절갑상샘종), 즉 **adenomatous goiter**(샘종성갑상샘종) 등이 있다. 이 경우 nodule(결절)과 adenoma(샘종)의 형성뿐 아니라 hyperplasia(과다형성증)도 관찰된다. Nodular goiter 환자의 일부에서 hyperthyroidism(갑상샘항진증)이 일어나서 빠른 맥박, tremor(떨림, 진전), 신경과민, 지나치게 많은 땀분비 등의 증상이 나타난다. 치료는 thyroid gland의 기능을 차단하는 약이나 radioactive iodine(방사성요오드)을 투여하여 thyroid gland의 기능을 억제하는 것이다.

Hypersecretion(과다분비)

hyperthyroidism(갑상샘항진증)

Thyroid gland의 활성이 지나치게 높아짐; thyrotoxicosis(갑상샘항진증)
가장 흔한 형태의 hyperthyroidism은 autoimmune process(자가면역반응)에 의해 일어나는 **Graves' disease**(그레이브스병)이다. Graves' disease에서는 metabolism(대사)이 빨라지기 때문에 심장박동수가 증가하는 동시에 심장박동이 불규칙해지며, 체온이 높아지고, hyperactivity(과다활동), 체중감소, peristalsis(연동운동)

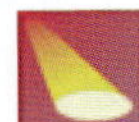

Oxy/o는 Acid(산)을 뜻한다.

1774년 프랑스 과학자 Antoine Lavoisier는 새로 발견한 기체를 **oxygen**(산소)이라 명명했는데, 그 이유는 그 기체가 모든 **acid**(산)의 핵심 성분이라고 오해했기 때문이다.

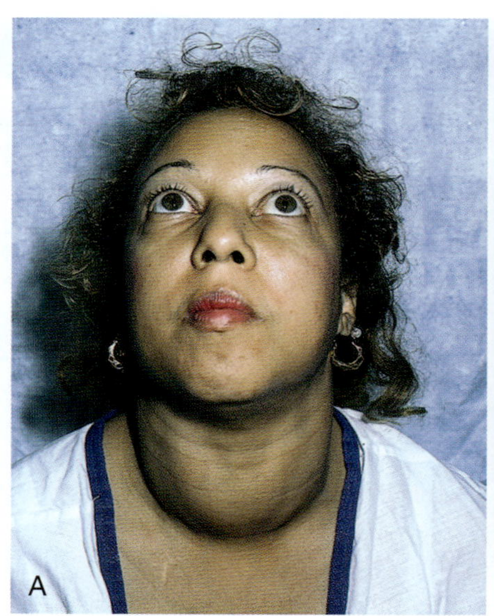

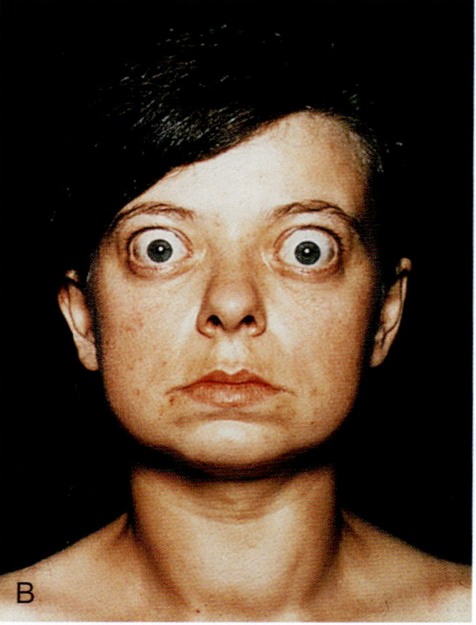

그림 18-15 **A, Goiter**(갑상샘종). Thyroid gland(갑상샘)가 커졌음을 시사하는 굵은 목을 관찰하라. Goiter의 어원은 목구멍을 뜻하는 라틴어인 *guttur*이다. **B, Exophthalmos**(안구돌출증)가 있는 **Graves' disease**(그레이브스병) 환자의 사진. 환자는 안구 주위의 조직이 부은 periorbital edema(눈확주위부종) 때문에 무언가를 주시하면서 깜짝 놀란 듯한 표정을 짓고 있다. Exophthalmos는 대개 Graves' disease를 치료한 후에도 지속된다.

18

증가로 인한 diarrhea(설사) 등의 증상이 나타난다. 그 밖에 눈 뒤에 있는 조직이 붓기 때문에 눈이 앞으로 **proptosis**(돌출)되는 **exophthalmos**(안구돌출증)가 일어난다. Graves' disease의 치료는 antithyroid drug(항갑상샘제)을 투여하여 thyroid hormone의 생산을 감소시키거나 radioactive iodine를 투여하여 활성이 지나친 샘조직을 파괴하는 것이다. 그림 18-15B는 exophthalmos가 있는 Graves' disease 환자의 사진이다.

Hyposecretion(분비저하)

hypothyroidism(갑상샘저하증)

Thyroid gland의 기능저하.

Hypothyroidism의 원인은 thyroidectomy(갑상샘절제), thyroiditis(갑상샘염), endemic goiter(풍토갑상샘종), irradiation(방사선조사)에 의한 갑상샘 파괴 등으로 다양하지만 그 결과 나타나는 기능 변화는 모두 비슷하다. 그 증상에는 피로, 근육반응이나 정신반응이 느려짐, 체중 증가, fluid retention(체액정체, 액체잔류), 심장박동수 저하, 낮은 체온, constipation(변비) 등이 있다. Hypothyroidism의 두 가지 예는 myxedema와 cretinism이다.

Myxedema(점액부종)—성인에서 hypothyroidism이 진행되면 myxedema가 나타난다. Thyroid gland는 atrophy(위축)되어 호르몬이 거의 생산되지 않는다. 피부 밑에 mucus(점액)와 비슷한 물질이 축적되기 때문에 피부가 건조해지고 붓는다(myx/o는 mucus를 뜻한다). 상당수의 환자에서 atherosclerosis(죽경화증)가 발생하는데 그 이유는 thyroid hormone이 결핍되면 핏속에 지방이 많아지기 때문이다. 증상이 나타난 직후에 thyroid hormone을 투여하면 완전히 회복되기도 한다. 그림 18-16A에서 myxedema 환자를 관찰하시오.

Cretinism(크레틴병)—영아나 아동은 심한 hypothyroidism이 있으면 신체 및 정신 성장이 정상적으로 일어나지 못한다. Soft tissue(물렁조직, 연부조직)에 비해 뼈대의 성장이 더 억제되기 때문에 cretin(크레틴병환자)은 뚱뚱하고, 키가 작으며, 땅딸막한 어린이 같은 모습을 보인다. Thyroid hormone을 투여하는 치료를 시행하는데, 그 결과 hypothyroidism의 일부 증상이 사라지고 부분적으로 회복되는 경우도 있다.

Neoplasm(*신생물, 종양*)

thyroid carcinoma(갑상샘암종)

Thyroid gland의 cancer(암)**.**

갑상샘의 악성 종양 중 절반 이상은 서서히 성장하는 papillary carcinoma(유두모양암종)이고, 약 1/3은 서서히 성장하는 follicular carcinoma(갑상샘소포암종)이다. 나머지는 빠르게 성장하는 anaplastic carcinoma(역형성암종)로서 널리 metastasis(전이)된다. Radioactive iodine scan(방사성요오드 스캔)을 시행하면 기능항진 부위와 기능저하 부위를 구별할 수 있다. 주위 조직에 비해 방사능이 더 많이 집적되는 곳인 "hot" tumor(열성종양) 부위는 대개 hyperthyroidism이나 양성 종양이 있음을 의미한다. 반면에 기능이 없는 "cold" nodule(비기능결절)은 양성일 수도 있고 악성일 수도 있다. 최종적으로 fine needle aspiration biopsy(가는바늘흡입생검, 세침흡인생검)나, 수술을 통해 biopsy(생검)를 하거나, 절제한 뒤에 확진을 내릴 수 있다. 대부분의 환자에서 thyroid carcinoma를 치료하려면 total thyroidectomy(전체갑상샘절제)나 subtotal thyroidectomy(대부분갑상샘절제, 아전갑상샘절제)를 시행하고 lymph node(림프절)까지 제거해야 한다. 수술 후에 radioactive iodine을 투여하여 나머지 조직을 파괴하고, thyroid hormone을 대량 투여하여 TSH(갑상샘자극호르몬) 분비를 억제해야 한다. Thyroid hormone을 투여하는 이유는 TSH에 반응하여 성장할 수 있는 잔여 종양세포를 regression(퇴행)시키기 위해서이다.

18

PARATHYROID GLAND(부갑상샘)

Hypersecretion(*과다분비*)

hyperparathyroidism
(부갑상샘항진증, 부갑상선항진증)

Parathormone(부갑상샘호르몬)**의 과잉생산.**

칼슘이 뼈에서 빠져나와 혈액으로 유입되면 hypercalcemia(고칼슘혈증)가 일어나고, 그 결과 kidney나 heart가 손상될 수 있다. 이때 뼈는 칼슘이 빠져나오기 때문에 bone density(뼈밀도)가 전반적으로 낮아지는 osteoporosis(골다공증)가 발생하고 fracture(골절)와 cyst(뼈낭종, 골낭종)가 잘 생긴다. Hypercalcemia와 그로 인한 hypercalciuria(고칼슘뇨) 때문에 kidney stone(신장결석)이 생길 수 있다. 그 원인은 parathyroid hyperplasia(부갑상샘과다형성)나 parathyroid tumor(부갑상샘종양)이다. 치료를 하려면 활성이 증가된 parathyroid 조직을 제거해야 한다. 수술을 할 수 없는 환자에게는 약물을 투여해야 한다. Alendronate(Forsamax)와 같은 bisphosphonate 계통의 약물들은 뼈조직의 교체를 줄여서 혈중 칼슘 농도를 낮춘다.

Hyposecretion(분비저하)

hypoparathyroidism
(부갑상샘저하증, 부갑상선저하증)

Parathyroid hormone(부갑상샘호르몬)의 생산 부족.

칼슘이 뼛속에 남아 혈류로 유입되지 못하면 hypocalcemia(저칼슘혈증)가 나타난다. 그 결과 근육과 신경이 약해져서 근육의 spasm(연축)이 일어나는 소위 **tetany**(테타니, 강직) 상태가 된다. Tetany는 근육이 계속 수축하는 상태를 가리킨다. 칼슘과 다량의 비타민 D를 투여하면 혈중 칼슘 농도를 조절할 수 있다. 비타민 D는 칼슘 흡수를 촉진하기 위해 투여한다.

ADRENAL CORTEX(부신피질, 부신겉질)

Hypersecretion(과다분비)

adrenal virilism(부신성남성화)

Adrenal androgen(부신 남성호르몬)의 지나친 분비.

성인 여성에서 adrenal gland가 hyperplasia(과다형성)되면 virilization(남성화)이 일어날 수 있지만, 그보다는 adenoma(샘종) 또는 carcinoma(암종)가 있을 때 virilization이 일어나는 경우가 더 많다. 징후와 증상에는 amenorrhea(무월경), 얼굴과 몸에 털이 많아지는 **hirsutism**(남성형다모증), 여드름, 낮은 목소리 등이 있다. Androgen(남성호르몬)의 생산을 억제하는 약물이나 adrenalectomy(부신절제)로 치료할 수 있다.

18

Cushing syndrome(쿠싱증후군)

Adrenal cortex(부신피질)에서 cortisol(코티솔)이 지나치게 많이 생산되기 때문에 여러 가지 증상들이 나타난다.

Cortisol 분비가 많아지면 비만, 보름달 모양으로 부푼 얼굴, buffalo hump(물소혹; 지방이 등의 윗부분에 과잉축적되는 징후), hyperglycemia(고혈당증), hypernatremia(고나트륨혈증), hypokalemia(저칼륨혈증), osteoporosis(골다공증), virilization(남성화), hypertension(고혈압) 등의 수많은 증상과 징후가 나타난다. 그 원인은 ACTH(부신피질자극호르몬)의 과잉분비나 adrenal cortex에 생긴 종양일 수 있다. 종양이나 여러 곳에 전이된 암이 다른 내분비샘의 호르몬을 분비하는 경우가 있는데, 그 예로 lung이나 thyroid 같은 부신 이외의 조직에서 발생한 종양이 ACTH를 생산하는 경우가 있다. 그림 18-16B는 Cushing syndrome을 보이는 여자 환자 사진이다.

실제 임상에서 접하는 Cushing syndrome은 대부분 steroid(스테로이드) 등의 cortisone(코티손) 유사 약물을 장기간 복용했기 때문에 일어난다. 그 예는 성적을 향상하고자 하는 젊은 운동선수나 autoimmune disorder(자가면역질환), asthma(천식), 콩팥 또는 피부 질환 환자 등에서 볼 수 있다. 그렇다고 해서 prednisone(프레드니손) 같은 스테로이드 투여를 갑자기 중단하면 안 되는데,

Cushing Disease(쿠싱병)

Cushing disease는 Cushing syndrome(쿠싱증후군)의 원인 중 하나이다. 쿠싱병 환자는 pituitary gland(뇌하수체)의 benign tumor(양성 종양)인 pituitary adenoma(뇌하수체샘종)에서 ACTH(부신피질자극호르몬) 분비가 증가하고, 그 결과 adrenal cortex(부신피질)가 자극을 받아 cortisol(코티솔)을 지나치게 많이 생산하게 된다. 쿠싱병을 치료하려면 pituitary adenoma를 제거해야 한다. 1932년 Harvey Cushing 박사가 쿠싱병을 처음 기술한 바 있다.

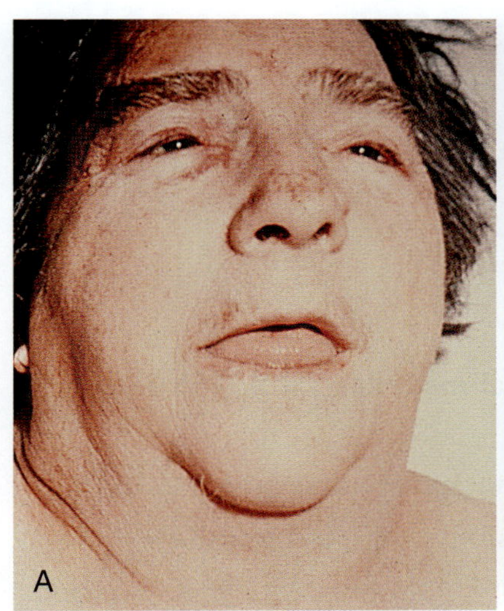

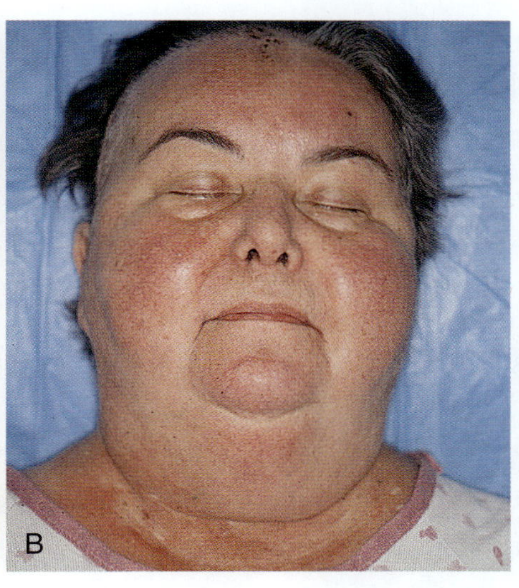

그림 18-16 A, Myxedema(점액부종). 우둔해 보이고 부은 노란색 얼굴피부와 거칠고 성긴 머리털, 두꺼운 혀 등을 관찰하라. **B, Cushing syndrome**(쿠싱증후군). 혈중 cortisol(코티솔) 농도가 높아지기 때문에 비만, 보름달 모양의 얼굴, 쉽게 멍드는 얇은 피부, 근육약화가 나타난다.

그 이유는 오랫동안 cortisol을 투약한 뒤에 부신피질과 뇌하수체(ACTH를 생산하는)가 활동을 재개하려면 시간이 걸리기 때문이다(치료 목적으로 cortisol을 투여하면 부신은 cortisol 생산을 중단한다).

Hyposecretion(분비저하)

Addison disease(애디슨병)

Adrenal cortex(부신피질)**의 기능저하.**
부신피질은 생명을 유지하는 데 꼭 필요하다. Aldosterone(알도스테론)과 cortisol의 혈중 농도가 낮아지면 generalized malaise(전신병감, 전신불쾌감), weakness(쇠약), 근육 atrophy(위축), 심각한 체액 및 전해질 손실과 함께 hypoglycemia(저혈당증), 저혈압, hyponatremia(저나트륨혈증) 등이 나타난다. Cortisol 생산이 부족하다는 신호가 뇌하수체로 전달되면 ACTH를 더 많이 분비하기 때문에 scar(흉터), 피부주름, nipple(젖꼭지) 등에 색깔이 짙어지는 hyperpigmentation(과다색소침착)이 일어난다(그림 18-17).

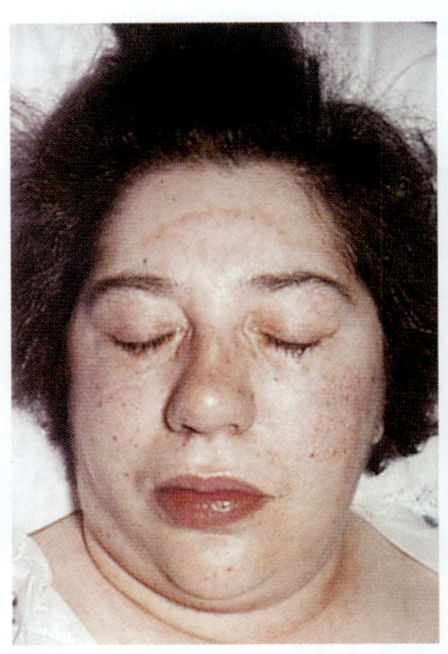

그림 18-17 Addison disease(애디슨병). 피부가 어둡게(구리빛) 변하는데, 특히 얼굴에서 뚜렷하다.

이 병의 일차적인 원인은 autoimmune adrenalitis(자가면역부신염)로 생각된다. 매일 cortisone(코티손)을 투여하고, 소금을 섭취하거나 합성 aldosterone(알도스테론)을 투여하여 치료한다.

ADRENAL MEDULLA(부신수질, 부신속질)

Hypersecretion(과다분비)

pheochromocytoma
(크롬친화세포종)

종양세포가 거무스름하게 염색되는 adrenal medulla의 양성 종양(**phe/o**는 거무스름한, **chrom/o**는 색깔을 뜻함).

이 종양세포는 epinephrine(에피네프린)과 norepinephrine(노르에피네프린)을 지나치게 많이 분비한다. 증상에는 hypertension(고혈압), tachycardia(빈맥, 빠른맥), palpitation(두근거림), 심한 두통, 땀분비, 얼굴의 flushing(홍조), 근육의 spasm(연축) 등이 있다. 수술로 종양을 제거하거나 antihypertensive drug(고혈압약, 항고혈압제)을 투여하여 치료한다.

PANCREAS(췌장, 이자)

Hypersecretion(과다분비)

18

hyperinsulinism(고인슐린증)

Insulin(인슐린) **과다분비로 유발된 hypoglycemia**(저혈당증).

원인은 insulin의 overdose(과량투여)일 수 있다. Insulin이 혈액에 있던 포도당을 세포 속으로 운반하기 때문에 hypoglycemia가 나타난다. Fainting spells(기절), convulsion(경련, 발작), 의식상실 등이 흔히 나타나는데, 그 이유는 적절한 정신기능이 일어나려면 혈당이 어느 정도 유지되어야 하기 때문이다.

Hyposecretion(분비저하)

diabetes mellitus(DM, 당뇨병)

세포의 당, 전분, 지방 대사를 촉진하는 insulin의 부족이나 insulin 작용에 대한 resistance(저항, 내성).

Diabetes mellitus 환자는 insulin이 부족하거나 비효율적이기 때문에 포도당이 혈액에서 세포 속으로 이동하여 에너지를 생산하는 데 지장이 생긴다(mellitus

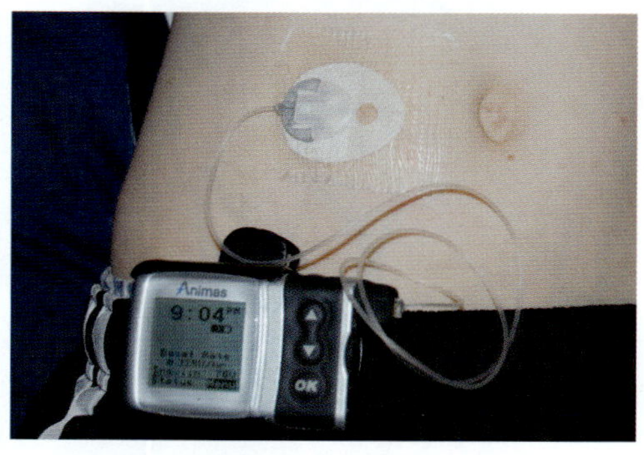

그림 18-18 **Insulin pump**(인슐린펌프). 이 장치는 인체가 필요한 만큼 insulin을 투여하도록 설정되어 있다. **Basal insulin**(기저인슐린)은 24시간에 걸쳐 꾸준히 주입하며, pancreas(췌장)가 평상시 분비하는 양상과 비슷하다. **Bolus insulin**(식전인슐린)은 음식물의 섭취량에 따라 당을 정확히 조절할 수 있도록 식전에 투여한다.

는 달콤하다는 뜻이다). Diabetes mellitus는 크게 두 종류로 나뉜다.

Type 1 diabetes(제1형 당뇨병)는 **autoimmune disease**(자가면역질환)이다. 정상 pancreatic islet cell(췌장소도세포)에 대한 autoantibody(자가항체)가 islet cell을 파괴하는 것이 원인이다. 대개 이른 소아기에 발병하지만 어른에서도 일어날 수도 있으며, islet of Langerhans(췌장소도)의 beta cell(베타세포)이 파괴되기 때문에 체내 insulin이 완전히 결핍된다. 환자는 대개 말랐으며 혈중 포도당을 정상 농도로 유지하려면 insulin을 자주 주사해야 한다. 제1형 당뇨병 환자는 하루에 여러 번 glucometer(혈당측정기)를 이용하여 혈중 포도당 농도를 감시해야 한다. 이 장치로 혈당을 측정하려면 손가락을 찔러서 피를 뽑아야 한다. 환자는 최소한 끼니 전마다, 그리고 잠자리에 들 때 검사해야 하며, 하루에 최대 12번까지 할 수도 있다. 환자는 매일 꾸준히 식이요법과 운동을 통해서 인슐린 농도의 균형을 유지해야 한다. Insulin을 몸(궁둥이, 넓적다리, 배, 팔 등)에 주사하는 방법 외에 휴대용 펌프를 이용하여 insulin을 주입할 수도 있는데, 이 펌프는 피부밑에 삽입한 바늘을 통해 insulin을 지속적으로 주입하는 장치이다(그림 18-18).

Type 2 diabetes(제2형 당뇨병)는 type 1과는 별개의 질병이다. 환자는 type 1에 비해 대개 나이가 많으며, 비만인 경우가 매우 많다. 초기에 beta cell이 파괴되지는 않지만, insulin 분비가 상대적으로 부족하고 insulin의 작용에 대한 target tissue(표적조직)의 resistance(저항, 내성)가 동반된다. Type 2 diabetes로

표 18-3 제1형 당뇨병과 제2형 당뇨병의 비교

유형	제1형*	제2형†
특징	대개 30세 이전에 시작	대개 30세 이후에 시작
	증상이 갑자기 빠르게 나타남	서서히 발병; 증상이 없음
	Insulin(인슐린)이 적게 생산되거나 생산되지 않음	대개 insulin이 분비됨
	발병 당시 마르거나 정상 체중	85%가 비만
	Ketoacidosis(케토산증)가 자주 일어남	Ketoacidosis가 거의 일어나지 않음
증상	Polyuria(다뇨): glycosuria(당뇨)로 인해 수분이 많이 손실된다	Polyuria가 때때로 관찰된다
	Polydipsia(다음증): dehydration(탈수)으로 인해 갈증을 느낀다	Polydipsia가 때때로 관찰된다
	Polyphagia(다식증): 조직 파괴로 인해 배고픔이 유발된다	Polyphagia가 때때로 관찰된다
치료법	Insulin	식이요법; oral hypoglycemics(경구혈당강하제)나 insulin

*제1형 당뇨병은 juvenile diabetes(juvenile onset diabetes, 소아당뇨병)라 한다.
†제2형 당뇨병은 adult onset diabetes(성인발병당뇨병)라 한다.

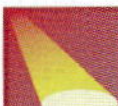

Insulin(인슐린)

Insulin에는 여러 가지 유형이 있다. 예를 들면 작용이 30~60분에 최고조에 이르며 3~5시간 지속되는 **rapid-acting** insulin(급속작용인슐린), 1½~2시간에 최고조에 이르며 6~8시간 지속되는 **short-acting** insulin(급속작용인슐린), 4~12시간에 최고조에 이르며 14~24시간 지속되는 **intermediate-acting** insulin(중간작용인슐린), 1~2시간에 최고조에 이르며 최장 24시간 지속되는 **long-acting** insulin(지속작용인슐린) 등이 있다. 식사 전에 rapid-acting insulin과 short-acting insulin을 투여하면 식후에 나타나는 혈당 상승을 줄일 수 있다. Intermediate-acting insulin과 long-acting insulin은 pancreas에서 정상적으로 생산되는 insulin과 비슷한 작용을 한다.

진단받기 5~10년 전부터 대개 **insulin resistance**(인슐린저항, 인슐린내성)가 존재하며, 이것은 cardiovascular disease(심장혈관질환)의 위험성과도 연관되어 있다. 또한 high blood pressure(고혈압), high cholesterol(높은 콜레스테롤) 그리고 central abdominal obesity(중심복부비만)가 insulin resistance를 보이는 환자에서 종종 나타난다. Type 2 diabetes의 치료법에는 식사조절, 체중감량, 운동 등이 있으며 필요하다면 insulin이나 oral hypoglycemic agent(경구혈당강하제)를 투여한다. Oral hypoglycemic agent는 pancreas의 insulin 분비를 자극하고 insulin에 대한 몸의 감수성을 향상시킨다.

표 18-3에 제1형 당뇨병과 제2형 당뇨병의 특징, 증상, 치료법을 비교하였다.

제1형 당뇨병과 제2형 당뇨병에는 **primary complication**(일차합병증)과 **secondary complication**(이차합병증)이 모두 동반된다. 제1형 당뇨병의 primary complication은 **hyperglycemia**(고혈당증)이다. Hyperglycemia가 **ketoacidosis**(케토산증)로 이어질 수 있다. Ketoacidosis는 지방이 불완전하게 산화되어 체내에 ketone(케톤)과 산이 축적되는 상태를 뜻한다. Ketoacidosis는 질병이나 감염 때문에도 일어날 수 있는데, 초기 증상으로 배탈과 구토가 나타나기도 한다. Insulin을 너무 많이 투여하면 **hypoglycemia**(저혈당증)가 일어난다. **Insulin shock**(인슐린쇼크)는 insulin을 너무 많이 투여했거나, 음식을 적게 섭취했거나, 운동을 너무 격렬하게 했기 때문에 일어나는 심한 hypoglycemia이다. 그 증상에는 땀분비, 배고픔, confusion(혼동, 착란), trembling(떨림), 신경과민, numbness(무감각, 저림) 등이 있다. 심한 hypoglycemia를 치료하려면 glucagon(글루카곤)을 주사하거나 포도당을 정맥주사하여 정상 혈당을 회복해야 한다. 치료하지 않으면 convulsion(경련)과 coma(혼수), loss of consciousness(의식상실)가 나타날 수 있다.

Secondary complication은 long-term complication(장기합병증)으로 당뇨병 발병 후 몇 년이 지나서 나타난다. 그 예로 retina(망막)의 혈관이 파괴되는 **diabetic retinopathy**(당뇨병망막병증) 등으로 인해 실명하거나; kidney가 파괴되는 **diabetic nephropathy**(당뇨병신장병증)로 인해 renal insufficiency(콩팥기능부전, 신부전)가 일어나서 hemodialysis(혈액투석)나 심하면 renal transplantation(콩팥이식)을 필요로 한다. 또한 **atherosclerosis**(죽경화증)로 인해 혈관이 손상되어 stroke(뇌졸중), 심장병, 말초혈관의 ischemia(허혈)로 인한 gangrene(괴저), 감염 때문에 팔다리를 절단하거나; 신경이 파괴되는 **diabetic neuropathy**(당뇨병신경병증) 때문에 주로 팔다리에서 통증이 나타나거나 감각이 상실되는 합병증도 있다. Stomach의 운동이 중지되는 **gastroparesis**(위마비)도 일어난다. 그림 18-19에는 diabetes mellitus의 이차합병증이 요약되어 있다.

임신 중에 일어나는 호르몬 변화 때문에 당뇨병 predisposition(질병소질, 소인)이 있는 여성에서 둘째 또는 셋째 trimester(삼분기)에 gestational diabetes(임신당뇨병)가 일어날 수 있다. 분만 후에는 대개 혈당이 정상으로 돌아온다. 나중에 이 여성에서 제2형 당뇨병이 발병하기도 한다.

18

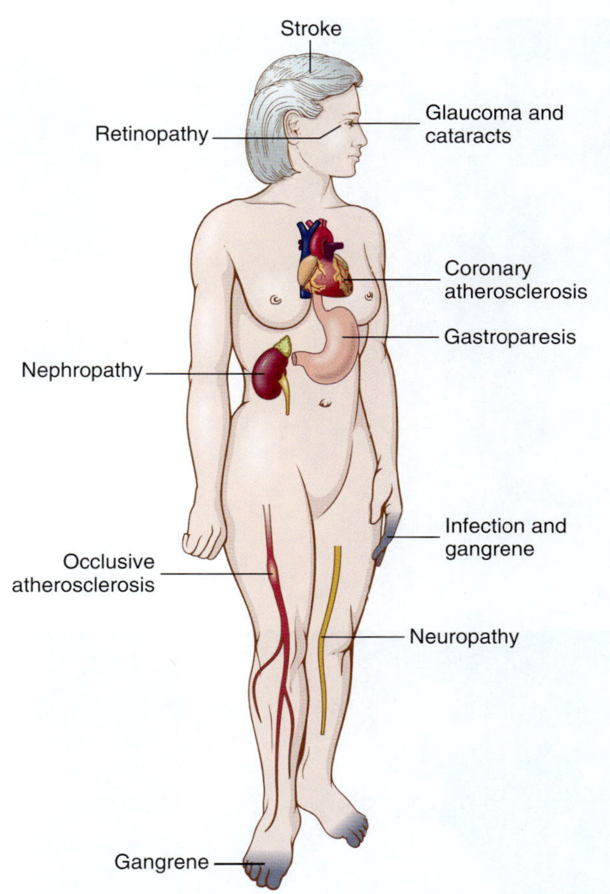

그림 18-19 **Diabetes mellitus**(당뇨병)**의 secondary complication**(이차합병증). 혈당을 적절히 조절하면 이 합병증 중 대다수를 예방하거나 최소화할 수 있다.

18

PITUITARY GLAND(뇌하수체): ANTERIOR LOBE(앞엽)

Hypersecretion(과다분비)

acromegaly(말단비대증)

사춘기가 끝난 후에 anterior pituitary(뇌하수체앞엽)**에서 growth hormone**(성장호르몬)**이 과다분비되면 말단부위가 커진다.**

성인의 pituitary gland에 발생한 adenoma(샘종)에서 growth hormone(GH)이 지나치게 많이 생산되는 경우가 있다. 이렇게 과잉 생산된 GH가 liver를 자극하여 somatomedin C(성장호르몬촉진인자 C, 소마토메딘 C), 즉 insulin-like growth factor(IGF, 인슐린유사성장인자)를 분비하게 하고 그 결과 acromegaly 증상이 나타난다(이 용어에서 acr/o는 말단을 뜻한다). 손, 발, 얼굴, 턱의 뼈가 계속 자라 비정상적으로 커지고, 얼굴이 "거칠어(coarsened)" 보인다. Pituitary adenoma는 irradiation(방사선조사)이나 수술로 제거할 수 있다. 그림 18-20은 acromegaly 환자인 여자의 사진이다. Acromegaly를 검사하는 방법에는 GH의 변동에 따라 somatomedin C의 혈중 농도 변화를 측정하는 것이 있다.

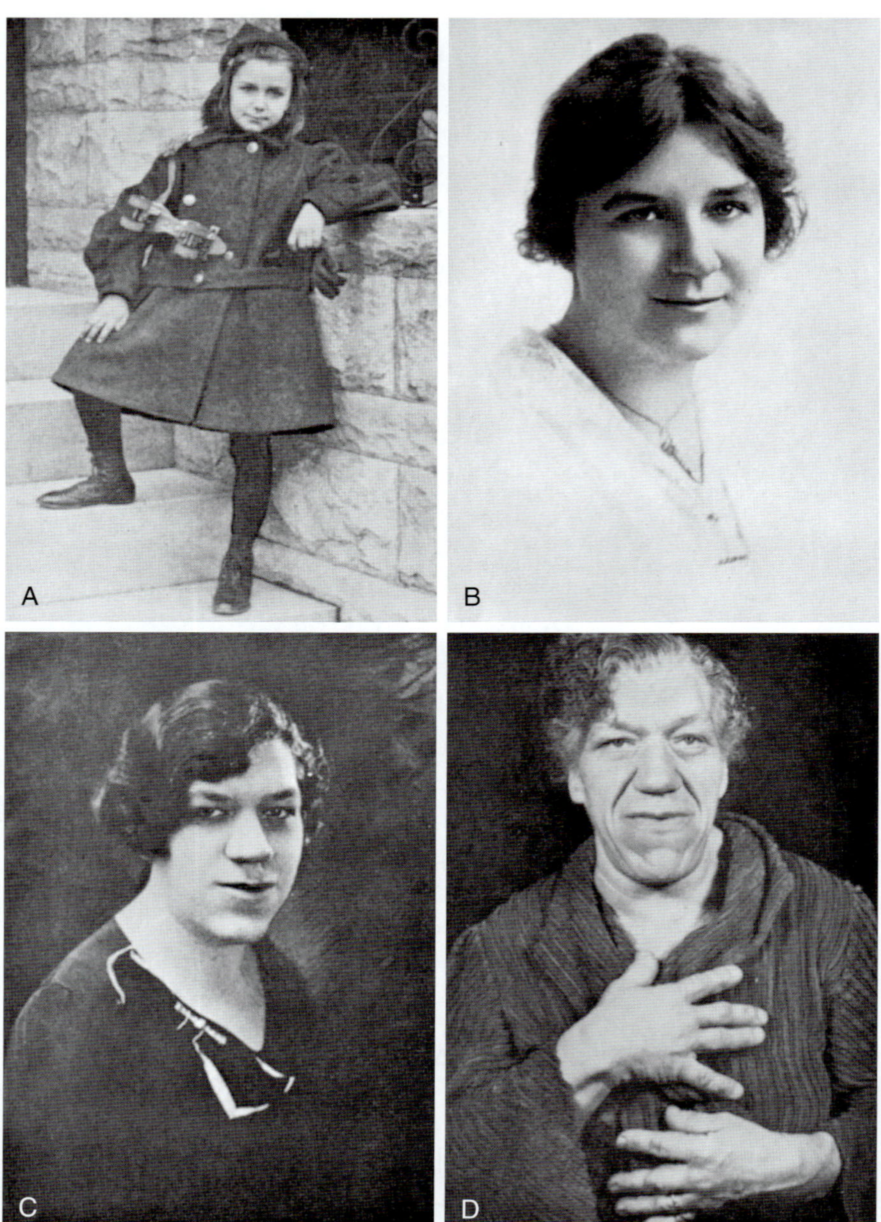

18

그림 18-20 Acromegaly(말단비대증)**의 진행.** **A,** 환자가 9살일 때 사진; **B,** 16세, acromegaly로 추정되는 초기 특징이 관찰된다; **C,** 33세, acromegaly 증상이 뚜렷하다; **D,** 52세, 말기 acromegaly.

gigantism(거인증)

사춘기 전에 pituitary gland의 anterior lobe에서 growth hormone(성장호르몬)**이 과다분비되면 신체 조직이 비정상적으로 크게 자란다.**

사춘기 전 어린이 때 pituitary gland에 benign adenoma(양성샘종)가 발생하면 growth hormone이 지나치게 많이 생산된다. 그림 18-21 참조. Gigantism과 관련된 underlying hormonal problem(선행 호르몬 문제)은 어린 시절에 조기 진단하면 교정될 수 있다.

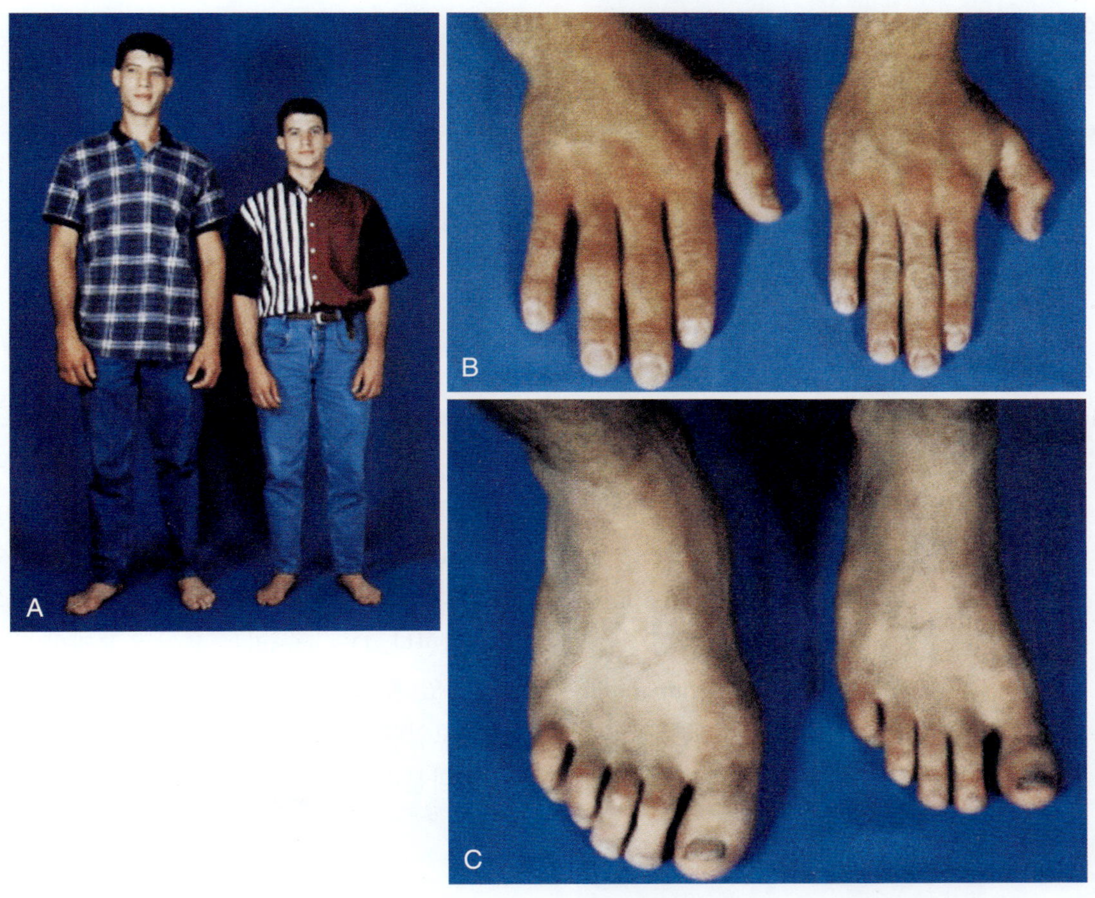

그림 18-21 Gigantism(거인증). 과도한 growth hormone에 의한 22세의 gigantism 남자와 그의 일란성 쌍둥이가 나란히 서 있다. 거인증에서 큰 키(**A**), 큰 손(**B**) 그리고 발(**C**)을 볼 수 있다. 키와 특이한 모습은 대략 13세 때 시작되었다.

18

Hyposecretion(분비저하)

dwarfism(왜소증)

Growth hormone(성장호르몬)**의 선천적 분비저하; hypopituitary dwarfism**(뇌하수체저하왜소증)**.**

환자의 지능은 정상이지만 뼈가 작다. 치료는 growth hormone을 투여한다. Achondroplastic dwarf(연골무형성왜소증)는 연골형성의 genetic defect(유전결손)로 인해 long bone(긴뼈)이 제대로 자라지 못한다는 점에서 hypopituitary dwarf(뇌하수체저하왜소증)와 다르다.

panhypopituitarism
(범뇌하수체저하증)

모든 뇌하수체 호르몬이 부족해진다.

Sella turcica(안장)의 종양이나 arterial aneurysm(동맥류, 동맥꽈리)이 원인일 수 있다. 그 결과 뇌하수체가 호르몬을 분비하지 못하여 주요 내분비샘들을 자극하지 못한다.

PITUITARY GLAND(뇌하수체): POSTERIOR LOBE(뒤엽)

Hypersecretion(과다분비)

syndrome of inappropriate ADH (**SIADH**, 부적절항이뇨호르몬분비증후군)

Antidiuretic hormone(ADH, 항이뇨호르몬)의 과다분비.

ADH가 과다분비되면 체내에 수분이 지나치게 많이 축적된다. 치료의 일환으로 수분 섭취를 제한한다. 종양, 약물반응, 머리 손상 등도 이 증후군을 일으킬 수 있다.

Hyposecretion(분비저하)

diabetes insipidus(**DI**, 요붕증)

Antidiuretic hormone(항이뇨호르몬, vasopressin, 바소프레신)의 분비 부족.

Antidiuretic hormone이 결핍되면 kidney의 세관이 인체에 필요한 수분과 염분을 재흡수할 수 없게 된다. 그 증상에는 polyuria(다뇨)와 polydipsia(다음증) 등이 있다. ADH 합성제제를 nasal spray(코분무)나 근육주사로 투여하여 치료할 수 있다. **Insipidus**는 맛이 없다는 뜻으로, 달콤함을 뜻하는 **mellitus**와는 반대로 소변이 묽은 상태임을 시사한다. Diabetes라는 용어는 통과한다는 뜻인 그리스어 *diabainein*에서 유래하였다. Diabetes insipidus와 diabetes mellitus(당뇨병)는 모두 polyuria 증상을 보인다.

내분비샘에서 호르몬이 과다분비되거나 분비저하될 때 나타나는 비정상적 상태는 표 18-4에 정리하였다.

18

표 18-4 내분비샘의 비정상적 상태

내분비샘	과다분비	분비저하
Adrenal cortex(부신피질)	• Adrenal virilism(부신성남성화) • Cushing syndrome(쿠싱증후군)	• Addison disease(애디슨병)
Adrenal medulla(부신수질)	• Pheochromocytoma(크롬친화세포종)	
Pancreas(췌장, 이자)	• Hyperinsulinism(고인슐린증)	• Diabetes mellitus(당뇨병)
Parathyroid gland (부갑상샘)	• Hyperparathyroidism(부갑상샘항진증): hypercalcemia(고칼슘혈증), osteoporosis(골다공증), kidney stone(신장결석)	• Hypoparathyroidism(부갑상샘저하증): tetany(테타니), hypocalcemia(저칼슘혈증)
Pituitary—anterior lobe(뇌하수체앞엽)	• Acromegaly(말단비대증) • Gigantism(거인증)	• Dwarfism(왜소증) • Panhypopituitarism(범뇌하수체저하증)
Pituitary—posterior lobe(뇌하수체뒤엽)	• Syndrome of inappropriate antidiuretic hormone(부적절항이뇨호르몬분비증후군)	• Diabetes insipidus(요붕증)
Thyroid gland(갑상샘)	• Exophthalmic goiter(안구돌출갑상샘종) [Graves' disease(그레이브스병), thyrotoxicosis(갑상샘항진증)] • Nodular goiter[결절갑상샘종, adenomatous goiter(샘종성갑상샘종)]	• Cretinism(크레틴병): 어린이 • Endemic goiter(풍토갑상샘종) • Myxedema(점액부종): 성인

검사실검사

fasting plasma glucose
(FPG, 공복혈장당)

Fasting blood sugar(공복혈당) 검사라고도 한다. 8시간 이상 굶은 환자 혈액에서 glucose(포도당) 농도를 측정한다.

이 검사를 이용하여 **diabetes mellitus**(당뇨병)나 **prediabetes**(당뇨병전단계)를 진단할 수 있다. Prediabetes는 혈당 농도가 정상보다 높지만 당뇨병 진단 기준보다는 낮은 상태를 뜻한다. 정상 혈당 농도는 99 mg/dL 이하이다. Prediabetes 혈당 농도는 100~125 mg/dL이고, diabetes mellitus 혈당 농도는 126 mg/dL 이상이다. 굶지 않은 평상시에 아무 때나 혈당 농도를 측정한 결과 200 mg/dL 이상이고, 소변 증가, 갈증 증가, 이유가 불명확한 체중 감소 등의 징후와 증상이 있으면 diabetes mellitus로 진단할 수 있다. **Oral glucose tolerance test**(경구포도당내성검사, 경구당부하검사)는 prediabetes와 gestational diabetes(임신당뇨병)를 진단하는 데 이용된다.

Glycosylated hemoglobin(HbA1C, 당화헤모글로빈, 당화혈색소) **검사**(줄여서 A1C라 한다)는 glucose(당)가 부착된 적혈구의 비율을 재는 것인데 장기간(최근 3개월) 당 조절 상태를 평가한다. 이 수치가 높으면 당뇨병 환자가 혈당을 제대로 관리하지 않았다고 할 수 있다.

serum and urine tests
(혈청 및 소변검사)

혈청(혈액)과 소변에서 호르몬, 전해질, 포도당 등의 물질을 측정하여 내분비기능의 지표로 삼는다.

Serum test(혈청검사)에서 측정하는 항목에는 growth hormone(성장호르몬), somatomedin C(성장호르몬촉진인자 C, 소마토메딘 C), 즉 insulin-like growth factor(인슐린유사성장인자), prolactin(프로락틴), gonadotropin(생식샘자극호르몬), parathyroid hormone(부갑상샘호르몬), 칼슘, cortisol(코티솔) 등이 있다. 병원에서 **glucometer**(혈당측정기)로 검사한 결과 혈당이 높게 나올 때 당뇨병으로 처음 진단되기도 한다(정상 혈당 수치는 약 100 mg/dL이며, 당뇨병 환자는 혈당 수치가 750 mg/dL 정도로 높게 나오기도 한다).

Urine test(소변검사)에서 측정하는 항목에는 포도당과 ketone(케톤)의 dipstick(계량봉, 담금띠) 검사, 17-ketosteroid(17-케토스테로이드) 측정 등이 있다. 이 중에서 17-ketosteroid는 adrenal gland와 gonad(생식샘)의 기능을 대변한다. **Urinary microalbumin assay**(미세알부민뇨측정)는 소변에 존재하는 소량의 albumin(알부민)을 측정하는 검사로서 diabetic nephropathy(당뇨콩팥병증)를 미리 경고하는 지표가 된다.

thyroid function test(갑상샘기능검사)

혈액에서 T3, T4 그리고 TSH(갑상샘자극호르몬)를 측정한다.

처치

exophthalmometry
(눈알돌출측정법, 안구돌출측정)

Graves' disease(그레이브스병) 환자 등에서 exophthalmometer(안구돌출계)를 이용하여 눈이 돌출된 정도를 측정하는 방법.

18

computed tomography scan (CT scan, 컴퓨터단층촬영)
내분비샘의 가로단면 X선 영상. 그 크기와 종양의 침투 양상을 알 수 있다.

magnetic resonance imaging (MRI, 자기공명영상)
자기장과 컴퓨터가 생성하는 전파를 이용하여 사람 몸의 기관과 조직에 대한 상세한 이미지를 생성하는 의료영상 기술.

thyroid scan(갑상샘스캔)
Scanner(스캐너)로 방사능을 감지하여 갑상샘의 영상을 얻는다.
방사성 technetium(방사성테크네튬)을 정맥주사하거나, radioactive iodine(방사성요오드)를 먹인 후 **radioactive iodine uptake scan**(RAIU scan, 방사성요오드섭취율검사)을 시행한다. 갑상샘 기능의 평가; nodule(결절)과 종양을 검사한다.

ultrasound examination (초음파검사)
초음파를 이용하여 내분비샘의 영상을 관찰한다.
특히 갑상샘의 구조와 nodule 등의 이상을 진단하는 데 가장 좋은 방법은 초음파검사이다.

약어

A1C	혈액 내 glycosylated hemoglobin(HbA1c)을 측정하여 환자의 당 관리 상태를 평가하는 검사
ACTH	adrenocorticotropic hormone(부신피질자극호르몬)
ADH	antidiuretic hormone(항이뇨호르몬, vasopressin, 바소프레신)
Ca^{++}	calcium(칼슘), 중요한 electrolyte(전해질) 중 하나
CGMS	continuous glucose monitoring system(지속혈당감시장치)—지속적으로 혈당 농도를 측정하고 기록한다.
DI	diabetes insipidus(요붕증)
DKA	diabetic ketoacidosis(당뇨케토산증, 당뇨케톤산증)
DM	diabetes mellitus(당뇨병)
FBG	fasting blood glucose(공복혈액포도당)
FBS	fasting blood sugar(공복혈당)
FSH	follicle-stimulating hormone(난포자극호르몬)
GH	growth hormone(성장호르몬)
GTT	glucose tolerance test(포도당내성검사, 당부하검사); 포도당 부하에 대한 반응능력. 당뇨병 검사법이다.
HbA1c (검사)	hemoglobin(혈색소)에 부착된 포도당이 얼마나 있는지를 검사하는 glycosylated hemoglobin(당화헤모글로빈검사). 수치가 높으면 당뇨병 환자가 혈당을 제대로 관리하지 않았음을 알 수 있다; A1C라고도 불린다.
hCG 또는 HCG	human chorionic gonadotropin(사람융모생식샘자극호르몬)
IGF	insulin-like growth factor(인슐린유사성장인자)
K^+	potassium(포타슘, 칼륨)—중요한 전해질의 일종
LH	luteinizing hormone(황체형성호르몬)
MDI	multiple daily injection(다분할일일주사)—insulin의 basal/bolus 투여(주사) 방법; 당뇨병 관리의 한 방법
Na^+	sodium(소듐, 나트륨)—중요한 전해질의 일종
OT, OXT	oxytocin(옥시토신)
PRL	prolactin(프로락틴)

PTH	parathyroid hormone (parathormone, 부갑상샘호르몬)	**SMBG**	self-monitoring of blood glucose(자가혈당측정)
RAI	radioactive iodine(방사성요오드)—Graves' disease(그레이브스병) 치료제	**STH**	somatotropin(성장호르몬, 소마토트로핀)
RIA	radioimmunoassay(방사면역측정법)—plasma(혈장)의 호르몬 농도를 측정한다.	**T3**	triiodothyronine(트라이아이오도타이로닌)
RAIU	radioactive iodine uptake(방사성요오드섭취율, 방사성요오드섭취율검사)의 scan을 통하여 thyroid gland를 영상화한다.	**T4**	thyroxine(타이록신, tetraiodothyronine, 테트라아이오도타이로닌)
SIADH	syndrome of inappropriate ADH(부적절항이뇨호르몬분비증후군)	**TFT**	thyroid function test(갑상샘기능검사)
		TSH	thyroid-stimulating hormone(갑상샘자극호르몬)—anterior pituitary gland(뇌하수체앞엽)에서 분비됨

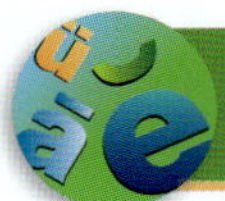

발음

이 장에 나오는 용어들을 얼마나 이해하고 있는지를 독자 스스로 판단하기 위하여 아래 각 용어의 의미를 빈칸에 기입하라. 그 다음에 의미만을 보고 무슨 용어였는지를 적어보는 것도 공부에 도움이 될 것이다. 이때 철자법이 틀리지 않도록 주의하라. 각 용어 뒤에 표시된 숫자는 정의나 용례가 적혀 있는 페이지 번호를 가리킨다. 이 페이지를 조사하여 자신이 제대로 알고 있는지를 확인하라.

발음기호 안내

ā: 에이 (예: āpe)	ă: 애 (예: ăpple)
ē: 이- (예: ēven)	ĕ: 에 (예: ĕvery)
ī: 아이 (예: īce)	ĭ: 이 (예: ĭnterest)
ō: 오우 (예: ōpen)	ŏ: 오 (예: pŏt)
ū: 유 (예: ūnit)	ŭ: 어 (예: ŭnder)

18

어휘, 용어

용어	발음	의미
adenitis (571)	ăd-ĕ-NĪ-tĭs	
adenohypophysis (568)	ăd-ĕ-nō-hī-PŎF-ĭ-sĭs	
adrenal cortex (568)	ă-DRĒ-năl KŎR-tĕks	
adrenalectomy (571)	ă-drē-năl-ĔK-tō-mē	
adrenaline (569)	ă-DRĔN-ă-lĭn	
adrenal medulla (568)	ă-DRĒ-năl mĕ-DŪ-lăh	
adrenocorticotropic hormone (569)	ă-drē-nō-kŏr-tĭ-kō-TRŌP-ĭk HŎR-mōn	
adrenocorticotropin (574)	ă-drē-nō-kŏr-tĭ-kō-TRŌ-pĭn	
aldosterone (569)	ăl-DŎS-tĕ-rōn	
androgen (569)	ĂN-drō-jĕn	

용어	발음	의미
antidiuretic hormone (569)	ăn-tĭ-dī-ū-RĔT-ĭk HŎR-mōn	
calcitonin (569)	kăl-sĭ-TŌ-nĭn	
catecholamines (570)	kăt-ĕ-KŌL-ă-mēnz	
corticosteroids (570)	kŏr-tĭ-kō-STĔ-roydz	
cortisol (569)	KŎR-tĭ-sōl	
electrolyte (570)	ĕ-LĔK-trō-līt	
endocrinologist (572)	ĕn-dō-krĭ-NŎL-ō-jĭst	
epinephrine (569)	ĕp-ĭ-NĔF-rĭn	
estradiol (569)	ĕs-tră-DĪ-ŏl	
estrogen (569)	ĔS-trō-jĕn	
estrogenic (572)	ĕs-trō-JĔN-ĭk	
euthyroid (574)	ū-THĪ-royd	
follicle-stimulating hormone (569)	FŎL-ĭ-kl STĬM-ū-lā-tĭng HŎR-mōn	
glucagon (569)	GLOO-kă-gŏn	
glucocorticoid (570)	gloo-kō-KŎR-tĭ-koyd	
glycemic (572)	glī-SĒ-mĭk	
glycogen (572)	GLĪ-kō-jĕn	
glycosuria (574)	glī-kōs-Ū-rē-ă	
gonadotropin (571)	gō-năd-ō-TRŌ-pĭn	
growth hormone (569)	grōth HŎR-mōn	
homeostasis (570)	hō-mē-ō-STĀ-sĭs	
hormonal (573)	hŏr-MŌ-năl	
hormone (570)	HŎR-mōn	
hypercalcemia (572)	hī-pĕr-kăl-SĒ-mē-ă	
hypercalciuria (572)	hī-pĕr-kăl-sē-ŪR-ē-ă	
hyperglycemia (572)	hī-pĕr-glī-SĒ-mē-ă	
hyperkalemia (574)	hī-pĕr-kā-LĒ-mē-ă	
hypocalcemia (572)	hī-pō-kăl-SĒ-mē-ă	
hypoglycemia (574)	hī-pō-glī-SĒ-mē-ă	
hypogonadism (571)	hī-pō-GŌ-năd-ĭzm	
hypoinsulinism (575)	hī-pō-ĬN-sū-lĭn-ĭzm	

18

용어	발음	의미
hypokalemia (573)	hī-pō-kā-LĒ-mē-ă	
hyponatremia (573)	hī-pō-nā-TRĒ-mē-ă	
hypophysectomy (573)	hī-pō-fī-ZĔK-tō-mē	
hypophysis (568)	hī-PŎF-ĭ-sĭs	
hypopituitarism (571)	hī-pō-pĭ-TOO-ĭ-tă-rĭzm	
hypothalamus (570)	hī-pō-THĂL-ă-mŭs	
insulin (569)	ĬN-sū-lĭn	
luteinizing hormone (569)	LOO-tē-ĭn-īz-ĭng HŎR-mōn	
mineralocorticoid (570)	mĭn-ĕr-ăl-ō-KŎR-tĭ-koyd	
neurohypophysis (568)	noo-rō-hī-PŎF-ĭ-sĭs	
norepinephrine (569)	nŏr-ĕp-ĭ-NĔF-rĭn	
ovaries (568)	ō-vă-rēz	
oxytocin (569)	ŏk-sĭ-TŌ-sĭn	
pancreas (568)	PĂN-krē-ăs	
pancreatectomy (571)	păn-krē-ă-TĔK-tō-mē	
parathormone (569)	păr-ă-THŎR-mōn	
parathyroidectomy (571)	păr-ă-thī-roy-DĔK-tō-mē	
parathyroid glands (568)	păr-ă-THĪ-royd glănz	
pineal gland (556)	pī-NĒ-ăl glănd	
pituitary gland (568)	pĭ-TOO-ĭ-tĕr-ē glănd	
polydipsia (572)	pŏl-ē-DĬP-sē-ă	
polyuria (575)	pŏl-ē-Ū-rē-ă	
progesterone (570)	prō-JĔS-tĕ-rōn	
prolactin (570)	prō-LĂK-tĭn	
receptor (570)	rē-SĔP-tŏr	
sella turcica (570)	SĔL-ă TŬR-sĭ-kă	
sex hormones (571)	sĕx HŎR-monz	
somatotropin (570)	sō-mă-tō-TRŌ-pĭn	
steroid (571)	STĔR-oyd	
sympathomimetic (571)	sĭm-pă-thō-mĭ-MĔT-ĭk	
target tissue (571)	TĂR-gĕt TĬS-ū	

용어	발음	의미
testes (568)	TĔS-tēz	
testosterone (570)	tĕs-TŎS-tĕ-rōn	
tetraiodothyronine (575)	tĕ-tră-ī-ō-dō-THĪ-rō-nēn	
thyroid gland (568)	THĪ-royd glănd	
thyroiditis (572)	thī-royd-Ī-tĭs	
thyrotropin (570)	thī-rō-TRŌ-pĭn	
thyroxine (570)	thī-RŎK-sĭn	
triiodothyronine (570)	trī-ī-ō-dō-THĪ-rō-nēn	
vasopressin (570)	văz-ō-PRĔS-ĭn	

질환, 검사실검사, 처치

18

용어	발음	의미
acromegaly (583)	ăk-rō-MĔG-ă-lē	
Addison disease (579)	ĂD-ĭ-sŏn dĭ-ZĒZ	
adrenal virilism (578)	ă-DRĒ-năl VĬR-ĭ-lĭzm	
cretinism (577)	KRĒ-tĭn-ĭzm	
Cushing syndrome (578)	KŬSH-ĭng SĬN-drōm	
diabetes insipidus (586)	dī-ă-BĒ-tēz ĭn-SĬP-ĭ-dŭs	
diabetes mellitus (580)	dī-ă-BĒ-tēz MĔL-ĭ-tŭs	
dwarfism (585)	DWĂRF-ĭzm	
endemic goiter (575)	ĕn-DĔM-ĭk GOY-tĕr	
exophthalmometry (587)	ĕk-sŏf-thăl-MŎM-ĕ-trē	
exophthalmos (576)	ĕk-sŏf-THĂL-mōs	
fasting plasma glucose (587)	FĂS-tĭng PLĂS-măh GLŪ-kōs	
gastroparesis (582)	găs-trō-păr-Ē-sĭs	
gigantism (584)	JĪ-găn-tĭzm	
glucose tolerance test (587)	GLOO-kōs TŎL-ĕr-ăns tĕst	
goiter (575)	GOY-tĕr	
Graves' disease (575)	GRĀVZ dĭ-ZĒZ	
hirsutism (578)	HĔR-soot-ĭzm	

용어	발음	의미
hyperinsulinism (580)	hī-pĕr-ĬN-sū-lĭn-ĭzm	
hyperparathyroidism (577)	hī-pĕr-pă-ră-THĪ-royd-ĭzm	
hyperthyroidism (575)	hī-pĕr-THĪ-royd-ĭsm	
hypoparathyroidism (578)	hī-pō-pă-ră-THĪ-royd-ĭzm	
hypothyroidism (576)	hī-pō-THĪ-royd-ĭzm	
ketoacidosis (582)	kē-tō-ă-sĭ-DŌ-sĭs	
myxedema (576)	mĭk-sĕ-DĒ-mă	
nodular goiter (575)	NŎD-ū-lăr GOY-tĕr	
panhypopituitarism (585)	păn-hī-pō-pĭ-TOO-ĭ-tăr-ĭzm	
pheochromocytoma (580)	fē-ō-krō-mō-sī-TŌ-mă	
syndrome of inappropriate ADH (586)	SĬN-drōm of ĭn-ă-PRŌ-prē-ĭt ADH	
tetany (578)	TĔT-ă-nē	
thyroid carcinoma (577)	THĪ-royd kăr-sĭ-NŌ-mă	
thyroid function tests (587)	THĪ-royd FŬNK-shŭn tests	
thyroid scan (588)	THĪ-royd skăn	
thyrotoxicosis (575)	thī-rō-tŏk-sĭ-KŌ-sĭs	

CHAPTER

19

암의학(종양학)

Cancer Medicine(Oncology)

변역: 오훈규

단원 구성

단원 학습목표

- 종양의 성장과 전파를 설명하는 의학용어를 배운다.
- 암의 원인, 진단, 치료와 관련된 용어들을 알아본다.
- 병리학자에 의해 종양이 어떻게 분류되고 설명되는지 알아본다.
- 종양의 존재와 전파 정도(병기)를 결정하기 위한 X선 검사와 검사실검사 결과의 해석과 그 외에 의사가 사용하는 방법들을 이해한다.
- 검사보고서나 의무기록에서 사용된 의학용어를 적절한 문맥에서 이해하기 위해 새로운 지식을 적용한다.

서론

Cancer(암)란 인체의 세포들이 과도하게 비정상적으로 자라는 것이다. 암은 나이가 많은 사람에서 많이 발생하지만, 어떤 나이에서나 어떤 신체 조직에서도 발생할 수 있다. 암세포들이 자라서 축적되면 malignant tumor(악성 종양)라고 하며, 이는 주변 정상조직을 압박하고 침범하여 결국 파괴하게 된다. 발생 부위에서 자라는 것 이외에도 암세포는 혈류나 림프관을 따라 신체의 다른 부위에 metastasis(전이)될 수 있다. 어떤 환자들은 초기단계에 다른 organ(장기)에 암이 전이될 수 있고 결국 죽음을 야기하게 된다.

비록 암 환자의 절반 이상이 치료가 되지만 한 해에 약 55만 명이 암으로 사망한다. 여성에 있어서 폐암, 유방암, 결장직장암이 가장 흔한 암 사망 원인이고, 남성의 경우 폐암, 결장직장암, 전립샘암이 주된 암 사망 원인이다. 이 장에서는 이와 같이 흔하지만 치명적인 질병인 암과 관련된 용어를 공부해 보겠다.

종양의 특징

Tumor(종양; **neoplasm**, 신생물)는 정상조직으로부터 생기는 새로운 growth(증식물)를 말한다. 종양은 **malignant**(악성; 다른 부위로 침범하고 전이가 가능한 것)와 **benign**(양성; 다른 부위로 침범이나 전이를 하지 않는 것)이 있다. 양성 종양과 악성 종양 간에는 몇 가지 차이가 있다.

19

1. 양성 종양은 **천천히 성장**하나, 악성 종양세포는 **급격히 증식**한다.
2. 양성 종양은 주로 **encapsulation**[피막형성; fibrous capsule(섬유 피막)이나 덮개로 둘러쌈]하기 때문에 다른 조직을 침범하지 않는다. 악성 종양은 **invasive**(침습)과 **infiltrative**(침윤)의 특징을 가지며, 발생한 조직이나 장기를 넘어서 인접한 장기로 퍼져나간다.
3. 양성 종양은 organized(조직화)되고 specialized(특수화)된, 즉 **differentiated**(분화)된 성숙세포로 되어 있고, 정상조직과 아주 비슷하다. 예를 들면 위장관 또는 정상 위창자길의 상피세포에서 유래한 양성 종양은 정상 위창자 세포를 많이 닮았다. 악성 종양은 성숙한 세포로서의 기능을 수행할 수 없는 primitive(원시적)한 암세포들로 구성된다. 악성 종양의 이런 특징들을 **anaplasia**(역형성)라고 한다. Anaplasia(ana- = backward, -plasia = growth)는 정상적으로 분화한 조직과는 달리, 암세포들이 **dedifferentiated**(탈분화) 또는 **undifferentiated**(미분화; 발달이 덜 된 상태로 되돌아가는 것)되는 것을 의미한다. 역형성 세포들은 무질서하게 배열된다. 따라서 암세포들은 **pleomorphic**(다형태-, 다형성-; 크기와 형태가 다양함)하고, 무질서한 형태로 한 세포가 다른 세포 위에 쌓인 모양이다. 이런 암세포의 핵은 **hyperchromasia**[과염색성; 유전 물질(DNA)를 알기 위한 염색이 지나치게 많이 된 것]를 보이고 크기가 크다. 그림 19-1은 정상 뼈대근육(A)과 역형성(B)된 뼈대근육의 종양세포를 보여준다.
4. 양성 종양세포들은 신체의 먼 부위에 또 다른 이차적인 종양 덩어리를 만들기 위해 퍼지거나 **metastasis**(전이)되지 않는다. 그러나 악성 종양은 처음 암이 발생된 자리에서 분리된 뒤 혈관이나 림프관을 뚫고 혈액이나 림프계통을 통해 운반되어 폐, 간, 골수 등과 같이 멀리 떨어진 자리에서 새로운 종양을 형성한다. 이런 secondary growth(이차 증식물)를 **metastasis**(전이)라고 한다. 그림 19-2는 간에 전이된 암을 보여준다.

그림 19-3은 양성 종양과 악성 종양의 차이점을 보여준다.

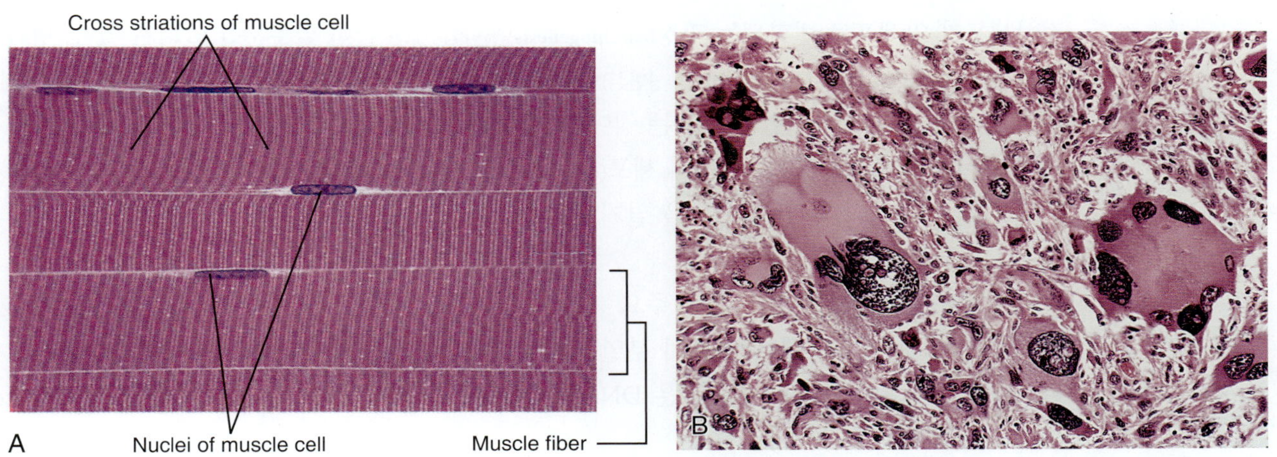

그림 19-1 **A, 정상 skeletal muscle**(뼈대근육, 골격근) **세포**(섬유)**의 현미경 사진.** 질서 있게 정돈된 길쭉하고 가는 실 같은 형태의 세포와 세포 하나마다 nucleus(핵)가 있고 cross striation(가로무늬)이 있다. **B, Rhabdomyosarcoma**(횡문근육종)**의 역형성 종양세포.** 다양한 크기와 모양의 핵(pleomorphism, 다형성; ple/o=many, morph/o=shape), hyperchromatic nucleus(과염색성 핵), 그리고 tumor giant cell(종양거대세포; 하나의 큰 핵 또는 여러 개의 핵을 가진 세포)을 보여준다.

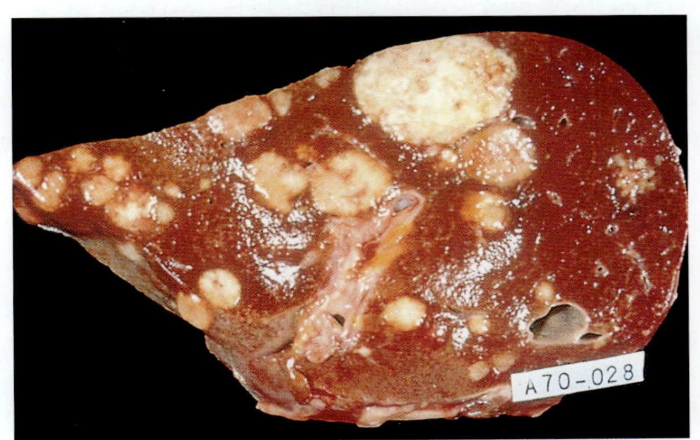

그림 19-2 **간에 전이된 암이 산재해 있다.**

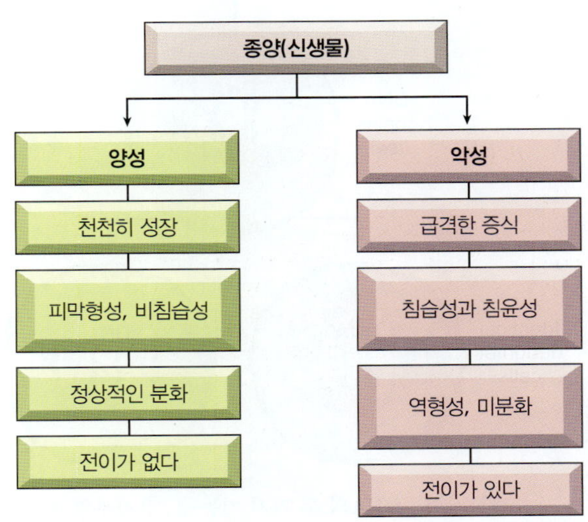

그림 19-3 **양성 종양과 악성 종양의 차이점.**

CARCINOGENESIS(발암기전)

암의 원인은 무엇인가?

정상세포가 암세포로 변환되는 과정(**carcinogenesis**, 발암기전)은 극히 일부분만 알려져 있다. 명확한 점은 malignant transformation(악성변환)은 세포의 유전 물질, 즉 **DNA**(**deoxyribonucleic acid**, 데옥시리보핵산)의 손상으로 인한 결과라는 점이다. 세포핵 속의 DNA 가닥은 **chromosome**(염색체)을 형성하는데 이것은 세포가 두 개의 세포(daughter cell, 딸세포)로 분열을 준비하는 과정에서 현미경으로 관찰 가능하다. 발암의 원인을 알기 위해서는 정상세포의 DNA와 그 기능을 이해하는 것이 필요하다.

정상세포에서 DNA는 두 가지 주요 기능이 있다. 첫 번째, DNA는 새로운 세포의 형성(cell division, 세포 분열)을 조절한다. 세포가 분열될 때 각각의 염색체 속의 DNA는 자신을 복제해 형성된 두 개의 새로운 딸세포에 똑같은 DNA가 전달되도록 한다. 이러한 세포분열 과정을 **mitosis**(유사분열)라고 한다(그림 19-4A).

두 번째, DNA는 세포의 새로운 **protein synthesis**(단백 형성, 합성)를 조절한다. 각각의 DNA 조각(**gene**, 유전자)은 하나의 특정단백을 만드는 암호를 가지고 있고, 각 단백은 세포에서 중요한 특수기능을 수행하게 한다. 약 20,000~25,000개의 특징적인 단백형성 gene(유전자)을 가지고 있다. 유전자는 **nucleotide**[뉴클레오타이드; sugar(당), phosphate(인산염), 그리고 adenine, guanine, thymine, cytosine과 같은 base(염기)로 구성]라는 단위의 조합으로 구성되어 있다.

DNA는 뉴클레오타이드의 암호로 되어 있는 유전정보를 핵에서부터 세포질로 전달하여, hormone(호르몬)이나 enzyme(효소)과 같이 정상적인 세포의 기능과 성장에 필요한 특정한 단백을 만든다. 이러한 유전정보는 다음과 같은 방식으로 전달된다. 핵 내에서 특정한 단백을 만드는 암호화된 메시지는 DNA로부터 **RNA**(**ribonucleic acid**)란 물질로 copy(복사)된다. RNA는 특정

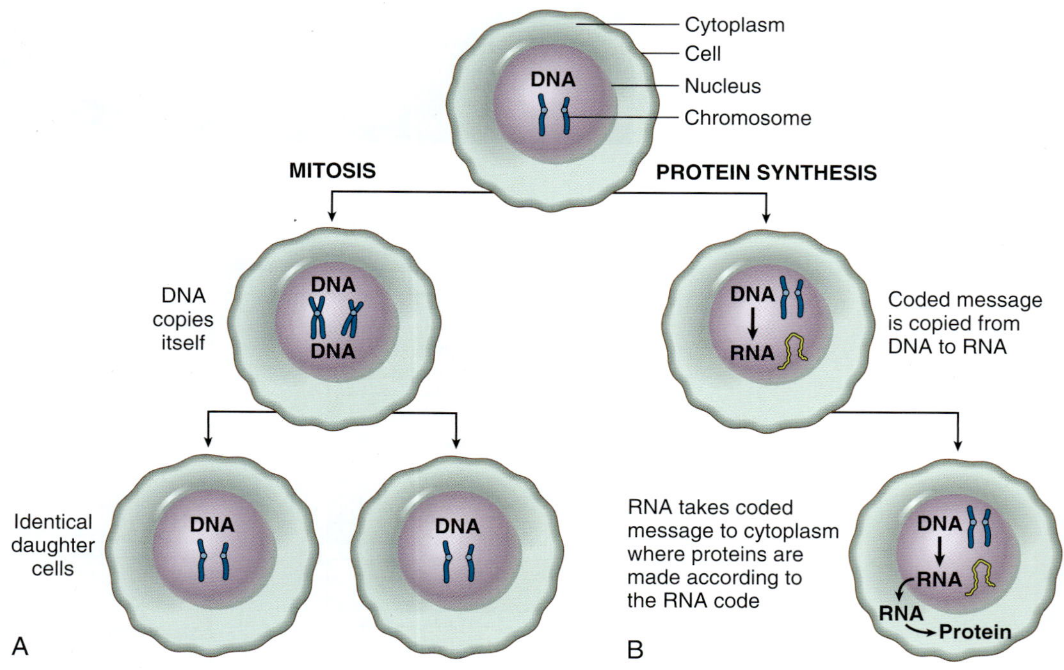

그림 19-4 DNA의 두 가지 기능. A, 유사분열(세포 분열의 과정). B, 단백합성(세포 성장을 위해 새로운 단백합성).

한 단백을 만들도록 지시하는 암호화된 정보를 가지고 핵에서 세포질로 나온다(그림 19-4B).

그러나 세포가 악성으로 변하면 유사분열과 단백합성 과정이 방해를 받는다. 암세포들은 거의 지속적으로 증식하고, 비정상적인 단백을 만든다. 악성 세포가 **anaplasia**(역형성)를 보이는 것은 암세포들의 DNA가 정상적인 기능을 수행하는 암호를 더 이상 만들지 못하고, 그 대신 변화된 DNA와 세포내의 프로그램은 새로운 신호를 보내 세포의 악성증식과 주변 조직으로의 파급을 촉진한다.

악성 종양은 다양한 종류의 DNA 손상에 의해 생기는데, 독성 화학물질, 태양열, 담배 연기, 바이러스 등에 의해서 발생한다. 이러한 손상은 세포내의 DNA의 code에 변화를 일으키는데, 이와 같은 세포 유전자의 변화를 **mutation**(돌연변이)이라고 한다. 돌연변이는 정상적인 단백합성을 방해하며, 세포분열과정에서 새로운 세포에 전달된다.

DNA에 변화나 돌연변이가 일어나면 세포는 정상 발육 속도보다 더 빠르게 증식하지만, 암세포에서 발견되는 어떤 돌연변이는 세포가 죽는 것을 막는 경우도 있다. 최근 과학자들의 발견에 의하면 어떤 종류의 암세포에는 aging(노화)되거나 손상된 세포들을 죽도록 지시하는 정상적인 복구과정이 없다고 알려졌다. 정상세포는 **apoptosis**(자멸사, 예정된 세포의 죽음)라는 과정을 통해 자연적으로 해체된다. 그러나 어떤 암세포들은 그 프로그램의 요소를 잃어버렸기 때문에 무한하게 살 수 있다.

ENVIRONMENTAL AGENTS(환경 요인)

화학약품, 약물, 담배 연기, 방사선, 바이러스 등과 같은 환경요인들은 DNA 손상을 유발해 암을 일으킬 수 있다. 이런 환경요소들을 **carcinogen**(발암물질)이라고 부른다.

Chemical carcinogen(화학적발암물질)은 다양한 제품이나 약물에서 찾을 수 있는데, 담배 연기, 그리고 자동차 배기가스 등에 포함된 **hydrocarbon**(탄화수소), 살충제, 염료, 화공 약품, 절연체, 그리고 호르몬 등 다양한 제품이나 약물에서 찾을 수 있다. 에스트로겐과 같은 호르몬은 자궁의 endometrium(내막)과 유방의 milk gland(유선)의 세포증식을 촉진하여 암이 생길 수 있다.

Radiation(방사선)은 햇빛, X선, 방사성 물질 등 그 유래가 무엇이든 일종의 에너지 파동이다. 이러한 에너지는 DNA와 상호작용하면 DNA의 손상 및 돌연변이의 원인이 되고 암을 유발하게

표 19-1	환경적 발암물질
Chemicals	• asbestos(석면) in insulation(단열재) • dyes(염색제) and industrial chemicals • hormones • hydrocarbons • insecticides(살충제)
Radiation	• sunlight(ultraviolet rays, 자외선) • x-rays • radioactive substances
Viruses	• human T cell leukemia virus (HTLV1) • human papillomavirus (HPV) • hepatitis B and C viruses

19

된다. 그러므로 leukemia(백혈병, 혈액세포의 암)는 항상 X선에 노출되어 있는 radiologist(방사선사)에게는 직업적인 위험이 된다. 또한 히로시마와 나가사키의 원폭에서 살아남은 사람들 중에 백혈병 및 기타 암 발생률이 높은 것을 볼 수 있다. 태양의 자외선은 피부암을 유발할 수 있는데, 특히 피부색이 옅은 백인에서 흔히 발생한다.

어떤 **virus**(바이러스)는 암을 유발한다. 예를 들어 human T cell leukemia virus(사람 T 세포 백혈병 바이러스, HTLV)는 성인에게 백혈병을 일으키는 원인이 된다. Kaposi sarcoma(카포시육종)는 herpes(헤르페스) 8형 바이러스가 원인이 된다. 또한 uterine cervical cancer(자궁경부; 자궁목)는 human papillomavirus(사람 유두종 바이러스, HPV), liver cancer(간암)는 hepatitis B and C virus(B와 C형 간염 바이러스)가 원인으로 알려져 있다. 표 19-1 참조.

ONCOGENE(종양유전자)

Oncogene(암을 유발하는 유전자)은 정상 DNA의 조각으로 돌연변이로 활성화되면 정상세포를 암세포로 바꿀 수 있다. Oncogene에는 ***ras***(colon cancer, 결장암), ***myc***(lymphoma, 림프종), 그리고 ***abl***(chronic myelogenous leukemia, 만성골수세포백혈병, CML) 등이 있다.

만성골수세포백혈병에서는 두 개의 다른 염색체 조각이 자리를 바꾸어 *abl* 종양유전자가 활성화된다. 이런 유전적 변화(돌연변이)를 **translocation**(전위)이라고 부른다. 9번 chromosome(염색체)의 종양유전자 *abl*은 22번 염색체의 ***bcr***(**b**reakpoint **c**luster **r**egion) 유전자와 가까운 염기의 위치로 이동한다(그림 19-5 참조). 이 두 가지 유전자가 서로 가까이 위치했을 때 백혈구의 분열을 야기하고, 만성골수세포백혈병의 원인이 되는 비상적인 단백을 생성한다. 전위의 결과로 생긴 새로운 염색체를 **Philadelphia chromosome**(필라델피아 염색체)이라고 부른다(1979년에 필라델피아에서 발견되었다).

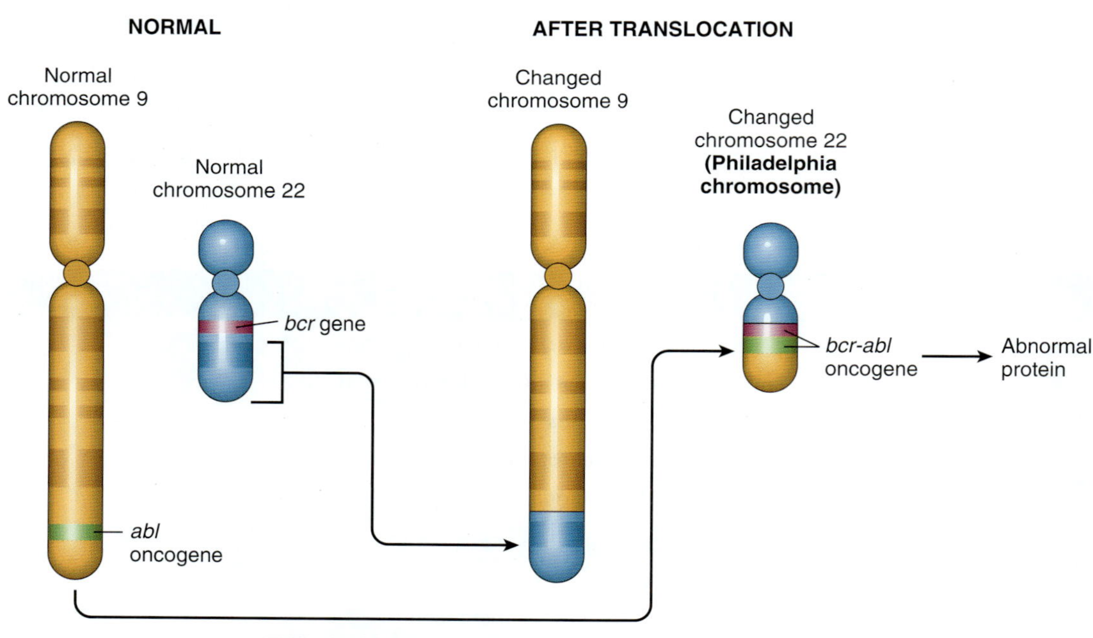

그림 19-5 필라델피아 염색체에서 종양유전자의 전위 결과. 9번 염색체의 긴팔(q)의 *abl* 종양유전자가 22번 염색체의 긴팔(*bcr* 유전자의 인접 부위)로의 전위. 이로써 chronic myeloid leukemia(만성골수세포백혈병, CML)를 일으키는 비정상 단백을 만드는 *bcr-abl* 종양유전자가 생긴다.

표 19-2 유전적인 암을 일으키는 유전자

암	유전자	염색체 위치*
Breast(유방); ovarian(난소)	*BRCA1*	7q21
Breast(유방); ovarian(난소)	*BRCA2*	3q12-13
Li-Fraumeni syndrome(리프라우메니증후군; multiple cancers, 다발성 암)	*TP53*	17p13
Polyposis coli syndrome(대장용종증 증후군)	*APC*	5q21
Renal cell carcinoma(콩팥세포암)	*VHL*	3p21-26
Retinoblastoma(망막모세포암)	*RB1*	13q14
Wilms tumor(윌름즈종양)	*WT1*	11p13

*첫 번째 숫자는 염색체번호, p는 short arm(염색체의 짧은팔), q는 long arm(염색체의 긴팔), 두 번째 숫자는 염색체상의 부위(밴드)를 나타낸다.

HEREDITY(유전)

대부분의 암은 일생 동안 body cell(체세포)의 우연한 mutation에 의해 생기지만, 어떤 종류의 암은 난자와 정자의 DNA 결합을 통해 부모로부터 자식에게 전달되기도 한다. 유전성 암에는 **retinoblastoma**(망막모세포종, 안구 망막의 종양), **adenomatous polyposis coli syndrome**[샘종 용종증 증후군; 결장과 직장에 수많은 premalignant(전암성) 용종이 자라는 병], 그리고 특정형태의 결장암, 유방암, 신장암 등이 있다.

많은 경우에 이런 종양들은 유전적으로나 후천적으로 **suppressor gene**(종양억제유전자)의 결함이 생겨 발생한다. 정상인에게 이런 억제 유전자들은 성장의 조절, 분화 촉진, 암을 유발하는 종양유전자를 억제하는 역할을 한다. 정상적인 억제유전자를 상실하면 세포 분열 과정이 단절되어 암을 유발하게 된다. 대표적인 종양억제유전자에는 **retinoblastoma (Rb) type 1 gene**(1형 망막모세포종유전자, ***RB1***)과 ***TP53* gene**이 있고 뇌종양, 유방암 등 많은 암의 원인이 된다.

이런 유전적인 변화는 신체의 모든 조직에서 발견할 수 있기 때문에, 단순히 암세포뿐만 아니라 가족 구성원의 혈액세포를 검사하여 암 유발 유전자가 유전되었는지 알아낼 수 있다. 이것을 **genetic screening**(유전적 선별)이라고 한다. 유전적 변화가 있는 가족 구성원은 주의 깊게 관찰하여 종양을 초기 단계에서 발견하고, 암이 생기기 전에 조직이나 장기를 prophylactic remove(예방적 제거)를 할 수 있다. 표 19-2는 몇 가지의 유전적인 암과 그에 대응하는 유전자의 이름이다.

악성 종양의 분류

암으로 사망한 환자들의 반수 이상은 폐, 유방, 결장의 악성 종양이 원인이다. 그러나 암에는 100가지 이상의 유형이 있으며, 각각은 특정한 증상을 보이고, 특수한 치료가 요구된다. 암은 **histogenesis**(조직 발생)에 기초하여 세 가지 광범위한 집단으로 나눌 수 있다. 즉, 종양세포가 기원(**-genesis**)한 특별한 조직(**hist/o**)에 따라서 분류할 수 있다. 이 세 가지 주된 그룹은 **carcinoma**(암종), **sarcoma**(육종), 그리고 **mixed-tissue tumor**(혼합조직종양)로 분류된다.

19

CARCINOMA(암종)

Carcinoma(암종)는 피부, 분비샘, 소화기, 비뇨기, 생식기관을 포함한 인체의 외부와 내부를 덮고 있는 epithelial tissue(상피조직)에서 유래한 solid tumor(충실성 종양)로 가장 큰 집단이다. 대략적으로 모든 악성 종양의 90%가 암종이다.

표 19-3은 각각의 상피조직에서 유래한 암종들이다. 상피조직에서 유래한 양성 종양은 **adenoma**(샘종)란 어휘로 나타내는데, 이는 종양이 상피 또는 gland(샘; **aden/o**)가 기원이라는 것을 나타낸다. 예를 들어서, gastric adenoma(위 샘종)는 위 내벽에 있는 glandular epithelial cell(샘상피

표 19-3 암종과 유래한 상피조직

상피조직 형태	악성 종양(암종)
Gastrointestinal tract(위창자길)	
Colon(잘록창자; 결장)	Adeno**carcinoma** of colon(결장샘암종)
Esophagus(식도)	Esophageal **carcinoma**(식도암종)
Liver(간)	Hepatocellular **carcinoma**(hepatoma)[간세포암종(간암)]
Stomach(위)	Gastric adeno**carcinoma**(위샘암종)
Glandular tissue(샘 조직)	
Adrenal glands(부신)	**Carcinoma** of adrenals(adrenocortical **carcinoma**)(부신피질암종)
Breast(유방)	**Carcinoma** of breast(유방암종)
Pancreas(이자; 췌장)	**Carcinoma** of pancreas(pancreatic adeno**carcinoma**)[췌장암종(췌장 샘암종)]
Prostate(전립샘)	**Carcinoma** of prostate(전립샘암종)
Salivary gland(침샘)	Adenoid cystic **carcinoma**(샘낭암종)
Thyroid(갑상샘)	**Carcinoma** of thyroid(갑상샘암종)
Kidney(콩팥)와 **bladder**(방광)	
	Renal cell **carcinoma**(hypernephroma)(콩팥세포암종) Transitional cell **carcinoma** of bladder(방광 이행세포암종)
Lung(허파, 폐)	
	Adeno**carcinoma**(bronchioloalveolar)[샘암종(세기관지)] Large cell **carcinoma**(대세포암종) Small cell **carcinoma**(소세포암종) Squamous cell **carcinoma**[편평세포(epidermoid)암종]
Reproductive organs(생식기관)	
	Adeno**carcinoma** of uterus(자궁샘암종) Squamous cell **carcinoma** of penis(음경 편평세포암종) Chorio**carcinoma** of uterus or testes(자궁 또는 고환 융모막암종) Cystadeno**carcinoma** (mucinous or serous) of ovary[난소 낭샘암종(점액 또는 장액)] Seminoma and embryonal cell **carcinoma**(testes)(고환의 정상피종과 배아세포암종) Squamous cell **carcinoma** of vagina or cervix(질이나 자궁목 편평세포암종)
Skin(피부)	
Basal cell layer(바닥, 기저세포층)	Basal cell **carcinoma**(기저세포암종)
Melanocyte(멜라닌세포)	Malignant melanoma(악성흑색종)
Squamous cell layer(편평상피세포 층)	Squamous cell **carcinoma**(편평세포암종)

세포)에서 기원한 양성 종양이다. 상피조직에서 기원한 악성 종양들은 종양이 기원한 조직의 형태에 **carcinoma**(암종)를 붙여서 명명한다. 따라서 **gastric adenocarcinoma**(위샘암종)는 위벽을 덮고 있는 샘상피세포에서 유래한 악성 종양이다.

SARCOMA(육종)

Sarcoma(육종)는 암종처럼 많지는 않지만 악성 종양이다. 육종은 뼈, 지방, 근육, 연골, 골수, 그리고 림프계통의 세포와 같은 인체의 connective tissue(결합조직)에서 유래한다. **Mesenchymal tissue**(중간엽조직)는 육종이 유래하는 embryonic connective tissue(배아결합조직)에 사용하는 용어로, embryo(배아)의 중간층으로 mesoderm(중배엽)이라고도 하며, 혈관과 림프관뿐만 아니라 인체 결합조직의 발생 근원이다.

표 19-4에는 육종과 유래한 결합조직이 예시되어 있다. 결합조직에서 유래한 양성 종양은 그것이 유래한 조직의 형태에 접미사 **-oma**를 붙여서 명명한다. 예를 들어 뼈의 양성 종양은 **osteoma**(골종, 뼈종)라고 한다. 결합조직에서 유래한 악성 종양은 그것이 유래한 조직의 형태에

표 19-4 육종과 유래한 결합조직

결합조직 형태	악성 종양
Bone(뼈)	Osteo**sarcoma**(osteogenic sarcoma)[골육종(골원성육종)] Ewing **sarcoma**(Ewing 육종)
Muscle(근육)	
Smooth(visceral) muscle[민무늬근, 평활(내장)근]	Leiomyo**sarcoma**(평활근육종)
Striated(skeletal) muscle[가로무늬근, 횡문(골격)근]	Rhabdomyo**sarcoma**(횡문근육종)
Cartilage(연골)	Chondro**sarcoma**(연골육종)
Fat(지방)	Lipo**sarcoma**(지방육종)
Fibrous tissue(섬유조직)	Fibro**sarcoma**(섬유육종)
Blood vessel tissue(혈관조직)	Angio**sarcoma**(혈관육종)
Blood-Forming Tissue(조혈 조직)	
All leukocyte(백혈구)	Leukemia(백혈병)
Lymphocyte(림프구)	Lymphoma(림프종) Hodgkin lymphoma(호지킨 림프종) Non-Hodgkin lymphoma(비호지킨 림프종) 1. follicular(여포성) 2. diffuse large cell(미만성 대세포) 3. Burkitt(버키트) 4. anaplastic large cell(역형성 대세포)
Plasma cell(bone marrow)[형질 세포(골수)]	Multiple myeloma(다발골수종)
Nerve tissue(신경 조직)	
Embryonic nerve tissue(배아 신경 조직)	Neuroblastoma(신경모세포종)
Glial tissue(신경아교 조직)	Astrocytoma(별아교세포종; 신경아교세포의 종양을 별아교세포종이라 한다) Glioblastoma multiforme(다형성아교모세포종)
Nerve cells of the gastrointestinal tract(위창자길 신경세포)	Gastrointestinal stromal tumor(위창자간질종양, GIST)

표 19-5 혼합조직종양

조직 형태	악성 종양
Kidney(콩팥, 신장)	Wilms tumor(embryonal adenosarcoma)[윌름즈종양(태아성 샘육종)]
Ovary(난소) and Testis(고환)	Teratoma(기형종; 뼈, 근육, 피부, 샘세포, 연골 등으로 구성된 종양) Germ cell tumor(생식세포종양)

sarcoma(**sarc/o** = flesh, 살코기)를 붙여서 명명한다. 예를 들면 **osteosarcoma**(골육종)는 뼈에서 기원한 악성 종양을 말한다.

결합조직에서 유래한 충실성 종양 이외에도 육종은 혈액을 형성하는 조직으로부터 유래될 수도 있다. 예를 들어 **leukemia**(백혈병)과 **multiple myeloma**(다발성골수종)는 bone marrow(골수)로부터 유래된 종양이고, Hodgkin(호지킨 림프종), Burkitt(버킷), 그리고 follicular type(여포성) 등의 **lymphoma**(림프종)들은 림프계통의 면역세포로부터 유래된 것이다. 뇌의 결합조직(glial cell, 신경아교세포)과 신경계통의 배아조직은 각각 **glioma**[신경(아)교종]와 **neuroblastoma**(신경모세포종)의 근원이 된다.

MIXED-TISSUE TUMOR(혼합조직종양)

19

혼합조직종양은 epithelial tissue(상피조직)와 connective tissue(결합조직) 양쪽으로 분화할 수 있는 조직에서 유래한 흔하지 않은 종양으로 몇 가지 다른 형태의 세포들로 구성된다. 혼합조직종양의 예(표 19-5)는 콩팥, 난소, 고환에서 발견된다.

PATHOLOGIC DESCRIPTIONS(병리학용어)

다음의 용어는 gross(육안)나 microscopic(현미경)으로 검사한 악성 종양의 모습을 설명하는 데 사용된다.

GROSS DESCRIPTIONS(육안적 용어)

cystic(낭성)

액체로 가득 찬 개방된 큰 공간을 형성한다.

Mucinous(점액성) 종양은 점액(진하고 끈적이는 액체)으로 채워져 있고, **serous**(장액성) 종양은 혈청과 유사한 묽은 액체로 채워져 있다. 낭성 종양은 ovary(난소)에서 가장 많이 생긴다(그림 19-6A).

fungating(균상 발육)

버섯 모양으로 성장한 형태, 종양세포가 한 세포 위에 다른 세포가 쌓이는 형태로 조직 표면에서 돌출한다.

Colon(결장; 잘록창자)의 종양은 이런 형태가 많다.

inflammatory(염증성)

염증의 형태를 갖고 있다. 즉, redness(붉게)**, swelling**(부어 오르고) **heat**(열)**이 난다.**

Breast cancer(유방암)에서 염증성 변화는 종양이 피부의 림프액 배출을 막아서 생긴다.

medullary(속질-, 수질-)

Large(크고)**, soft**(연한)**, fleshy**(살코기 같은) **종양을 일컫는다.**

Thyroid(갑상샘)와 breast(유방) 종양은 수질성일 수 있다(그림 19-6B).

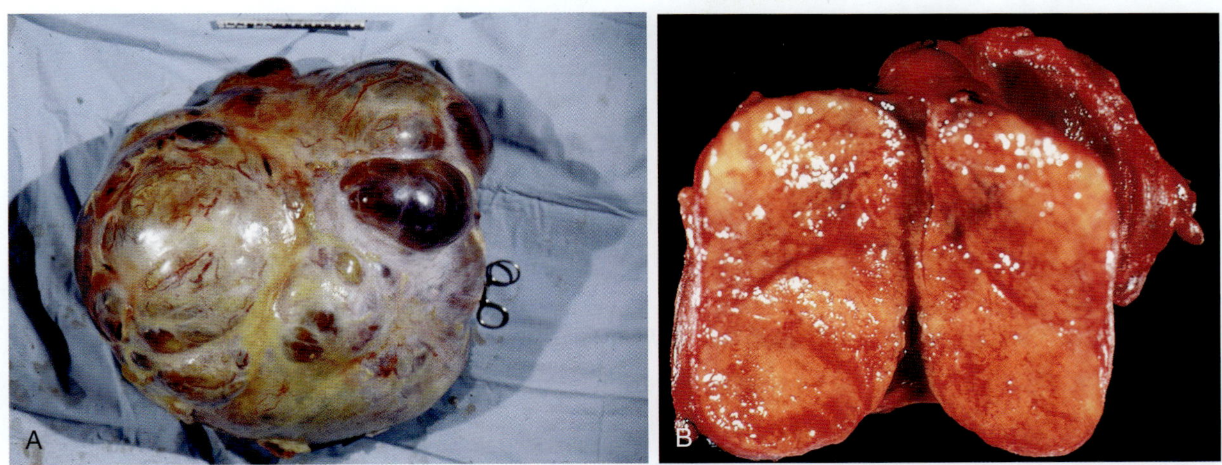

그림 19-6 **A, Cystic ovarian adenocarcinoma**(난소 낭성샘암종). 종양은 액체로 채워진 낭들과 혈액이 고인 주머니들이 보인다. **B,** 갑상샘의 **medullary carcinoma**(수질암종). 종양은 충실성 성장을 보인다.

necrotic(괴사성-)

죽은 조직을 포함한.

어떠한 형태의 종양이든 혈액 공급량에 비해 과성장하면 일부분 또는 전체 종양에서 세포가 죽고 괴사된 부분이 있다.

polypoid(용종모양)

바닥에서 밖으로 뻗쳐가는 projection(돌기 같은) **성장.**

Sessile polypoid tumor(목 없는 용종종양)는 넓은 바닥을 가지고 확장되는 것이고, **pedunculated** polypoid tumor(목 있는 용종종양)는 stalk(줄기)로부터 뻗어나간다. Colon(결장)의 양성 종양과 악성 종양 모두 용종처럼 자란다. 결장의 양성용종은 시간이 지날수록 악성으로 변할 위험이 있으므로 암 예방을 위해 제거해야 한다(그림 19-7A).

ulcerating(궤양성-)

상층조직의 괴사로 인해 벌어지고 표면이 노출된 것.

Ulcerating tumor는 종종 stomach(위), breast(유방), colon(결장), skin(피부)에서 생긴다(그림 19-7B).

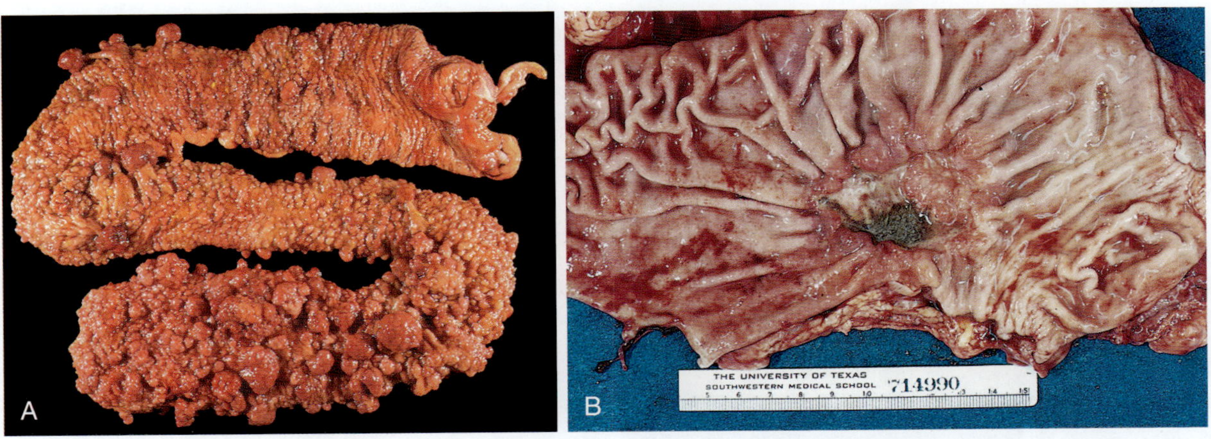

그림 19-7 **A, 결장의 adenomatous polyposis**(샘종용종증). 여기 보이는 수많은 용종 모양의 샘종들은 결장암으로 진행할 경향이 아주 강하다. **B, 크고 불규칙한 모양의 ulcer**(궤양)**를 가진 gastric**(stomach) **carcinoma**(위암종).

verrucous(사마귀 모양-) **Wart**(사마귀) **모양을 닮은 성장.** Gingiva(잇몸)의 종양은 종종 사마귀 모양이다

MICROSCOPIC DESCRIPTIONS(현미경적 용어)

alveolar(꽈리 모양-) **종양세포는 작고 미세한 sac**(낭)**을 형성한다;** 흔히 muscle(근육), bone(뼈), fat(지방), cartilage(연골) 조직의 종양에서 발견된다.

carcinoma in situ(상피내암종) **주변 조직으로 침범하지 않은 상피에 국한된 암종을 일컫는다**(*in situ*는 라틴어로 *in place*를 의미한다.) Uterine cervix(자궁경부; 자궁목)의 암은 carcinoma in situ로 시작된다.

diffuse(광범위) **침범된 조직에 골고루 퍼져나가는 형태.** Malignant lymphoma(악성림프종)는 림프절에 종양이 광범위하게 침범된 것을 나타낸다.

dysplastic(형성이상-, 이형성) **비정상적인 모양을 가진 세포로 분명하게 암세포의 모양은 아니다.** Dysplastic nevus(형성이상 모반; 피부의 점)은 한 예이며 피부암의 전조로 나타나기도 한다.

epidermoid(표피유사-) **Squamous epithelial cell**(편평상피세포; 얇은 판 모양)**을 닮은;** 종종 respiratory tract(기도)에서 나타난다.

19

follicular(소포; 난포; 주머니) **작고, 미세한 gland**(샘) **모양의 주머니를 형성.** Thyroid(갑상샘) 암과 lymphoma(림프종)에서 볼 수 있다(그림 19-8A).

papillary(유두 모양-) **작은 손가락 혹은 nipple**(젖꼭지) **모양의 세포들의 돌기.** Urinary bladder(방광) 또는 thyroid(갑상샘)의 암은 유두 모양으로 기술된다(그림 19-8B).

pleomorphic(다형태-) **여러 유형의 세포들로 구성.** Mixed tumor(혼합세포종양)가 한 예이다.

scirrhous(경화성-) **섬유조직의 조밀한 다발로 단단히 묶어진 형태의 종양**(scirrhous는 단단함을 의미한다)**;** 흔히 유방암 또는 위암에서 발견된다.

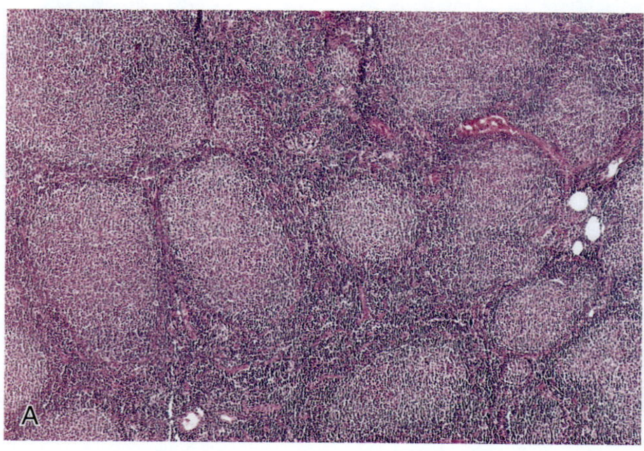

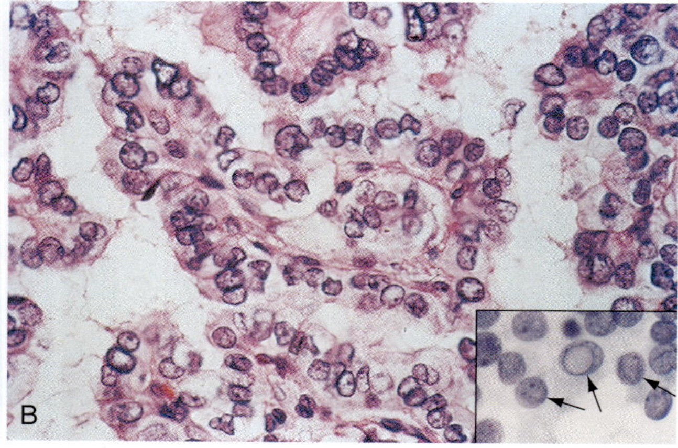

그림 19-8 **A, 림프절을 침범한 follicular non-Hodgkin lymphoma**(소포성비호츠킨림프종)**. B, 갑상샘의 papillary carcinoma**(유두암종)

undifferentiated(미분화-) **정상적인 성숙세포의 전형적인 현미경적 구조가 없다.**

GRADING(등급)과 STAGING SYSTEM(병기결정)

의사들은 **현미경으로 보이는 모습**(등급, **grade**)과 **종양의 확산 범위**(병기, **stage**)에 기초하며 종양을 분류한다. 이 두 가지 특성은 암 환자에서 진단, 치료 그리고 예후를 결정하는 데 중요하다.

GRADING(등급)

종양의 **등급**은 병리의사가 종양세포의 현미경적 소견(현미경으로 보이는 모습), 특히 maturation(성숙도)과 differentiation(분화도)의 정도에 따라 분류한다. 종종 3가지 또는 4가지 등급이 사용된다. **Grade I** 종양은 well differentiated(매우 잘 분화)되어 있어서 정상 기원조직의 세포와 매우 유사하다. **Grade IV** 종양은 undifferentiated(분화되지 않음), 그리고 anaplastic(역형성)하여 종양의 기원조직을 알기 힘들다. **Grade II**와 **III**은 외형상 잘 분화된 grade I과 분화되지 않은 grade IV의 중간 단계에 속하고 moderately(적절하게) 혹은 poorly(불완전)하게 분화되어 있다.

Grade 분류는 방광암, 전립샘암, 난소암, 뇌종양(별아교세포종)과 같은 특정유형의 암에 대한 prognosis(예후)를 결정하는 데에 아주 중요하다. Grade I 종양을 가진 환자들은 높은 생존율을 보이며, grade II, III, IV 종양을 가진 환자들은 점점 더 낮은 생존율을 보인다. 또한 등급 분류는 자궁목 **Papanicolaou(Pap) smear**(파파니콜로펴바른표본)와 체액으로부터 얻은 세포를 이용한 예방적 screening test(선별 검사)에서 세포를 evaluation(평가)하는 데 사용된다.

STAGING(병기결정)

종양의 **staging**(병기결정)은 종양의 extend of spread(확산범위)를 바탕으로 한다. 종양의 크기 및 전이성 확산을 computed tomography(컴퓨터 단층촬영, CT), positron emission tomography(양전자 방출 단층촬영, PET-CT), magnetic resonance image(자기공명영상, MRI) 그리고 radionuclide bone scan(방사성 핵종 뼈 스캔) 등의 방법을 이용하여 면밀히 검토하여 결정한다. 그림 19-14는 양전자 방출 단층촬영에서 림프절 전이를 보여준다. 병기결정 시스템의 한 예로서 **tumor-node-metastasis**(종양-림프절-전이, TNM) **International Staging System**이 있고, 폐암, 유방암과 같은 많은 악성 종양에 적용되어 왔다.

병기결정 시스템의 약어들은:

T = tumor(종양의 크기 및 국소 확산 정도)

N = nodes(종양세포의 전이가 있는 국소림프절 개수)

M = metastases(원격장소에 종양세포의 전이 유무)

병기 구분 I-IV는 종양의 진행 정도를 나타낸다. II 병기는 T2(종양의 크기가 크거나 원발 장기의 깊은 부분까지 확산되어 있다), N1(주변 림프절에 전이가 있다), M0(원격전이는 없다)으로 표시되고, IV 병기는 any T(원발종양의 어떠한 병기든), any N(림프절 전이 있든 없든), M1(원격전이가 있다)인 것을 나타낸다.

CANCER TREATMENT(암의 치료)

암의 중요 치료에서 **surgery**(수술), **radiation therapy**(방사선치료), **chemotherapy**(화학요법), **molecularly targeted therapy**(분자표적요법) 및 **immunotherapy**(면역요법)가 있다. 각각의 방법(**modality**, 요법)은 단독으로 사용되기도 하나, 진단과 치료결과를 향상시키기 위해 종종 다른 방법과 함께 combined-modality regimens(병용요법)으로 쓰이기도 한다.

SURGERY(수술)

많은 암 환자들의 경우 종양은 퍼지기 전에 발견되며 surgical excision(수술적 절제술)을 통해 치료된다. 수술로 완치될 수도 있는 암으로는 위암, 유방암, 결장암, 폐암, 자궁암(자궁내막암) 등이 있다. 비록 전이 병터가 있을지라도 원발종양의 수술적 절제는, 지역적 확산 또는 합병증을 예방한다. **Debulking procedure**(감량수술)는 종양이 생명유지에 필요한 기관에 붙어있어 완전히 제거할 수 없을 때 사용되며 가능한 한 많은 조직을 제거한다. 원발종양을 제거한 후 환자는 국소 또는 원격 부위의 재발 방지를 위하여 **adjuvant**(보조적) 방사선치료와 화학요법을 받는다.

다음은 암을 진단하거나 치료하는 데 사용되는 수술 방법을 설명하는 용어들이다.

19

cauterization(지짐술, 소작술)	조직을 태워서 파괴한다. Electrocauterization(전기소작술; 전류로 데워진 바늘이나 올가미를 이용), laser(레이저), dry ice 그리고 화학약품을 이용한 방법이 있다.
core needle biopsy(중심부바늘생검)	굵은 구멍을 가진 바늘을 이용하여 종양의 가는(thin) 중심부 조직을 채취한다.
cryosurgery(냉동수술)	빙점 이하의 온도를 이용하여 조직을 파괴한다.
en bloc resection(일괄절제술)	종양은 림프절을 포함하는 주위의 많은 부분과 함께 제거된다. Modified radical mastectomy(변형근치유방절제술), colectomy(결장절제술), gastrectomy(위절제술)이 그 예이다.
excisional biopsy(절제 생검)	종양과 가장자리의 정상조직을 절제하는 방법으로 진단을 위한 검체를 제공하며, 작은 비침범성 종양에 대해서 치료효과도 있다.
exenteration(내용물적출술)	종양과 그 기원이 되는 기관, 그리고 종양 주변 지역 모두를 제거하는 광범위한 절제술. Pelvic exenteration(골반내용물적출술)은 자궁의 큰 원발종양을 치료할 때 자궁, 양측 난소, 방광 그리고 대장의 일부분을 제거하는 방법이다.
fine needle aspiration(세침흡인)	아주 가는 바늘을 종양의 안쪽에 찔러 넣어 현미경검사를 위한 세포를 채취하는 방법.
fulguration(방전요법)	고주파에 의해 발생된 전기 방전에 의한 조직을 파괴한다.
incisional biopsy(절개 생검)	진단을 위해 종양의 일부 조직을 떼어낸다. 그리고 종양을 치료하기 위해 더 광범위한 수술적 방법 혹은 화학요법 또는 방사선요법 등의 다른 치료 형태가 사용된다.

RADIATION THERAPY(방사선치료; RADIATION ONCOLOGY, 방사선 종양학)

Radiation therapy(방사선치료, RT)의 목표는 종양조직에는 최대 선량의 ionizing radiation(전리방사선)을 주면서 주위의 정상조직에는 최소의 선량을 가하는 것이다. High-dose **irradiation**(고선량 방사선조사(irradiation; 조사, 조직이 방사선에 노출되는 것)은 종양세포를 파괴하고 DNA 손상을 야기시킨다. **Proton**(양자: 원자 입자)의 high-energy beam(높은 에너지 빔)을 이용하는 새로운 방사선 기술은 빔의 초점을 향상시켜 정상조직의 손상을 제한한다.

방사선치료분야에서 사용되는 용어는 다음과 같다.

brachytherapy(근접치료) — Radioactive material(활성화된 방사능 물질)의 seed(작은 입자)나 용기를 종양내로 직접 이식하거나(interstitial therapy, 조직내 치료) 또는 종양내의 구멍에(intracavitary therapy, 강내 치료; 자궁내막암의 경우) 이식하는 것이다. 이식물은 종양내에 일시적이거나(부인과암의 치료에서처럼) 전립샘 삽입물의 경우와 같이 영구적일 수 있다.

electron beams(전자선) — 피부 혹은 표면의 종양을 치료하기 위한 낮은 에너지의 방사선.

external beam irradiation (외부방사선조사; **teletherapy**, 원격치료) — 멀리 떨어진 방사선 생성 장치(linear accelerator, 선형가속기)를 이용하여 종양에 방사선치료를 하는 방법.

field(조사구역) — 종양을 치료하기 위해 특정한 각도에서 조사되는 방사선의 작용구역(그림 19-9 참조).

fractionation(분할) — 방사선을 작고 반복된 선량으로 나누어 조사하는 방법. Fractionation은 더 많은 전체 선량을 주면서 정상조직에는 더 적은 손상을 일으키도록 한다.

gray(Gy; 그레이) — 조직에 흡수된 방사선량이며 **rad**라는 단위로도 쓰인다[1 Gy는 100 rad(라드)에 해당].

linear accelerator(선형가속기) — 깊이 자리 잡은 종양을 치료하기 위해 고에너지 X선(또는 photon, 광자)을 생성하는 큰 전기적 장치(그림 19-10). Intraoperative radiation therapy(수술중방사선치료, IORT)는 linear accelerator를 이용하여 operation room(수술장)에서 수술 중에 직접 방사선치료를 하는 것이다.

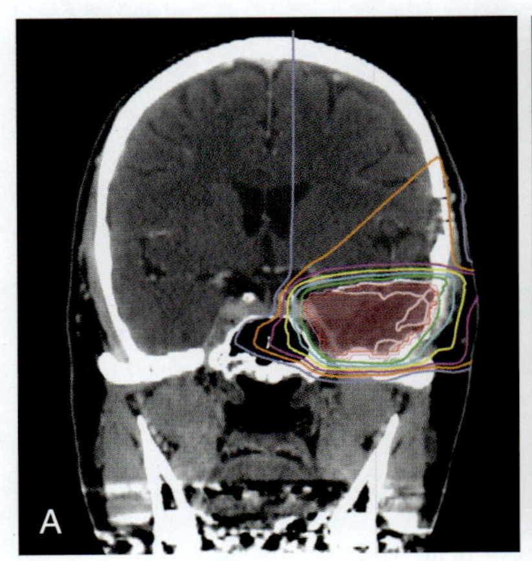

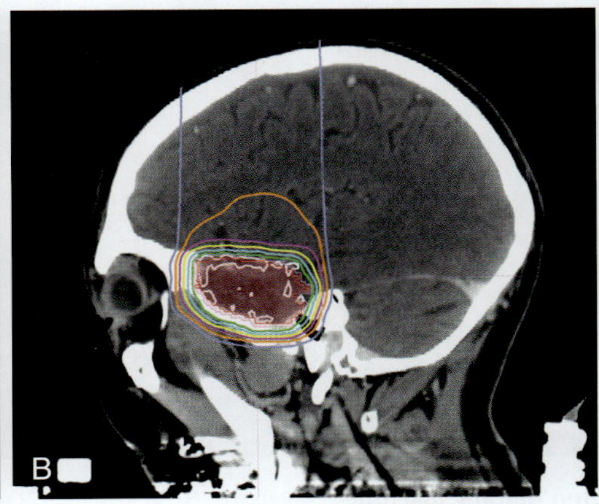

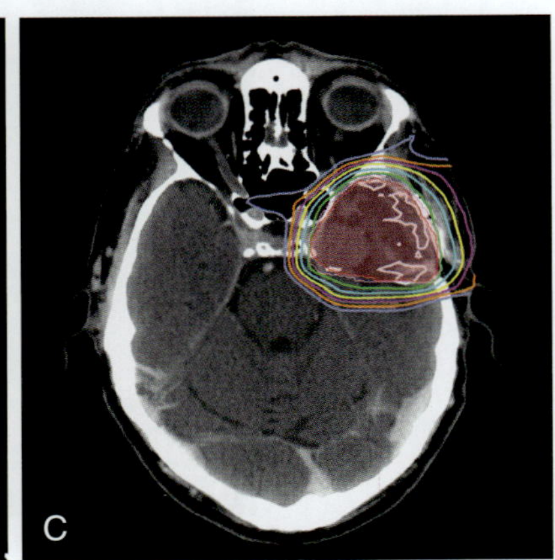

그림 19-9 **Radiation fields**(방사선 조사구역). 세 가지 색상의 방사선량 분포 그림은 brain tumor(뇌종양)의 치료에 사용되는 방사선 조사구역을 보여준다.

19

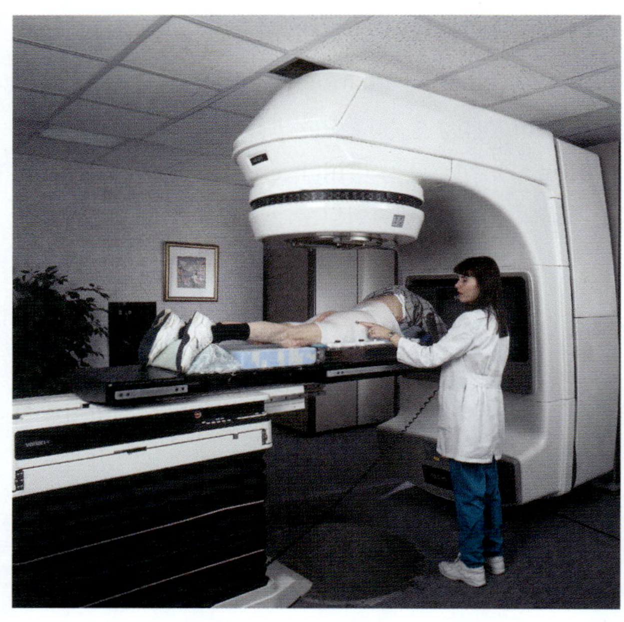

그림 19-10 **Linear accelerator**(선형가속기). 선형가속기 아래에 있는 환자에게 방사선치료(photon therapy, 광자선치료)가 가해진다. **Intensity-modulated radiation therapy**(강도변조방사선치료, IMRT)는 컴퓨터로 조정되는 선형가속기를 이용하여 정확한 방사선량을 악성 종양에 조사하는 고정밀 최첨단의 방사선치료 방법으로, 컴퓨터 기술을 이용하여 종양의 3차원영상을 만들어 종양의 윤곽을 따라 회전하면서 방사선을 조사하는 **conformal radiation therapy**(순응 방사선치료법)의 한 방법이다.

photon therapy(광자선 치료)
X선이나 gamma ray(감마선)를 이용한 방사선치료법. 선형가속기에서 생성된 photon beam(광자선)을 이용한다.

proton therapy(양자선 치료)
Cyclotron(사이클로트론)에 의해 생성된 positively charged(양전하를 띤) subatomic particles(소립자, proton)을 초점이 잘 맞춰진 제한된 곳에 모든 에너지를 조사하는 방법. 주위 정상조직의 영향을 50% 줄일 수 있다(그림 19-11A).

radiocurable tumor
(방사선 근치 종양)
방사선치료에 의해 완벽히 치료할 수 있는 종양. 대개 전이의 징후가 없는 국소적인 종양이다. Lymphoma(림프종), Hodgkin lymphoma(호지킨 림프종)와 seminoma(정상피종, 고환의 생식종양)가 그 예이다.

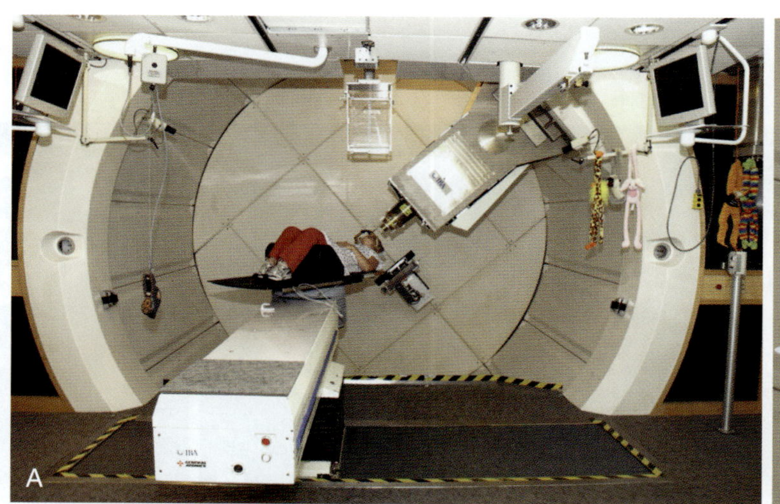

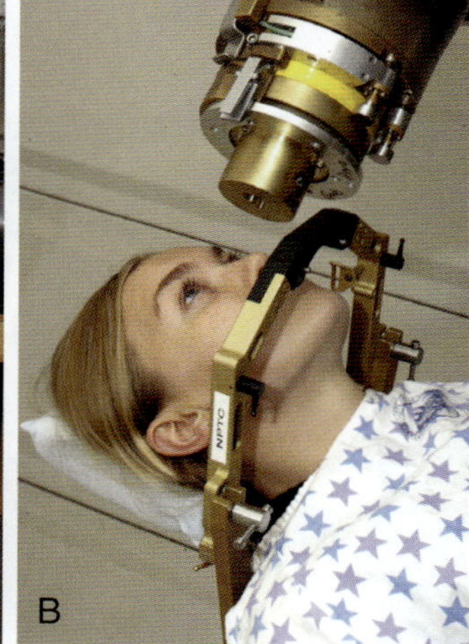

그림 19-11 **A, Proton therapy machine**(양자선치료기). 양자선 방사선치료는 head and neck(머리와 목), 뇌, 안구, 전립샘종양 등 많은 암의 치료에 사용된다. **B, Proton stereotactic radiosurgery**(양자선정위방사선수술). 정위방사선수술을 위한 양자선 장치를 환자에 설치하는 방법을 모델을 통해 보여준다.

radioresistant tumor (방사선 저항 종양)
종양세포를 죽이기 위해서 많은 양의 방사선을 필요로 하는 종양. Melanoma(흑색종)와 renal carcinoma(콩팥암종)는 방사선에 가장 큰 저항성을 가진다.

radiosensitive tumor (방사선 민감 종양)
방사선 조사로서 주위 조직에 심각한 해를 끼치지(morbidity, 이환율) 않고 종양세포를 죽일 수 있는 종양. Hematopoietic organ(조혈기관; 혈액생성)과 lymphocyte(림프구) 기원의 종양은 방사선에 민감하다.

radiosensitizer (방사선민감화제)
X-ray에 대한 종양의 민감도를 증가시키는 약. 특히 5-fluorouracil과 cisplatin과 같은 항암제는 종양과 정상조직을 방사선에 민감하게 하여 치료결과를 향상시킨다.

simulation(모의치료)
방사선치료 전에 CT scan(컴퓨터단층촬영)이나 MRI(자기공명영상촬영)를 이용하여 치료를 위해 방사선을 조사하는 부위를 계획하기 위해 검사하는 것. 모든 방사선치료를 받는 모든 환자는 모의치료가 필요하다.

stereotactic radiosurgery (정위방사선수술)
뇌혈관이상이나 작은 뇌종양을 치료하기 위해 1회의 고선량방사선을 다양한 각도에서 정밀한 3차원적인 stereotactic guidance(정위유도)하에 조사하는 방법(그림 19-11B).

방사선치료는 **palliative**(완화; 증상을 경감시킴)이거나 또는 curative(완치)할 수 있다 하더라도, 우연히 방사선에 조사된 정상 신체조직에서 원하지 않은 부작용이 나타날 수 있다. 방사선 조사에 의해 종양 주변이나 광자선이 지나는 길에 있는 정상조직에서 나타나는 몇몇 complication(합병증)은 시간이 지나면 reversible(가역적)이며, 회복은 방사선치료가 완결된 후 일어난다. Side effect(부작용)에는 acute(급성; 첫 방사선 조사 후 몇 일 또는 주 이내 발생), subacute(아급성; 몇 주에서 몇 달 이내) 또는 late(후기; 몇 달에서 몇 년 이후)에 발생할 수 있다. 방사선치료의 부작용은 표 19-6에 정리한다.

19

표 19-6 방사선치료의 부작용들

Acute(급성기)	
• **mucositis**(점막염)	점막(입안, 편도, 질, 방광, 큰창자 그리고 작은창자)의 염증과 궤양
• **myelosuppression**(골수억제)	골수기능의 억제(anemia, leukopenia, and thrombocytopenia)
• **nausea and vomiting**	stomach(위) 내용물의 역류 및 불편감—brain(뇌)와 위창자길의 조사 후에
• **xerostomia**(구강건조증)	입안의 마름—침샘의 조사 후에
Subacute(아급성)	
• **alopesia**(탈모)	baldness(대머리; 일시적 혹은 영구적)
• **cystitis**(방광염)	방광의 염증
• **pneumonitis**(폐렴)	폐의 염증
• **proctitis**(직장염)	직장 및 항문의 염증
Late(후기)	
• **fibrosis**(섬유화)	connective tissue(결합조직)의 증가[피부, 폐, 신장의 scarring(흉터형성)]
• **secondary tumors**(이차 종양)	새로운 형태의 종양이 다른 곳에 생김(백혈병, 암종과 육종 같은 고형성 종양)
• **infertility**(불임)	reproduction(생식) 기능의 소실

CHEMOTHERAPY(화학요법)

Cancer chemotherapy(암 화학요법)는 chemical(화학물질; drug)을 사용하는 암 치료법이다. 이 요법은 많은 유형의 암에 대한 표준 치료법이며, testicular cancer(고환암), acute lymphocytic leukemia(급성림프구백혈병), Hodgkin lymphoma(호지킨 림프종) 그리고 large cell lymphoma(큰세포 림프종)를 가진 대부분의 사람들에 대해 완치가 가능하다. 화학요법은 단독으로 쓰이기도 하고 또는 완치율을 높이기 위해 수술과 방사선치료를 함께 사용하기도 한다.

항암제는 종양세포의 DNA에 손상을 주어 종양세포를 죽게 한다. 손상된 DNA를 가진 종양세포는 apoptosis(자멸사; self-destruction, 자기파괴)를 겪게 된다. 그들은 자신의 DNA를 수리할 능력을 잃게 되며, 일반적으로 약제와 방사선 때문에 정상세포에 비해 DNA 손상을 극복하고 살아남기 힘들다.

정상세포에 손상을 주지 않고 많은 수의 종양세포를 죽이는 약제를 개발하는 것이 이상적이다. 그러나 골수와 위장관의 상피세포와 같은 정상세포들은 급속히 분열하는 세포집단을 가지고 있기 때문에 항암제로 인해 상당한 손상을 입는다. 약동학을 연구하는 과학자들은 혈액과 조직 내에서 약물이 사라지는 정도를 측정하는 연구를 한다. 그리고 정상세포에 대한 독성을 최소화하면서 가장 많은 종양세포를 죽일 수 있는 더 효과적인 투여 경로(경구투여, 정맥내투여 등)와 투약일정을 설정하기 위해 animal experiment(동물실험)와 **clinical trial**(임상시험)을 한다.

Combination chemotherapy(병용 화학요법)는 특정한 악성 종양을 죽이기 위해 두 가지 이상의 약제를 함께 사용하는 것이다. 화학요법에서 약제는 투여 경로, 투여 일정, 투여 빈도를 기술하는 **protocol**(치료지침서) 또는 계획에 따라 환자에 투여된다. 대개 약물치료는 환자가 complete **remission**(완전완화; 완전관해; 질병에 대한 어떠한 증상이 없는 상태) 때까지 계속된다. **Adjuvant chemotherapy**(보조화학요법)는 수술 후 남아있는 암세포를 죽이기 위해 약물을 투여하는 치료이다. **Neoadjuvant chemotherapy**(선행보조화학요법)는 종양의 크기를 감소시키기 위해 수술 전에 투여하는 것을 일컫는데, 유방암과 두경부암에서 사용한다. Neoadjuvant 약물치료는 수술을 적게 할 수 있고 결과를 향상시킬 수 있다.

다음은 항암화학요법제의 종류이다. 각각은 세포의 기능을 차단하여 암세포를 죽게 하는데, 이때 정상세포도 같이 손상을 받게 된다. 각 종류의 약제는 alopecia(탈모), nausea(구역, 욕지기), vomiting(구토) 그리고 myelosuppression(골수억제) 등의 side effect(부작용)를 유발할 수 있다.

다음은 항암제의 분류이다.

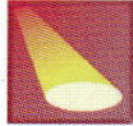

Clinical Trials(임상시험)

Clinical trial(임상시험)은 환자를 위하여 표준치료보다 나은 치료방법을 찾기 위한 연구이다. 이 연구는 미리 설정된 지침서에 의해 행해지며, 4가지의 **phase**(단계, -상)로 분리된다.

Phase I(1상): 안정성을 평가하기 위해 시험약이나 치료방법은 적은 수의 환자그룹(20~80명)에서 행해진다. 또한 1상 시험에서는 safe dosage range(안전용량범위)와 schedule of administration(투여일정; daily, weekly, or every 3 weeks, oral or intravenous 등등)이 정해진다.

Phase II(2상): 특정한 암에서 종양의 반응 정도와 안정성을 알아보기 위해 좀 더 많은 환자그룹(200~300명)에서 행해진다.

Phase III(3상): 수백 내지 수천 명을 대상으로 하는 좀 더 크고 명확한 시험이다. 대상자들은 표준치료방법과 새로운 치료법에 무작위로 배정되며, standard treatment(표준치료방법)에 비해 experimental treatment(시험치료방법)의 effectiveness(효율성)와 overall risk-versus-benefit ratio(전체 위험대비이익비율)를 비교한다. 이 시험의 결과로 신약은 FDA(식품의약품안정청, U.S. Food and Drug Administration)의 허가를 받게 된다.

Phase IV(4상): FDA의 새로운 치료방법의 marketing(시판)을 위한 initial approval(초기승인)을 받은 후에 많은 인구 집단에서의 safety(안전성) 관찰과 이미 승인된 이외의 new indication(새로운 적응증)을 확인하기 위해 4상 임상시험을 한다.

1. **Alkylating agent**(알킬화제). 이 약물들은 DNA를 crosslink(교차결합)하거나 break(분해)하여 세포분열을 방해한다. **Cisplatin(Platinol)**과 **cyclophosphamide(Cytoxan)**가 예이다.

2. **Antibiotic**(항생제). 이 약제는 bacteria(세균)나 fungi(곰팡이균)에 의해 생산된다. 세포내 DNA 가닥을 부수어 세포분열을 억제한다. **Doxorubicin(Adriamycin)**이 예이다.

3. **Antimetabolite**(항대사물질). 이 약제는 DNA의 뉴클레오타이드 합성을 억제하여 세포분열을 중단시킨다. **Methotrexate**와 **5-fluorouracil(5FU)**가 예이다.

4. **Antimitotic**(항세포분열제). 이 화학물질은 mitosis(유사분열; cell division, 세포분열)에 필수적인 단백의 기능을 억제시킨다. 세균, 곰팡이균, 식물 또는 산호초나 대양에서 발견되는 동물로부터 얻어진다. **Paclitaxel(Taxol)**이 예이다.

5. **Hormonal agent**(호르몬). 이 약물들은 세포에 있는 hormone receptor(호르몬 수용체)를 차단하여 세포의 성장을 억제한다. 예로서 **tamoxifen(Novadex)**은 유방암세포의 **estrogen receptor**를 차단한다. **Flutamide(Eulexin)**은 prostate cancer(전립샘암)의 androgen(안드로겐) 수용체를 차단한다. Aromatase inhibitor(아로마타제 억제제)인 **anastrozole(Arimidex)**은 androgen이 estrogen으로 변환하는 것을 차단하여 postmenopausal(폐경기) 여성의 유방암 세포에 estrogen 공급을 막을 수 있다.

그림19-12는 다양한 암 화학요법제의 작용기전을 나타낸다. 종종 약물들은 신중히 계획된 **protocol**(치료계획서; regimen)에 의해 combination(병용요법)하여 투여된다. 표 19-7에 특정 분류 및 형태의 암에 사용되는 특정 항암요법제를 수록하였다.

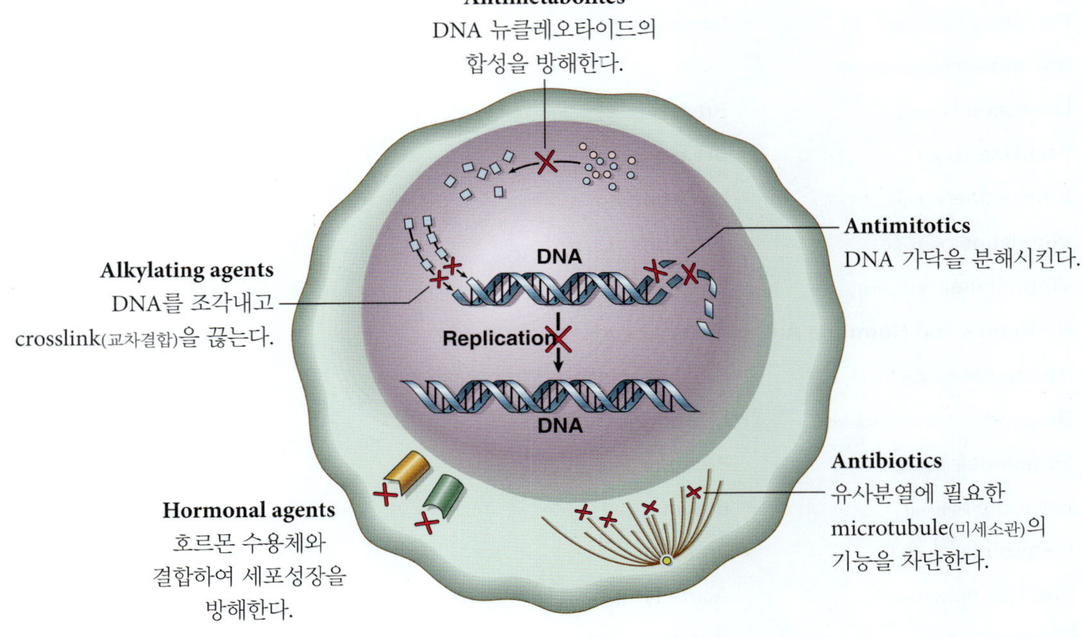

그림 19-12 암화학요법제의 작용기전들.

표 19-7 특정 항암화학요법제와 대상 암의 종류

화학요법제	암의 종류
Alkylating Agents(알킬화제)	
Bendamustine(Ribomustine)	Non-Hodgkin lymphoma(비호치킨림프종)
Carmustine(BCNU)	Brain
Carboplatin(Paraplatin)	Ovarian
Cisplatin(Platinol)	Testicular; ovarian
Cyclophosphamide(Cytoxan)	Lymphoma(림프종)
Dacarbazine(DTIC-Dome)	Hodgkin lymphoma(호치킨림프종)
Temozolomide(Temodar)	Brain(glioma, 아교세포종)
Antibiotics(항생제)	
Bleomycin(Blenoxane)	Testicular
Daunorubicin(Cerubidine)	Acute myeloid leukemia(급성골수백혈병; AML)
Doxorubicin(Adriamycin, Doxil)	Breast
Antimetabolites(항대사제)	
Capecitabine(Xeloda)	Breast and colon
Cladribine(Leustatin)	Hairy cell leukemia(털세포백혈병)
Cytarabine(ara-C, Cytosar-U)	AML
Fludarabine(Fludara)	Chronic lymphoid leukemia(만성림프구백혈병, CLL)
5-Fluorouracil(5-FU)(various)	Colon
Gemcitabine(Gemzar)	Pancreatic cancer
Methotrexate, MTX(Folex, Mexate)	Acute lymphoid leukemia(급성림프구백혈병, ALL)
Pemetrexed(Alimta)	Lung cancer
Antimitotics(항유사분열제)	
Docetaxel(Taxotere)	Breast
Paclitaxel(Taxol)	Breast, ovary
Vinblastine(Velban)	Lymphoma
Vincristine(Oncovin)	Lymphoma
Vinorelbine(Navelbine)	Breast
Hormones and Hormone Antagonists(호르몬과 항호르몬제)	
Abiraterone(Zyliga)	Prostate cancer
Dexamethasone(Decadron)	Lymphoma
Flutamide(Eulexin)	Prostate
Letrozole(Femara)	Breast
Leuprolide(Lupron)	Prostate
Prednisone(various)	Acute lymphoid leukemia(ALL)
Tamoxifen(Nolvadex)	Breast

Note: 괄호 안은 brand name(상품명)이다. 종종 약들은 **protocol**(신중하게 계획된 지침서)에 따라 병용요법으로 투여된다.

19

MOLECULARLY TARGETED THERAPY(분자표적요법)

Molecularly targeted cancer therapy(분자표적 암요법)는 암세포의 증식에 관여하는 특정 mutation(돌연변이)을 target(표적화)하여 공격하는 약물을 사용하는 것이다. 이러한 표적들을 약물로 차단함으로써 암세포를 죽인다. 어떤 표적들은 종양세포에만 특이적이어서 정상조직에서는 발견되지 않는다. 그러므로 이런 표적의 차단은 항암 약물보다 정상세포에서의 효과가 적거나 없다. 항암제는 일반적으로 intravenous infusion(정맥내 주사)으로 투여되지만 분자표적약물은 알약 형태로 경구투여가 가능하다.

IMMUNOTHERAPY(면역요법)

종양세포를 죽이기 위해 immnune cell(면역세포; lymphocyte, 림프구) 또는 antibody(항체)를 사용하는 치료이다. 예로서 환자의 암세포를 인식하거나 파괴하기 위해 실험실에서 modified(변형된) **T cell**을 사용하는 것인데, acute lymphocytic leukemia(급성림프구백혈병, ALL)나 chronic lymphoid leukemia(만성림프구백혈병, CLL)에 효과가 있다.

다른 예로서 종양세포의 표면에 있는 표적을 공격하는 항체(monoclonal antibody, 단클론 항체)를 만들어 사용하는 방법이다. **Herceptin**은 가장 효과적인 치료 항체로 유방암세포의 표면에 있는 growth factor를 파괴하고 receptor를 차단한다. **Nivolumab**(니볼루맙; **Opdivo**)은 종양세포의 PD-1 단백을 차단하는 항체로 melanoma, lung cancer, bladder(방광) cancer, 그리고 Hodgkin lymphoma에 효과적이다. 표 19-8은 immunotherapy 약제와 작용기전의 예들이다.

표 19-8 면역요법제들과 작용기전

약제	작용 기전
Bevacizumab(Avastin)	Monoclonal antibody(단클론 항체) that binds to VEGF
Cetuximab(Erbitux)	Monoclonal antibody that binds to EGFR
Interferons(Roferon, Intron)	Promote broad immune response(면역반응)
Interleukin 2(IL-2)	Promotes immune response of T lymphocytes(T림프구) Long-acting filgrastim(과립구집락자극인자)
Rituximab(Rituxan)	Monoclonal antibody binding to cell surface receptor(세포표면 수용체); induces apoptosis(자멸사)
Nivolumab(Opdivo)	Antibody that stimulates immune cells (T cells) to target cancer cells
Trastuzumab(Herceptin)	Monoclonal antibody binding to *HER2* receptor on cell surface; blocks growth-signaling pathways within cell; induces apoptosis

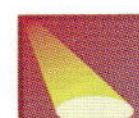

Moleculary Targeted Drugs의 예

Gleevec(글리벡; **imatinib mesylate**)—chronic myeloid leukemia(만성골수백혈병) 세포의 bcr-abl tyrosine kinase(티로신활성효소)를 차단한다.

Tarceva(타세바; **erlitinib**)—lung cancer(폐암) 세포의 epidermal growth factor receptor(상피세포 성장인자 수용체, EGFR)를 차단한다.

Zelboraf(젤보라프; **vemurafenib**)—melanoma(악성흑색종) 환자의 50%에서 돌연변이 BRAF 효소를 차단한다.

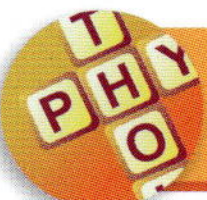

어휘

이 목록은 이 장에 소개된 새로운 많은 용어들을 복습한다. 짧은 정의들은 용어에 대한 이해를 도울 것이다. 어려운 용어의 발음을 공부하려면 발음 절을 참조하라.

adjuvant chemotherapy(보조 화학치료)	주 치료(surgery or radiation) 후에 행하여지는 약물요법. Adjuvant = assist (보조).
alkylating agent(알킬화제)	DNA의 교차결합과 파괴를 유발하여 세포의 분열을 정지시키는 chemotherapeutic synthetic drugs(합성화학치료 약물).
anaplasia(역형성)	세포 분화의 소실; primitive cell(원시세포) 형태로 되돌아감.
antibiotic(항생제)	박테리아나 곰팡이균에서 생성되는 화학치료 약물, DNA 가닥을 파괴하여 세포의 분열을 억제한다.
antimetabolite(항대사제)	DNA 구성물질(nucleotide)의 생성을 방해하여 cell division(세포 분열)을 막는 화학치료물질.
antimitotic(항유사분열제)	세포의 mitosis(유사분열, 복제)에 필요한 단백의 기능을 차단하는 화학치료 약물.
apoptosis(자멸사)	Programmed cell death(세포예정사). Apo- = off(떨어진, 떨어져서)를 의미하고, -ptosis = fall(떨어짐)을 의미한다. 보통의 세포는 손상되거나 나이가 들었을 때 세포자멸사를 겪는다. 암세포는 apoptosis할 능력을 잃고 영원히 생존한다.
benign tumor(양성 종양)	Noncancerous growth(암이 아닌 증식물; neoplasm, 신생물)
brachytherapy(근접치료)	Radioactive material(활성화된 방사능 물질)의 sealed container(봉인된 용기)를 body cavity(체강) 내에 삽입하거나 seed(작은 입자)를 종양 내에 직접 이식하는 방사선치료법.
carcinogen(발암물질)	암을 유발하는 물질: chemicals, drugs, radiation and viruses.
carcinoma(암종)	Epithelium(상피)에서 기원는 세포들로 구성된 악성 종양.
chemotherapy(화학요법)	약물을 이용한 치료법.
combination chemotherapy (병용화학요법)	종양의 치료를 위해 여러 가지 화학요법제를 함께 사용하는 것.
dedifferentiation(탈분화, 역분화)	세포분화의 소실; 원시세포 혹은 배아세포 형태로의 역행; anaplasia(역형성) 또는 undifferentiation(미분화).
deoxyribonucleic acid(데옥시리보핵산; DNA)	세포의 nucleus(핵)에 있는 genetic material(유전물질); 세포분열과 단백 합성을 조절한다.
differentiation(분화)	세포의 specialization(전문화); 세포가 특징적인 모양과 기능을 가진 형태로 진화하거나 변화하는 것.
electron beam(전자선)	피부 또는 표면 종양의 치료를 위한 낮은 에너지의 방사선.

encapsulated(피막형성) 피막으로 둘러싼; benign tumor는 피막으로 둘러싸여 있다.

external beam irradiation(외부방사선조사) 인체 바깥의 발생장치에서 방사선을 종양에 투여하는 방법.

field(방사선선조사영역) 방사선이 조사되는 인체의 작용구역.

fractionation(분할) 소량의 방사선을 반복하여 조사하는 방법.

genetic screening(유전자 선별 검사) 환자와 가족구성원들이 암 유발 유전자를 inherited(물려받았는지)를 판단하기 위한 검사.

grading of tumor(종양의 등급) 종양세포의 degree of maturity(성숙정도) 또는 differentiation(분화) 정도를 평가하는 것.

gray(Gy, 그레이) 흡수된 방사선의 단위

gross description of tumor(종양의 육안소견) Naked eye(눈)로 보이는 종양의 모습: cystic(낭종의), fungating(균상발육), inflammatory(염증성), medullary(수질성), necrotic(괴사성), polypoid(폴립모양의), ulcerating(궤양의), verrucous(사마귀 모양의)

immunotherapy(면역요법) Immune cell(면역세포) 또는 antibody(항체)를 이용하여 종양세포를 죽이는 치료법.

infiltrative(침윤성-) 주위 정상조직과의 경계를 넘어 확장하는.

invasive(침습적-) 주위 조직을 파괴하고 들어갈 수 있는 능력을 가진.

irradiation(방사선조사) 빛, 열 및 X선 등과 같은 radiation energy(방사에너지)에 노출되는 것.

linear accelerator(선형가속기) 깊이 자리 잡고 있는 종양의 치료를 위한 high-energy x-ray beam(높은 에너지 X선)을 생성하는 큰 전기장치.

malignant tumor(악성 종양) Continuous growth(계속되는 증식), invasiveness(침습성)와 metastasis(전이)의 능력을 특징으로 하는 종양.

mesenchymal(중간엽-) Embryonic(배아)의 결합조직; mes = middle(중간), enchym/o = to pour(붓다, 쏟다). 뼈, 근육, 지방, 연골과 같은 결합조직이 생기는 곳.

metastasis(전이) 제2의 장소로 악성 종양이 퍼지는 것; 본래 의미는 조절(-stasis = control) 범위를 넘어(meta- = beyond).

microscopic description of tumor(종양의 현미경적 소견) 현미경으로 관찰한 종양세포들의 모습: alveolar(꽈리 모양-), carcinoma in situ(상피내암), diffuse(광범위), dysplastic(형성이상), epidermoid(표피유사), follicular(소포-), papillary(유두 모양-), pleomorphic(다형태-), scirrhous(경성-), undifferentiated(미분화)

mitosis(유사분열) 세포의 replication(복제); parental cell(모세포)에서 두 개의 동일한 세포를 형성하는 cell cycle(세포 주기) 중 하나의 단계.

mixed-tissue tumor(혼합조직 종양) 다른 형태의 조직들로(표피와 결합조직) 구성되어 있는 종양.

modality(치료양식) 수술, 화학요법, 방사선치료와 같은 치료의 방식.

molecularly targeted drug(분자표적 약물) 암세포의 성장을 유도하는 특이한 target(mutation, 돌연변이)을 공격하는 약물.

morbidity(이환)	정상 기능이 being unwell(좋지 못한 상태) 또는 deficiency(부족한) 상태로 병적 상황, 정상조직의 손상.
mucinous(점액의)	점액(끈적이는 하얀 분비물)을 포함하는.
mutation(돌연변이)	세포의 유전물질(DNA)의 변화; 화학물질, 방사선, 바이러스 등에 의하거나 자연적으로 발생할 수 있다.
neoadjuvant chemotherapy(선행보조화학요법)	종양의 크기를 줄이기 위해 주 치료법(surgery or radiation) 전에 주어지는 약물요법.
neoplasm(신생물, 종양)	New growth(새로운 증식물) 양성 또는 악성 종양.
nucleotide(뉴클레오타이드)	Sugar(당), phosphate(인산염), base(염기)로 구성된 DNA(유전자)의 단위. Gene(유전자)에서 nucleotide의 sequence(연쇄) 또는 arrangement(배열)는 genetic code(유전암호)이다.
oncogene(종양유전자)	암을 유발하는 바이러스(viral oncogene, 바이러스종양유전자)나 종양세포(cellular oncogene, 세포종양유전자)에서 발견되는 DNA(유전물질)의 부분. 종양유전자는 *abl*, *erb*, *jun*, *myc*, *ras* 그리고 *src* 등과 같이 세 글자로 표기한다.
palliative(완화-, 경감-)	증상의 정도를 완화하거나 감소시키는 것. 그러나 증상을 완전히 없애지 못하는.
pedunculated(목이 있는)	줄기를 가지고 있는; 용종 모양 종양의 특징.
photon therapy(광자선 치료)	X선이나 gamma ray(감마선)의 에너지를 이용한 방사선치료법.
protocol(치료계획서)	치료에 대한 자세한 계획이 명시된 계획서.
proton therapy(양자선 치료)	Cyclotron(시클로트론)에 의해 생성된 positively charged(양전하)의 sub-atomic particles(소립자, proton)를 초점이 잘 맞춰진 인체 부위에 조사하는 방법
radiation(방사선)	입자의 흐름에 의해 전달되는 에너지.
radiocurable tumor(방사선 근치 종양)	방사선치료에 의해 파괴되는 종양. 초기의 호치킨림프종은 한 예이다.
radioresistant tumor(방사선 저항 종양)	많은 양의 방사선에도 살아있는 종양.
radiosensitive tumor(방사선 민감 종양)	주변 조직의 심각한 손상 없이 방사선에 의해 죽는 종양.
radiosensitizer(방사선민감화물질, 민감제)	X선에 대한 종양의 민감도를 증가시키는 약물.
radiotherapy(방사선치료)	방사선을 이용한 치료; radiation oncology(방사선 종양학).
relapse(재발)	치료 후 종양이 다시 나타나는 것.
remission(완화; 관해)	질병의 증상이 완전히 또는 부분적으로 없어지는 것.
ribonucleic acid(RNA, 리보핵산)	세포내에서 새로운 단백합성을 지시하는 DNA의 copy(복제)인 세포 물질
sarcoma(육종)	결합조직 또는 살코기조직에서 유래한 암.
serous(장액-, 혈청-)	묽고 물과 같은 체액(serum, 혈청).
sessile(목 없는)	줄기를 가지고 있지 않은; 몇몇의 용종의 특징.
simulation(모의치료)	방사선치료 전에 CT scan(컴퓨터단층촬영)이나 MRI(자기공명영상촬영)를 이용하여 치료받을 구역을 계획하기 위해 검사하는 것.

solid tumor(고형종양)	세포의 덩어리로 구성된 종양.
staging of tumor(종양의 병기)	종양의 확산된 정도를 파악하는 체계. 예로 TNM 시스템(tumor-node-metastasis)이 있다.
stereotactic radiosurgery(정위방사선수술)	Vascular abnormality(혈관이상)나 작은 뇌종양을 파괴하기 위해 정밀한 3차원 유도하에 많은 용량의 방사선을 조사하는 방법.
surgical procedures to treat cancer(암 치료의 외과적 방법)	암 조직을 제거하는 방법: cryosurgery(냉동수술), cauterization(소작술), en bloc resection(축소절제술), excisional biopsy(절제생검), exenteration(모두제거술), fulguration(방전요법), incisional biopsy(절개생검) 등이 있다.
viral oncogene(바이러스 종양유전자)	감염되면 정상세포가 악성 종양이 될 수 있는 바이러스의 DNA 조각.
virus(바이러스)	숙주세포에 들어가서 숙주의 유전물질을 이용하여 자기 자신의 복제를 만드는 infectious(감염성)의 물질.

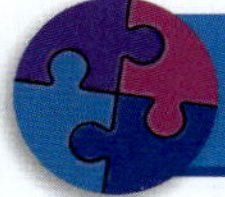

용어

주어진 빈칸에 의학용어의 뜻을 기입하라.

연결형

연결형	의미	용어	의미
alveol/o	작은 주머니, 소낭	**alveol**ar(꽈리모양의) 종양세포 배열(결합조직 종양에서 발견되는)의 현미경적 서술.	________
cac/o	악성, 나쁜	**cac**hexia(악액질) 중대한 만성질환과 연관된 영양실조와 전신적으로 병든 상태(근육이 소진되고 수척해진 모습). *-hexia*는 상태를 의미함.	________
carcin/o	cancer(암), cancerous(암의)	**carcin**oma in situ(상피내암) 발생된 장소에 한정된 국소적인 암.	
cauter/o	타다, 열	electro**cauter**ization(전기소작술)	________
chem/o	화학의, 약	**chem**otherapy[화학요법(약물)]	________
cry/o	차가운	**cry**osurgery(냉동수술)	________
cyst/o	액체가 채워진 낭	**cyst**ic tumor(낭성종양)	________
fibr/o	fibers(섬유)	**fibr**osarcoma(섬유육종)	________
follicul/o	작은 샘 구조의 소낭	**follicul**ar(소포-) 샘종양의 세포배열의 현미경적 소견.	________
fung/i	fungus(곰팡이), mushroom(버섯)	**fung**ating tumor	________

연결형	의미	용어	의미
medull/o	부드러운, 안쪽 부분	**medull**ary tumor(수질 종양)	______
mucos/o	점막	**mucos**itis(점막염)	______
mut/a	유전적 변형	**mut**ation(돌연변이) *-tion*은 과정을 의미함.	______
mutagen/o	유전자 변형을 일으키는	**mutagen**ic(돌연변이 유발-)	______
necr/o	죽음	**necr**otic tumor(괴사성 종양)	______
neur/o	신경	**neur**ofibromatosis(신경섬유종증) *Fibroma*(섬유종)는 섬유성 결합조직 종양이다. 신경의 지지세포와 신경세포를 싸고 있는 *myelin sheath*(말이집)에서 생기는 종양이다. 대부분 양성이나 몇몇에서 악성이 될 수 있다. *3,000*명당 *1*명 정도에서 생기는 *genetic disorder*(유전성 질환)이지만 몇몇에서는 자연적인 돌연변이로도 생긴다.	______
onc/o	종양	**onc**ology(종양학)	______
papill/o	유두 모양의	**papill**ary(유두 모양-) 종양세포 성장의 현미경적 소견.	______
plas/o	형성	dys**plas**tic(형성이상-) 아주 비정상이나 암이 확실하지 않은 세포의 현미경적 소견. 접미사 *-tic*은 *pertaining to*(~에 적합하다)를 의미한다.	______
ple/o	많은, 더	**ple**omorphic(다형성) 다양한 세포들로 구성되어 있는 종양에 대한 현미경적 소견.	______
polyp/o	polyp(용종, 살버섯)	**polyp**oid tumor(용종모양종양) 접미사 *-oid*는 닮음을 의미함.	______
prot/o	first(처음)	**prot**ocol(치료지침서) 접미사 *-col*은 라틴어의 *kolla*에서 유래된 것으로 *glued page*를 뜻한다. *Protocol*(계획서)은 연구나 치료를 수행하는 데 쓰이는 자세한 계획서이다.	______
radi/o	광선, X선	**radi**ation(방사선) *Radioactive*(방사성) 물질을 이용하여 병을 진단하거나 치료하는 데 사용하는 것. ***Irradiation***(방사선 조사)은 전리방사선, 열, 빛 또는 *X*선 등에 노출되는 것.	______
sarc/o	살코기, 결합조직	osteo**sarc**oma(뼈육종)	______
scirrh/o	단단한	**scirrh**ous(굳은) 고도로 응축되어 있는 섬유질로 구성된 종양세포에 대한 현미경적 서술.	______
xer/o	마른	**xer**ostomia(구강건조증)	______

19

접미사

접미사	의미	용어	의미
-blastoma	immature tumor(미성숙 종양)	retino**blastoma**(망막모세포종) *Retina*(망막; 눈의 뒤쪽에 있는 빛을 감지하는 부분)의 미성숙세포에서 기원하는 *childhood*(소아기) 암.	
		neuro**blastoma**(신경모세포종) 신경계통 기원의 *sarcoma*(육종)로, 유아와 10세 이하의 어린이에서 *autonomic nervous system*(자율신경계통)과 *adrenal medulla*(부신속질)의 미성숙세포에서 기원한다.	
-genesis	형성	carcino**genesis**(암형성)	
-oma	덩어리, 종양	adenocarcin**oma**(샘암종)	
-plasia	형성, 성장	hyper**plasia**(과형성)	
-plasm	형성, 성장	neo**plasm**(신생물)	
-suppression	억제	myelo**suppression**(골수억제)	
-therapy	treatment(치료)	radio**therapy**(방사선치료) *Ionizing radiation*(전리방사선)은 악성 종양을 치료하는 데 사용된다.	

19

접두사

접두사	의미	용어	의미
ana-	뒤쪽의	**ana**plasia(역형성)	
apo-	떨어져, 떠나서	**apo**ptosis(자멸사)	
brachy-	가까이에	**brachy**therapy(근접치료) 종양부위 근처에 방사선을 조사한다.	
epi-	위에	**epi**dermoid(표피 모양-) 표피조직과 모양이 닮은 종양의 현미경적 소견.	
meta-	(범위를) 넘어, 변형	**meta**stasis(전이)	
neo-	새로운; 선행	**neo**adjuvant(선행보조) *Adjuvant*(보강, 보조)는 *assist* 또는 *aid*를 뜻한다.	
tele-	떨어진	**tele**therapy(원격치료) ***External beam radiotherapy***(외부방사선치료)로도 불린다.	

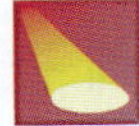

Neoadjuvant(선행보조요법)**과 Adjuvant**(보조요법)

다음 용어를 혼동하면 안 된다. **Neoadjuvant drug therapy**(선행보조약물요법)은 primary treatment(주치료)를 **하기 전에** 종양의 크기를 감소시키기 위해 한다. **Adjuvant drug therapy**(보조약물요법)은 주치료 **후에** 숨어있을 수 있는 종양세포를 죽이기 위해 시행한다.

검사실검사

cytogenetic analysis
(세포유전 분석법)

정상과 종양세포의 염색체에서 DNA의 breaks(손상), translocation(전위) 또는 deletion(결손)을 검사한다.

세포유전 분석법의 결과는 특정한 형태의 백혈병이나 암을 확진하는 데 도움을 준다.

immunohistochemistry
(면역조직화학 검사)

조직내에서 발색제 또는 형광을 붙인 항체를 이용하여 항원이나 단백의 위치를 확인한다.

이 방법은 정상과 종양세포에서 특정 분자의 존재 유무와 양을 알아볼 수 있다.

protein marker test
(단백표지자 검사)

혈액이나 종양세포 표면의 단백 수준을 측정한다.

이들 검사는 암을 진단하거나 치료 후 암의 recurrence(재발)를 알아낸다.

단백	측정위치	암의 종류
acid phosphatase(산성인산염분해효소)	혈액	전립샘
alpha-fetoprotein(AFP, 알파-태아단백)	혈액	간, 고환
beta-HCG(human chorionic gonadotrophin, 베타-인간융모생식샘자극호르몬)	혈액	융모막암종, 고환
CA-125	혈액	난소
CEA(carcinoembryonic antigen, 암배아 항원)	혈액	잘록창자곧창자, 위창자길
estrogen receptor(에스트로겐 수용체)	종양세포	유방
PSA(prostate-specific antigen; 전립샘특이항원)	혈액	전립샘
15.3 and 29.7	혈액	유방
19.9	혈액	이자

처치

아래는 암을 찾거나 치료하는 특성화된 방법들이다. X선, CT 촬영, MRI, 초음파검사(20장에서 자세히 다룸)들은 종양에서 중요한 진단상의 방법이다.

bone marrow biopsy(골수생검)

골수 조직의 흡인하여 악성 세포를 찾기 위해 현미경으로 검사한다.

bone marrow or stem cell transplantation
(골수 또는 줄기세포이식)

골수 또는 stem cell(줄기세포)를 환자의 정맥내로 주입함.

Autologous marrow transplantation(골수자가이식)은 골수를 미리 환자에게서 얻어 보관하다 필요할 때 재주입한다. **Allogeneic marrow transplantation**(골수동종이식; all/o는 '다른'을 의미함)는 골수를 다른 살아있는 donor(공여자)에게서 얻는 것. **Peripheral blood stem cell transplantation**(말초혈액줄기세포 이식)은 분화되지 않은 혈액세포 즉 줄기세포를 골수가 아닌 환자의 말초혈액에서 수집하여 화학요법을 받은 이후 환자의 골수에 혈액세포가 다시 채워지게 하기 위해 줄기세포를 재주입하는 것.

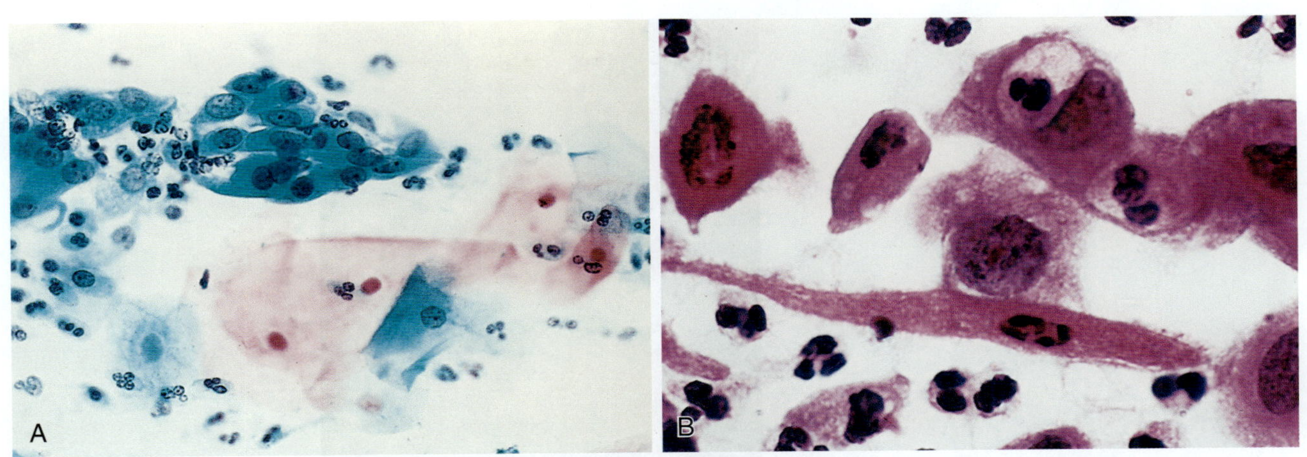

그림 19-13 **A, 자궁목과 질 부위에서의 정상 탈락세포검사법의 펴바른표본(Pap smear).** 납작해진 squamous cell(편평상피세포)과 몇 개의 neutrophil(중성백혈구)이 보인다. **B, 비정상의 자궁목 부위**의 펴바른표본은 hyperchromatic(과염색)되고 pleomorphic(다형태-; 비정형화된) 핵을 가진 악성 세포가 보인다.

core needle biopsy(중심부바늘생검) **조직 속에 굵은 바늘을 찔러 넣어 한 부분을 떼내어서 현미경으로 검사하는 방법.** 액체로 채워진 공간 또는 종양의 고형부위에서 바늘을 찔러 aspiration(흡인)하여 검체를 채취한다.

exfoliative cytology(탈락 세포진단법) **질병이 의심되는 부분의 세포를 긁어 모아서 현미경으로 관찰하는 방법.** 자궁목과 질의 암종을 찾아내기 위한 Pap test(파파니콜로펴바른표본)는 하나의 예이다(그림 19-13).

fiberoptic colonoscopy(굴곡대장내시경검사) **Fiberoptic instrument**(굴곡 광섬유기구)**를 이용한 결장의 육안적 검사.** 내시경을 이용하여 암을 찾아내거나 premalignant polyp(전암성 폴립)을 제거하는 데 중요한 선별검사 방법이다.

laparoscopy(복강경검사) **Abdominal cavity**(배안, 복강)**를 작은 절개와 복강경을 이용하여 육안적으로 검사하는 방법.** Peritoneoscopy라고도 한다.

mammography(유방촬영술) **유방암을 찾아내기 위한 유방의 X선 검사.**

PET-CT scan **CT**(**computed tomography**, 컴퓨터 단층촬영)**와 PET**(**positron emission tomography**, 양전자 방출 단층촬영)**을 합한 진단 검사방법.** 이 방법은 두 가지의 검사를 각각 시행했을 때보다 더 명확한 종양의 위치, 증식 그리고 파급 정도를 보여준다. 그림 19-14 참조. PET-CT는 PET scan을 통한 화학적 반응과 CT scan을 통한 물리적 구조검사를 합한 것이다.

radionuclide scan(방사선핵종스캔) **방사성 물질**(방사선핵종)**을 정맥으로 주사하고 장기에 흡수된 것**(영상)**을 검사한다.** 이들 검사는 종양과 그 전이를 찾아낸다. 방사선핵종의 예는 gallium-67(전신검사), rose Bengal(간), 그리고 technetium-99m(간과 지라) 등이 있다.

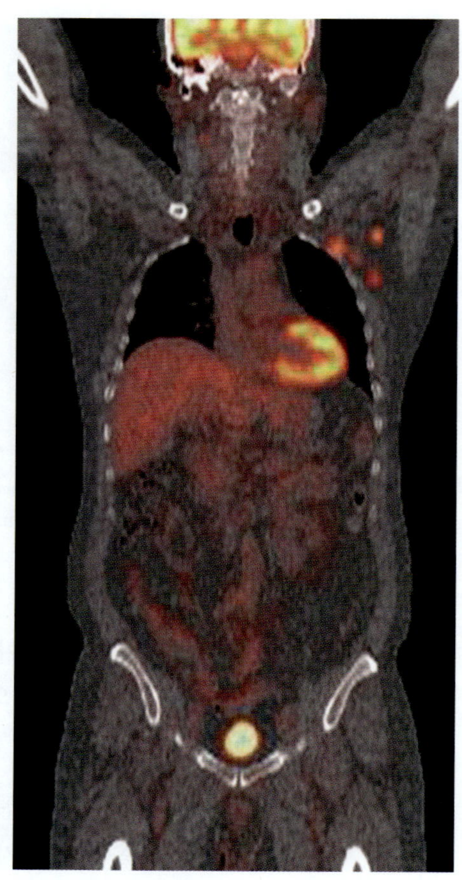

그림 19-14 **PET-CT scan**. PET-CT 영상에서 좌측 겨드랑이 부위에서 세 개의 방사능 증가 부위가 보인다. PET과 CT 영상을 겹쳐보면 악성 종양의 파급과 전이를 관찰할 수 있다. 뇌와 심장의 방사능 증가는 정상 소견이다.

19

약어

AFP	alpha-fetoprotein(알파태아단백질)
bcr	breakpoint cluster region(*bcr-abl* 종양유전자는 Philadelphia chromosome의 한 부분으로 만성골수백혈병에 관여한다)
BMT	bone marrow transplantation(골수 이식)
bx	biopsy(생검)
CA	cancer(암)
CEA	carcinoembryonic antigen(암배아항원)
cGy	centigray(1 gray의 1/100) 또는 rad
chemo	chemotherapy(화학요법)
CR	complete response(완전관해; 모든 종양의 소멸)
CSF	colony-stimulating factor(집락자극인자); G-CSF(granulocyte colony-stimulating factor, 과립구집락자극인자)와 GM-CSF(granulocyte-macrophage colony-stimulating factor; 과립구-큰포식세포집락자극인자)는 예이다.
DNA	deoxyribonucleic acid(데옥시리보핵산)
EGFR	epidermal growth factor receptor(상피세포성장인자수용체)
ER	estrogen receptor(에스트로겐 수용체)
EPO	erythropoietin(적혈구생성자극인자); 적혈구의 성장을 촉진
FNA	fine needle aspiration(세침흡인)
5-FU	5-fluorouracil

Ga	gallium
GIST	gastrointestinal stromal tumor(위장관기질종양)
Gy	gray; 흡수된 방사선의 단위
H&E	hematoxylin and eosin; 병리검체의 염색에 사용되는 염색약
HER2	유방암의 어떤 유형에서 활성화되어 있는 growth factor gene(성장인자 유전자)
IGRT	intensity-modulated gated radiation therapy(호흡동조 강도변조방사선치료); 호흡 중에 종양을 추적하기 위해 영상장치가 붙어있는 linear accelerator를 이용하여 IMRT를 하는 방법
IHC	immunohistochemistry(조직면역화학)
IMRT	intensity-modulated radiation therapy(강도변조방사선치료); 기존의 방사선치료보다 더욱 정확하게 고선량의 방사선이 암세포에 표적화된 길을 따라 조사된다.
IORT	intraoperative radiation therapy(수술중방사선치료)
Mets	metastasis(전이)
MoAb	monoclonal antibody(단클론 항체)
NED	no evidence of disease(질병의 징후가 없음)
NF	neurofibromatosis(신경섬유종증)
NHL	non-Hodgkin lymphoma(비호지킨림프종)
NSCLC	non-small cell lung cancer(비소세포폐암)
Pap smear	Papanicolaou smear(파파니콜로펴바른표본)
PD	progressive disease(진행하는 질병); 종양의 크기 증가
PR	partial response(부분적인반응); 종양의 크기가 반으로 됨
prot.	protocol(치료계획서)
PSA	prostate-specific antigen(전립샘특이항원)
PSCT	peripheral stem cell transplant(말초 줄기세포 이식)
PSRS	proton stereotactic radiosurgery(양자선정위방사선수술)
RNA	ribonucleic acid(리보핵산)
RT	radiation therapy(방사선치료)
SD	stable disease; 종양이 줄어들지도 않지만 성장하지도 않는
TNM	tumor-node-metastasis(종양-림프절-전이)
VEGF	vascular endothelial growth factor(혈관내피세포성장인자)
RT, XRT	radiation therapy(방사선치료)

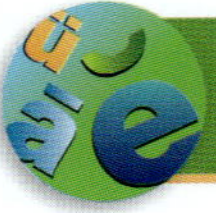

발음

이 장에 나오는 용어들을 얼마나 이해하고 있는지를 스스로 판단하기 위하여 아래 각 용어의 의미를 빈칸에 채워 넣어 보자. 그 다음에 의미만을 보고 무슨 용어였는지를 적어보는 것도 공부에 도움이 될 것이다. 이때 철자법이 틀리지 않도록 주의하라. 각 용어 뒤에 첨부된 숫자는 정의나 용례가 적혀있는 페이지 번호를 가리킨다. 이 페이지를 확인하여 용어의 의미를 재확인하라.

발음기호 안내

ā: 에이 (예: āpe)	ă: 애 (예: ăpple)
ē: 이- (예: ēven)	ĕ: 에 (예: ĕvery)
ī: 아이 (예: īce)	ĭ: 이 (예: ĭnterest)
ō: 오우 (예: ōpen)	ŏ: 오 (예: pŏt)
ū: 유 (예: ūnit)	ŭ: 어 (예: ŭnder)

19

용어	발음	의미
adenocarcinoma (621)	ăd-ĕ-nō-kăr-sĭ-NŌ-mă	
adjuvant chemotherapy (616)	ĂD-jū-vănt kē-mō-THĔR-ă-pē	
alkylating agents (616)	ĂL-kĭ-lā-tĭng Ā-jents	
alopecia (611)	ăl-ō-PĒ-shē-ă	
alveolar (619)	ăl-vē-Ō-lăr *or* ăl-VĒ-ō-lăr	
anaplasia (616)	ăn-ă-PLĀ-zē-ă	
antibiotics (616)	ăn-tĭ-bī-ŎT-ĭks	
antimetabolites (616)	ăn-tē-mĕ-TĂB-ō-līts	
antimitotics (616)	ăn-tĭ-mī-TŎT-ĭks	
apoptosis (616)	ăp-ō-TŌ-sĭs *or* ā-pŏp-TŌ-sĭs	
benign tumor (616)	bē-NĪN TOO-mŏr	
bone marrow biopsy (622)	bōn MĂ-rō BĪ-ŏp-sē	
bone marrow transplantation (622)	bōn MĂ-rō trănz-plănt-Ā-shŭn	
brachytherapy (616)	brā-kē-THĔ-ră-pē	
cachexia (619)	kă-KĔK-sē-ă	
carcinogens (616)	kăr-SĬN-ō-jĕnz	
carcinoma (616)	kăr-sĭ-NŌ-mă	
carcinoma in situ (619)	kăr-sĭ-NŌ-ma ĭn SĪ-too	
cauterization (608)	kăw-tĕr-ĭ-ZĀ-shŭn	
chemotherapy (616)	kē-mō-THĔR-ă-pē	
combination chemotherapy (616)	KŎM-bĭ-NĀ-shŭn kē-mō-THĔR-ă-pē	
core needle biopsy (623)	kŏr NĒ-dl BĪ-ŏp-sē	
cryosurgery (619)	krī-ō-SŬR-jĕr-ē	
cystic tumor (619)	SĬS-tĭk TOO-mŏr	
cytogenetic analysis (622)	sī-tō-jĕ-NĔT-ĭk ă-NĂL-ĕ-sĭs	
dedifferentiation (616)	dē-dĭf-ĕr-ĕn-shē-Ā-shŭn	
deoxyribonucleic acid (616)	dē-ŏx-ē-rī-bō-noo-KLĒ-ĭk ĂS-ĭd	
differentiation (616)	dĭf-ĕr-ĕn-shē-Ā-shŭn	
diffuse (606)	dĭ-FŪS	

19

용어	발음	의미
dysplastic (620)	dĭs-PLĂS-tĭk	
electrocauterization (608)	ē-lĕk-trō-kaw-tĕr-ĕ-ZĀ-shun	
electron beams (616)	ē-LĔK-trŏn bēmz	
en bloc resection (608)	ĕn blŏk rē-SĔK-shŭn	
encapsulated (617)	ĕn-KĂP-sū-lāt-ĕd	
epidermoid (621)	ĕp-ĭ-DĔR-moyd	
excisional biopsy (608)	ek-SIZH-ŭn-ăl BĪ-ŏp-sē	
exenteration (608)	ĕks-ĕn-tĕ-RĀ-shŭn	
exfoliative cytology (623)	ĕks-FŌ-lē-ā-tĭv sī-TŎL-ō-jē	
external beam irradiation (617)	ĕks-TĔR-năl bēm ră-dē-Ā-shŭn	
fiberoptic colonoscopy (623)	fī-bĕr-ŎP-tĭk kō-lŏn-ŎS-kō-pē	
fibrosarcoma (619)	fī-brō-săr-KŌ-mă	
fibrosis (611)	fī-BRŌ-sĭs	
fields (617)	fēldz	
fine needle aspiration (608)	FĪN NĒ-dl ăs-pĕ-RĀ-shŭn	
follicular (619)	fō-LĬK-ū-lăr	
fractionation (617)	frăk-shă-NĀ-shŭn	
fulguration (608)	fŭl-gū-RĀ-shŭn	
fungating tumor (619)	fŭng-GĀ-tĭng *or* FŬNG-gā-tĭng TOO-mŏr	
genetic screening (617)	jĕ-NĔT-ĭk SCRĒ-nĭng	
grading of tumors (617)	GRĀ-dĭng of TOO-mŏrz	
gray (Gy) (617)	grā	
hyperplasia (621)	hī-pĕr-PLĀ-zē-ă	
immunohistochemistry (622)	ĭm-ū-nō-hĭs-tō-KĔM-ĭs-trē	
immunotherapy (617)	ĭm-ū-nō-THĔ-ră-pē	
incisional biopsy (608)	ĭn-SĪZH-ŭn-ăl BĪ-ŏp-sē	
infertility (611)	ĭn-fĕr-TĬL-ĭ-tē	
infiltrative (617)	ĬN-fĭl-trā-tĭv	
invasive (617)	ĭn-VĀ-sĭv	
irradiation (617)	ĭr-rā-dē-Ā-shŭn	

19

용어	발음	의미
laparoscopy (623)	lă-păr-ŎS-kō-pē	
linear accelerator (617)	LĬN-ē-ăr ăk-sĕl-ĕ-RĀ-tŏr	
malignant tumor (617)	mă-LĬG-nănt TOO-mŏr	
mammography (623)	mă-MŎG-ră-fē	
medullary tumor (620)	MĔD-ū-lăr-ē TOO-mŏr	
mesenchymal (617)	mĕs-ĕn-KĪ-măl	
metastasis (617)	mĕ-TĂS-tă-sĭs	
mitosis (617)	mī-TŌ-sĭs	
mixed-tissue tumors (617)	MĬKSD TĬ-shū TOO-mŏrz	
modality (617)	mō-DĀL-ĭ-tē	
molecularly targeted therapy (617)	mō-LĔK-ū-lăr-lē TĂR-gĕt-ĕd THĔR-ā-pē	
morbidity (618)	mŏr-BĬD-ĭ-tē	
mucinous (618)	MŪ-sĭ-nŭs	
mucositis (611)	mū-kō-SĪ-tĭs	
mutagenic (620)	mū-tă-JĔN-ĭk	
mutation (620)	mū-TĀ-shŭn	
myelosuppression (621)	mī-ĕ-lō-sū-PRĔ-shŭn	
necrotic tumor (620)	nĕ-KRŎT-ĭk TOO-mŏr	
neoadjuvant chemotherapy (618)	nē-ō-ĂD ū-vănt kē-mō-THĔR-ă-pē	
neoplasm (618)	NĒ-ō-plăzm	
neuroblastoma (621)	noo-rō-blăs-TŌ-mă	
neurofibromatosis (620)	noo-rō-fī-brō-mă-TŌ-sĭs	
nucleotide (618)	NOO-klē-ō-tīd	
oncogene (618)	ŎNGK-ō-jēn	
oncology (620)	ŏn-KŎL-ō-jē	
osteosarcoma (620)	ŏs-tē-ō-săr-KŌ-mă	
palliative (618)	PĂL-ē-ă-tĭv	
papillary (620)	PĂP-ĭ-lăr-ē	
pedunculated (618)	pĕ-DŬNG-kū-lāt-ĕd	

용어	발음	의미
PET-CT scan (623)	PĔT-CT skăn	
photon therapy (618)	FŌ-tŏn THĔR-ă-pē	
pleomorphic (620)	plē-ō-MŎR-fĭk	
pneumonitis (611)	noo-mō-NĪ-tĭs	
polypoid tumor (620)	PŎL-ĭ-poyd TOO-mŏr	
protein marker tests (622)	PRŌ-tēn MĂRK-ĕr tĕsts	
protocol (620)	PRŌ-tō-kŏl	
proton therapy (618)	PRŌ-tŏn THĔR-ă-pē	
radiation (618)	rā-dē-Ā-shŭn	
radiocurable tumor (618)	rā-dē-ō-KŪR-ă-bl TOO-mŏr	
radionuclide scans (623)	rā-dē-ō-NOO-klīd skănz	
radioresistant tumor (618)	rā-dē-ō-rĕ-ZĬS-tănt TOO-mŏr	
radiosensitive tumor (618)	rā-dē-ō-SĔN-sĭ-tĭv TOO-mŏr	
radiosensitizers (618)	rā-dē-ō-SĔN-sĭ-tī-zĕrz	
radiotherapy (618)	rā-dē-ō-THĔR-ă-pē	
relapse (618)	rē-LĂPS	
remission (618)	rē-MĬSH-ŭn	
retinoblastoma (621)	rĕt-ĭ-nō-blăs-TŌ-mă	
ribonucleic acid (RNA) (618)	rī-bō-noo-KLĒ-ik ĂS-ĭd	
sarcoma (618)	săr-KŌ-mă	
scirrhous (620)	SKĬR-ŭs	
secondary tumors (611)	SĔ-kŏn-dă-rē TOO-mŏrz	
serous (618)	SĒ-rŭs	
sessile (618)	SĔS-īl	
simulation (618)	sĭm-ū-LĀ-shŭn	
solid tumor (619)	SŎL-ĭd TOO-mŏr	
staging of tumors (619)	STĀ-jĭng of TOO-mŏrz	
stem cell transplantation (622)	stĕm sĕl trănz-plăn-TĀ-shŭn	
stereotactic radiosurgery (619)	stĕ-rē-ō-TĂK-tĭc rā-dē-ō-SŬR-jĕr-ē	
teletherapy (621)	tĕl-ē-THĔ-ră-pē	

용어	발음	의미
ulcerating tumor (605)	ŬL-sĕ-rā-tĭng TOO-mŏr	
undifferentiated (607)	ŭn-dĭf-ĕr-ĔN-shē-ā-ĕd	
verrucous (606)	vĕ-ROO-kŭs TOO-mŏr	
viral oncogenes (619)	VĪ-răl ŎNGK-ō-jēnz	
virus (619)	VĪ-rŭs	
xerostomia (620)	zĕr-ō-STŌ-mē-ă	

CHAPTER
20

영상의학과 핵의학

Radiology and Nuclear Medicine

번역: 김호정

단원 구성

단원 학습목표

- X-ray(X선)의 물리적 특성을 열거한다.
- Radiologist(영상의학과의사, 영상의학과전문의)와 nuclear physician(핵의학과의사, 핵의학과전문의)이 사용하는 diagnostic technique(진단기법)을 인지한다.
- X-ray examination(X선 검사) 시에 사용되는 view(영상)의 종류와 환자의 position(자세)을 열거한다.
- 질병을 진단할 때 radioactivity(방사능)가 나타내는 효과를 기술한다.
- Radiology(영상의학) 및 nuclear medicine(핵의학)의 의학 전문 분야에서 사용되는 의학용어를 습득한다.
- 새로운 지식을 적용함으로써 진단서 및 진료기록과 같은 의료 문서에 나오는 medical term(의학용어)에 대한 이해를 늘린다.

서론

Radiology(영상의학)는 질병을 진단할 목적으로 인체의 영상을 생성하고 판독하는 데 사용되는 x-ray(X선)와 그 외 ultrasound(초음파) 및 magnetic resonance(자기공명)를 포함하는 여러 가지 기술과 그 적용에 대해 연구하는 의학의 전문 분야이다. **X-ray**(X선)는 X선 기기나 cathode ray tube(음극선관) 등의 에너지원에서 발생하는 눈에 보이지 않는 에너지파로서 질병의 진단과 치료에 많은 도움을 준다.

Nuclear medicine(핵의학)은 질병의 진단과 치료에 **radioactive substance**(방사능물질)를 사용하는 의학 전문 분야이다. 이들 radioactive substance, 즉 **radionuclide**(방사성핵종)는 그 내부로부터 고속 입자 및 에너지 광선이 방출되는 물질들이다. 이때 방출되는 입자와 광선을 **radioactivity**(방사능)라 하며, **alpha particle**(알파입자), **beta particle**(베타입자), **gamma ray**(감마선)의 세 종류가 있다. **Gamma ray**(감마선)는 화학물질 성분이 체내로 흡수되어 이동하는 경로를 추적하기 위한 진단 표지 물질로서 아주 유용하다.

이와 같은 의학 분야에 종사하는 전문 인력은 진료는 물론 교육과 훈련 과정이 다르다. **Radiologist**(영상의학과의사, 영상의학과전문의)는 diagnostic radiology(영상의학, 진단방사선과학) 분야의 진료를 전문으로 하는 의사이다. **Nuclear medicine physician**(핵의학과의사, 핵의학과전문의)은 질병의 진단을 위한 radionuclide scanning(방사성핵종스캐닝) 진료 분야를 전문으로 한다.

Radiology 및 nuclear medicine 분야에서 의사와 협력하는 health care professional(보건관리전문가)을 **radiologic technologist**(방사선기사, 영상의학기사)라고 한다. Radiologic technologist에는 다음과 같은 여러 직업군이 포함된다. **Radiographer**(X선촬영기사, 방사선촬영기사)는 x-ray를 이용한 진단 시술 과정을 관리함으로써 의사의 업무를 보조하며, **nuclear medicine technologist**(핵의학기사)는 nuclear medicine(핵의학) 관련 시술이 이루어지는 동안 환자를 모니터하고 핵의학과의사의 지시에 따라 기기를 조작한다. **Sonographer**(초음파검사자)는 ultrasound(초음파) 시술을 함으로써 의사의 진료를 보조한다.

RADIOLOGY(영상의학)

X-ray(X선)의 특성

X-ray가 가진 여러 가지 특성은 의사들이 질병을 진단하고 치료하는 데 도움이 된다. X-ray의 주요 특징 몇 가지는 다음과 같다.

1. **Photographic plate(사진건판)의 감광 특성.** Photographic plate(사진건판)에 x-ray 광선을 투사하면, 공기를 그대로 통과한 x-ray에 의해 건판에 덮인 은이 검게 변화된다.
2. **여러 가지 물질을 투과하는 정도에서 나타나는 차이**. 인체를 이루는 여러 가지 물질, 즉 lung(폐, 허파)에 가득 찬 공기, 혈액과 림프의 성분인 물, muscle(근육)과 그 주위를 둘러싸는 fat(지방), 뼈의 성분인 calcium(칼슘)과 같은 금속까지도 x-ray는 투과할 수 있지만, 그 투과하는 비율은 각각 다르다. 밀도가 가장 작은 공기가 transmission(투과성)은 가장 크다. 그 다음은 지방조직, 물의 순서로 밀도가 커지며, 단단한 뼈는 칼슘으로 이루어져 밀도가 가장 크고 따라서 투과성이 가장 작다. 뼈를 이루는 칼슘과 같이 물질의 밀도가 커서 x-ray가 모두 흡수되어 통과하지 못하면, 환자의 몸이 가린 부분의 감광판에 광선이 도달

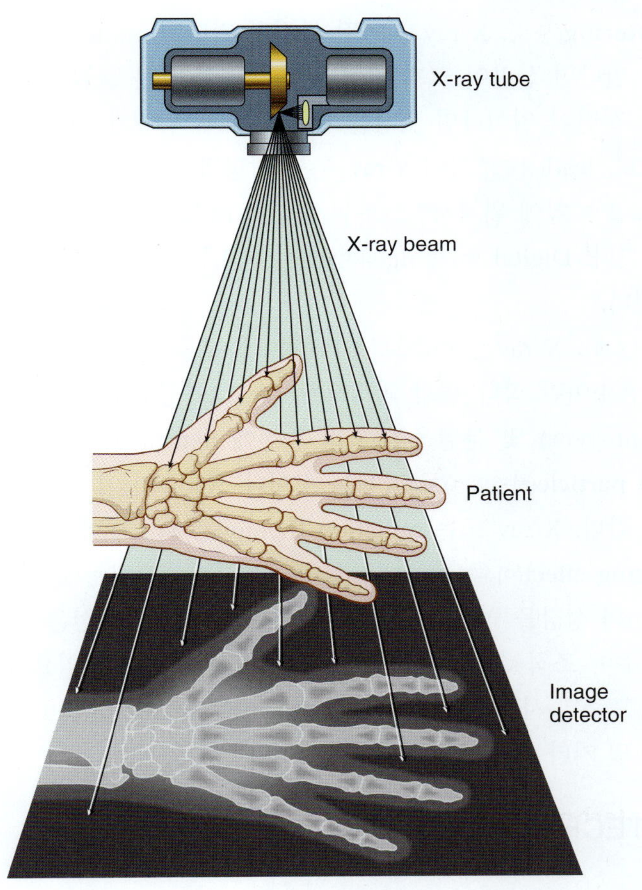

그림 20-1 손의 x-ray photograph(X선 사진, radiograph)**를 촬영하는 방법.** X-ray photograph를 촬영할 때 x-ray tube(X선관), 환자의 손, image detector(영상검출기)가 있어야 할 위치 관계를 나타내었다. 진단에 사용되는 x-ray는 뼈와 만나면 흡수되어 지나가지 못하지만, soft tissue(물렁조직, 연부조직)에서는 X선의 에너지 흡수가 별로 일어나지 않는다. 따라서 영상에는 밝은 부분과 어두운 부분이 나타나게 된다.

하지 못하므로 하얀 음영 부위가 생긴다. 그림 20-1에 x-ray photograph(X선 사진) 하나의 예를 나타내었다.

X-ray가 대부분 통과할 수 있는 물질을 **radiolucent** substance(방사선투과물질)라고 한다. 공기가 가득 찬 폐 조직은 radiolucent substance이므로 X선 영상에서 검게 나타난다. 뼈는 대표적인 **radiopaque** substance(방사선비투과물질)로서 x-ray를 대부분 흡수하며, 극소량의 x-ray만이 건판에 도달한다. 그러므로 칼슘을 함유한 뼈는 일반적으로 radiopaque substance가 가진 특성에 따라 x-ray 사진에 하얗게 나타난다.

3. **Invisibility**(비가시성). X-ray(X선)는 보거나, 듣거나, 만지는 것으로 알 수 없다. 그러므로 x-ray에 노출되는 종사자는 자신이 노출된 방사선의 양을 감지하고 기록할 수 있는 **film badge**(필름배지)를 반드시 착용하여야 한다. Film badge에는 x-ray에 노출되었을 때 반응을 일으키는 특수 필름이 내장되어 있다. 착용자가 x-ray 또는 gamma ray(감마선)에 노출되는 경우에 필름의 검은 빛깔이 짙거나 옅음을 통해 그 노출된 정도를 알 수 있다.
4. **직선으로 진행한다.** X-ray의 이런 특성으로 인해 정확한 음영이 건판에 새겨질 뿐만 아니라, radiotherapy(방사선요법) 시술을 할 때에도 x-ray 광선이 정확히 조직을 지향하도록 하는 것이 가능하다.

5. **X-ray의 scattering**(산란). X-ray가 어떤 물질과 만나면 scattering(산란)이 일어난다. 밀도가 큰 물질과 만나면 산란이 크게 일어나며, 투과성이 큰 물질과 만나면 산란이 조금 일어난다. 특히, 산란이 일어나면 영상을 판독하는 데 방해가 되는 blurring(흐려짐)이 유발될 수 있으므로, lead(납) 조각이 x-ray 투사 방향과 평행하게 배열된 grid(격자)를 image detector(영상검출기) 앞에 위치시킴으로써 분산된 radiation(방사선)이 x-ray 필름에 닿기 전에 흡수되게 한다. Digital imaging(디지털 촬영)에서는, 필름 대신 image receptor(영상 수신 장치)가 사용된다.
6. **Ionization**(이온화). X-ray는 스스로 투과하는 물질을 이온화시킬 수 있는 특성이 있다. Ionization(이온화)이란 화학 변화 과정으로서 x-ray 광선이 가진 에너지가 물질 안에서 rearrangement(재배열) 및 분열을 일으켜 종전에 neutral particle(중성입자)이 **ion**(이온)이라는 charged particle(하전입자)로 바뀌는 것이다. X-ray의 이런 강한 이온화 능력은 양날을 가진 검과 같다. X-ray 또는 radiation therapy(방사선요법)에서, 고에너지의 x-ray 광선이 가진 ionizing effect(이온화효과, 전리효과)는 cancerous cell(암세포)을 파괴하는 데 기여하고 tumor(종양)의 성장을 억제하지만, x-ray와 같은 전리방사선은 적은 양이라도 정상 세포에 영향을 주며 조직 손상과 malignant change(악성변화)를 일으킬 수 있다. 따라서 다량의 x-ray에 노출된 사람은 leukemia(백혈병), thyroid tumor(갑상샘종양, 갑상선종양), breast cancer(유방암) 및 기타 악성 종양이 발병할 위험이 높다.

20

DIAGNOSTIC TECHNIQUE(진단 기법)

X-ray(X선) 검사

질병을 찾는 데 사용되는 x-ray 촬영법은 여러 가지이다. **Digital radiography**(디지털방사선촬영)는 전통적인 사진 건판 대신 디지털 x-ray 센서가 사용되는 x-ray 촬영의 한 형태이다. 이 경우는 영상을 증강하거나 전달하는 것이 쉽고, 전통적인 방사선촬영보다 radiation(방사선)을 많이 사용하지 않아도 된다. 진단을 위한 검사로 가장 많이 시행되는 방법은 chest x-ray(흉부X선촬영)이다. X-ray가 많이 사용되는 또 다른 예는 dental practice(치과진료)에서 caries(충치)의 위치를 확인하는 경우이다. **Mammography**(유방촬영, 유방방사선촬영)로는 적은 양의 x-ray를 사용하여 breast tissue(유방조직)를 관찰한다. 특수한 x-ray 촬영 기술 몇 가지를 다음에 기술하였다.

Computed Tomography(CT, 컴퓨터단층촬영)

CT scan(컴퓨터단층촬영)은 처음에 "computerized axial tomography(컴퓨터축단층촬영)"라는 이름으로 개발되었으므로 "CAT scan"이라는 이름이 아직 사용되고 있다. 이 방법은 여러 개의 x-ray 광선을 환자의 신체에 대해 다양한 각도로 투사하는 기술을 사용한다. 투사된 모든 x-ray 광선이 몸을 투과하면서 흡수되는 정도가 기록되고 컴퓨터는 이를 통해 여러 장의 단면 영상을 만들게 된다(그림 20-2). Iodine(아이오딘, 요오드)을 함유한 contrast agent(조영제)를 사용하면 blood vessel(혈관)의 윤곽을 강조함으로써 soft tissue(물렁조직, 연부조직)의 대비가 향상되므로 CT scanner(CT스캐너)가 병변을 검출할 수 있는 능력이 향상된다.

CT scanner(CT스캐너)는 뼈의 질병을 검출하는 데 있어 매우 예민하며, 일반적인 x-ray 촬영법으로는 파악할 수 없는 체내 기관의 영상을 실제적으로 나타낼 수 있다. 그림 20-3에는 몸의 여러 부위에 대한 CT scan 영상을 나타내었다. 새로 개발된 ultrafast CT scanner(초고속CT스캐너)

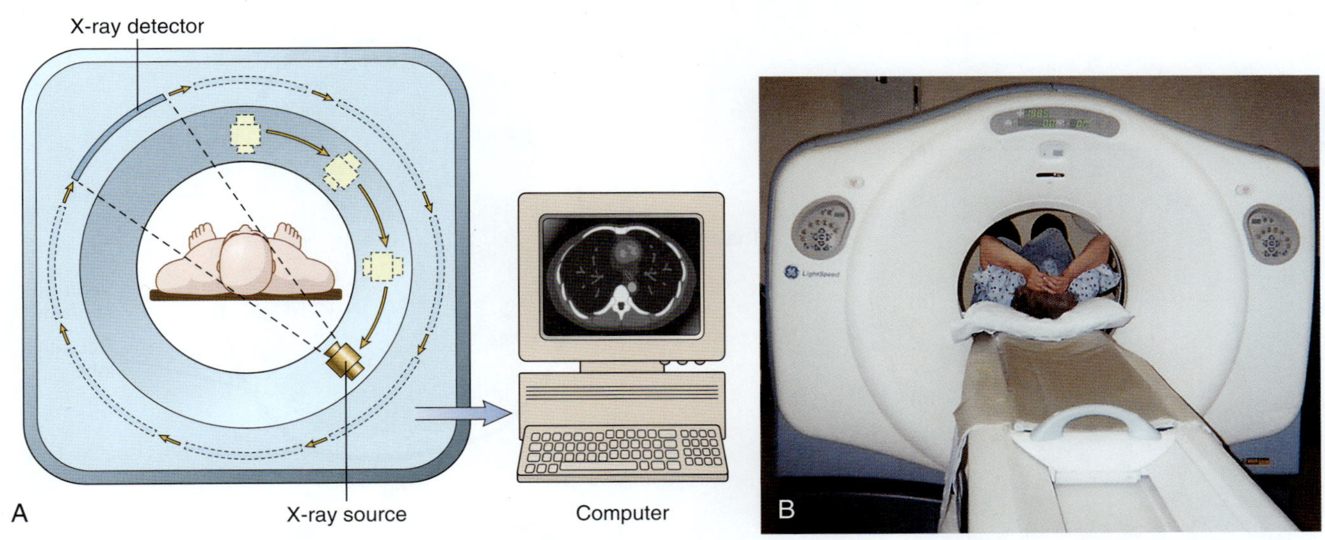

그림 20-2 A, 회전하는 x-ray(X선) 광원와 여러 개의 detector(검출기)가 있는 CT scanner(컴퓨터단층촬영스캐너). B, CT scanner 안에 누워 있는 환자. CT로 가슴을 검사하는 동안 환자는 팔을 머리 위로 올리게 된다.

는 박동하는 심장과 주위 혈관의 3차원 입체 영상을 생성할 수 있다. 한 번의 회전으로 64, 128, 256, 320장의 많은 영상을 생성하는 최첨단 스캐너를 **multidetector CT**(다중검출기컴퓨터단층촬영, MDCT scanner)라고 한다.

20

Contrast(조영제) 투여 검사

Radiography(방사선영상촬영)의 원리는 폐에 있는 공기나 뼈의 칼슘과 같은 조직 밀도의 자연적인 차이가 방사선 영상에서 음영의 대비를 만들어 내는 것이다. 그러나 배안에 있는 밀도가 비슷한 두 인접 부위를 x-ray가 통과하면 서로 다른 digestive organ(소화기관)이라도 필름이나 화면에서 그 음영을 구별할 수가 없다. 이런 경우 특정한 부위, 기관, 관, 액체를 뚜렷하게 관찰하기 위해서는 이들 구조나 체액에 **contrast medium**(조영제)을 투여하여 조영제의 짙은 배경과 반대되는 음영으로 두드러지게 할 필요가 있다.

진단을 위한 영상의학 검사에 사용되는 contrast material(조영제)에는 다음과 같은 것들이 있다.

Barium Sulfate(황산바륨, 바륨황산염). Barium sulfate(황산바륨)는 물에 녹으며, upper(상부) 및 lower(하부) GI tract(위장관, gastrointestinal tract)를 검사하는 데 사용되는 radiopaque substance(방사선비투과물질)이다. **Upper GI series**(UGI, 상부위장관조영)를 시행할 때는 barium sulfate(황산바륨, 바륨황산염)를 입을 통해 투여하며, 이 방법으로는 esophagus(식도), stomach(위), duodenum(십이지장, 샘창자)을 관찰할 수 있다. **Small bowel follow-through series**(SBFT series, 소장전구간영상)에서는 barium(바륨)이 small intestine(소장, 작은창자)을 따라 내려가면서 이동하는 경로를 연속적으로 촬영한다. **Barium enema**(BE, 바륨관장) 검사는 lower GI series(하부위장관조영)로서 large intestine(대장, 큰창자)의 lumen(속공간, 내강)에 barium sulfate(황산바륨, 바륨황산염)를 투여하는 enema(관장)를 시행함으로써 방사선이 투과하지 않도록 하여 촬영하는 것이다. 하지만 이 검사는 소화관의 내부를 직접 볼 수 있는 endoscopy(내시경술)가 많아져 그 빈도가 줄어들었다.

Double-contrast study(이중조영검사)는 radiopaque(방사선비투과) 및 radiolucent(방사선투과) contrast medium(조영제)을 모두 사용한다. 예를 들면, 위나 창자의 벽에는 barium(바륨)을 입

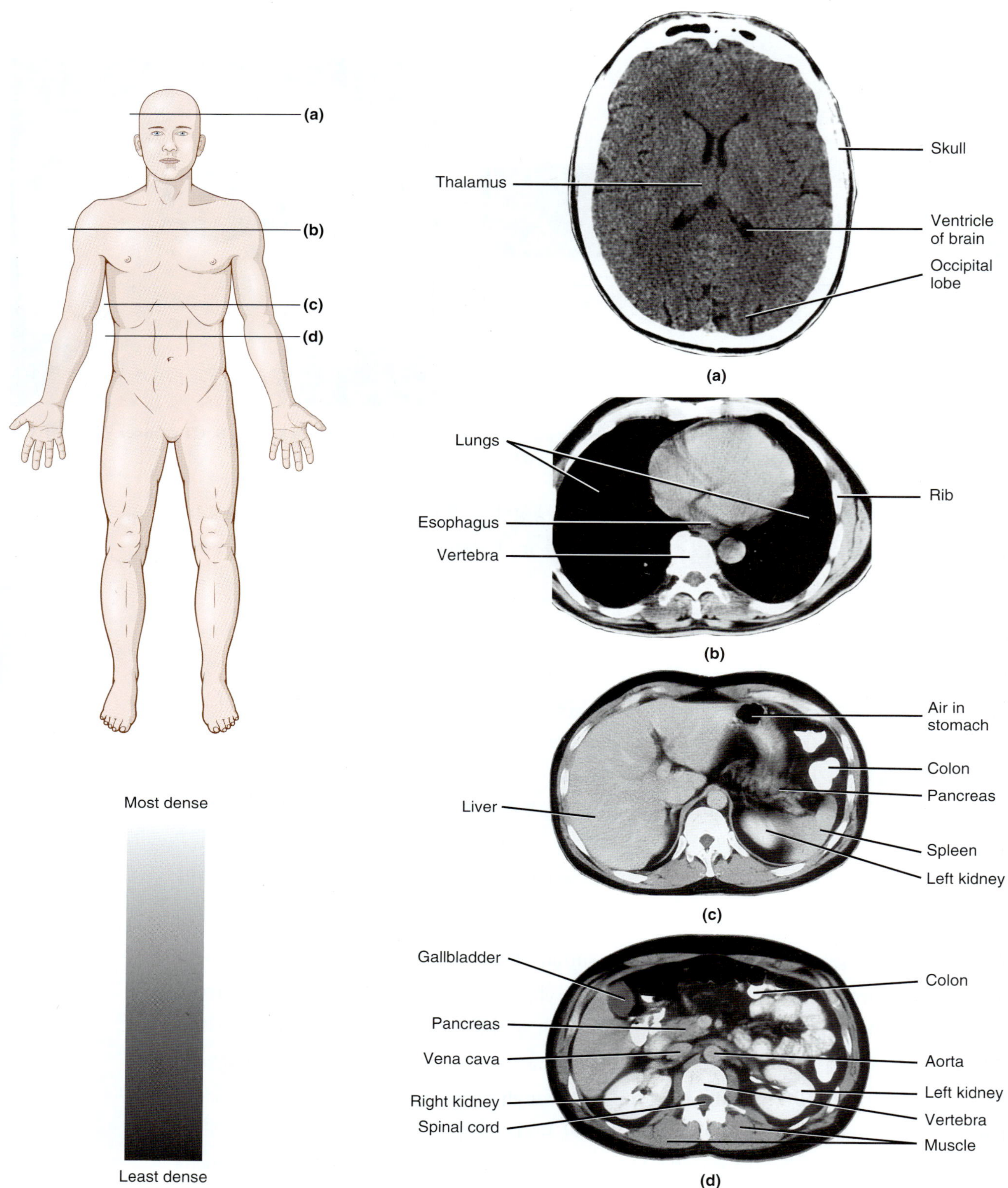

20

그림 20-3 신체의 다양한 부위의 CT scan 영상. 스캔한 면은 사람 그림에 선으로 표시하였다. 그림 아래쪽 막대는 촬영된 구조의 밀도를 크기에 따라 검은색(최소 밀도. 예, 공기)부터 흰색(최대 밀도. 예, 뼈)까지 그레이스케일로 나타낸 것이다.

히고 lumen(속공간, 내강)을 공기로 채우는 것이다. 이런 검사 방법을 사용하면 방사선 사진에서 mucosal ridge(점막능선)의 양상을 관찰할 수 있다.

Iodine Compound(아이오딘화합물, 요오드화합물). Iodine(아이오딘, 요오드)을 50%까지 함유한 radiopaque fluid(방사선비투과액)를 사용하는 방법으로 다음과 같은 것들이 있다.

angiography(혈관조영) **혈관이나 심방, 심실에 적당한 크기의 catheter**(도관, 카테터)**를 삽입한 후 contrast**(조영제)**를 주입하고 촬영함으로써 얻는 x-ray 영상을 angiogram**(혈관조영상) **이라고 한다.** 임상에서는, angiogram(혈관조영상)과 arteriogram(동맥조영상)이란 용어를 거의 비슷하게 사용한다. 그림 20-4는 **coronary angiography**(관상동맥조영) 사진으로, 심장에 분포하는 동맥의 폐쇄 정도를 판별할 수 있다. 그림 20-5A와 B는 동맥의 stent(스텐트, 내관) 시술 전후에 촬영한 coronary angiogram(관상동맥혈관조영상) 사진이다.

cholangiography(담관조영) Bile duct(담관, 쓸개관)에 contrast(조영제)를 주입한 후 x-ray 영상을 촬영하는 방법이다.
여기에는 contrast를 직접 common bile duct(총담관, 온쓸개관)에 주입하는 **endoscopic retrograde cholangiopancreatography**(내시경역행담췌관조영, **ERCP**)라는 방법과 gallbladder(담낭, 쓸개)나 biliary tract(담도, 쓸개길)의 외과 절개 후에 contrast를 주입하는 **intraoperative cholangiography**(수술중담관조영)라는 방법이 있다. 또 다른 방법으로는 피부에서 간에 바늘을 찔러 contrast(조영제)를 주입하는 방법이 있다. 이것을 **percutaneous transhepatic cholangiography**(피부간경유담관조영, **PTC**)라고 한다(그림 20-6).

digital subtraction angiography(디지털감산혈관조영, **DSA**) **혈관에 contrast**(조영제)**를 주입하기 전과 후에 동일하게 X선 영상을 촬영하여 contrast를 투여한 두 번째 이미지로부터 주입하지 않은 첫 번째 영상의 음영을 컴퓨터를 사용하여 제거함으로써 혈관의 대비를 증강시키는 촬영법을 가리킨다.**

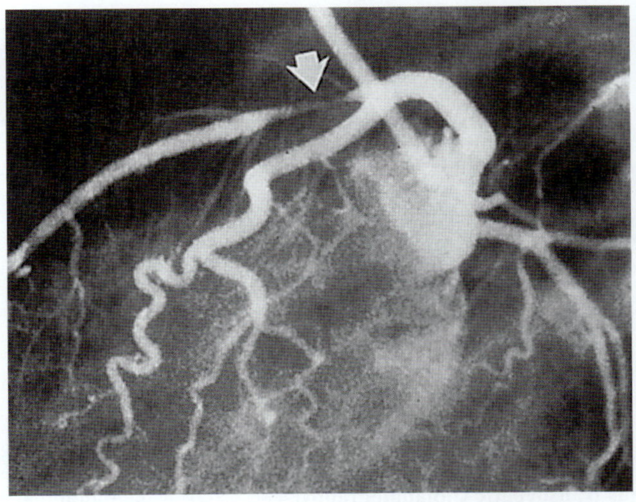

그림 20-4 **Coronary angiography**(관상동맥조영)**에서 left anterior descending coronary artery**(좌전하행지, 왼앞내림가지)**에 stenosis**(협착, 화살표)**가 관찰된다.**

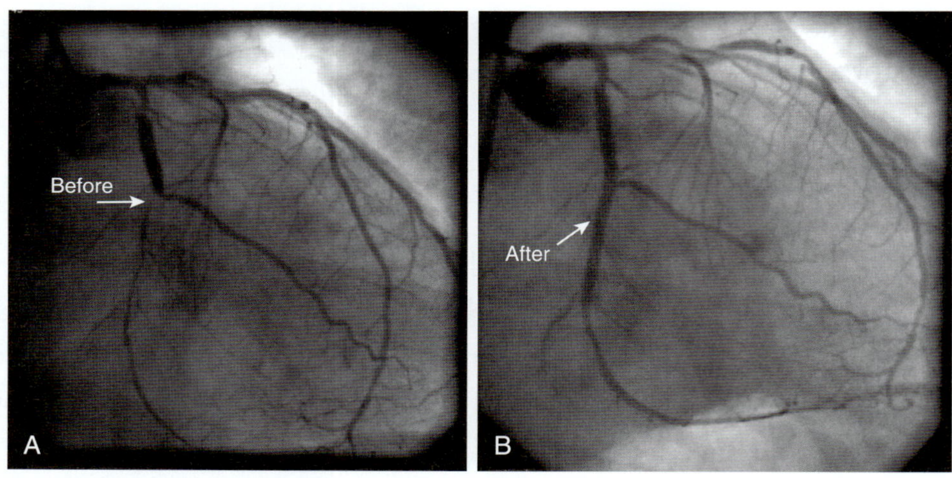

그림 20-5 **Stent**(스텐트, 내관) **시술 전후의 coronary angiogram**(관상동맥혈관조영상). **A,** Stent 시술 전 coronary angiogram에서는 협착이 있는 coronary artery(관상동맥, 심장동맥, 화살표)에 의해 heart muscle(심장근육, 심근)로 가는 혈류가 막힌 것을 볼 수 있다. **B,** Stent 시술 후 개방된 coronary artery(화살표)가 coronary angiogram에서 잘 관찰된다. *(Courtesy Dr. Daniel Simon and Mr. Paul Zampino.)*

20

hysterosalpingography (자궁자궁관조영술, 자궁난관조영술)

Endometrial cavity(자궁내막공간)**와 fallopian tube**(자궁관, 난관)**의 x-ray 영상은 vagina**(질)**와 endocervical canal**(자궁경부관, 자궁목관)**을 통해 contrast material**(조영제)**을 주입한 후에 촬영한다.** 이 방법을 통해 fallopian tube가 잘 소통되는지 확인할 수 있다.

myelography(척수조영)

Contrast agent(조영제)**를 spinal cord**(척수) **주위의 subarachnoid space**(거미막밑공간)**에 주입한 후 spinal cord**(어근, myel/o-)**의 x-ray 영상을 촬영하는 방법이다.** 이 방법은 환자에게 MRI(magnetic resonance imaging, 자기공명영상)를 시행할 수 없는 경우에 주로 시행한다. Contrast 주입 후에는, x-ray 촬영과 CT scan을 모두 시행한다. 이런 방법을 **CT myelography**(컴퓨터단층척수조영)라고 한다.

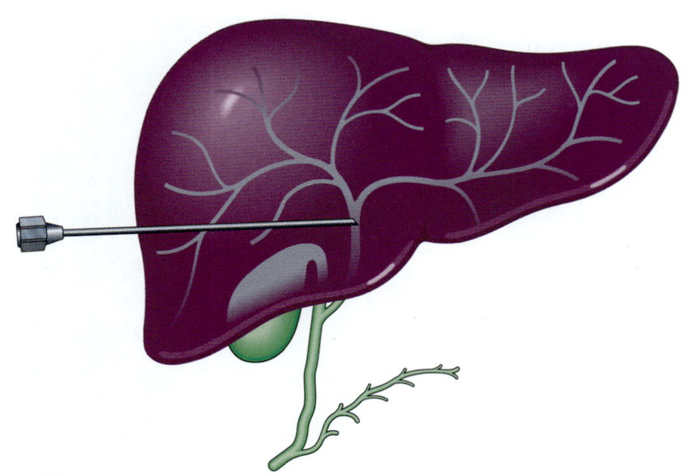

그림 20-6 **Percutaneous transhepatic cholangiography**(피부간경유담관조영). Abdominal wall(복벽)을 뚫고 간조직으로 들어가 hepatic duct(간관)에 도달할 때까지 바늘을 삽입한다. Contrast medium(조영제)을 주입한 다음 biliary tree(담도, 쓸개길)를 관찰하기 위해 X선 영상을 촬영한다.

pyelography
(신우조영)

이것은 renal pelvis(신우, 콩팥깔때기)와 urinary tract(요로)를 x-ray로 촬영하는 것이다. Retrograde pyelography(역행신우조영, RGP)를 하는 경우, catheter(도관, 카테터)를 urethra(요도), bladder(방광) 또는 ureter(요관)와 renal pelvis에 삽입한 후 contrast(조영제)를 주입한다. **Urography**(요로조영)도 urinary tract(요로)에 contrast(조영제)를 주입한 후 x-ray로 촬영하는 것을 가리키는 용어이다.

환자들은 contrast substance(조영제)에 함유된 iodine(아이오딘, 요오드) 때문에 부작용을 경험하기도 한다. 가벼운 부작용으로는 flushing(홍조), nausea(구역, 메스꺼움), 더운 느낌이나 tingling(저림), 두드러기 정도로 그치지만, 심한 경우 airway spasm(기도연축), laryngeal edema(후두부종), vasodilation(혈관확장), tachycardia(빈맥, 빠른맥)를 주 증상으로 하는 심한 부작용이 나타나 목숨을 잃을 수도 있다. 이런 중증 부작용이 나타나면 기도를 유지하고 ventilation(환기)을 즉시 시행하여야 하며 epinephrine(에피네프린, adrenaline, 아드레날린), corticosteroid(코티코스테로이드), antihistamine(항히스타민제) 등을 투여한다.

Digital imaging technique(디지털영상기술)은 일반적인 x-ray 영상이나 fluoroscopy(투시술)로 얻은 x-ray 영상을 강조하기 위해 사용될 수도 있다. 고화질의 영상을 얻기 위해 저용량의 x-ray가 사용되며, 디지털 영상은 네트워크를 통해 다른 지역으로 전송될 수도 있고, 컴퓨터 모니터에 띄워서 여러 사람들이 정보를 공유하는 진단 과정에 도움을 줄 수 있다.

Interventional Radiology(중재영상의학). Interventional radiologist(중재영상의학과의사)는 치료 또는 진단을 하기 위해 일반적으로 CT(컴퓨터단층촬영), ultrasound(초음파), fluoroscopic imaging(투시영상) 기기의 도움을 받아 invasive procedure(침습적시술)를 시행한다. **Fluoroscopy**(투시술)는 실시간비디오영상을 얻기 위해 x-ray와 fluorescent screen(형광스크린)을 사용한다. 시술 항목에는 percutaneous biopsy(피부경유생검), drainage catheter(배액도관, 배액카테터)의 설치, abscess(고름집, 농양)의 배액, 찢어진 혈관의 폐쇄, catheter를 통한 antibiotic(항생제)이나 chemotherapy agent(화학요법제)의 instillation(점적주입, 방울주입) 등이 포함된다. 또한, interventional radiologist는 간, 콩팥, 폐, 부신의 조직에 생긴 tumor(종양)에 대해 **radiofrequency ablation**(고주파열치료, RFA)을 시행하기도 한다. Neurointerventional radiologist(신경중재영상의학과의사)는 intracranial thrombolysis(두개내혈전용해), 머리와 목, 그리고 intracranial tumor(두개내종양, 머리속종양)의 embolization(색전형성, 색전술), extracranial angioplasty(두개외혈관성형술), stent(스텐트, 내관) 시술 등의 endovascular procedure(혈관내시술)를 시행한다. 이들은 intervertebral facet injection(추간관절면주사, 척추사이관절면주사), nerve root block(신경뿌리차단, 신경근차단), vertebroplasty(척추성형) 등의 비혈관적 시술을 시행하기도 한다. Vascular interventional radiologist(혈관중재영상의학과의사)는 varicose vein(정맥류)의 레이저 치료와 uterine fibroid embolization(자궁섬유증색전형성)을 시술한다.

Ultrasound Imaging(초음파영상)

Ultrasound imaging, 즉 **ultrasonography**(초음파검사)는 사람이 들을 수 있는 주파수의 범위를 넘어서는 고주파의 음파를 몸에 투사하여 이 음파가 신체의 조직에서 반사되면 이를 기록함으로써 내부 기관의 형태에 대한 정보를 얻는 방법이다. 초음파가 잘 전달되도록 gel(젤)을 피

20

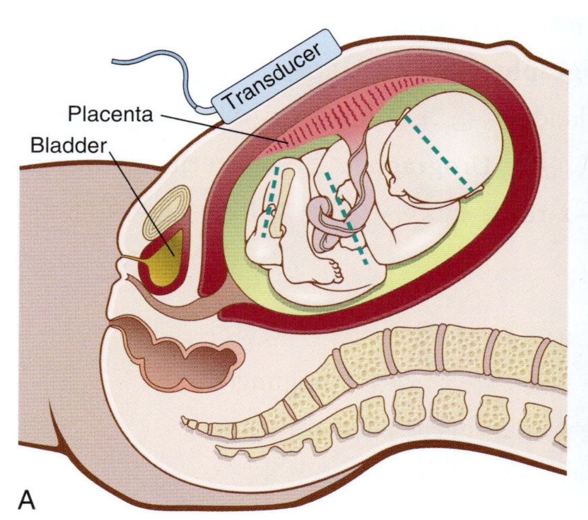

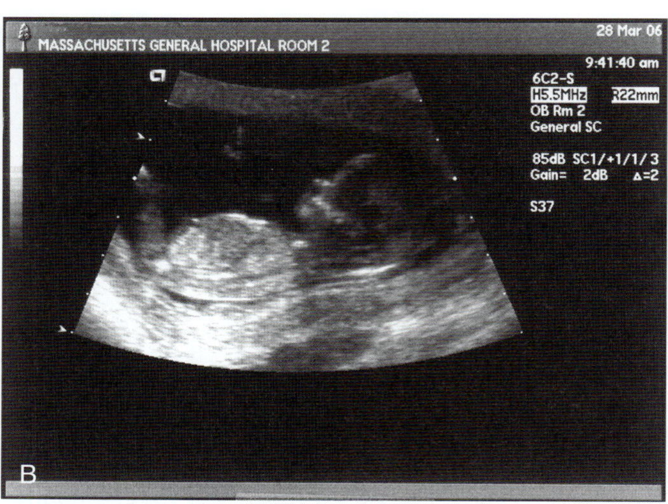

그림 20-7 A, Ultrasound imaging(초음파영상)**을 통한 fetal measurement**(태아 측정)**.** 쇄선은 태아의 머리, 배, femur(넓적다리뼈, 대퇴골)를 측정할 때 사용한 단면을 나타낸다. **B,** 임신 13주 태아의 **초음파 영상**. (*B, Courtesy Joelle Reidy.*)

부에 얇게 바른 후 **transducer**(변환기, 탐촉자) 또는 **probe**(탐색자, 더듬자)라는 기구를 피부 표면이나 가까이에 위치시킨다. Transducer에서는 짧은 음파가 반복적으로 방출된다. 이렇게 방출된 ultrasound wave(초음파)는 진행하면서 신체 조직을 통과하다가 밀도가 다른 조직이 맞닿아 있는 곳을 만나면 이를 감지한다. 이같이 음파가 신체의 여러 조직과 만나는 곳에서 반사되어 echo reflection(에코반사)이 형성되면 되돌아와 transducer에서 검출된다.

이 ultrasonic echo(초음파에코, 초음파반향)를 기록하면 초음파 기기가 위치한 신체 부위의 영상을 얻을 수 있다. 초음파 촬영의 기록물을 **sonogram**(초음파영상)이라고 한다.

Ultrasound imaging(초음파영상)은 radiologist(영상의학과의사, 영상의학과전문의)뿐 아니라 neurosurgeon(신경외과전문의)과 ophthalmologist(안과의사, 안과전문의)가 intracranial lesion(두개내병터, 머리속병변) 및 ophthalmic lesion(눈병터, 안구병변)을 진단할 때에도 사용된다. Cardiologist(심장전문의)는 heart valve(심장판막)와 혈관의 질환을 검사하기 위해 초음파 영상 기술을 사용하는데 이를 **echocardiography**(심초음파검사)라 하며, gastroenterologist(위장관병의사, 위장관병학자)는 digestive organ(소화기관) 외부에 있는 abdominal mass(배덩이, 복부종괴)의 위치를 알려고 할 때 이 방법을 사용한다. 또한, pulmonologist(호흡기전문의)도 bronchial tube(기관지) 외부에 생긴 lesion(병터, 병변)의 위치 파악과 조직 채취에 초음파 기술을 사용한다. Obstetrician(산과의사, 산과전문의) 및 gynecologist(부인과의사, 부인과전문의)는 single pregnancy(단일임신)인지 multiple pregnancy(다태임신)인지 감별하고, amniocentesis(양막천자, 양수천자)를 시행할 때 보조적으로 ultrasound imaging(초음파영상)을 사용한다. 또한, 이를 이용하여 benign tumor(양성종양) 및 malignant tumor(악성종양)의 영상을 얻고 fetus(태아)의 크기와 발달 정도를 측정하기도 한다. 다양한 fetal plane(태아촬영면)으로 촬영한 ultrasound image(초음파영상)는 태아의 머리, 배, femur(넓적다리뼈, 대퇴골)의 길이를 알 수 있는 근거가 된다(그림 20-7).

Ultrasound imaging(초음파영상)은 장점이 많이 있는데, 그중에서도 특히 음파는 ionizing(이온화)을 일으키지 않으므로 진단 목적으로 사용되는 에너지 범위에서는 조직 손상이 일어나지 않는다는 것이다. Ultrasound는 특히 물에서 아주 잘 전달되므로 환자는 검사 전에 물을 많이 마셔야 한다. 이렇게 하면 urinary bladder(방광)가 팽창하여, pelvis(골반) 및 abdomen(배, 복부) 안에 있는 기관이 더 잘 관찰된다.

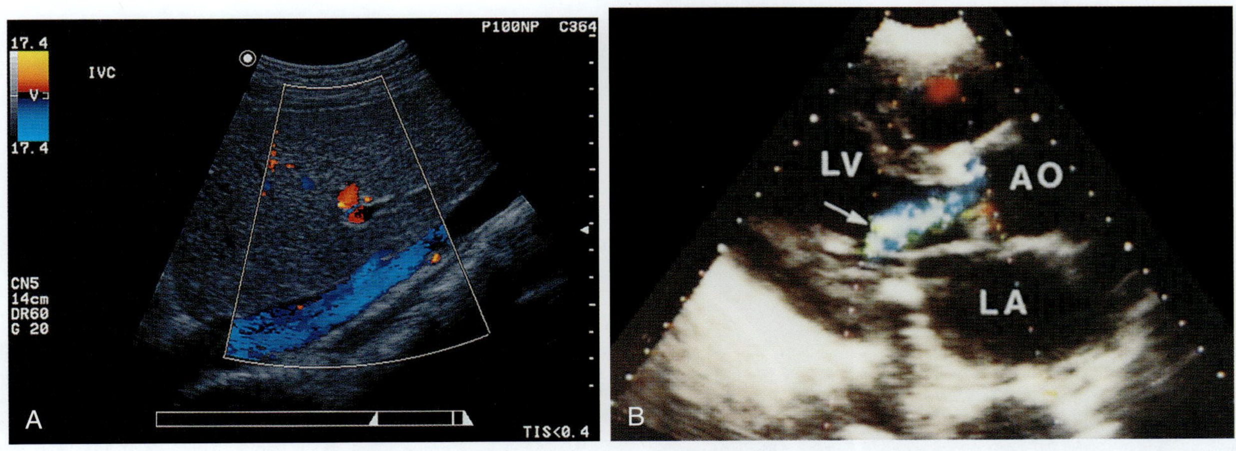

그림 20-8 **A,** Vena cava(대정맥, 파란색)의 영상을 보여주는 **Doppler ultrasound scan**(도플러초음파스캔) **B, Aortic regurgitation**(대동맥판역류)**이 있는 환자에서 color flow imaging**(색혈류영상)**을 볼 수 있다.** Aorta(AO, 대동맥)에서 나와 left ventricle(LV, 좌심실, 왼심실)로 들어가는 고속의 혈액 분출(화살표)이 밝은 빛깔로 관찰된다. 이 혈류의 중앙은 흰색, 가장자리는 파란 음영으로 처리되었다.

두 가지 ultrasound technique(초음파기술), 즉 **Doppler ultrasound**(도플러초음파)와 **color flow imaging**(색혈류영상)이 개발됨으로써 혈류 속도를 측정하는 것도 가능해졌다. 이런 방법은 stroke(뇌졸중) 위험이 있는 환자에서 주요 혈관의 영상을 통해 atherosclerotic plaque(죽상경화판, 죽경화판)에 의한 폐쇄가 있는지 검사하는 데 사용된다. 그림 20-8A와 B에는 Doppler ultrasound scanning(도플러초음파스캐닝)과 color flow imaging이 나타나 있다.

Interventional radiology(중재영상의학) 분야에서 ultrasonography(초음파검사)는 cyst(물혹, 낭종)의 needle biopsy(바늘생검)를 시행할 때 puncture(천자)하는 방향을 잡거나, amniocentesis(양막천자, 양수천자)를 할 때 바늘을 바르게 위치시키거나, brachytherapy(근접요법)로서 prostate(전립샘, 전립선) 안에 방사성 약물을 투약할 때도 사용된다. **Endoscopic ultrasonography**(내시경초음파검사)는 작은 ultrasound transducer(초음파변환기)를 endoscope(내시경)의 끝에 부착하여 몸 안에 삽입하여 촬영하는 방법이다. 이 방법은 gastroenterologist(위장관병의사, 위장관병학자)와 pulmonologist(호흡기전문의)가 digestive system(소화계통) 및 respiratory system(호흡계통)을 검사할 때 세밀하고 정확한 고화질의 영상을 얻으려 할 때 사용한다.

Magnetic Resonance Imaging(자기공명영상)

Magnetic resonance imaging(자기공명영상, MRI)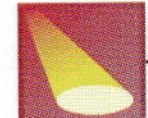에서는 x-ray(X선)가 아닌 magnetic field(자기장)와 radiowave(전파)가 사용된다. 강한 magnetic field(자기장)에 놓인 신체에 radiowave(전파)가 가해지면, 조직을 이루는 hydrogen proton(수소 양성자)에 alignment(정렬)와 synchronization(동

MRI와 CT Scanning의 비교

어떤 경우에 의사들은 MRI(자기공명영상)나 CT scanning(컴퓨터단층촬영)을 선택하는 것일까? 선택의 차이는 신체의 어느 부위를 촬영하고자 하는가에 좌우된다. 일반적으로, CT는 뼈, 폐, 가슴과 배의 solid mass(고체덩이, 고형종괴)를 촬영하는 데 좋은 반면, MRI는 물 분자가 많은 soft tissue(물렁조직, 연부조직)의 세밀한 부분을 관찰하기에 좋다.

CT

1. 뼈
2. 가슴의 lesion(병터) 및 pneumonia(폐렴)
3. head trauma(머리외상) 및 동맥 파열로 인한 뇌출혈

MRI

1. spinal cord(척수)와 뇌의 tumor(종양)
2. joint(관절), tendon(힘줄), ligament(인대)
3. 간의 mass(덩이, 종괴)
4. 머리와 목의 lesion(병터, 병변)

20

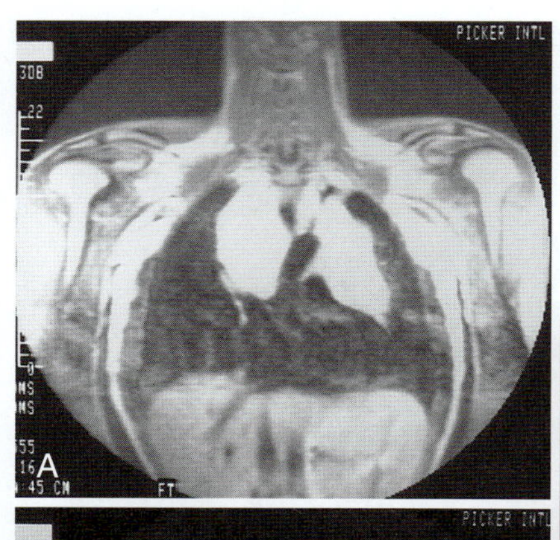

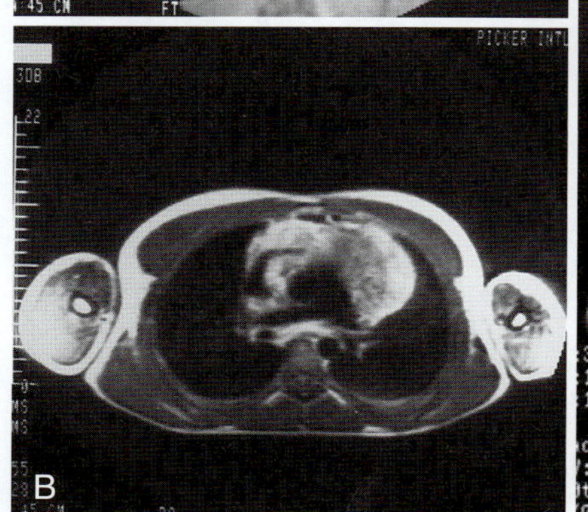

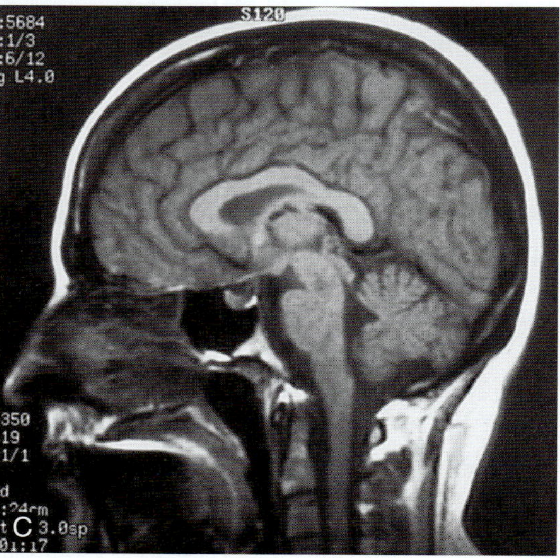

그림 20-9 Magnetic resonance image(자기공명영상). **A,** 상반신의 **frontal view**(**coronal view,** 관상영상). 가슴에 있는 흰 mass(덩이, 종괴)는 Hodgkin lymphoma(호지킨림프종)에 의한 lesion(병터, 병변)이다. **B,** 가슴에 mass가 있는 같은 환자의 상반신 **axial view**(**cross-sectional view,** 가로영상, 축영상). **C,** 머리의 **sagittal view**(**lateral view,** 측면영상)에서는 cerebrum(대뇌), ventricle(뇌실), cerebellum(소뇌), medulla oblongata(숨뇌, 연수)가 관찰된다.

시화, 동기화)이라는 현상이 생긴다. 이 같은 alignment(정렬)와 relaxation(이완)의 속도는 조직에 따라 차이가 크기 때문에 이를 이용하여 매우 정밀한 영상을 얻게 된다. 하지만 뼈는 수분이 거의 없어 MRI에서 잘 나타나지 않는다. 이 방법을 통해서 sagittal image(시상영상, lateral view, 측면영상), frontal image(coronal view, 관상영상), axial image(축면영상, cross-sectional view, 가로단면영상)는 물론(그림 20-9), 비스듬한 oblique plane(경사면)의 영상도 얻을 수 있다.

MRI(자기공명영상) 검사법에는 contrast(조영제)를 사용하는 방법과 사용하지 않는 방법이 있다. Contrast agent(조영제)로는 **gadolinium**(**Gd,** 가돌리늄)이 가장 많이 사용된다. CT에서 contrast인 iodine(아이오딘, 요오드)의 역할과 마찬가지로, gadolinium은 혈관과 조직을 명확히 보여주고, 병터를 감지하는 감도를 상승시키며, 정상 및 비정상적인 조직과 구조를 감별하는 데 도움을 준다. MRI는 soft tissue(물렁조직, 연부조직)의 영상이 뛰어나므로, 뇌의 edema(부종)를 확인하는 것은 물론, spinal cord(척수)의 직접 영상, 가슴과 배에서 tumor(종양)의 검출, cardiovascular system(심혈관계통)을 검사하기에 좋다.

MRI는 pacemaker(박동조율기)나 metallic implant(금속이식편)를 지닌 환자에서는 금기인데, 그 이유는 강한 자력으로 인해 이런 기구의 위치가 변하거나 오작동이 생길 수 있기 때문이다. 그러나 미국 Food and Drug Administration(FDA, 식품의약국)에서는 최근에 MRI를 시행해도 안전

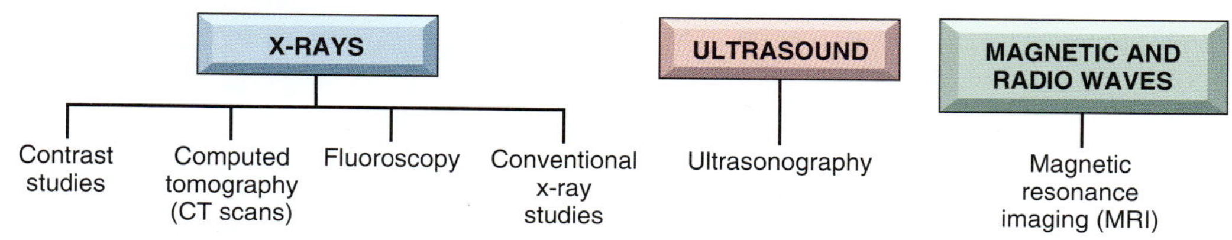

그림 20-10 Radiologic diagnostic technique(영상의학진단기법)**의 요약.**

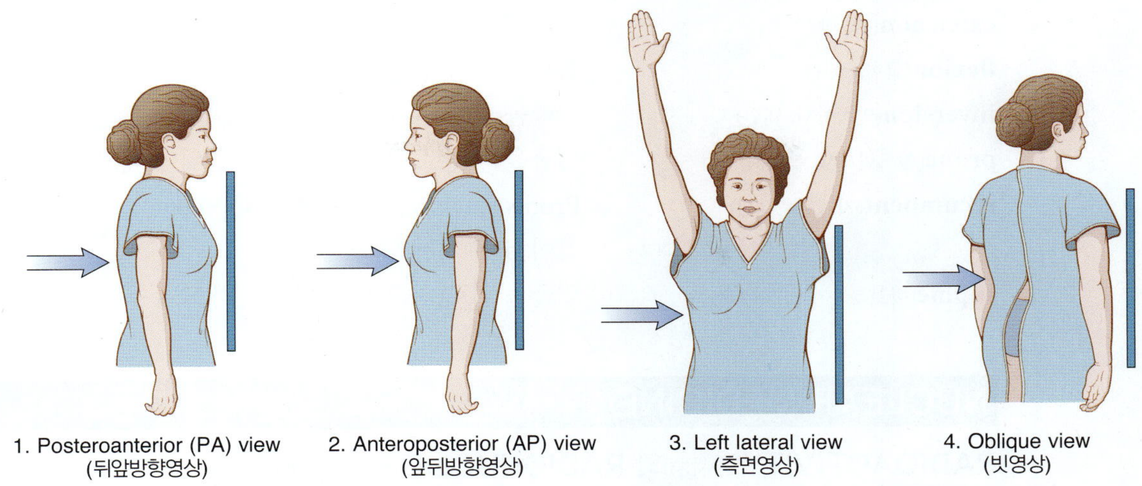

그림 20-11 X선 촬영할 때 여러 가지 자세. 화살표는 환자의 몸을 통과하는 x-ray 광선의 방향을 나타낸다.

한 새로운 pacemaker를 승인했다. MRI 검사 중에 들리는 딱딱거리는 큰 소리는 기구가 신체를 스캔하는 동안 magnetic field(자기장)의 pulsing(맥동파 생성)에 의해 유발되는 것이다.

진단에 사용되는 영상의학 기법을 그림 20-10에 요약하였다.

X-RAY POSITIONING(X선 촬영자세)

신체 부위를 촬영하는 radiograph(방사선영상)가 가장 좋은 영상을 얻으려면 환자, detector(검출기), x-ray tube(X선관)의 배열이 아주 적절하여야 한다. Radiologist(영상의학과의사, 영상의학과전문의)가 환자의 신체를 투과하는 X선의 진행 방향을 가리킬 때 사용하는 특수한 용어가 있다. 아래에 열거된 radiographic view(방사선영상)를 가리키는 용어는 환자를 기준으로 하여 환자에 대한 x-ray의 방향에 따라 정의되었으며, 그림 20-11에 이를 도해하였다.

1. **Posteroanterior view(PA view, 뒤앞방향영상).** Chest x-ray(가슴X선) 시에 가장 많이 선택되는 방향으로 x-ray(X선)가 신체 뒤에 놓은 광원에서 나와 앞에 놓인 검출기로 들어간다.
2. **Anteroposterior view(AP view, 전후상, 앞뒤방향영상).** X-ray는 앞에 놓인 광원에서 환자를 투과하여 뒤에 놓인 검출기로 들어간다.
3. **Lateral view(측면영상).** 왼쪽 lateral view(측면영상)의 경우, x-ray가 환자의 오른쪽에 위치한 광원으로부터 나와 환자 왼쪽에 놓인 검출기로 들어간다.
4. **Oblique view(빗영상, 경사영상).** X-ray는 perpendicular plane(수직면)에 대해 비스듬한 방향으로 진행한다. Oblique view로는 통상적인 PA view(뒤앞방향영상) 및 AP view(전후상)에서 가려지거나 다른 구조에 겹쳐진 부위 및 구조를 볼 수 있다.

다음 용어는 X선 검사 시에 환자의 몸 전체 또는 일부분의 자세를 설명하는 용어이다.

abduction(벌림, 외전) 신체의 정중선에서 멀어지는 움직임

adduction(모음, 내전) 신체의 정중선을 향해 다가오는 움직임

decubitus(누움, 누운자세) 누워 있는 자세. **Lateral decubitus**(옆누운자세, 측와위)란 모로 누워 있는 자세이다.

eversion(뒤집힘, 외번) 바깥을 향함.

extension(폄, 신전) 굽힌 팔다리를 펴거나 길이를 늘림.
flexion(굽힘, 굴곡) 몸의 일부를 굽힘.
inversion(안쪽들림, 내번) 안쪽을 향함
prone(엎드린자세, 복와위) 얼굴을 아래로 향하고 배를 바닥 위에 대고 엎드림.
recumbent(기대누운자세) Prone(엎드린자세, 복와위) 또는 supine(바로누운자세, 앙와위) 등과 같이 누운 자세.
supine(바로누운자세, 앙와위) 얼굴을 위로 하고 등을 바닥에 대고 누움.

NUCLEAR MEDICINE(핵의학)

RADIOACTIVITY(방사능)와 RADIONUCLIDE(방사성핵종)

Radioactivity(방사능)란 어떤 물질의 내부로부터 입자나 광선의 형태로 에너지가 자발적으로 방출되는 것을 가리킨다. **Radionuclide**(방사성핵종) 즉, **radioisotope**(방사성동위원소)는 붕괴되면서 이러한 고에너지 입자나 광선을 방출할 수 있는 물질이다. Radionuclide는 nuclear reactor(원자로), 또는 cyclotron(사이클로트론)과 같은 charged-particle accelerator(하전입자가속기)에 의해 생기거나 안정된 물질을 방사선으로 처리하여 물질이 분해되고 불안정해지면서 생성된다. **Half-life**(반감기)는 radioactive substance(방사능물질), 즉 radionuclide의 radioactivity(방사능)가 원래의 절반이 될 때까지 이들 물질이 붕괴하는 데 걸리는 시간이다. Radionuclide(방사성핵종)의 half-life(반감기)에 대한 정보가 중요한 이유는 radioactive substance(방사능물질)가 신체 안에서 얼마나 오래 radioactivity를 방출하는지 계산할 수 있기 때문이다. Half-life(반감기)는 영상의학 검사가 가능할 만큼 충분히 길어야 하면서도 환자가 radiation(방사선)에 노출되는 기간이 최소한이 되도록 가능한 한 짧아야 한다.

Radionuclide(방사성핵종)에서는 **alpha particle**(알파입자), **beta particle**(베타입자), **gamma ray**(감마선)의 세 종류의 radioactivity(방사능)가 방출된다. Gamma ray(감마선)는 alpha particle 및 beta particle보다 투과력과 ionizing power(이온화능)가 더 커서 의사들이 질병을 진단하고 치료하는 데 있어 특히 유용하다. **Technetium-99m**(^{99m}Tc, 99m테크네튬)은 half-life(반감기)가 6시간 정도이며 순수하게 gamma ray(감마선)만을 방출하는 물질이다. 이런 특성 때문에 영상의학 진단에서는 가장 많이 사용되는 radionuclide이다.

NUCLEAR MEDICINE TEST(핵의학검사): IN VITRO(생채외) 및 IN VIVO(생체내) 검사

핵의학과의사는 질병을 진단할 때 **in vitro**("유리시험관 안"을 의미) procedure(생체외검사)와 **in vivo**("신체 안"을 의미) procedure(생체내검사)를 시행한다. **In vitro** procedure(생체외검사)로는 radioactive chemical(방사성 화학물질)을 이용하여 혈액과 소변 가검물을 분석한다. 예를 들어, 생체외검사의 하나인 **radioimmunoassay**(방사면역측정, **RIA**)는 방사성 화학물질과 antibody(항체)를 사용하여 환자의 혈액에서 호르몬과 약물 성분을 검출하는 방법이다. 이 검사법은 미량의 성분까지도 검출할 수 있다. RIA는 환자의 혈액에서 심장 질환 약물인 digitalis(디기탈리스)의 양을 모니터하거나 신생아에게 hypothyroidism(갑상샘저하증)이 있는지 확인하는 데에 사용된다.

In vivo test(생체내검사)는 체내에 존재하는 radioactive substance(방사성물질)의 양을 검사하는 방법이다. 이런 방사성 물질은 기관의 기능을 검사하거나 기관의 영상을 얻기 위해 환자에게 직접 투여된다. 예를 들어 **tracer study**(추적자검사)에서는 특정한 radionuclide로 표지된 화학 물

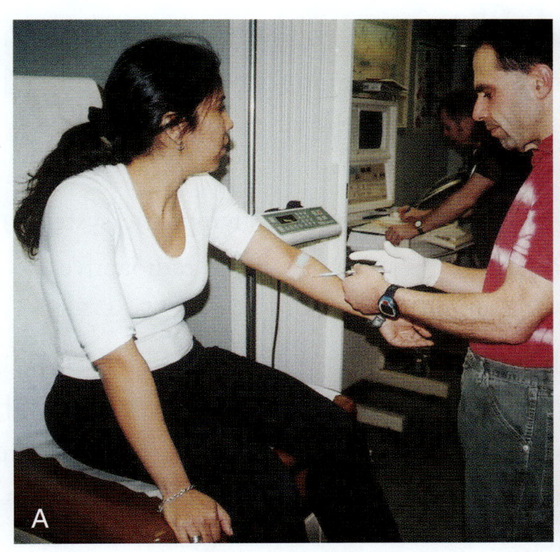
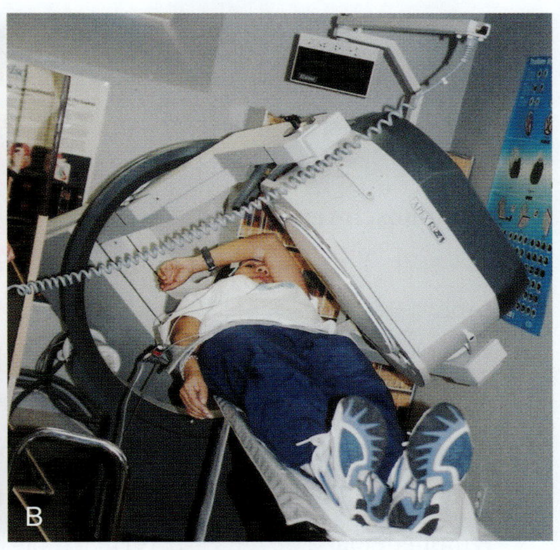

그림 20-12 A, 환자의 심장 기능을 검사하기 위해 radionuclide(방사성핵종)**를 intravenous injection**(정맥주사)**하고 있다. B, Gamma camera**(감마카메라)는 환자 주위를 회전하며 심장 근육에서 나오는 radioactivity(방사능)를 감지한다.

질이 환자에게 투여된다. 이처럼 radionuclide(방사성핵종)와 약물 또는 화학 물질이 결합된 것을 **radiopharmaceutical**(방사성의약품) 또는 **radiolabeled compound**(방사성표지화합물)라고 한다. 각각의 radiopharmaceutical은 특정한 기관에 집중되어 분포하도록 고안된다. Radionuclide가 방출하는 방사선을 수집하면 장기의 영상을 얻을 수 있다.

다양한 기관, 조직, 체액에서 radiopharmaceutical의 분포와 위치를 파악하기 위해서는 **gamma camera**(감마카메라)라는 감도 높은 외부검출기기가 사용된다(그림 20-12). 어떤 부위에서 radiopharmaceutical의 양은 gamma ray(감마선)의 방출량에 비례한다. Nuclear medicine(핵의학) 검사를 하면 어떤 기관의 구조보다 그 기관의 생리적 활동을 더 잘 알 수 있다.

체내에서 방사성물질의 분포를 추적하여 그 영상을 얻는 방법을 **radionuclide scanning**(방사성핵종스캐닝)이라고 한다. 여기서 **uptake**(섭취율)는 기관이나 조직으로 흡수되는 radiopharmaceutical의 양을 가리킨다.

체내 특정 기관의 영상을 얻기 위해 radiopharmaceutical(방사성의약품)을 투여하는 방법이 사용되기도 한다. 예를 들어 **lung scan**(폐스캔)을 할 때, 정맥으로 radiopharmaceutical을 투여하면 방사성 화합물이 폐의 모세혈관을 지나는 동안에 그 영상이 얻어지는데 이를 **perfusion study**(관류검사)라고 한다. 반면에 **ventilation study**(환기검사)에서는 radiolabeled gas(방사성표지기체, 방사성표지가스) 또는 그 aerosol(공기입자, 에어로졸)을 호흡하게 하여 alveolus(폐포)의 공간에 공기가 차면서 약품도 함께 채워져 영상을 얻게 된다. 이 두 방법을 결합한 **ventilation-perfusion study**(환기관류검사)는, 폐동맥에 blood clot(핏덩이, 피떡)이 걸리는 pulmonary embolism(폐색전증)을 검출하는 sensitivity(민감성)와 specificity(특이성)를 동시에 가진 진단 방법이다.

Radionuclide(방사성핵종)를 이용한 다른 진단 방법에는 다음 몇 가지가 더 있다.

1. **Bone scan**(뼈스캔). Technetium-99m(^{99m}Tc, 99m테크네튬)을 사용하여 phosphate(인산염)함유 성분을 표지하며 방법은 정맥을 통해 주입한다. 방사성물질로 표지된 phosphate compound(인산염화합물)는 주로 뼈에 흡수되며, 2~3시간 지나면 골격의 영상을 얻을 수 있다. 2, 3시간이 지나면 투여한 radiopharmaceutical(방사성의약품) 대부분이 소변으로 배출되므

로, 골격에 남아 있는 radioactive material(방사성물질)이 아주 뚜렷하게 관찰된다. 이 방법을 사용하면 골격에 infection(감염), inflammation(염증), tumor(종양) 등이 침범하였을 때 흡수가 증가되어 "hot spot(열점)"으로 나타나므로 이들을 검출할 수 있다. 476쪽의 그림 15-37을 참조하도록 한다.

2. **Lymphoscintigraphy**(림프섬광조영). 이 핵의학 검사법을 사용하면 lymphatic system(림프계통)의 영상, 즉 **scintigram**(섬광도)을 얻는다. 바늘이 작은 주사기로 radioactive isotope(방사성동위원소) 성분의 radiotracer(방사성추적자)를 피하조직 또는 더 깊은 부위에 투여한다. 그리고 나서 gamma camera(감마카메라)를 사용하여 해당 부위의 영상을 연속적으로 촬영한다. 의사들이 lymphoscintigraphy를 시행하는 경우로는 tumor(종양)에서 나온 lymph(림프)가 흘러 처음으로 가는 **sentinel lymph node**(감시림프절)를 찾을 때, lymph node(림프절)가 막힌 부위를 찾을 때, soft tissue(물렁조직, 연부조직)에 액체가 모여 붓게 되는 lymphedema(림프부종)를 확인하려 할 때이다.
3. **Positron emission tomography**(**PET, PET scan**, 양전자방출단층촬영). 이 radionuclide(방사성핵종) 검사법으로는 positron(양전자)이 방출하는 radioactivity(방사능)가 신체의 어느 부위에서 검출되는지 나타내는 영상을 얻는다. CT scan(컴퓨터단층촬영)과 비슷하지만, x-ray 및 contrast(조영제)가 아닌 radioisotope(방사성동위원소)가 사용된다. Radionuclide를 intravenous injection(정맥주사)하면 조직이 이것으로 표지되어 radionuclide가 존재하거나 이를 대사하는 부위가 강조되는 영상이 만들어진다. 가장 많이 사용되는 radionuclide는 radiolabeled fluorodeoxyglucose(18F-FDG, 방사성표지플루오르데옥시글루코스)이며 그 외에도 더 있다. PET scanning(양전자방출단층촬영)을 통해 schizophrenia(조현병, 정신분열병) 환자 뇌의 각 부분에서 glucose(포도당)의 대사가 동일하게 일어나지 않으며, 약물치료를 통해 이런 부위를 개선할 수 있다는 것이 밝혀졌다. Metabolic deficiency(대사결핍)가 있는 부위는 PET

20

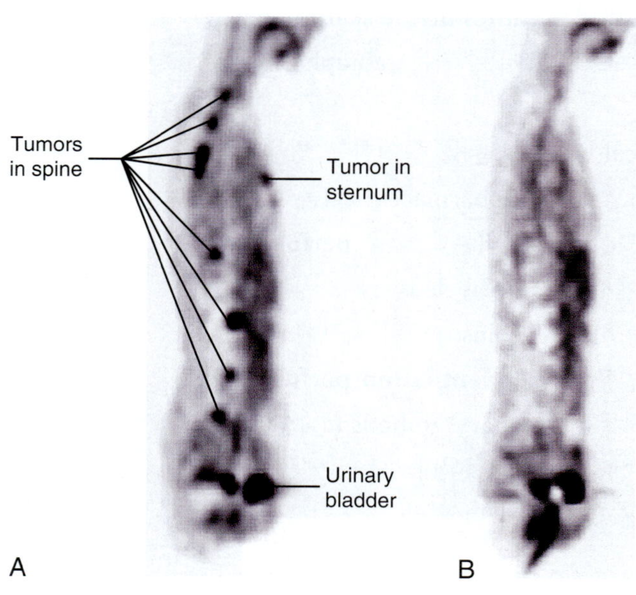

그림 20-13 **Whole-body sagittal PET**(전신시상면양전자방출단층촬영) **영상. A,** breast cancer(유방암)의 metastasis(전이)가 있는 환자에서 촬영한 **18F-FDG**(플루오르데옥시글루코스) **영상**. **짙은 반점**으로 나타난 많은 tumor(종양)가 spine(척추)과 sternum(복장뼈, 흉골)을 따라 관찰된다. **B, Chemotherapy**(화학요법) **시행 후에 촬영한 영상**에서 cancer(암)가 줄어든 것을 볼 수 있다.

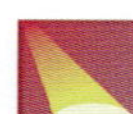

Scintigraphy(섬광조영)

Scintigraphy(섬광조영)는 radioisotope(방사성동위원소)를 사용하여 영상을 얻는 방법이다. 이 용어는 spark(불꽃)를 의미하는 라틴어 *scintilla*에서 유래하였다. Bone scintigraphy(뼈섬광조영)를 통상적으로 bone scan(뼈스캔)으로, lung scintigraphy(폐섬광조영)를 lung scan(폐스캔)으로 부르기도 한다.

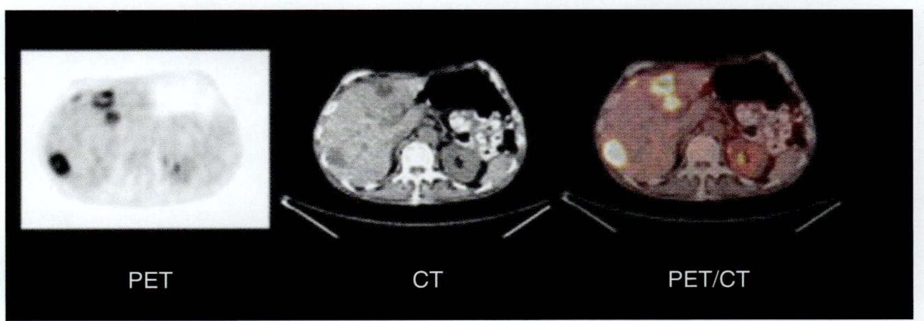

그림 20-14 **PET scan**(양전방출단층촬영), **CT scan**(컴퓨터단층촬영), **PET-CT scan**(PET-CT스캔)**의 비교**. *(Courtesy UPMC, University of Pittsburgh.)*

에 의해 정확히 검출되므로 stroke(뇌졸중), epilepsy(뇌전증), Alzheimer disease(알츠하이머병)와 같은 neurologic disorder(신경계질환)의 진단과 치료에도 도움이 된다. Infection(감염), inflammation(염증), tumor(종양)가 있는 부위는 metabolic activity(대사활성)의 증가로 인해 PET scan(양전자방출단층촬영)에서 hot spot(열점)으로 뚜렷하게 나타난다(그림 20-13).

4. **PET-CT scan**(PET-CT스캔). 이 방법은 PET(양전자방출단층촬영)나 CT(컴퓨터단층촬영) 단독 영상보다 더 정확한 영상을 얻기 위해 PET와 CT 검사법을 결합한 것이다. 그림 20-14를 참조한다. 이 방법은 cancer(암)와 그 metastasis(전이)를 검출하기 위해, 그리고 특히 cancer가 치료에 잘 듣는지 검사하려 할 때 사용하는 경우가 있다.
5. **Single photon emission computed tomography**(**SPECT**, 단일광자방출컴퓨터단층촬영술). 이 방법은 Tc-99m(99m테크네튬)과 같은 radioactive tracer(방사능추적자)를 정맥내 주입하여 얻은 여러 이미지를 컴퓨터를 사용하여 3차원 영상으로 재구성하는 방법이다. 임상적으로는 liver tumor(간종양), cardiac ischemia(심장허혈) 등을 검출하고 spine(척추) 골질환의 진행을 알 수 있다.
6. **Technetium Tc99m sestamibi scan**(**Cardiolite scan**, 99m테크네튬세스타미비스캔, 카디오라이트스캔). 이 방법은 radiopharmaceutical(방사성의약품)로서 technetium(테크네튬)을 정맥내 주입하고 심장 근육의 영상을 얻는 것이다. Exercise tolerance test(ETT, 운동내성검사)를 병행하여 ETT-MIBI scan을 할 수도 있다. **Mul**tiple **g**ated **a**cquisition scan(**MUGA** scan, 다중적관문획득스캔)에서는, Tc-99m을 정맥내 주입하여 heart wall(심장벽)을 이루는 근육의 움직임과 ventricle(심실)의 혈액 분출 능력, 즉 ejection fraction(박출률)을 평가한다.
7. **Thallium scan**(탈륨스캔). Myocardial perfusion(심근관류)을 평가할 때는 thallium-201(Tl-201, 탈륨201)을 정맥내 주입한다. Perfusion(관류)이 잘 되는 heart muscle cell(심근세포)에는 Tl-201(탈륨201)이 고농도로 존재하지만, myocardium(심근, 심장근육)에 infarct(경색)으로 인해 scar(흉터)가 있는 경우 thallium(탈륨)이 흡수되지 않아 "cold spot(냉각점)"으로 나타난다. 결손 부위에 ischemia(허혈)가 있는 경우는 cold spot이 나중에 채워져 이후에 얻은 영상에서는 "warm spot(온점)"이 되는 것으로 알 수 있다.
8. **Thyroid scan**(갑상샘스캔). Thyroid scan(갑상샘스캔, 갑상선스캔)을 할 때는 radionuclide(방사성핵종)로서 iodine(아이오딘, 요오드), 대개 iodine-123(I-123, 아이오딘-123)를 경구로 투여하면 thyroid gland(갑상샘, 갑상선)의 크기, 모양, 위치에 대한 영상을 얻을 수 있다. 다른 방법으로는 radioactive technetium(방사성테크네튬)을 정맥내로 투여할 수도 있다. Hyperfunction(기능항진)을 보이는 thyroid nodule(갑상샘결절), 즉 갑상샘의 adenoma(샘종)

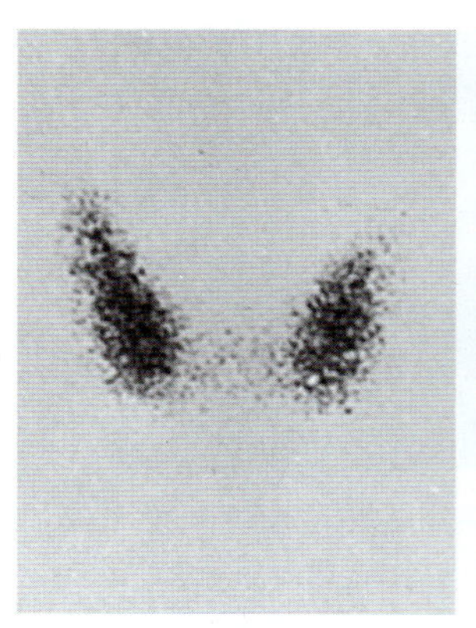
Normal(정상)

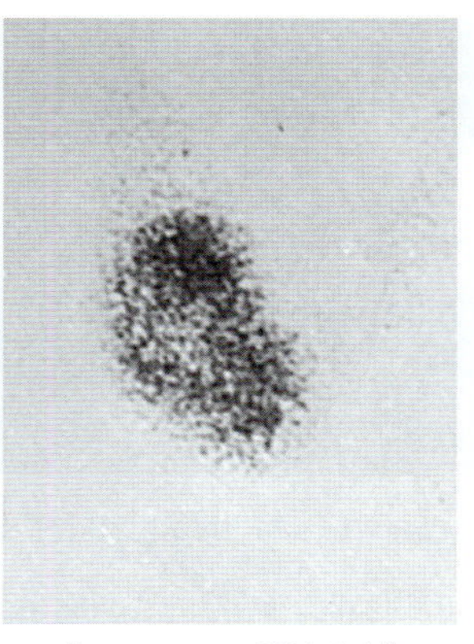
"Hot nodule(열성결절)"

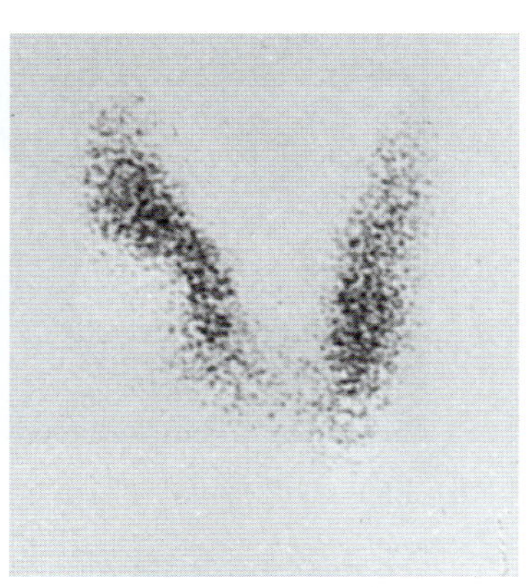
"Cold nodule(비기능결절)"

그림 20-15 I-123(아이오딘-123)**을 사용한 thyroid scan**(갑상샘스캔). "Hot nodule(열성결절)"은 radioactive iodine(방사성아이오딘)의 흡수가 증가하여 짙게 관찰되는 부위이며 active nodule(기능결절)을 의미한다. 결절이 benign(양성)이므로 예후가 양호하다. "Cold nodule(비기능결절, 찬결절)"은 흡수가 감소되는 부분으로 나타난다. 이것은 기능하지 않는 부위로서, 정상 조직에 malignancy(암)가 침범하였을 때 흔히 관찰되는 소견이다.

에는 높은 radioactivity(방사능)가 다량 축적될 수 있으며 "hot(열성)" 결절이라고 부른다. 이에 비해 thyroid carcinoma(갑상샘암, 갑상선암)에는 radioiodine(방사성아이오딘)이 잘 축적되지 않으며 따라서 영상에서 "cold" spot(냉각점)으로 나타난다. 그림 20-15는 thyroid scan(갑상샘스캔) 영상이다.

Radioactive iodine uptake(**RAIU**, 방사성아이오딘섭취율) 검사는 hyperthyroidism(갑상선항진증)이 있는 경우처럼 thyroid gland(갑상샘)의 기능을 측정하기 위해 시행된다. Radioiodine(방사성아이오딘)이라고도 하는 액체 또는 캡슐 상태의 radioactive(방사성) iodine(이 경우, I-131)을 환자에 투여하고, thyroid gland 위에 센서를 위치한다. 갑상샘은 다른 조직보다 흡수가 더 많이 일어나므로 그 위에 있는 센서에서 radioactive tracer(방사능추적자)로부터 방출된 gamma ray(감마선)가 검출된다. Hyperthyroidism(갑상샘항진증), thyroid nodule(갑상샘결절), thyroid cancer(갑상샘암)에 대하여 치료를 시행할 때는 이보다 더 많은 양의 radioiodine이 사용되기도 한다. 환자에게 I-131(아이오딘131)을 경구로 투여하면, 혈류로 들어가 thyroid gland로 운반되고 그곳에서 활동이 지나치게 증가한 갑상샘 조직을 파괴한다.

그림 20-16에는 진단에 사용되는 in vitro(생체외) 및 in vivo(생체외) nuclear medicine diagnostic test(핵의학진단검사)가 정리되어 있다.

NUCLEAR MEDICINE TESTS

IN VITRO	**Radioimmunoassay**
IN VIVO	**Tracer Studies:** Bone scan Lung scan (ventilation-perfusion) Lymphoscintigraphy PET/CT scan Positron emission tomography (PET) Radioactive iodine uptake (RAIU) Single photon emission computed tomography (SPECT) Technetium Tc 99m-sestamibi scan Thallium-201 scan Thyroid scan

그림 20-16 In vitro(생체외) **및 in vivo**(생체내) **nuclear medicine**(핵의학) **검사 방법.**

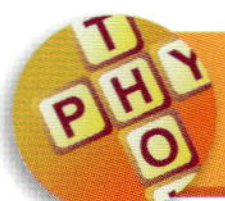

어휘

다음은 이 장에서 처음 소개되는 용어의 목록이다. 각 용어에 대한 간단한 정의를 알면 용어를 더 잘 이해하는 데 도움이 된다. 어려운 단어를 발음할 때는 653쪽에 있는 발음 항목을 참조하도록 한다.

computed tomography(CT, 컴퓨터단층촬영)	신체 특정 부위의 cross-sectional image(가로단면영상)를 생성하는 진단적 x-ray(X선) 검사법. 최근의 CT scanner(CT스캐너)는 3차원 입체 영상도 생성할 수 있다.
contrast study(조영제검사)	Contrast media(조영제)는 radiopaque material(방사선비투과물질)로서 잘 구별되지 않는 조직들 사이의 대비를 크게 하기 위해 투여한다.
gamma camera(감마카메라)	진단 목적으로 스캐닝할 때 radiopharmaceutical(방사성의약품)에서 방출된 gamma ray(감마선)를 검출하는 기기이다.
gamma ray(감마선)	Tracer study(추적자검사)에 사용되는 radioactive substance(방사능물질)에서 방출되는 고에너지 광선.
half-life(반감기)	Radioactive substance(방사능물질)가 붕괴에 의해 그 절반의 radioactivity(방사능)를 잃어버리는 데 걸리는 시간.
interventional radiology(중재영상의학)	Radiologist(영상의학과의사, 영상의학과전문의)가 진단 또는 치료의 목적으로 시행하는 술기. 그 예로는 mass(덩이, 종괴)의 needle biopsy(바늘생검), abscess(고름집, 농양)의 drainage(배농, 배액) 등이며, 일반적으로 CT(컴퓨터단층촬영술), ultrasound(초음파), fluoroscopy(투시술)의 보조하에 이루어진다.
in vitro(생체외)	살아있는 유기체의 바깥, 예를 들어 시험관 같은 곳에서 시행되거나, 측정되거나, 관찰되는 과정, 검사, 술기
in vivo(생체내)	살아있는 유기체 안에서 시행되거나, 측정되거나, 관찰되는 과정, 검사, 술기
ionization(이온화)	전기적으로 중성인 물질이 charged(하전된) 입자로 변화되는 것. X-ray(X선)는 조직에 있는 입자를 이온화시킨다.
magnetic resonance imaging(MRI, 자기공명영상)	Magnetic field(자기장)와 radio wave(전파)를 사용하여 신체의 sagittal image(시상영상), coronal image(관상영상), axial image(축영상) 등을 생성한다.
nuclear medicine(핵의학)	질병의 진단과 치료에 radioactive substance(방사능물질), 즉 radionuclide(방사성핵종)를 사용하는 의학 전문 분야.
positron emission tomography(PET, 양전자방출단층촬영)	Positron(양전자)을 방출하는 radioactive substance(방사능물질)를 정맥내 투여한 후 이 물질이 국소적으로 축적된 곳에서 세포의 대사를 알려주는 단면 영상을 얻을 수 있다. PET scan(양전자방출단층촬영영상)을 통해 대사 활성도를 알 수 있다.
radioimmunoassay(방사면역측정)	Radioactive chemical(방사능화학물질)과 antibody(항체)를 결합하여 환자 혈액의 물질 농도를 알아내는 데 사용되는 검사 방법.
radioisotope(방사성동위원소)	한 원소 물질의 radioactive form(방사성형태)으로서 radionuclide(방사성핵종)라고도 함.

radiolabeled compound(방사성표지화합물) Radiopharmaceutical(방사성의약품)로서 nuclear medicine(핵의학) 검사에 사용된다.

radiology(영상의학) X-ray(X선) 및 질병의 진단에 이를 사용하는 것에 대하여 연구하는 의학 전문 분야. Ultrasound(초음파) 및 magnetic wave(자파)와 같은 다른 형태의 에너지에 대한 연구도 포함된다. **Diagnostic radiology**(영상의학, 진단방사선과학)라고도 한다.

radiolucent(방사선투과-) X선이 잘 통과하는 특성을 가진. Radiolucent structure(방사선투과구조)는 x-ray 영상에서 검게 나타난다.

radionuclide(방사성핵종) 스스로 가진 에너지를 radiation(방사선)으로 방출하는 한 원소의 radioactive form(방사성형태). radioisotope(방사성동위원소).

radiopaque(방사선비투과-) X-ray(X선)가 잘 투과하지 않는 특성을 지닌. Radiopaque structure(방사선비투과구조)는 X선 영상에서 하얗게 나타난다.

radiopharmaceutical(방사성의약품) 화합물에 radionuclide(방사성핵종)를 결합시킨 radioactive drug(방사성약물)을 가리키며 진단용으로나 치료용으로 안전하게 투여할 수 있는 것. radiotracer(방사성추적자)라고도 한다. 그 하나의 예인 technetium-99m(99m테크네튬)은 albumin(알부민)에 결합시켜 lung perfusion(폐관류)을 검사하거나, DTPA에 결합시켜 renal imaging(신장영상화, 콩팥영상화)을 시행한다.

20

scan(스캔, 영상) Ultrasonography(초음파검사), radioactive tracer(방사능추적자) 검사, computed tomography(컴퓨터단층촬영), magnetic resonance imaging(자기공명영상) 등을 통해 얻은 신체의 어떤 부위, 기관이나 조직의 영상.

scintigraphy(섬광조영) 진단을 위해 radiopharmaceutical(방사성의약품)과 gamma camera(감마카메라)를 사용해서 영상을 얻는 nuclear medicine test(핵의학검사) 방법.

single photon emission computed tomography(SPECT, 단일광자방출컴퓨터단층촬영) Radioactive tracer(방사능추적자)를 정맥내 주입한 후 얻은 여러 영상을 컴퓨터를 사용하여 3차원 영상으로 재구성하는 검사 방법.

tagging(표지) Radionuclide(방사성핵종)를 화학물질에 부착시킨 다음 이 물질이 체내에서 이동하는 경로를 추적하는 것.

tracer study(추적자검사) Radionuclide(방사성핵종)를 label(표지, tag)로 사용하여 화학물질에 부착시킨 후 체내를 순환하게 하는 검사.

ultrasonography (US, U/S, 초음파검사) 고주파의 음파를 투사하고 이들이 신체에서 반사되어 나오는 반사파를 받아들여 검사하는 진단 기술.

ultrasound transducer(초음파변환기) Ultrasound signal(초음파신호)를 보내고 받아들이는 기능이 있는 손에 쥐고 조작하는 기기.

uptake(섭취율) Radionuclide(방사성핵종)가 기관이나 조직에 흡수되는 정도.

ventilation-perfusion study(V/Q scan, 환기관류검사) 두 종류의 스캔으로 이루어지며, ventilation scan(환기스캔)은 radiopharmaceutical(방사성의약품)을 흡입하여 측정하고 perfusion scan(관류스캔)은 radiopharmaceutical을 정맥내 주입하여 측정한다. Pulmonary embolism(폐색전증) 여부를 검사하는 데 사용한다.

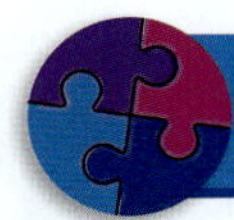

용어

다음 의학용어의 뜻을 빈칸에 기입하라.

연결형

연결형	의미	용어	의미
is/o	same(같은, 동일한)	radio**is**otope(방사성동위원소) *Top/o*는 장소, 위치라는 의미로, 한 원소의 *isotope*(동위원소)는 구조가 비슷하지만 원자량과 안정성은 다르다. *Radioisotope*(방사성동위원소), 즉 *radionuclide*(방사성핵종)는 어떤 원소의 불안정한 형태로서 *radioactivity*(방사능)를 방출하는 특징을 지닌다.	________
pharmaceut/o	drug(약, 약물)	radio**pharmaceut**ical(방사성의약품) 이 용어에서 *radi/o*는 *radioactive*(방사성)라는 의미를 가진다.	________
radi/o	X-ray(X선)	**radi**ographer(방사선촬영기사) **radi**ology(영상의학)	________ ________
son/o	sound(소리)	hystero**son**ogram(자궁초음파영상) *Saline solution*(식염수)을 *catheter*(도관, 카테터)를 사용하여 *vagina*(질)와 *cervical canal*(자궁경부관, 자궁목관)에 주입하여 *uterus*(자궁)를 채운 다음, *ultrasound imaging*(초음파영상)을 통해 검사한다.	________
therapeut/o	treatment(치료, 처치)	**therapeut**ic(치료-, 치료적)	________
vitr/o	glass(유리)	in **vitr**o(생체외, 시험관내)	________
viv/o	life(생명)	in **viv**o(생체내)	________

접미사

접미사	의미	용어	의미
-gram	record(기록, 기록물)	angio**gram**(혈관조영상) hysterosalpingo**gram**(자궁자궁관조영상, 자궁난관조영상) pyelo**gram**(신우조영상)	________ ________ ________
-graphy	process of recording(기록술, 기록법)	computed tomo**graphy**(컴퓨터단층촬영) 절단면의 영상에서 사용되는 것처럼 *tom/o*는 "절단하다"라는 의미를 가진다.	________
-lucent	to shine(빛나다)	radio**lucent**(방사선투과-) *X-ray* 영상에서 *radiolucent area*(방사선투과부위)부위는 *X*선이 많이 통과하였으므로 검게 나타난다.	________
-opaque	obscure(가려진, 눈에 띄지 않는, 뚜렷하지 않은)	radio**paque**(방사선비투과-) *X-ray* 영상에서 *radiopaque area*(방사선비투과부위)는 *X*선이 통과하지 못하였으므로 희거나 밝게 나타난다.	________

접두사

접두사	의미	용어	의미
echo-	a repeated sound(메아리)	**echo**cardiography(심초음파검사)	______________
ultra-	beyond(넘어서, 초과하는)	**ultra**sonography(초음파검사) 인간이 들을 수 있는 가청 범위를 넘어선 음파를 가리킨다.	______________

약어

Angio angiography(혈관조영)

AP anteroposterior(앞뒤방향, 전후)

Ba barium(바륨)

BE barium enema(바륨관장)

C-spine cervical spine(목뼈, 경추)

CT computed tomography(컴퓨터단층촬영)

CXR chest x-ray(가슴X선)

Decub decubitus(누운자세)

DICOM digital image communication in medicine—영상의학기기(CT scan 및 PACS 워크스테이션 등)에서 영상을 저장하고 기기들 사이에 영상을 전달하는 데 사용되는 표준 프로토콜

DI diagnostic imaging(진단영상)

DSA digital subtraction angiography(디지털감산혈관조영술)

ECHO echocardiography(심초음파검사)

EUS endoscopic ultrasonography(내시경초음파검사)

18F-FDG fluorodeoxyglucose(플루오르데옥시글루코스)—PET scanning(양전자방출단층촬영)에 사용되는 radiopharmaceutical(방사성의약품)

Gd gadolinium(가돌리늄)—MRI의 contrast agent(조영제)

I-123 radioactive iodine(방사성아이오딘, 방사성요오드)의 isotope(동위원소)—thyroid scan(갑상샘스캔)에 사용

I-131 radioactive iodine(방사성아이오딘)의 isotope(동위원소)—thyroid scan(갑상선스캔)과 같은 thyroid cancer(갑상선암)의 진단과 치료에 사용

IVP intravenous pyelogram(정맥신우조영사진)

KUB kidneys-ureters-bladder series(신장요관방광일반촬영)—contrast medium(조영제) 없이 이들 기관을 x-ray로 촬영하는 검사 방법

LAT lateral(가쪽, 외측, 측면)

LS film lumbosacral spine film(허리엉치뼈영상)

L-spine lumbar spine(허리뼈, 요추)

MDCT multidetector CT scanner(다중검출기컴퓨터단층촬영스캐너)

MR, MRI magnetic resonance(자기공명), magnetic resonance imaging(자기공명영상)

MRA magnetic resonance angiography(자기공명혈관조영)

MRV magnetic resonance venography(자기공명정맥조영)

MUGA multiple-gated acquisition scan(다중적관문획득스캔)—heart function(심장기능)에 대한 radioactive test(영상의학검사)

PA posteroanterior(뒤앞방향)

PACS	picture archival and communications system(영상저장및전송체계)—전통적인 영상의학 필름을 디지털 문서로 교체하여 여러 곳에서 접근할 수 있을 뿐 아니라 더 빨리 조회할 수 있도록 한 시스템	**SPECT**	single photon emission computed tomography(단일광자방출전산화단층촬영)—3차원 입체영상을 만드는 데는 radioactive substance(방사성물질)와 컴퓨터가 사용된다.
PET	positron emission tomography(양전자방출단층촬영)	**Tc-99m**	radioactive technetium(방사성테크네튬, 99m테크네튬)—심장, 뇌, 갑상샘, 간, 뼈, 폐의 스캔에 사용된다.
PET-CT	positron emission tomography—computed tomography(양전자방출단층촬영-컴퓨터단층촬영)—두 검사가 한 기기 안에서 이루어짐	**Tl-201**	thallium-201(탈륨201)—heart muscle(심근)을 스캔할 때 사용되는 radioisotope(방사성동위원소)이다.
RAIU	radioactive iodine uptake test(방사성아이오딘섭취율검사)—thyroid gland(갑상샘)의 기능을 검사하는 방법	**T-spine**	thoracic spine(등뼈, 흉추)
		UGI	upper gastrointestinal series(상부위장관조영)
RFA	radiofrequency ablation(고주파열치료)	**US, U/S**	ultrasound(초음파), ultrasonography(초음파검사)
SBFT	small bowel follow-through(소장전구간영상)	**V/Q scan**	폐의 ventilation-perfusion scan(환기관류스캔)[Q는 blood flow(혈류)의 속도 또는 blood volume(혈액량)을 의미함]

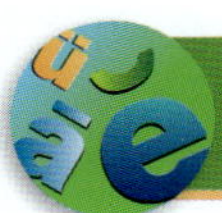

발음

이 장의 용어에 대한 내용을 복습하는 방법으로서 아래 빈칸에 용어의 뜻을 써넣으라. 또는 반대로 용어를 숙지한 다음 용어에 대한 당신의 설명에 맞는 용어를 써보는 방법도 있다. 철자가 맞는지 꼭 확인하기 바란다. 각 용어의 뒤에 있는 숫자는 이 책에서 그 용어의 정의나 용례가 나와 있는 페이지이므로 가보면 답이 옳은지 쉽게 확인할 수 있다.

발음기호 안내

ā: 에이 (예: āpe)	ă: 애 (예: ăpple)
ē: 이- (예: ēven)	ĕ: 에 (예: ĕvery)
ī: 아이 (예: īce)	ĭ: 이 (예: ĭnterest)
ō: 오우 (예: ōpen)	ŏ: 오 (예: pŏt)
ū: 유 (예: ūnit)	ŭ: 어 (예: ŭnder)

용어	발음	의미
abduction (643)	ăb-DŬK-shŭn	______
adduction (643)	ă-DŬK-shŭn	______
angiogram (651)	ĂN-jē-ō-grăm	______
anteroposterior (643)	ăn-tĕr-ō-pōs-TĒ-rē-ŏr	______
bone scan (645)	bōn skăn	______

용어	발음	의미
cholangiography (637)	kō-lăn-jē-ŎG-ră-fē	
computed tomography (649)	kŏm-PŪ-tĕd tō-MŎG-ră-fē	
contrast studies (649)	KŎN-trăst STŬD-ēz	
decubitus (643)	dĕ-KŪ-bĭ-tŭs	
echocardiography (652)	ĕk-ō-kăr-dē-ŎG-ră-fē	
eversion (643)	ē-VĔR-zhŭn	
extension (644)	ĕk-STĔN-shŭn	
flexion (644)	FLĔK-shŭn	
fluoroscopy (639)	floo-RŎS-kō-pē	
gamma camera (649)	GĂ-mă KĂM-ĕr-ă	
gamma rays (649)	GĂ-mă rāz	
half-life (644)	HĂF-līf	
hysterosalpingogram (651)	hĭs-tĕr-ō-săl-PĬNG-gō-grăm	
hysterosonogram (651)	hĭs-tĕr-ō-SŎN-ō-grăm	
interventional radiology (649)	ĭn-tĕr-VĔN-shŭn-ăl rā-dē-ŎL-ō-jē	
inversion (644)	ĭn-VĔR-zhŭn	
in vitro (649)	ĭn VĒ-trō	
in vivo (649)	ĭn VĒ-vō	
ionization (649)	ī-ŏn-ĭ-ZĀ-shŭn	
lymphoscintigraphy (646)	lĭm-fō-sĭn-TĬG-ră-fē	
magnetic resonance imaging (649)	măg-NĔT-ĭk RĔZ-ō-năns ĬM-ă-jĭng	
myelography (638)	mī-ĕ-LŎG-ră-fē	
nuclear medicine (649)	NOO-klē-ăr MĔD-ĭ-sĭn	
oblique (643)	ŏ-BLĒK	
PET-CT scan (647)	PĔT-CT scăn	
positron emission tomography (649)	PŎS-ĭ-trŏn ē-MĬSH-ŭn tō-MŎG-ră-fē	
posteroanterior (643)	pōs-tĕr-ō-ăn-TĒ-rē-ŏr	
prone (644)	prōn	
pyelogram (651)	PĪ-ē-lō-grăm	

용어	발음	의미
radiographer (651)	rā-dē-ŎG-ră-fĕr	
radioimmunoassay (649)	rā-dē-ō-ĭ-mū-nō-ĂS-ā	
radioisotope (649)	rā-dē-ō-Ī-sō-tōp	
radiolabeled compound (650)	rā-dē-ō-LĀ-bĕld KŎM-pownd	
radiology (650)	rā-dē-ŎL-ō-gē	
radiolucent (650)	rā-dē-ō-LOO-sĕnt	
radionuclide (650)	rā-dē-ō-NOO-klīd	
radiopaque (650)	rā-dē-ō-PĀK	
radiopharmaceutical (650)	rā-dē-ō-făr-mă-SOO-tĭ-kăl	
recumbent (644)	rē-KŬM-bĕnt	
scan (650)	scăn	
scintigraphy (650)	SĬN-tĕ-gră-fē	
single photon emission computed tomography (650)	SĬNG-l PHŌ-tŏn ē-MĬ-shŭn kŏm-PŪ-tĕd tō-MŎG-ră-fē	
sonogram (640)	SŎN-ō-grăm	
supine (644)	SOO-pīn	
tagging (650)	TĂG-ĭng	
technetium Tc99m sestamibi scan (647)	tĕk-NĒ-shē-ŭm Tc99m sĕs-tă-MĬ-bē skăn	
thallium scan (647)	THĂL-ē-ŭm skăn	
therapeutic (651)	thĕr-ă-PŪ-tik	
thyroid scan (647)	THĪ-rŏyd skăn	
tracer studies (650)	TRĀ-sĕr STŬ-dēz	
ultrasonography (650)	ŭl-tră-sō-NŎG-ră-fē	
ultrasound transducer (650)	ŭl-tră-SOWND trănz-DOO-sĕr	
uptake (650)	ŬP-tāk	
urography (639)	ū-RŎG-ră-fē	
ventilation-perfusion study (650)	vĕn-tĭ-LĀ-shŭn-pĕr-FŪ-zhŭn STŬ-dē	

20

CHAPTER
21

약리학
Pharmacology

번역: 박창교

단원 구성

단원 학습목표

- 약리학의 다양한 하위 전문분야를 설명할 수 있다.
- 다양한 투약 경로와 일정을 설명할 수 있다.
- 약을 분류하고 주요 작용과 부작용을 설명할 수 있다.
- 약리학과 관련된 연결형과 접두사를 사용하여 의학용어를 만들 수 있다.
- 새로 알게 된 지식을 건강진단서나 진료기록에 나오는 의학용어를 이해하는 데 적용할 수 있다.

서론

약은 질병을 예방하거나 치료하기 위하여 사용하는 물질이다. 일부 약은 뿌리, 잎, 열매와 같은 **식물**에서 얻을 수 있다. 식물에서 유래한 약의 예로는 심장약 digitalis(디기탈리스)를 들 수 있다. 페니실린과 같은 항생제는 곰팡이에서 얻는다. 또한 **동물**에서도 약을 얻을 수 있다. 예를 들어, 일부 제약사의 호르몬은 동물의 샘 분비물이고, 해독제는 뱀, 거미, 물거나 쏘는 독이 있는 그 밖의 다른 종 등의 독을 사용하여 만든다. 사실상 모든 약은 상업적인 목적으로 실험실에서 **synthesize**(합성)된다. **비타민**은 식물 또는 동물에서 분리되며 음식에 들어 있다.

Pharmacist(약사)는 **pharmacy**(약국)에서 의사의 지시서에 따라 약을 조제한다. 지시서는 **prescription**(처방)이라고 한다. 보건관리전문가로서 약사는 때때로 약에 관하여 진료의와 협의한다. 덧붙여 약사는 환자의 처방에 대한 질문에 답해야 한다.

Pharmacology(약리학)는 약의 발견, 성질, 사용에 관한 학문이다. **Pharmacologist**(약리학자)는 약에 관한 연구를 전문으로 하는 의학박사 또는 이학박사이다. 약리학은 여러 분야로 다시 나눌 수 있는데, **medicinal chemistry**(약용화학), **pharmacodynamics**(약력학), **pharmacokinetics**(약동학), **molecular pharmacology**(분자약리학), **chemotherapy**(화학요법), **toxicology**(독성학; 독물학) 등이 있다.

Medicinal chemistry(약용화학)는 신약합성, 화학 구조와 생물학적 효과의 관련성을 연구하는 학문이다. **Pharmacodynamics**(약력학)는 인체에서 약의 효과를 연구하는 학문이다. **Pharmacokinetics**(약동학)는 정해진 기간 동안의 약의 흡수(약이 어떻게 혈류에 도달하는지), 몸 구획 안으로 분포, 대사(몸 안에서 일어나는 약의 변화), 배설(몸으로부터 약의 제거)을 연구하는 학문이다.

Molecular pharmacology(분자약리학)는 세포의 DNA, RNA, 효소 등과 약의 상호작용을 연구하는 학문이며 약의 작용기전에 대한 중요한 정보를 제공한다.

Chemotherapy(화학요법)는 몸 안에서 미생물, 기생충, 악성 세포를 죽이는 약을 연구하는 학문이며, 감염병과 암 치료가 해당된다.

Toxicology(독성학)는 약과 화학물질이 몸에 미치는 해로운 효과를 연구하는 학문이다. 신약을 사람 대상으로 시험하기 전에 동물에서 먼저 독성학 연구를 하도록 법에 규정되어 있다. 독물학자는 해로운 약 효과에 대한 적절한 **antidote**(해독제)를 찾는 일에도 관심이 있다. 해독제는 원하지 않는 약 효과를 중화시키는 물질이다.

그림 21-1에 약리학의 하위 전문 분야를 정리하였다.

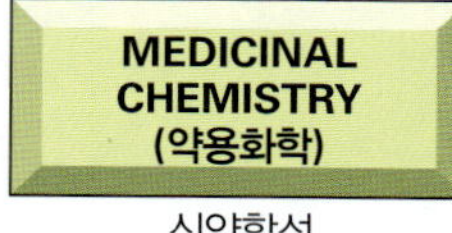

그림 21-1 약리학의 하위 전문 분야.

약품명

약은 세 가지 이름을 가질 수 있다. **Chemical name**(화학명)은 화학 구조를 구체적으로 명시하는 것으로 종종 길고 복잡하다.

Generic name(일반명)은 보통 짧고 덜 복잡한데 법률적, 과학적 이름이다. 일반명은 처음 제조사가 17년간 사용한 후 공공재산이 되며 이후에는 모든 제약회사가 사용할 수 있다. 각각의 약은 오직 한 가지 일반명만 있다.

Brand name(상표명)은 제약회사 각각의 사유재산이므로 아무나 사용할 수 없다. 상표명은 이름 앞 또는 뒤에 위첨자 ®을 붙여 등록된 상표명임을 표시한다. 약을 생산하는 제조사가 각각 다른 이름을 붙이기 때문에 상표명은 여러 가지가 있다. 의사가 특정 상표명으로 처방했을 때 약사는 이에 따라 조제해야 하며 다른 상표명의 약으로 대체할 수 없다. 영어 상표명의 첫 글자는 통상 대문자로 표기한다.

아래에 항생제 amoxicillin(아목시실린)의 화학명, 일반명, 상표명 예가 있다. 일반명은 하나뿐인데 상표명은 여러 가지인 것은 알 수 있다.

Chemical Name(화학명)	Generic Name(일반명)	Brand Names(상표명)
[2*S*,5*R*,6*R*]-6-[(*R*)-(-)-2-amino-2-(*p*-hydroxyphenyl)acetamido]-3,3-dimethyl-7-oxo-4-thia-1-azabicyclo[3.2.0]heptane-2-carboxylic acid	amoxicillin	Amoxil Polymox Trimox

21

투약

투약 경로(몸으로 약을 넣는 방법)는 약이 혈액으로 흡수되는 정도와 약 작용이 나타나는 속도, 지속 시간을 결정한다.

투약 방법은 다양하며 다음과 같다.

Oral administration(경구투여). 입을 통해 투여된 약은 위 또는 창자벽을 통과하여 혈류로 천천히 흡수된다. 이 방법은 환자는 간편하지만 몇 가지 단점이 있다. 약이 소화관 안에서 소화액에 의해 파괴되거나 창자벽을 통과할 수 없다면 약효는 나타나지 않는다. 신속한 약효가 필요한 경우 경구투여는 피해야 한다. 경구투약은 혈류로 완전히 흡수되는 데 몇 시간이 걸린다.

Sublingual administration(혀밑투여, 설하투여). 혀 밑에 둔 약은 침 속에서 녹게 되는데 몇몇 약은 흡수가 빠르다. Nitroglycerin(나이트로글리세린)은 협심증 발작(가슴통증)을 치료하기 위하여 이 방법으로 투여한다.

Rectal administration(직장투여, 곧창자투여). 좌약(약을 담고 있는 원추 모양 물체)과 용액을 직장으로 넣는다. 구역이나 구토가 있을 때와 같이 경구투여가 어려울 때 이 방법을 사용한다.

Parenteral administration(비경구투여, 비장관투여). 피부 아래, 근육, 정맥 또는 체강 속으로 **syringe**(주사기; 주입기) 바늘을 통해 약을 주사하는 것이다. 몇 가지 비경구주사와 점적주입 방법은 다음과 같다.

1. **Intracavitary instillation**(강내점적주입, 공간속점적주입). 복막강 또는 가슴막안과 같은 체강에 주사하는 것이다. 예를 들면, 악성 병 때문에 가슴막삼출이 있는 경우 가슴막안으로 약을 주입한다. 약이 가슴막 표면을 서로 유착시키면, 공간이 없어지고 삼출액이 차는 것을 막을 수 있다. 이 과정을 **pleurodesis**(가슴막유착)라고 한다.
2. **Intradermal injection**(진피내주사). 피부의 위층에 얕게 주사하는 것으로, 피부 알레르기 반응 검사를 할 때 주로 사용한다.
3. **Subcutaneous (hypodermic) injection**(피부밑주사, 피하주사, **subQ**). 작은 주사바늘을 사용하여 피부 밑 조직에 주입하는 것으로 보통 위팔, 넓적다리, 배에 주사한다. 인슐린은 이 방법으로 매일 주사한다.
4. **Intramuscular injection**(근육내주사, 근육주사, **IM**). 주로 엉덩이 또는 위팔 근육에 주사한다. 약이 피부를 자극하거나 많은 양을 투여해야 할 때 근육내주사를 사용한다.
5. **Intrathecal instillation**(수막내점적주입, 지주막내점적주입). 뇌와 척수를 감싸고 있는 뇌척수막 아래 공간에 점적주입하는 것이다. 메토트렉세이트(암 화학요법제)는 척추관을 침범한 백혈병 치료를 위해 수막내로 주입한다.
6. **Intravenous injection**(정맥내투여, **IV**). 정맥으로 직접 주사하는 것이다. 즉각적인 약효가 필요하거나 경구투여 후 혈류로 흡수가 잘되지 않을 때 사용한다. 약이 주변 조직으로 누출되면 자극과 염증을 유발하므로 숙련된 기술이 필요하다. 항암제 같은 약은 다량의 수액에 녹여 오랜 시간에 걸쳐 정맥내로 주입한다.

Inhalation(흡입). 코 또는 입으로 넣은 증기나 기체는 폐 속 공기주머니의 얇은 막을 통해 혈류로 흡수된다. **Aerosol**(공기입자, 에어로졸; 공기 중에 떠 있는 약 입자)은 마취제와 마찬가지로 흡입으로 투여한다. 에어로졸은 천식(폐 기도 연축)을 치료하기 위하여 사용한다.

Topical application(국소도포, 국소바름). 약을 피부나 점막 위에 국소적으로 바르는 것이다. **Antiseptic**(항패혈제; 소독제)과 **antipruritic**(가려움약)은 보통 연고, 크림, 로션으로 사용된다. **Transdermal patch**(피부경유부착포, 경피부착포)는 피부를 통해 약(호르몬대치요법을 위한 에스트로젠, 서서

표 21-1 약 투여 경로

Oral(경구)	Sublingual(혀밑, 설하)	Rectal(직장, 곧창자)	Parenteral(비경구)	Inhalation(흡입)	Topical(국소)
Caplet(당의정) Capsule(캡슐약) Tablet(알약, 정)	Tablet(알약, 정)	Suppositories(좌약)	Injection(주사)과 instillation(점적주입) Intracavitary(강내, 공간속) Intradermal(피부내) Intramuscular(IM, 근육내) Intrathecal(수막내) Intravenous(IV, 정맥내) Subcutaneous(subQ, 피부밑, 피하)	Aerosol(에어로졸)	Lotion(로션) Cream(크림) Ointment(연고) Transdermal patch(피부경유부착포)

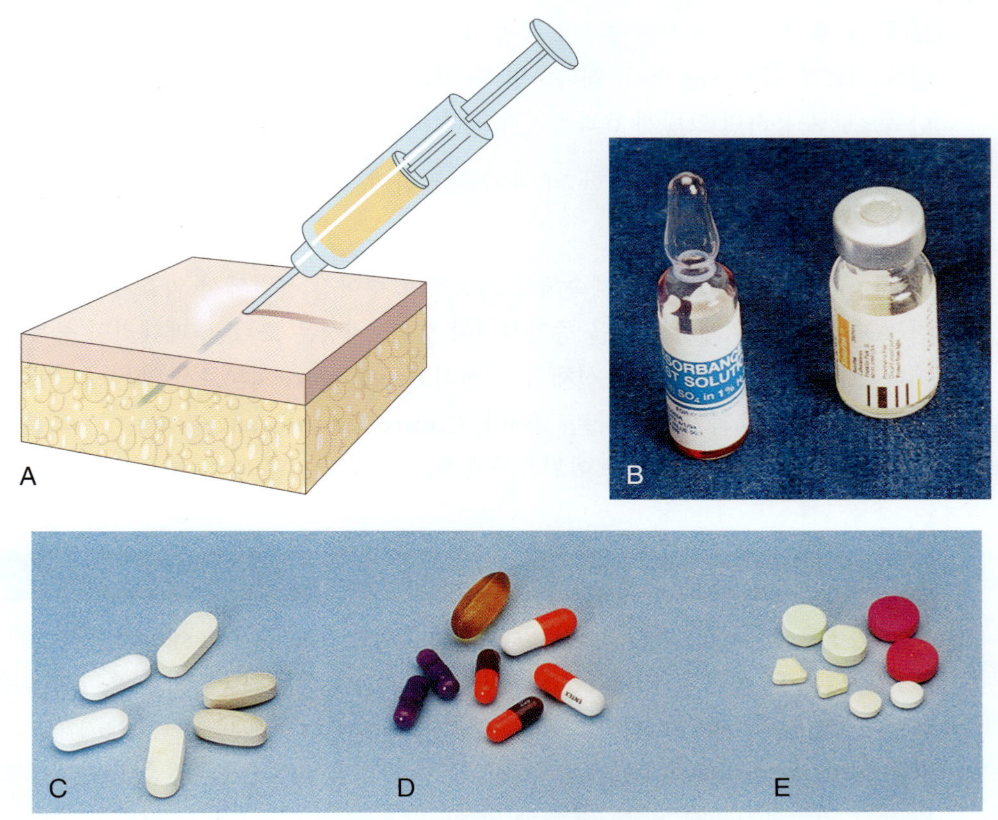

그림 21-2 약 투여를 위한 운반체의 예. A, 피부밑(피하) **주사기. B, 앰풀; 앰풀주사약**(1회 용량 약이 담긴 작은 유리 또는 플라스틱 무균 용기), **바이알**(고무로 밀폐하고 금속으로 둘러싼 유리 용기). **C, Caplet**[당의정; 캡슐(capsule)처럼 덮여 있지만 정제(tablet)처럼 단단함]. **D, 캡슐약**(약이 담긴 녹는 작은 용기, 보통 젤라틴으로 만듦). **E, Tablet**(알약, 정, 약을 담고 있는 작고 단단한 알약).

히 방출되는 통증 치료제, 금연프로그램을 위한 니코틴, 등)을 지속적으로 전달하기 위하여 사용한다.

표 21-1에 다양한 약 투여 경로가 요약되어 있다. 그림 21-2는 약 투여를 위한 운반체의 예를 보여주고 있다.

약의 작용과 상호작용

약은 몸으로 들어가서 특정 표적 또는 **receptor**(수용체)와 상호작용하여 효과를 나타낸다. 약은 세포막을 통과하여 세포 속 수용체에 도달하거나 세포 표면의 수용체와 반응한다. 약의 **dose**(용량, 투여량)는 투여한 약의 양을 말하며 보통 밀리그램(mg) 또는 그램(g) 단위이다. **Schedule**(일정)은 약을 투여하는 정확한 시간과 횟수를 말한다.

약이 혈류로 흡수된 후에는 몸속에서 다양한 작용과 상호작용이 일어난다.

Additive action(부가작용). 유사한 두 가지 약을 조합하여 사용한 효과가 각각의 효과를 **더한 것**과 같다면 이 약들은 부가적이라고 말한다. 예를 들어, 화학요법제 A가 종양의 10%를 죽이고 B가 20%를 죽인다면, A와 B를 함께 사용하면 종양의 30%를 죽일 것이다.

두 약이 부가 효과보다 작은 효과를 나타내면 **antagonistic**(대항적), 부가 효과보다 큰 효과를 나타내면 **synergistic**(상승적)이라고 한다.

Synergism(상승작용). 두 가지 약을 조합하면 각각의 약을 단독으로 사용할 때의 효과를 **더한 것**

보다 큰 효과가 나타나는 경우가 종종 있다. 예를 들면, 항생제 아이소나이아지드와 리팜핀은 결핵 치료에 함께 사용한다. 왜냐하면 두 약의 상승작용이 병을 치료할 수 있기 때문이다. 각각 단독으로 사용하면 그렇게 효과적이지 않다.

Response(반응). 바랐던 유익한 약 효과를 말하며, 고혈압약이 혈압을 낮추는 것을 예로 들 수 있다.

Tolerance(내성). 어떤 약은 계속해서 사용하면 주어진 용량에서 약효가 점점 줄어들어서 동일한 효과를 얻기 위해서는 양을 증가시켜야 한다. 내성은 모르핀, 메페리딘 중독(Demerol)의 특징이다. **Addiction**(중독, 탐닉)은 신체적, 정신적 **dependence**(의존)로서 약을 중단했을 때 약에 대한 갈망과 불쾌한 효과가 나타나는 것이다. **Controlled substance**(규제약물)는 의존을 일으키고 남용하거나 중독될 가능성이 큰 아편유사제 또는 마약과 같은 약이다.

약의 독성

약의 독성은 불쾌하고 잠재적으로 위험한 약 효과를 말한다. **Idiosyncrasy**(특이체질)는 예측할 수 없는 유형의 약 독성이다. 이것은 약 투여 후 발생하는 모든 예상 밖의 흔하지 않은 부작용을 말한다. 예를 들면, 페니실린은 몇몇 사람에서 **anaphylaxis**(급성중증과민증; 천식과 쇼크를 동반한 과민성) 같은 **idiosyncratic reaction**(특이약물반응)을 유발한다. 급성중증과민증는 이전에 접한 적이 있는 약 또는 이물질(항원)에 노출되었을 때 발생한다.

다른 유형의 약 독성은 아스피린 사용 후 위가 탈나는 것과 같이 어느 정도 예측할 수 있다. 의사는 처방하는 모든 약의 잠재적인 독성효과를 알도록 훈련받는다. 그러나 약을 사용할 때 실수하거나 사용한 약에 대한 개인 민감도 차이 때문에 **iatrogenic**(의인, 의원, 치료에 의해 발생한) 장애가 일어날 수 있다.

Side effect(부작용)는 약 사용에 의해 일상적으로 나타나는 불쾌한 효과이다. 치료용량 범위에서 종종 나타나며 일반적으로 참을 수 있고 약을 중단하면 없어진다. 예를 들면, 구역, 구토, 탈모는 암 치료에 사용하는 화학요법제의 흔한 부작용이다. 심한 알레르기 반응은 드물지만 생명을 위협할 수 있다.

Contraindication(금기)은 특정 약 사용이 위험하거나 문제를 일으킬 수 있는 환자상태 요인이다. 예를 들면, 콩팥기능상실이 있을 때 콩팥을 통해 제거되는 메토트렉세이트와 같은 약을 투여하는 것은 현명하지 못하다. 왜냐하면 약이 과다하게 몸에 축적되고 부작용이 유발되기 때문이다.

Drug resistance(약물저항성)는 약의 효율이 감소하는 것이다. 특정 환자에서 약이 질병을 조절할 수 없을 때 볼 수 있다. 저항은 세균병, 바이러스병, 암에서 중요한 돌연변이(유전자 변화) 때문에 발생한다.

약의 분류

아래는 적응증에 따른 약의 분류이다. 분류에 속하는 약은 참고하도록 표로 정리하였다(상표명은 대문자로 시작한다). 많은 유형의 약이 명사로 사용되지만, '관련된'을 의미하는 형용사 접미사인 -ic으로 끝나는 것에 주목하라.

항암제(화학요법약, 분자표적약, 면역요법약) 부분은 612~615쪽 19장에 있다.

ANALGESIC(진통제)

Analgesic(진통제; alges/o는 통증에 대한 민감도)은 통증을 줄이는 약이다. 강하지 않은 진통제는 근육통, 두통, 치통과 같이 가벼운 통증에서 중간 정도의 통증을 줄여준다. 좀 더 강한 진통제는 아편에서 유래한 **narcotic**(마약) 또는 **opioid**(아편유사제)이다. 이 약들은 혼미(무의식에 가까운 상태와 정신, 신체 활동 감소)를 유발한다. 의존을 일으키기 때문에 심한 통증을 없앨 때에만 사용하여야 한다.

일부 비마약성 진통제는 열, 통증, 염증을 감소시켜 관절 장애(골관절염과 류마티스관절염), 월경통, 경미한 손상 또는 감염에 의한 급성 통증에 사용한다. 이 약들은 코티손과 같은 스테로이드호르몬이 아니며 **nonsteroidal anti-inflammatory drug**(비스테로이드소염제, NSAID)으로 알려져 있다. NSAID는 조직에 작용하여 프로스타글랜딘(말초 통증 수용체를 민감하게 만드는 호르몬 같은 물질)을 억제한다. 새로 개발된 더 강한 NSAID는 COX-2(cyclooxygenase-2) 억제제이다. 이 약은 프로스타글랜딘이 만들어지는 것을 차단한다. 전통적인 NSAID와 마찬가지로 통증과 염증을 없애 주지만 위장관 부작용이 거의 없다. 하지만 핏덩이 형성과 심장발작(심근경색증) 위험을 증가시킬 수 있다. COX-2 억제제 예로는 Celebrex과 Bextra가 있으며, 다른 진통제와 함께 표 21-2에 열거하였다.

ANESTHETIC(마취제)

Anesthetic은 감각을 감소시키거나 없애는 약이다. 이 효과는 몸의 모든 조직에서 나타나서(**general anesthetic**, 전신마취제) 환자를 잠재우거나, 특정 부위에 제한적으로 나타날 수 있다(**local anesthetic**, 국소마취제). 전신마취제는 수술 과정 동안 사용한다. 전신마취제는 중추신경계통 활동을 억

21

표 21-2 ANALGESIC(진통제)과 ANESTHETIC(마취제)

ANALGESIC	Nonsteroidal Anti-inflammatory Drug (NSAID)
Mild	aspirin (Anacin, Ascriptin, Excedrin) celecoxib (Celebrex) diclofenac sodium (Voltaren) ibuprofen (Motrin, Advil) ketorolac (Toradol) naproxen (Aleve) valdecoxib (Bextra)
acetaminophen (Tylenol) aspirin	**ANESTHETIC**
Narcotic (Opioid)	**General**
codeine fentanyl patch (Duragesic) hydrocodone w/APAP* (Lortab, Vicodin) hydromorphone (Dilaudid) meperidine (Demerol) morphine oxycodone (OxyContin, Roxicodone) oxycodone with APAP* (Percocet, Roxicet, Endocet) tramadol (Ultram)	ketamine (Ketalar) nitrous oxide propofol (Diprivan) thiopental (Pentothal)
	Local
	lidocaine (Xylocaine) lidocaine-prilocaine (EMLA—eutectic mixture of local anesthetics) procaine (Novocain)

주: 괄호 속은 상표명.
*APAP, acetyl-*p*-aminophenol-acetaminophen (Tylenol, others).

제하고, 의식소실을 유발하며, 통증 지각을 차단한다. 국소마취제는 주사하거나 적용한 부위의 감각신경에서 통증 충동의 전도를 억제한다. 예로 국소에 Novocain(노보카인)을 주사하는 치과 마취를 들 수 있다.

표 21-2에 마취제의 예가 있다.

ANTIBIOTIC(항생제)과 ANTIVIRAL(항바이러스제)

Antibiotic은 미생물(세균, 효모균, 곰팡이)에서 만들어진 화학물질로서 세균, 곰팡이, 기생충을 억제(**bacteriostatic**, 균억제)하거나 죽인다(**bactericidal**, 살균). 항생제 사용(페니실린이 1940년대에 처음으로 널리 사용됨)은 폐렴, 요로감염, 사슬알균인두염("strep throat") 등의 치료를 가능하게 했다. 항생제는 강력한 약이기 때문에 사용할 때 주의를 기울여야 한다. 다른 모든 약과 마찬가지로 부작용이 있다. 또한 무분별한 항생제 사용은 특정 약에 대해 저항하는 세균과 곰팡이를 만들게 된다. 이들 저항 세균에 의한 감염이 퍼지게 되면 치료가 어렵거나 불가능하게 된다.

Antifungal drug(항곰팡이제)은 곰팡이 감염을 치료한다. 이 감염은 피부(ringworm, 백선, 버짐), 질[moniliasis(모닐리아증) 또는 candidiasis(칸디다증)], 입, 혈류, 폐에서 흔히 발생한다. **Antitubercular**

표 21-3 ANTIBIOTIC(항생제)과 ANTIVIRAL(항바이러스제)

ANTIBIOTIC	**Penicillin**—*bactericidal*
Antifungal Drug	amoxicillin trihydrate (Amoxil, Trimox) amoxicillin with clavulanate (Augmentin) oxacillin (Bactocill)
amphotericin B (Fungilin) clotrimazole (Lotrimin, Mycelex) econazole topical (Spectazole) fluconazole (Diflucan) itraconazole (Sporanox) miconazole (Monistat) nystatin (Nilstat) terbinafine (Lamisil)	**Quinolone**—*bactericidal and wide-spectrum* ciprofloxacin (Cipro) levofloxacin (Levaquin) ofloxacin (Floxin) **Sulfonamide or *Sulfa Drug***—*bactericidal*
Antiturburcular Drug	sulfamethoxazole with trimethoprim (Bactrim)
ethambutol (Myambutol) isoniazid [INH] (Nydrazid) *p*-aminosalicylic acid granules (PASER) rifampin (Rifadin)	**Tetracycline**—*bacteriostatic* doxycycline tetracycline
Cephalosporin—*bactericidal and similar to penicillin*	**ANTIVIRAL DRUG**
ceftazidime (Fortaz) cefuroxime axetil (Ceftin) **Macrolide**—*bacteriostatic* azithromycin (Zithromax) clarithromycin (Biaxin) erythromycin (Ery-Tab)	acyclovir (Zovirax) efavirenz + tenofovirt + emtricitabine (Atripla)* entecavir (Baraclude)** indinavir (Crixivan)† lamivudine (Epivir)‡ ribavirin (Copegus, Rebetol) simeprevir (Olysio) sofosbuvir (Sovaldi)

주: 괄호 속은 상표명.
*Anti-HIV combination drug—all in one combination tablet.
†Anti-HIV drug—protease inhibitor.
‡Anti-HIV drug—nucleoside reverse transcriptase inhibitor (NRTI).
**Anti-hepatitis B drug.

drug(항결핵제)은 만성이고 종종 약제내성을 보이는 감염인 결핵을 치료한다.

Antiviral drug은 포진바이러스, 엡스타인-바 바이러스, 거대세포바이러스(CMV), 사람면역결핍바이러스(HIV), C형간염바이러스와 같은 바이러스 감염 때 사용한다.

표 21-3에 항곰팡이제, 항결핵제와 같은 항생제와 항바이러스제의 유형과 각각의 예를 열거하였다.

ANTICOAGULANT(항응고제)와 ANTIPLATELET DRUG(항혈소판제)

Anticoagulant는 혈액의 응고를 막는다. 항응고제는 혈전증과 색전증이 있는 상태일 때 혈관에서 핏덩이가 만들어지는 것을 막거나 만들어진 핏덩이를 분해한다. 수혈에 사용할 보존 혈액의 응고를 막기 위해서도 사용한다. **Heparin**(헤파린)은 돼지의 내장 또는 소의 폐에서 정제한 천연 항응고제이다. 백혈구의 과립에서도 발견된다. 좀 더 안심하고 투여할 수 있는 형태인 저분자량 헤파린(Fragmin, Lovenox)은 매일 환자 스스로 투여할 수 있다. 기존 헤파린을 사용할 때 시행해야 했던 혈액응고능력에 대한 모니터링이 필요 없다. **Warfarin**(와파린, **Coumadin**)을 포함하여 다른 항응고제는 화학적으로 합성되었다. 와파린은 혈액에서 몇 가지 응고 인자가 만들어지는 것을 차단한다. 이 작용은 비타민 K에 의해 반전된다. **Tissue-type plasminogen activator**(조직플라스미노겐활성제, **tPA**)는 핏덩이를 녹이므로 심근경색증 후 막힌 혈관을 열기 위하여 사용한다.

뇌졸중 위험을 크게 낮추는 새로운 항응고제는 **NOAC**(new oral anticoagulants)라고 하며 예로는 apixaban(아픽사반; Eliquis), dabigatran(다비가트란; Pradaxa), rivaroxaban(리바록사반; Xarelto)이 있다.

Antiplatelet drug(항혈소판제)은 혈소판들이 서로 달라붙는 성향을 감소시킨다. 아스피린은 항혈소판제로서 관상동맥병 환자와 심장발작이 있었던 사람이 예방 차원에서 매일 복용하도록 권장된다. Clopidogrel(클로피도그렐; Plavix)은 혈소판이 응괴를 형성하는 것을 억제하고 심장발작, 혈관성형술 같은 혈관시술 후에 응고를 막기 위하여 사용한다.

표 21-4에 항응고제와 항혈소판제를 열거하였다.

ANTICONVULSANT(항경련제)

Anticonvulsant(항경련제)는 다양한 유형의 발작장애 또는 뇌전증에서 경련을 예방하거나 빈도를 줄인다. 가장 알맞은 항경련제는 정상 뇌기능에는 영향을 미치지 않으면서 흉터나 종양 부위에서 발생하는 비정상 자발 뇌활동을 억제한다. 표 21-4에 항경련제의 예를 열거하였다.

ANTIDEPRESSANT(항우울제)와 ANTI-ALZHEIMER DRUG(항알츠하이머제)

Antidepressant(항우울제)는 우울증 증상을 치료한다. 항우울제는 기분을 좋게 하고, 신체활동과 주의력을 증가시키며, 식욕과 수면양상을 개선할 수 있다. 많은 항우울제가 어느 정도 진정제 효과도 가지고 있어 심하지 않은 경우 불안과 관련된 우울증도 치료할 수 있다.

많은 종류의 항우울제는 시냅스(신경세포 사이 공간)에서 신경전달물질의 제거(재섭취)를 차단해서 신경전달물질의 작용을 증가시킨다. 여기에는 **tricyclic antidepressant**(삼환계 항우울제, **TCA**)와 **selective serotonin reuptake inhibitor**(선택세로토닌재흡수억제제, **SSRI**)가 해당된다. 다른 항우울제는 **monoamine oxidase inhibitor**(모노아민산화효소억제제, **MAOI**)인데, 신경전달물질을 불활성화시키는 효소인 모노아민산화효소를 봉쇄해서 신경전달물질이 작용하는 시간을 증가시킨다.

Lithium(리튬)은 양극성장애(조울병)가 있을 때 기분 동요와 예측하기 힘든 행동을 안정화시키

표 21-4 ANTICOAGULANT(항응고제)와 ANTIPLATELET DRUG(항혈소판제), ANTICONVULSANT(항경련제), ANTIDEPRESSANTS(항우울제), ANTI-ALZHEIMER DRUG(항알츠하이머제), ANTIDIABETIC(당뇨병약)

ANTICOAGULANT AND ANTIPLATELET DRUG	ANTI-ALZHEIMER DRUG
apixaban (Eliquis) aspirin clopidogrel (Plavix) dabigatran (Pradaxa) dalteparin (Fragmin)* enoxaparin sodium (Lovenox)* lepirudin (Refludan)† prasugrel (Effient) rivaroxaban (Xarelto) ticagrelor (Brilinta) tissue plasminogen activator [tPA] warfarin (Coumadin)	donepezil (Aricept) memantine (Namenda) **ANTIDIABETIC** **Insulin** *Rapid-acting* insulin aspart (NovoLog) insulin glulisine (Apidra) insulin lispro (Humalog) *Short-acting* insulin regulator (Humulin R)
ANTICONVULSANT	*Intermediate-acting* insulin NPH (Humulin N)
carbamazepine (Tegretol) felbamate (Felbatol) gabapentin (Neurontin) levetiracetam (Keppra) phenytoin sodium (Dilantin) pregabalin (Lyrica) valproic acid (Depakote)	*Long-acting* insulin detemir (Levemir) insulin glargine (Lantus) insulin zinc suspension (Ultralente)
ANTIDEPRESSANT	**Other Diabetes Drug—Oral**
amitriptyline (Elavil)‡ bupropion (Wellbutrin SR) citalopram hydrobromide (Celexa)§ duloxetine (Cymbalta) escitalopram (Lexapro)§ fluoxetine (Prozac)§ paroxetine (Paxil)§ sertraline (Zoloft)§ trazodone (Desyrel)§	acarbose (Precose)—alpha-glucosidase inhibitor glipizide (Glucotrol XL)—sulfonylurea glyburide (Diabeta, Micronase)—sulfonylurea metformin (Glucophage)—biguanide pioglitazone (Actos)—thiazolidinedione repaglinide (Prandin)—meglitinide rosiglitazone (Avandia)—thiazolidinedione

주: 괄호 속은 상표명.
*Low-molecular-weight heparin.
†의료용 거머리의 침으로부터 유래.
‡Tricyclic antidepressant drug.
§Selective serotonin reuptake inhibitor (SSRI).

기 위하여 사용하는 약이다.

Anti-Alzheimer drug(항알츠하이머제)은 알츠하이머병의 증상을 치료하기 위하여 사용한다. 뇌의 신경전달물질(acetylcholine)을 증가시키거나 농도가 높으면 뇌세포를 죽일 수 있는 신경전달물질(glutamate)로부터 뇌세포를 보호하는 작용을 한다. 표 21-4에 항우울제와 항알츠하이머제의 예를 열거하였다.

ANTIDIABETIC(당뇨병약)

Antidiabetic은 diabetes mellitus(당뇨병; 호르몬인 인슐린이 분비되지 않거나 신체 조직이 인슐린에 무감응인 상태)를 치료하기 위하여 사용한다. 제1형 당뇨병 환자는 어린이 또는 10대 후반에서 20대 초반일 때부터 인슐린이 생산되지 않아서 매일 **insulin**(인슐린) 주사를 맞아야 한다. 재조합 DNA 연구를 통해 생산된 사람인슐린과 합성유도체가 당뇨병 치료에 있어서 동물-유래 인슐린을 거의 대체하였다. 신속작용인슐린은 15~30분에 효과가 나타나서 3~5시간 지속된다. 단기작용인슐린은 30분 내에 효과가 나타나서 5~8시간 지속된다. 지속작용인슐린은 1~3시간에 효과가 나타나서 24~36시간 지속된다.

제2형 당뇨병 환자는 보통 나이가 많이 들었을 때 발생하며 인슐린에 대해 무감응 상태이다. 이 당뇨병은 식사에서 당을 제한하거나 **oral antidiabetic drug**(경구용 당뇨병약)을 복용하면 잘 조절된다. 경구용 당뇨병약은 **sulfonylurea**(설포닐유레아; 인슐린 분비를 자극해서 혈당을 낮춤), **biguanide**(바이구아니드; 인슐린에 대한 몸의 민감도를 증가시키고, 간에서 포도당 생성을 감소시킴), **alpha-glucosidase inhibitor**(알파글루코시디아제억제제; 당분해효소를 일시적으로 차단), **thiazolidinedione**(티아졸리디네디온; 조직으로 포도당 섭취 촉진), **meglitinide**(메글리티나이드, 췌장의 베타세포에서 인슐린 분비를 자극) 등이 있다.

Insulin pump(인슐린펌프)는 환자 허리에 차는 장치로서 복부에 삽입한 피부밑 주사바늘을 통해 원하는 양만큼 주기적으로 인슐린을 주입한다.

표 21-4에 당뇨병약을 열거하였다.

ANTIHISTAMINE(항히스타민제)

Antihistamine은 알레르기 반응 때 몸에서 유리되는 히스타민의 작용을 차단한다. 히스타민은 두드러기, 기관지 천식, 건초열, 심한 경우 **anaphylactic shock**(급성중증과민반응쇼크; 호흡곤란, 저혈압, 의식상실) 같은 알레르기 증상을 일으킨다. 항히스타민제는 알레르기 반응을 치료하지는 못하지만 증상은 완화할 수 있다. 많은 항히스타민제가 강력한 **antiemetic**(항구토) 작용이 있어 멀미를 예방하는 데 사용된다. 항히스타민제의 가장 흔한 부작용은 졸음, 흐려 보임, 떨림, 소화불량, 조화운동불능이다.

표 21-5에 흔한 항히스타민제를 열거하였다.

ANTIOSTEOPOROSIS DRUG(항골다공증약)

골다공증은 골밀도가 감소하는 것이 특징인 병이다. 칼슘, 비타민 D, 에스트로젠은 뼈에 칼슘이 침착되는 것을 증가시킬 수 있다. 골다공증을 치료하기 위하여 몇 가지 약이 사용되고 있다. **Bisphosphonate**(비스포스포네이트)는 뼈의 소실을 막을 수 있고, 호르몬 유사 약인 **selective estrogen receptor modulator**(선택적에스트로젠수용체조절제, SERM)는 뼈 형성을 증가시킨다. 표 21-5 참조.

CARDIOVASCULAR DRUG(심장혈관약)

심장혈관약은 심장 또는 혈관에 작용하여 고혈압, 협심증(심장근육으로 산소 전달 감소로 인한 통증), 심근경색증, 울혈심부전, 부정맥을 치료한다. 다른 약을 사용하기 전에 매일 복용하는 아스피린(혈관에서 핏덩이 생성을 억제하기 위하여)과 혀밑 **nitroglycerin**(니트로글리세린, 관상혈관을 확장시키기 위하여)을 종종 처방한다. **Digoxin**(디곡신; Lanoxin)은 심부전 때 심장이 더 힘차게 펌프하도록 돕는다. 다른 심장혈관약은 다음과 같은 것이 있다.

Angiotensin-converting enzyme(ACE) **inhibitor**(안지오텐신전환효소억제제)—혈관을 확장시켜 혈압을 낮추고, 심장작업수행능력을 향상시키고, 심장의 작업부하를 감소시킨다. 안지오텐신I이 강력한 혈관수축제인 안지오텐신II로 전환되는 것을 차단한다. 안지오텐신전환효

표 21-5 ANTIHISTAMINE(항히스타민제)과 ANTIOSTEOPOROSIS DRUG(항골다공증약)

ANTIHISTAMINE	ANTIOSTEOPOROSIS DRUG
cetirizine (Zyrtec)	**Bisphosphonate—prevent bone loss**
chlorpheniramine maleate (Chlor-Trimeton)	alendronate (Fosamax)
diphenhydramine (Benadryl)	ibandronate sodium (Boniva)
fexofenadine (Allegra)	zoledronic acid (Zometa)
loratadine (Claritin)	**Selective Estrogen Receptor Modulator (SERM)**
meclizine (Antivert)	raloxifene (Evista)
promethazine (Phenergan)	tamoxifen (Nolvadex)
	Other Antiosteoporosis Drug
	denosumab (Prolia)*
	teriparatide (Forteo)†

주: 괄호 속은 상표명.
*뼈 제거 신호를 담당하는 단백질에 대항하는 단클론항체.
†뼈 형성을 자극하는 호르몬.

소억제제는 심장발작, 뇌졸중, 심부전, 사망 위험을 감소시킨다. 고혈압이 없는 경우도 마찬가지이다.

Angiotensin II receptor blocker(안지오텐신II수용체차단제, ARB)—안지오텐신이 혈관 수용체에 작용하는 것을 막아 혈압을 낮춘다. 안지오텐신전환효소억제제의 부작용을 견딜 수 없는 환자에게 사용한다. 심장기능상실 치료에 사용하는 새로운 항고혈압제는 과거에 LCZ696으로 알려졌던 Entresto인데 valsartan과 sacubitril을 조합한 약이다.

Antiarrhythmic(항부정맥제)—비정상적인 심장 리듬을 반전시킨다. 신경계통 자극에 대한 심장근육의 반응을 느리게 하거나 심장 전체로 전달되는 신경계통 충동의 전달 속도를 느리게 한다.

Beta blocker(베타차단제)— 심장근육과 혈관의 수용체에서 에피네프린의 작용을 차단해서 혈관 근육 긴장도를 감소시키고(혈관이 확장됨), 심장박동수를 느리게 하고, 심장박출량을 감소시키고, 혈압을 낮춘다. 베타차단제는 협심증, 고혈압, 부정맥(세동 같은), 2차 심장발작 예방에 처방한다.

Calcium channel blocker(칼슘통로차단제)—혈관을 확장시켜 혈압을 낮추며, 부정맥 치료에 사용된다. 심장과 혈관의 근육으로 칼슘(혈관수축에 필요)이 들어가는 것을 억제한다.

Cardiac glycoside(심장당화물, 심장배당체)—디기탈리스 식물에서 추출하여 만든다. 심장 수축력을 증가시키며 심부전과 심방세동 치료에 사용된다.

Cholesterol-binding drug(콜레스테롤결합제)—음식에 들어 있는 콜레스테롤과 결합하여 콜레스테롤이 위창자길에서 흡수되는 것을 막는다.

Cholesterol-lowering drug(콜레스테롤강하제; **statin**, 스타틴)—심장병이 발생하는 데 중요인자인 고콜레스테롤혈증(혈액내 콜레스테롤이 높음)을 조절한다. 간에서 콜레스테롤이 만들어지는 것을 감소시켜 콜레스테롤을 낮춘다.

Diuretic(이뇨제)—소변을 통한 물과 염의 제거를 촉진시켜 혈액량을 감소시킨다. 고혈압과 울혈심부전 치료에 사용한다.

표 21-6 CARDIOVASCULAR DRUG(심장혈관약)

ANGIOTENSIN-CONVERTING ENZYME (ACE) INHIBITOR	**CALCIUM CHANNEL BLOCKER**
enalapril maleate (Vasotec) lisinopril (Prinivil, Zestril) quinapril (Accupril) ramipril (Altace)	amlodipine amlodipine besylate (Norvasc) diltiazem (Cardizem CD) nifedipine (Adalat CC, Procardia)
ANGIOTENSIN II RECEPTOR BLOCKER	**CARDIAC GLYCOSIDE**
irbesartan (Avapro) losartan (Cozaar) valsartan (Diovan) (Entresto; formerly LCZ696)	digoxin (Lanoxin)
	CHOLESTEROL-BINDING DRUG (RESIN)
	cholestyramine (Questran) colestipol (Colestid)
ANTIARRHYTHMIC	**CHOLESTEROL-LOWERING DRUG (STATIN)**
amiodarone (Cordarone) ibutilide (Corvert) sotalol (Betapace)	atorvastatin (Lipitor) pravastatin (Pravachol) rosuvastatin (Crestor) simvastatin (Zocor)
BETA BLOCKER	**DIURETIC**
atenolol (Tenormin) carvedilol (Coreg) metoprolol (Lopressor, Toprol-XL) propranolol (Inderal)	bumetanide (Bumex) furosemide (Lasix) hydrochlorothiazide (HydroDiuril) spironolactone (Aldactone) triamterene (Dyazide)

주: 괄호 속은 상표명.

표 21-6에 심장혈관약의 예가 있다.

ENDOCRINE DRUG(내분비약)

내분비제제는 18장에서 살펴본 내인 호르몬과 동일하게 작용한다. **Androgen**(남성호르몬; 안드로젠)은 고환과 부신에서 만들어지는데, 남성 호르몬대치요법과 자궁내막증, 빈혈 치료에 사용된다. **Antiandrogen**(항안드로젠제)은 남성호르몬이 만들어지는 것과 조직 결합을 방해한다. 전립샘암에 처방된다. **Estrogen**(에스트로젠)은 여성호르몬으로서 난소에서 만들어지며, 폐경과 관련된 증상(에스트로젠 대치요법)과 폐경후골다공증 예방에 사용된다. **Aromatase inhibitor**(방향화효소억제제)는 혈액내 에스트로젠(estradiol, 에스트라다이올)의 양을 감소시키며 유방암에 효과가 있다.

Selective estrogen receptor modulator(선택적에스트로젠수용체조절제, **SERM**)는 뼈(뼈 밀도 증가)와 지질대사(콜레스테롤 감소)에 에스트로젠과 같은 효과가 있다. 그러나 자궁과 유방 조직에는 에스트로젠 효과가 없다. SERM은 폐경후골다공증과 유방암 치료에 사용된다. Tamoxifen(타목시펜)과 raloxifene(랄록시펜)이 SERM이다. **Progestin**(프로제스틴)은 호르몬 불균형에 의한 비정상 자궁출혈에 처방된다. 에스토로젠과 함께 호르몬대치요법과 경구피임제에 사용된다.

Thyroid hormone(갑상샘호르몬)은 갑상샘에서 배출되는 호르몬의 양이 작을 때 투여한다. **Calcitonin**(칼시토닌)은 골다공증 치료에 사용한다. 혈중 칼슘을 증가시키고 뼈 침착을 촉진한다. **Glucocorticoid**(당질부신피질호르몬)는 염증 억제와 관절염, 심각한 피부와 알레르기 상태, 호흡과 혈액병, 위장관병, 악성 상태 등 광범위한 병에 처방된다.

표 21-7 ENDOCRINE DRUG(내분비약)	
ANDROGEN	**GROWTH HORMONE-RELEASE INHIBITING FACTOR**
fluoxymesterone (Halotestin) methyltestosterone (Virilon)	octreotide (Sandostatin)
ANTIANDROGEN	**PARATHYROID HORMONE FRAGMENT**
abiraterone (Zytiga) enzalutamide (XTANDI) flutamide (Eulexin) goserelin (Zoladex) leuprolide (Lupron) nilutamide (Casodex)	teriparatide (Forteo) **PROGESTIN** medroxyprogesterone acetate (Cycrin, Provera) megestrol (Megace)
AROMATASE INHIBITOR	**SELECTIVE ESTROGEN RECEPTOR MODULATOR (SERM)**
anastrozole (Arimidex) exemestane (Aromasin) fulvestrant (Faslodex) letrozole (Femara)	raloxifene (Evista) tamoxifen (Nolvadex)
ESTROGEN	**THYROID HORMONE**
estrogens (Premarin, Prempro) **GLUCOCORTICOID** dexamethasone (Decadron) hydrocortisone prednisone (Deltasone) triamcinolone (Aristocort)	calcitonin (Cibacalcin) levothyroxine (Levoxyl, Synthroid) liothyronine (Cytomel) thyroid ISP (Armour Thyroid)

주: 괄호 속은 상표명.

사람 **parathyroid hormone**(부갑상샘호르몬, PTH) 조각은 골다공증 치료제로 승인받았다. 새로운 뼈 형성을 촉진한다. **Growth hormone release-inhibiting factor**(성장호르몬방출억제인자, **somatostatin**, 소마토스타틴)는 제조할 수 있는데 말단비대증과 종양과 관련된 위장관 증상 치료에 사용한다.

표 21-7에 내분비약의 예를 제시하였다.

GASTROINTESTINAL DRUG(위장관약)

위장관약은 특정한 병의 치료보다는 불편하고 잠재적으로 위험한 증상을 없애기 위해 자주 사용한다. **Antacid**(제산제)는 위산을 중화시켜서 소화성궤양, 식도염, 역류의 증상을 없앤다. **Antiulcer**(항궤양) 약은 위벽 세포에서 산이 분비되는 것을 차단하며, 위와 샘창자 궤양, **gastroesophageal reflux disease**(위식도역류병, GERD) 환자에게 처방한다. 히스타민 H_2 수용체 대항제인 **ranitidine**(라니티딘; Zantac)과 **cimetidine**(시메티딘; Tagamet)은 위산분비를 촉진하는 히스타민을 차단한다. **Omeprazole**(오메프라졸; Prilosec)은 다른 방법(양성자펌프 억제)으로 위산이 만들어지는 것을 막는다.

Antidiarrheal(설사약, 지사제)은 설사를 경감시키고 잘록창자 근육의 빠른 움직임(꿈틀운동)을 줄인다. **Cathartic**(설사제)은 진단과 수술을 위해 변비를 완화하고 배변을 촉진하며 위장관병의 치료에 사용한다. 설사제는 창자내 염분의 양을 증가시켜서 창자에 액이 차도록 하거나, 대변의 부피를 증가시켜서 꿈틀운동을 촉진한다. 다른 유형의 설사제는 장관을 매끄럽게 해서 대변을 부

표 21-8 GASTROINTESTINAL DRUG(위장관약)

ANTACID	**ANTI-TUMOR NECROSIS FACTOR (TNF) DRUG**
aluminum and magnesium antacid (Gaviscon) magnesium antacid (milk of magnesia) aluminum antacid (Rolaids)	adalimumab (Humira) certolizumab pegol (Cimzia) etanercept (Enbrel) golimumab (Simponi) infliximab (Remicade)
ANTIDIARRHEAL	**ANTIULCER AND ANTI-GASTROINTESTINAL REFLUX DISEASE (GERD) DRUG**
diphenoxylate + atropine (Lomotil) loperamide (Imodium) paregoric	cimetidine (Tagamet) esomeprazole (Nexium) famotidine (Pepcid) lansoprazole (Prevacid) omeprazole (Prilosec) ranitidine (Zantac)
ANTINAUSEANT (ANTIEMETIC)	**CATHARTIC**
metoclopramide (Reglan) ondansetron (Zofran) promethazine (Phenergan) prochlorperazine maleate (Compazine)	casanthranol + docusate sodium (Peri-Colace)

주: 괄호 속은 상표명.

드럽게 만든다. **Laxative**(변비약, 완하제, 설사제)는 약한 설사제이고, **purgative**(설사제)는 강력한 설사제이다.

Antinauseant(구역질약, **antiemetic**, 항구토제)는 구역질과 구토를 없애서 현기증, 멀미, 미로염(내이염) 유사 증상을 견딜 수 있게 한다.

Anti-TNF(**tumor necrosis factor**, 종양괴사인자) 약은 **Crohn's disease**(크론병) 같은 **autoimmune disease**(자가면역질환) 치료에 사용한다. 이 약은 류마티스관절염에도 사용한다.

표 21-8에 다양한 유형의 위장관약과 예를 열거하였다.

RESPIRATORY DRUG(호흡약)

호흡약은 천식과 COPD(폐기종, 만성기관지염 같은 만성폐쇄폐질환) 치료를 위해 처방된다. **Broncho-**

표 21-9 RESPIRATORY DRUG(호흡약)

BRONCHODILATOR	**STEROIDS: INHALER**
albuterol (Proventil, Ventolin HFA)* formoterol + budesonide (Symbicort)† ipratropium + albuterol (Combivent)* salmeterol + fluticasone (Advair Diskus)† tiotropium bromide (Spiriva)‡	fluticasone (Flovent) mometasone (Asmanex) triamcinolone (Azmacort)
LEUKOTRIENE MODIFIER	**STEROID: INTRAVENOUS OR ORAL**
montelukast (Singulair) zafirlukast (Accolate) zileuton (Zyflo)	dexamethasone (Decadron) methylprednisolone (Medrol) prednisone

주: 괄호 속은 상표명.
*단기작용; 흡입함.
†지속작용.
‡항콜린약; 기관지확장제 증강인자.

표 21-10 SEDATIVE-HYPNOTIC(진정수면제), STIMULANT(자극제, 흥분제), TRANQUILIZER(정온제, 신경안정제)

SEDATIVE-HYPNOTIC	TRANQUILIZER
methaqualone (Quaalude) temazepam (Restoril)* triazolam (Halcion)* zolpidem tartrate (Ambien)	**Minor** alprazolam (Xanax)* buspirone (BuSpar) diazepam (Valium)* lorazepam (Ativan)*
STIMULANT	
caffeine dextroamphetamine sulfate (Dexedrine) dextroamphetamine and amphetamine (Adderall) lisdexamfetamine (Vyvanse) methylphenidate (Ritalin) modafinil (Provigil)	**Major** aripiprazole (Abilify) chlorpromazine (Thorazine)† haloperidol (Haldol) lithium carbonate (Eskalith) olanzapine (Zyprexa) risperidone (Risperdal) thioridazine (Mellaril)† trifluoperazine (Stelazine)†

주: 괄호 속은 상표명.
*Benzodiazepine.
†Phenothiazine.

21

dilator(기관지확장제)는 기관지를 확장시키며 주사 또는 분무흡입기로 투여한다. **Steroid drug**(스테로이드제)은 호흡기의 만성 염증을 줄이기 위해 흡입하거나 정맥내주사 및 경구투여한다. **Leukotriene modifier**(류코트라이엔조절제)는 천식의 염증치료제로 최근에 추가되었다. 류코트라이엔(기관지수축제)이 호흡기 조직의 수용체에 결합하는 것을 차단해서 천식발작을 막는다. 표 21-9에 호흡약의 예가 있다.

SEDATIVE-HYPNOTIC(진정수면제)

진정수면제는 중추신경계통을 억제해서 졸음(sedative)과 잠(hypnotic)을 촉진하는 약이다. 불면증과 수면장애에 처방한다. 남용할 가능성이 매우 높기 때문에 철저한 지도하에 짧은 기간 동안만 사용해야 한다. 진정수면제는 크게 **barbiturate**(바비튜르산염)와 **benzodiazepine**(벤조다이아제핀) 두 가지 범주로 나눌 수 있다.

저용량 **벤조다이아제핀**(감정을 책임지고 있는 뇌부위에 영향을 미침)은 진정제로 작용한다. 높은 용량에서 벤조다이아제핀은 수면제로 작용해서 잠을 촉진한다.

표 21-10에 진정수면제의 예를 제시하였다.

STIMULANT(자극제, 흥분제)

자극제는 쇼크와 허탈 상태일 때 뇌에 작용해서 생명유지와 관련된 것(심장과 호흡)을 활성화시킨다. 자극제는 각성도를 증가시켜서 어린이의 과다행동을 억제할 수 있다. 높은 용량에서 안절부절, 불면, 고혈압이 나타날 수 있다. 자극제의 예로 **amphetamine**(암페타민)을 들 수 있는데, 발작수면 방지, 식욕 억제, 운동 과잉 어린이 진정에 사용한다. **Caffeine**(카페인)도 대뇌 자극제이다. 뇌혈관을 수축시켜 특정 두통을 완화하는 약으로 사용된다. 표 21-10에 자극제의 예를 열거하였다.

TRANQUILIZER(신경안정제)

신경안정제는 불안을 억제하는 데 유용하다. 부신경안정제(**벤조다이아제핀**)는 가벼운 불안 증상을 억제한다. 주신경안정제(**phenothiazine**, 페노티아진)는 좀 더 심한 행동 폐해를 억제할 수 있다. 표 21-10에 신경안정제를 열거하였다.

어휘

다음 목록은 본문에서 새로 소개된 용어들을 되짚고 있다. 각 용어마다 간단한 정의를 첨부해서 용어를 이해하는 데 도움이 되게 하였다. 발음을 잘 모르거나 발음하기 어려운 용어들은 680쪽 발음 절을 참조하면 도움이 될 것이다.

일반 용어	
addiction(중독, 탐닉)	신체적, 정신적 의존과 약에 대한 갈망.
additive action(부가작용)	유사한 두 가지 약을 조합하여 사용한 효과가 각각의 효과를 더한 것과 같은 경우.
aerosol(에어로졸)	공기 중에 떠 있는 약 입자로서 흡입함.
anaphylaxis(급성중증과민증)	이전에 접한 적이 있는 약 또는 이종단백질에 대한 지나친 과민반응.
antagonistic action(대항작용)	두 가지 약을 조합하여 사용한 효과가 부가 효과(작용)보다 작은 경우.
antidote(해독제)	원치 않는 약효를 제거하기 위해 사용하는 약.
brand name(상표명)	약의 상업적 이름, 상표 또는 상표명.
chemical name(화학명)	약의 화학식.
contraindication(금기)	약 사용 또는 치료를 못 하게 막는 인자.
controlled substance(규제약물)	내성과 의존을 유발하고 남용하거나 중독될 가능성이 있는 약.
dependence(의존)	오랫동안 사용한 약에 대한 생리적 욕구.
dose(용량)	투여하는 약의 양, 보통 밀리그램(mg) 단위.
Food and Drug Administration (미국 식품의약국, **FDA**)	적절한 약 제조와 임상 사용 시행에 대한 법적 책임을 지고 있는 미국 정부 기관.
generic name(일반명)	약의 법적, 비상업적 이름.
iatrogenic(의인-, 의원-)	의사 또는 의료인이 한 치료(약 또는 시술)에 의해 발생한 상태.
idiosyncratic reaction(특이약물반응)	대부분의 사람에서는 발생하지 않지만 특별히 민감한 환자에게만 발생하는 예측할 수 없는 약 효과.
inhalation(흡입)	코나 입을 통한 가스 또는 증기 형태의 약 투여.
medicinal chemistry(약용화학)	신약합성, 화학 구조와 생물학적 효과의 관련성에 관한 학문.
molecular pharmacology(분자약리학)	효소, 세포 표면 수용체 같은 표적 분자와 약의 상호작용에 관한 학문.
oral administration(경구투여)	입을 통한 약 투여.

21

parenteral administration(비경구투여, 비장관투여)	피부, 근육, 정맥에 주사하는 약 투여(소화관을 제외한 모든 경로). 예로는 피부밑, 진피내, 근육내, 정맥내, 수막내, 강내 주사와 점적주입이 있다.
pharmacist(약사)	약을 조제하는 전문가.
pharmacy(약국; 약학)	약을 조제하는 장소; 약 조제에 관한 학문.
pharmacodynamics(약력학)	인체내 약 효과에 관한 학문.
pharmacokinetics(약동학)	정해진 기간 동안의 약의 흡수, 분포, 대사, 배설에 관한 학문.
pharmacologist(약리학자)	약의 성질, 사용, 부작용을 연구하는 전문가.
pharmacology(약리학)	약의 제제, 성질, 사용, 부작용에 관한 연구.
receptor(수용체)	몸에서 약이 상호 작용하는 표적물질.
rectal administration(직장투여, 곧창자투여)	항문을 통해 직장으로 약을 넣는 투여.
resistance(저항)	이로운 반응이 없는 것; 병의 과정을 약이 조절할 수 없을 때 볼 수 있음.
response(반응)	바랐던 이로운 약 효과.
schedule(일정)	약을 투여하는 정확한 시간과 횟수.
side effect(부작용)	약을 사용할 때 일상적으로 나타나는, 대개 가벼운 유해반응.
sublingual administration(혀밑투여, 설하투여)	혀 밑에 약을 놓는 투여.
synergism(상승작용)	두 가지 약을 조합하여 사용한 효과가 각각 단독으로 사용한 효과를 더한 것보다 큰 경우.
syringe(주사기; 주입기)	몸에 액체를 넣거나 빼내는 기구.
tolerance(내성)	바랐던 효과를 얻기 위해 용량을 점점 더 증가시켜야 하는 경우. 치료가 진행됨에 따라 환자는 약 작용에 대해 저항하게 됨.
topical application(국소도포, 국소바름)	약을 피부나 점막 위에 국소적으로 바름. 연고, 크림, 로션을 국소적으로 바름.
toxicity(독성)	약의 해로운 효과.
toxicology(독성학)	몸에 해로운 화학제품의 효과에 관한 연구.
transport(운반)	세포막을 가로질러 몸 세포 속으로 약이 움직임.
vitamin(비타민)	음식에 들어 있고 소량으로도 성장과 건강에 필수적인 물질.

21

약의 분류 및 관련된 용어

ACE inhibitor(안지오텐신전환효소억제제)	혈관을 확장시켜 혈압을 낮춤. 안지오텐신전환효소억제제는 안지오텐신I이 안지오텐신II(강력한 혈관수축제)로 전환되는 것을 차단한다.
amphetamine(암페타민)	중추신경계통 자극제.
analgesic(진통제)	통증을 완화함.
androgen(남성호르몬; 안드로겐)	남성호르몬.

anesthetic(마취제)	감각을 감소시키거나 없앰, 전신과 국소.
angiotensin II receptor blocker (안지오텐신II수용체차단제)	안지오텐신이 혈관 수용체에 작용하는 것을 막아 혈압을 낮춤.
antacid(제산제)	위산을 중화시키는 약.
antiandrogen(항안드로젠제)	남성호르몬이 만들어지는 것을 차단하거나 조직에서 효과를 방해함.
antiarrhythmic(항부정맥제)	비정상적인 심장 리듬을 치료함.
antibiotic(항생제)	식물이나 미생물에서 만들어지며, 몸에서 외래 유기체를 억제하거나 파괴할 수 있는 화학물질. 예로는 항곰팡이제, 항바이러스제, 세팔로스포린, 마크롤라이드, 테트라사이클린, 항결핵제, 페니실린, 퀴놀론, 설폰아마이드가 있다.
anticoagulant(항응고제)	혈액응고를 막음.
anticonvulsant(항경련제)	경련(비정상적 뇌 활동)을 막음.
antidepressant(항우울제)	우울증 증상을 완화함.
antidiabetic(당뇨병약)	당뇨병을 방지하거나 치료하기 위하여 사용하는 약.
antidiarrheal(설사약, 지사제)	설사를 억제함.
antiemetic(항구토제)	구역질과 구토를 억제함.
antihistamine(항히스타민제)	히스타민 작용을 차단해서 알레르기 증상을 억제함.
antinauseant(구역질약)	구역질과 구토를 완화함; 항구토제.
antiplatelet(항혈소판제)	혈소판들이 서로 달라붙어서 핏덩이를 형성하는 성향을 감소시킴.
antiulcer(항궤양)	위벽 세포에서 산이 분비되는 것을 억제함.
antiviral(항바이러스제)	포진바이러스, 사람면역결핍바이러스 같은 바이러스에 대항하여 작용함.
aromatase inhibitor(방향화효소억제제)	방향화효소를 억제해서 혈액내 에스트로젠을 감소시킴.
bactericidal(살균)	세균을 죽임(-cidal은 '죽일 수 있는'을 의미한다).
bacteriostatic(균억제)	세균 성장을 억제함(-static은 '정지 또는 억제'를 의미한다).
beta blocker(베타차단제)	에피네프린이 심장근육세포, 혈관근육, 기관지 수용체에 작용하는 것을 차단; 항부정맥제, 항협심증제, 항고혈압제로 쓰임. 또한 beta-blocker로도 쓸 수 있음.
bisphosphonate(비스포스포네이트)	골다공증에서 뼈의 소실을 방지함.
caffeine(카페인)	중추신경계통 자극제(커피와 차에 있음).
calcium channel blocker(칼슘통로차단제)	심장근육과 혈관근육으로 칼슘이 들어가는 것을 차단; 항부정맥제, 항협심증제, 항고혈압제로 쓰임; 또한 calcium antagonist라고도 함.
cardiac glycoside (심장당화물, 심장배당체)	심장 수축력을 증가시킴.

cardiovascular drug(심장혈관약)	심장과 혈관에 작용함. 이 분류에 속하는 약은 안지오텐신전환효소억제제, 베타차단제, 칼슘통로차단제, 콜레스테롤강하제 또는 스타틴, 이뇨제가 있음.
cathartic(설사제)	변비를 완화함.
cholesterol-binding drug(콜레스테롤결합제)	음식에 들어 있는 콜레스테롤에 결합하여 콜레스테롤이 위장관에서 흡수되는 것을 억제함.
cholesterol-lowering drug(콜레스테롤강하제)	간에서 콜레스테롤이 만들어지는 것을 감소시킴; 스타틴.
diuretic(이뇨제)	소변 생성을 증가시켜 체액량을 감소시킴; 항고혈압제로 쓰임.
emetic(구토제)	구토를 촉진함.
endocrine drug(내분비약)	호르몬 또는 호르몬 유사 약. 예로는 남성호르몬, 에스트로젠, 프로제스틴, 선택적에스트로젠수용체조절제, 갑상샘호르몬, 당질부신피질호르몬 등이 있다.
estrogen(에스트로젠)	여성호르몬으로서 이차 성특징 발달을 촉진하고 생식기관의 조직을 유지함.
gastrointestinal drug(위장관약)	위장관 병의 증상을 완화함. 예로는 제산제, 항궤양제, 설사약, 설사제, 구역질약(항구토제)이 있다.
glucocorticoid(당질부신피질호르몬)	부신피질에서 만들어지는 호르몬으로서 혈당을 올리고 염증을 감소시킴.
hypnotic(수면제)	잠 또는 최면상태 초래함.
laxative(변비약, 완화제, 설사제)	약한 설사제.
narcotic(마약)	혼미 또는 무감각을 유발해서 통증을 없애는 습관성 약(강력한 진통제); 모르핀과 아편이 예이다.
progestin(프로제스틴)	임신 동안 자궁 내벽을 자극하는 여성호르몬이며, 비정상 자궁 출혈과 호르몬대치요법에 사용됨.
purgative(설사제)	변비를 완화함; 강력한 설사제.
respiratory drug(호흡약)	천식, 폐기종, 호흡계통 감염을 치료함. 기관지확장제가 예이다.
sedative(진정제)	반드시 잠을 유도하지 않으면서 이완시키는 약한 수면제. **Benzodiazepines**(벤조다이아제핀)이 예이다.
stimulant(자극제, 흥분제)	흥분시키고 활동을 촉진함. 카페인과 암페타민이 예이다.
thyroid hormone(갑상샘호르몬)	세포 대사를 자극함.
tranquilizer(신경안정제)	불안과 심한 행동장애를 조절함.

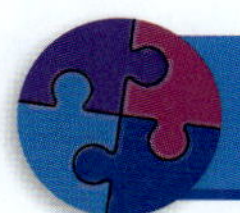

용어

빈칸에 의학용어의 뜻을 기입하라.

연결형

연결형	의미	용어	의미
aer/o	air(공기)	**aer**osol(에어로졸) 접미사 *-sol*은 *solution*(용액)을 의미한다.	______
alges/o	통증에 대한 민감도	an**alges**ic(진통제)	______
bronch/o	기관지	**bronch**odilator(기관지확장제) *Theophylline*(테오필린)은 평활근이완제로서 천식, 폐기종, 만성기관지염 치료에 사용한다.	______
chem/o	약	**chem**otherapy(화학요법)	______
cras/o	혼합물	idiosyn**cras**y(특이체질; 특이습관) *Idi/o*는 개인의, 독특한을 *syn-*은 함께를 의미함. 특이체질은 환자 개인에게 독특한 예측하기 힘든 비정상 약 효과이다.	______
cutane/o	피부	sub**cutane**ous(피부밑-, 피하-)	______
derm/o	피부	hypo**derm**ic(피부밑-, 피하-)	______
erg/o	일, 작업	syn**erg**ism(상승작용)	______
esthes/o	느낌, 감각	an**esthes**ia(마취; 무감각)	______
hist/o	조직	anti**hist**amine(항히스타민제) 접미사 *-amine*은 질소가 함유되어 있는 화합물을 의미함. ***Histamine***(히스타민)은 모든 몸 조직에 있는 물질이다(모세혈관 확장, 위산 분비, 기관지 평활근 수축을 유발함). 몸이 민감한 물질과 접촉했을 때 히스타민이 과도하게 분비된다.	______
hypn/o	잠	**hypn**otic(수면제)	______
iatr/o	치료	**iatro**genic(의인-, 의원-)	______
lingu/o	혀	sub**lingu**al(혀밑-, 설하-)	______
myc/o	곰팡이, 진균	erythro**myc**in(에리트로마이신)	______
narc/o	혼미	**narc**otic(마약)	______
or/o	입	**or**al(경구)	______
pharmac/o	약	**pharmac**ology(약리학)	______
prurit/o	가려움	anti**prurit**ic(가려움제거; 가려움약)	______

21

연결형	의미	용어	의미
pyret/o	열	anti**pyret**ic(해열; 해열제)	______
thec/o	뇌와 척수의 sheath(싸개, 집)	intra**thec**al(수막내)	______
tox/o	독	**tox**ic(독성-)	______
toxic/o	독	**toxic**ology(독성학)	______
vas/o	혈관	**vas**odilator(혈관확장제)	______
ven/o	정맥	intra**ven**ous(정맥내)	______
vit/o	살아있음	**vit**amin(비타민) ______ 비타민에 아미노산이 들어 있다는 원래 생각에서 비롯된 용어이다. 처음 발견된 비타민은 아민이라 불리는 질소가 함유되어 있는 물질이었다. 표 *21-11*에 비타민을 열거하고 화학명과 비타민이 많이 들어 있는 음식을 정리하였다.	

접두사

접두사	의미	용어	의미
ana-	위쪽으로, 과도한, 다시	**ana**phylaxis(급성중증과민증) ______ 접미사 *-phylaxis*는 보호를 의미한다.	
anti-	반대하는	**anti**dote(해독제) ______ 접미사 *-dote*는 그리스어에서 비롯되었으며 '주어진'을 의미한다.	
		antibiotic(항생제)	______

표 21-11 비타민

비타민	화학명	음식 원천
vitamin A	retinol(레티놀); dehydroretinol(데하이드로레티놀)	잎이 무성한 녹황색 채소, 간, 달걀, 대구 간유
vitamin B_1	thiamine(싸이아민)	효모균, 햄, 간, 땅콩, 우유
vitamin B_2	riboflavin(리보플라빈)	우유, 간, 녹색 채소
vitamin B_3	niacin(나이아신; nicotinic acid, 니코틴산)	효모균, 간, 땅콩, 물고기, 가금류의 고기
vitamin B_6	pyridoxine(피리독신)	간, 물고기, 효모균
vitamin B_9	folic acid(엽산)	채소, 간, 효모균, 해바라기 씨, 곡물
vitamin B_{12}	cyanocobalamin(사이아노코발라민)	우유, 달걀, 간
vitamin C	ascorbic acid(아스코브산)	감귤류 과일, 채소
vitamin D	calciferol(칼시페롤)	대구 간유, 우유, 달걀노른자
vitamin E	alpha-glucosidase(알파포도당화물분해효소)	밀 배아유, 곡물, 달걀노른자
vitamin K	phytonadione(파이토나다이온); menaquinone(메나퀴논); menadione(메나다이온)	케일, 시금치, 콜라드, 겨잣잎

접두사	의미	용어	의미
contra-	반대하는, 정반대의	**contra**indication(금기) ____________ ***Drug indications***(약 적응증)는 약을 처방하는 이유이다. 세균감염은 특정 항생제를 처방하는 적응증이 될 수 있다.	
par-	~외에, ~을 제외하고	**par**enteral(비경구-, 비장관-) ____________ *Enter/o*는 창자를 의미한다.	
syn-	~와 함께, 같이	**syn**ergistic(상승작용-; 협동작용-) ____________	

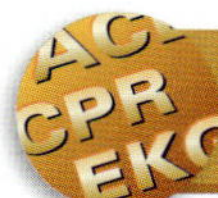

약어

의사가 처방을 쓸 때 많이 사용하는 표기는 라틴어 구의 약어이다. 괄호 속에 이탤릭체로 나타냈다. 공식적인 "사용하지 마시오" 약어 목록은 다음 페이지에 있다.

a.c., ac	식사 전에(*ante cibum*)
ACE	angiotensin-converting enzyme(안지오텐신전환효소)
ad lib	자유롭게, 원하는 대로(*ad libitum*)
APAP	acetaminophen(아세트아미노펜; Tylenol)
ARB	angiotensin II receptor blocker (안지오텐신II수용체차단제)
b.i.d., bid	하루에 두 번(*bis in die*)
c̄	~와 함께
Caps	capsules(캡슐약)
cc	cubic centimeter(입방 센티미터)
FDA	U.S. Food and Drug Administration (미국 식품의약국)
gm, g	gram(그램)
gtt	방울(*guttae*)
h	시간(*hora*)
h.s., hs	취침시(*hora somni*)
H2 blocker	histamine H_2 receptor antagonist(히스타민 H_2수용체대항제)
HRT	hormone replacement therapy(호르몬대체요법)
IM	intramuscular(근육내)
INH	isoniazid(아이소나이아지드)—결핵약
IV	intravenous(정맥내)
MAOI	monoamine oxidase inhibitor(모노아민산화효소억제제)
mg	milligram(밀리그램)
ml, mL	milliliter(밀리미터)
NPO	nothing by mouth(금식; *nil per os*)
NSAID	nonsteroidal anti-inflammatory drug(비스테로이드소염제)
p̄	후에(*post*)
p.c., pc	식사 후에(*post cibum*)
PCA	patient-controlled analgesia(자가조절진통)
PO, p.o., po	경구(*per os*)
p.r.n., prn	필요에 따라(*pro re nata*)
Pt	patient(환자)
q	매(*quaque*)
q.h., qh	매시간(*quaque hora*)
q2h	2시간마다
q.i.d., qid	하루에 네 번(*quater in die*)
q.s., qs	충분한 양(*quantum satis*)
qAM	매일 아침

qPM	매일 저녁	**s.o.s.**	필요하다면(*si opus sit*)
Rx	prescription(처방)	**SSRI**	selective serotonin reuptake inhibitor(선택세로토닌재흡수억제제)
s̄	~없이(*sine*)	**subQ**	subcutaneous(피부밑)
SERM	selective estrogen receptor modulator(선택에스트로겐수용체조절인자)	**tab**	tablet(정제)
Sig.	복약법	**TCA**	tricyclic antidepressant(삼환계 항우울제)
SL	sublingual(혀밑)	**t.i.d., tid**	하루 세 번(*ter in die*)

공식적인 "사용하지 마시오" 목록

사용하지 마시오	잠재적인 문제	대신 사용하시오
U, u (unit, 구성 단위)	"0" (영), 숫자 "4", 또는 "cc"로 오인함	"unit"라고 쓰세요.
IU (International Unit, 국제 단위)	"IV" (intravenous, 정맥내) 또는 숫자 "10"으로 오인함	"International Unit"라고 쓰세요.
Q.D., QD, q.d., qd (daily, 매일)	each other(서로)로 오인함	"daily"라고 쓰세요.
Q.O.D., QOD, q.o.d., qod (every other day, 하루 걸러)	Q와 O 뒤의 마침표를 "I"로 오인함	"every other day"라고 쓰세요.
끝부분 0 (X.0 mg) † 소수점 앞 0 생략(.X mg)	소수점 누락	X mg이라고 쓰세요. 0.X mg이라고 쓰세요.
MS MSO_4 and $MgSO_4$	morphine sulfate또는 magnesium sulfate를 의미하여 서로 혼동됨.	"morphine sulfate"라고 쓰세요. "magnesium sulfate"라고 쓰세요.

* 손으로 쓰든(컴퓨터 자유 글 입력 포함) 미리 인쇄된 서식이든 모든 처방과 투약 관련 서류에 적용함. 미래에 "사용하지 마시오"

† **예외:** 끝부분 0은 실험실 결과, 병터 크기를 보고하는 영상 연구, 카테터(관) 크기의 정확한 정도를 보여줄 필요가 있을 때 사용할 수 있다. 처방 또는 투약 관련 서류에 사용하면 안된다.

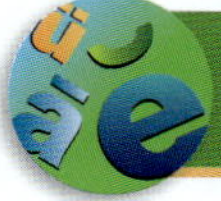

발음

이 장에 나오는 용어들을 얼마나 이해하고 있는지를 독자 스스로 판단하기 위하여 아래 각 용어의 의미를 빈칸에 기입하라. 그 다음에 의미만을 보고 무슨 용어였는지를 적어보는 것도 공부에 도움이 될 것이다. 이때 철자법이 틀리지 않도록 주의하라. 각 용어 뒤에 표시된 숫자는 정의나 용례가 적혀 있는 페이지 번호를 가리킨다. 이 페이지를 조사하여 자신이 제대로 알고 있는지를 확인하라.

발음기호 안내

ā: 에이 (예: āpe)	ă: 애 (예: ăpple)
ē: 이- (예: ēven)	ĕ: 에 (예: ĕvery)
ī: 아이 (예: īce)	ĭ: 이 (예: ĭnterest)
ō: 오우 (예: ōpen)	ŏ: 오 (예: pŏt)
ū: 유 (예: ūnit)	ŭ: 어 (예: ŭnder)

용어	발음	의미
ACE inhibitor (674)	ĀCE ĭn-HĬB-ĭ-tŏr	
addiction (673)	ă-DĬK-shŭn	
additive action (673)	ĂD-ĭ-tĭv ĂK-shŭn	
aerosol (673)	ĀR-ō-sōl	
amphetamine (674)	ăm-FĔT-ă-mēn	
analgesic (674)	ăn-ăl-JĒ-zĭk	
anaphylaxis (673)	ăn-ă-fĭ-LĂK-sĭs	
androgen (674)	ĂN-drō-jĕn	
anesthesia (677)	ăn-ĕs-THĒ-zē-ă	
anesthetic (675)	ăn-ĕs-THĔ-tĭk	
angiotensin II receptor blocker (675)	ăn-jē-ō-TĔN-sĭn II rē-CĔP-tŏr BLŎK-ĕr	
antacid (675)	ănt-ĂS-ĭd	
antagonistic action (673)	ăn-tă-gŏn-NĬS-tĭk ĂK-shŭn	
antiandrogen (675)	ăn-tē-ĂN-drō-jĕn	
antiarrhythmic (675)	ăn-tē-ā-RĬTH-mĭk	
antibiotic (675)	ăn-tĭ-bī-ŎT-ĭk	
anticoagulant (675)	ăn-tĭ-kō-ĂG-ū-lănt	
anticonvulsant (675)	ăn-tĭ-kŏn-VŬL-sănt	
antidepressant (675)	ăn-tĭ-dĕ-PRĔS-ănt	
antidiabetic (675)	ăn-tĭ-dī-ă-BĔT-ĭk	
antidiarrheal (675)	ăn-tĭ-dī-ă-RĒ-ăl	
antidote (673)	ĂN-tĭ-dōt	
antiemetic (675)	ăn-tē-ĕ-MĔ-tĭk	
antihistamine (675)	ăn-tĭ-HĬS-tă-mēn	
antinauseant (675)	ăn-tĭ-NAW-zē-ănt	
antiplatelet (675)	ăn-tĭ-PLĀT-lĕt	
antipruritic (677)	ăn-tĭ-proo-RĬT-ĭk	
antipyretic (678)	ăn-tĭ-pĭ-RĔT-ĭk	
antiulcer (675)	ăn-tē-ŬL-sĕr	
antiviral (675)	ăn-tē-VĪ-răl	

용어	발음	의미
aromatase inhibitor (675)	ă-RŌ-mă-tās ĭn-HĬB-ĭ-tŏr	
bactericidal (675)	băk-tē-rĭ-SĪ-dăl	
bacteriostatic (675)	băk-tē-rē-ō-STĂ-tĭk	
beta blocker (675)	BĀ-tă BLŎK-ĕr	
bronchodilator (677)	brŏng-kō-DĪ-lā-tŏr	
bisphosphonate (675)	bĭs-FŎS-fō-nāt	
brand name (673)	brănd nām	
caffeine (675)	kăf-ĒN	
calcium channel blocker (675)	KĂL-sē-ŭm CHĂN-ĕl BLŎK-ĕr	
cardiac glycoside (675)	KĂR-dē-ăk GLĪ-kō-sīd	
cardiovascular drug (676)	kăr-dē-ō-VĂS-kū-lăr drŭg	
cathartic (676)	kă-THĂR-tĭk	
chemical name (673)	KĔM-ĭ-kal nām	
chemotherapy (677)	kē-mō-THĔR-ă-pē	
cholesterol-binding drug (676)	kō-LĔS-tĕr-ŏl BĪN-dĭng drŭg	
cholesterol-lowering drug (676)	kō-LĔS-tĕr-ŏl LŌ-wĕr-ĭng drŭg	
contraindications (673)	kŏn-tră-ĭn-dĭ-KĀ-shŭnz	
controlled substances (673)	kŏn-TRŌLD SŬB-stăn-sĕz	
dependence (673)	dē-PEN-dents	
diuretic (676)	dī-ū-RĔT-ĭk	
dose (673)	dōs	
emetic (676)	ĕ-MĔT-ĭk	
erythromycin (677)	ĕ-rĭth-rō-MĪ-sĭn	
endocrine drug (676)	ĔN-dō-krĭn drŭg	
estrogen (676)	ĔS-trō-jĕn	
gastrointestinal drug (676)	găs-trō-ĭn-TĔS-tĭ-năl drŭg	
generic name (673)	jĕ-NĔR-ĭk nām	
glucocorticoid (676)	gloo-kō-KŎR-tĭ-koyd	
hypnotic (676)	hĭp-NŎT-ĭk	
hypodermic (677)	hī-pō-DĔR-mĭk	
iatrogenic (673)	ī-ăt-rō-JĔN-ĭk	

용어	발음	의미
idiosyncrasy (677)	ĭd-ē-ō-SĬN-kră-sē	
idiosyncratic reaction (673)	ĭd-ē-ō-sĭn-KRĂ-tĭk rē-ĂK-shŭn	
inhalation (673)	ĭn-hă-LĀ-shŭn	
intrathecal (678)	ĭn-tră-THĒ-kăl	
intravenous (678)	ĭn-tră-VĒ-nŭs	
laxative (676)	LĂK-să-tĭv	
medicinal chemistry (673)	mĕ-DĬ-sĭ-năl KĔM-ĭs-trē	
molecular pharmacology (673)	mō-LĔK-ū-lăr făr-mă-KŎL-ō-jē	
narcotic (676)	năr-KŎT-ĭk	
oral administration (673)	ŎR-ăl ăd-mĭn-ĭs-TRĀ-shŭn	
parenteral administration (674)	pă-RĔN-tĕr-ăl ăd-mĭn-ĭs-TRĀ-shŭn	
pharmacist (674)	FĂR-mă-sĭst	
pharmacy (674)	FĂR-mă-sē	
pharmacodynamics (674)	făr-mă-kō-dī-NĂM-ĭks	
pharmacokinetics (674)	făr-mă-kō-kĭ-NĔT-ĭks	
pharmacologist (674)	făr-mă-KŎL-ō-gĭst	
pharmacology (674)	făr-mă-KŎL-ō-gē	
progestin (676)	prō-JĔS-tĭn	
purgative (676)	PŬR-gă-tĭv	
receptor (674)	rē-SĔP-tŏr	
rectal administration (674)	RĔK-tăl ăd-mĭn-ĭs-TRĀ-shŭn	
resistance (674)	rē-SĬS-tăns	
respiratory drug (676)	rĕs-pĭr-ă-TŎR-ē drŭg	
response (674)	rĕ-SPŌNS	
schedule (674)	SKĔD-ūl	
sedative (676)	SĔD-ă-tĭv	
side effect (674)	sīd ĕ-FĔKT	
stimulant (676)	STĬM-ū-lănt	
subcutaneous (677)	sŭb-kū-TĀ-nē-ŭs	
sublingual administration (674)	sŭb-LĬNG-wăl ăd-mĭn-ĭs-TRĀ-shŭn	

21

용어	발음	의미
synergism (674)	SĬN-ĕr-jĭzm	
synergistic (679)	sĭn-ĕr-JĬS-tĭk	
syringe (674)	sĭ-RĬNJ	
thyroid hormone (676)	THĪ-royd HŎR-mōn	
tolerance (674)	TŎL-ĕr-ănz	
topical application (674)	TŎP-ĭ-kl ăp-lĭ-KĀ-shŭn	
toxic (678)	TŎK-sĭk	
toxicity (674)	tŏk-SĬS-ĭ-tē	
toxicology (674)	tŏk-sĭ-KŎL-ō-jē	
tranquilizer (676)	TRĂN-kwĭ-lī-zĕr	
transport (674)	TRĂNS-pŏrt	
vasodilator (678)	văz-ō-DĪ-lā-tŏr	
vitamin (674)	VĪ-tă-mĭn	

CHAPTER 22

정신건강의학

Psychiatry

번역: 박장호

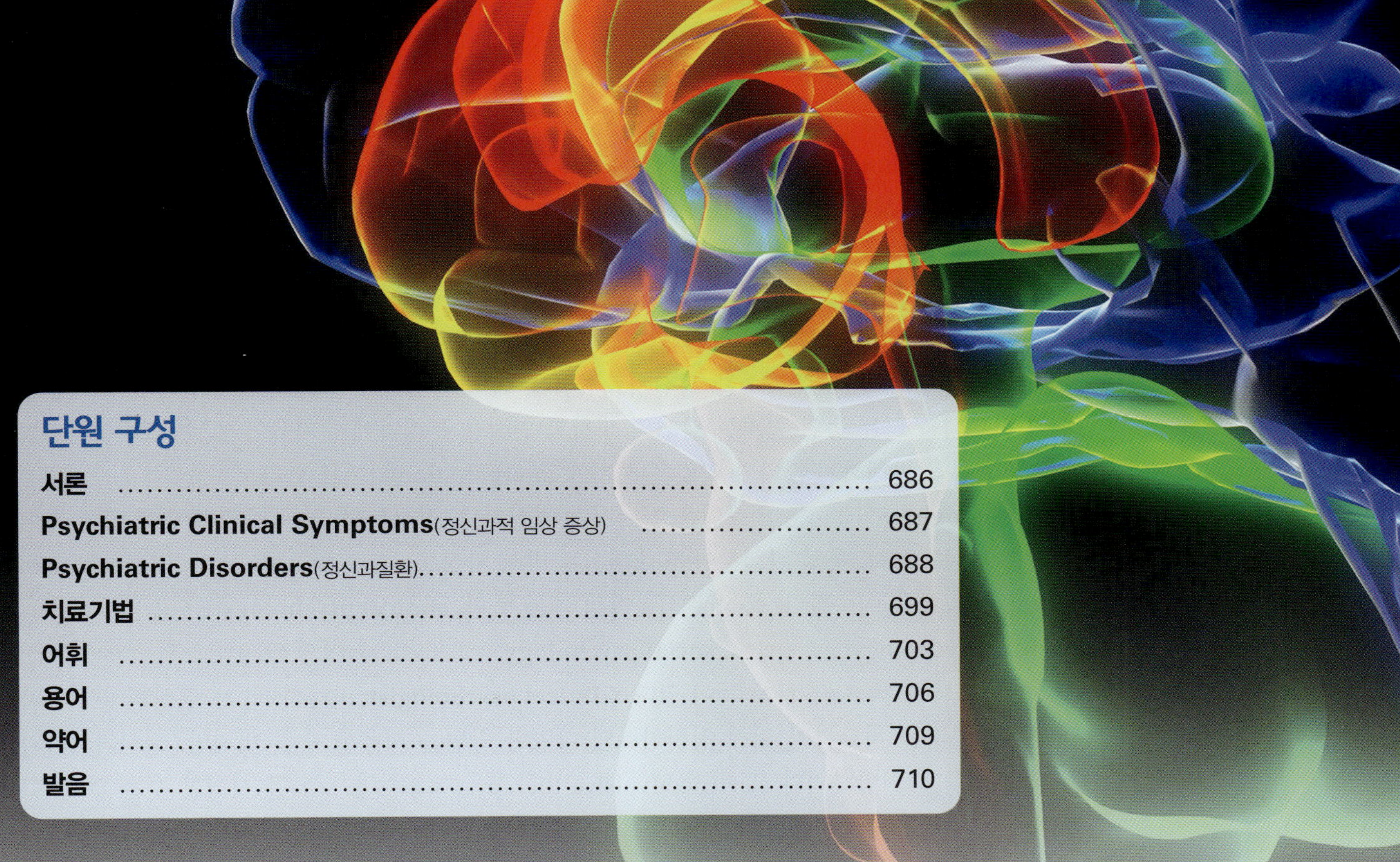

단원 구성

단원 학습목표

- Psychiatrist(정신과의사)와 psychologist(심리학자), 그 밖의 mental health specialist(정신보건 전문가)를 구분한다.
- Clinical psychologist(임상심리학자)가 환자의 정신건강과 지능을 평가하기 위해 사용하는 검사를 기술한다.
- 주요 정신과질환을 기술하기 위한 용어를 정의한다.
- 정신과적 증상을 기술하기 위한 용어를 확인한다.
- 정신과질환에 대한 여러 종류의 치료법을 비교한다.
- 정신과 약물들을 분류하고, 각각의 분류 항목에서 흔히 사용되는 약물들을 확인한다.
- 정신과학과 관련된 연결형, 접미사, 접두사, 약어를 정의한다.
- 새로운 지식들을 의학보고서나 의무기록에 나오는 의학용어를 이해하는 데 적용한다.

서론

이 장을 읽어보면 이 책의 다른 장과는 사뭇 다르다는 것을 알게 된다. 대부분의 정신과질환은 다른 질환과는 달리 어떤 기관이나 조직의 구조적, 화학적 이상이라는 측면에서 설명하기 쉽지 않다. 게다가 정신장애의 원인은 매우 복잡하여 화학적, 구조적 요인뿐만 아니라 중요한 심리적, 사회적 요인들을 포함한다. 이 장은 주요 정신과학 용어에 대하여 개요와 정의를 제공한다. 좀 더 상세한 정보를 찾으려면 미국정신의학회에서 출간한 ***Diagnostic and Statistical Manual of Mental Disorders, 5th edition***(DSM-5, 정신장애의 진단 및 통계 편람-제5판)을 참조할 수 있다.

Psychiatry[정신건강의학(과), 정신과학, 정신의학; psych/o = 정신, iatr/o = 치료]는 mental illness(정신질환)를 진단, 치료, 예방하는 의학의 한 부문이다. 정신과학은 외과학, 내과학, 소아과학이나 산과학처럼 임상의학의 한 전문 분야 중 하나이다.

Psychiatrist(정신과의사)는 다른 의사와 마찬가지로 의학교육과정(4년간의 의과대학)을 수료하고 MD(doctor of medicine, 의사) 학위를 받은 이후, 수년간 **psychotherapy**(정신요법, 정신장애를 치료하는 심리적 기법)와 **psychopharmacology**(정신약리학, 약물치료)의 방법을 익히고 그것을 실행하는 훈련과정을 4년간 이수해야 한다. 레지던트 수련을 마치고 나면 정신과의 다양한 분야를 특별히 전공하기 위하여 추가로 수년간 전임의 수련을 받기도 한다. **Child psychiatrist**(소아정신과 의사)는 소아의 치료를 전공한다. **Forensic psychiatrist**(법정신의학자)는 범죄사건에서 정신적 능력을 평가하는 것과 같은 정신과학과 관련된 법적인 분야를 전공한다. **Psychoanalyst**(정신분석가)는 **psychoanalysis**(정신분석)라는 특수한 정신치료기법을 익히기 위해 3년 내지 5년의 과정을 이수한다. 정신분석을 하는 동안 환자는 자신의 생각과 연상을 분석가에게 자유롭게 말하고, 분석가는 사고의 흐름을 방해하지 않다가 알맞은 시기에 interpretation(해석)을 한다.

Psychologist(심리학자)는 의료인은 아니지만 정신치료, 정신분석, 연구 등의 방법에 관한 훈련을 받은 전문가로서, 특정 관심분야에 대해서는 박사 과정(doctor of philosophy, PhD) 또는 doctor of education(EdD)을 이수한다. 특정 관심분야의 예를 들면, **clinical psychology**(임상심리학), **experimental psychology**(실험 심리학), **social psychology**(사회 심리학; 사회적 상호작용과 타인들의 행동이 개인에게 영향을 주는 방식에 초점을 맞춤) 등이 있다. **Clinical psychologist**(임상심리학자)는 정신과의사와 마찬가지로 환자를 치료하기 위해 정신치료의 다양한 방법을 사용할 수는 있지만, 정신과의사와는 달리 약물을 처방하거나 electroconvulsive therapy(전기경련요법, ECT)를 시행할 수는 없다. 그 밖에도 정신질환을 치료하는 비의사 치료진으로는 자격증이 있는 clinical social worker(임상 사회사업가)와 psychiatric nurse(정신과 간호사) 그리고 licensed mental health clinician(LMHC, 자격 있는 정신보건 임상가)가 있다.

임상심리학자는 환자의 정신건강과 지능의 다양한 측면을 평가하기 위한 검사법을 교육받는다. 예를 들면 **intelligence test**(IQ tests, 지능검사)로서 **Wechsler Adult Intelligence Scale**(WAIS, 웩슬러 성인용 지능검사)과 **Stanford-Binet Intelligence Scale**(스탠포드 비네 지능검사)이 있다. **Projective (personality) test**[투사적 (성격) 검사]의 예를 두 가지 들자면 그림 22-1과 같이 잉크 반점을 보고 연상을 표현하는 **Rorschach technique**(로르샤흐 검사), 그림 22-2와 같이 그림을 보고 이야기를 만드는 **Thematic Apperception Test**(TAT, 주제 통각 검사)가 사용된다. 두 검사 모두 인격의 구조를 드러내 보여준다. **Graphomotor projection test**(그림운동성 투사 검사)의 예로는 수검자에게 사람의 모습을 그리도록 하는 **Draw a Person Test**(인물화 검사)와 기하학적 도안을 따라 그리도록 하는 **Bender-Gestalt Test**(벤더도형검사, Gestalt는 '형태'라는 독일어 명사)가 있다. 벤더-도형 검사는 뇌

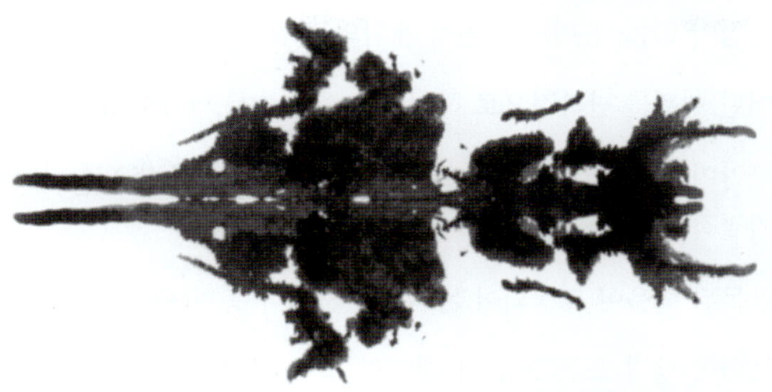

그림 22-1 Rorschach test(로르샤하 검사)**의 10개의 카드에서 이와 같은 inkblots**(잉크 반점)**가 제시된다.** 환자는 반점에서 느껴지는 이미지를 설명한다.

손상으로 인한 인지 과정과 기억의 결함을 판별하고 소아의 발달 지연을 감별하는 데 사용된다. **Minnesota Multiphasic Personality Inventory**(MMPI, 미네소타다면인성검사)는 예 또는 아니오로 대답하는 질문들로 구성되어 의무감, 책임감, 대인관계, 우월감 등과 같은 인격의 측면들을 보여준다. 이 검사는 청소년과 성인의 심리적 건강을 측정하는 객관적인 방법으로 널리 사용되고 있으며, 질문에 대한 환자의 응답을 조현병, 우울증 등의 진단받은 환자들과의 응답과 비교하여 결과를 제시한다.

PSYCHIATRIC CLINICAL SYMPTOMS(정신과적 임상 증상)

이 용어들은 정신건강 전문가들이 검사할 때 드러나는 행동의 이상을 기술한 것이다. 이 용어들에 익숙해지면 다음 절의 정신과질환을 이해하는 데 도움이 될 것이다.

amnesia(기억상실) 기억의 상실.

anxiety(불안) 다양한 정도의 거북함, 걱정, 두려움으로서 종종 palpitation(두근거림), 가슴 조이는 느낌, 호흡곤란, 질식감 등이 동반된다.

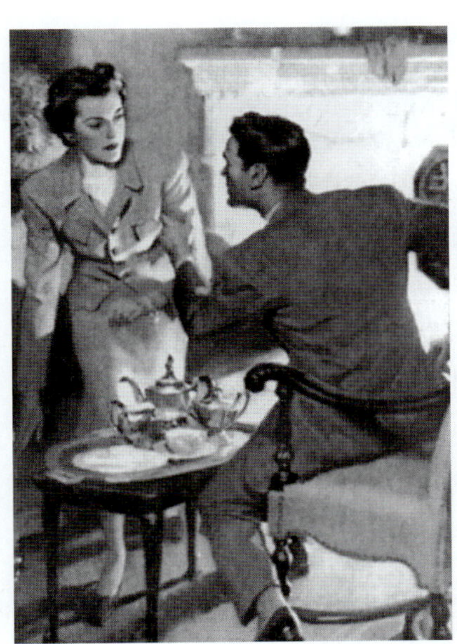

그림 22-2 Thematic Apperception Test(주제 통각 검사)의 그림 중 일례. 환자에게 그림이 어떤 이야기를 보여주고 있는지 말하도록 한다.

apathy(무감동) 감정이 없음; 흥미나 감정적 개입의 결핍.

compulsion(강박행위) 어떤 행위를 반복적으로 하려는 urge(충동)를 억제할 수 없음.

conversion(전환) 불안이 시각상실, 청각상실, 마비와 같은 신체증상으로 나타나며, 이 증상들의 기질적 근거는 없음.

delusion(망상) 잘못된 믿음이 고정되어 논리적 추론이나 증거에도 불구하고 변하지 않음.

dissociation(해리) 불쾌한 생각 또는 느낌이 개인의 정신고통을 피하고자 의식 수준에서 분리됨. 가장 극심한 형태로 다중 인격장애가 나타나기도 함.

dysphoria(불쾌감) 저조하거나 불만스럽거나, 인생에 대한 전반적인 불만족감이 동반된 강렬한 기분상태.

euphoria(이상행복감) 안녕감, 고양감, 행복감, 흥분, 즐거움이 동반된 강렬한 기분.

hallucination(환각) 잘못된 혹은 비현실적인 감각. 예를 들면, 아무도 없는데 말소리를 듣는다. **Illusion**(착각)은 실재하는 감각자극을 잘못 지각하는 것이며, 예를 들면 나뭇잎 바스락 거리는 소리를 사람의 목소리로 인식하는 것이다.

labile(불안정한) 변화하는; 감정의 변화가 빠른.

22

mania(조증) 기분이 들뜨거나 과민한 상태로서 이것은 distractibility(주의산만), hyperactivity(과다활동), 말이 많음, 분별없는 행위, flight of ideas(사고비약), 빠른 사고속도가 나타난다.

mutism(함구증, 무언증) 말이 거의 없으며, 사고와 행동도 없거나 미미함.

obsession(강박사고) 지속적으로 의도하지 않는 사고나 감정. 접미사 -mania[-광(狂)]는 어떤 것에 대한 강한 강박을 가리킨다[예: pyromania(방화광)은 불에 대한 강박이다].

paranoia(편집병) 지나치게 의심함; 자신이 조롱당하거나 박해받거나 불공정하게 대우받는다는 고정된 망상.

PSYCHIATRIC DISORDERS(정신과질환)

Sigmund Freud(지그문트 프로이트)의 성격구조에 대한 개념은 여러 가지 유형의 정신과질환을 이해하는 데 중요하다. 프로이트는 인격이 3가지 주요 부분으로 구성된다고 믿었다: 그것은 **id**(이드), **ego**(자아), **superego**(초자아)이다. **Id**(이드)는 태어날 때부터 존재하는 unconscious instinct(무의식적 본능)와 정신적 에너지를 의미한다. 이드는 기본적 drive(욕동)를 포함하는데, 이것은 pleasure principle(쾌락 원칙)에 따라서 현실 상황과는 상관없이 즉각적 만족을 추구한다.

Ego(자아)는 성격에서 조정 역할을 하는 중추적인 부분으로, 이드와 외부 세계 사이의 중재자이다. 이것은 현실 상황을 평가하고 접근하는 [**reality testing**(현실검증력, 현실검정)] 인격의 부분으로서, 필요한 경우, 만족할 만한 대상이나 상황이 생길 때까지 욕동의 충족을 연기하도록 한다. 자아는 individual(개체)에게 "self(자기)"로 지각된다.

Superego(초자아)는 internalized conscience(내재화된 양심)로서 인격의 도덕적인 부분이다. 그것은 부모의 권위와 사회로부터 기인한 규율을 포함한다. 예를 들면, guilt feeling(죄책감)은 초자아의 기준을 위배하는 생각과 행동에서 비롯된다.

프로이드는 심리적 장애는 인격의 이러한 측면들 중 두 가지 이상이 서로 갈등할 때에 발생한다고 믿었다. Denial(부정)과 같은 **defense mechanism**(방어기제)은 이러한 갈등으로부터 생겨나는 불안을 회피하기 위하여 사용하는 방법이다. 예를 들면, 심각한 질환을 진단받은 사람이 denial(부정)을 사용해서 현재와 미래의 문제들을 직면하기를 회피할 수도 있다. 그렇게 되면 진단을 믿지 않을 수 있고, 진료일을 놓칠 수도 있으며, 투약을 빠뜨리기도 하고, 증상을 무시할 수도 있다. 모든 사람이 어려운 문제에 대처하기 위해서 방어기제를 사용한다. 방어기제의 사용은 개인의 인격에 건설적인 혹은 파괴적인 기여를 하느냐에 따라서 정상적인 것으로 혹은 비정상적인 것으로 간주된다.

Psychosis(정신병)라는 용어는 정신질환을 기술하는 데 흔히 사용된다. **정신병**은 **delusion**(망상; 잘못된 믿음), **hallucination**(환각; 잘못된 감각 지각), bizarre behavior(괴이한 행동) 등의 증상과 함께 현실검증력의 심각한 장애를 동반한다. 정신병의 예로는 schizophrenia(조현병)를 들 수 있다. 이 환자는 혼란스러운 sense of self(자기 인식), inappropriate affect(부적절한 정동), 외부 세계로부터의 withdrawal(위축, 철수) 등을 나타낸다.

이 절에서 논의할 정신건강의학과 질환은 다음과 같다. **Anxiety disorders**(불안장애), **bipolar disorders**(양극성장애), **depressive disorders**(우울장애), **dissociative disorders**(해리장애), **eating disorders**(식이 장애), **neurocognitive disorders**(신경인지장애), **neurodevelopmental disorders**(신경발달장애), **schizophrenia spectrum disorders**(조현병스펙트럼장애), **sexual dysfunctions and gender dysphoria**(성기능 장애와 성불쾌감), **somatic symptom disorders**(신체증상장애), and **substance-related and addictive disorders**(물질 관련 및 중독성 장애).

ANXIETY DISORDERS(불안장애)

불안장애는 불쾌한 긴장, 걱정, 당황스러운 느낌, 회피 행동 등의 증상이 특징적이다. **Panic attack**(공황발작)은 강렬한 공포나 불쾌감이 갑자기 발생하여 수 분 이내에 최고조에 도달한다. 다음과 같은 증상과 임상 징후들이 있을 수 있다.

- Palpitations(심계항진, 두근거림)
- Sweating(발한, 땀남)
- Trembling(떨림)
- Sensations of shortness of breath (호흡곤란)
- Feeling of choking(질식감)
- Chest pain or discomfort (가슴통증 또는 답답함)
- Nausea or abdominal distress (구역감 또는 복부 불편감)
- Feeling dizzy or faint (어지럼이나 실신하는 느낌)
- Feelings of unreality or being detached from oneself(비현실감이나 자신에게서 분리되는 느낌)
- Fear of losing control or "going crazy" (통제력을 잃거나 "미칠" 것 같은 두려움)
- Fear of dying(죽을 것만 같은 공포)
- Numbness or tingling(무감각이나 저림)

공황장애는 예기치 않는 공황발작이 반복하여 발생하고 그 삽화들 사이의 기간에 공황발작

22

이 또 생길까봐 지속적으로 두려워하는 상태를 말한다. 공황발작은 phobic disorders(공포장애), obsessive-compulsive disorder(강박장애), post-traumatic stress disorder(외상후스트레스장애), generalized anxiety disorder(범불안장애)와 같은 불안장애에서도 발생할 수 있다.

Phobic disorders(공포장애)는 특정한 대상이나 상황과 연관되어 생기는 불합리하지만 심각한 두려움이 특징적이다. 공포장애 환자는 공포의 대상을 피하기 위하여 아주 먼 거리를 가기도 한다. 공포 대상은 종종 무의식적 갈등의 상징이며, 환자의 관심을 무의식적 갈등에서 증상으로 돌리도록 하여 갈등을 무의식 상태로 유지시킨다. 공황발작(극심한 두려움과 공포의 시간)은 공포스런 상황을 예상할 때에도 생길 수 있다.

Agoraphobia(광장공포증; **agora-** = 시장)는 탈출하거나 도움받기 어려울 것 같은, 사람들이 붐비는 공적인 장소에 있는 것에 대한 두려움 혹은 "안전하지 않은" 곳에 혼자 가는 것에 대한 두려움이다. 광장공포증이 있는 사람은 불안을 유발할 상황을 피하기 위하여 일상적인 활동이 제한된다. 그러므로 이들은 집에서 지내거나, 친구나 친척들과 같이 있을 때에만 마음이 편해진다.

Social phobia(사회공포증; **social anxiety disorder**, 사회불안장애)는 자신이 공적으로 드러나 보여져서 당황스럽거나 창피하게 느낄 수 있는 상황에 대한 두려움이다. 예를 들면 공적인 연설, 공중화장실의 사용 또는 함께 어울려 식사하는 것에 대한 두려움을 들 수 있다.

그 외의 특정 공포증으로는 **claustrophobia**(폐소공포증; 닫힌 장소에 대한 두려움; **claustr/o** = 장벽), **acrophobia**(고소공포증; 높은 곳에 대한 두려움; **acr/o** = 높은 지점), **zoophobia**(동물공포증; **zo/o** = 동물) 등이 있다.

Obsessive-compulsive disorder(OCD, 강박장애)는 환자의 생활을 지배하는 반복적인 생각인 **obsession**(강박사고) 및 행동인 **compulsion**(강박행위)을 포함한다. 환자는 특별한 ritual(의식)을 못하게 하면 불안을 경험한다. 강박장애는 흔히 시간을 소모하게 하며, 개인의 사회적, 직업적 기능을 저해한다. 강박장애를 치료하는 데에는 clomipramine을 포함한 몇 가지 항우울제가, 특히 cognitive-behavior therapy(인지행동요법)를 병행할 때에 상당한 효과를 거두었다.

Post-traumatic stress disorder(PTSD, 외상후스트레스장애)는 외상적 사건에 노출된 후에 증상들이(강한 두려움, 무력감, 불면, 악몽, 그리고 외부 세계에 대한 반응의 감소) 발생한다. 치명적 사건이나 정서에 중요한 사건을 경험한 이후 오랜 시간이 지나더라도 이전의 사건을 떠올릴 만한 단서에 노출되면 flashback(플래쉬백), 괴로운 생각, 불안 등이 흔히 유발된다. 2001년 9월 11일, 세계무역센터와 국방부 건물이 공격당한 후에 많은 생존자가 외상후스트레스장애를 경험하였다.

Generalized anxiety disorder(GAD, 범불안장애)는 걱정거리가 별로 없는 데도 불구하고 지나치게 걱정하고 긴장하며 만성적으로 불안한 것이 특징적이다.

BIPOLAR DISORDERS(양극성장애)

Bipolar disorders(**bi-** = 둘; **pol/o** = 극단)는 **우울증 삽화**와 함께 1회 이상의 **manic episode**(조증 삽화)가 난타난다. 조증 삽화 기간에는 지나치게 상승하는 euphoria(이상행복감), expansive(팽창하는) 또는 irritable(과민한 혹은 쉽게 흥분하는) 기분이 지배적이다. 동반되는 증상으로는 팽창된 self-esteem(자존) 혹은 grandiosity(자신을 과대하게 느끼는 경향), 수면 요구량의 감소, 거의 끊임없이 빠르게 흘러가는 말과 빠른 화제 전환, distractibility(주의산만성), 목적지향적 활동의 증가, 고통스런 결과를 초래할 가능성이 높은 쾌락적 활동에 대한 지나친 몰두 등이 있다. 종종 사회성이 증가하고 다양한 활동에 참여하는데, 이때에는 함부로 간섭하고, 마음대로 하려고 하며, 지나치게 요구하는 것이 특징적이다. **Hypomania**(경조증; **hypo-** = 감소)는 조증과 유사한 기분이지만 그 강도가 약한 것을 말한다. **Bipolar disorder I**(제1형 양극성장애)은 흔히 주요우울증 삽화와 교대로 조증 삽화가 1회 이상 나타나는 것을 말한다. **Bipolar disorder II**(제2형 양극성장애)는 반복적인 주요우울증 삽화와 교대로 경조증 삽화가 나타나는 것을 말한다.

Cyclothymic disorder(순환기분장애; **cycl/o** = 순환, **thym/o** = 마음)는 경한 형태의 양극성 기분장애로서 주요우울장애의 진단기준을 충족시키지 못하는 다수의 우울 삽화와 경조증이 2년 이상 있는 것이 특징적이다.

DEPRESSIVE DISORDERS(우울장애)

Depressive disorders는 조증이나 경조증의 과거력 없이 주요우울증 삽화가 1회 이상 생기는 것이 특징적이다. **Major depressive disorder**(주요우울장애)은 심한 **dysphoria**(불쾌감; 슬픔, 절망감, 걱정, 낙담)의 삽화를 포함한다. 다른 증상이나 징후로는 appetite(식욕)의 장애(증가 또는 감소)와 체중의 변화, insomnia(불면증)나 hypersomnia(과수면)와 같은 수면의 장애, 피로감이나 활력 저하, 무가치감, 절망감 또는 과도하거나 부적절한 guilt(죄책감), 사고나 집중의 곤란, 죽음이나 자살에 대한 반복되는 생각이 있다. **Dysthymia**(기분저하증; 또는 **persistent depressive disorder**, 지속우울장애)는 우울한 기분(슬프거나 "침울한" 느낌)이 2년 이상 지속되지만 주요우울증만큼 심하지는 않은 우울장애다. 또한 주요우울증에서 간혹 나타나는 것과 같은 정신병적 양상[delusions(망상), hallucinations(환각), incoherent(지리멸렬한) 사고]은 없다.

연구자들은 일부 환자에서 우울장애 삽화의 발생 시기가 1년 중 특정 시기와 관계가 있음을 알게 되었다. 우울증이 매년 10월 초부터 11월 말 사이의 약 60일 동안에 정기적으로 발생하기도 한다. 이것을 **seasonal affective** (mood) **disorder**(**SAD**, 계절정동장애)라 한다. 또한 우울증에서 조증이나 경조증으로의 변화는 2월 중순에서 4월 중순까지의 60일의 기간 동안에 잘 생긴다.

DISSOCIATIVE DISORDERS(해리장애)

해리장애는 기억, 정체성 또는 지각에 관련된 문제다. 해리장애가 있는 사람은 amnesia(기억상실), **fugue**[둔주(遁走) 가정이나 평소의 업무영역으로부터 다른 곳으로 갑자기 여행을 떠남] 또는 다른 identity(정체성)에 의하여 현실로부터 탈출한다. 해리장애의 예는 다음과 같다 :

- **Dissociative Identity Disorder**(해리성 정체성 장애)—둘 이상의 분리된 성격이 한 사람에서 존재
- **Dissociative amnesia**(해리성 기억상실)—자신의 자서전적인 정보를 기억하지 못한다.
- **Depersonalization/derealization disorder**(이인증/비현실감 장애)—자신의 생각과 주변 상황에 대하여 비현실적이고, 거리감을 느끼며, 외부의 관찰자로서 경험한다.

EATING DISORDERS(식사장애)

식사장애는 식사 행동의 심각한 장애를 말한다. 그 예로는 **anorexia nervosa**(신경성식욕부진)와 **bulimia nervosa**(신경성폭식증)가 있다. 신경성식욕부진은 체중을 정상체중의 최저치 이상으로 유지하는 것을 거부하는 것이다. 이러한 환자는 체중이 증가하는 것을 매우 두려워하며, 자신의 체형과 크기에 대한 지각에 장애가 있다. [식욕이 저하되는 경우는 드물기 때문에 "식욕이 없다"는 뜻의 anorexia(식욕부진)라는 용어는 잘못 사용된 것이다.] 이 장애는 주로 여자 청소년에게 호발하며, 주요 증상으로는 식사조절을 의식적으로 집요하게 시도하면서 운동, 달리기, 체조 등과 같은 과도한 활동

을 강박적으로 한다. 월경을 이미 시작했던 여자 환자들은 대부분 무월경을 보인다.

신경성폭식증[bulimia(폭식증)는 비정상적으로 허기가 심해지는 것을 의미함]은 binge eating(폭식; 음식에 탐닉하는 것을 조절할 수 없음)과 purging(제거; 몸에서 음식을 제거하는 것)이 특징적이다. 이 환자들은 폭식 후에 음식을 부적절하게 제거하므로 체중은 정상이거나 정상에 가깝다. 제거의 예를 들면, 자발적인 vomiting(구토)과 laxative(설사제)나 enema(관장)의 남용이 있다.

NEUROCOGNITIVE DISORDERS(신경인지장애)

Neurocognitive disorders는 **인지 영역**(사고, 지각 추론, 판단)의 결함이 두드러진다. **Delirium**(섬망)과 **dementia**(치매)가 주된 양상이다.

Delirium(섬망)은 사고의 혼란, disorientation(지남력 장애), 초조와 두려움 등의 행동의 변화가 동반하는 급격한 삽화가 특정적이다. 섬망은 다음과 같은 다양한 원인들, 예를 들면 약물의 중독 및 withdrawal(금단), seizure(간질), head trauma[두부외상(頭部外傷)], 그리고 hypoxia(저산소증), hypoglycemia(저혈당), electrolyte imbalance(전해질 불균형), hepatic failure(간기능상실, 간부전)나 renal failure(콩팥기능상실, 신부전)와 같은 대사장애에 의하여 생긴다. **Delirium tremens**(진전섬망)은 장기간 많은 양의 알코올을 섭취한 뒤에 갑자기 알코올 섭취를 중단함으로써 생긴다.

Dementia(치매)는 서서히 진행하는 전반적인 지적 기능의 소실로서 인격의 변화뿐만 아니라 판단력, 기억력, 그리고 추상적 사고력의 장애를 동반한다. 치매는 또한 언어 장애 그리고 옷 입기나 이 닦기와 같은 단순한 행위의 어려움을 포함한다. 치매는 뇌에 손상을 주는 상황에 의하여 발생하고, 어떤 원인은 회복 가능하지만 다른 원인은 점점 더 진행된다. 가장 흔한 원인은 **Alzheimer disease**(알츠하이머병)이며, 다른 원인으로는 뇌혈관질환, 중추신경계통 감염, 약물, 뇌외상, 종양, 그리고 Parkinson disease(파킨슨병)와 Huntington disease(헌팅톤병)가 있다. 치료 가능한 치매의 원인을 밝혀내는 것은 중요하다.

NEURODEVELOPMENTAL DISORDERS(신경발달장애)

Neurodevelopmental disorders는 의사소통 기술과 사회화의 발달이 지연되는 것으로 특정되는 아동기의 장애군이다. 신경발달장애의 대표적인 질환은 다음과 같다:

- **Intellectual disability disorders**(지적장애)—이전에는 정신지체로 불렸으며, 지적인 기능(추론, 문제해결, 계획, 추상적 사고)과 일상생활에 필요한 활동을 수행하고, 적응하는 능력의 결함이 나타나는 장애이다.
- **Communication disorders**(의사소통장애)—언어를 획득하고 사용(말하기 또는 쓰기)의 어려움을 나타낸다. 어휘력의 부족, 문장구조의 제한, stuttering(말더듬) 같은 말하기의 장애가 포함된다.
- **Autistic spectrum disorders**(자폐스펙트럼장애)—**Autism**(자폐증)은 생애 첫 3년 동안에 언어적 · 비언어적 의사소통과 사회적 · 놀이적 상호작용의 어려움이 나타나는 질환이다. 자폐증의 증상과 징후는 다음과 같다.

  변화에 대한 저항; 같은 것에의 집착
  의사소통할 필요가 있을 때 말 대신 몸짓이나 손짓을 사용
  단어나 구절을 반복함
  홀로 있는 것을 선호함; 무관심한 태도
  Tantrum(격노, 성냄)

22

타인과 상호작용의 어려움
접촉을 원하지 않음
눈을 거의 또는 전혀 맞추지 않음
균등하지 않은 전반적인/섬세한 운동기술
소리에 민감함
사물에 대한 강박적 집착

아동이 발달하고 치료를 받으면서 자폐증의 증상은 감소할 수도 있다.

Asperger syndrome(아스퍼거 증후군)은 흔히 자폐증의 덜 심한 타입을 일컫는다. 아스퍼거 증후군이 있는 아동은 대개 정상적인 언어기술과 정상 지능을 갖고 있다. 이들은 대개 다른 사람과 상호작용하길 원하지만 그 방법을 모른다. 이들은 정교한 기계적 기억능력을 가진 반면 추상적 개념을 다루는 데 곤란을 겪을 수도 있다. 또한 반복적이고 제한된 행동양상이 잘 생긴다.

- **Attention-deficit/hyperactivity disorder**(ADHD)(주의력결핍 과잉행동장애)—부주의, 과다활동과 충동성이 지속되어 발달과 기능상의 영향을 주는 지속적인 패턴, 행태를 보인다.
- **Specific learning disorders**(특정 학습 장애)—학습과 학업적 기술을 사용하는 것의 어려움을 나타내는 장애군
- **Motor disorders**(운동 장애)—이 질환을 가지고 있는 아동은 운동협응(어색하고, 둔하고, 서툰 글씨)의 어려움을 보이거나 운동(movement) 장애, 틱(비자발적이고, 급작스럽고, 반복적인 운동 또는 소리)을 보인다.

PERSONALITY DISORDERS(성격장애)

성격장애는 문화적으로 수용되는 범위를 넘어선 사고방식과 행동을 지속한다. 이러한 특성이 경직되고 굳어지면, 기능의 장애, 괴로움, 그리고 다른 사람과의 갈등을 일으키게 되는데 주로 초기 성인기에 분명해진다.

성격장애는 다음과 같이 3가지의 군집 또는 카테고리로 나뉜다 :

Cluster A(A형 군집)

- **Paranoid**(편집성)—타인의 의도를 악의적인 것으로 해석하여 지속적으로 불신하고, 의심하는 패턴; 쉽게 성을 낸다.
- **Schizoid**(분열성)—정서적으로 차갑고 냉담하다; 칭찬이나 비난 또는 타인의 느낌에 무관심하다; 친구관계가 거의 없으며 분노나 기쁨 같은 강한 감정을 경험하는 것은 드물어 보인다.
- **Schizotypal**(분열형)—가까운 관계에 대하여 불편감을 경험하고, 특이한 믿음, 마술적 사고, 천리안, 기괴한 환상과 집착이 동반된다.

Cluster B(B형 군집)

- **Antisocial**(반사회성)—타인의 권리에 대하여 무관심하고, 그 권리를 위반한다. 신의나 배려가 없고, 도덕기준이 없으며, 단지 욕망과 충동에 반응하여서만 행동한다.
- **Borderline**(경계성)—대인관계와 자신에 대한 지각이 불안정하다. 타인에게 강렬하고 충동적으로 개입하거나, 거절을 반복하는 것이 특징적이다.

- **Histrionic**(연극성)—감정적이고, 관심을 구하며, 미숙하고, 의존적이다. 비합리적으로 폭발하거나 화를 낸다. 현란하고 연극적이다. 자신에 대해 전반적으로 불만족하며 세상에 대해서는 성난 느낌이 든다.
- **Narcissistic**(자기애성)—과대하고, 자신에 대한 존경을 바라고, 타인에 대한 공감이 부족하다. 자신의 중요성이나 독특함에 대하여 과대하게 느끼고 성공과 권력에 대한 환상에 몰두한다.

Cluster C(C형 군집)

- **Avoidance**(회피성)—사회적 회피, 사회적 상황에서 부적절감을 느끼고, 부정적인 평가에 매우 과민하다. 비판받거나, 거절당할까봐 두려워 타인과의 만남을 시도하지 않는다.
- **Dependent**(의존성)—돌봄을 받는 것에 대한 과도한 필요성과 관련되어 순종적이고, 주변 사람에게 매달리는 행동을 한다. 자신감이 없고, 타인의 확인이 없는 상태에서 독립적인 결정을 내리기 어려워한다.
- **Obsessive-compulsive**(강박성)—질서정연하고, 완벽주의적이며 통제하려는 특성이 있고, 융통성과 개방성을 훼손시키면서까지 세부적인 사항, 규칙, 스케줄에 집착한다. Obsessive compulsive anxiety disorder(OCD, 강박장애)를 가진 환자와 비교해 보면 강박성 인격장애의 경우 자신의 생각과 행동이 비이성적이라고 인정하지 않는다.

22

SCHIZOPHRENIA SPECTRUM AND OTHER PSYCHOTIC DISORDERS
(조현병스펙트럼장애와 기타 정신병적 장애)

조현병스펙트럼장애와 기타 정신병적 장애는 사고의 장애와 와해된 언어가 특징인 chronic psychotic disorder(만성 정신병적 장애)다. 이 질병의 중요한 특징들은 다음과 같다.

Delusions(망상). 반대되는 근거를 제시함에도 불구하고 변하지 않은 고정된 믿음. 예를 들면 피해망상("사람들이 나에게 안 좋은 행동을 한다")이나 과대망상("나는 세상에서 가장 위대하고, 유명하고, 중요한 사람이다")이 나타난다.

Hallucinations(환각). 존재하지 않지만 실제인 것처럼 느껴지는 소리나 음성.

Disorganized thinking(speech)[와해된 사고(언어)]. 한 주제에서 다른 주제로 사고가 이동하는데 incoherent(지리멸렬)해서 이해할 수 없는 말을 하게 된다.

Abnormal motor behavior(비정상적 운동 행동). 와해된 행동은 involuntary movement(비자발적 운동), mannerism(타성, 매너리즘) 등이 있다. **Catatonic behavior**(긴장성 행동)은 주변 환경에 대한 반응이 줄어들어 나타나고, 뻣뻣하고, 부적절하며, 기괴한 자세를 유지하게 된다.

Negative symptoms(음성 증상). 조현병에서 두 가지의 음성 증상이 주로 나타나는데, flatness of affect(정동의 둔마; 감정 표현의 감소)와 목적을 가진 활동을 시작하려는 의지가 사라진다.

SEXUAL DYSFUNCTIONS(성기능이상), PARAPHILIAS(성도착증), AND GENDER DYSPHORIA(성별불쾌감)

Sexual dysfunctions(성기능이상)은 성적으로 반응하거나 성적인 즐거움을 경험하는 개인의 능력의 장애이다. 성기능이상의 예를 들면 delayed or premature ejaculation(지연 또는 조기 사정), orgasmic disorders(극치감장애), sexual interest/arousal disorders(성적 흥미/각성 장애)와 pelvic pain disorders(골반통장애) 등이 있다.

Paraphilia(성도착증; para- = 비정상, -philia = 매력이나 사랑)는 특이한 성적 대상, 활동 또는 상황에 대하여 생기는 강한 성적 충동, 환상 또는 반복 행동이 특징적이다. 성도착증의 예를 들면 다음과 같다.

- **Exhibitionism**(노출증)—낯선 사람에게 자신의 신체, 특히 생식기를 노출하려는 강박적 욕구
- **Fetishism**(여성물건애)—성적인 대상으로서 인간을 대신하여 옷가지와 같은 무생물을 이용함
- **Pedophilia**(소아성애증)—사춘기 이전의 소아(13세 이하)에 대한 성행위를 수반하는 성적 충동과 환상
- **Sexual masochism**(성적 피학증)—다른 사람에 의해 욕보이거나, 맞거나, 묶이거나, 고통을 받음으로써 성적인 만족을 얻음
- **Sexual sadism**(성적 가학증)—다른 사람에게 신체적이거나 심리적인 고통 또는 창피를 줌으로써 성적 만족을 얻음
- **Transvestic fetishism**(의상도착증)—상대 성의 옷을 입음. 이 장애는 상대 성의 옷을 입는 것과 관련하여 강렬한 성적 각성을 경험
- **Voyeurism**(관음증)—옷을 벗고 있거나, 벗은 사람 또는 성행위를 하고 있는 사람을 몰래 훔쳐봄으로써 성적 흥분에 도달함

Gender dysphoria(성별불쾌감)는 상대 성에 대한 identification(동일시)이 강하고 지속적으로 나타난다. 이러한 동일시로 인하여 상대 성의 옷을 입거나 성 역할을 하는 것이 나타난다. 이들은 자신의 타고난 성과 성적 동일시한 성의 차이로 인하여 고통을 경험한다.

22

SOMATIC SYMPTOM DISORDERS(신체증상장애)

Somatic symptom disorders에서는 환자의 정신적 갈등이 신체 증상으로 나타난다. 신체 증상들, 예를 들면 복통이나 chest pain(가슴통증), nausea(구역), 구토, 설사, 두근거림, deafness(청각상실), blindness(시각상실), paralysis(마비) 등이 생기지만 이 증상들은 신체 질환이나 정신적 장애 또는 손상에 의하여 충분히 설명되지 않으며, 약물, 마약 및 알코올의 부작용도 아니다. 이 질환들의 예는 다음과 같다:

- **Somatic symptom disorder**(신체증상장애). 하나 또는 그 이상의 신체 증상이 있고, 이로 인하여 일상생활에 지장을 주거나, 고통스러운 상태이다. 일반적으로 환자들은 자신들의 증상에 대하여 지속적으로 생각하고, 높은 수준의 불안을 경험한다.
- **Illness anxiety disorder**(질병 불안 장애). 자신이 심각한 질병에 이미 걸렸거나 추후에 발생할 것에 대하여 집착한다. 신체 증상은 없거나, 있더라도 경한 정도이다. 자신의 건강에 대한 불안 수준이 높고, 질병의 징후가 자신의 신체에 나타나는지 확인하는 것과 같은 건강 관련 행동을 과도하게 참여한다. 신체적 이상을 배제하더라도 질병 불안 장애가 있는 사람을 안심시키지 못한다.
- **Conversion disorder**(전환장애). 기질적인 원인 없이 신경학적 증상 및 징후[numbness(무감각), paralysis(마비), or blindness(시각상실)]가 특징이며, 이 증상들은 내적인 무의식적 갈등과 불안의 결과로 발생한다. 이 환자들은 흔히 **repression**(억압; 용납할 수 없는 어떤 생각이나 충동을 의식으로

부터 제거하기 위한 방어기제)으로부터 탈출하려고 위협하는, 두렵거나 혹은 무의식적인 갈등을 가지고 있는데, 이 갈등과 연관된 에너지가 신체적 증상으로 경험된다. 사람들은 이 전환 증상[예를 들면 paralysis(마비), blindness(시각상실), seizure(발작), paresthesia(감각이상), dyskinesia(운동이상)]으로 인하여 갈등을 회피할 수 있고, 주변 환경으로부터 도움을 받을 수 있다. 예를 들면 한 사람이 억압된 분노가 있고, 가족 구성원에게 신체적 위해를 가하고 싶을 때 갑자기 팔이 마비될 수(전환증상)도 있다. 전환장애의 다른 예를 들면 무기를 격발하는 데 내적 갈등이 있는 경우, 총의 방아쇠를 당기는 데 필요한 손가락이 마비되는 증상이 생길 수 있다.

SUBSTANCE-RELATED AND ADDICTIVE DISORDERS(물질 관련 장애)

Substance-related disorders and addictive disorders는 중추신경계에 작용하는 물질을 정기적으로 사용하는 것과 관련된 증상과 물질 관련 행동의 변화가 특징이다. 어떤 약물은 지속적으로 혹은 주기적으로 사용하게 되면 dependence(의존) 상태를 초래한다. **Psychological dependence**(심리적 의존)는 해로운 결과에도 불구하고 약물 복용을 강박적으로 지속하는 것이고, **physiologic dependence**(생리적 의존)은 급작스러운 약물 사용 중단 시 withdrawal symptom(금단증상)이 특징적이다. 의존에서 **tolerance**(내성)는 중요 지표이며, 이는 약물의 효과가 점점 감소하여 같은 효과를 내기 위해서는 용량을 증가해야 하는 것을 말한다.

약물의 abuse(남용; 약물을 처방된 목적과는 다른 목적을 위해 사용하는 것)와 의존에 관련된 물질의 예를 들면 다음과 같다.

22

Alcohol[알코올, 주정(酒酊)]. 알코올에 의한 효과는 음주 횟수, 소비량, 음주자의 나이, 건강 상태, 가족력에 따라 사람들마다 다르게 영향을 끼친다. 알코올 의존 및 중독의 징후로는 slurred speech(불명료언어), incoordination(협동운동장애), unsteady gait(불안정보행), nystagmus(눈떨림, 안구진탕; 안구가 빠르게 율동적으로 움직임), 주의력 및 기억의 장애, 혼미, 혼수 등이 있다. 알코올 의존은 종종 다른 psychoactive drugs[정신작용제; cannabis(대마), cocaine(코카인), heroin(헤로인), amphetamine(암페타민)]의 사용과 남용을 동반한다. 알코올은 우울증과도 관련이 있는데, 우울증은 음주의 원인이 될 수도 있고 그 결과일 수도 있다.

Amphetamines(암페타민). 이 중추신경 흥분제는 경구로 섭취하거나 정맥으로 주입된다. 그 예로는 amphetamine(Benzedrine), dextroamphetamine(Dexedrine), methamphetamine(Desoxyn, or "speed"), methylphenidate(Ritalin)이 있다. 일부 식욕감퇴제(다이어트약)는 amphetamine과 유사 약물이다. 암페타민 의존에 따른 심리적, 행동적 변화로는 anger(분노), 긴장이나 불안, 판단의 장애, 예전에 즐겁던 것들을 즐기지 못하는 것, 그리고 사회적 고립이 있다. 신체적 중독 증상으로는 tachycardia(빠른맥)이나 bradycardia(느린맥), pupillary dilation(동공확대), nausea(구역), 혈압의 상승이나 저하, 그리고 근육의 쇠약이 있다. 금단 기간에는 심각한 우울증이 생길 수 있다.

Cannabis(대마). 이 부류의 약물은 대마 식물로부터 추출되거나 화학적으로 이와 유사한 합성 물질로서 정신작용 속성이 있는 모든 물질을 포함한다. 예를 들면, **marijuana**(마리화나), hashish[인도삼(印度蔘)], 이 물질들 중 주된 정신작용 성분인 정제된 delta-9-tetrahydrocannabinol(THC)이 있다. 대마를 피운 다음에 나타나는 심리적, 신체적 증상으로는 euphoria(이상행복감), motor coordination(협동운동)의 장애, 불안, 시간이 더딘 느낌, 사회적 위축, 그리고 기억력과 판단력의 장애가 있다. 대마 중독의 다른 징후로는 식욕증가, 입마름, 빠른맥, 그리고 paranoia(편집증)가 있다.

Cocaine(코카인). 코카인은 남아메리카에서 자라는 코카나무의 잎에서 나오는 강력한 중독성을 가진 흥분성 약물이며, 코로 흡인을 하거나 정맥 주사를 통하여 복용한다. 단기 작용으로서 euphoria(다행감), violent behavior(폭력 행동), vasoconstriction(혈관 수축), tachycardia(빈맥), hypertension(고혈압), enlarged pupils(동공의 확대)를 보인다. 가능한 장기 효과로는 후각의 상실, 코의 손상 또는 비출혈, 감염, 혈류감소로 인한 bowel necrosis(장의 괴사)가 있다. 코카인 사용자들은 종종 알코올이나 진정제에 의존하기도 하는데, 이것들은 코카인 중독으로 인한 불쾌한 후유증(불안, 우울, 피곤)을 경감시키려는 목적으로 섭취한다.

Hallucinogens(환각제). 이 약물은 중추신경계통의 excitement(흥분), hyperactivity(과다활동), 환각, 망상, 고혈압, 기분 변화를 일으킨다. 환각제의 예로는 **lysergic acid diethylamide**(LSD), **mescaline**(peyote), **phencyclidine**(PCP)이 있다. 환각제는 이성적으로 대화하고 생각하는 능력을 방해한다. 이로 인하여 현실에 대한 인식 능력이 불가능해지고, 때때로 괴이하고 위험한 행동을 야기하기도 한다.

Opioids(아편). 이 부류의 약물로는 **heroin**(헤로인)과 **morphine**(모르핀), 그리고 모르핀과 유사한 작용을 하는 **codeine**, meperidine(Demerol), oxycodone(OxyContin은 oxycodone의 서방형이다)과 같은 합성 약물을 포함한다. 이 화합물들은 analgesics(진통제), anesthetics(마취제) 또는 cough suppressants(기침약)로 처방된다. 아편 중독의 전형적인 징후와 증상으로는 pupillary constriction(동공수축), euphoria(이상행복감), 운동완만, 졸음, slurred speech(불명료언어)가 있다. Overdose(과량)를 사용할 경우에는 느리고 얕은 호흡, convulsion(경련), 혼수가 나타나고 사망할 수도 있다.

Sedatives(진정제), **hypnotics**(수면제) **또는 anxiolytics**(항불안제). 이 약물들은 마음을 진정시키고, 이완시키며, 다행감을 주는 효과가 있고, 수면을 유도할 수도 있다. 수면제로는 phenobarbital, secobarbital과 같은 **barbiturate**(바비튜르산염)가 있고, barbiturate와 유사한 작용을 하는 다른 약물로는 **benzodiazepine**(벤조디아제핀)이 있는데 temazepam(Restoril), clonazepam(Klonopin), alprazolam(Xanax), diazepam(Valium)을 들 수 있다. 중독은 불명료언어와 disorientation(지남력장애)이 특징적이다.

그림 22-3은 약물 의존과 남용을 일으키는 정신작용물질의 유형을 개괄적으로 보여준다. 표 22-1은 정신과질환들을 개괄적으로 보여주고 각 유형의 예를 들고 있다.

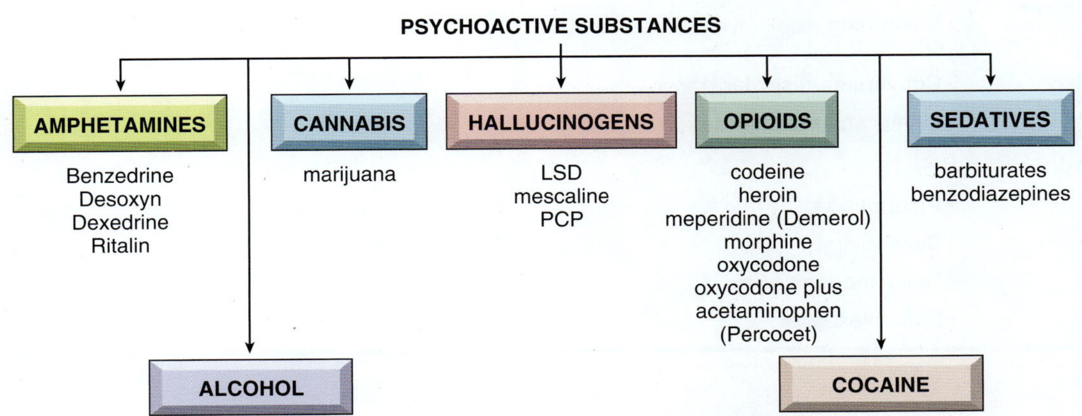

그림 22-3 남용되면 약물 의존을 일으킬 수 있는 **정신작용물질.**

표 22-1 PSYCHIATRIC DISORDERS(정신과질환)

구분	예
Anxiety disorders(불안장애)	• Panic disorders(공황장애) • Phobic disorders(공포장애) • Obsessive-compulsive disorders(강박장애) • Post-traumatic stress disorder(외상후스트레스장애) • Generalized anxiety disorder(범불안장애)
Bipolar disorders(양극성장애)	• Bipolar I(제1형 양극성장애) • Bipolar II(제2형 양극성장애) • Cyclothymic disorder(순환기분장애)
Depressive disorders(우울장애)	• Major depressive disorder(주요우울증) • Persistent depressive disorder(지속우울장애; dysthymia, 기분저하증) • Seasonal affective disorder(SAD, 계절 정동 장애)
Dissociative disorders(해리장애)	• Identity disorder(정체성 장애) • Dissociative amnesia(해리성 기억상실) • Depersonalization/Derealization disorder(이인증/비현실감 장애)
Eating disorders(식사 장애)	• Anorexia nervosa(신경성식욕부진) • Bulimia nervosa(신경성폭식증)
Neurocognitive disorders (신경인지장애)	• Delirium(섬망) • Dementia(치매)
Neurodevelopmental disorders(신경발달장애)	• Intellectual disability disorders(지적결함장애) • Communication disorders(의사소통장애) • Autistic spectrum disorder(자폐스펙트럼장애) • Attention-deficit/hyperactivity disorder(주의력결핍/과잉행동장애)
Personality disorders(성격장애)	Cluster A: • paranoid(편집성성격장애) • schizoid(분열성성격장애) • schizotypal(분열형성격장애) Cluster B: • antisocial(반사회성성격장애) • borderline(경계선성격장애) • histrionic(연극성성격장애) • narcissistic (자기애성성격장애) Cluster C: • avoidant(회피성성격장애) • dependent(의존성성격장애) • obsessive-compulsive (강박성성격장애)
Schizophrenia spectrum and other psychotic disorders (조현병스펙트럼장애와 기타 정신병적 장애)	주요 증상들: • Delusions(망상) • Hallucinations(환각) • Disorganized thinking (speech)[와해된 사고(언어) • Abnormal motor behavior(비정상적 운동행동) • Negative symptoms(음성 증상)
Sexual dysfunctions(성기능이상), **paraphilias**(성도착증), **and gender dysphoria disorders**(성별불쾌감)	• Delayed or premature ejaculation/orgasmic disorders(지연 또는 조기 사정/극치감장애) • Exhibitionism(노출증) • Voyeurism(관음증)
Somatic symptom disorders(신체증상장애)	• Conversion disorder(전환장애) • Illness anxiety disorder(질병 불안 장애)
Substance-related and addictive disorders(물질 관련 장애)	사용/남용: • Alcohol(알코올) • Cannabis(대마) • Hallucinogens(환각제) • Sedatives(진정제) • Amphetamines(암페타민) • Cocaine(코카인) • Opioids(아편)

치료기법

정신과질환의 치료에 사용되는 몇 가지 주요 치료기법으로는 **psychotherapy**(정신요법), **electro-convulsive therapy**(ECT, 전기경련요법), **psychiatric medication**(약물치료; **psychopharmacology**, 정신약물학)가 있다.

PSYCHOTHERAPY(정신요법)

정신요법은 심리적 기법을 이용하여 정서적 문제들을 치료하는 것이다. 정신과의사, 심리학자, 그리고 그 밖의 정신보건 전문가들이 이용하는 치료기법들은 다음과 같다.

Cognitive-Behavior Therapy(CBT, 인지행동요법). 비교적 단기간의 집중적인 정신치료로서 우울, 불안, 분노, 부부갈등, 공포, 물질 남용 등 넓은 범위의 심리적 문제를 대상으로 한다. 이 치료는 어려움을 겪고 있는 사람의 어린 시절 경험보다는 그가 현재 어떻게 생각하고, 행동하고, 상호 교류하는지에 초점을 맞춘다. 인지행동요법은 생각이 (사람, 상황, 사건이 아니라) 감정과 행동의 원인이라는 개념에 근거하므로, 만일 어떤 사람이 굳어진 사고방식을 바꿀 수 있다면 비록 상황이 변하지 않더라도 기분이 나아질 수 있다고 본다. 인지행동요법은 불안 수준을 낮추기 위해 이용된다.

Family Therapy(가족요법, 가족치료). 가족들의 갈등과 문제를 이해하고 해결하기 위하여 가족 전체를 대상으로 치료한다.

Group Therapy(집단요법, 그룹치료). 건강 전문가인 리더가 중립적 중재자로 있는 한 그룹에서 비슷한 문제를 가진 환자들이 토론과 상호작용을 통하여 자신들의 personality(인성, 성격)에 대하여 insight(통찰, 병식)를 획득한다. **Psychodrama**(심리극, 정신극)에서는 환자가 무대에서 다른 환자 배우들과 함께 가족이나 사회적 역할을 실제로 연기하면서 감정을 표현한다. 극의 한 장이 제시된 뒤에는 (다른 환자들로 구성된) 관중들에게 자신들이 관람한 것에 대하여 언급하거나 해석을 하도록 한다.

Hypnosis(최면). **Trance**(트란스; 의식이 변화된 상태)를 만듦으로써 깊이 억압된 기억들을 회복하도록 돕는다. Hypnotic techniques(최면치료)는 불안을 감소시키거나, 심리적인 안전감을 확보하거나, 문제를 해결하기 위하여 사용한다.

Insight-Oriented Psychotherapy(통찰지향정신요법). 이 방식의 정신요법은 삶의 문제 및 그와 연관된 느낌에 대한 일대일 직접 토론을 이용한다. 이 치료의 목적은 숨어 있는 주제, 사고, 행동방식에 대한 이해를 증진하여 기분(우울한 느낌)을 호전시키는 것이다.

Play Therapy(놀이요법). 이런 형식의 치료에서는, 아동이 직접 표현하기 어려운 갈등이나 느낌을 표현하기 위하여 장난감 등으로 놀이를 이용한다.

Psychoanalysis(정신분석). 장기간 집중적인 방식의 정신치료로서, 환자의 무의식적 감정을 표면에 가져오도록 허용함으로써 내적 갈등을 해결하고 행동에 영향을 주는 것을 추구한다. **Free association**(자유연상; 환자가 자신의 생각을 검열하지 않고 떠오르는 대로 말함), **transference**(전이; 환자가 부모나 형제와 같은 어린 시절의 중요한 인물과의 관계를 치료자에게 관련지음), **dream interpretation**(꿈의 해석)과 같은 기법을 이용하여 환자는 자신의 무의식적인 정서적 갈등을 깨닫고, 이러한 문제들을 극복할 수 있다.

Sex Therapy(성치료). 이 치료방식은 **frigidity**(냉감증, 불감증; 여성에서의 억제된 성반응), **impotence**(발기부전; 남성이 발기에 도달하거나 발기를 유지할 수 없음), **premature ejaculation**(조기사정, 성교에 도달하기 전에 정액을 방출함)과 같은 성기능장애를 극복하도록 돕는다.

Supportive Psychotherapy(지지정신요법). 삶의 힘든 변화나 사건에 처한 환자를 치료자가 격려하고, 지지하며, 희망을 준다.

ELECTROCONVULSIVE THERAPY(전기경련요법)

Electroconvulsive therapy(ECT, 전기경련요법)는 마취한 환자에게 보조 환기를 제공하는 동안 뇌에 전류를 가한다. 근이완제의 사용으로 불수의적 근육수축(경련)은 대개 방지한다. 그래서 실제 환자에게 경련이 발생하는 것은 관찰하기 어렵다. 이 치료는 주로 심한 우울증과 양극성장애(조울증)의 우울기에 사용된다. 항우울 약물치료의 도입으로 인하여 전기경련치료의 대상은 줄었지만 빠른 치료반응이 필요한 상황에서는 생명을 구할 수도 있다.

PSYCHOPHARMACOLOGY(정신약물요법)

다음은 정신과질환의 치료에 사용되는 약물의 분류이다. 그림 22-4는 이 약물의 그룹을 개괄적으로 보여주고 각 영역의 특정 약물들을 열거하고 있다.

- **Antianxiety and antipanic agents**(항불안 및 항공황 약물). 이 약물들은 불안, 긴장 및 초조를 감소시키는데, 특히 증상들이 공황발작과 관련 있을 때에 그러하다. 예를 들면, **benzodiazepines**(BZDs, 벤조디아제핀)은 항불안제, sedatives(진정제) 또는 anticonvulsants(항경련제; clonazepam)로 빠르게 작용한다. 벤조디아제핀은 뇌에 직접적으로 작용하여 nerve impulse(신경자극)의 전달을 저하시킨다. 다른 항불안 및 항공황 약물로는 **selective serotonin reuptake inhibitors**(SSRIs, 선택적 세로토닌 재흡수 억제제)가 있다. 이 약물은 nerve endings(신경 종말)에서 neurotransmitter(신경전달물질)인 serotonin(세로토닌)의 재흡수를 억제하여 이웃한 신경세포와의 사이에 세로토닌이 머물도록 한다.
- **Antidepressants**(항우울제). 이 약물들은 우울증상들을 서서히 개선해 우울증상을 빨리 종료시키고, 심각도를 줄여 환자를 보다 평정한 상태로 되돌린다. 우울증의 근본 원인은 뇌의 신경전달물질들의 불균형 때문으로 생각되고 있다. 몇 가지 그룹의 약물들이 항우울제로 사용되고 있다. 이들은 다음과 같다:
  1. **SSRIs**(**selective serotonin reuptake inhibitors**, 선택적 세로토닌 재흡수 억제제)의 예로 fluoxetine(Prozac), paroxetine(Paxil), and sertraline(Zoloft)이 있다. 이 약물들은 기분, 집중력, 신체적 활동 및 수면 양상을 호전시킨다.
  2. **Atypical antidepressants**(비정형 항우울제). 이들은 앞에 분류된 항목에 해당되지 않는 항우울제이다. **Serotonin-norepinephrine reuptake inhibitors**(SNRIs, 세로토닌 노르에피네프린 재흡수 억제제)도 항우울제로서 뇌에서 두 가지 신경전달물질, 즉 세로토닌과 노르에피네프린의 농도를 증가시킨다. 그 예로는 venlafaxine (Effexor), desvenlafaxine (Prisq), duloxetine (Cymbalta)이 있다.

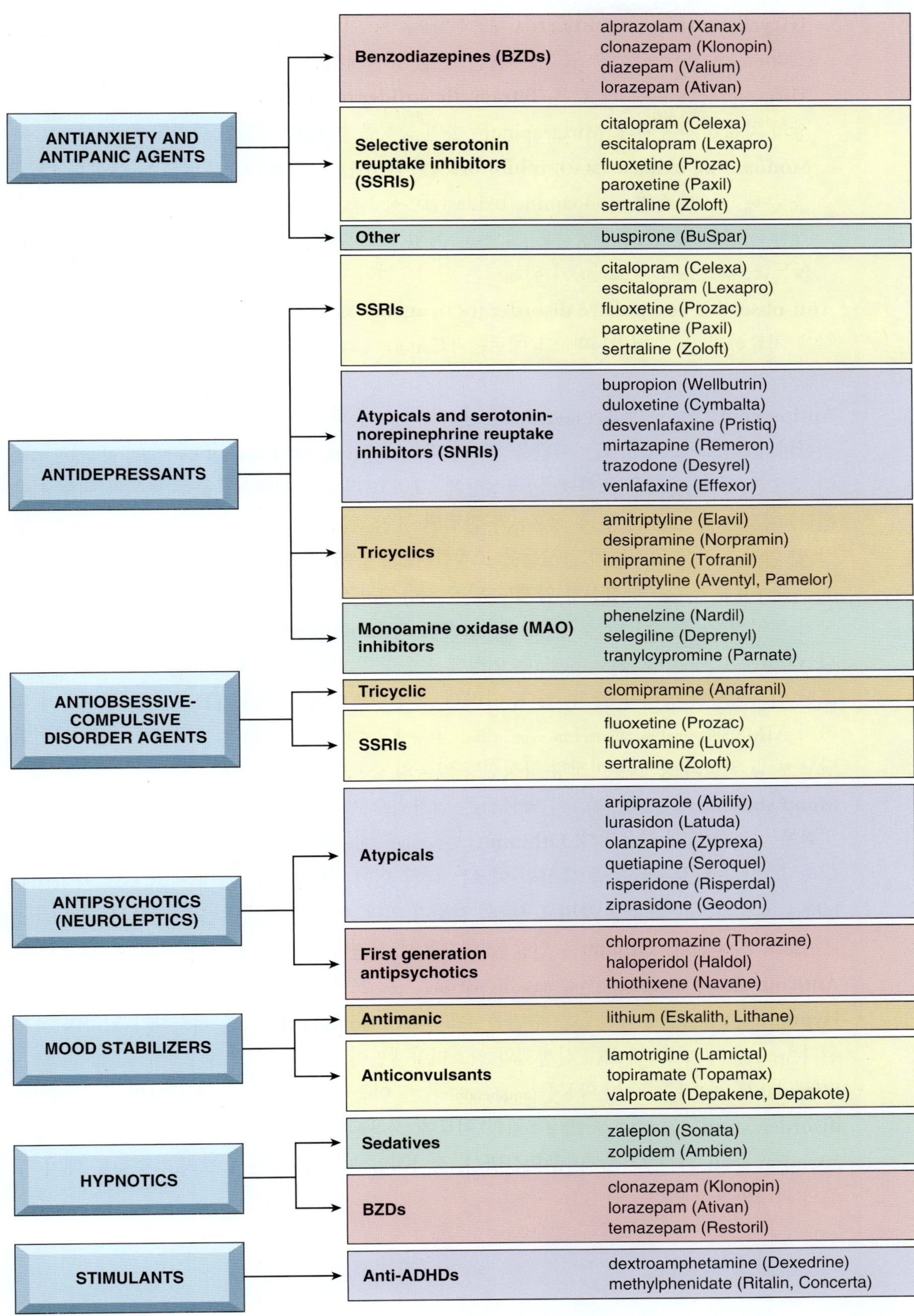

그림 22-4 정신과적 약물치료와 약물의 예.

3. **Tricyclic antidepressants** (TCA, 삼환계 항우울제). 이 약물들은 화학구조상 3개의 결합된 고리(*tricyclic*)를 포함하고 있다. 이들은 신경 종말에서 신경전달물질의 재흡수를 막는다. Mirtazapine(Remeron)과 같은 **Tetracyclic antidepressants**(사환계 항우울제)도 역시 우울증상의 치료에 사용된다. Mirtazapine은 불면 증상을 돕지만, 체중이 증가할 수 있다.
4. **Monoamine oxidase** (MAO) **inhibitors**(모노아민산화효소억제제). 이 약물들은 신경전달물질을 분해하는 효소인 monoamine oxidase(모노아민산화효소)를 억제한다. MAO 억제제는 심각한 심혈관 및 간의 합병증을 일으킬 수 있으므로 다른 항우울제처럼 널리 처방되지는 않는다. 부작용을 최소화하기 위해서는 식이요법이 반드시 동반되어야 한다.

- **Anti-obsessive-compulsive disorder** (OCD) **agents**(항강박약물). 이 약물들은 강박장애의 증상을 치료하기 위해 처방된다. 그 예로는 TCA(삼환계 항우울제)와 SSRIs(선택적 세로토닌 재흡수 억제제)가 있다.
- **Antipsychotics**(항정신병약물; **neuroleptics**, 신경이완제). 이 약물들은 정신병적 증상과 행동을 조절한다. 그리스어로 *lepsis*는 이완을 의미한다. **Atypical antipsychotics**(비정형 항정신병 약물)이 주요한 예다. 이것은 조현병, 양극성장애, 그리고 다른 정신질환들을 치료하기 위해 사용된다. 이것은 psychosis(정신병, 정신증)와 관련된 불안, 긴장, 초조 및 공격성을 감소시키고, 망상 및 환각과 같은 정신병적 증상들을 조절한다. 그 밖에 **phenothiazine**과 같은 **1세대**, 정형(**first generation**, Typical) **항정신병 약제**도 널리 사용되고 있다. 오래전 개발된 항정신병 약제를 장기 투약한 경우, 중요한 부작용으로 **tardive dyskinesia**(TD, 지연성운동장애)가 발생할 수 있다; tardive는 '늦은'을, dyskinesia는 이상한 운동을 의미한다. 이 부작용은 불수의적 운동으로서 비가역적인 상태가 될 수 있다. 따라서 조기 발견이 중요하다. TD 징후를 발견하기 위하여 AIMS(abnormal involuntary movement scale, 비정상 비자발적 운동 척도)가 이용된다. 체중 증가와 당뇨 발생 위험의 증가는 비정형 항정신병 약물의 중요한 부작용이다.
- **Mood stabilizers**(기분안정제). 이 약물들은 일차적으로 양극성장애와 관련되어 있는 기분의 변화를 치료하는 데 사용된다. **Lithium**(리튬; Eskalith, Lithane)은 조증 증상의 수준을 경감시키기 위해 흔히 사용되는데, 조증 증상의 예로는 빠른 언어, 과잉 행동, 과대 사고, 초조와 irritability(과민성, 흥분성), 그리고 수면요구량의 감소가 있다. 이것은 또한 우울증 치료의 adjunct(보조약)로도 사용된다. Lithium은 단순한 염으로서 신경막을 안정화시키는 것으로 생각된다. **Anticonvulsant drugs**(항경련제; valproate and lamotrigine)도 역시 기분안정제로 사용된다.
- **Hypnotics**(수면제). 이 약물들은 수면을 유도하고 insomnia(불면증)를 해소하기 위하여 사용된다(hypn/o = 수면). 그 예로는 진정제와 벤조디아제핀이 있다.
- **Stimulants**(정신 자극제). 이 약물들(**amphetamines**)은 아동에서 **attention-deficit/hyperactivity disorder**(**ADHD**, 주의력결핍 과잉행동장애)의 치료에 사용된다. ADHD의 흔한 증상으로는 짧은 attention span(주의집중기간) 및 주의산만성, 정서적인 불안정, 충동성 그리고 중등도 내지 중증의 과다활동이 있다.

22

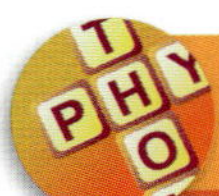

어휘

이 목록은 본문에 소개된 새로운 용어들 중 대부분을 정리한 것이다. 간략한 정의는 용어에 대한 이해를 도울 것이다. 익숙하지 않거나 어려운 용어를 발음할 때에는 710쪽의 발음 절을 참조하라.

일반적인 용어, 증상, 장애	
affect(정동)	Emotion(감정)의 외적 표현 또는 감정반응.
amnesia(기억상실)	기억의 상실.
anorexia nervosa(신경성식욕부진)	과도하게 식사조절을 하고 정상 체중 유지를 거부하는 섭식장애.
anxiety disorders(불안장애)	불쾌한 긴장, 고통, 회피행동이 특징적임; 예로는 공황장애, 공포증, 강박장애, 외상후스트레스장애, 범불안장애가 있음.
apathy(무감동)	감정이 없음; 흥미나 감정적 개입이 없음.
autism(자폐증)	사회적 상호작용과 교류에 지장이 있고, 제한되고 반복적 행동이 특징적인 neurodevelopmental disorder(신경발달장애).
bipolar disorders(양극성장애)	Mania(조증)와 depression(우울증) 기간이 번갈아 나타나는 기분장애.
bulimia nervosa(신경성폭식증)	Binge eating(폭식) 후에 vomiting(구토), purging(제거), 우울증 등이 수반되는 섭식장애.
cannabis(대마)	Marijuana(마리화나)를 만드는 원재료.
compulsion(강박행위)	불안을 감소하기 위한 시도로 어떤 행위를 반복적으로 행하려는 조절할 수 없는 urge(충동).
conversion disorder(전환장애)	불안과 내적 갈등으로 인하여 organic basis(기질적 근거)가 없는 신체적 증상이 뚜렷하게 나타난 상태.
defense mechanism(방어기제)	갈등과 불안을 해소하거나 감추기 위하여 사용하는 무의식적 방법(대처 방식). 이것은 개인을 불안과 스트레스로부터 보호한다; 그 예로는 acting out(행동화), denial(부정), repression(억압)이 있음.
delirium(섬망)	사고의 혼란, 지남력장애, 초조, 주의 집중의 장애 등이 급성 삽화로 생기며, 이는 대개 가역적인 사고의 장애임. 이것은 대개 가역적인 사고의 장애임. **Delirium tremens**(진전섬망)는 알코올 금단증상과 관련이 있음.
delusion(망상)	논리적 추론이나 증거에 의해서도 변하지 않는 고정된 잘못된 믿음.
dementia(치매)	인격의 변화뿐만 아니라 기억, 판단, 추론 능력의 장애와 동반되는 지적 능력의 소실.
depressive disorders(우울장애)	Major depressive disorder(주요우울장애)로서 만성적인 슬픈 감정, 에너지의 상실, 절망감, 걱정, 낙담 그리고 흔히 자살 충동 및 사고를 동반함.
dissociative disorders(해리장애)	만성적이거나 갑작스러운 기억력, 주체성 혹은 의식의 장애; 예로는 identity disorder(정체성장애), dissociative amnesia(해리성 기억상실), depersonalization/derealization disorder(이인장애/비현실감장애)가 있음.

ego(자아)	성격 또는 마음에서 조정역할을 하는 중추적인 부분.
fugue(둔주)	일상적 환경으로부터의 무의식적 탈출; 해리장애의 징후.
gender dysphoria(성별불쾌감)	강하고 지속적인 상대 성에 대한 동일시로 인하여 임상적으로 의미 있는 고통을 야기하는 상태.
hallucination(환각)	잘못된 감각 지각(목소리를 듣거나 사물을 봄).
id(이드)	인격에서 무의식의 주요 부분; 본능적 drive(욕동)와 desire(욕망)로부터 나오는 에너지.
labile(불안정한)	불안정한; 감정의 변화가 빠른.
mania(조증)	과다활동, 말수 증가, 사고의 비약으로 인한 고양되고, 과대한 상태(다행감). **힌트:** Obsession(강박, 사로잡힘)을 의미하는 접미사 -mania(708쪽 참조)와 혼동하지 말 것.
mutism(함구증, 무언증)	말하는 능력의 소실.
neurodevelopmental disorders(신경발달장애)	사회화와 의사소통 기술의 지연으로 인해 특징지어지는 아동기의 발생하는 질환 그룹; 그 예로는 **autism spectrum disorder**(자폐스펙트럼장애)이다.
obsession(강박사고)	의도하지 않은 지속적인 사고, urge(충동), 또는 감정.
obsessive-compulsive disorder(강박장애)	반복적인 생각과 행위가 지배적인 불안장애.
paranoia(편집병, 편집장애)	지나치게 의심하는 사고체계; 자신이 조롱당하거나 박해받거나 불공정하게 대우받는다는 고정된 망상.
paraphilia(성도착증)	일상적이지 않은 물건 활동 상황에 대한 반복적이고 강렬한 성적인 충동, 상상 행동.
personality disorder(성격장애)	사회적 기능장애를 야기하는 고착되고 지속되는 성격 패턴.
phobia(공포증)	어떤 사물이나 상황에 대한 비합리적인 혹은 무력하게 만드는 두려움(회피).
post-traumatic stress disorder(외상후스트레스장애)	Traumatic event(외상적 사건)를 경험한 후에 생기는 불안 관련 증상들.
projective (personality) test(투사적 (성격) 검사)	진단적 인성검사로서 개인의 성격 측면을 반영하는 반응을 유발하기 위하여 비구조화된 자극(잉크 반점, 그림, 추상적인 형태, 미완의 문장)을 사용함.
psychiatrist(정신과의사)	정신장애의 진단, 예방 및 치료에 대하여 의학적 훈련을 받은 의사(MD). 예를 들면 어린이를 진단하고 치료하는 **child psychiatrist**(소아정신과 의사)와 **forensic psychiatrist**(법정신의학자; 형사상 책임, 후견인의 지위, 재판받을 능력 등 법적인 부분을 전공함). Forensic은 공공장소를 의미하는 라틴어 *forum*에서 왔음.

22

psychologist(임상심리학자)	정신의 처리과정, 그리고 건강한 사람과 질환이 있는 사람에서 뇌가 어떻게 기능하는지에 대하여 전공한 비의료 전문가(종종 PhD 또는 EdD 학위를 가지고 있음). 관심 분야로는 **clinical psychology**(임상심리학; 정신장애나 정서장애가 있는 환자에게 검사나 상담서비스를 제공함), **experimental psychology**(실험심리학; 정신의 처리과정을 연구하기 위하여 통제된 환경에서 검사실검사나 실험을 수행함), **social psychology**(사회심리학; 그룹의 일원이라는 것이 개인의 행동과 태도에 끼치는 영향에 대한 연구)가 있다.
psychosis(정신병, 정신증)	현실과의 접촉 상실이 특징적인 장애; 흔히 delusion(망상)과 hallucination(환각)을 동반한다.
reality testing(현실검증력, 현실검정)	환상과 사실을 구분해서 지각하는 심리적 과정; 정신병 환자에서는 심하게 손상됨.
repression(억압)	받아들일 수 없는 생각, 감정, 충동들이 인식에서 벗어나 자동적으로 무의식으로 밀어 넣는 defense mechanism(방어기제).
schizophrenia spectrum disorders (조현병스펙트럼장애, 정신분열병스펙트럼장애)	환각, 붕괴된 말와 행동, flat affect(정동둔마), 주도적인 행동의 상실 등이 나타날 수 있는 만성 정신병적 장애.
sexual dysfunctions(성기능장애)	성적인 반응 또는 즐거움을 경험하는 능력의 장애.
somatic symptom disorders (신체증상장애)	어떤 실제적 신체질환 또는 우울증 같은 정신장애로도 설명할 수 없는 신체적 증상이 존재하는 상태.
substance-related and addictive disorders(물질관련 중독장애)	중추신경계통에 영향을 주는 psychoactive substances[정신작용물질; alcohol, amphetamines(암페타민), cannabis(대마), cocaine(코카인), hallucinogens(환각제), opioids(아편 유사제), sedatives(진정제) 등]를 정기적으로 overuse(과용)하거나 의존(dependence)적임.
superego(초자아)	인격에서 내재화된 양심과 도덕적인 부분.

THERAPY(요법)

amphetamines(암페타민)	중추신경계통 흥분제로서 attention deficit-hyperactivity disorder(주의력결핍과잉행동장애)와 우울증 치료에 이용되기도 한다.
atypical antipsychotics(비정형 항정신병 약물)	정신병적인 증상과 행동(조현병, 양극성장애, 그 밖의 정신질환들)을 치료하는 약물.
benzodiazepines(벤조디아제핀)	불안, 긴장, 초조 및 공황발작을 경감시키는 약물.
cognitive behavior therapy(인지행동요법)	행동과 사고의 관련성에 초점을 맞춤. Conditioning(조건화; 훈련과 반복연습을 통하여 행동 양상을 변화시킴)을 이용하여 불안을 가라앉히고 병의 증상을 호전시킴.
electroconvulsive therapy (전기경련요법)	전류를 이용하여 뇌파를 변화시킴으로써 convulsion(경련)과 의식소실을 일으킴; 주요우울증의 치료에 효과적임. 현대적 기법은 anesthesia(마취)를 이용하므로 경련을 관찰할 수 없음.
family therapy(가족요법)	갈등을 명백히 하고 해소하기 위하여 가족 전체를 치료함.

22

first-generation antipsychotic drugs(1세대 항정신병약제)	Psychotic symptoms(정신병적 증상)을 줄이기 위한 초기 신경이완제.
free association(자유연상)	환자로 하여금 자신의 마음에 떠오르는 내용들을 검열하지 않고 말하도록 하는 정신분석적 기법.
group therapy(집단요법, 그룹치료)	비슷한 문제를 가지고 있는 환자들이 토론과 상호작용을 통하여 자신의 성격에 대하여 insight(통찰)를 획득함.
hypnosis(최면)	Trance 상태를 유도함(의식이 변화된 상태).
insight-oriented therapy(통찰지향정신요법)	삶의 문제 및 그와 연관된 느낌에 대한 일대일 직접 토론. 환자는 자신의 이야기를 하고 자신의 삶에서 정서적 패턴과 현재의 문제를 연결할 기회를 갖게 됨. Psychodynamic therapy(정신역동요법)라고도 함.
lithium(리튬)	양극성장애(bipolar illness)를 치료하기 위한 약물.
neuroleptic drug(신경이완제)	정신병적 증상을 호전시키는 약물; antipsychotic drug(항정신병 약제).
play therapy(놀이요법)	어린이가 놀이방 환경에서 장난감을 이용하여, 직접적으로는 교류할 수 없는 갈등과 느낌을 표현하도록 하는 치료.
psychoanalysis(정신분석)	현재의 행동을 이해하고 변화시키기 위해서 환자로 하여금 내적 감정과 갈등을 탐색하도록 하는 치료.
psychodrama(심리극)	환자가 다른 환자들과 함께 가족이나 사회적 역할을 실제로 연기하면서 감정을 표현하는 집단요법.
psychopharmacology(정신약물학)	약물을 이용한 정신과질환의 치료.
sedatives(진정제)	불안을 감소시키고, 수면을 촉진하는 약물.
supportive psychotherapy(지지정신요법)	환자가 처한 삶의 어려움이나 변화에 맞설 수 있도록 격려, 지지 및 희망을 주는 정신 치료.
transference(전이)	환자가 마치 치료자가 어린 시절의 중요한 인물인 것처럼 치료자와 자신을 관련짓는 정신분석적 과정.
tricyclic antidepressants(삼환계 항우울제)	우울증을 치료하는 데 쓰이는 약물(분자구조상 3개의 고리가 결합된 구조임).

22

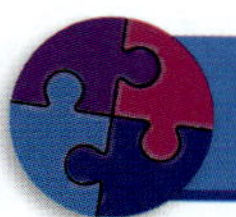

용어

다음의 빈칸에 의학용어의 의미를 기입하라.

연결형

연결형	의미	용어	의미
anxi/o	불편한, 불안한, 고통스러운	**anxi**olytic(항불안제) 이런 종류의 약물은 불안을 경감시킨다. ***Benzodiazepines***(벤조디아제핀 계통의 약물)는 항불안제이다(예로는 *Valium*과 *Xanax*가 있다).	____________

연결형	의미	용어	의미
aut/o	self(자신)	**aut**ism(자폐증)	______
hallucin/o	hallucination(환청), 마음속에서 방황하는	**hallucin**ogen(환각제)	______
		Hallucination(환각)은 아무런 외부 자극이 없을 때에 지각하는 감각을 말하고, *illusion*(착각)은 감각자극이 있지만 잘못 해석되는 지각의 오류를 말한다.	
hypn/o	sleep(수면)	**hypn**osis(최면)	______
		그리스 신화의 수면의 신(*Hypnos*)은 마법의 지팡이로 건드리거나 검은 날개로 바람을 불어넣음으로써 사람들을 잠들게 하였다.	
iatr/o	treatment(치료)	psych**iatr**ist(정신과의사)	______
		iatrogenic(의인-, 의원-)	______
ment/o	mind(마음)	**ment**al(정신의)	______
neur/o	nerve(신경)	**neur**otransmitter(신경전달물질)	______
		신경전달물질의 예로는 *serotonin*(세로토닌)과 *norepinephrine*(노르에피네프린)이 있다.	
phil/o	매력에 이끌리는, 사랑	para**phil**ia(성도착증)	______
		Para-는 비정상을 의미함.	
phren/o	mind(마음)	schizo**phren**ia(조현병, 정신분열병)	______
		*Schiz/o*는 분열을 의미함.	
psych/o	mind(마음)	**psych**osis(정신병, 정신증)	______
		Delusion(망상), *hallucination*(환각), *bizarre behavior*(괴이한 행동) 등의 증상으로 인하여 현실과의 접촉을 상실함.	
		psychopharmacology(정신약물학)	______
		psychotherapy(정신요법)	______
schiz/o	split(분열)	**schiz**oid(분열성)	______
		가벼운 형태의 정신분열병이나, *withdrawn*(위축되고, 철퇴되고), *aloof*(무심한) 성격을 기술하는 데 사용함.	
somat/o	body(신체)	psycho**somat**ic(정신신체의)	______

접미사

접미사	의미	용어	의미
-genic	-에 의해서 만들어지는	psycho**genic**(정신성, 심인성)	______
-leptic	움켜쥔	neuro**leptic** drugs(신경이완제)	______

22

표 22-2 PHOBIAS(공포증)

공포나 불안의 요인	의학용어*	공포나 불안의 요인	의학용어*
Air(공중)	Aerophobia(공중공포증)	Heights(고소, 높은 곳)	Acrophobia(고소공포증)
Animal(동물)	Zoophobia(동물공포증)	Insects(곤충, 벌레)	Entomophobia(곤충공포증)
Bees(벌)	Apiphobia, melissophobia(벌공포증)	Light(광선, 빛)	Photophobia(광선공포증)**
Blood (혈액) 또는 bleeding(출혈)	Hematophobia, hemophobia(혈액공포증)	Marriage(결혼)	Gamophobia(결혼공포증)
Books(책, 서적)	Bibliophobia(책공포증)	Men(남성)	Androphobia(남성공포증)
Cats(고양이)	Ailurophobia(고양이공포증)	Needles(바늘)	Belonephobia(바늘공포증)
Corpses(시체)	Necrophobia(시체공포증)	Pain(통증)	Algophobia(통증공포증)
Crossing a bridge(다리건너기)	Gephyrophobia(다리건너기 공포증)	Sexual intercourse(성교)	Coitophobia, cypridophobia(성교공포증)
Darkness(어둠)	Nyctophobia, scotophobia(어둠공포증)	Sleep(수면)	Hypnophobia(수면공포증)
Death(사망, 죽음)	Thanatophobia(죽음공포증)	Snakes(뱀)	Ophidiophobia(뱀공포증)
Dogs(개)	Cynophobia(개공포증)	Spiders(거미)	Arachnophobia(거미공포증)
Drugs(약물)	pharmacophobia(약공포증)	Traveling(여행)	Hodophobia(여행공포증)
Eating(식사)	Phagophobia(식사공포증)	Vomiting(구토)	Emetophobia(구토공포증)
Enclosed places(폐소)	Claustrophobia(폐소공포증)	Women(여성)	Gynephobia; gynophobia(여성공포증)
Hair(모발)	Trichophobia, trichopathophobia(모발공포증)	Worms(벌레, 특히 지렁이나 기생충 같은 꿈틀거리는 벌레)	Helminthophobia(벌레공포증)
		Writing(필기)	Graphophobia(필기공포증)

* 역자 주: 공포증의 종류가 워낙 다양하고, 희귀한 공포증도 많다 보니 한글명이 모두 확립되어 있지 않다. 일반적으로 각각의 공포증에 해당하는 의학용어는 공포의 대상에 '-공포증'을 붙여서 사용한다.

** 역자 주: 공포증을 뜻하는 정신과적 용어가 아닌 일반적인 의학용어로서 단순히 '눈부심'의 의미로 사용되기도 한다.

접미사	의미	용어	의미
-mania	obsessive preoccupation (강박적 집착)	klepto**mania**(절도벽, 병적도벽) *Klept/o*는 훔치는 것을 의미함.	______
		pyro**mania**[방화광(放火狂)] *Pyr/o*는 불, 뜨거움을 의미함.	______
-phobia	fear(공포; 비합리적이며, 종종 무력하게 하는)	agora**phobia**(광장공포증) *Agora-*는 시장을 의미함. *Agoraphobics*(광장공포증이 있는 사람)는 가정이나 안전한 장소를 떠나는 것을 두려워함.	______
		xeno**phobia**(타인공포증) *Xen/o*는 낯선 사람을 의미함. 표 *22-2*에는 다른 공포증들을 열거하였음.	______
-phoria	feeling(느낌), bearing(태도)	eu**phoria**(이상행복감, 다행감) 접두사 *eu-*는 '좋은-'을 의미한다.	______
		dys**phoria**(불쾌감) 접두사 *dys-*는 '나쁜-, 불쾌한-'을 의미한다.	______

접미사	의미	용어	의미
-thymia	mind(마음)	cyclo**thymia**(순환기분장애)	______
		*Cycl/o*는 동그라미 또는 재발을 의미함. *Hypomania*(경조증)와 *depression*(우울증)의 기간이 교대로 나타남; *bipolar disorder*(양극성장애)보다는 증상의 강도가 약하다.	
		dys**thymia**(기분저하증)	______
		기분이 우울하지만 *major depression*(주요우울증)처럼 심하지는 않음.	
		eu**thymia**(정상기분)	______
		느낌이 괜찮은.	

접두사

접두사	의미	용어	의미
a-, an-	없음	**an**orexia nervosa(신경성식욕부진)	______
		*-orexia*는 식욕을 나타낸다.	
cata-	down(낮은, 저하된)	**cata**tonia[긴장증(緊張症)]	______
		*Ton/o*은 긴장을 의미함. 심리적으로 유발되어 근육이 경직되고 고정된 상태.	
hypo-	결핍된, -보다 적은, 아래의	**hypo**mania(경조증)	______
para-	비정상의	**para**noia(편집증)	______
		이 용어에서 *no*-는 마음을 의미하는 그리스어 *nous*에서 왔다.	

약어

AD	Alzheimer disease(알츠하이머병)—일종의 dementia(치매)
ADHD	attention-deficit/hyperactivity disorder(주의력결핍과다활동장애)
ADLs	activities of daily living(일상생활동작)
AIMS	abnormal involuntary movement scale(비정상비자발운동척도)—tardive dyskinesia(지연성이상운동)의 증후를 평가하는 데 사용됨
ASD	autism spectrum disorder(자폐증스펙트럼장애)
BZD	benzodiazepine(벤조디아제핀)
CA	chronological age(실제나이, 달력나이)
CBT	cognitive-behavior therapy(인지행동요법)
CNS	central nervous system(중추신경계통)
DSM-5	*Diagnostic and Statistical Manual of Mental Disorders, Fifth Edition*(정신장애의 진단 및 통계 편람-제5판)
DT	delirium tremens(진전섬망)
ECT	electroconvulsive therapy(전기경련요법)
GAD	generalized anxiety disorder(범불안장애)
ID	intellectual disability(지적장애)
IQ	intelligence quotient(지능지수). IQ 검사는 개인의 정신연령을 측정하는 표준화된 검사다. 평균은 90~110 사이에 있다. 70 미만인 경우에는 지적장애라고 판단함.

LSD	lysergic acid diethylamide(엘에스디, LSD)—hallucinogen(환각제)
MA	mental age(정신연령)—심리검사에서 정해짐
MAOI	monoamine oxidase inhibitor(모노아민산화효소억제제); 예: phenelzine(Nordil)
MDD	major depressive disorder(주요우울장애)
MMPI	Minnesota Multiphasic Personality Inventory(미네소타 다면적 인성검사)
NCD	neurocognitive disorder(신경인지장애)
OCD	obsessive-compulsive disorder(강박장애; anxiety disorder, 불안장애)
OCPD	obsessive-compulsive personality disorder(강박성격장애)
PTSD	post-traumatic stress disorder(외상후스트레스장애)
Rx	therapy(치료)
SAD	seasonal affective disorder (계절정동장애)
SNRI	serotonin-norepinephrine reuptake inhibitor(세로토닌 노르에피네프린 재흡수 억제제); 예: duloxetine(Cymbalta)
SSRI	selective serotonin reuptake inhibitor (선택적 세로토닌 재흡수 억제제); 예: fluoxetine (Prozac)
TAT	Thematic-Apperception Test(주제통각검사)
TCA	tricyclic antidepressants(삼환계 항우울제)
TD	tardive dyskinesia(지연성이상운동)
THC	delta-9-tetrahydrocannabinol—마리화나에 들어 있는 활성 성분
WAIS	Wechsler Adult Intelligence Scale(웩슬러 성인용 지능검사)
WISC	Wechsler Intelligence Scale for Children(웩슬러 아동용 지능검사)
Ψ	psych-(정신-)의 상징
ΨRx	psychotherapy(정신요법)

22

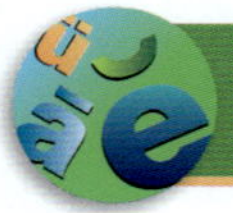

발음

이 장에 나오는 용어들을 얼마나 이해하고 있는지를 독자 스스로 판단하기 위하여 아래 각 용어의 의미를 빈칸에 채워 넣으라. 그 다음에 의미만을 보고 무슨 용어였는지를 적어보는 것도 공부에 도움이 될 것이다. 이때 철자법이 틀리지 않도록 주의하라. 각 용어 뒤에 표시된 숫자는 정의나 용례가 적혀 있는 페이지 번호를 가리킨다. 이 페이지를 확인하여 자신이 제대로 알고 있는지를 확인하라.

발음기호 안내

ā: 에이 (예: āpe)	ă: 애 (예: ăpple)
ē: 이- (예: ēven)	ĕ: 에 (예: ĕvery)
ī: 아이 (예: īce)	ĭ: 이 (예: ĭnterest)
ō: 오우 (예: ōpen)	ŏ: 오 (예: pŏt)
ū: 유 (예: ūnit)	ŭ: 어 (예: ŭnder)

용어	발음	의미
affect (703)	ĂF-fĕkt	
agoraphobia (690)	ăg-ŏ-ră-FŌ-bē-ă	
amnesia (703)	ăm-NĒ-zē-ă	
amphetamines (705)	ăm-FĔT-ă-mēnz	

용어	발음	의미
anorexia nervosa (703)	ăn-ō-RĔK-sē-ă nĕr-VŌ-să	
antisocial personality (693)	ăn-tē-SŌ-shăl pĕr-sŏ-NĂL-ĭ-tē	
anxiety disorders (703)	ăng-ZĪ-ĕ-tē dĭs-ŎR-dĕrz	
anxiolytic (706)	ăng-zī-ō-LĬT-ik	
apathy (703)	ĂP-ă-thē	
atypical antipsychotics (705)	ā-TĬP-ĭ-kăl ăn-tĭ-sī-KŎT-ĭks	
autism (703)	AW-tĭzm	
avoidant personality (694)	ă-VŎY-dănt pĕr-sŏ-NĂL-ĭ-tē	
benzodiazepines (705)	bĕn-zō-dī-ĂZ-ĕ-pēnz	
bipolar disorder (703)	bī-PŌ-lăr dĭs-ŎR-dĕr	
borderline personality (693)	BŎR-dĕr-līn pĕr-sŏ-NĂL-ĭ-tē	
bulimia nervosa (703)	bū-LĒ-mē-ă nĕr-VŌ-să	
cannabis (703)	KĂ-nă-bis	
catatonia (709)	kăt-ă-TŌN-ē-ă	
claustrophobia (690)	klaws-trō-FŌ-bē-ă	
cognitive-behavioral therapy (705)	KŎG-nĭ-tĭv bē-HĀV-yŏr-ăl THĔR-ă-pē	
compulsion (703)	kŏm-PŬL-shŭn	
conversion disorder (703)	kŏn-VĔR-zhŭn dĭs-ŎR-dĕr	
cyclothymia (709)	sī-klō-THĪ-mē-ă	
defense mechanism (703)	dē-FĔNS mĕ-kăn-NĬZM	
delirium (703)	dĕ-LĒR-ē-ŭm	
delirium tremens (703)	dĕ-LĒR-ē-ŭm TRĔ-mĕnz	
delusion (703)	dĕ-LOO-zhŭn	
dementia (703)	dē-MĔN-shē-ă	
dependent personality (694)	dē-PĔN-dănt pĕr-sŏ-NĂL-ĭ-tē	
depressive disorders (703)	dē-PRĔ-sĭv dĭs-ŎR-dĕrz	
dissociative disorder (703)	dĭs-SŌ-shē-ă-tĭv dĭs-ŎR-der	
dysphoria (708)	dĭs-FŎR-ē-ă	
dysthymia (709)	dĭs-THĪ-mē-ă	
ego (704)	Ē-gō	

용어	발음	의미
electroconvulsive therapy (705)	ē-lĕk-trō-kŏn-VŬL-sĭv THĔR-ă-pē	
euphoria (708)	ū-FŎR-ē-ă	
euthymia (709)	ū-THĪ-ē-ă	
exhibitionism (695)	ĕk-sĭ-BĬSH-ŭ-nĭzm	
family therapy (705)	FĂM-ĭ-lē THĔR-ă-pē	
fetishism (695)	FĔT-ĭsh-ĭzm	
free association (706)	frē ă-sō-shē-Ā-shŭn	
fugue (704)	fūg	
gender dysphoria (704)	GĔN-dĕr dĭs-FŎR-ē-ă	
group therapy (706)	groop THĔR-ă-pē	
hallucination (704)	hă-loo-sĭ-NĀ-shŭn	
hallucinogen (697)	hă-LOO-sĭ-nō-jĕn	
histrionic personality (694)	hĭs-trē-ŎN-ĭk pĕr-sŏn-ĂL-ĭ-tē	
hypnosis (706)	hĭp-NŌ-sĭs	
hypomania (691)	hī-pō-MĀ-nē-ă	
iatrogenic (707)	ī-ă-trō-JĔN-ĭk	
id (704)	ĭd	
insight-oriented therapy (706)	ĬN-sīt ŎR-ē-ĕn-tĕd THĔR-ă-pē	
kleptomania (708)	klĕp-tō-MĀ-nē-ă	
labile (704)	LĀ-bĭl	
lithium (706)	LĬTH-ē-ŭm	
mania (704)	MĀ-nē-ă	
mental (707)	MĔN-tăl	
mutism (704)	MŪ-tĭzm	
narcissistic personality (694)	năr-sĭ-SĬS-tĭk pĕr-sŏ-NĂL-ĭ-tē	
neurocognitive disorders (692)	noo-rō-KŎG-nă-tĭv dĭs-ŎR-dĕrz	
neurodevelopmental disorders (704)	noo-rō-dĕ-VĔL-ōp-mĕn-tăl dĭs-ŎR-dĕrz	
neuroleptic drug (706)	noo-rō-LĔP-tĭk drŭg	
neurotransmitter (707)	noo-rō-TRĂNZ-mĭt-ĕr	

22

용어	발음	의미
obsession (704)	ŏb-SĔSH-ŭn	
obsessive-compulsive personality (694)	ŏb-SĔS-ĭv cŏm-PŬL-sĭv pĕr-sŏn-NĂL-ĭ-tē	
opioids (697)	Ō-pē-ŏydz	
paranoia (704)	păr-ă-NŎY-ă	
paranoid personality (693)	PĂR-ă-nŏyd pĕr-sŏ-NĂL-ĭ-tē	
paraphilia (704)	păr-ă-FĬL-ē-ă	
pedophilia (695)	pē-dō-FĬL-ē-ă	
personality disorders (704)	pĕr-sŏ-NĂL-ĭ-tē dĭs-ŎR-dĕrz	
phenothiazines (702)	fē-nō-THĪ-ă-zēnz	
phobia (704)	FŌ-bē-ă	
play therapy (706)	plā THĔR-ă-pē	
post-traumatic stress disorder (704)	pōst-traw-MĂT-ĭk strĕs dĭs-ŎR-dĕr	
projective test (704)	prō-JĔK-tĭv tĕst	
psychiatrist (704)	sī-KĪ-ă-trĭst	
psychiatry (686)	sī-KĪ-ă-trē	
psychoanalysis (706)	sī-kō-ă-NĂL-ĭ-sĭs	
psychodrama (706)	sī-kō-DRĂ-mă	
psychogenic (707)	sī-kō-JĔN-ĭk	
psychologist (705)	sī-KŎL-ō-jĭst	
psychopharmacology (706)	sī-kō-făr-mă-KŎL-ō-jē	
psychosis (705)	sī-KŌ-sĭs	
psychosomatic (707)	sī-kō-sō-MĂT-ĭk	
psychotherapy (699)	sī-kō-THĔR-ă-pē	
pyromania (708)	pī-rō-MĀ-nē-ă	
reality testing (705)	rē-ĂL-ĭ-tē TĔS-tĭng	
repression (705)	rē-PRĔ-shŭn	
schizoid personality (693)	SKĬZ-ŏyd or SKĬT-sŏyd pĕr-sŏ-NĂL-ĭ-tē	
schizophrenia (707)	skĭz-ō-FRĔ-nē-ă	
sedatives (706)	SĔD-ă-tĭvz	

용어	발음	의미
sexual dysfunctions (705)	SĔX-ū-ăl dĭs-FŬNK-shŭnz	
sexual masochism (695)	SĔX-ū-ăl MĂS-ō-kĭzm	
sexual sadism (695)	SĔX-ŭ-ăl SĀ-dĭzm	
somatic symptom disorders (705)	sō-MĂT-tĭk SĬM-tŏm dĭs-ŎR-dĕrz	
substance-related and addictive disorders (705)	SŬB-stăns rē-LĀ-tĕd and ă-DĬK-tĭv dīs-ŎR-dĕrz	
superego (705)	sū-pĕr-Ē-gō	
supportive psychotherapy (706)	sū-PŎR-tĭv sī-kō-THĔR-ă-pē	
tolerance (696)	TŎL-ĕr-ăns	
transference (706)	trăns-FŬR-ĕns	
transvestic fetishism (695)	trăns-VĔS-tĭk FĔT-ĭsh-ĭzm	
tricyclic antidepressants (706)	trī-SĬK-lĭk ăn-tĭ-dĕ-PRĔ-săntz	
voyeurism (695)	VŎY-yĕr-ĭzm	
xenophobia (708)	zĕn-ō-FŌ-bē-ă	

APPENDIX I

복수
Plurals

번역: 박경한

의학용어를 복수형으로 변환하는 데 자주 적용되는 규칙은 다음과 같다.

1. **a**로 끝나는 용어는 **a**에 **e**를 붙인다.
   예:

단수	복수
bulla	bullae
bursa	bursae
vertebra	vertebrae

2. **is**로 끝나는 용어는 **is**를 빼고 **es**를 붙인다.
   예:

단수	복수
anastomosis	anastomoses
epiphysis	epiphyses
metastasis	metastases
prosthesis	prostheses
pubis	pubes

3. **ex**나 **ix**로 끝나는 용어는 **ex**나 **ix**를 빼고 **ices**를 붙인다.
   예:

단수	복수
apex	apices
varix	varices

4. **on**으로 끝나는 용어는 **on**을 빼고 **a**를 붙인다.
   예:

단수	복수
ganglion	ganglia
spermatozoon	spermatozoa

5. **um**으로 끝나는 용어는 **um**을 빼고 **a**를 붙인다.
   예:

단수	복수
bacterium	bacteria
diverticulum	diverticula
ovum	ova

6. **us**로 끝나는 용어는 **us**를 빼고 **i**를 붙인다.
   예:

단수	복수
bronchus	bronchi
calculus	calculi
nucleus	nuclei

이 원칙에는 두 가지 예외(viruses와 sinuses)가 있다.

7. 그 밖의 유형의 용어들을 복수형으로 변환하는 데 적용되는 부칙들
   예:

단수	복수
anomaly	anomalies
biopsy	biopsies
femur	femora
foramen	foramina
iris	irides
phalanx	phalanges
thorax	thoraces

APPENDIX II

약어, 머리글자어, 사람이름용어, 기호

Abbreviations, Acronyms, Eponyms, and Symbols

번역: 박경한

약어

다음에 열거한 약어들 중 상당수는 마침표를 넣을 수도 있고 안 넣을 수도 있으며, 첫 글자를 대문자로 쓸 수도 있고 소문자로 쓸 수도 있다. (라틴어 약어의 본딧말은 괄호 안에 이탤릭체로 철자를 적었다.)

A, B, AB, O 혈액형; 아래첨자 숫자를 넣기도 한다.

A1C 혈당 조절 상태를 평가할 목적으로 glycosylated hemoglobin(HbA1C, 당화혈색소)을 측정하는 혈액 검사

A2, A_2 aortic valve가 닫히는 heart sound

@ at

ā before

AAA abdominal aortic aneurysm

AAL anterior axillary line

AB, ab abortion

Ab antibody

ABCDE melanoma와 관련된 특징으로, asymmetry(형태), border(울퉁불퉁함), color(한 lesion 내에서도 색깔이 다양함), diameter(6 mm 초과), evolution(변화)을 뜻한다.

abd abdomen; abduction

ABGs arterial blood gases

AC acromioclavicular (joint)

ac, a.c. 식사 전(*ante cibum*)

ACE angiotensin-converting enzyme—ACE inhibitor는 고혈압 치료제이다.

ACh acetylcholine—neurotransmitter의 일종

ACL anterior cruciate ligament—무릎관절 인대 중 하나

ACLS advanced cardiac life support

ACS acute coronary syndrome(s)

ACTH adrenocorticotropic hormone—anterior pituitary gland에서 분비된다.

AD Alzheimer disease

AD 오른쪽 귀(*auris dextra*); 약어를 쓰기보다는 'right ear'라고 구체적으로 명시하는 것이 좋다.

ad lib. 맘껏(*ad libitum*)

ADD attention deficit disorder

add adduction

ADH antidiuretic hormone; vasopressin—posterior pituitary gland가 분비

ADHD attention deficit-hyperactivity disorder

ADL activities of daily living

ADT admission, discharge, transfer

AED automated external defibrillator

AF atrial fibrillation

AFB acid-fast bacillus/bacilli—결핵 원인균

AFO ankle-foot orthosis—고정 장치로 사용

AFP alpha-fetoprotein

Ag 은(*argentum*)

AGC absolute granulocyte count; atypical glandular cells(Pap smear에서)

AHF antihemophilic factor—coagulation factor XIII와 동일

AICD automatic implantable cardioverter-defibrillator

AIDS acquired immunodeficiency syndrome
AIHA autoimmune hemolytic anemia
AIS adenocarcinoma in situ (Pap smear에서 관찰되는 precancerous cell들)
AKA above-knee amputation
alb albumin—단백질의 일종
alk phos alkaline phosphatase—간질환 때 상승한다.
ALL acute lymphoid leukemia
ALS amyotrophic lateral sclerosis(Lou Gehrig disease)
ALT alanine aminotransferase—간이나 심장 질환 때 상승한다; 과거에는 serum glutamic-pyruvic transaminase(SGPT)라 했다.
ALT argon laser trabeculoplasty
AM, a.m., AM 아침, 오전(*ante meridiem*)
AMA against medical advice; American Medical Association
amb ambulate, ambulatory—보행을 의미한다.
AMD age-related macular degeneration
AMI acute myocardial infarction
AML acute myeloid leukemia
ANA antinuclear antibody
ANC absolute neutrophil count
AP, A/P anteroposterior
A&P auscultation and percussion
APAP acetyl-*para*-aminophenol
APC acetylsalicylic acid/aspirin, phenacetin, caffeine
aq. 물(*aqua*); 수성-
ARB angiotensin II receptor blocker
ARDS acute respiratory distress syndrome
AROM active range of motion
AS aortic stenosis
AS 왼쪽 귀(*auris sinistra*); 약어를 쓰기보다는 "left ear"라고 구체적으로 명시하는 것이 좋다.
ASA acetylsalicylic acid(aspirin)
ASCUS atypical squamous cells of undetermined significance—Pap smear 소견이 비정상이라고 해서 반드시 암으로 진단할 수는 없다.
ASD atrial septal defect
ASD autistic spectrum disorder
ASHD arteriosclerotic heart disease
AST aspartate aminotransferase—간이나 심장 질환 때 상승한다; 과거에는 serum glutamic-oxaloacetic transaminase (SGOT)라 했다.
AU 두 귀 모두(*auris uterque*); 약어를 쓰기보다는 "in each ear/for both ears"라고 구체적으로 명시하는 것이 좋다.
Au 금(*aurum*)
AUB abnormal uterine bleeding
AV arteriovenous; atrioventricular
AVM arteriovenous malformation
AVR aortic valve replacement
AZT azidothymidine
A&W alive and well

B cells bone marrow에서 생산된 lymphocytes
Ba barium
BAL bronchoalveolar lavage
bands 미성숙 white blood cells(granulocytes)
baso basophils
BBB bundle branch block
BC bone conduction
bcr breakpoint cluster region
BE barium enema
bid, b.i.d. 하루에 두 번(*bis in die*)
BKA below-knee amputation
BM bowel movement
BMD bone mineral density
BMR basal metabolic rate
BMT bone marrow transplantation
BP, B/P blood pressure
BPH benign prostatic hyperplasia/hypertrophy
BPPV benign paroxysmal positional vertigo
BRBPR bright red blood per rectum(hematochezia)
BRCA1*, *BRCA2 breast cancer 1, breast cancer 2—유방암이 발병할 위험도를 뜻하는 표지유전자
bs blood sugar; breath sound(s)
BSE breast self-examination
BSO bilateral salpingo-oophorectomy
BSP Bromsulphalein(bromosulfophthalein)—간 기능을 검사할 때 사용하는 염료로, 축적되면 간에 손상이나 질환이 있음을 시사한다.

BT bleeding time
BUN blood urea nitrogen
bw, BW birth weight
Bx, bx biopsy

C carbon; calorie
°C 섭씨 온도 단위
c̄ with(*cum*)
C1, C2 first cervical vertebra, second cervical vertebra
CA cancer; carcinoma; cardiac arrest; chronologic age
Ca calcium
CABG coronary artery bypass graft/grafting—심장혈관 수술법
CAD coronary artery disease
CAO chronic airway obstruction
cap capsule
CAPD continuous ambulatory peritoneal dialysis
Cath catheter; catheterization
CBC complete blood (cell) count
CBT cognitive behavioral therapy
CC chief complaint
cc cubic centimeter—mL와 동일: 1리터의 1/1000
CCr, CrCl creatinine clearance
CCU coronary care unit; critical care unit
CDC Centers for Disease Control and Prevention
CDH congenital dislocated hip
CEA carcinoembryonic antigen
cf. 비교(*confer*)
CF cystic fibrosis; complement fixation (test)
c.gl 안경(glasses)을 낀(*cum*) 상태로
CGMS continuous glucose monitoring system
cGy centigray—1 gray의 1/100; 1 rad
CHD coronary heart disease; chronic heart disease
chemo chemotherapy
CHF congestive heart failure
chol cholesterol
chr chronic
μCi microcurie
CIN cervical intraepithelial neoplasia
CIS carcinoma in situ
CK creatine kinase
CKD chronic kidney disease
Cl chlorine
CLD chronic liver disease
CLL chronic lymphocytic leukemia
cm centimeter—1미터의 1/100
CMA certified medical assistant
CMC carpometacarpal (joint)
CMG cystometrogram
CML chronic myelogenous leukemia
CMV cytomegalovirus
CNS central nervous system
CO carbon monoxide; cardiac output
CO_2 carbon dioxide
Co cobalt
c/o complains of(불평, 호소)
COD condition on discharge
COPD chronic obstructive pulmonary disease
CP cerebral palsy; chest pain
CPA costophrenic angle
CPAP continuous positive airway pressure
CPD cephalopelvic disproportion
CPR cardiopulmonary resuscitation
CR complete response; cardiorespiratory
CRBSI catheter-related bloodstream infection
CRF chronic renal failure
C&S culture and sensitivity—가래 검사 중 하나
C-section cesarean section
CSF cerebrospinal fluid; colony-stimulating factor
C-spine cervical spine—X선 사진 촬영법 중 하나
CT computed tomography(axial plane 등의 단면 영상을 제작하는 X선 영상 검사법)
ct. count(계산, 총수)
CTPA CT pulmonary angiography
CTS carpal tunnel syndrome
Cu 구리(*cuprum*)
CVA cerebrovascular accident; costovertebral angle
CVP central venous pressure
CVS cardiovascular system; chorionic villus sampling
c/w compare with; consistent with

CX, CXR chest x-ray—X선 사진 촬영법 중 하나
Cx cervix
cysto cystoscopy

D&C dilatation/dilation and curettage
DCIS ductal carcinoma in situ
DD discharge diagnosis; differential diagnosis
Decub. decubitus—누운 자세
Derm. dermatology
DES diethylstilbestrol; diffuse esophageal spasm
DEXA *or* DXA dual-energy x-ray absorptiometry—뼈 밀도 검사법의 일종
DI diabetes insipidus; diagnostic imaging
DIC disseminated intravascular coagulation
DICOM digital image communication in medicine
diff. differential count—백혈구 종류 계산법
DIG digoxin; digitalis
DKA diabetic ketoacidosis
dL, dl deciliter—1리터의 1/10
DLco 일산화탄소(CO)에 대한 lung의 diffusion capacity
DLE discoid lupus erythematosus
DM diabetes mellitus
DNA deoxyribonucleic acid
DNR do not resuscitate
D.O. doctor of osteopathy
DOA dead on arrival
DOB date of birth
DOE dyspnea on exertion
DPT diphtheria-pertussis-tetanus—예방주사의 일종
DRE digital rectal examination
DRG diagnosis-related group
DSA digital subtraction angiography
DSM *Diagnostic and Statistical Manual of Mental Disorders*
DT delirium tremens—알코올 금단 증상 중 하나
DTR deep tendon reflex(es)
DUB dysfunctional uterine bleeding
DVT deep vein thrombosis
D/W dextrose in water
Dx diagnosis

EBV Epstein-Barr virus—mononucleosis의 원인 바이러스
ECC endocervical curettage; extracorporeal circulation; emergency cardiac care
ECF extended care facility
ECG electrocardiogram
ECHO echocardiography
ECMO extracorporeal membrane oxygenation
ECT electroconvulsive therapy
ED erectile dysfunction; emergency department
EDC estimated date of confinement
EEG electroencephalogram
EENT eyes, ears, nose, throat
EGD esophagogastroduodenoscopy
EGFR epidermal growth factor receptor
EKG electrocardiogram
ELISA enzyme-linked immunosorbent assay
EM electron microscope
EMB endometrial biopsy
EMG electromyogram
EMLA eutectic mixture of local anesthetics
EMT emergency medical technician
ENT ear, nose, throat
EOM extraocular movement; extraocular muscles
eos eosinophils—백혈구의 일종
EPO erythropoietin
ER emergency room; estrogen receptor
ERCP endoscopic retrograde cholangiopancreatography
ERT estrogen replacement therapy
ESR(sed rate) erythrocyte sedimentation rate—상승하면 염증이 있음을 뜻한다.
ESRD end-stage renal disease
ESWL extracorporeal shock wave lithotripsy
ETOH ethyl alcohol
ETT exercise tolerance test
EUS endoscopic ultrasonography

F, °F 화씨 온도 단위
FB fingerbreadth; foreign body
FBS fasting blood sugar

FDA U.S. Food and Drug Administration
FDG-PET 2-deoxy-2[F-18]fluoro-D-glucose positron emission tomography
Fe 철(라틴어 *ferrum*)
FEF forced expiratory flow
FEV_1 forced expiratory volume in first second
FFR fractional flow reserve
FH family history
FHR fetal heart rate
FNA fine needle aspiration
FPG fasting plasma glucose
FROM full range of movement/motion
FSH follicle-stimulating hormone
F/U follow-up
5-FU 5-fluorouracil—화학요법제의 일종
FUO fever of undetermined origin
Fx fracture

G gravida—임신을 뜻함
g, gm gram
μg microgram—1그램의 백만 분의 일
g/dL grams per deciliter
Ga gallium
GABA gamma-aminobutyric acid; γ-aminobutyric acid라고도 쓴다—neurotransmitter의 일종
GB gallbladder
GBS gallbladder series—X선 검사의 일종
GC gonococcus
G-CSF granulocyte colony-stimulating factor—neutrophil 생산을 촉진한다.
Gd gadolinium
GERD gastroesophageal reflux disease
GFR glomerular filtration rate
GH growth hormone
GI gastrointestinal
GIST gastrointestinal stromal tumor
G6PD glucose-6-phosphate dehydrogenase—적혈구 유전질환의 일종에서 결여되는 효소
GP general practitioner
GM-CSF granulocyte-macrophage colony-stimulating factor—myeloid progenitor cell들이 granulocyte로 분화되도록 촉진한다.
grav. 1, 2, 3 *gravida* 1, 2, 3—임신 횟수를 뜻함
gt, gtt 방울(*gutta*), 방울들(*guttae*)
GTT glucose tolerance test
GU genitourinary
Gy gray—방사선 흡수(노출) 단위; 100 rad와 동일
GYN, gyn gynecology

H hydrogen
h., hr hour
H_2 blocker 제2형 histamine receptor antagonist—위산 분비 억제제로 처방된다.
HAART highly active antiretroviral therapy—AIDS 치료법
HAI hemagglutination inhibition
Hb, hgb hemoglobin
HbA_{1c} glycosylated hemoglobin test—당뇨병 검사의 일종
HBV hepatitis B virus
HCC hepatocellular carcinoma
hCG, HCG human chorionic gonadotropin
HCl hydrochloric acid
HCO_3 bicarbonate
Hct, HCT hematocrit
HCV hepatitis C virus
HCVD hypertensive cardiovascular disease
HD hemodialysis—artificial kidney machine이 수행
HDL high-density lipoprotein
He helium
HEENT head, eyes, ears, nose, throat
H&E hematoxylin and eosin
Hg 수은(라틴어 *hydragyrum*)
H&H hematocrit and hemoglobin (measurement)—적혈구 검사법
HIPAA Health Insurance Portability and Accountability Act(미국에서 1996년에 제정)
HIV human immunodeficiency virus
HLA histocompatibility locus antigen—세포를 "자신의 세포"라고 인식한다.
HNP herniated nucleus pulposus
h/o history of
H_2O 물
H&P history and physical (examination)
HPF; hpf high-power field—현미경을 관찰할 때

HPI history of present illness
HPV human papillomavirus
HRT hormone replacement therapy
h.s. 잠잘 때(*hora somni*)—hs(half-strength)와 혼동하지 않아야 한다.
hsCRP high-sensitivity C-reactive protein
HSG hysterosalpingography
HSV herpes simplex virus
ht height
HTN hypertension
Hx history

I iodine
^{131}I iodine의 방사성동위원소 중 하나
I-123 iodine의 방사성동위원소 중 하나—thyroid scan을 할 때 사용한다.
IBD inflammatory bowel disease—Crohn's disease나 ulcerative colitis
ICD implantable cardioverter-defibrillator
ICP intracranial pressure
ICSH interstitial cell-stimulating hormone
ICU intensive care unit
ID infectious disease
ID intellectual disability
I&D incision and drainage
IgA, IgD, IgE, IgG, IgM immunoglobulin의 유형(항체의 유형)
IGF insulin-like growth factor
IGRT intensity-modulated gated radiation therapy
IHC immunohistochemistry
IHD ischemic heart disease
IHSS idiopathic hypertrophic subaortic stenosis
IL-1~IL-15 interleukin 군
IM intramuscular; infectious mononucleosis
IMRT intensity-modulated radiation therapy
inf. infusion; inferior
INH isoniazid—결핵 치료제 중 하나
inj. injection
INR international normalized ratio(혈액이 응고되는 데 걸리는 시간을 측정해서 평균치와 비교한다)
I&O intake and output—환자의 체액 측정 방법
IOL intraocular lens—삽입물
IOP intraocular pressure
IORT intraoperative radiation therapy
IPPB intermittent positive-pressure breathing
IQ intelligence quotient
ITP idiopathic thrombocytopenic purpura
IUD intrauterine device
IUP intrauterine pregnancy
IV intravenous
IVP intravenous pyelogram
IVUS intravascular ultrasound

J-tube jejunostomy tube

K 칼륨
kg kilogram—1000 g과 동일
KJ knee jerk
KS Kaposi sarcoma
KUB kidneys, ureters, bladder—X선 검사법

L, l liter; left; lower
μL microliter—1리터의 백만 분의 일
L1, L2 first lumbar vertebra, second lumbar vertebra
LA left atrium
LAD left anterior descending (coronary artery); lymphadenopathy
LADA latent autoimmune diabetes in adults
laser light amplification by stimulated emission of radiation
lat lateral
LB large bowel
LBBB left bundle branch block—heart block의 일종
LBW low birth weight
LD lethal dose
LDH lactate dehydrogenase
LDL low-density lipoprotein—수치가 높으면 심장병이 생길 가능성이 있다.
L-dopa levodopa—Parkinson disease 치료제 중 하나
LE lupus erythematosus
LEEP loop electrocautery excision procedure
LES lower esophageal sphincter
LFTs liver function tests

LH luteinizing hormone
LLL left lower lobe (of lung)
LLQ left lower quadrant (of abdomen)
LMP last menstrual period
LMWH low-molecular-weight heparin
LOC loss of consciousness
LOS length of (hospital) stay
LP lumbar puncture
lpf low-power field—현미경으로 관찰할 때
LPN licensed practical nurse
LS lumbosacral (spine)
LSD lysergic acid diethylamide—hallucinogen(환각제)의 일종
LSH laparoscopic supracervical hysterectomy
LSK liver, spleen, kidneys
LTB laryngotracheal bronchitis(croup)
LTC long-term care
LUL left upper lobe (of lung)
LUQ left upper quadrant (of abdomen)
LV left ventricle
LVAD left ventricular assist device
L&W living and well
lymphs lymphocytes
lytes electrolytes

MA mental age
MAC monitored anesthesia care; *Mycobacterium avium* complex—opportunistic pneumonia의 대표적 원인 중 하나
MAI *Mycobacterium avium-intracellulare*
MAOI monoamine oxidase inhibitor—antidepressant의 일종
MBD minimal brain dysfunction
mcg microgram—μg라고도 쓴다; 1 gram의 백만 분의 일
MCH mean corpuscular hemoglobin—각 적혈구 내 혈색소 양의 평균치
MCHC mean corpuscular hemoglobin concentration—각 적혈구 내 혈색소 농도의 평균치
mCi millicurie
μCi microcurie
MCP metacarpophalangeal (joint)
MCV mean corpuscular volume—적혈구 하나의 평균 크기
M.D., MD doctor of medicine
MDD major depressive disorder
MDI multiple daily injections; metered-dose inhaler—환자에게 분무약을 투여할 때 쓰인다.
MDR minimum daily requirement
MDS myelodysplastic syndrome—bone marrow 질환의 일종
MED minimum effective dose
mEq milliequivalent
mEq/L milliequivalent per liter—용액의 농도를 측정하는 단위
mets metastases
MG myasthenia gravis
Mg magnesium
mg milligram—1 gram의 1/1000
mg/cc^3 milligram per cubic centimeter
mg/dL milligram per deciliter
MH marital history; mental health
MI myocardial infarction; mitral insufficiency
mL, ml milliliter—1리터의 1/1000
mm millimeter—1미터의 1/1000
mm Hg, mmHg millimeters of mercury
MMPI Minnesota Multiphasic Personality Inventory
MMR measles-mumps-rubella—예방주사의 일종
MMT manual muscle testing
μm micrometer—1미터의 백만 분의 일, 1밀리미터의 1/1000
MoAb monoclonal antibody
MODS multiple organ dysfunction syndrome
monos monocytes—백혈구의 일종
MR mitral regurgitation; magnetic resonance
MRA magnetic resonance angiography
MRI magnetic resonance imaging
mRNA messenger RNA
MRSA methicillin-resistant *Staphylococcus aureus*

MS multiple sclerosis; mitral stenosis; morphine sulfate
MSL midsternal line
MTD maximum tolerated dose
MTX methotrexate
MUGA multiple-gated acquisition scan—심장 스캔의 일종
multip multipara; multiparous
MVP mitral valve prolapse
myop myopia

N nitrogen
NA, N/A not applicable; not available
Na 나트륨(*natrium*)
NASH nonalcoholic steatohepatitis
NB newborn
NBS normal bowel sounds; normal breath sounds
NCD neurocognitive disorder
ND normal delivery; normal development
NED no evidence of disease
neg. negative
NF neurofibromatosis
NG tube nasogastric tube
NHL non-Hodgkin lymphoma
NICU neonatal intensive care unit
NK cells natural killer cells
NKA no known allergies
NKDA no known drug allergies
NOAC novel anticoagulant drug
NOTES natural orifice transluminal endoscopic surgery
NPO 금식(*nil per os*)
NSAID nonsteroidal anti-inflammatory drug—musculoskeletal disorder 치료제로 자주 처방한다.
NSCLC non-small cell lung cancer
NSR normal sinus rhythm (of heart)
NTP normal temperature and pressure
NT-proBNP N-terminal pro-peptide of BNP

O, O_2 oxygen
OA osteoarthritis
OB/GYN obstetrics and gynecology
OCPs oral contraceptive pills
O.D. doctor of optometry
OD 오른쪽 눈(*oculus dexter*); 약어를 쓰기보다는 "right eye"라고 구체적으로 명시하는 것이 좋다.
OD overdose
OMT osteopathic manipulative treatment
OR operating room
ORIF open reduction plus internal fixation
ORTH; Ortho. orthopedics
OS 왼쪽 눈(*oculus sinister*); 약어를 쓰기보다는 "left eye"라고 구체적으로 명시하는 것이 좋다.
os opening; 뼈
OT occupational therapy—환자가 일상적인 활동과 업무 관련 작업을 수행할 수 있도록 돕는 치료
OU 두 눈 모두(*oculus uterque*); 약어를 쓰기보다는 "both eyes"라고 구체적으로 명시하는 것이 좋다.
oz 온스

P phosphorus; posterior; pressure; pulse; pupil
$\bar{p}$ after(post)
P2, P_2 pulmonary valve closure—heart sound 중 하나
PA pulmonary artery; posteroanterior
P-A posteroanterior
P&A percussion and auscultation
PAC premature atrial contraction
$PaCO_2$ partial pressure of carbon dioxide in arterial blood
PACS picture archival communications system
PAD peripheral arterial disease
palp. palpable; palpation
PALS pediatric advanced life support
PaO_2 partial pressure of oxygen in blood
Pap smear Papanicolaou smear—cervix와 vagina에서 채취
para 1, 2, 3 unipara, bipara, tripara—생아 출산 횟수를 뜻한다.
pc, p.c. 식사 후(*post cibum*)
PCA patient-controlled anesthesia
PCI percutaneous coronary intervention

Pco_2, pCO_2 partial pressure of carbon dioxide
PCP *Pneumocystis* pneumonia; phencyclidine(hallucinogen의 일종)
PCR polymerase chain reaction—유전자를 복제하는 기법
PD peritoneal dialysis
PD progressive disease
PDA patent ductus arteriosus
PDR *Physicians' Desk Reference*
PE physical examination; pulmonary embolus
PEEP positive end-expiratory pressure
PEG percutaneous endoscopic gastrostomy—stomach에 설치한 feeding tube
PEJ percutaneous endoscopic jejunostomy—small intestine에 설치한 feeding tube
per os by mouth
PERRLA pupils equal, round, reactive to light and accommodation
PET positron emission tomography
PE tube ventilating tube for eardrum
PFT pulmonary function test
PG prostaglandin
PH past history
pH potential hydrogen—산도나 알칼리도 단위
PI present illness
PICC peripherally inserted central catheter
PID pelvic inflammatory disease
PIN prostatic intraepithelial neoplasia
PIP proximal interphalangeal (joint)
PKU phenylketonuria
PM, p.m. 오후(*post meridiem*)
PMH past medical history
PMN polymorphonuclear leukocyte
PMS premenstrual syndrome
PND paroxysmal nocturnal dyspnea
PNS peripheral nervous system
PO, p.o. 경구-(*per os*)
p/o postoperative
Po_2, pO_2 partial pressure of oxygen
poly polymorphonuclear leukocyte
postop postoperative—수술 후
PPBS postprandial blood sugar
PPD purified protein derivative—결핵 검사에 쓰인다.
preop preoperative
prep prepare for
PR partial response
primip primipara
PRL prolactin
p.r.n. 필요한 만큼(*pro re nata*)
procto proctoscopy
prot. protocol
Pro. time prothrombin time—blood clotting 검사법
PSA prostate-specific antigen
PSCT peripheral stem cell transplantation
PSRS proton stereotactic radiosurgery
PT prothrombin time; physical therapy—손상이나 수술 후에 환자가 근육과 관절을 다시 사용하도록 돕는다.
pt. patient
PTA prior to admission (to hospital)
PTC percutaneous transhepatic cholangiography
PTCA percutaneous transluminal coronary angioplasty
PTH parathyroid hormone
PTHC percutaneous transhepatic cholangiography
PTSD post-traumatic stress disorder
PTT partial thromboplastin time—blood clotting 검사법
PU pregnancy urine
PUVA psoralen ultraviolet A—psoriasis 치료법 중 하나
PVC premature ventricular contraction
PVD peripheral vascular disease
PVT paroxysmal ventricular tachycardia
PWB partial weight-bearing
Px prognosis

Q blood volume; rate of blood flow(매일)
q 매번(*quaque*, "each")
qAM 매일 아침; 약어를 쓰기보다는 구체적으로 명시하는 것이 좋다.

qd, q.d. 매일(*quaque die*): 약어를 쓰기보다는 “each/every day”라고 구체적으로 명시하는 것이 좋다.
qh 한 시간마다(*quaque hora*); 약어를 쓰기보다는 구체적으로 명시하는 것이 좋다.
q2h 두 시간마다; 약어를 쓰기보다는 구체적으로 명시하는 것이 좋다.
qid, q.i.d. 하루에 네 번(*quater in die*); 약어를 쓰기보다는 구체적으로 명시하는 것이 좋다.
q.n.s. 양이 불충분함(*quantum non sufficit*)
qPM 매일 저녁; 약어를 쓰기보다는 구체적으로 명시하는 것이 좋다.
QRS ECG 검사 때 나타나는 연속 파형
q.s. 충분한 양(*quantum sufficit*)
qt quart

R respiration; right
RA rheumatoid arthritis; right atrium
Ra radium
rad radiation absorbed dose
RAIU radioactive iodine uptake test
RBBB right bundle branch block
RBC, rbc red blood count; red blood cell
RDDA recommended daily dietary allowance
RDS respiratory distress syndrome
REM rapid eye movement
RF rheumatoid factor
Rh (factor) rhesus (monkey) factor in blood
RhoGAM Rh 음성 여성에서 일어날 수 있는 Rh 인자 반응을 예방하는 약
RIA radioimmunoassay—미량 물질 검사법
RLL right lower lobe/lung
RLQ right lower quadrant (abdomen)
RML right middle lobe (lung)
RNA ribonucleic acid
R/O rule out
ROM range of motion
ROS review of systems
RRR regular rate and rhythm (of heart)
RT right; radiation therapy
RUL right upper lobe (of lung)
RUQ right upper quadrant (of abdomen)
RV right ventricle
Rx treatment; therapy; prescription

s̄ without (*sine*)
S1, S2 first sacral vertebra, second sacral vertebra
S-A node sinoatrial node—심장의 pacemaker
SAD seasonal affective disorder
SARS severe acute respiratory syndrome
SBE subacute bacterial endocarditis
SBFT small bowel follow-through—small intestine 기능을 알아보는 X선 검사법
SD stable disease—tumor 크기가 줄어들지 않지만 커지지도 않음
segs segmented, mature white blood cells (neutrophils)
SERM selective estrogen receptor modulator
s.gl 안경(glasses)을 안 낀(*sine*) 상태로
SGOT AST 참조
SGPT ALT 참조
SIADH syndrome of inappropriate antidiuretic hormone
SIDS sudden infant death syndrome
Sig. 복용 설명서—*signa*는 “mark”를 뜻함
SIRS systemic inflammatory response syndrome—심한 bacteremia
SL sublingual
SLE systemic lupus erythematosus
SLT selective laser trabeculoplasty
SMA-12 blood chemistry profile including 12 different studies/assays
SMAC sequential multiple analyzer computer—자동혈액분석기기 중 하나
SMBG self-monitoring of blood glucose
SOAP subjective, objective, assessment, plan (환자 기록에 사용되는 형식)
SOB shortness of breath
s.o.s. 필요하면(*si opus sit*)
S/P status post—과거 병력이나 치료 경력
sp. gr. specific gravity
SPECT single photon emission computed tomography
SQ subcutaneous
S/S, Sx signs and symptoms
SSCP substernal chest pain
SSRI selective serotonin reuptake inhibitor—antidepressant의 일종

Staph. staphylococci—포도송이처럼 모여 있는 둥근 세균
stat., stat 즉시(*statim*)
STD sexually transmitted disease
STH somatotropic hormone(somatotropin)—growth hormone의 동의어
STI sexually transmitted infection
Strep. streptococci—꼬인 사슬처럼 모여 있는 둥근 세균
subcu, subcut subcutaneous
SQ subcutaneous
subQ, sub-Q subcutaneous
SVC superior vena cava
SVD spontaneous vaginal delivery
Sx symptoms; signs and symptoms
Sz seizure

T temperature; time
T cells thymus gland에서 생산된 lymphocyte
T tube biliary tract에 설치한 배출용 tube
T1, T2 first thoracic vertebra, second thoracic vertebra
T_3 triiodothyronine (test)
T_4 thyroxine (test)
TA therapeutic abortion
T&A tonsillectomy and adenoidectomy
TAB therapeutic abortion
TAH total abdominal hysterectomy
TAT Thematic Apperception Test
TB tuberculosis
Tc technetium
TEE transesophageal echocardiogram
TENS transcutaneous electrical nerve stimulation
TFT thyroid function test
THR total hip replacement—arthroplasty 수술의 일종
TIA transient ischemic attack
tid, t.i.d. 하루에 세 번(*ter in die*)
TKR total knee replacement—arthroplasty 수술의 일종
TLC total lung capacity
TLE temporal lobe epilepsy
TM tympanic membrane
TMJ temporomandibular joint
TNF tumor necrosis factor
TNM tumor-node-metastasis—cancer의 stage를 정하는 방법체계
tPA tissue plasminogen activator
TPN total parenteral nutrition
TPR temperature, pulse, respirations
TRUS transrectal ultrasound (examination)—생검 바늘이 prostate의 특정 위치에 정확히 도달하도록 안내하는 검사
TSH thyroid-stimulating hormone
TSS toxic shock syndrome
TUR, TURP transurethral resection of the prostate
TVH total vaginal hysterectomy
Tx treatment

UA unstable angina—chest pain이 휴식 때도 느껴지거나 점점 잦아진다.
UAO upper airway obstruction
UC uterine contraction(s)
UE upper extremity
UGI upper gastrointestinal
umb. 배꼽(umbilicus)
U/O urinary output
URI upper respiratory infection
U/S ultrasound; ultrasonography
UTI urinary tract infection
UV ultraviolet

VA visual acuity
VATS video-assisted thoracic surgery—thoracoscopy 방법 중 하나
VC vital capacity (of lungs)
VCUG voiding cystourethrogram
VDRL Venereal Disease Research Laboratory—매독 검사
VEGF vascular endothelial growth factor
VF visual field; ventricular fibrillation
V/Q scan ventilation-perfusion scan (of lung)
V/S vital signs; versus
VSD ventricular septal defect
VT ventricular tachycardia—비정상 heart rhythm의 일종

VTE venous thromboembolism

WAIS Wechsler Adult Intelligence Scale
WBC, wbc white blood cell; white blood count
WDWN well developed and well nourished
WISC Wechsler Intelligence Scale for Children

WNL within normal limits
wt weight

XRT radiation therapy

y/o, yr year(s) old

머리글자어

머리글자어는 한 단어로 발음할 수 있도록 만든 약어이다.

ACE ("ace") angiotensin-converting enzyme
AIDS (ādz) acquired immunodeficiency syndrome
APGAR (ĂP-gahr) appearance, pulse, grimace, activity, respiration
BUN ("bun" 또는 bē-yū-ĔN) blood urea nitrogen
CABG ("cabbage") coronary artery bypass graft/grafting
CAT ("cat") computerized axial tomography (구식 용어임; 요즘은 CT를 머리글자어로 쓴다)
CPAP ("SEE"-păp) continuous positive airway pressure
DEXA (DECKS-ă) dual energy x-ray absorptometry
ELISA ("eliza") enzyme-linked immunosorbent assay
GERD (gĕrd) gastroesophageal reflux disease
GIST (jĭst) gastrointestinal stromal tumor
HAART ("heart") highly active antiretroviral therapy
HIPAA (HĬP-ă) Health Insurance Portability and Accountability Act of 1996
LASER (LĀ-zĕr) light amplification by stimulated emission of radiation
LASIK (LĀ-sĭk) laser in situ keratomileusis
LEEP ("leap") loop electrocautery excision procedure
MAC (măk) monitored anesthesia care; *Mycobacterium avium* complex
MERS Middle East respiratory syndrome
MICU (MĬK-yū) medical intensive care unit
MIS ("miss") minimally invasive surgery
MODS (mōdz) multiple organ dysfunction syndrome
MUGA (MŪ-gă) multiple-gated acquisition (scan)
NSAID (ĔN-sĕd) nonsteroidal anti-inflammatory drug
NICU (NĬK-yū) neonatal intensive care unit
PACS (păks) picture archival communications system
PALS (pălz) pediatric advanced life support
PANDAS (PĂN-dăz) Pediatric Autoimmune Neuropsychiatric Disorder(s) Associated with Streptococcal Infection(s)
PEEP ("peep") positive end-expiratory pressure
PEG ("peg") percutaneous endoscopic gastrostomy
PERRLA (PĔR-lă) pupils equal, round, reactive to light and accommodation
PET ("pet") positron emission tomography
PICU (PĬK-yū) pediatric intensive care unit
PIP ("pip") proximal interphalangeal (joint)
PUVA (poo-vă) psoralen ultraviolet A
REM (rĕm) rapid eye movement
SAD ("sad") seasonal affective disorder
SARS (sahrz) severe acute respiratory syndrome
SERM (sĕrm) selective estrogen receptor modulator
SIDS (sĭdz) sudden infant death syndrome
SIRS (sĕrz) systemic inflammatory response syndrome
SMAC ("smack") sequential multiple analyzer computer (blood testing)
SOAP ("soap") subjective, objective, assessment, plan
SPECT (spĕkt) single photon emission computed tomography
TENS (tĕnz) transcutaneous electrical nerve stimulation
TRUS ("truss") transrectal ultrasound
TURP (tŭrp) transurethral resection of the prostate
VATS (vătz) video-assisted thoracic surgery

사람이름용어

사람이름용어는 특정인 또는 특정 장소에서 유래한 질병이나 구조나 그밖에 의학과 관련된 존재나 항목을 가리키는 용어이다.

용어	설명
Achilles tendon(아킬레스힘줄, 아킬레스건; 발꿈치힘줄) (Achilles, 그리스 신화에 나오는 영웅)	이 tendon(힘줄, 건)은 장딴지 근육을 발꿈치에 연결한다. 이 힘줄은 Achilles가 영아였을 때 어머니가 그를 저승에 있는 Styx(스틱스) 강에 담근 후에도 유일하게 취약한 채로 남아 있는 신체 부위에 위치하는데, 강물에 담글 때 어머니가 Achilles의 발꿈치를 잡고 있었다고 한다.
Alzheimer disease(알츠하이머병) (Alois Alzheimer, 독일 신경과의사, 1864~1915)	Mental deterioration(의식저하; 정신황폐)이 점점 더 심해지는 병으로, confusion(혼동, 착란, 혼란)과 기억력 감퇴와 disorientation(지남력장애) 등의 증상을 보인다.
Apgar score(아프가점수) (Virginia Apgar, 미국 마취과의사, 1909~1974)	Infant(영아)의 신체 상태를 평가하는 지수로, 대개 출생 후 1분에 실시하고 5분에 다시 실시한다. 최고점은 10점이다. Apgar 점수가 9/10이면 1분 때 9점이고 5분 때 10점임을 뜻한다.
Asperger syndrome(아스페르거증후군) (Hans Asperger, 오스트리아 정신과의사, 1906~1980)	발달 장애의 일종으로, 사회적 교류가 부족한 특징이 있어서 autism(자폐증)과 닮았지만 언어 발달 지체나 정신 기능 지체는 없다.
Barrett esophagus(바렛식도) (Norman Barrett, 잉글랜드 의사, 1903~1979)	식도 점막이 위산 역류로 인해 손상을 입으며, precancerous(전암-, 풋암-) 상태일 가능성이 있다.
Bell palsy(벨마비; 얼굴마비, 안면마비) (Charles Bell, 스코틀랜드 외과의사, 1774~1842)	한쪽 facial nerve(얼굴신경) 마비.
Burkitt lymphoma(버킷림프종) (Denis Burkitt, 아프리카에서 활동한 잉글랜드 출신 의사, 1911~1993)	Lymph node(림프절)의 malignant tumor(악성종양); 중앙아프리카에서 주로 발견된다. Epstein-Barr virus(엡스타인-바 바이러스)가 이 림프종과 연관이 있다.
Cheyne-Stokes respiration(체인-스톡스호흡) (John Cheyne, 스코틀랜드 의사, 1777~1836; William Stokes, 아일랜드 의사 1804~1878)	비정상 호흡 패턴으로, 호흡이 중단되는 시기와 빠르게 심호흡하는 시기가 교대로 반복하는 특징을 보인다.
Colles fracture(콜리스골절) (Abraham Colles, 아일랜드 외과의사, 1773~1843)	Forearm(아래팔)에 있는 두 뼈 중에 lateral(가쪽)에 있는 radius(노뼈, 요골)가 손목 근처에서 부러진 골절.
Crohn disease(크론병) (Burrill B. Crohn, 미국 의사, 1884~1983)	원인이 밝혀지지 않은 만성염증성 장(창자)질환; 대개 소장(작은창자) 중 마지막 부분인 ileum(회장, 돌창자)이나 colon(결장, 잘록창자)에서 일어나지만 gastrointestinal tract(위장관) 중 어느 부분에서도 일어날 수 있다.
Cushing syndrome(쿠싱증후군) (Harvey W. Cushing, 미국 외과의사, 1869~1939)	Adrenal cortex(부신피질, 부신겉질)에서 cortisol(코티솔)이 장기간 과잉 생산되는 질환. Glucocorticoid(당질부신피질호르몬, 글루코코티코이드)인 cortisone(코티손)을 장기간 대량 투여받아도 유발될 수 있다.
Duchenne muscular dystrophy(뒤셴느 근디스트로피) (Guillaume Benjamin Amand Duchenne, 프랑스 신경과의사, 1806~1875)	특이한 유전질환으로, 영아기에 시작해서 시간이 지날수록 다리와 골반 근육들이 점점 더 굳는 증상이 특징이다.

Epstein-Barr virus(엡스타인-바 바이러스) (Michael A. Epstein, 잉글랜드 병리학자, 1921년 출생; Yvonne M. Barr, 잉글랜드 바이러스학자, 1932년 출생)	Herpesvirus(포진바이러스)에 속하며, infectious mononucleosis(감염단핵구증)를 일으키고, 코나 인두의 암과 Burkitt lymphoma(버킷 림프종)와 Hodgkin disease(호지킨병) 같은 악성종양과도 관련이 있다.
eustachian tube(귀관, 이관) (Bartolomeo Eustachio, 이탈리아 해부학자, 1524~1574)	인두와 middle ear(중이, 가운데귀)의 공간을 연결하는 통로 구조.
Ewing sarcoma(유잉 육종) (James Ewing, 미국 병리학자, 1866~1943)	Bone marrow(골수)에서 발생하는 악성종양으로, 대개 long bone(긴뼈)이나 골반에 생긴다.
fallopian tube(자궁관, 난관) (Gabriele Falloppio, 이탈리아 해부학자, 1523~1562)	Ovary(난소)에서부터 uterus(자궁) 중 윗부분까지 이어지는 한 쌍의 관.
Foley catheter(폴리도뇨관) (Frederic Foley, 미국 의사, 1891~1966)	Urethra(요도)에 삽입해서 소변을 배출시키는 고무관.
Giardia(편모충) (Alfred Giardia, 프랑스 생물학자, 1846~1908)	단세포생물인 protozoa(원생동물, 원충)로, gastrointestinal tract(위장관)에 감염을 일으켜서 diarrhea(설사)와 복부 경련과 체중 감소를 일으킨다. 감염 원인은 대개 대변에 오염된 물이다.
Hodgkin lymphoma(호지킨림프종) (Thomas Hodgkin, 잉글랜드 의사, 1798~1866)	Lymph node(림프절)에 발생하는 악성종양.
Huntington disease(헌팅턴병) (George S. Huntington, 미국 의사, 1851~1916)	드문 유전질환으로, 춤추는 듯한 동작인 chorea(무도증)가 장기간에 걸쳐 점점 더 악화되고 mental deterioration(의식저하; 정신황폐)이 일어나서 결국 dementia(치매) 상태가 된다.
Kaposi sarcoma(카포시육종) (Moricz Kaposi, 오스트리아 피부과의사, 1837~1902)	혈관과 림프관의 속면을 덮고 있는 세포에서 발생하는 악성종양. 갈색이나 자주색인 부드러운 papule(구진)이 피부에 나타난다. 이 종양은 림프절이나 내장으로 전이될 수 있다. 이 종양은 AIDS(후천면역결핍증후군)에 동반되는 경우가 많다.
Marfan syndrome(마르팡증후군) (Bernard-Jean A. Marfan, 프랑스 소아과의사, 1858~1942)	뼈와 근육과 심장혈관계통과 눈을 침범하는 유전질환. 심장혈관계통을 침범하면 aneurysm(동맥류, 동맥꽈리)이, 눈을 침범하면 lens dislocation(수정체이탈)이 일어난다. 환자는 팔다리가 지나치게 길고, 손가락이 "거미 다리처럼" 긴 arachnodactyly(거미가락증)를 보이며, 근육 발달이 미흡하고 관절 운동범위가 매우 크다.
Meniere disease(메니에르병) (Prosper Ménière, 프랑스 의사, 1799~1862)	Inner ear(내이, 속귀)의 만성 질환으로, vertigo(현기증, 현훈)와 난청과 tinnitus(귀울림, 이명)가 반복해서 일어난다.
Neisseria gonorrhoeae(나이세리아임균) (Albert L. S. Neisser, 폴란드 피부과의사, 1855~1916)	세균의 일종으로, 대표적 sexually transmitted disease(성매개병)인 gonorrhea(임질)를 일으킨다.
Paget disease(패짓병) (James Paget, 잉글랜드 외과의사, 1814~1899)	뼈의 질병으로, 중년이나 노년에서 자주 일어난다. 뼈가 파괴되지만 복구는 제대로 되지 않는 특징을 보인다.
Pap test(파파니콜로검사, 자궁경부질세포검사) (George Papanicolaou, 미국에서 활동한 그리스 출신 의사, 1883~1962)	Cervix(자궁경부, 자궁목)와 vagina(질)에서 채취해서 염색한 세포들을 검사하는 기법. Cervical cancer(자궁경부암)를 찾아내기 위해 자주 사용하는 방법이다.

Parkinson disease(파킨슨병) (James Parkinson, 잉글랜드 의사, 1755~1824)	서서히 심해지는 신경변성질환으로, tremor(떨림)와 가면을 쓴 듯이 굳어 있는 얼굴 모습과 shuffling gait(발을 질질 끄는 걸음)과 muscle rigidity(근육경축)와 muscle weakness(근육쇠약)가 특징이다.
Raynaud phenomenon(레이노현상) (Maurice Raynaud, 프랑스 의사, 1834~1881)	신체 말단 부위(손가락, 발가락, 귀, 코)에 공급되던 혈액이 줄어드는 ischemia(허혈)가 간헐적으로 발작처럼 일어나는 현상. 이 현상은 추위에 노출되었을 때 가장 자주 일어난다.
Reye syndrome(라이증후군) (R. Douglas Reye, 오스트리아 병리학자, 1912~1978)	급성 바이러스 감염이 있은 후에 급성으로 일어나는 encephalopathy(뇌병증)와 내장의 질병.
Rinne test(린네검사) (Heinrich A. Rinne, 독일 귀 전문의, 1819~1868)	진동하는 tuning fork(소리굽쇠)를 환자의 귀 뒤에 있는 뼈 부분인 mastoid process(꼭지돌기, 유양돌기)에 대고 시행하는 청력검사.
Rorschach test(로르샤흐검사) (Herman Rorschach, 스위스 정신과의사, 1884~1922)	10개의 표준 잉크 얼룩을 환자가 보고 어떻게 해석하는지를 바탕으로 환자의 성격을 판단하는 검사.
Salmonella(살모넬라) (Daniel E. Salmon, 미국 병리학자, 1850~1914)	막대 형태 세균(막대균, 간균) 중 하나로, typhoid fever(장티푸스)와 몇 가지 gastroenteritis(위소장염, 위장관염)를 일으킨다.
Shigella(시겔라, 이질균) (Kiyoshi Shiga, 일본 세균학자, 1870~1957)	심한 감염성 gastroenteritis와 dysentery(이질)를 일으키는 세균의 유형. 이질의 증상은 설사, 복통, 열 등이다.
Sjögren syndrome(쇠그렌증후군) (Heinrik S.C. Sjögren, 스웨덴 안과의사, 1899~1986)	체액 생산 결핍으로 인해 입과 눈과 점막이 비정상적으로 건조해지는 증후군. 면역체계의 질환이다.
Snellen test(스넬렌검사) (Herman Snellen, 네덜란드 안과의사, 1834~1908)	특수한 시력검사표를 이용해서 시력을 측정하는 검사. 위에서부터 아래로 갈수록 글자와 숫자와 기호가 점점 더 작아지도록 배열되어 있다.
Tay-Sachs disease(테이-삭스병) (Warren Tay, 잉글랜드 안과의사, 1843~1927; Bernard Sachs, 미국 신경과의사, 1858~1944)	특정 효소의 결핍으로 인해 일어나는 유전성 신경변성질환. 이 병에 걸린 어린이들은 대부분 2세와 4세 사이에 사망한다.
Tourette syndrome(뚜렛증후군) (Georges Gilles de la Tourette, 프랑스 신경과의사, 1857~1927)	얼굴을 비정상적으로 찡그리고, 부적절한 말을 하며, 의지와 무관하게 눈과 팔과 어깨를 움직이는 tic(틱)이 특징인 병.
von Willebrand disease(본빌레브란드병) (Erick A. von Willebrand, 핀란드 의사, 1870~1949)	유전성 혈액질환으로, 혈액이 비정상적으로 느리게 응고되는 특징을 보인다. 혈액응고인자의 하나인 factor VIII(제8인자) 결핍으로 인해 일어난다.
Weber tuning fork test(웨버 소리굽쇠 검사) (Hermann D. Weber, 잉글랜드 의사, 1823~1918)	진동하는 소리굽쇠의 손잡이 부분을 환자 이마의 중심 부분에 올려놓고 시행하는 청력검사.
Whipple procedure(휘플수술) (Allen O. Whipple, 미국 외과의사, 1881~1963)	Pancreas(췌장, 이자)의 일부분과 stomach(위)과 소장(작은창자)의 첫 부분인 duodenum(샘창자, 십이지장) 전체를 제거하는 수술법. Pancreatic cancer(췌장암, 이자암) 등의 질병을 치료하는 데 쓰인다.
Wilms tumor(빌름스종양) (Max Wilms, 독일 외과의사, 1867~1918)	어린 아기에서 발생하는 kidney(신장, 콩팥)의 악성종양.

기호

기호	의미
=	동일함
≠	동일하지 않음
+	양성
−	음성
↑	위, 증가
↓	아래, 감소
♀	여성
♂	남성
→	-쪽으로, -을 향해
>	-보다 큰
<	-보다 작은
1°	일차
2°	이차
ʒ	액량드램
℥	온스
%	퍼센트
°	도; 시간
:	비율; 대
±	더하기 또는 빼기(양성이나 음성)
′	피트
″	인치
∴	그러므로
@	at, each
c̄	with
s̄	without
#	파운드; 숫자
≅	대략 동일한, -에 관한
Δ	변화
p	염색체 짧은팔
q	염색체 긴팔

찾아보기

국문 찾아보기

※ f는 그림, t는 표를 가리킴.

ㄱ

ㄷ

ㅅ

ㅈ

기타

영문 찾아보기

※ f는 그림, t는 표를 가리킴.

A

B

D

E

F

G

M

O

P

Q

R

T

W

X

Y

새 의학용어 증보판 11TH EDITION

The Language of Medicine

11판 1쇄 2018년 3월 2일
증보판 1쇄 2023년 8월 1일

새의학용어11a-3

저　　자 Davi-Ellen Chabner
역　　자 박경한, 윤호 외
발 행 인 유성권
편 집 장 이재선
기 획 자 이경민
마 케 팅 임태완, 김호철, 최성규, 김진형, 정명한, 김모란, 노예련, 한태수, 박소영
판　　형 210 × 275 mm
발 행 처 **범문에듀케이션**
서울시 양천구 목동서로 211 범문빌딩 (우 07955)
전　　화 02)2654-5131　　팩　　스 02)2652-1500
홈페이지 www.medicalplus.co.kr

편집 · 디자인 (주)우일미디어디지텍

등　　록 제 2011-000001호
I S B N 979-11-5943-408-2